먹으면 치료가 되는 음식 672

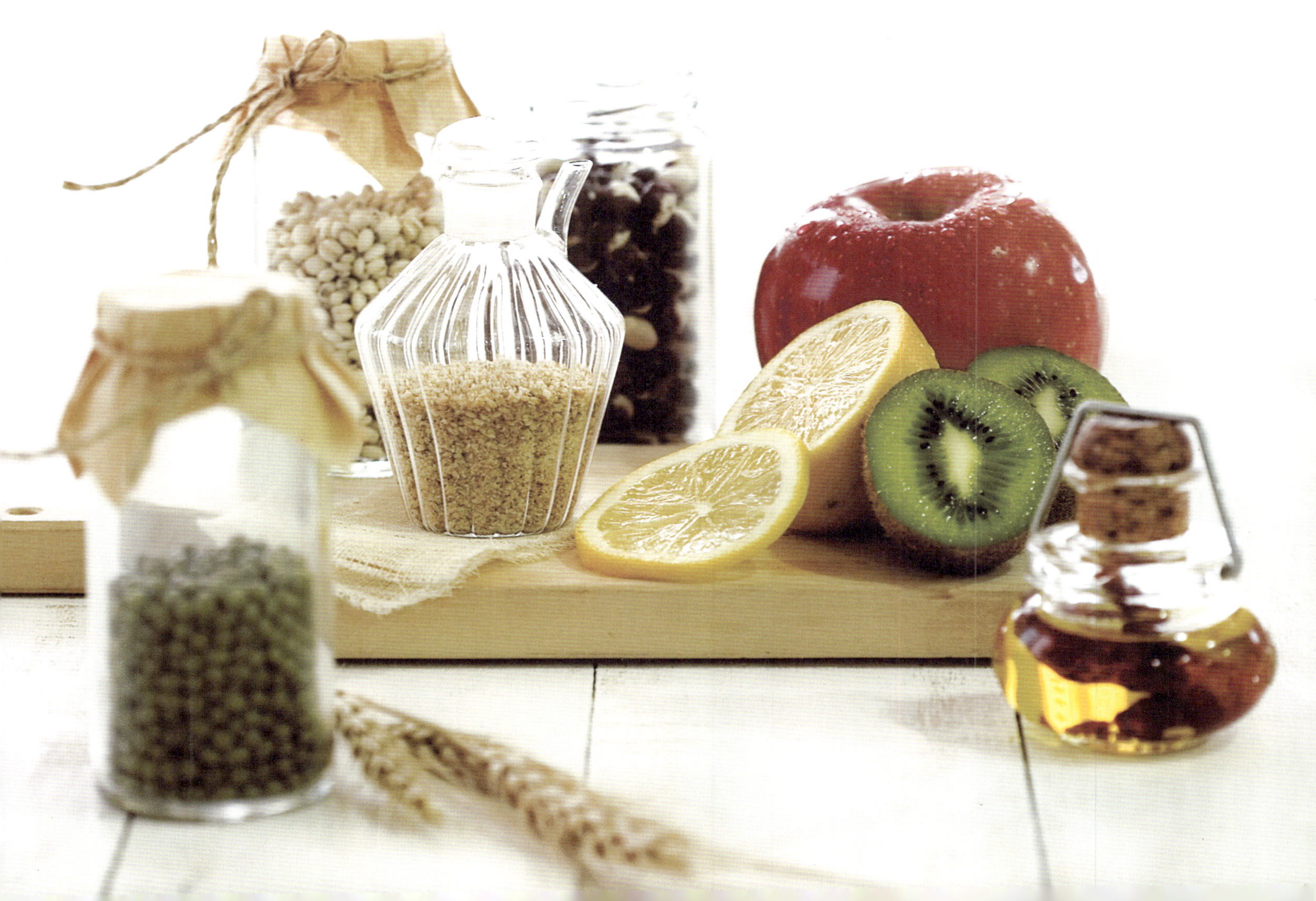

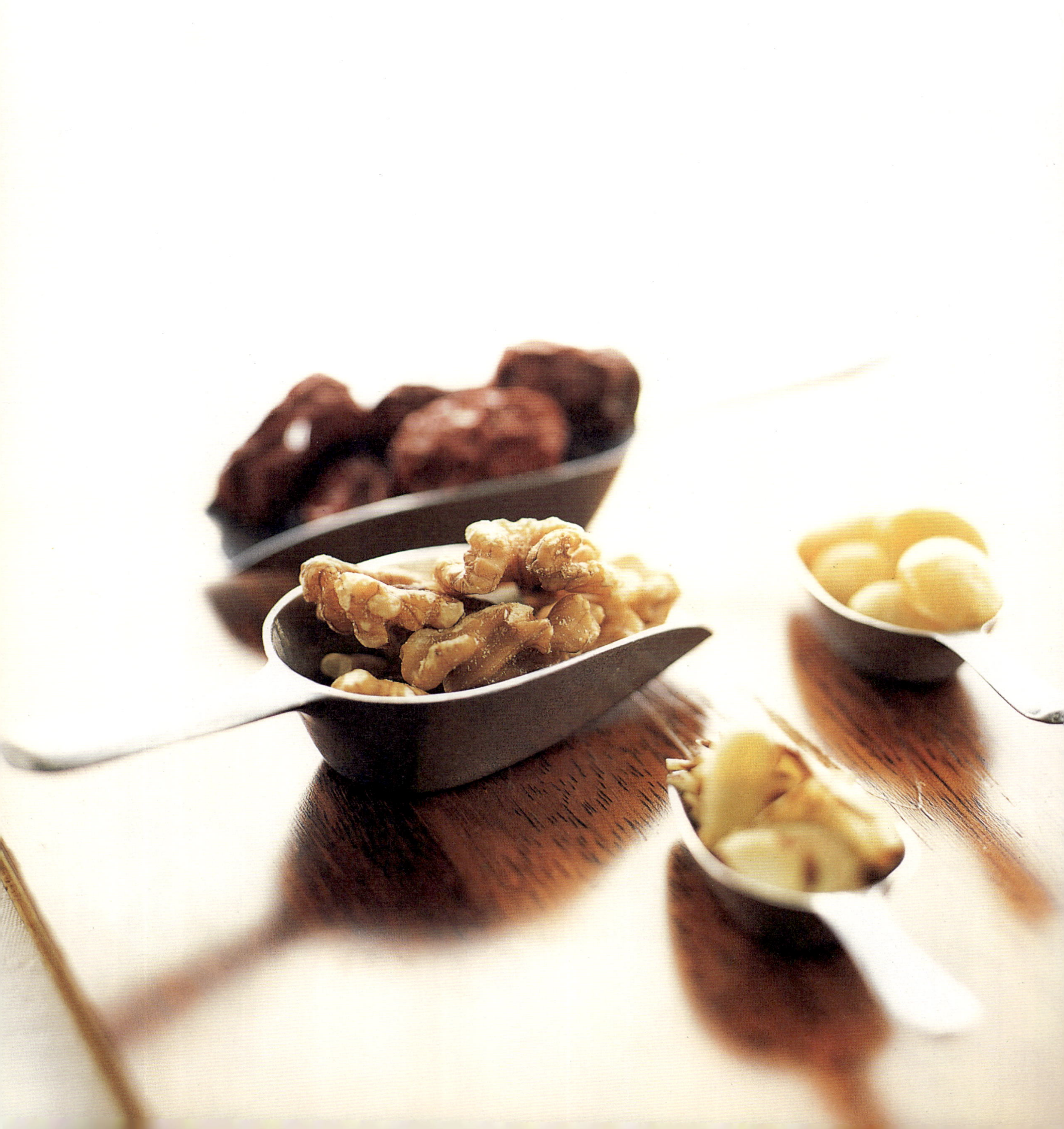

음식은 약이다, 알고 먹자!

우리가 먹는 음식에 대한 평가가 새롭게 바뀌고 있다.
그동안 우리가 알게 모르게 먹어온 음식들이 약이 되고 건강을
지킬 수 있는 지혜라는 것을 깨닫게 되었고 의학적으로도 인정을
받게 되었다. 이에 따라 예로부터 내려온 '식품처방전'을
체계적으로 정리, 짜임새 있게 엮은 이 책은 누구든지 집에서 쉽게
만들어 먹으면서 치료할 수 있도록 우리와 친숙한 식품들과 이미
건강식품으로 널리 알려져 있는 재료들을 모아 여러 가지 병중에
따른 처방음식의 비법을 알려준다.

복잡한 조리의 과정을 거치지 않고도 달이거나 가루를 내어 물에
타서 마시기만 하면 훌륭한 약이 되는 갖가지 음식의 신비한
효능을 직접 맛볼 수 있다. 병증에 맞는 식품들만 찾아서 먹으면
따로 약을 쓰지 않아도 병을 다스릴 수 있고, 급성·만성의 여러
증세들을 가라앉힐 수 있는 방법들이 가득 담겨 있다.
특히 오랫동안 입에서 입으로 전해지면서 뛰어난 약효를
인정받은 처방음식들만을 모았기 때문에 누구나 쉽게 필요한
항목을 찾아 이용할 수 있으며, 음식을 만들다 부딪치는 궁금한
사항들을 섬세한 배려로 짚어주어 어려움이 없게 했다.

식품을 다루는 주방은 약국 조제실

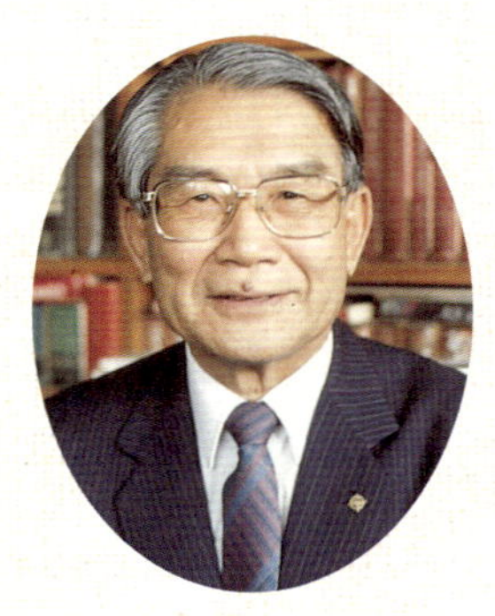

홍문화
(의학박사.서울대 명예교수 역임)

약력
미국 퍼듀대학교 대학원 졸업
서울대 약학대학장
국립보건원장
서울대 생약연구소 교수
대한 약학회장
대한 약사회장
아시아 약학회(FAPA)회장
한국 과학저술인협회장 등을 역임

주요 저서
'건강하게 사는 지혜'
'신 동의보감' '약이냐 독이냐'
'약과 사회' '약과 건강'
'한국의 상약' 외 다수

'살기 위해서 먹느냐, 먹기 위해서 사느냐' 라는 말이 있다. 인생의 즐거움 가운데 큰 것이 먹는 즐거움이라는 것은 틀림없는 사실이다. 먹는 것 즉, 식생활은 우리에게 즐거움을 줄 뿐 아니라 건강과 생명을 유지시켜주는 근본이 되기 되므로 식사가 바로 하늘이요, 식품이 바로 생명이라고 할 수 있다.

오늘날의 현대의학에서도 모든 성인병이 올바르지 못한 식생활에서 비롯된다고 하여 '식원병(食原病 DRD: Diet Related Disease)'이라는 말까지 나오고 있는 형편이다. 그렇다면 과연 건강식이라는 것이 어떤 것인가. 영양학의 연구가 진전됨에 따라 우리의 건강을 증진시켜주는 것이 신기한 꿈같은 불로초나 보약이 아니라 주변에서 쉽게 구할 수 있는 들풀이나 나무, 일상적으로 먹는 식품이라는 것에 인식이 모아지고 있다.

사람들은 병이 생기면 약을 복용하고 병원에서 치료를 받는 것만을 건강관리의 상식으로 알고 있으나 사실 그것만이 전부는 아니다. 중요한 것은 올바른 식사에 의하여 병을 예방하는 것이며, 병이 생겨도 먹는 것에서 잘못을 바로잡으면 스스로 병을 고칠 수 있다는 점을 염두에 둘 필요가 있다. 그러기 위해서는 식품들이 지니고 있는 과학적이고도 영양학적인 면에서의 지식을 가지고 있어야 한다. 식사가 바로 성인병을 예방, 치료하는 약이기 때문에 식품에 대한 정확한 지식을 가지고 있는 주부는 가정의 주치의요 약리학자이며, 주방은 바로 약의 조제실이라고 할 수 있다.

이 책은 갖가지 질병을 병별, 증세별로 분류해 우리 주변에서 흔히 구할 수 있는 민간 약재와 식품들을 재로로 처방을 내리는 한편 일상적으로 먹는 다양한 식품들에 대해서 영양학적인 측면에서의 성분분석과 약리적 효능을 제시하고 있다.

그런 점에서 이 책은 건강에 대한 관심이 증대되는 요즘 국민 건강에 크게 이바지하게 될 것이라고 믿는 바이다.

약손의 몫을 다하는 고마운 민간요법

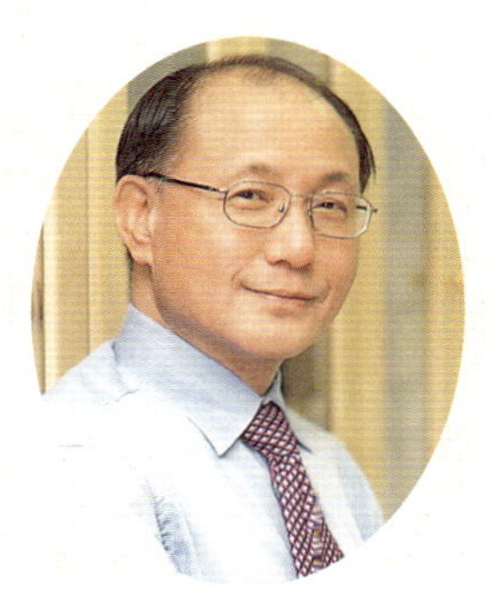

신재용
(한의사)

약력
경희대 법대&건국대 사학과 졸업
경희대 한의대 졸업
한의사협회 부회장 역임
의료봉사단체 동의노달 대표
해성한의원 원장

주요 저서
'체질동의보감'
'라디오 동의보감' '신동의보감'
'체질음식동의보감'
'알기 쉬운 한의학' '체질과 인상'
'한국인의 건강식'
'밥상 위의 숨은 보약' 등 다수

고양이가 소화 장애를 일으키면 꽈리풀을 뜯어먹고, 거미가 벌에 쏘이면 명아주풀에 몸을 비벼 해독시키며, 독사에 물린 동물은 쥐방울풀을 먹는다. 또 구렁이가 상처를 입으면 소루쟁이에 몸을 돌돌 말아 걸쳐서 스스로 치료하고자 한다.

인간도 여느 동물과 마찬가지로 아주 오랜 옛날부터 이러한 자연요법을 터득해 왔으며 이러한 경험과 예지를 체계화시켜 오늘의 민간요법을 완성하였다. 이로부터 학문적 원리에 따라 의학을 발전시킨 결과 기사회생의 신약을 개발해 내게 된 것이다.

민간요법이 동서양을 막론하여 난치병의 신비롭고도 기적적인 약손의 몫을 다하는 까닭은, 수없이 긴 세월에 걸쳐 얻은 경험과 예지를 체계화한 데에 바탕을 두고 있기 때문이다.

피마자라면 고대 이집트부터 써 왔던 설사제이며, 햄릿의 아버지를 독살하는 데 썼던 히요스잎에서 근육긴장·이완제가 추출되고, 로미오를 죽음에 몰아넣었던 독약 아코니트가 신경통 치료제로 현재도 쓰이고 있는 것은 다 이런 이유 때문이다.

그래서 18세기 영국의 약물학자 에드워드 스톤은 '하나님은 치료약을 언제나 그 병의 원인 바로 옆에 갖다 놓아 두신다'고 하였고 동양에서는 의식동원(醫食同源: 치료약과 음식은 같은 데 뿌리를 둔다)이라고 했다. 결국 병이 있는 곳에는 반드시 약이 있기 마련이요, 그 약은 생활주변에서 쉽게 구할 수 있는 민간요법 차원에서 해결할 수 있다는 뜻이다. 그리고 그 약은 마치 음식과 다름없이 항상 가까이 하는 것에 있다는 것이다.

이런 의미에 바탕을 두고 엮은 책이 바로 이 책이다. 그렇다고 무의미한 민간요법까지 망라한 것은 결코 아니다. 이 책은 가정에서 손쉽게 취급할 수 있는 요법들 중에서 의학적으로 충분히 입증할만한 내용들만 엄선하여 각 질병마다 대처할 수 있는 요령을 간략하면서도 이해하기 쉽게 그림과 함께 설명해 놓았다. 이렇게 질병과 그 질병의 증세 및 가정요법을 설명함으로써 누구나 이용하기에 불편함이 없이 엮었다는 것이 이 책의 특징이므로 두고두고 필요할 때마다 펼쳐볼 수 있는 가정의 필독서로서 큰 역할을 다할 것을 확신한다.

제철에 담그면 약효를 발휘하는 차와 술

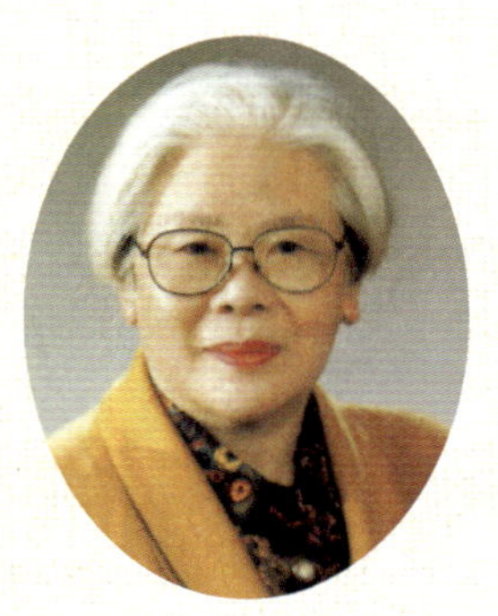

강봉수
(자연미용연구가)

약력
자연미용법을 연구·발표하여
독자들에게 많은 사랑을 받고 있는
강봉수할머니.
손수 만든 건강주와 건강차를
소개, 가족들의 건강을 지키자는
제의를 했다

주요 저서
'강봉수 할머니의 미용과 식이요법'
'강봉수 할머니의 미용술·건강술' 외

우리생활 속에서 떼어놓을 수 없는 건강차·약용술을 내손으로 직접 만들어보자. 약용술이나 건강차를 만드는 일은 특별한 전문 지식이 없더라도 그 계절식품이 무엇인지를 알고 약효가 있는 야생초·야생열매·야생줄기 등만 가려낼 수 있는 상식만 있으면 누구라도 담글 수 있다.

약차를 만들 때는 분량으로 대충 한 줌, 물의 양도 2~3컵 정도를 기준으로 하면 된다. 물론 기호에 맞게 마시기 쉽도록 그 양을 조절할 수도 있다.

또 약용술은 과실로 담그는 과실술, 잎과 뿌리 또는 줄기로 빚는 건강술, 희귀한 생약재로 빚는 약용술 등 어느 한 가지도 몸에 이롭지 않은 것이 없다. 그 맛과 영양이 뛰어나 자양술이라고도 하고 몸을 보하고 건강을 증진시키기 때문에 건강술이라고도 하며 신체의 기능 장애나 질병을 예방·치료해 주어 약용술이라고도 하는 이유도 그만큼 건강에 도움을 주기 때문이다.

약용술·건강술을 담그는 작업은 취미생활로도 바람직하고 재미 또한 만만치 않아 주부들에게 적극 권하고 싶다. 제철에 아름답게 피는 꽃이나 싱그러운 열매를 찾아 예쁜 병에 정성스레 담갔다가 마시면 자신과 가족의 건강을 돕는데 한몫을 할 수 있음은 물론, 우리집을 방문하는 가족과 친지, 친구들을 대접할 수 있으니 이 또한 얼마나 즐거운 일인가?

다만 조심해야 할 점은 아무리 좋은 차나 술이라도 지나치게 많이 마시면 독이 된다는 점이다. 또 숙성 기간을 참지 못해 서둘러 마신다든지 속성 효과를 기대해서는 안 된다.

모자라거나 넘치지 않게 지시한 분량을 꾸준히 마시다보면 고혈압, 저혈압, 당뇨병 등 각종 성인병은 물론 병후 회복, 건강증진에도 뛰어난 효과를 얻을 수 있을 것이다. 특히 여성의 경우, 피부미용이나 머리카락이 거칠어졌을 때 나이 들면서 생기게 되는 흰머리 예방에도 효과가 있는 차와 술이 있다는 것을 알리고 싶다.

이 책에 소개하는 차와 술은 우리가 익히 알고 있는 약재와 식품으로 만들 수 있는 것들만을 선정했다. 담그는 방법을 잘 익혀 가족의 건강을 지키는 데 도움이 되었으면 한다.

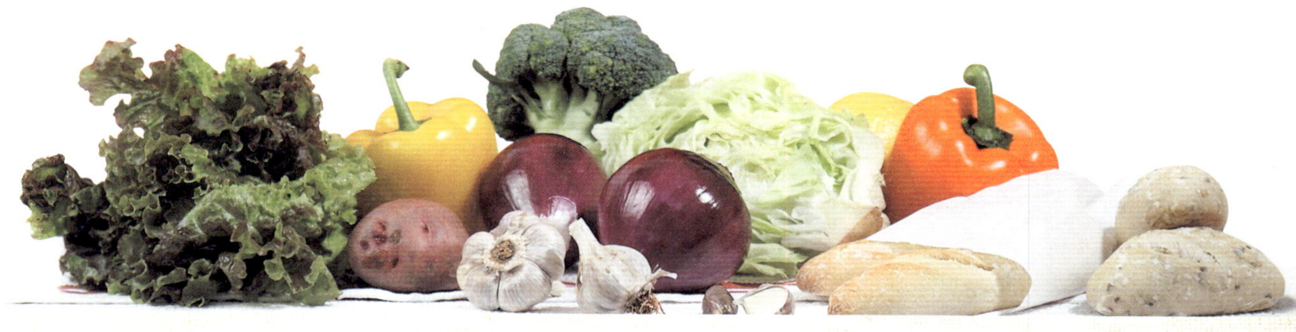

part 1

걱정되는 증세가 나타날 때

18 가려울 때
사철쑥뜸 · 참깨약초목욕 · 탱자달인물
파황산마그네슘달인즙 · 구운비파잎

20 가슴앓이 · 위하수일 때
무떡 · 구운다시마 · 쑥조청 · 산사나무열매달인물
민들레뿌리달인물 · 감자생즙

22 각기병일 때
현미밥 · 팥삶은물 · 보리탕 · 명자나무달인물
탱자잎탕 · 돼지고기수육 · 우슬초뿌리달인물

24 감기에 걸렸을 때
달걀흰자연근즙의 양치약 · 구운매실 · 부추죽 · 박하탕
칡차 · 무탕 · 파죽수프 · 생강탕 · 진피탕즙 · 달걀술

26 갑상성장애일 때
다시마탕 · 톳나물술 · 복숭아 · 연꽃씨달인물 · 찹쌀가루

28 겨드랑이 냄새가 날 때
현미식초 · 태운매실가루 · 명반찜질 · 생강달인물
호도연고

32 결막염일 때
녹차와 참기름 · 감자생즙 · 돼지고기구기자볶음
질경이가루 · 머위잎 · 산초밥 · 멧돼지쓸개즙

34 관절에 이상이 생겼을 때
토란찜질 · 장어구이 · 찔레나무열매찜질
제비꽃즙찜질 · 게찜질

36 구내염일 때
가지연고 · 요구르트쉐이크 · 꿀에 갠 코코아가루
토마토주스 · 결명자즙 · 보리죽 · 연근달인물

38 구토를 할 때
매실장아찌달인물 · 소금물 · 생강엑기스 · 삽주뿌리와
탱자열매가루 · 닭반하뿌리삶은국물

40 귀에서 소리가 날 때
호도달인물 · 검은콩 넣은 양고기찜 · 말린밤달인물
범의귀잎생즙 · 산수유즙 · 잣과 오미자차 · 무즙

42 기관지염일 때
당근생즙 · 진피미나리수프 · 백합뿌리찜 · 은행찜
배즙탕 · 연근즙 · 구운치자열매 · 벚꽃나무달인즙

44 기관지천식일 때
배시럽연근즙 · 기름에 절인 은행 · 수세미즙 · 인삼탕
간장에 삶은 머위 · 남천열매가루 · 검은콩삶은물

46 기침하고 가래가 낄 때
배즙 · 파꿀탕 · 차조기생강달인물 · 무엿 · 연근달인물
연근즙 · 질경이달인물 · 금귤달인물

50 냉증일 때
꿀 넣은 참깨호도가루 · 구기자즙 · 양고기찹쌀죽

52 농가진일 때
우엉즙찜질 · 파 민들레연고
백합뿌리껍질 · 감자찜질 · 팥꿀연고

54 눈이 피로할 때
차안약 · 간 · 당근간볶음 · 결명자달인물 · 구기자달인물
곱게 간 생감자 · 감잎달인물 · 냉이가루 · 냉이즙

56 딸꾹질이 날 때
부추씨가루 · 감꼭지와 생강달인물

56 땀을 많이 흘릴 때
대추밀가루죽 · 우엉삶은물

58 더위를 먹었을 때
오이달인즙 · 녹두죽 · 수박 · 방아풀달인즙
매실장아찌밥 · 미꾸라지튀김 · 추어탕

60 두드러기가 났을 때
차조기잎즙 · 검은깨꿀절임 · 석회고약 · 복숭아잎목욕
소금 넣고 끓인 우유 · 비파잎달인물 · 사철쑥뜸
삼백초달인물

62 말랐을 때
현미필라프 · 참마현미죽검은깨 · 호도 · 찹쌀 · 콩가루

64 머리가 빠질 때
생강헤어토닉 · 구운밤송이가루 · 고추술 · 반하뿌리가루

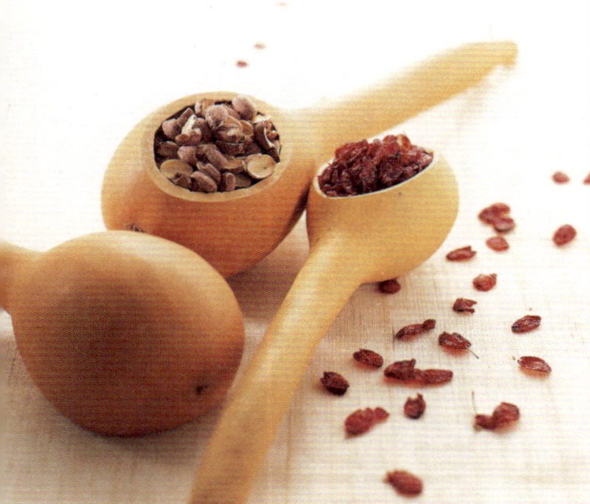

66 머리가 아플 때
매실찜질 · 쑥달인물 · 무즙 · 국화차 · 두릅뿌리달인물
박하탕 · 생강수프

68 목뼈를 삐었을 때
식초에 갠 오징어가루 · 고춧잎달인물
볶은털머위잎찜질 · 치자연고 · 곶감즙

70 목이 마를 때
배사과주스 · 토마토수박주스 · 귤프루츠 · 참외화채
생수

72 목이 쉬었을 때
꿀매실탕 · 무화과열매달인즙 · 배우린물 · 석류즙
순무즙

74 무좀에
식초약탕 · 알로에생잎 · 녹차가루 · 마늘즙 · 해삼

76 방광에 염증이 있을 때
팥파즙 · 파찜질 · 양상추생즙찜질 · 연근생즙
보리즙과 생강즙 · 꿀두유

78 배가 아플 때
생강찹쌀탕 · 목이버섯삶은물 · 매실장아찌
구운도미뼈가루환 · 황벽나무껍질달인물

80 변비일 때
당근사과즙 · 검은깨죽 · 호도차 · 감자생즙
알로에달인물

84 부스럼 · 종기가 났을 때
은행 · 검은콩가루 · 토란찜질 · 볶은현미가루
삼백초잎찜질 · 인동덩굴녹두가루고약

86 불면증에
마늘술 · 우유수프 · 생양파 · 차조기술 · 마열매달인물
달래술 · 호도페이스트

88 비듬이 많을 때
복숭아잎달인물 · 청주 · 알로에즙 · 국화잎샴푸
우엉잎즙 · 오미자우린물 · 식초 · 뽕나무가지구운것
홍차헤어팩

90 비만일 때
팥삶은즙 · 중국차 · 곤약호도무침 · 동아조림찜

94 비염일 때
생강즙세척액 · 수박줄기가루 · 율무 · 삼백초차
무즙세척액 · 소금녹차 · 감자양파탕

96 사마귀 · 티눈이 생겼을 때
율무달인즙 · 고삼달인물 · 은행잎연고 · 마늘간 것
목화꽃 · 차찌꺼기 · 옥수수껍질연고 · 담뱃재 · 오이꼭지

98 설사할 때
매실엑기스 · 꿀녹차 · 쑥즙 · 마늘삶은물
검게 태운 보리

100 소변보기가 어려울 때
동아수프 · 조기구이 · 호장뿌리달인물 · 콩식초절임

101 소변이 자주 마려울 때
참마밥 · 호도죽 · 은행술 · 작약뿌리달인물
삽주뿌리달인물

102 술에 취했을 때
무즙 · 단감 · 식초생강탕 · 연근생강즙 · 벚꽃탕
잉어달인국물 · 녹차 · 칡탕

104 숨이 차고 가슴이 뛸 때
용안꿀절임 · 치자열매달인물 · 연밥달인물 · 수국탕
검은깨드레싱

106 스태미너가 부족할 때
장어와 참마완자국 · 질경이차 · 연꽃열매달인물
돼지닭간말린것 · 잔새우 · 돼지고기완자죽 · 감잎차
부추즙탕

108 습진이 생겼을 때
오이냉찜질 · 황벽나무가루 · 밤나무잎달인즙
사과식초와 양조식초

108 식욕이 떨어졌을 때
귤껍질달인물 · 파슬리 · 얇게저민생강
양매나무껍질가루 · 차조기잎달인즙

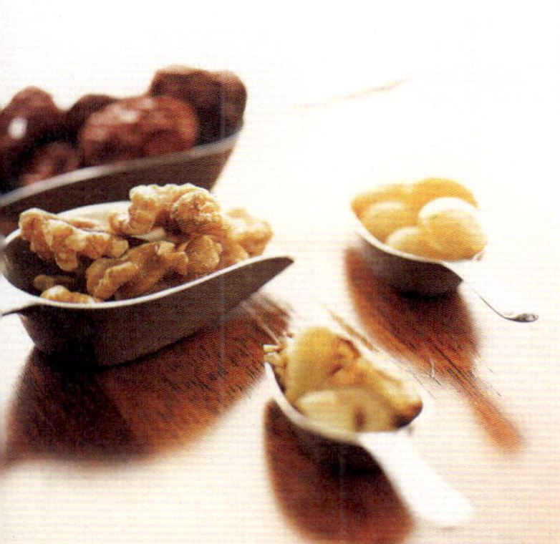

112 식은땀이 날 때
검은콩과 보릿겨달인물 · 부추무침 · 민들레달인물
물에 뜨는 밀가루 · 백복령

113 식중독일 때
차조기잎달인물 · 팥가루

114 어깨가 결릴 때
생강연고 · 털머위잎찜질 · 식초소금찜질 · 수선화뿌리
찜질 · 양파생강찜질 · 다시마 · 쑥부쟁이감초달인물

116 어깨관절주위염일 때
천남성연고 · 개다래나무달인즙 · 엄나무껍질달인물
고추연고

118 열이 날 때
파수프 · 현미죽 · 연근즙 · 우엉씨달인물
닭의장풀잎달인물

120 외이염 · 중이염에
우엉즙과 우엉씨탕즙 · 천남성가루갱것 · 범의귀즙
산수유달인물 · 검은콩삶은것 · 갑오징어뼈가루

122 위염에
감자생즙 · 무즙 · 알로에생즙 · 쑥생강달인물
사과토마토주스 · 마늘구이

124 입냄새가 날 때
석류주스 · 녹차잎 · 광나무잎 · 남천잎달인즙

126 잇몸에 염증이 있을 때
가지꼭지달인물 · 범의귀가루 · 산초열매달인물
다시마가루 · 가지가루 · 별꽃가루 · 삼백초잎달인물

128 장염일 때
차조기차 · 이질풀달인물 · 오매달인물 · 현미수프
산사열매달인물 · 녹차

130 전립선비대증에
가지가루 · 파파야 · 꿀에 잰 복숭아가루 · 동아즙
조기 · 질경이달인물

132 정력이 감퇴되었을 때
마늘엑기스 · 당근양고기찜 · 구기자달인즙 · 참마즙
호도와 부추씨달인즙

134 정신장애일 때
감자 · 호도 · 백합뿌리찜 · 안중오줍탕 · 연뿌리즙
두릅생즙 · 달래생즙나물

136 축농증일 때
삼백초잎달인즙 · 대추달인즙 · 질경이달인즙
달팽이분말 · 머위줄기 · 지렁이기름

138 편도선염에
생강찜질 · 금귤꿀탕 · 도라지달인물 · 석류달인물
감초달인물 · 배즙

140 폐렴에
대나무기름 · 단호박꿀찜 · 시금치씨가루 · 잉어찜질

142 허리가 아플 때
부추술 · 검은콩물 온찜질 · 말린개다리달인물
비파잎물 온찜질

144 현기증이 날 때
닭찜 · 샤프란차 · 털머위잎즙 · 삽주뿌리달인물
은행가루

146 흥분 · 불안에
당근즙 · 도미샐러리구이 · 고춧잎약탕
배아몬드깨조림 · 다시마달인물

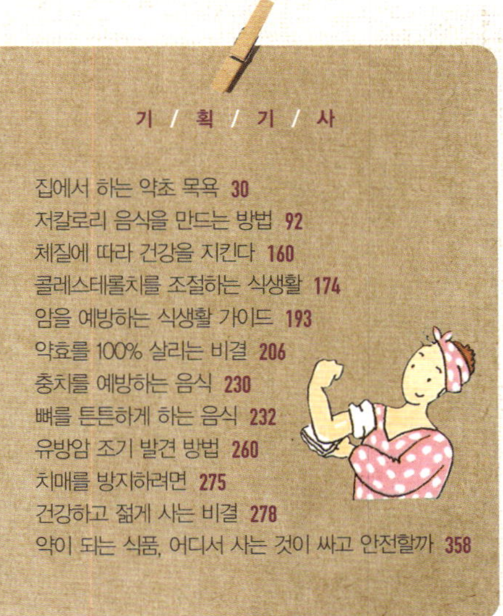

집에서 하는 약초 목욕 30
저칼로리 음식을 만드는 방법 92
체질에 따라 건강을 지킨다 160
콜레스테롤치를 조절하는 식생활 174
암을 예방하는 식생활 가이드 193
약효를 100% 살리는 비결 206
충치를 예방하는 음식 230
뼈를 튼튼하게 하는 음식 232
유방암 조기 발견 방법 260
치매를 방지하려면 275
건강하고 젊게 사는 비결 278
약이 되는 식품, 어디서 사는 것이 싸고 안전할까 358

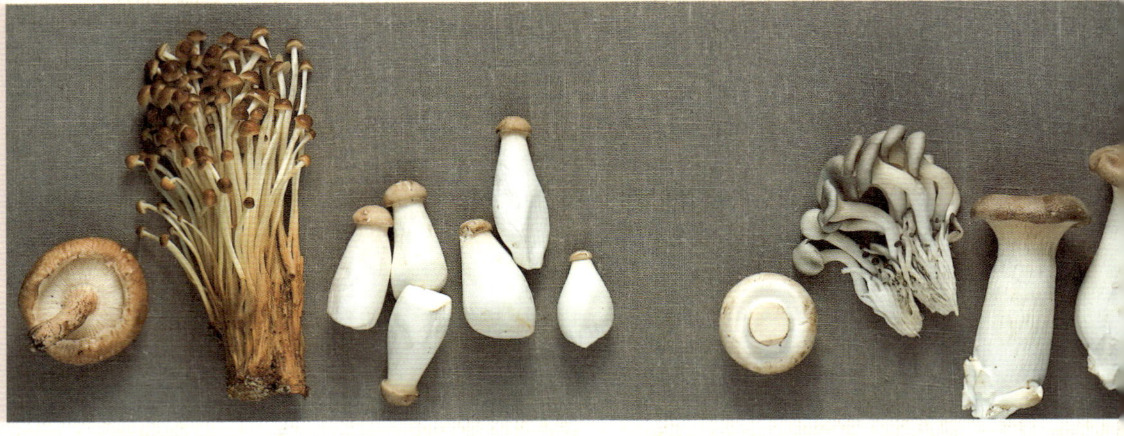

part●2
건강한 체질로 바꾸고 싶을 때

150 뇌졸중에 걸리기 쉬운 체질 개선
떫은감즙 · 생선조림 · 다시마 · 결명자차
두부스테이크 · 요구르트 · 두유 · 콩즙

152 동맥경화 · 심장병에 걸리기 쉬운 체질 개선
천연양조식초 · 미역국 · 해바라기씨볶음 · 녹즙
메밀국수삶은물 · 귤 · 닭가슴살찜 · 토마토감자수프

154 빈혈 · 불임증이 되기 쉬운 체질 개선
잇꽃달인물 · 인삼대추죽 · 톳나물잡탕

모란뿌리껍질달인물 · 결명자달인물 · 익모초달인물

156 스트레스 · 위장병에 걸리기 쉬운 체질 개선
장어구이 · 차조기검정콩달인물 · 우유 · 양배추즙
매실차 · 연근즙 · 감자생즙 · 마늘된장장아찌

158 알레르기성 체질 개선
미나리생즙 · 복숭아끓인물 · 마늘구이
감자양파삶은물

part●3
성인병일 때

162 간장병일 때
바지락엑기스 · 배식초절임 · 미꾸라지탕 · 사철쑥달인물 · 녹두대추달인물 · 순무달인물 · 복숭아 · 사과꿀즙

164 고혈압일 때
감즙우유 · 쑥갓생즙 · 당근우유주스 · 셀러리생즙
다시마가루 · 양파달인물 · 삶은완두콩즙

166 뇌졸중일 때
떫은감즙 · 우엉죽 · 쑥달인즙 · 무말랭이삶은물
삶은콩 · 양파달인물

168 담석증일 때
매실차 · 옥수수수염달인물 · 곤약찜질
수양버들달인물 · 삶은고구마

170 당뇨병일 때
모시조개수프 · 두릅뿌리껍질달인물 · 시금치수프
완두콩수프 · 옥수수수염돼지췌장탕

172 동맥경화증일 때
말린표고버섯 · 정어리완자국 · 곤약 · 해바라기씨
토마토 · 톳나물 · 콩

180 류머티즘일 때
우유 · 파겨자찜질 · 검은콩술 · 율무팥죽 · 양고기
마늘달걀가루 · 마른고추달인물

182 부기가 있을 때
옥수수수염달인물 · 팥탕즙 · 수박 · 수박씨가루탕
구운사과가루 · 잉어탕 · 오이달인물 · 오이즙

184 신경통에
매실술찜질 · 율무술 · 수세미탕 · 호박찜질
여름밀감술 · 개다래나무가루

186 신장병에
수박당 · 옥수수수염달인물 · 쌀보리팥죽
강낭콩달인물 · 구운식용달팽이

188 심장병일 때
달걀노른자기름 · 땅콩달인물 · 표고버섯탕
분말굴껍질수프 · 돼지염통수프 · 솔잎

190 암에
표고버섯달인물 · 영지버섯달인물 · 다시마부각
장어조림 · 비파잎차 · 김무침 · 율무수프 · 파마늘
살구씨 · 해조류 · 톳달인물 · 무화과열매

196 위궤양 · 십이지장궤양에
양배추즙 · 감자구이 · 호박죽 · 무화과가루 · 파래가루
녹차 · 홍차

200 저혈압에
마늘꿀환 · 뽕잎달인물 · 방어산초새순구이
이질풀달인물 · 들깨인삼죽

202 치질 · 탈항에
마늘구이찜질 · 달팽이조림 · 쑥가루 · 감잎차
무화과즙 · 시금치 · 꿀에 재운 검은깨 · 호박씨달인물

204 통풍에
콩나물 · 치자팥죽 · 다시마가루 · 인동덩굴달인물
개다래나무열매술

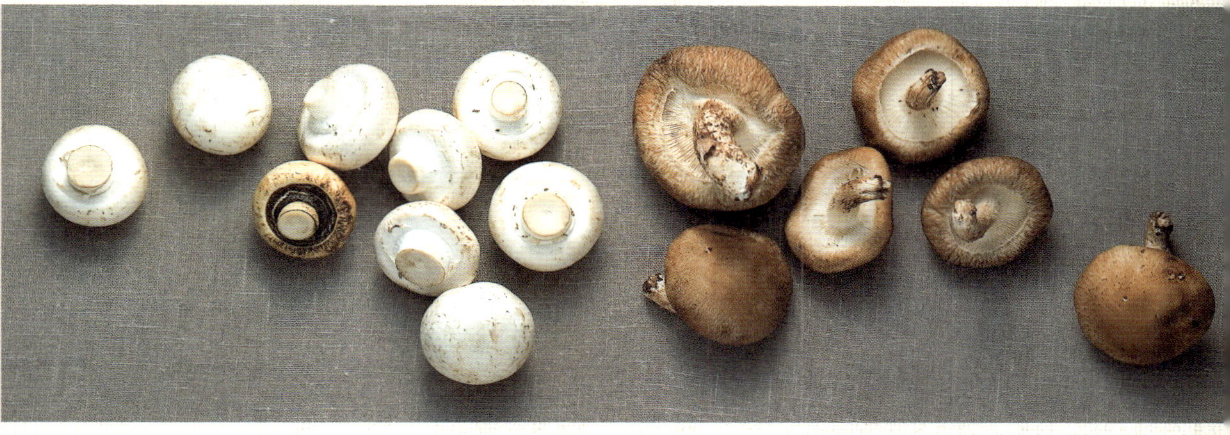

part ●4

아이가 아플 때

210 기생충이 있을 때
호박 · 메밀가루 · 마늘즙

212 기침을 할 때
대추당근즙 · 모과설탕조림 · 배꿀찜 · 호박씨조린물

214 밤에 울고 짜증낼 때
백합뿌리난황수프 · 대추달인물 · 두유
흑설탕 넣은 우유 · 굴껍질즙

216 먹기를 싫어할 때
꿀넣은 생강탕 · 대추드링크 · 무화과설탕조림

218 배 아파하고 토할 때
사과즙 · 매실죽 · 은행달걀찜 · 설탕 섞은 우유
미나리수프 · 익힌오이

220 비만일 때
사과식초꿀차 · 콩가공품 · 오렌지푸딩 · 얼린요구르트

222 야뇨증일 때
은행넣은 참마젤리 · 감씨가루 · 호도드링크 · 볶은은행

224 열이 날 때
금귤즙 · 두부찜질 · 매실차 · 꿀넣은 갈근탕
메밀가루찜질 · 인동덩굴즙

226 피부에 열꽃이 필 때
순무즙찜질 · 마늘드링크 · 오이즙 · 녹차우린물
매실찜질 · 우엉즙찜질

228 허약체질일 때
밤설탕조림 · 쌀겨탕 · 당근수프

알아두세요

가려움증을 가라앉히는 방법 19
가슴앓이 · 위하수의 예방법 21
바세도우씨병의 주요 증세 27
관절의 통증을 가라앉히는 방법 35
민간약을 쓸 때 꼭 알아야 할 상식 39
구토증의 응급처치 39
급성기관지염일 때의 주의사항 43
냉증에 효과가 있는 목욕법 51
눈의 피로를 푸는 방법 55
무리없이 살찔 수 있는 식사 포인트 63
목디스크의 예방과 치료법 69
미네랄의 종류와 작용 71
약초를 제대로 달이는 방법 73
방광염 자가치료법 77
복통 부위에 따라 생각할 수 있는 질병 79
변비의 종류에 따른 원인과 치료법 81
약초의 떫은맛을 빼는 방법 89
감량을 도와주는 음식 91
살찌지 않게 먹는 지혜 91
숙취예방법 103
주부습진의 예방과 치료법 109
신경성 식욕부진증의 증세 111
혈액순환을 돕는 약탕 115

어깨결림을 가라앉히는 체조 117
열이 날 때 주의할 점 119
잇몸질환 예방법 4가지 127
정신장애 증세를 치료하는 목욕법 · 음악요법 135
스트레스로 생기는 질병의 종류 135
허리가 아플 때 생각할 수 있는 질병 143
현기증이 일어날 때의 응급처치법 145
흥분 · 불안을 가라앉히는 응급처치법 147
뇌졸중의 종류와 주요 증세 151
여성 생식기에 생기는 질병과 치료법 155
체질에 따라 맞는 식품 · 해로운 식품 160
체질 진단을 위한 분류표 160
고혈압 증세에 효과 있는 운동 · 목욕법 165
당뇨병의 주된 증세 171
식품별 · 조리별 칼로리 비교표 175
콜레스테롤과 고지혈증 179
류머티즘의 주요 증세 181
부기를 예방하는 방법 183
신경통에 좋은 목욕법 185
계절에 따라 발병하는 질병 캘린더 192
치질 · 탈항 예방법 203
통풍 · 발작의 예방법 205

한방과 현대 영양학에서 권하는 건뇌식품 210
어린이가 기침을 할 때 염려되는 병 213
밤에 울고 짜증내는 어린이의 예방 대책 215
어린이의 편식 · 식욕부진을 고치는 방법 217
야뇨증이 있는 어린이가 피해야 할 식품 223
경련을 일으키는 어린이의 응급처치법 225
어린이가 열이 날 때 생각할 수 있는 병과 조치 225
피부에 열꽃이 필 때 생각할 수 있는 질병과 조치 227
허약체질 예방을 위한 식습관 길들이기 229
기미 · 주근깨를 치료하는 팩 237
샴푸 · 린스 · 보호크림의 종류와 만드는 법 248
월경이상일 때 염려되는 질병 249
임신중독증일 때 합병증 253
자궁근종의 주요증세 256
젖 분비를 촉진시키는 유방마사지법 259
골다공증 예방법 269
뇌의 노화를 방지하는 식품 275
위와 장에 좋은 죽 · 수프 277

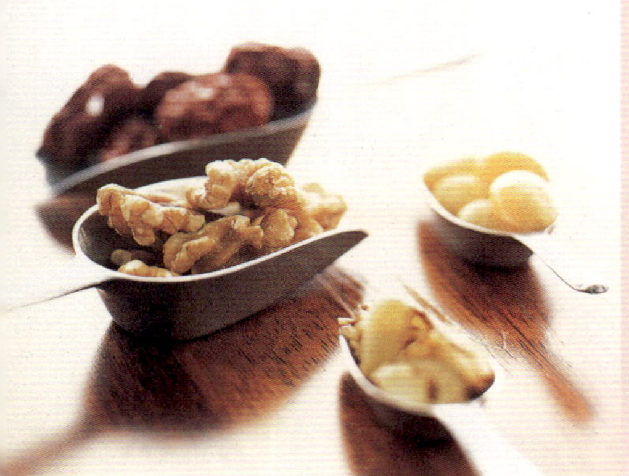

part ● 5

여성이 아플 때

234 **갱년기장애일 때**
차조기잎수프 · 연근즙 · 결명자차 · 샤프란차

236 **기미 · 주근깨가 있을 때**
팥가루팩 · 달걀식초드링크 · 복숭아꽃팩

238 **냉증이 심할 때**
차조기씨달인즙 · 무궁화봉오리달인물 무잎목욕제

240 **머리카락이 거칠어졌을 때**
검은깨드링크 · 오발당 · 뽕나무뿌리껍질샴푸

242 **불임증일 때**
검은콩가루 · 율무즙 · 우엉술 · 당귀뿌리달인물

244 **살을 빼고 싶을 때**
곤약두부조림 · 메주콩조림 · 사과 · 율무수프
명아주달인물

246 **여드름이 많을 때**
율무로션 · 삼백초달인물 · 쇠비름달인물

248 **월경이상일 때**
목이버섯볶음 · 생강달인즙 · 우엉술 · 검은콩가루
쑥생즙

250 **유산 · 조산이 잦을 때**
검은콩꿀조림 · 목이버섯가루 · 호박덩굴가루
파뿌리달인즙

252 **임신중독증일 때**
수박껍질달인물 · 잉어찜 · 으름덩굴달인즙

254 **입덧이 있을 때**
매실주스 · 생강구이 · 명자나무열매달인즙
모과달인즙 · 오수유열매달인즙

256 **자궁근종이 있을 때**
연꽃열매가루 · 목이버섯달인물 · 맨드라미꽃달인즙

258 **젖이 부족할 때**
참깨현미즙 · 호박씨가루 · 민들레뿌리달인즙
별꽃나물

262 **주부습진에**
가지꼭지가루연고 · 대왕풀가루연고

264 **철분부족일 때**
시금치무침 · 다시마우린물 · 흰목이버섯초절임

266 **피부가 거칠어졌을 때**
참마김무침 · 매실즙로션 · 연근죽 · 목이버섯
대추달인물

268 **골다공증일 때**
참깨버터 · 우유된장국 · 강낭콩샐러드 · 미역국
무말랭이무침

270 **기침가래가 심할 때**
다시마설탕절임 · 검은깨꿀반죽 · 참마즙
차조기씨 끓인 물 · 나리뿌리즙

272 **기운이 없을 때**
잣죽 · 호도술 · 인삼달인물 · 지골피 달인물

273 **변비일 때**
바나나 · 꿀물 · 알로에술

274 **불면증일 때**
양파채 · 소금넣은 우유 · 셀러리주스

276 **설사를 할 때**
오매달인물 · 달걀식초볶음 · 무화과꿀차
생강찹쌀물 · 석류주스

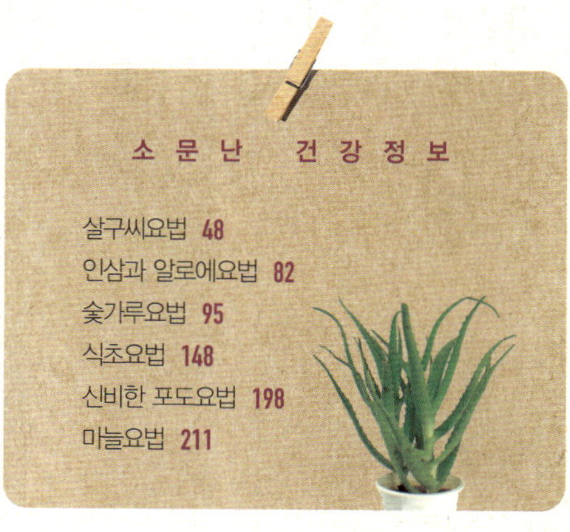

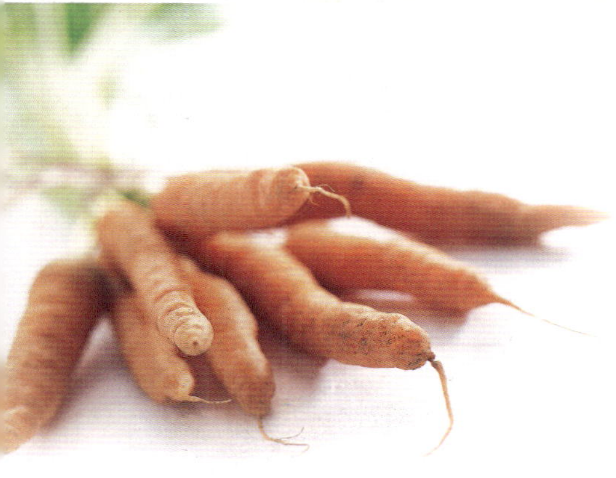

책속부록 1

우리집 응급처치 사전

280 멀미를 할 때
무생강즙 · 마른오징어 · 얇게썬 생강
유황밀가루연고

281 벌레에 물렸을 때
곶감식초절임 · 호박꽃즙 · 순무즙 · 나팔꽃잎즙
머위줄기잎즙 · 오이즙

282 베거나 긁혔을 때
고춧잎줄기달인물 · 알로에잎 · 쑥즙
차조기잎가루 · 마늘즙

283 이가 아플 따
가지꼭지구이 · 범의귀잎즙 · 간마늘 · 무즙
솔잎달인물

284 코피가 날 따
무즙 · 연근즙 · 마늘찜질 · 쑥달인물

285 타박상·손발을 삐었을 때
치자연고 · 무생강온찜질 · 소금식초온찜질
알로에냉찜질

286 팔꿈치에 통증이 있을 때
토란연고 · 감자밀가루연고 · 말린고춧잎달인물
쑥약초목욕

287 피부가 붓고 가려울 때
메밀가루명반연고 · 밤나물잎달인물 · 소주
복숭아잎달인물

288 피부가 트거나 동상에 걸렸을 때
붉은고추우려낸물 · 붉은고추 · 당근즙 · 생강달인물

289 화상을 입었을 때
꿀 · 오이 · 가지 · 알로에잎 · 소금물 · 무즙

290 허리를 삐끗했을 때
생강연고 · 붉은고추즙찜질 · 볶은콩찜질
황백연고찜질

책속부록 2

약이 되는 식품

chapter ❶ 118가지 식품 약효분석

292 곡류
강낭콩 · 검은콩 · 메밀 · 메주콩 · 밀 · 보리
완두콩 · 율무 · 참깨 · 팥 · 현미 · 쌀 · 옥수수

297 채소·버섯류
채소류 가지 · 감자 · 고구마 · 당근 · 두릅
마늘 · 머위 · 무 · 미나리 · 배추 · 브로콜리
상추 · 생강 · 샐러리 · 시금치 · 쑥갓 · 양배추
양파 · 연근 · 오이 · 우엉 · 죽순 · 참마
콩나물 · 토란 · 토마토 · 파 · 파슬리
피망 · 호박
버섯류 송이버섯 · 표고버섯

308 과일·견과류
과일류 감 · 귤 · 대추 · 딸기 · 레몬 · 매실
모과 · 무화과 · 바나나 · 배 · 버찌 · 복숭아
비파 · 사과 · 살구 · 수박 · 유자 · 자몽
참외 · 키위 · 파인애플 · 파파야 · 포도
견과류 땅콩 · 밤 · 아보카도 · 은행 · 잣
호도

318 해산물류
가리비 · 가자미 · 게 · 고등어 · 꽁치
다시마 · 도미 · 멸치 · 모시조개 · 문어
미꾸라지 · 미역 · 바지락 · 새우 · 연어
오징어 · 잉어 · 장어 · 전갱이 · 전복
정어리 · 조기 · 참치

326 고기류
닭고기 · 돼지고기 · 쇠고기

327 기타
간 · 간장 · 곤약 · 꿀 · 녹차 · 달걀 · 된장
두부 · 설탕 · 소금 · 식물성기름 · 식초
우유 · 요구르트 · 치즈

chapter ❷ 약이 되는 차와 술

334 약이 되는 차
감귤차 · 감잎차 · 결명자차 · 구기자차
국화차 · 대추차 · 매실차 · 모과차 · 생강차
솔잎차 · 오미자차 · 유자차 · 율무차
인삼차 · 칡차

340 약이 되는 술
감초술 · 금귤술 · 대추술 · 마늘술 · 매실술
모과술 · 민들레술 · 벚꽃열매술
붉은고추술 · 사과술 · 살구술 · 생강술
샐러리술 · 솔잎술 · 알로에술 · 오디술
인삼술 · 잇꽃술 · 진달래술 · 치자술

chapter ❸ 효과적인 영양소 섭취 방법

348 단백질 하루 60~70g이 필요하다

349 당질 극단적으로 줄이는 것은 위험하다

350 식물섬유 가능한 여러 종류를 먹는다

351 지방질 동물성·식물성을 1:1로 섭취한다

352 철분 비타민C가 철분흡수를 촉진한다

353 칼슘 비타민D가 칼슘흡수율을 높인다

354 비타민 세 끼 식사에서 얻는 것이 기본이다

357 염분 과잉섭취에 주의한다

먹으면 치료가 되는 약재 40

갈근(칡뿌리)

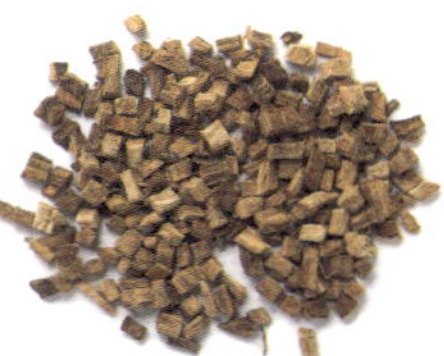

- **약효** 발한, 해열 및 숙취 해독에 효과가 있으며 근육의 긴장을 완화시켜 준다.
- **용법** 말려서 썰어 놓은 것 6~12g 정도에 물 1컵 반을 붓고 반으로 끓여서 마신다.

감초

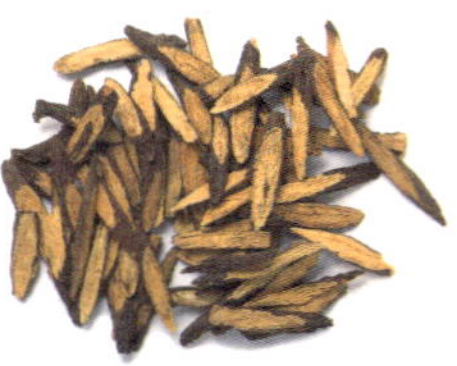

- **약효** 특유의 단맛이 있어 각종 처방에 첨가한다.
- **용법** 1회에 2~4g 정도씩 다른 재료와 함께 섞어서 사용한다.

결명자

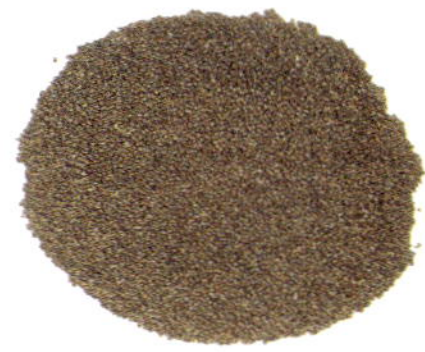

- **약효** 시력을 보호하고 눈의 피로를 회복시켜 주며, 간장 기능을 강화한다.
- **용법** 하루 20g씩 물 1컵 반 정도를 붓고 끓여 수시로 차처럼 마신다.

계피

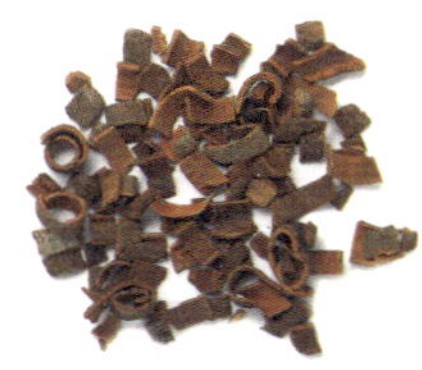

- **약효** 발한, 해열, 체온 조절 등의 효과가 있으며 관절염을 완화시켜 준다.
- **용법** 10~20g 정도를 물 1컵 반 정도를 붓고 반으로 달여 마신다.

관동화

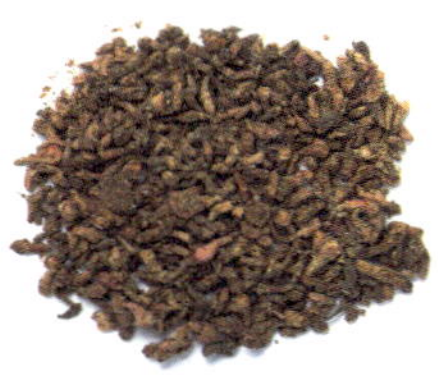

- **약효** 기침, 기관지, 천식 등에 효과적이다.
- **용법** 하루에 6~12g을 물 1컵 반 정도를 붓고 반으로 달여 차처럼 마신다.

구기자

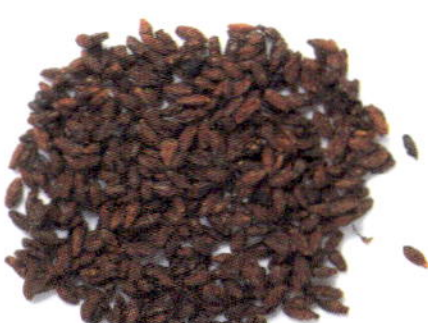

- **약효** 강장, 보양 및 시력 감퇴, 신경쇠약에 효과적이며 간장을 강화시켜 준다.
- **용법** 말린 열매를 20g씩 물 1컵 반 정도 붓고 반으로 달여 차처럼 마신다.

길경 (도라지)

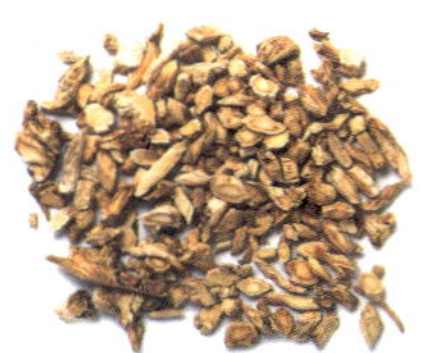

- **약효** 기침, 가래, 기관지 천식에 효과를 내며, 가슴과 목의 통증을 완화시켜 준다.
- **용법** 1회에 말린 약재 4g 정도를 물로 달이거나 가루로 빻아 복용한다.

당귀

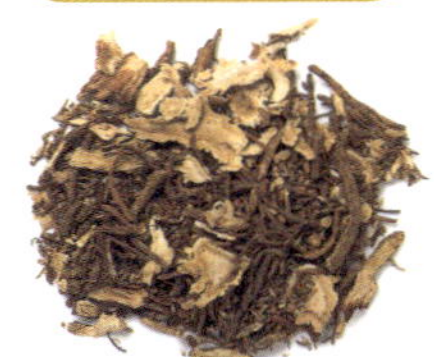

- **약효** 어혈을 풀어 주고 피를 맑게 해 주며 저혈압, 협심증, 중풍 등에 효과 있다.
- **용법** 하루에 12g씩 물 1컵 반 정도를 붓고 반으로 달여 마신다.

두충

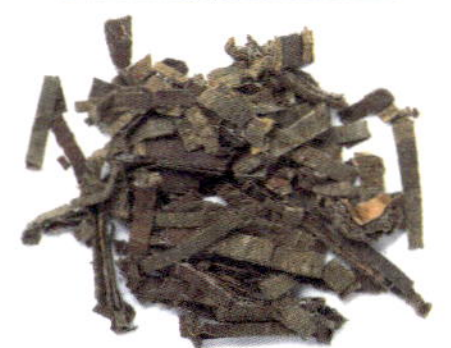

- **약효** 기력 및 정력 증강, 혈압 강하, 이뇨 효과가 있으며 태아를 보호해 준다.
- **용법** 잎이나 줄기 껍질 8~12g을 물 1컵 반 정도를 붓고 반으로 끓여서 마신다.

맥문동

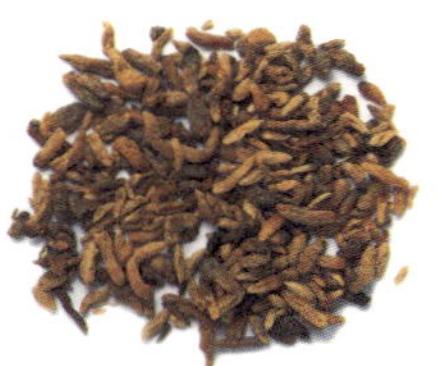

- **약효** 폐결핵, 만성 기관지염, 당뇨병의 치료약, 신체가 허약할 때도 효과적이다.
- **용법** 말린 약재 6~12g을 물 1컵 반 정도 붓고 반으로 달이거나 약재를 가루로 빻아 복용.

메밀(약모밀)

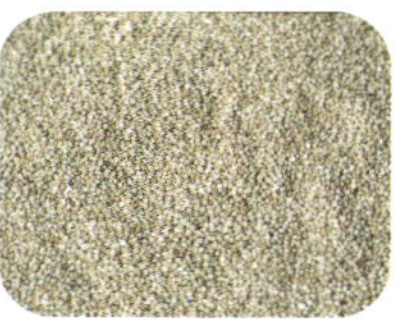

- **약효** 동맥경화 예방 및 자양, 강장 효과가 있다. 변비 완화제로 쓰이기도 한다.
- **용법** 가루로 빻은 것을 상태에 따라 1/2숟가락 정도씩 복용한다.

백편두

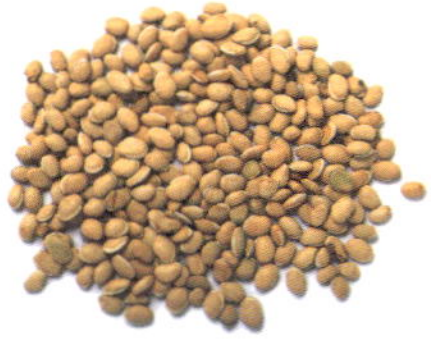

- **약효** 설사 또는 더위 먹었을 때 효과적이다.
- **용법** 1일 4~12g 정도를 물 1컵 반 정도를 붓고 반으로 달여 마신다. 보통은 향유와 함께 처방한다.

복령 (백복령)

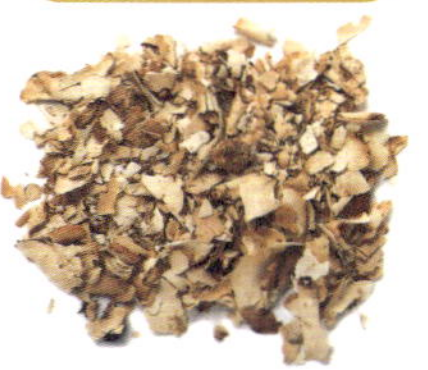

- **약효** 이뇨, 항균 작용 및 혈당치 강하 작용을 하며 위산의 분비 억제 작용이 있다.
- **용법** 하루 4~16g 정도를 물 1컵 반 정도를 붓고 반으로 달여 식후 3회 마신다.

복분자 (산딸기)

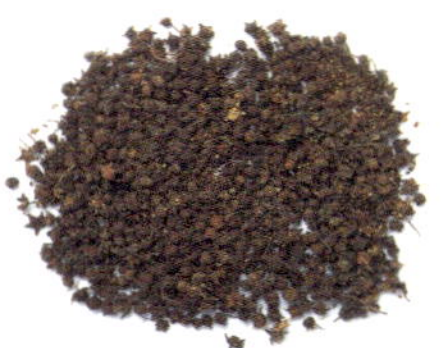

- **약효** 자양·강정·강장 작용을 하며 신체 허약증에 효과가 있다.
- **용법** 말린 것을 12g 정도씩 물 1컵 반 정도를 붓고 반으로 달이거나 빻아서 가루를 복용.

사상자

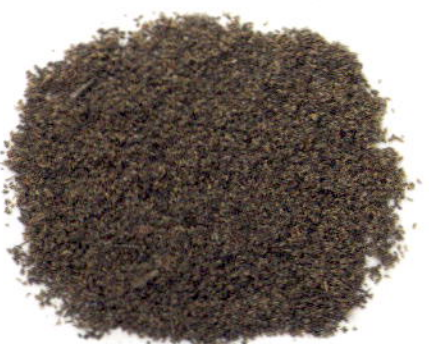

- **약효** 발기 부전, 회음부 가려움증, 습진, 피부 가려움증에 효과가 있다.
- **용법** 1회에 말린 열매 2~4g을 물 1컵 정도 붓고 반으로 달여 마신다.

산약

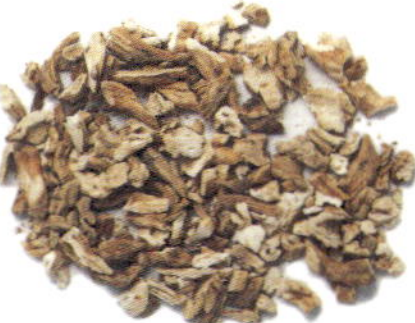

- **약효** 피로회복 및 혈액 보충, 해열에 효과를 내며 요통, 설사를 치료하기도 한다.
- **용법** 1회에 3~6g씩 1컵의 물을 붓고 달이거나 가루로 빻아 복용한다.

상엽 (뽕나무잎)

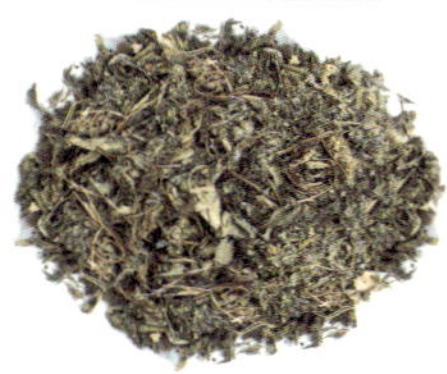

- **약효** 혈압 및 혈당을 내려 주며 기침, 가래를 완화시켜 준다.
- **용법** 하루에 20g을 1컵 반 정도의 물을 붓고 달여 수시로 마신다.

산초

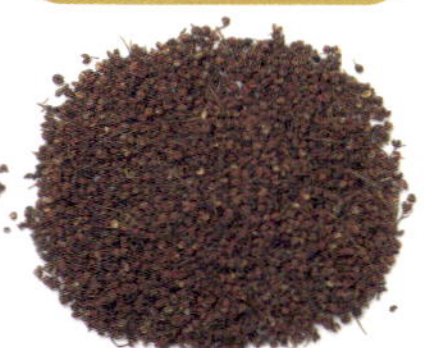

- **약효** 건위, 정장 작용이 있어 소화불량, 식체, 위하수, 구토, 이질, 설사 등에 효과.
- **용법** 말린 약재를 1회에 1~2g씩 물 1컵을 달이거나 가루로 빻아 복용한다.

소목

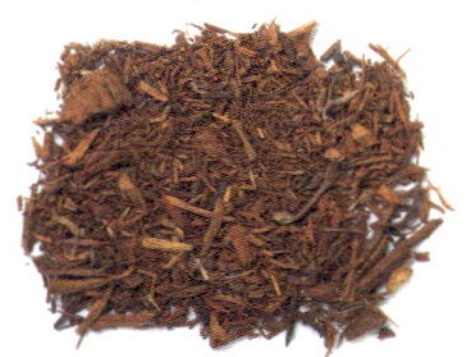

- **약효** 어혈을 풀어 주어 생리통, 생리불순, 요통에 효과가 있다.
- **용법** 하루 3~12g을 물 1컵 반 정도를 붓고 달여 마신다.

영지

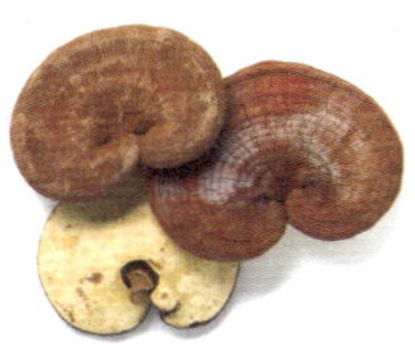

- **약효** 만성 기관지염을 비롯한 호흡기 질환, 고혈압, 당뇨병 등 성인병에 효과적.
- **용법** 하루 5g 정도씩 물 1컵 반 정도를 붓고 반으로 달여서 차처럼 마신다.

동의보감 처방에 자주 쓰이는 약재 중 건재 약국에서 쉽게 구입해 집에서 끓여 차처럼 마실 수 있는 약재들을 소개한다.
자신의 증세에 맞는 약재를 찾아 약재 4~20g 정도에 물 1컵 반 정도를 붓고 반으로 달여 마시면 된다.

오갈피

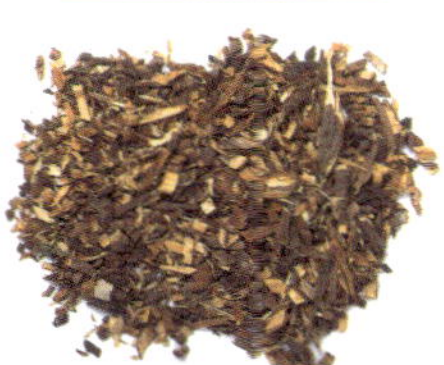

- **약효** 당뇨병, 관절염, 신경통, 동맥경화증, 저혈압에 효과적이다.
- **용법** 하루에 15g씩 물 1컵 반 정도를 붓고 반으로 달여 마신다.

오미자

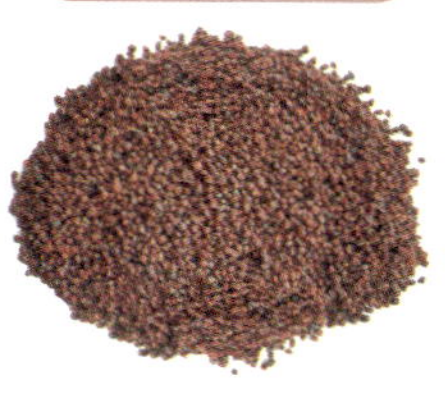

- **약효** 자양, 강장, 기침, 천식 억제 효과가 있으며, 피로회복을 돕는다.
- **용법** 말린 열매 20g 정도를 물 1컵 반 정도를 붓고 반으로 끓이거나 우려서 차처럼 마신다.

원지

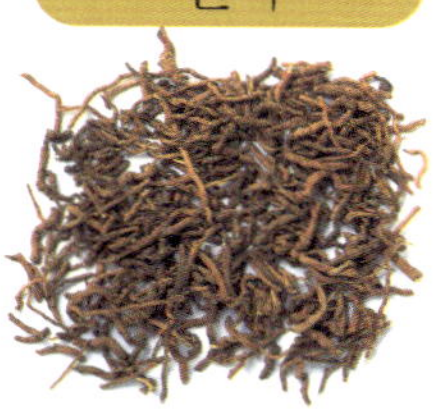

- **약효** 심장 기능을 좋게 하여 협심증, 가슴두근거림증에 효과적. 건망증에도 좋다.
- **용법** 하루에 4~10g 정도를 물 1컵 반 정도를 붓고 반으로 달여 마신다.

으름덩굴

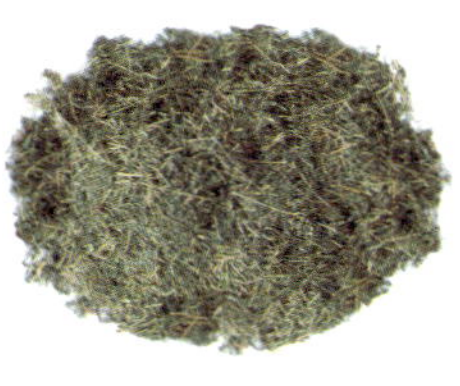

- **약효** 신경통, 관절염, 월경불순, 소변이 잘 안 나올 때 효과적이다.
- **용법** 줄기 12g을 물 1컵 반 정도를 붓고 반으로 달이거나 잎을 볶아 말려서 마신다.

익모초

- **약효** 생리불순, 생리통, 요통, 냉증, 대하증 등 여성의 병에 효과적이다.
- **용법** 생즙을 마시거나 말린 약재 20g을 물 2컵 반 정도를 붓고 반으로 달여 마신다.

인삼

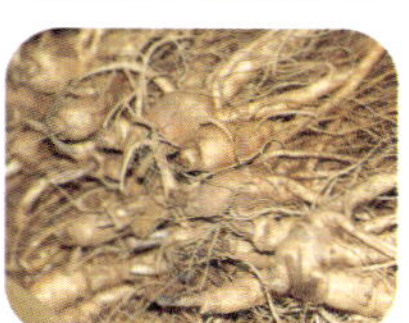

- **약효** 원기 부족, 식욕 부진 빈혈 등에 좋다.
- **용법** 말린 인삼 20g 정도를 물 1컵 반 정도를 붓고 반으로 달이거나 맥문동, 오미자와 함께 달인다.

인진 (사철쑥)

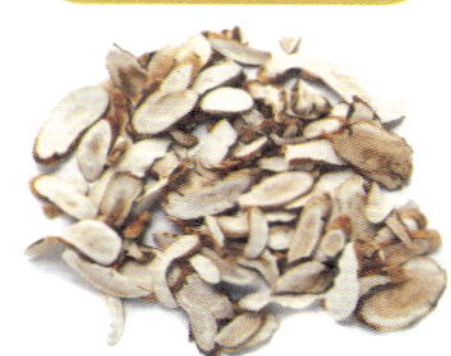

- **약효** 생리불순, 생리통, 수족 냉증 및 냉. 대하에 효과. 산후 자궁 수축을 돕는다.
- **용법** 말린 쑥 20g을 물 1컵 반 정도를 붓고 반으로 달여 수시로 마신다.

작약

- **약효** 근육을 풀어주고 울혈을 제거하며 혈액순환을 좋게 한다. 설사에도 효과적.
- **용법** 하루 16g 정도를 물 1컵 반 정도를 붓고 반으로 달여 식간에 마신다.

지실 (탱자)

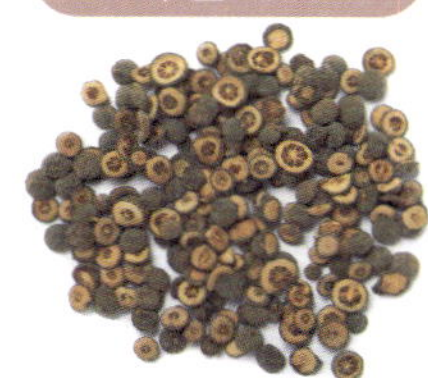

- **약효** 위장 기능 강화, 자궁 수축, 두드러기와 같은 피부병에 효과가 있다.
- **용법** 12g 정도를 물 1컵 반 정도를 붓고 반으로 달여서 증세에 따라 마시거나 바른다.

지황 (숙지황)

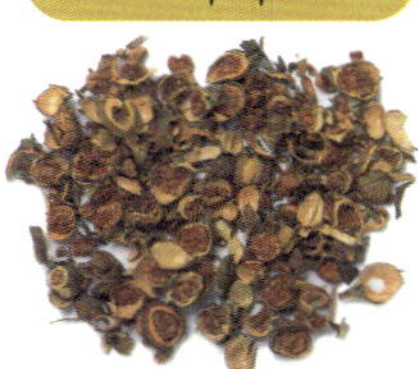

- **약효** 당뇨병, 전립선 비대증, 백내장, 간장병, 고혈압 등에 효과를 발휘한다.
- **용법** 숙지황 10~20g 정도를 물 1컵 반을 붓고 반으로 달여 마시거나 생으로 조려서 먹는다.

진피 (귤껍질)

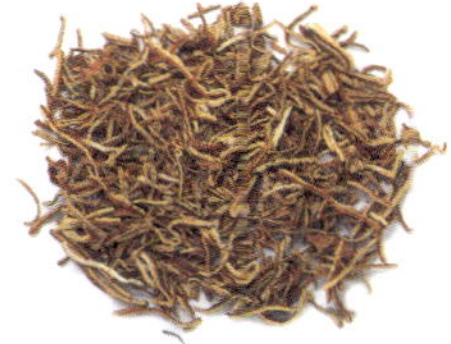

- **약효** 신경성 소화 장애, 신경 안정, 감기, 기침게 효과가 있다.
- **용법** 말린 귤껍질 40g을 물 1컵 반 정도를 붓고 달여 차처럼 마신다.

차조기 (자소엽)

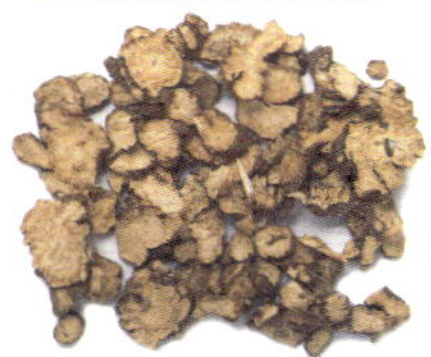

- **약효** 감기 예방 및 진해, 거담, 해독 효과가 있다. 피부병과 신경증에도 좋다.
- **용법** 말린 잎 12~20g을 물 1컵 반 정도 붓고 끓여 마신다. 피부병에는 목욕물에 사용한다.

천궁

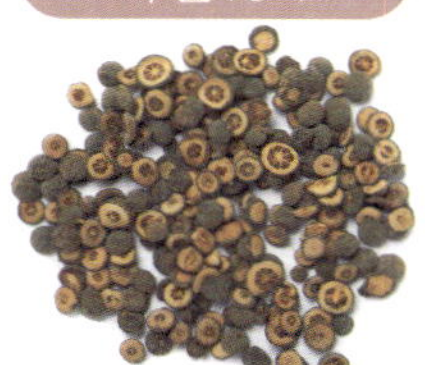

- **약효** 두통, 빈혈성 어혈에 효과적이며 혈액순환 및 자궁 수축을 돕는다.
- **용법** 12~20g을 물 1컵 반 정도를 붓고 반으로 달여서 식간에 마신다.

천남성

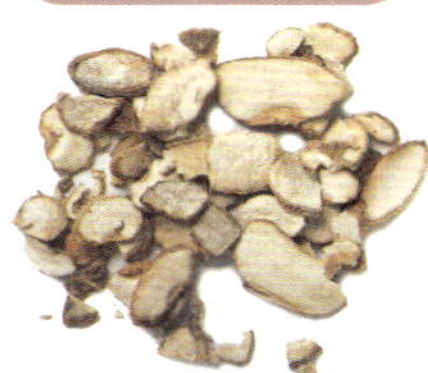

- **약효** 중풍, 반신불수, 안면신경 마비, 간질병, 파상풍 등에 효과가 있다.
- **용법** 하루에 4g씩 물 1컵 반 정도를 붓고 반으로 달여서 독성을 제거하여 마신다.

치자

- **약효** 두드러기, 여드름, 타박상, 구내염, 위장염, 두통 등에 효과가 있다.
- **용법** 하루에 6~12g 정도를 물 1컵 반 정도를 붓고 반으로 달여서 마시거나 바른다.

해바라기씨

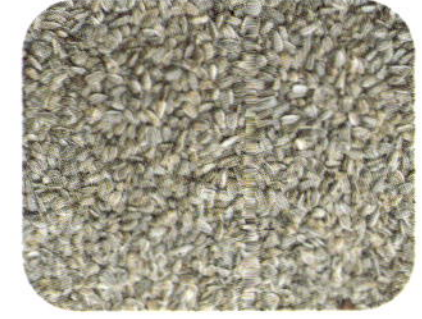

- **약효** 고혈압, 동맥경화, 심장병 등 각종 성인병에 효과적이며 강정 효과가 있다.
- **용법** 껍질을 벗겨서 그냥 먹거나 강정을 만들어 먹기도 한다.

향부자

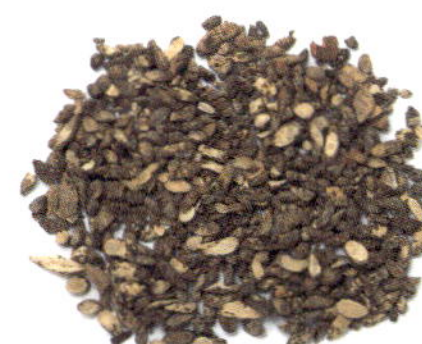

- **약효** 신경성 두통, 복통, 월경불순, 월경곤란증 등에 효능이 있다.
- **용법** 하루에 12g 정도를 물 1컵 반 정도를 붓고 반으로 달여 마신다.

호박씨

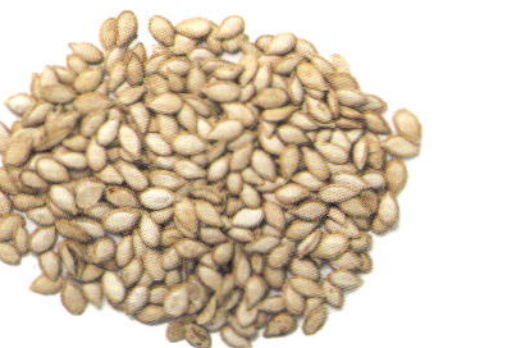

- **약효** 기억력 증진 및 혈중 콜레스테롤치를 떨어뜨리는 효과가 있다.
- **용법** 껍질을 벗겨서 심심풀이로 먹거나 강정을 만들어 먹기도 한다.

홍화 (잇꽃)

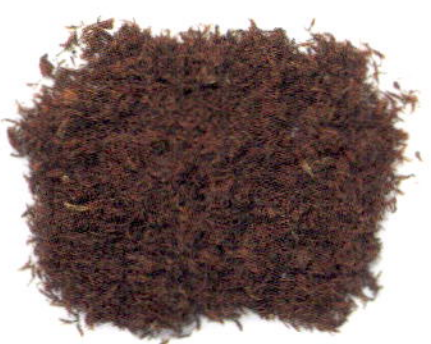

- **약효** 정혈 작용이 있어 월경불순, 혈액순환 장애, 산후 훗배앓이에도 효과가 있다.
- **용법** 홍화꽃 말린 것을 1회에 3~4g씩 뜨거운 물을 부어서 우려 마신다.

황기

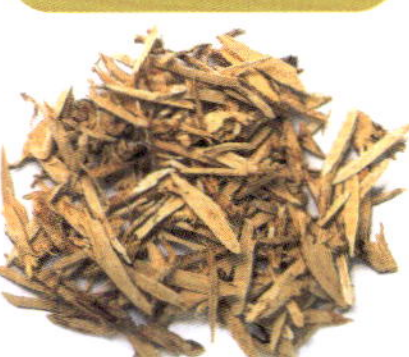

- **약효** 식은땀이 날 때 좋으며 원기 회복에 탁월한 효과가 있다.
- **용법** 하루에 12g 정도를 물 1컵 반 정도를 붓고 반으로 달여서 마신다.

"

어떤 병, 어떤 증세라도 어렵지 않게 찾을 수 있도록 큰
항목으로 먼저 나누고 거기에 따른 병과 증세를 가나다순으로
배열했다. 큰 항목을 〈걱정되는 증세가 나타날 때〉, 〈건강한 체질로 바꾸고
싶을 때〉, 〈성인병일 때〉, 〈아이가 아플 때〉, 〈여성이 아플 때〉,
〈우리집 응급처치 사전〉, 〈약이 되는 식품〉 등으로 분류하여 병에 대한 전문지식이
없어도 필요한 항목을 찾을 수 있다.

• 정확한 분량, 만들기, 먹는 법과 사용법을 자세히 알려주고 만드는 법이 까다로운 것들은
원색사진과 일러스트로 구성해 이해를 도왔다.

• 병과 증세에 따라 일상생활에서 조심해야 할 일들을 일러스트와 자세한 설명으로
알려주어 건강한 생활습관에 길들 수 있도록 했다.

• 의학상식, 식품정보 등 알아두면 유익한 건강상식들을 토막기사로 소개,
건강을 유지하는데 실수가 없도록 했다.

• 약이 되는 식품들의 약효성분을 일일이 알려주어 믿고 먹을 수 있도록 길잡이 했다.

• 많은 이들에게 관심의 초점이 되었던 소문난 건강지식, 이를테면 포도요법, 마늘요법,
식초요법, 살구씨요법, 인삼과 알로에요법 등을 다시 한 번 정리해서 다루었다.

• 성인병, 현대병에 대한 정보를 구체적으로 다루어 병에 대한 궁금증을 풀게 했다.
이밖에 약초 목욕법, 약초 선택법, 약초 달이는 법, 보관법 등 의학적인 근거가
밝혀진 것을 중심으로 모아 요소요소에 담았으므로 잘 응용하면
많은 도움이 될 것이다.

"

걱정되는 증세가 나타날 때

01

병원에 갈 만큼 아프거나 심한 증세가 나타난 것은 아닌데
그대로 넘기기에는 걱정이 되는 증세와 병을 모았다.
주변에서 쉽게 구할 수 있는 식품으로 간편하게 만들어 먹기도 하고
마시기도 하며 찜질도 하여 증세와 병을 다스릴 수 있는 방법들이다.
우리가 일상생활에서 알게 모르게 먹는 식품들이 약이 되고
건강을 지킬 수 있는 지혜라는 것을 깨닫게 될 것이다.
자신의 체질에 맞는 식품을 가려 그 식품으로 음식을 만들고
즙을 내어 먹고 마시고 찜질하여 신비한 약효를 경험해 보자.

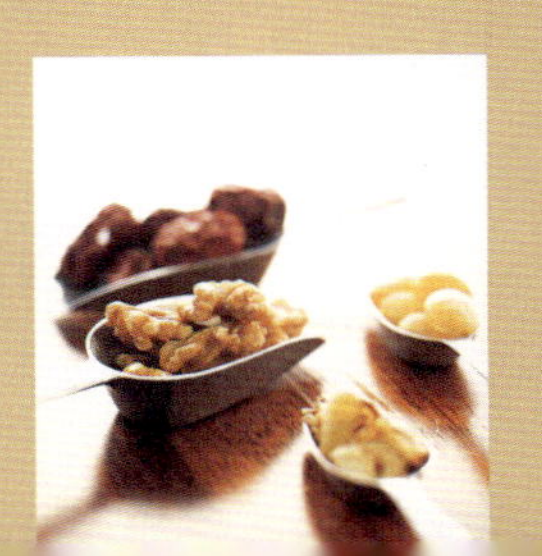

가려울 때

탱자 달인 물을 몸에 바르고 피부병을 막아주는 참깨를 먹는다

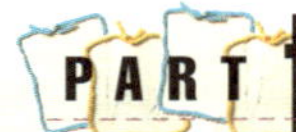

약초목욕
온몸이 가려울 때 효과

호도나 복숭아 잎을 넣고 목욕을 하면 온몸이 가려울 때 효과가 있다. 뜨거운 물에 생잎이나 말린 잎을 면 주머니에 넣고 담가 목욕을 한다. 또는 잎을 달인 즙으로 가려운 곳을 씻어도 효과 적이다.

얼룩 조릿대(한약재 상에서 살 수 있음) 목욕도 피부 가려움 증을 없애준다. 적당히 희석시킨 얼룩 조릿대 엑기스 4컵을 미지근한 목욕물에 담그고 최저 5분간, 2회 이상 들어간다. 샤워를 하지 말고 그대로 몸을 닦도록 한다. 또 마늘, 질경이 열매나 잎을 달인 즙으로 온몸을 씻는 것도 효과가 있다.

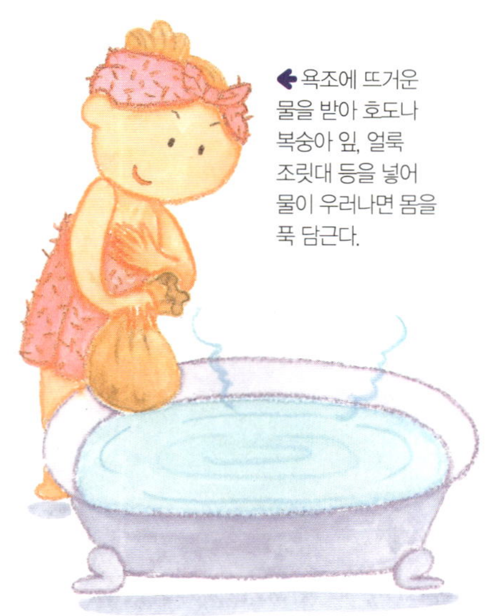

◀ 욕조에 뜨거운 물을 받아 호도나 복숭아 잎, 얼룩 조릿대 등을 넣어 물이 우러나면 몸을 푹 담근다.

사철 쑥 뜸
두드러기가 나고 가려울 때

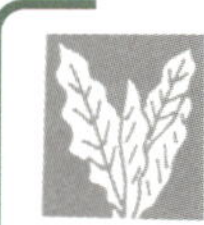

사철쑥의 어린 잎을 말린 것을 '인진호' 라고 하

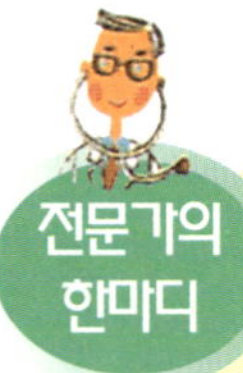

피부가 가려워지는 원인은 접촉성 피부염, 두드러기, 무좀, 백선, 습진, 옴 등 여러 가지다. 또한 나이가 들면 피부가 약해져서 건조해지고 지방분이 부족해 가려움증이 생길 수도 있고 정신적인 스트레스가 원인인 경우도 있다. 가려울 때 바르는 약은 항히스타민제가 효과적이지만 오랫동안 계속 사용하면 부작용이 있으므로 정확한 원인을 진단 받고 의사의 지시를 따르는 것이 바람직하다. 심하게 가려운 증세가 계속될 때는 간장병, 당뇨병, 암의 한 증세일 수 있으므로 꼭 진단을 받는다.

여 약용으로 쓴다. 사철쑥의 성분 중 에스큘레틴은 담즙 분비를 촉진시켜 염증을 가라앉히며, 캐필린은 피부 병원성 사상균의 발육을 억제하여 두드러기가 나면서 가려울 때 효과가 있다. 사용할 때는 사철쑥의 연기를 피워 뜸질을 계속한다.

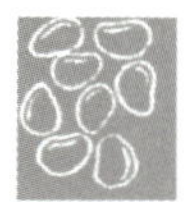

참깨
습진으로 인한 가려움증에

습진과 천식은 밀접한 관계가 있다고 한다. 습진에 약을 바르면 독소가 내부를 공격해 천식을 일으키고, 그 천식을 고치면 또다시 습진이 생긴다고 하니 여간 까다로운 것이 아니다. 따라서 습진을 외용약으로 고치기보다는 근본적인 대책

을 강구하기 위해 식생활을 바꾸고 체질 개선을 위해 순한 약을 복용해서 고치는 것이 바람직하다.

채소류를 많이 섭취하면서 참깨도 많이 먹도록 한다. 참깨에는 리놀레산과 비타민 E가 많고, 피부의 건조를 막아주며 습진이나 옻과 같은 피부병에 대한 저항력을 길러준다.

참깨를 먹을 때는 반드시 갈아서 먹도록 한다. 통깨는 소화가 잘 되지 않을 뿐만 아니라 충분한 영양섭취가 되지 않은 채 배출되기 쉽다.

탱자 달인 물
두드러기와 가려움증에

두드러기는 식중독, 먼지나 꽃가루 알레르기, 화학섬유의 부작용, 약물중독 등 여러 가지 원인으로 일어난다. 탱자는 염증을 가라앉히고 해독작용이 있어 이러한 두드러기와 가려움증을 가라앉히는데 도움이 된다.

민들레뿌리에도 해독 작용이 있으므로 탱자와 함께 달인다. 탱자 8g에 민들레뿌리 4g, 금은화 4g을 합해 물을 충분히 부어 10분 정도 끓인다. 이 물을 3~4일 동안 하루 2회씩 마시도록 한다.

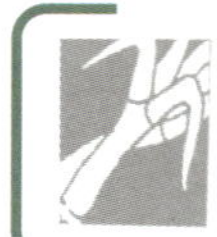

파 · 황산마그네슘 달인 즙
음부가 가려울 때 바른다

파를 약용으로 사용할 때는 흰 부분만을 쓴다. 파는 피부에 돋은 것을 없애주고 가려움증에도 효과적이다. 파와 황산마그네슘을 달인 즙으로 가려운 부분에 발라주도록, 특히 음부의 가려움증에 효과가 있다.

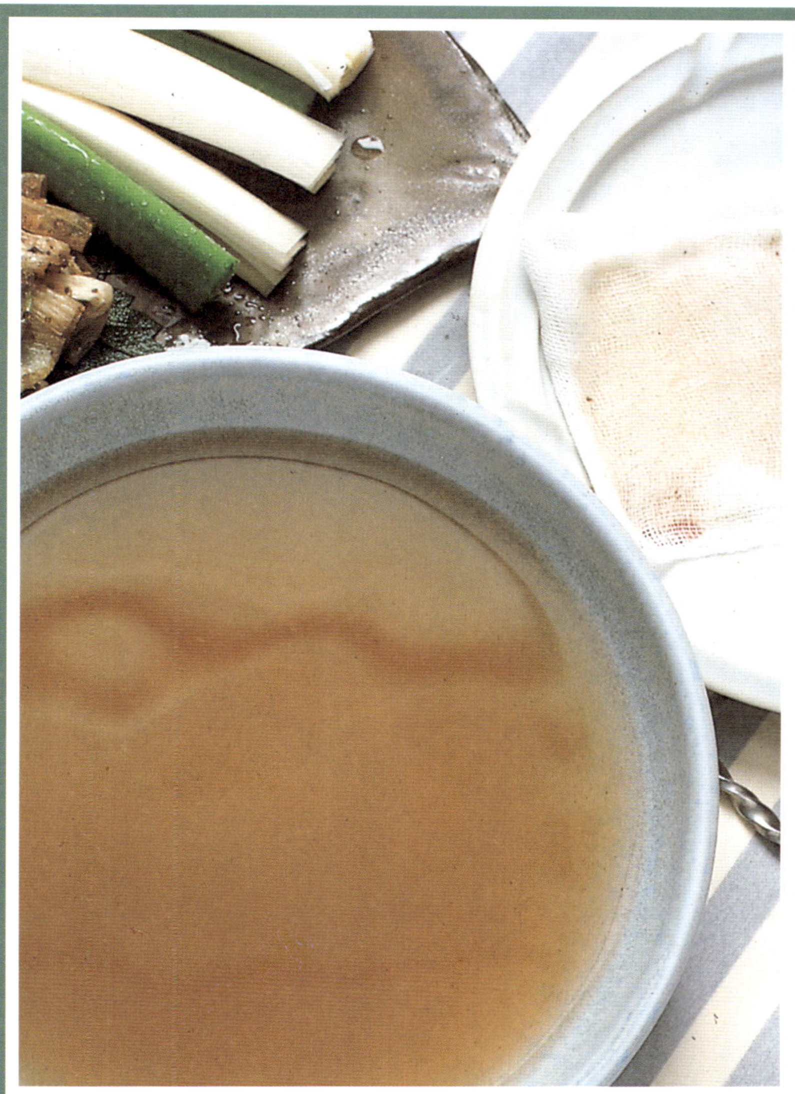

재료/ 파…1뿌리, 황산마그네슘…6g, 물…2컵

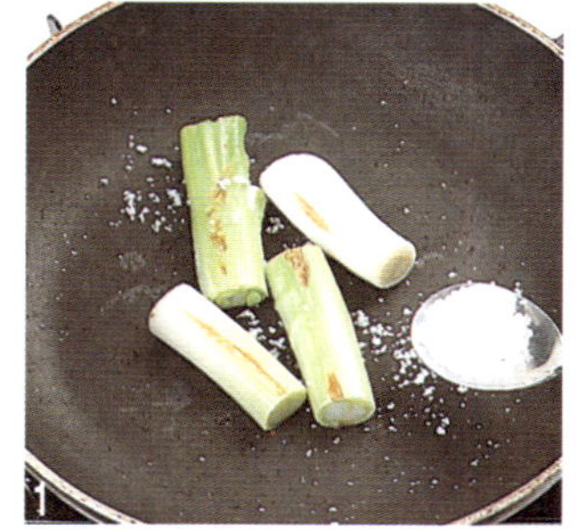

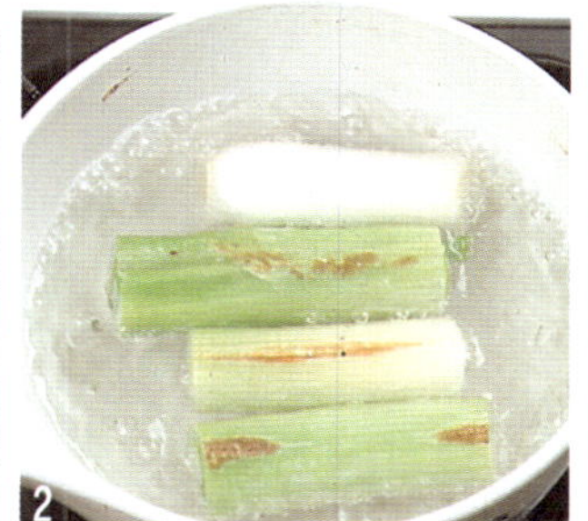

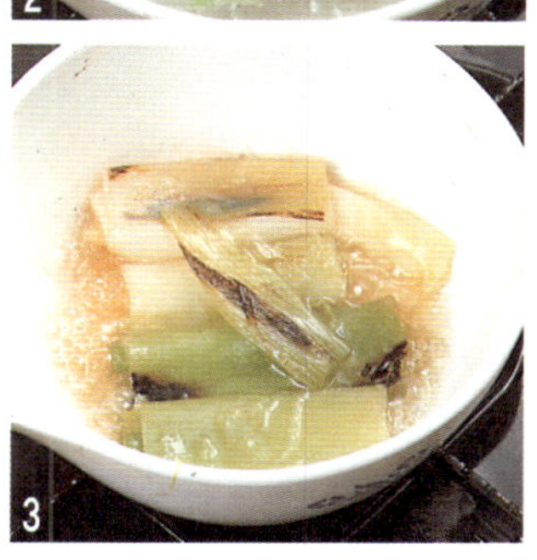

1 파는 흰 부분만으로 준비하여 5cm 길이로 썬 뒤 프라이팬에 살짝 볶다가 황산마그네슘을 흩뿌린다.

2 눌어붙지 않고 숨이 죽을 정도로만 볶아지면 사기나 질 냄비에 옮겨 담고 물 2컵을 붓는다.

3 물을 부은 냄비를 중불에 올려 놓고 끓이다가 즙이 우러나기 시작하면 약하게 불을 줄여 달인다.

만들기의 포인트

파는 뿌리와 푸른 부분은 잘라내고 흰줄기만 사용한다. 황산마그네슘을 파에 직접 뿌리면 프라이팬에 넣고 볶았을 때 눌어붙기 쉬우므로 따로 볶아서 쓰도록 한다.

사용 후 느낌

파와 황산마그네슘을 볶은 다음에 푹 달였기 때문에 파의 강하고 독특한 냄새가 심하지 않고 피부에 발랐을 때도 끈적거리지 않고 시원한 느낌이 들며 가려운 증세가 가라앉는다.

생활하면서 조심해야 할 일들

가려움증을 가라앉히려면

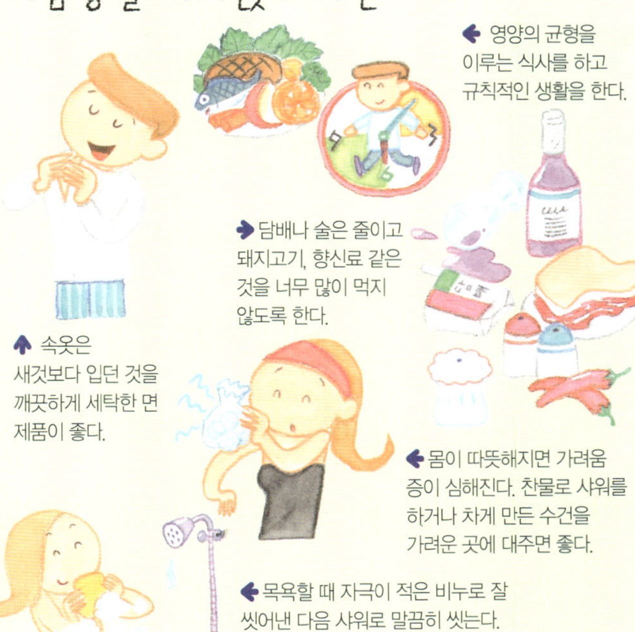

일반적으로 열이 나거나 헐어서 짓무르거나 고름이 나지 않는다면 목욕은 해도 된다. 단, 수건 같은 것으로 가려운 곳을 긁거나 하는 일은 피해야 한다. 식사는 영양의 균형에 신경을 써서 날마다 규칙적으로 하는 것이 중요하다. 자극이 강한 향신료나 돼지고기는 가려움증을 심하게 만드는 수가 있으므로 주의해야 한다. 가려움증이 온 몸에 퍼져 있거나 고름이 생겼을 때는 힘든 운동은 피하도록 한다.

알아두세요

습진일때는 피부를 청결히

● 목욕물에 목욕기름을 섞는 것이 좋으며 목욕 후에는 부드러운 수건으로 닦고 얼굴, 팔, 다리에 기름이나 유액 또는 크림을 발라 피부가 건조해지지 않도록 해야 한다.

● 모직 옷을 피부에 직접 닿지 않게 하고 면제품 옷을 입힌다. 몸에 너무 끼는 옷도 좋지 않다.

● 집안에 개, 고양이, 새 같은 짐승이 있거나 커튼이나 융단에 먼지가 있으면 증세가 나빠질 수 있다.

● 실내 온도는 더운 것보다는 약간 서늘한 편이 좋다. 습도는 상대습도가 55%이상 되도록 조절한다.

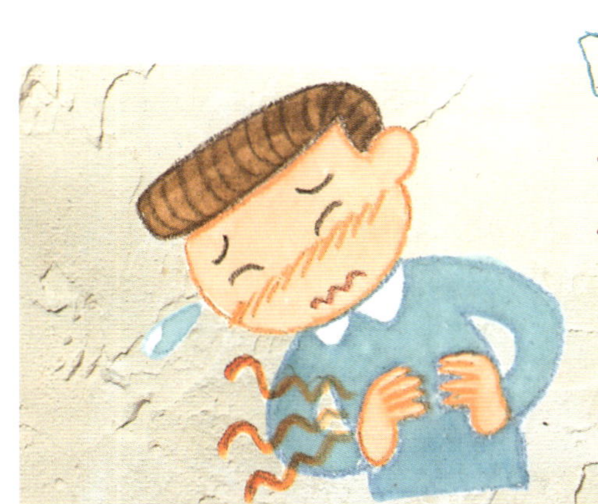

가슴앓이·위하수

통증을 진정시키는 구운 다시마를 먹는다

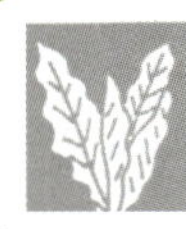

쑥 조청
만성 위장병에 효과가 있다

논둑이나 밭둑에 돋아나는 쑥은 식용·약용 식물로 널리 알려져 있어 우리에게 친근한 식품. 비타민 A·C와 미네랄이 풍부할 뿐만 아니라 예로부터 위장병이나 부인병에 효과가 있는 것으로 알려져 많이 이용되고 있다.

소화가 잘 되지 않고 속이 쓰릴 때 쑥조청을 만들어 공복에 먹으면 효과가 있다. 엿기름 또한 위를 튼튼하게 하고 소화를 돕는 작용을 하므로 만성 위장병에 쑥조청이 좋다.

쑥조청을 만들려면 먼저 쑥을 찧어서 즙을 낸다. 그런 다음 2시간 정도 물에 담가 두었던 엿기름 물과 불린 찹쌀을 1:2의 비율로 냄비에 넣고 센 불에 끓이면서 삭힌다. 마지막으로 여기에 쑥즙을 넣고 약한 불에서 4시간 정도 고아 조청을 만든다. 식힌 쑥조청을 아침·저녁 공복일 때 1작은술씩 먹거나 찹쌀경단을 만들어 함께 먹는다.

이렇게 만드세요!

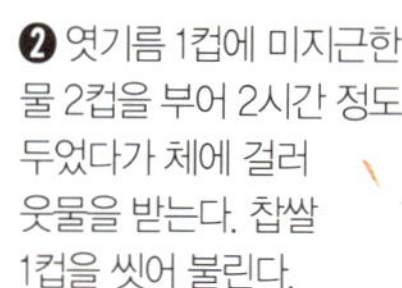

❶ 쑥은 신선한 어린 잎을 준비해 곱게 찧는다.

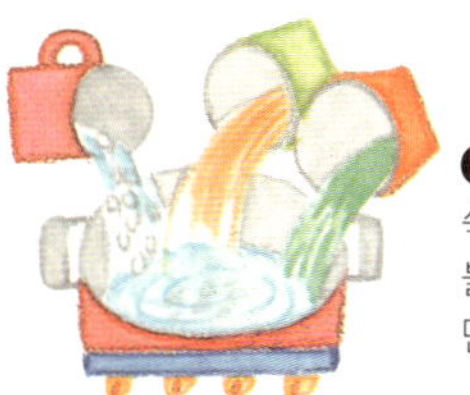

❷ 엿기름 1컵에 미지근한 물 2컵을 부어 2시간 정도 두었다가 체에 걸러 윗물을 받는다. 찹쌀 1컵을 씻어 불린다.

❸ 불린 찹쌀, 엿기름물, 쑥즙을 한데 넣고 약한 불에서 고아 조청을 만든다.

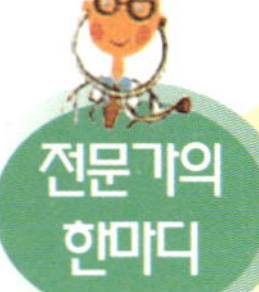

가슴앓이나 위하수는 건강한 사람에게서도 나타난다. 그 대부분은 폭음, 폭식, 지나친 흡연 등이 원인이며 스트레스나 과로, 잠이 부족할 때 일어나는 경우도 많다. 이런 것들이 원인이 되어 일시적으로 나타나는 증세는 별로 걱정하지 않아도 되지만 속이 쓰린 증세가 계속될 경우에 위암으로 발전할 가능성이 있으므로 조심한다. 평소에 자주 속이 쓰리고 위가 거북한 사람은 영양가가 높고 소화흡수가 잘 되는 식사를 하고 흡연과 음주는 삼가며 적당한 운동과 규칙적인 생활을 하는 것이 바람직하다.

무떡
소화를 돕는다

무는 소화를 도와주는 대표적인 식품이다. 무에는 탄수화물, 단백질, 지방질의 소화를 돕는 디아스타제가 많이 들어있기 때문이다.

무즙이나 무떡 모두 소화촉진제로 좋은 음식인데 몸이 찬 사람은 생즙보다 무떡이 좋다. 속이 쓰린 증세나 위하수, 구내염이 생기기 쉬운 사람도 무떡이 좋다. (만들기 21쪽에 있음)

구운 다시마
가슴앓이가 있을 때 먹는다

다시마는 종양이나 부기 등을 낮게 해주는 작용이 있어 예로부터 이용되어 왔다. 최근에는 고혈압에도 효과가 있다는 사실이 알려져서 다시마를 잘 먹지 않던 구미 지역에서도 이용하고 있다.

또 속이 쓰릴 때도 효과가 있어 '곤포환'이라는 한방약으로 만들어 사용하고 있다. 속이 쓰릴 때는 다시마를 구워서 가루로 만들어 하루에 4~6g 정도 먹는다. (만들기 21쪽에 있음)

산사나무열매 달인 물
위하수에 효과가 있다

산사나무열매는 한방에서 '산사자'라고 불리는 것으로, 초여름에 빨갛고 노란 열매가 손톱만하게 열린다.

산사나무열매는 비타민과 카로틴이 풍부할뿐만 아니라 소화를 촉진시키는 작용이 뛰어나 위를 튼튼하게 하고 장의 기능을 좋게 하는 효과가 있다. 또한 이뇨 작용이 뛰어나며 숙취나 식중독에도 효과를 낸다.

산사나무열매 10~15g을 달여 이것을 하루 양으로 삼아 3회 나누어 마신다. 특히 생선을 많이 먹어 속이 쓰릴 때나 위하수 증세를 보일 때 효과가 있다.

민들레뿌리 달인 물
위가 약하고 변비일 때

민들레의 생잎이나 뿌리는 위를 튼튼하게 해준다. 속이 쓰린 증세가 오래 계속되면 민들레뿌리 달인 물을 마신다.

막 꽃이 피기 시작할 무렵 캐낸 민들레뿌리를 깨끗이 씻어 가늘게 자른 후 햇볕에 3일 정도 말린다. 말린 민들레뿌리를 약한 불에서 타지 않게 잘 볶는다. 볶은 민들레뿌리 한 줌에 물 5컵을 붓고 20분쯤 달여 그 물을 마시면 된다.

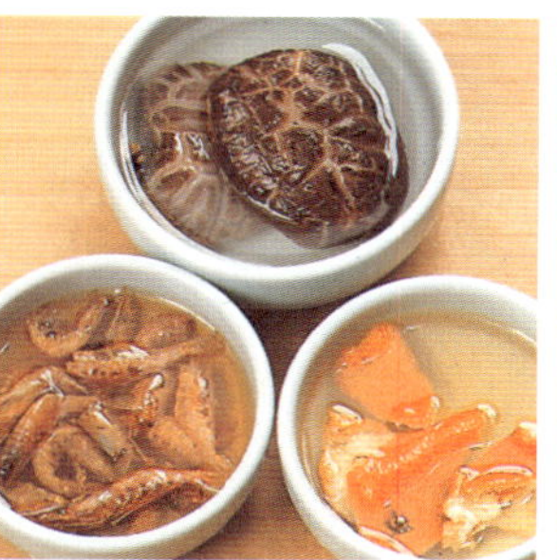
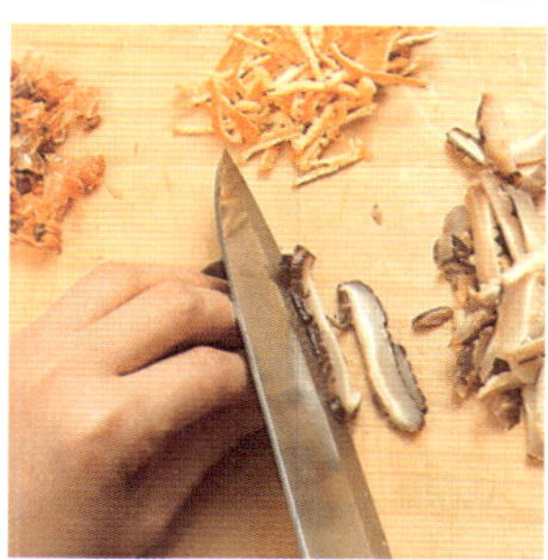

1 말린 표고버섯은 물에 담가 불리고 말린 새우와 말린 귤껍질은 청주에 담가서 불린다

2 잘 불려진 표고버섯과 귤껍질의 물기를 꼭 짠 후 곱게 채썰고 불린 새우는 물기를 닦고 곱게 다진다.

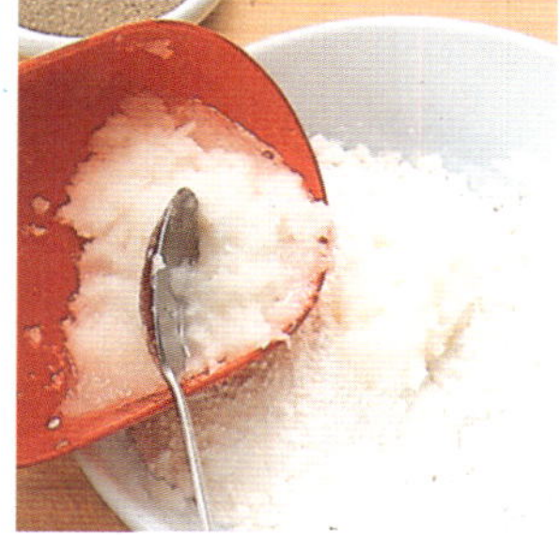
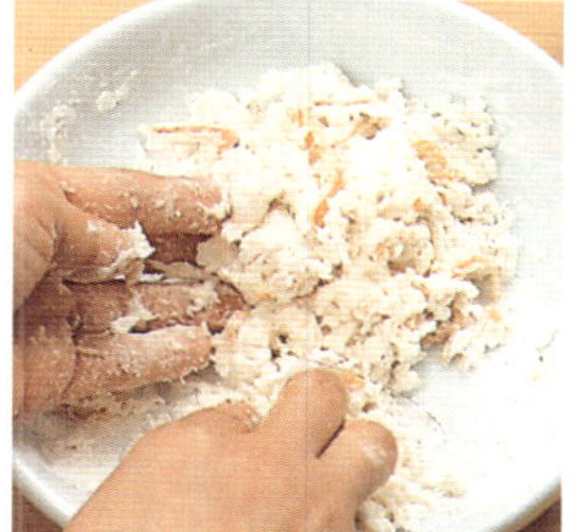

3 체에 친 밀가루를 그릇에 담고 강판에 곱게 간 무를 밀가루에 섞어 소금 · 후춧가루 · 청주를 넣어 고루 섞는다.

4 밀가루 반죽을 3등분해서 각각 귤껍질, 새우, 표고버섯을 넣고 푹 쪄서 먹기 좋은 크기로 썬다.

만들기의 포인트

밀가루를 충분히 치대서 반죽을 부드럽게 한다. 찔 때 다운드케이크용 틀에 넣으면 편리하다. 새우는 곱게 다져야 딱딱한 것이 씹히지 않는다.

맛의 특징

쫀득쫀득 씹히는 맛이 좋다. 조청을 찍어 먹으면 더 맛있다.

민들레는 특히 **변비**가 잘 생기며 위장이 약한 사람에게 적합하다. 볶지 않은 민들레뿌리 15g을 달여서 이것을 하루 분량으로 삼아 식후 3회로 나누어 마셔도 **효과**가 있다

금귤은 위장을 강하게 하는 효과가 있다. 열매라면 5~10개, 잎이라면 20장을 하루 분량으로 해서 달여 먹는다.

알로에 잎도 속이 쓰린 증세에 효과가 있다. 알로에 잎 약 10g 정도를 잘게 썰어 차로 만들어 뜨겁게 마신다.

감자생즙
위장을 튼튼하게 해 준다

감자는 위장을 튼튼하게 해 주고 염증을 가라앉히는 작용을 한다. 그 때문에 위가 쓰릴 때나 위하수가 있을 때는 감자생즙이 효과가 있다.

잘 씻어서 껍질을 벗긴 생감자를 갈아서 거즈나 무명천에 밭쳐 즙을 짠다. 이 즙을 1회에 1~2 큰술씩 하루 2회, 공복시에 마시면 위장이 좋아진다. 위 · 십이지장궤양에도 효과가 있다.

● 그밖에 효과가 있는 식품

잘게 썬 **다시마**를 소주잔으로 2잔 정도 준비하여 소주잔 1잔 정드의 **무즙**을 섞어 반죽한다. 이것을 잘 씻어서 먹으면 속이 쓰린 증세가 낫는다.

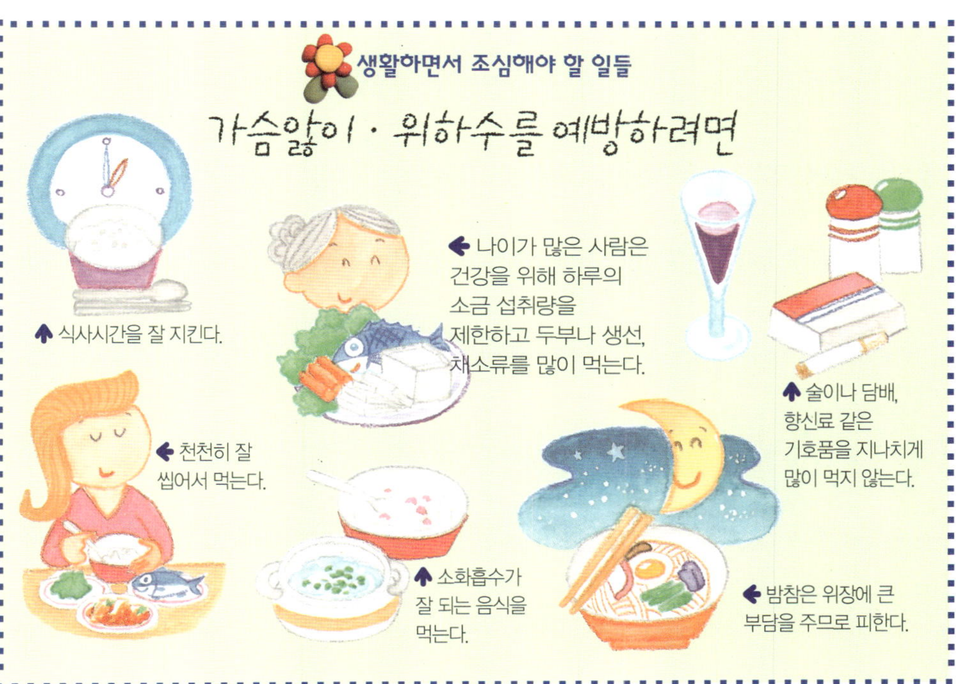

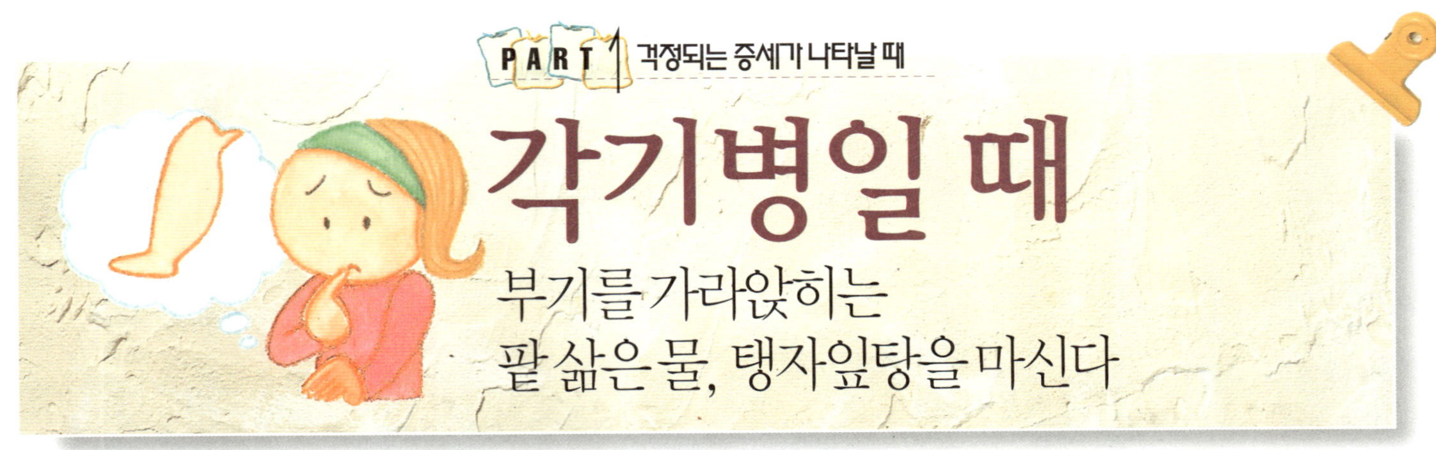

각기병일 때

부기를 가라앉히는 팥 삶은 물, 탱자잎탕을 마신다

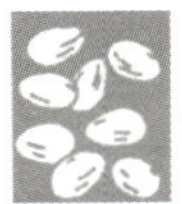

현미밥
각기 증세에 효과가 있다

현미는 100g 중에 비타민 B_1을 0.36mg 포함하고 있는데 비해 백미(흰쌀)는 0.09mg 정도밖에 들어있지 않다. 더구나 흰쌀은 물에 씻거나 밥을 지으면 비타민 B_1이 거의 들어있지 않다고 볼 수 있다. 그러므로 각기병 증세가 있는 사람은 주식을 현미밥으로 바꾼다.

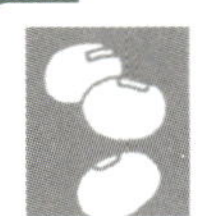

팥 삶은 물
각기에서 오는 부기에

심장병을 비롯해 신장병, 각기 등 모든 부기 증세를 다스리는 데에 옛부터 팥이 쓰여 왔다. 물 3컵에 팥 30g 비율로 달여 하루에 3회씩 나누어 마시면 효과가 있다.

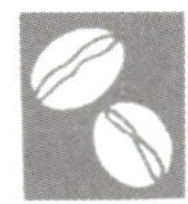

보리탕
각기 증세를 억제해 준다

최근 들어 자연식 붐이 일면서 다시 우리 식탁에 오르내리기 시작한 보리밥은 맛도 좋고 소화가 잘 돼 각기병 예방이나 비타민 B_1의 공급을 위해서 권할만한 곡류이다. 각기에 걸렸을 때 보리탕, 보리죽, 보리차 등을 장기간 먹으면 증세가 가라앉는다. (만들기 23쪽에 있음)

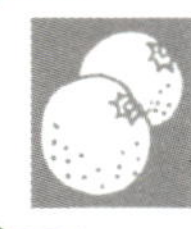

탱자잎탕
부기를 서서히 가라앉힌다

어린 잎을 달여 마시는 탱자탕은 상비약으로 만들어놓고 매일 마시면 부기가 조금씩 가라앉는다. 또 가을에 덜 익은듯한 열매를 따서 소주에 3개월 정도 담갔다가 마시면 위가 튼튼해진다.

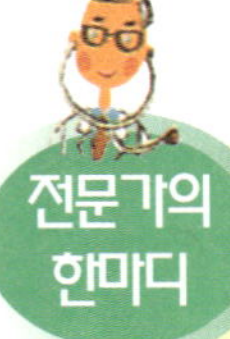

비타민 B_1이 부족하면 각기병에 걸리기 쉽다. 이 병에 걸리면 몸이 나른하고 손발이 저리며 가슴이 울렁거린다. 또한 숨이 차고 식욕이 떨어지며 다리가 붓는다. 특히 최근에는 흰쌀밥 중심의 식생활과 인스턴트 식품의 섭취가 늘어나면서 각기 증세가 더욱 늘어나고 있다. 그밖에 편식을 하는 사람, 청량음료·설탕을 즐기는 사람에게도 각기가 잘 나타난다. 예방에는 역시 식생활 개선이 우선. 많은 종류의 식품들을 골고루 섭취하고 특히 현미, 배아미 등으로 비타민 B_1을 보충하면 병세가 좋아진다.

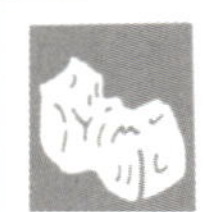

돼지고기 수육
몸이 잘 붓는 사람에게

돼지고기는 다른 고기에 비해 비타민 B_1을 많이 함유하고 있는데 특히 살코기 부분에 많다. 비타민뿐만 아니라 단백질도 상당량 있어 영양의 밸런스가 맞지 않아 생기는 각기병에는 더없이 좋다.

돼지고기 500g을 기름기는 제거하고 덩어리째 냄비에 담아 고기가 잠길 정도로 물을 붓는다. 여기에 된장 1큰술을 풀고 껍질 벗긴 생강 1쪽을 얇게 저며 넣어 푹 삶는다. 삶아지면 먹기 좋은 크기로 썰어 먹는다. 이렇게 조리하면 돼지고기 특유의 누린내가 없어지고 맛도 부드러워진다.

이 외에도 돼지고기를 생강즙에 재워 두었다가 프라이팬에 구운 돼지고기생강구이도 비타민 B_1을 보충하기에 좋다.

명자나무 달인 물
각기로 인한 부기에 효과

가을에 푸른기가 남아 있는 열매를 따서 4~6조각으로 쪼갠 것을 양지에 말려 약재로 사용한다. 각기로 인한 부기가 있을 때는 물 3컵에 건조시킨 열매 10g 정도를 넣고, 물이 반으로 줄어들 때까지 달여서 하루에 3회씩 나누어 마신다. 말린 명자나무는 한약재 시장에서 구한다.

이렇게 만드세요!

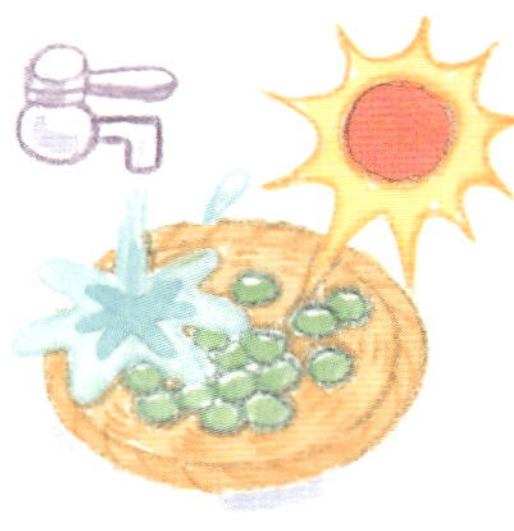

❶ 명자나무열매를 깨끗이 씻어 4~6조각으로 쪼개 소쿠리에 담고 햇볕이 잘 드는 곳에서 말린다.

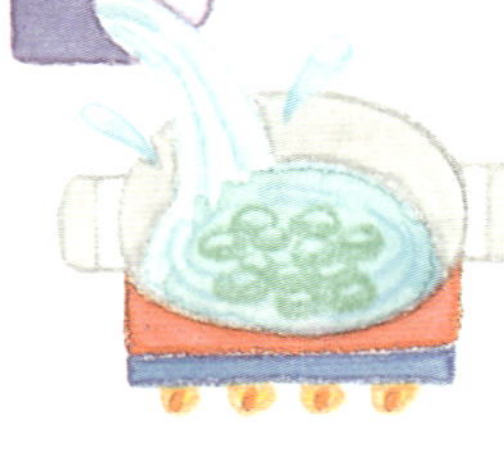

❷ 잘 말린 열매 10g을 냄비에 담고 물 3컵을 부어 물이 반으로 줄 때까지 달여 3회씩 나누어 마신다.

우슬초뿌리 달인 물
부기에 잘 듣는다

일명 쇠무릎지기로, 줄기의 마디가 소의 무릎과 닮았다고 해서 한방에서는 '우슬'이라 부른다.

약용으로는 가을에 캐서 양지에서 말린 뿌리를 쓴다. 물 3컵에 8g의 우슬초 뿌리를 넣고 물이 줄어들 때까지 달여 하루 3회씩 마신다.

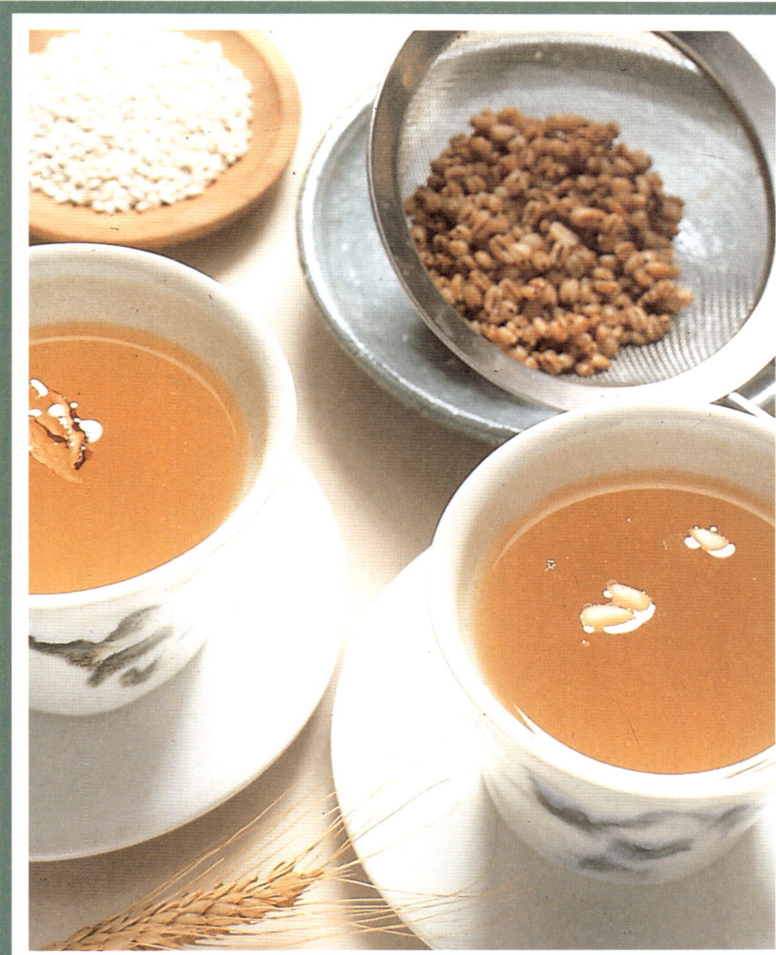

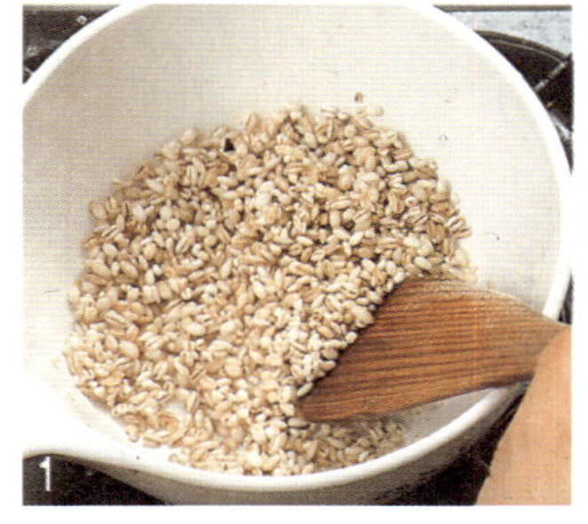
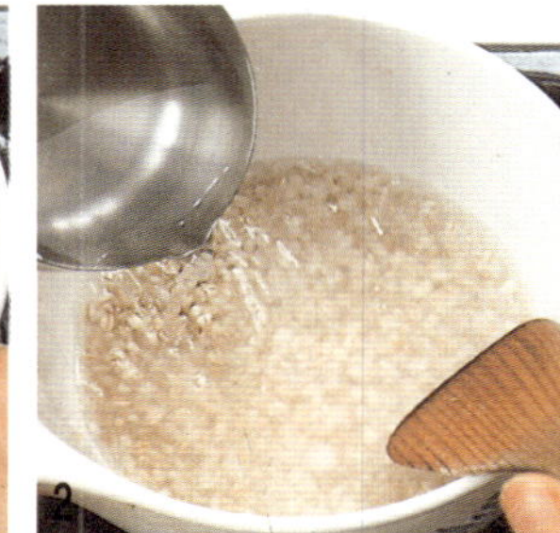

1 보리를 깨끗이 씻어 물기를 충분히 뺀 후 약한 불에서 갈색이 될 때까지 서서히 볶는다.

2 볶은 보리에 물 3컵을 붓고 물이 반으로 줄어들 때까지 약한 불에서 서서히 끓인다.

3 물이 노랗게 우러나고 보리알이 푹 퍼져 완전히 익었으면 깨끗한 체에 걸러 그 물만 마신다.

만들기의 포인트

약한 불에서 골고루 노릇하게 볶아야 구수하다. 센불에서 볶으면 까맣게 탈 수 있으므로 조심한다. 껍질째 볶을 때는 더 약한 불로 볶는다.

맛의 특징

볶은 보리의 향이 구수해 보리차를 마시는듯하다. 기호에 따라 뜨겁거나 차게 마신다. 말린 대추를 채썰어 띄워 먹거나 잣을 띄워 먹어도 좋다.

● 그밖에 효과가 있는 식품

쇠간, 닭간, 귀리, 오트밀, 구운 김, 장어구이, 시금치, 당근 등에는 많은 양의 비타민 B_1이 함유되어 있으므로 적극 섭취한다.

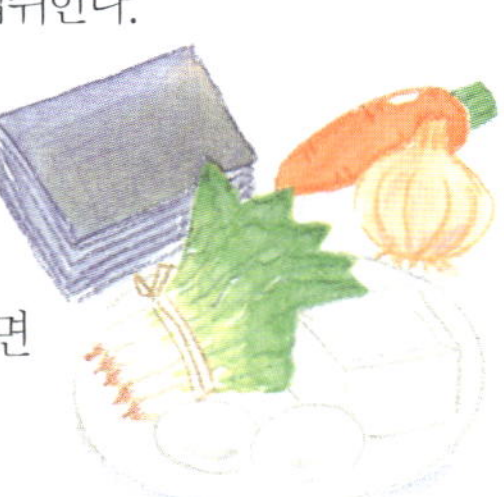

현미를 주식으로 할 때는 쑥갓, 순무, 양파, 두부, 달걀 등을 반찬으로 준비하면 더욱 좋다.

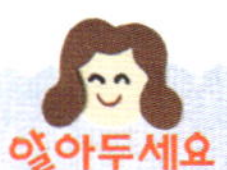

음식의 간은 싱겁게!

몸이 붓는 증세는 몸 속의 세포 사이에 물이 고였을 때 온다. 그런데 소금에 포함되어 있는 나트륨 성분은 물과 함께 움직이므로 소금을 많이 섭취하면 세포 사이에 물이 고이기 쉬워진다. 특별한 이유없이 몸이 부으면 소금과 물의 섭취량을 줄여야 한다. 밖에서 식사를 할 때는 소스나 간장, 후춧가루 등을 의식적으로 금하도록.

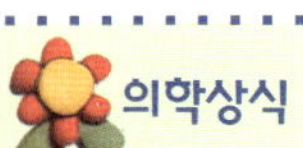

몸이 붓는다고 모두 병은 아니다

몸이 부으면 '혹시 몸에 이상이 오지 않았나' 걱정하는 사람들이 많지만 대부분의 경우 그다지 걱정할 필요가 없다. 그렇다고 가볍게 생각해서도 안 된다.

몸이 붓는 것은 열이나 기침이 나는 것처럼 그 자체가 병이라기보다는 다른 병이 있을 때 나타나는 증세 중의 하나이기 때문이다. 따라서 몸이 붓는 원인을 알아보고 몸이 붓는 것과 동시에 나타나는 증세가 있는지, 그 지속시간은 얼마나 되는지 구별해 두는 것이 치료에 도움이 된다.

신장, 심장, 간장에 병이 있거나 정맥·호르몬, 임파선에 이상이 생겼을 때, 또는 세균에 감염됐을 때도 잘 붓는다.

다른 증세가 없을 때는 걱정하지 않아도 된다

일시적으로 부었다가 가라앉는 것은 자연스런 생리 현상이므로 특별한 치료를 받지 않아도 된다. 특히 중년기 여성들은 이유없이 손·발·다리·얼굴·배 등이 주기적으로 부었다가 자리에 누워있으면 빠지는 경우가 많다.

몸이 부으면서 다른 증세가 있으면 검진을 받아 본다

● 종아리가 붓고 아프며 빨갛게 될 때는 점막에 염증이 생겨서 막혔기 때문에 생기는 부종이다. 이런 부종은 위험하므로 병원치료를 받는다.

● 임신중에 몸이 부을 때는 임신중독증의 한 증세일 수 있으므로 반드시 산부인과 의사의 검진을 받도록.

● 또 갱년기 여성에게 많은 증세로 피로감을 느끼며 온몸이 붓고 눌러도 들어가지 않을 때는 갑상선 기능이 저하되어 오는 경우가 있으므로 병원에 가서 정확한 진단을 받는다.

감기에 걸렸을 때

기침·가래를 가라앉히는 생강탕, 칡차 등을 마신다

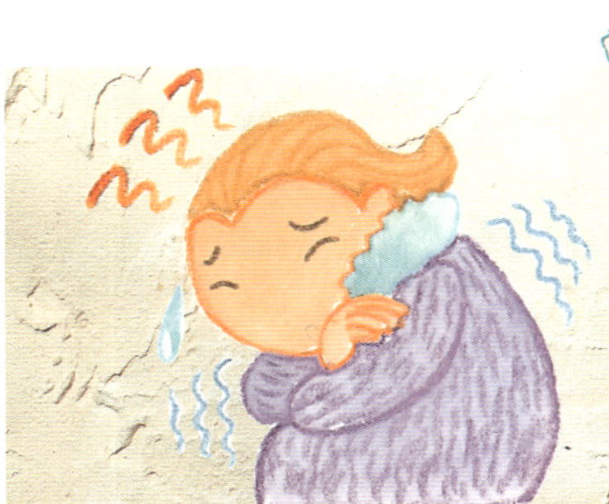

달걀흰자 · 연근즙

목 감기에 특히 좋다

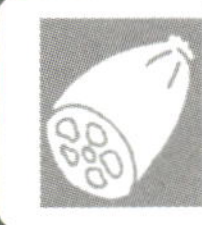

달걀의 흰자는 목구멍을 부드럽게 하고 기침을 진정시키는 역할을 한다. 이 달걀 흰자에 피로 회복과 정신 안정에 효과가 있는 연근으로 즙을 내어 섞으면 목 감기에 특히 좋은 양치약이 된다. 이 양치약으로 양치를 하면 목 감기에 효과를 볼 수 있다. (만들기 25쪽에 있음)

부추죽

병중 영양공급에 효과

부추의 강한 향을 내는 알릴이라는 성분이 자율신경을 자극해 냉해진 위장·내장의 상태를 조절해 주고, 비타민 A·B·C, 칼슘, 칼륨, 철분 등이 풍부해 병을 앓고 있는 동안의 영양공급에 적합하다. 부추죽이나 무침·잡탕 등으로 조리해 먹으면 몸이 따뜻해지고 몸이 차서 생기는 위통에 효과가 있다.

단, 알레르기성 체질이나 설사가 잦은 사람은 과식을 피한다.

이렇게 만드세요!

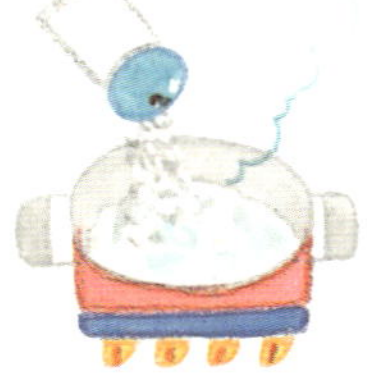

❶ 쌀 1/2컵을 깨끗이 씻어 2시간 정도 불린 다음 물 3컵을 붓고 죽을 끓이다가 소금이나 된장으로 간을 한다.

❷ 죽이 다 끓으면 불을 끄기 직전에 잘게 썬 부추 70~100g(약 1단)을 넣어 더 끓인다.

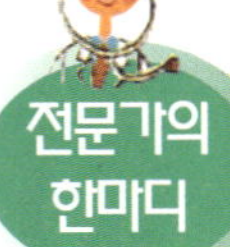

감기의 원인은 바이러스가 대부분인데 피로·수면부족·영양실조·추위 등으로 인해 몸의 저항력이 떨어졌을 때 감기 바이러스가 침투해 걸리는 병이다.

초기 증세는 몸에 오한을 느끼면서 떨리고 열이 나며 두통, 재채기, 콧물 등 여러 가지 현상을 보인다. 치료의 기본은 충분한 영양섭취와 보온, 휴식이 필요하고 체내의 저항력을 높이기 위해 비타민 A·C를 적극적으로 먹어야 한다. 며칠 동안 계속해서 열이 내리지 않고 기침·가래가 심하며 가슴이 답답한 증세가 있을 때는 병원을 찾도록.

박하탕

발한을 촉진해 열을 내려 준다

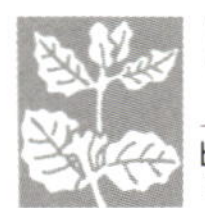

박하의 주성분은 산뜻한 향을 내는 멘톨로 한방·양방에서 모두 사용한다.

박하탕은 땀을 내고 열을 내리는 작용 외에도 두통을 다스리고 위를 튼튼하게 해 주는 약효가 있다. 잎·줄기 모두 말려서 약용으로 사용하지만 감기로 인한 열이나 두통에는 잎만을 사용한다. 잘 말린 잎을 잘게 썰어 1작은술 정도 넣고 끓인 물을 부어 잠시 두었다가 녹차처럼 마신다.

거름그릇이 있는 다기나 찻잔을 사용하면 편리하다.

구운 매실

열을 내리는 약효가 있다

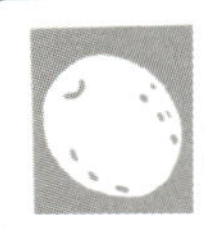

매실을 검게 구운 것은 기침의 진정과 열을 내리는 데 효과가 있다. 매실을 석쇠나 프라이팬에 얹고, 약한 불에서 거뭇거뭇해질 때까지 서서히 굽는다.

매실이 다 구워지면 2개를 대접에 담고 흑설탕 50g과 1/2컵 분량의 뜨거운 물을 부어 우러나면 그 물을 따뜻할 때 마신다.

칡차

초기 감기에 잘 듣는다

지하 30cm 밑에서 자라는 뿌리에 약효가 있다. 잔뿌리는 떼내고 깨끗이 손질해서 말린 것을 한방에서는 '갈근'이라 하여 달여서 마시거나 생약인 갈근탕의 주성분으로 사용한다.

칡의 성분에는 땀을 흘리게 해 열을 내리는 작용이 있고, 감기의 초기 증세인 두통·어깨나 목덜미가 뻐근한 증세를 완화시키거나 방지하는데 도움을 준다.

이렇게 만드세요!

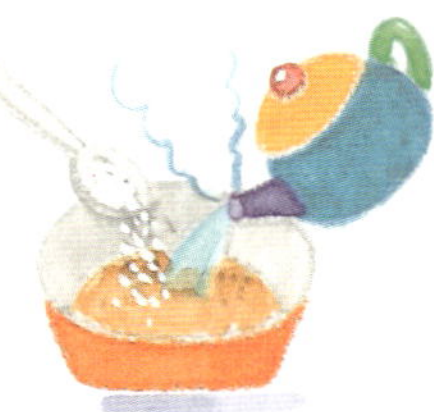

❶ 그릇은 미리 따뜻한 물로 데워준다. 따뜻한 대접에 칡가루 1작은술을 넣고, 끓는 물을 조금 부어 잘 갠다.

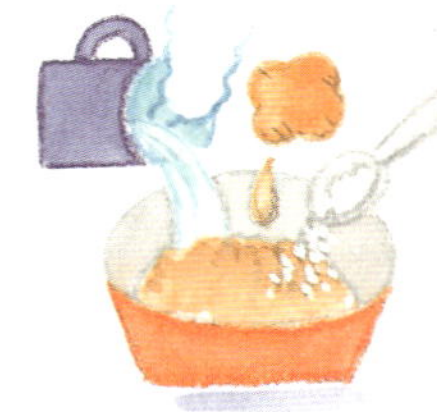

❷ 1컵 정도의 끓는 물을 다시 붓고 투명해질 때까지 저어준다. 입맛에 따라 설탕이나 생강즙을 넣어도 좋다.

달걀흰자·연근즙의 양치약

재료(3회분)/ 연근…1/2개(중간 것), 달걀…1개

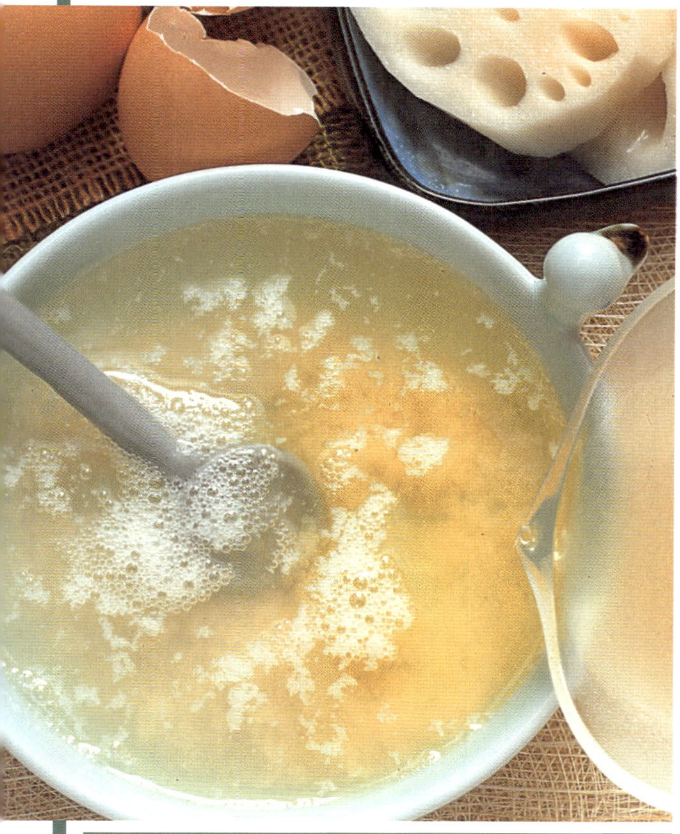

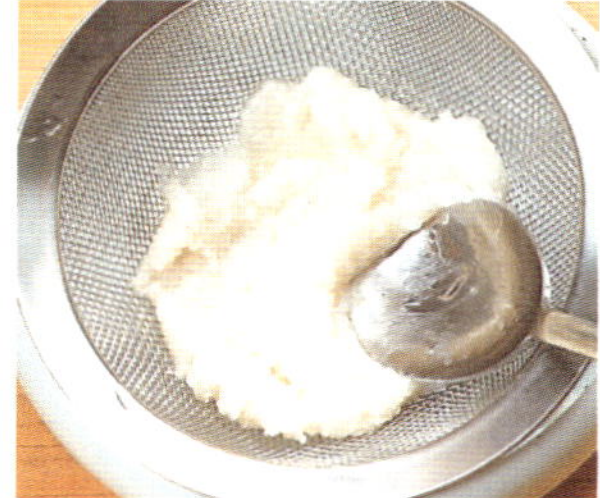

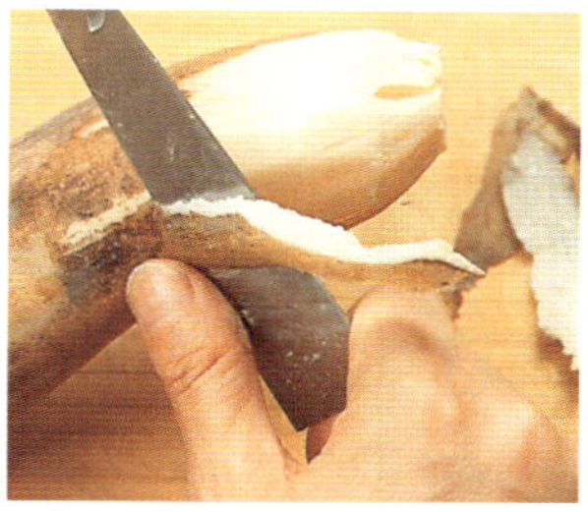

1 상처가 없고 도톰한 연근을 골라 물로 깨끗이 씻어 껍질을 벗긴다. 껍질을 벗길 때는 조금 두텁게 깎는 것이 좋다.

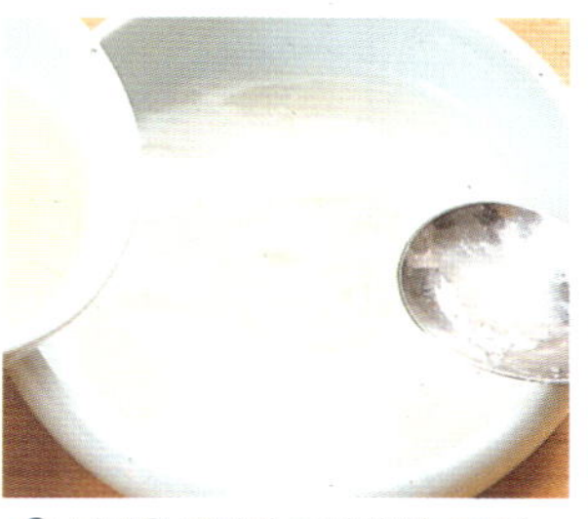

2 껍질을 벗긴 연근을 강판에 곱게 갈아 체에 밭쳐 숟가락으로 꼭꼭 눌러 즙만 받는다.

3 달걀은 흰자만 준비해 연근즙에 붓고 숟가락으로 잘 휘저어 컵이나 병에 부어 서늘한 곳에 보관한다.

만들기의 포인트

달걀의 흰자만을 그릇에 담을 때 노른자가 깨지지 않도록 조심한다. 달걀의 노른자가 들어가면 비린내가 심하다. 연근을 강판에 갈 때 곱게 갈아야 즙을 많이 얻을 수 있다.

사용 후 느낌

연근즙에서 나는 비릿하고 약간 비위가 상하는 냄새가 참기 힘들지만 입에 넣고 양치질을 하고 나면 목의 통증이 한결 가라앉는다. 하루에 3번 정도는 해야 한다.

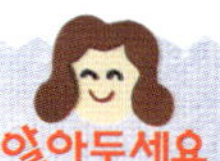

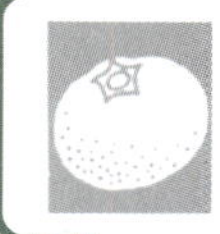

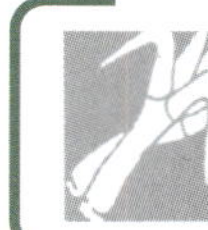

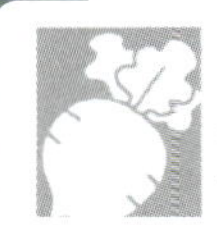

무탕
목의 통증이나 기침에 효과

목의 통증과 심한 갈증에는 무탕을 권한다. 무를 강판에 갈아 1/4컵 정도를 담고 끓는 물을 부어 따뜻하게 마신다. 이때 꿀이나 레몬즙을 넣으면 맛이 더욱 좋다.

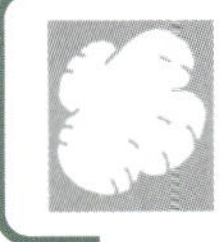

생강탕
기침과 가래를 멈추게 한다

감기의 두통·기침·코막힘·한기 등에 효과가 있다. 기침·가래에는 생강즙에 꿀을 넣어 따뜻하게 데운 생강탕을 마신다. 곱게 간 생강즙에 뜨거운 물을 붓고 입맛에 따라 꿀을 넣는다.

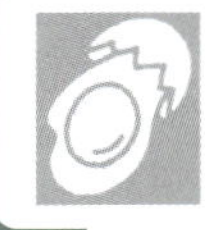

달걀술
초기 감기의 미열에

달걀의 흰자는 목구멍을 부드럽게 하고 기침을 진정시키며 노른자에는 풍부한 영양가가 들어있다. 달걀술은 감기 초기에 나타나는 미열에 잘 듣는다. 단, 높은 열이 있을 때는 오히려 병세를 악화시킬 수 있으므로 조심한다. 그리고 달걀 알레르기가 있는 사람, 술이 약한 사람은 피한다.

알아두세요

비타민 C는 감기의 특효약

비타민 C에는 바이러스의 감염을 억제하여 신체 작용을 돕는 성능이 있다. 또한, 바이러스 자체를 죽이는 힘과 추위에 대한 저항력을 증진시키는 역할도 한다.

그리고 바이러스가 파괴한 세포조직을 회복시키고 약품의 부작용을 방지하는 도움을 주므로 감기의 예방은 물론 초기부터 회복기에 이르기까지 좋은 효과를 나타낸다.

비타민 C는 감귤·파인애플·딸기 등의 과일이나 파슬리·피망 등의 녹황색 채소에 많이 들어있으므로 생즙을 마시도록 한다. 비타민 C는 열에 약하므로 가열은 절대 금물. 과일과 채소는 비타민 C의 보고. 감기에 걸렸을 때는 채소와 과일을 듬뿍 먹는다.

진피탕즙
기침과 가래를 진정시킨다

잘 익은 감귤의 껍질을 벗겨 그늘에서 말리거나 햇볕에서 말린 것을 '진피'라 해서 한방에서는 자주 쓰는 약재이다. 진피탕즙은 감기로 인한 기침과 가래를 진정시키는 효과가 있다. 과육은 생으로 먹거나 주스로 만들어 먹는다.

파죽·수프
몸을 따뜻하게 덥혀준다

파의 흰 부분은 땀을 나게 하여 열을 내리게 하고 몸을 따뜻하게 하는 효과가 있다. 열이 높고 이미 땀을 많이 흘렸다면 사용하지 않는다.

조리법은 파의 흰 부분을 잘게 썰어 된장에 버무린 다음 끓는 물을 부어 죽이나 수프로 끓여서 먹는다.

● 그밖에 효과가 있는 식품

배, 사과는 열이 나서 생기는 갈증을 다스리는 효과가 있다. 배는 즙으로, 사과는 강판에 갈아서 먹으면 가슴이 시원해지고 식욕증진의 효과도 있다.

금귤은 비타민 C가 풍부해 꿀과 함께 탕을 끓여 마시면 목이 아픈 것을 가라앉힌다.

현미는 균형 있는 영양섭취에 도움을 준다. 위장이 약한 사람은 죽·수프로 조리해 먹는다.

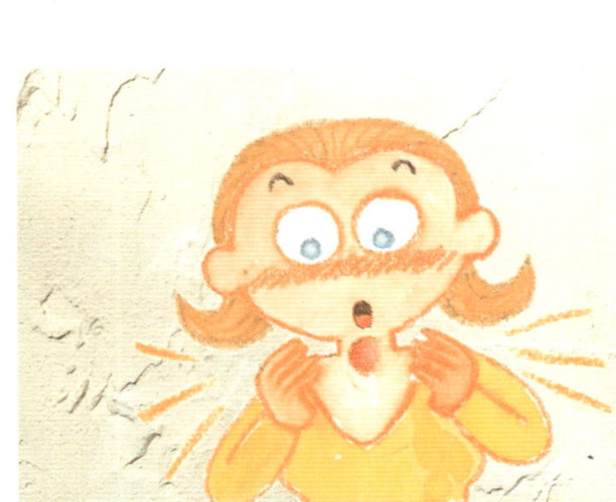

갑상선 장애일 때

요오드 성분이 풍부한 다시마탕, 톳나물술 등을 마신다

연꽃씨 달인 물

신경을 안정시켜 준다

연꽃씨는 위장을 튼튼하게 할뿐 아니라 강정·강장 작용, 강심 작용 등 보신에도 좋다. 연꽃씨 달인 물을 차 대신 마시면 가슴이 두근거리는 증세에도 효과가 있다.

이렇게 만드세요!

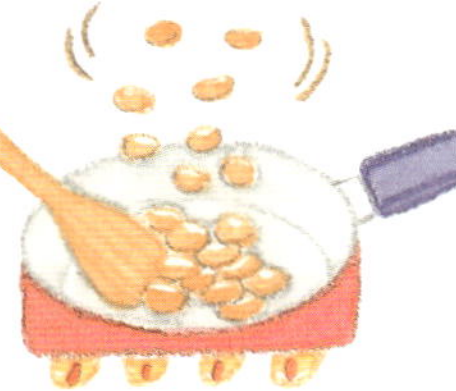

❶ 연꽃씨 10g을 깨끗이 씻어 잘 달구어진 프라이팬에 볶는다.

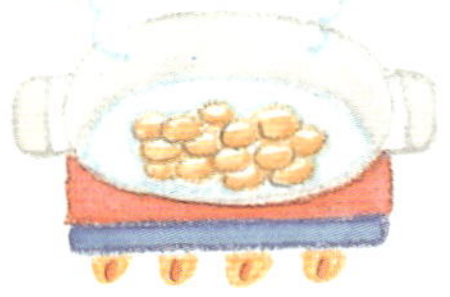

❷ 볶아진 연꽃씨를 냄비에 옮겨담고 물 3컵을 부어 물이 조금 줄 때까지 팔팔 끓여 마신다.

톳나물술

응어리를 풀어준다

톳나물은 딱딱하게 응어리진 부분을 풀어주고 소염 작용을 해 준다. 또한 그 속에 함유된 요오드 성분은 갑상선의 활동을 높이기 때문에 갑상선종 증세가 있는 사람에게 권하고 싶은 식품이다. 생톳나물을 이용해 담근 톳나물술을 매일 아침·저녁으로 1잔씩 마시면 효과 만점. 단, 과음은 피한다. (만들기 27쪽에 있음)

복숭아

밤에 식은땀 흘릴 때 효과

바세도우씨병으로 인해 심하게 땀을 흘리거나 목마른 증세를 나타낼 때 복숭아는 특효약. 수분을 많이 함유하고 땀을 막는 작용이 있으며 특히

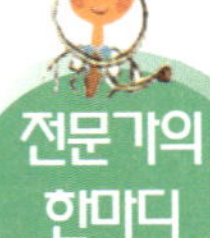

갑상선 호르몬의 분비가 심해져서 생기는 것이 바세도우씨병. 20~30대에 많이 걸리고 여성이 남성에 비해 걸릴 확률이 3~5배 정도 높다. 목 아랫부분이 크게 부어오르는 증세 외에 눈이 튀어나오고 갈증이 자주 나는 등 여러 가지 현상이 나타난다. 의사의 지시대로 전문 치료를 받아야 하겠지만 온몸의 신진대사량이 급격히 늘어나 체력의 소모가 심하고 먹어도 살이 빠지므로 고단백, 고비타민 식품을 섭취하도록 한다. 사춘기 전후의 소녀에게 자주 나타나는 단순성 갑상선종은 크게 걱정하지 않아도 된다.

밤에 식은땀을 흘리는 사람에게는 특효. 신선한 복숭아일수록 약효는 더욱 좋다.

다시마탕

갑상선이 부었을 때

해초류 중에서도 요오드 성분을 가장 많이 함유하고 있는 다시마를 반찬으로 만들어 먹든가 탕약으로 톳나물과 함께 달여 마시면 좋은 효과를 낸다.

요오드 공급은 갑상선종뿐만 아니라 바세도우씨병의 후유증에도 도움을 준다. 특히 수술이나 방사선요법 등으로 갑산성 호르몬 분비가 저하되었을 때 다시마를 적극 섭취한다.

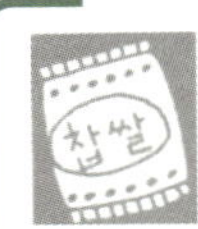

찹쌀가루

심하게 땀을 흘릴 때

찹쌀은 심하게 땀을 흘리거나 잦은 소변, 피로 등으로 시달리는 사람에게 좋은 식품이다. 같은 양의 현미와 밀을 볶아 분마기에서 가루로 만든 다음, 현미수프에 10g씩 넣어 먹으면 좋은 효과를 낸다.

● 그밖에 효과가 있는 식품

바세도우씨병의 증세로 쉽게 피로해지고 수면 중에 심하게 땀을 흘릴 때는 검은콩의 껍질과 밀 껍질을 물에 달여 마신다.

불면증도 바세도우씨병의 한 증세인데 이럴 때는 백합뿌리를 꿀에 쪄서 잠자리에 들기 전에 조금씩 먹으면 숙면을 취할 수 있다.

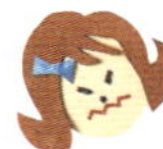

이런 음식은 조심!

자극성 식품과 음주·흡연은 절대 금한다

바세도우씨병에 걸렸다고 진단이 내려지면 자극성 있는 음식은 모두 피해야 한다.

소주, 맥주, 양주는 물론 알코올 성분이 들어 있는 모든 주류는 금하고, 그밖에 커피, 진한 차, 담배 등도 피하는 것이 좋다.

바세도우씨병은 몸과 마음의 안정을 취해야 되며 치료 효과를 높이기 위해서는 짜거나 매운 음식을 즐기는 식성이라도 싱겁고 담백하게 먹는 습관을 들인다.

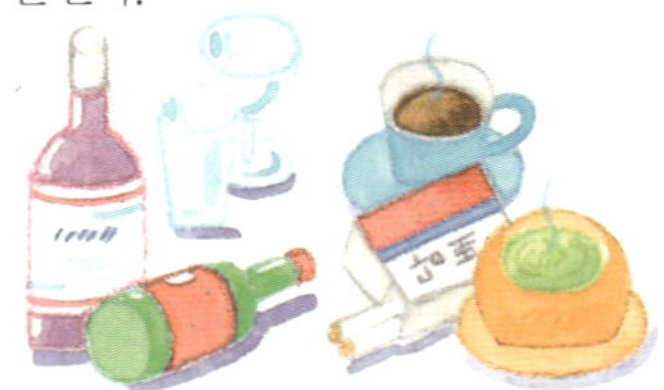

톳나물술을 만들려면

재료/톳나물…500g, 소주 1.8ℓ

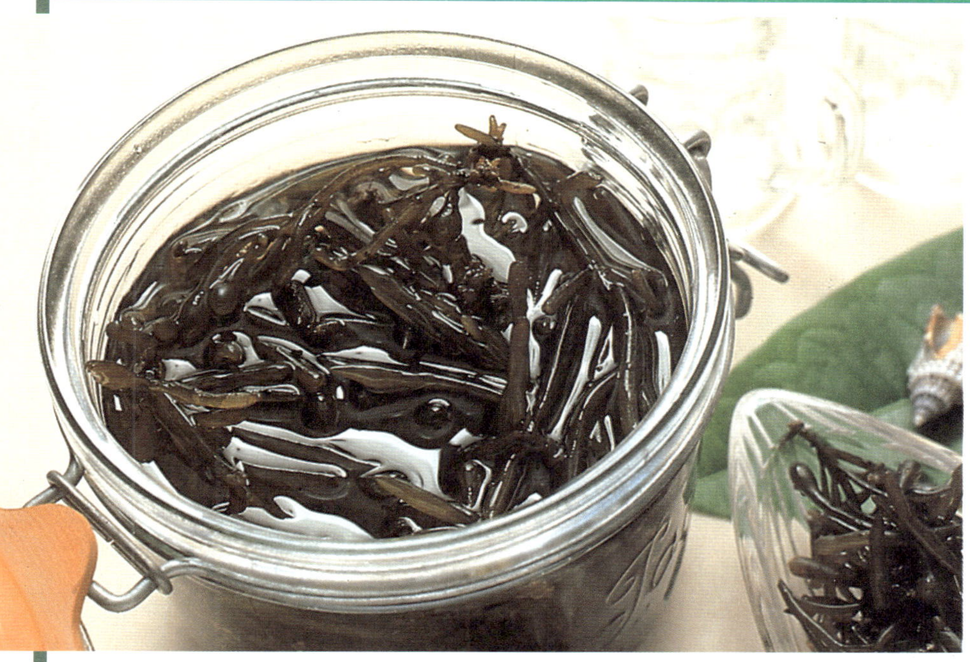

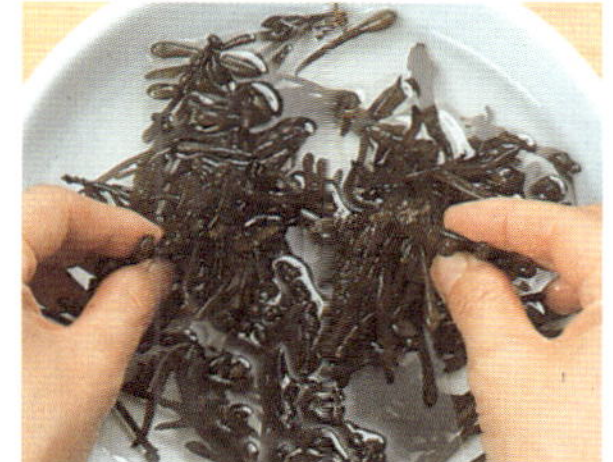

1 톳나물은 손으로 잘 주물러 씻은 다음 깨끗이 헹구 물기가 빠지도록 소쿠리에 잘 밭쳐 둔다.

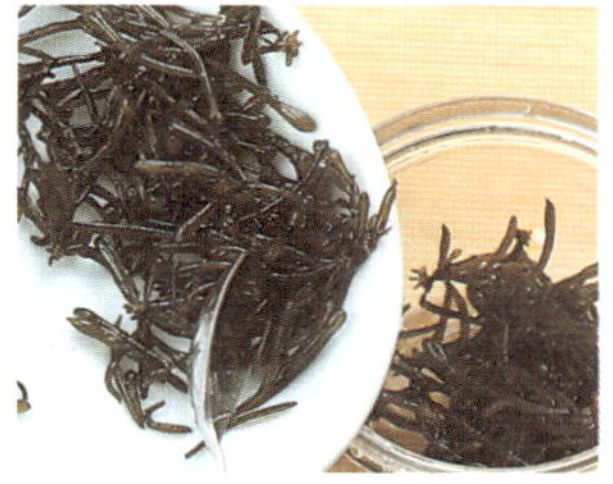

2 톳나물의 물기가 완전히 빠지면 물기 없는 밀폐용기에 꼭꼭 눌러 담는다.

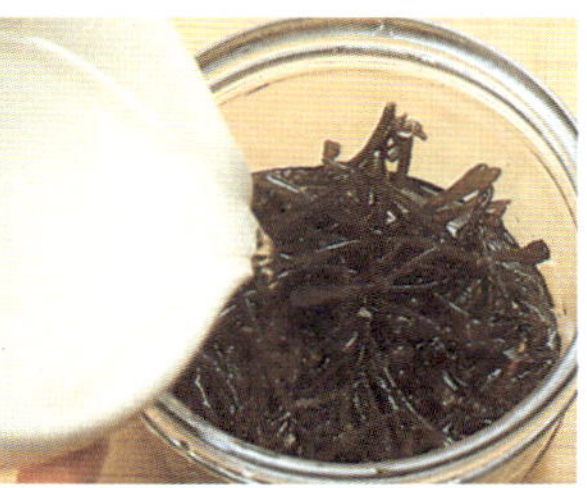

3 톳나물을 담은 병에 소주 1.8ℓ 를 서서히 부은 다음 뚜껑을 닫고 서늘한 곳에서 2~3주 정도 발효시킨다.

만들기의 포인트

발효기간을 맞추기가 좀 어렵지만 우러나는 술의 색깔을 보아가며 기간을 조절한다.

맛의 특징

톳나물의 독특한 냄새는 남아있지만 알코올로 인해 맛이 중화되어 마시기에 거북하지 않다.

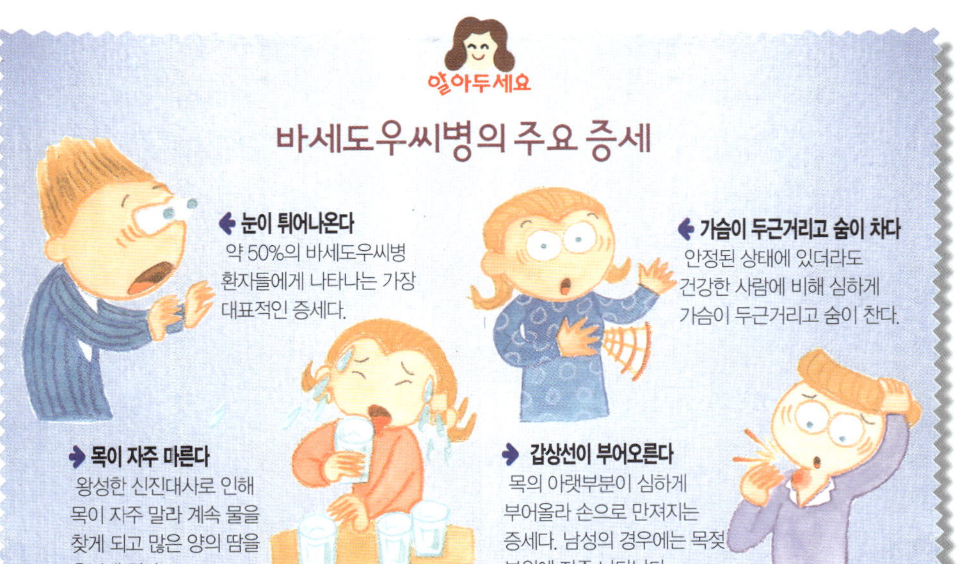

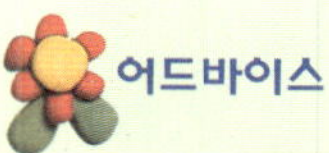

갑상선에 이상이 있을 때 나타나는 신체의 변화

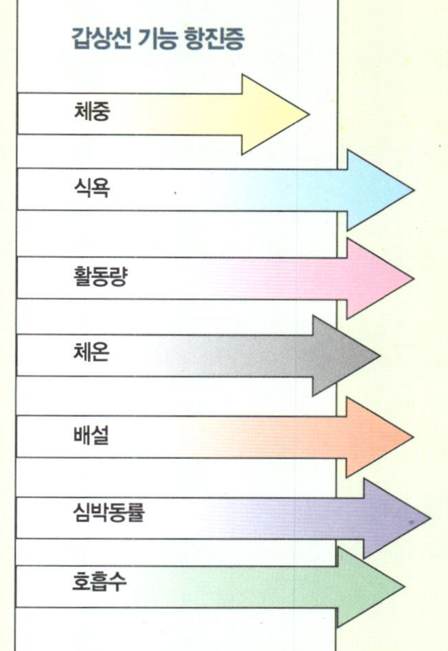

▲ 갑상선 호르몬이 지나치게 많이 생기면 항진증이 되는데 피곤·졸음·전신 쇠약·정신 혼미 등의 증세가 나타난다. 체중은 늘었는데 식욕이 없고 심박동률이나 호흡수 등이 모두 떨어지는 현상이 생긴다.

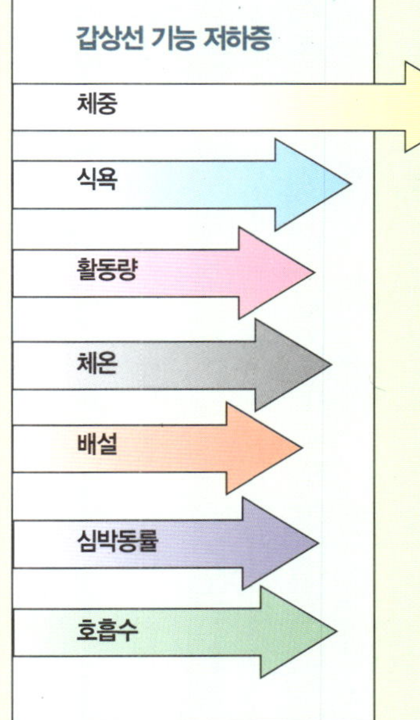

▲ 갑상선 호르몬이 지나치게 모자라면 기능 저하증이 되는데 많이 먹어도 체중이 자꾸 떨어진다. 흥분을 잘하게 되고 신경질적인 증세가 많이 나타나게 된다. 면역 계통의 장애로 나타나고 완치가 어려우므로 계속 투약을 해야 한다.

겨드랑이 냄새가 날 때

명반찜질을 하거나 호도연고를 바른다

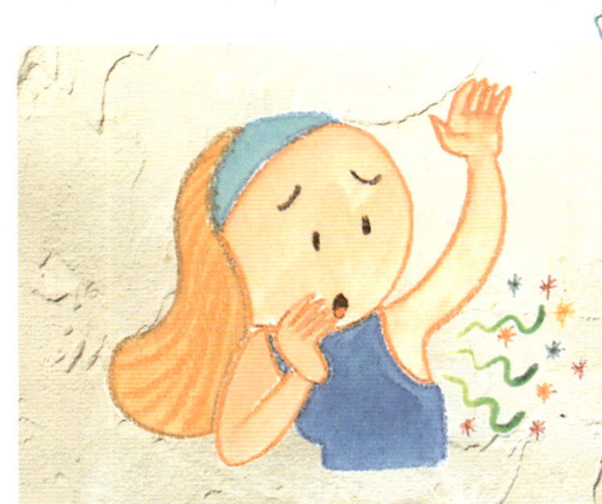

생강 달인 물
잡균의 번식을 막는다

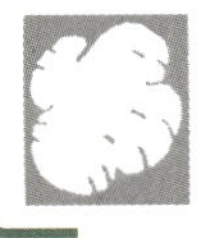

생강은 음식을 만들 때 쓰는 양념으로, 고기나 생선의 냄새를 없애는 데 사용한다. 이와 마찬가지로 몸에서 나는 냄새도 막아준다. 생강의 성분에는 뛰어난 살균력이 있다. 이것을 이용하면 겨드랑이 냄새를 일으키는 피부의 잡균 번식을 막을 수 있다.

생강 달인 물을 수건에 적셔서 이것을 겨드랑이 아래에 대주면 효과가 있다. 단, 상당히 자극이 강하므로 피부가 약한 사람은 주의해야 한다.

이렇게 만드세요!

❶ 껍질 벗긴 생강 50g을 얇게 썰어서 냄비에 넣고 물 10컵을 붓는다. 물이 반으로 줄어들 때까지 약한 불에서 달인다.

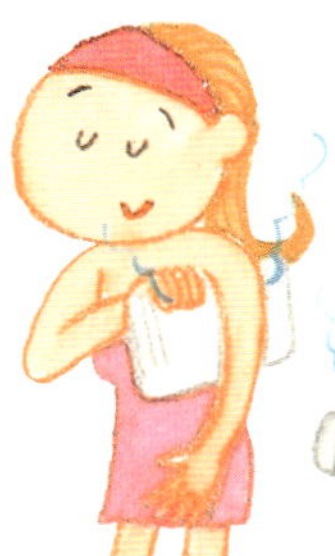
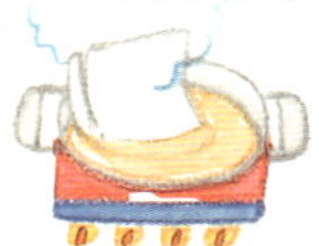

❷ 달인 생강물을 밀폐용기에 담아 변질되지 않도록 냉장고에 넣어 둔다.

❸ 사용할 때는 이 물을 데운다. 데운 생강물을 수건에 적셔 겨드랑이 아래에 대고 5~6시간마다 갈아준다.

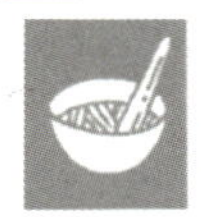

명반찜질
땀의 분비를 줄여 준다

명반은 땀의 분비를 막는 작용이 있다. 구운 명반을 분마기에 갈아 가루로 만든 다음 거즈로 싸서 겨드랑이 아래에 붙인다.

명반에는 수렴 효과가 있어서 피부를 수축시켜 주는 작용을 하는데 이렇게 함으로써 땀이 나오는 구멍이 막혀 발한이 억제된다.

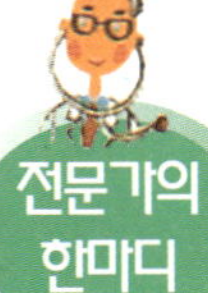

겨드랑이에서 냄새가 나는 것을 '액취증'이라고 하는데, 겨드랑이 아래의 땀샘에서 자극적인 냄새가 나는 증세를 말한다. 사춘기 이후의 남녀, 특히 여성에게 많다. 땀샘에는 체온조절을 위해서 땀을 분비하는 에크린샘과 사춘기 이후에 분비되기 시작하는 아포크린샘 2종류가 있다. 겨드랑이 냄새는 이중 아포크린샘의 분비가 많아지기 때문에 나는 것이다.

유전성이 강하며 대부분 가벼운 증세는 병원 치료없이 없앨 수 있으므로 청결에 주의하도록. 너무 심할때는 전기찜질이나 수술을 받도록 한다.

태운 매실가루
해독·살균 작용을 한다

매실에 들어있는 카테긴산은 설사를 멈추게 하는 역할을 할 뿐만 아니라 해독작용과 살균작용을 하여 겨드랑이 냄새를 없애주는 역할도 한다.

사용할 때는 매실을 까맣게 태워서 겨드랑이 아래를 맛사지해 준다.

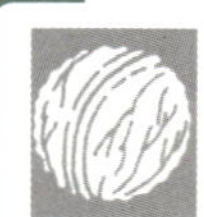

호도연고
겨드랑이 냄새를 없앤다

호도를 꾸준히 먹으면 신장 기능이 활발해져서 피부가 아름답게 된다. 또한 호도는 식용으로 뿐만 아니라 외용약으로도 이용된다.

호도를 곱게 갈면 기름이 나와 연고 상태가 된다. 이 호도연고를 겨드랑이 아래에 붙이고 골고루 맛사지하면 겨드랑이 냄새가 없어진다.

호도연고는 상당한 효과가 있는데 이 연고를 붙이기 전에 반드시 겨드랑이 아래를 깨끗이 씻도록 한다. 깨끗하지 않은 채로 연고를 바르면 효과가 없다. (만들기 29쪽에 있음)

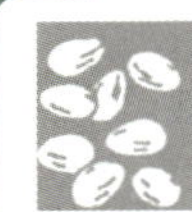

현미식초
강한 살균효과를 낸다

현미식초는 강한 살균력을 갖고 있기 때문에

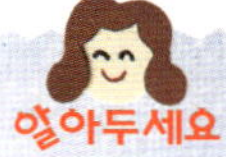

알아두세요

액취증 치료의 민간요법

1 명반을 태워 가루를 낸 다음 겨드랑이에 살살 문지른 후 거즈를 대고 반창고를 붙인다.

2 겨드랑이에 묽게 간 먹을 바르고 귤껍질을 구워 가루로 만든 다음 이것을 겨드랑이에 문질러 살에 배들게 한다.

3 술(소주나 청주 혹은 막걸리) 속에 석회를 넣어 1주일 정도 지난 후 고루 저어 거즈나 솜에 적셔 겨드랑이에 바른다.

4 팥밥을 지어서 주먹밥으로 만들어 겨드랑이를 깨끗하게 씻고 끼워 둔다. 한참을 그대로 두면 주먹밥이 노랗게 되는데 이때 주먹밥은 분마기에 살짝 갈아 사용한다. 2~3일을 계속하여 주먹밥에 노랗게 물이 배들지 않으면 치료된 것이다.

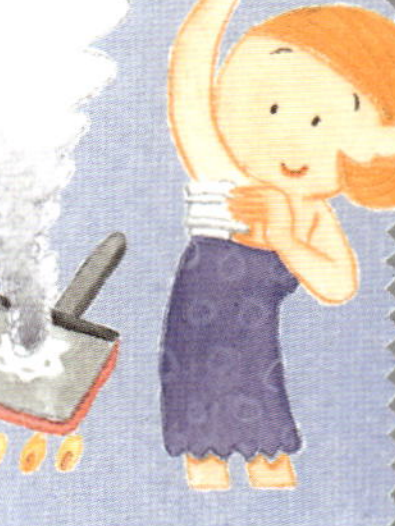

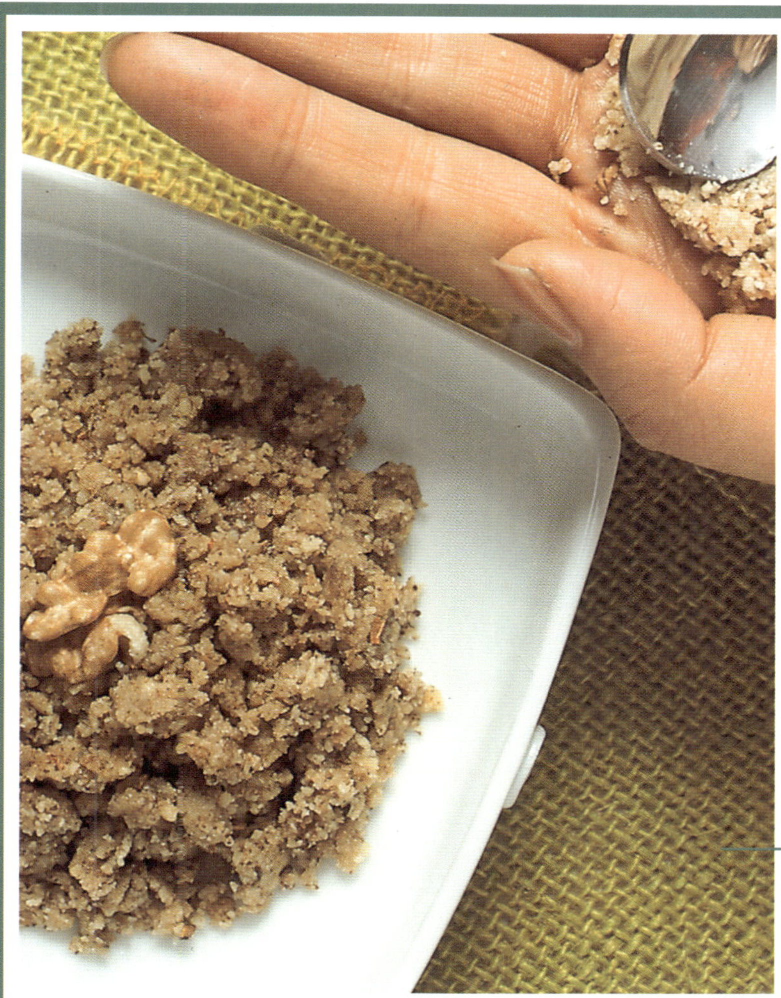

호도연고를 만들려면

재료(2회분)/ 호도 6알

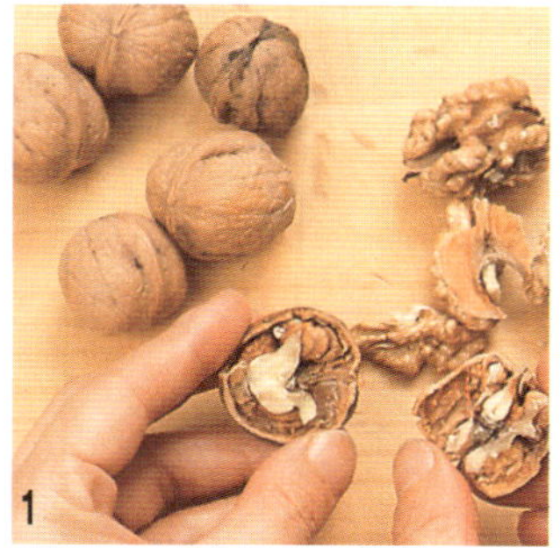

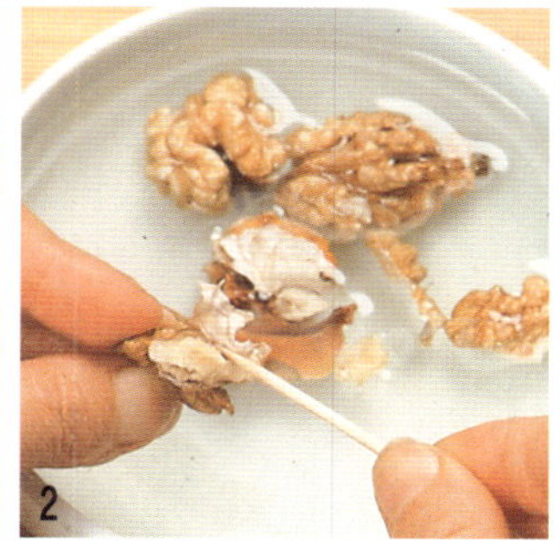

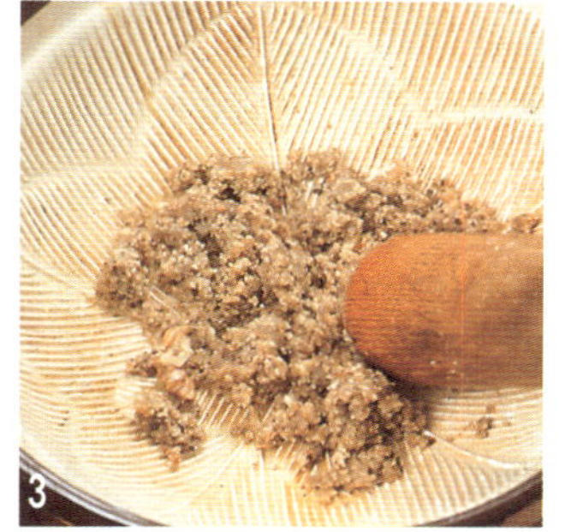

1 호도는 호도 까는 기구나 망치 등을 이용해 겉껍질을 벗긴다. 겉껍질을 깐 호도를 이용해도 된다.

2 겉껍질을 벗긴 호도를 미지근한 물에 30분 정도 담가두었다가 이쑤시개 등으로 속껍질을 살살 벗겨낸다.

3 속껍질을 깨끗이 벗긴 호도를 마른 행주로 물기를 닦아 분마기에 넣고 기름이 나올 때까지 곱게 간다.

만들기의 포인트

맑은 호도기름을 만들려면 속껍질을 깨끗이 벗기는 것이 포인트. 미지근한 물에 충분히 불린다.

사용 후 느낌

끈적거리지도 않고, 겨드랑이에 쉽게 스며들어 옷이나 살에 기름이 묻지 않는다.

냄새의 원인이 되는 피부의 잡균을 죽게 한다. 또 땀샘을 수축시키는 작용도 있어서 땀 그 자체의 양을 줄여주기 대문에 겨드랑이 냄새를 예방하는 데 가장 적합하다.

현미식초를 탈지면이나 거즈에 적셔서 땀을 잘 닦고 겨드랑이 아래에 대 준다. 그렇게 하면 4~5시간은 심한 냄새를 막을 수 있다.

● 그밖에 효과가 있는 식품

말린 차조기잎을 잘게 부수어 베보자기에 담고 뜨거운 목욕물에 듣가 우려낸 다음 물이 미지근해지면 10~15분 정도 입욕한다. 이 약초목욕은 땀이 많이 나는 것을 예방, 땀냄새 제거에 효과가 있으며 피부미용에도 좋다. 1회의 사용량은 100~150g, 증세가 심할 때는 1일 2~3회 반복한다.

익지 않은 복숭아의 씨를 분마기에 곱게 갈아 거즈에 골고루 펴바른 다음 겨드랑이에 붙이고 반창고로 고정시켜 준다. 하루에 1회씩 한다.

굴껍질 20g에 물 1컵을 붓고 중불에 달여 하루에 2회씩 마신다.

생활하면서 조심해야 할 일들

액취증을 치료하려면

1. 겨드랑이의 청결에 힘쓴다

겨드랑이를 자주, 깨끗이 닦고 말려 표피 세균의 증식을 억제하는 것이 중요하다. 겨드랑이에 난 털은 면도기 등을 이용해 제거하고 탈취제나 발한 억제제, 항생제 등을 발라준다.

2. 아포크린샘을 전기분해로 없앤다

겨드랑이에 전기를 통하게 함으로써 세균을 모조리 없애면서 아포크린샘도 함께 파괴되도록 해 냄새나는 분비물을 억제하는 방법이 있다. 흉터가 남지 않는 장점이 있지만 재발이 잦다. 또한 한 번에 수술할 수 없고 여러 번에 걸쳐 수술을 해야 하기 때문에 시간이 오래 걸리는 단점이 있다.

3. 외과 수술을 받는다

예전에는 겨드랑이에 털이 나는 곳의 피부를 포함해 아포크린샘이 있는 곳을 모두 제거하는 방법으로 수술을 했다. 하지만 이런 방법은 흉터가 많이 남고 그 흉터로 팔을 움직이는데 불편을 느끼는 경우가 종종 있었다.

요즘에는 겨드랑이의 피부를 조금 절개하여 그곳을 통해 아포크린샘이 있는 부위만 제거하는 방법이 사용되고 있다. 합병증으로 출혈이나 감염 등이 올 수 있고 수술 직후 팔을 많이 움직이면 수술 부위가 터질 수 있으므로 조심해야 한다.

집에서 하는 약초 목욕

약초 목욕은 가정에서 즐길 수 있는 건강 목욕법으로 자신이 원하는 재료를 손질해 베주머니에 넣어 목욕물에 우려 낸 다음 그 물에 목욕만 하면 여러 가지 병증의 예방과 치료의 효과를 얻을 수 있다. 손쉽게 이용할 수 있는 약초의 종류와 효능을 알아 지혜롭게 활용해 보자.

목욕물은 36~38℃가 적당

우리나라 사람들은 41~43℃ 정도되는 뜨거운 물로 목욕하기를 즐긴다. 이러한 고온 목욕은 피부에 붙어 있는 노폐물을 빨리 제거해 주고 혈액순환을 촉진시키지만 동맥경화증이나 고혈압증이 있는 사람에게는 자극적인 요소가 되며 각성 작용을 하여 밤늦게 목욕을 하면 불면증을 초래한다.

약초 목욕은 그 약재에 따라 조금씩 차이가 있지만 대개 15~20분 정도 몸을 담그고 있어야 약효가 있으므로 뜨거운 물보다 36~38℃ 정도의 미지근한 물이 좋다. 또한 이 온도는 스트레스 해소를 돕고 근육의 긴장을 풀어주는 작용을 하여 몸과 마음의 휴식을 취할 수 있는 가장 이상적인 온도이다.

약초목욕을 효과적으로 하는 방법

약초 목욕을 효과적으로 하려면 우선 정확한 이용방법을 알아두어야 한다.

❶ 먼저 조금 뜨거운 듯한 물을 욕조에 받아 놓는다.

❷ 손질한 약재를 베주머니에 넣어 묶은 다음 목욕물에 담근다.

❸ 약초물이 우러날 동안 몸과 머리에 가볍게 비누칠을 하고 샤워를 한다.

❹ 욕조물이 36~38℃ 정도로 내려가고 약재가 적당히 우러났으면 목욕물에 15~20분 정도 몸을 담근다.

이럴 때는 피하세요

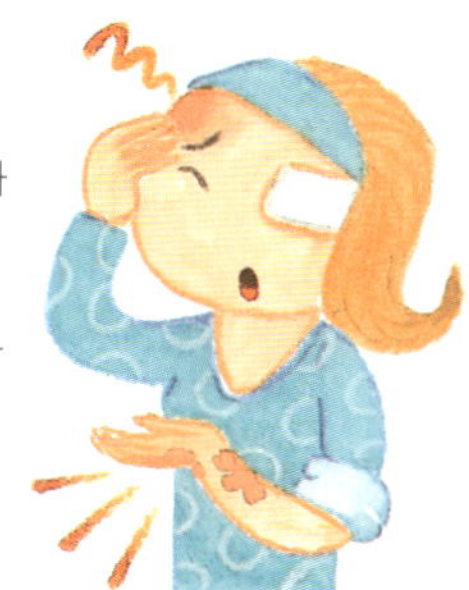

➡ 열이 나거나 부기가 있을 때, 편도선염 증세가 있거나 눈병을 앓을 때, 종기가 나거나 다른 화농증세가 있을 때는 약초 목욕을 삼간다.

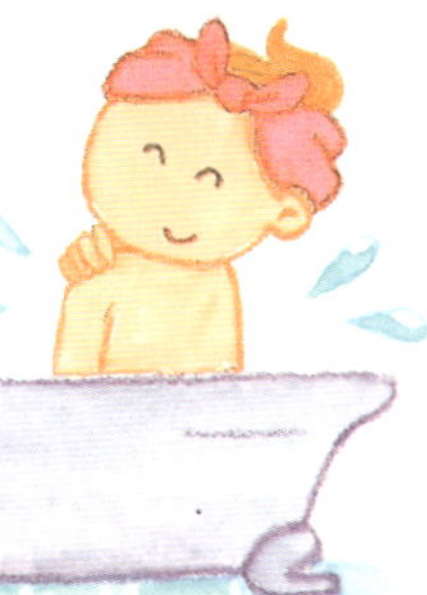

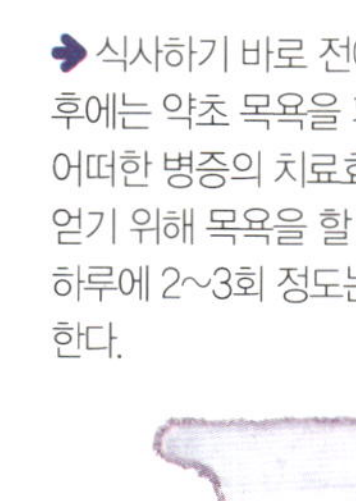

➡ 식사하기 바로 전이나 후에는 약초 목욕을 피한다. 어떠한 병증의 치료효과를 얻기 위해 목욕을 할 때는 하루에 2~3회 정도는 해야 한다.

❺ 욕조에 있는 동안·수압을 이용한 수중맛사지를 하여 근육을 풀어준다. 더운 물 속에서의 수중맛사지는 혈액순환을 도와 더욱 좋은 효과를 얻을 수 있다.

❻ 욕조에서 나오면 다시 한 번 비누칠을 하고 샤워기의 수압을 세게 하여 헹군다. 샤워의 수압은 피부를 자극하여 갑작스러운 체온의 변화를 방지하고 피부에 탄력을 주어 미용의 효과까지 얻을 수 있다.

주변에 있는 재료를 적극 활용한다

우리 주변에서 쉽게 구할 수 있는 채소·과일·약초 등 무엇이든 약탕에 좋은 재료가 될 수 있다.

붉은고추탕 붉은고츠를 잘게 다져 베주머니에 넣어 목욕물에 담갔다가 건져낸 물에 몸을 담그는 것이다. 붉은고추탕은 혈액순환을 도와 어깨결림과 동상 증세에 잘 듣는다. 피부가 약한 사람은 피한다.

생강탕 초여름에 생강의 잎과 줄기를 따서 채반에 펼쳐 햇볕에 말려 두었다가, 사용할 때 잘게 채썰어 사용한다. 욕조에 우려낼 때는 역시 베주머니에 넣어 담그도록. 생강탕은 신경통에 좋은 효과가 있다.

미나리탕 향이 좋아 나물이나 찌개·전골 등의 재료로 많이 사용도는 미나리를 햇볕에 말렸다가 약탕으로 사용하면 어깨결림·신경통·류

재료는 베즈머니에 넣어 담근다

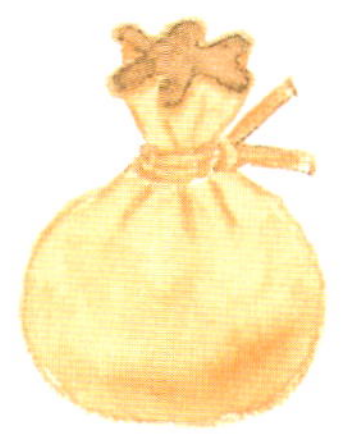

➡ 약재로 사용되는 식품이나 약초 등의 양은 가정에서 사용하는 개인욕조라면 50~100g이 적당하다.

➡ 약재를 싼 보자기를 묶기가 번거로울 때는 아예 주머니를 만들어 사용한다. 무명이나 베를 이용해 주머니 입구에 끈을 끼우면 열었다 닫았다 하기가 편리하다.

⬅ 약재를 그대로 탕 속에 넣으면 욕조 안의 물이 지저분해진다. 한약을 짤 때 사용하는 베주머니나 무명주머니에 싸서 풀어지지 않게 이물린 다음 쓰도록.

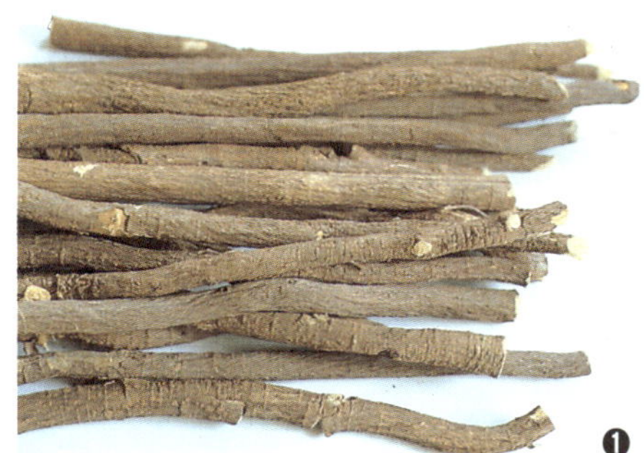

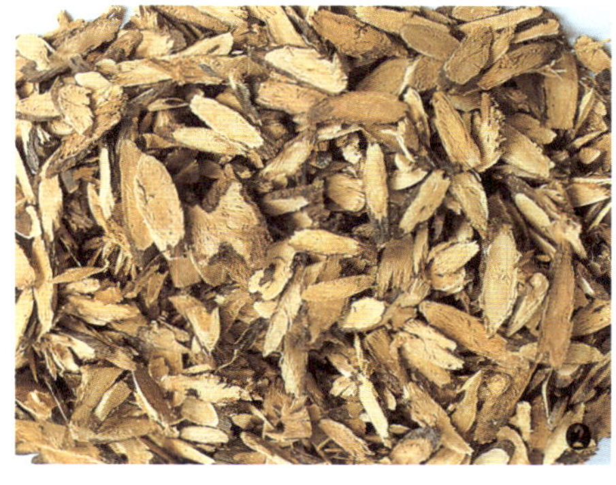

❶❷ 감초와 감초 썰은 것
감초에는 근육의 긴장을 풀어 주고 신경을 안정시켜주는 작용이 있어 몸과 마음이 지쳐 있을 때 약초 목욕을 하면 좋은 약효를 낸다. 감초는 집에서 자르기 불편하므로 구입할 때 자른 것을 사는 것이 좋다.

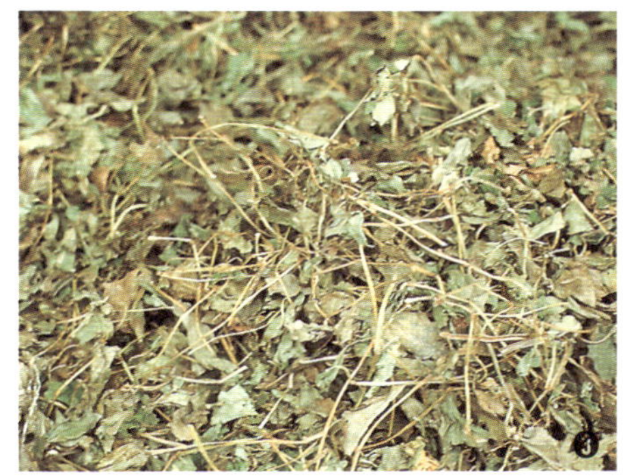

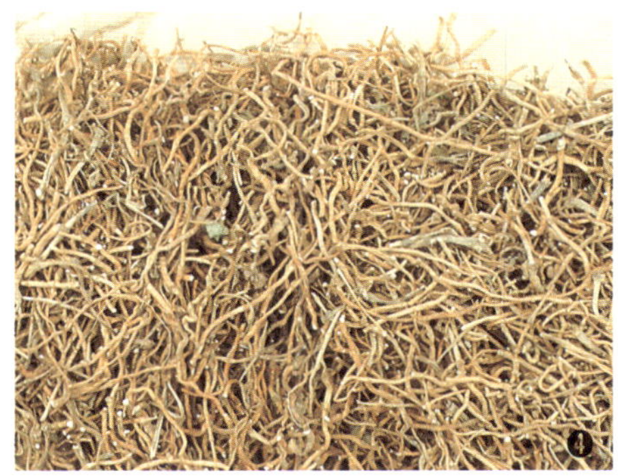

❸❹ 삼백초생잎과 말린 잎
삼백초에는 뛰어난 살균 작용이 있어 가벼운 피부염이나 종기 증세에 잘 들으며 혈압을 내려주는 약효도 있다고 한다. 약초 목욕을 할 때는 생잎과 말린 잎에 상관 없이 사용할 수 있으며 양은 생잎은 100g 정도, 말린잎은 200~300g 정도가 적당하다.

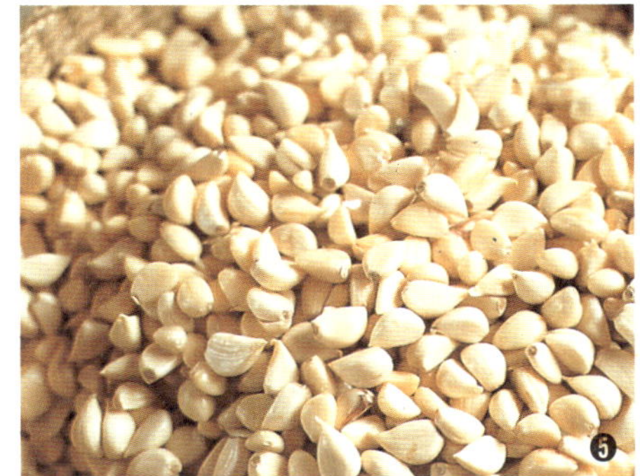

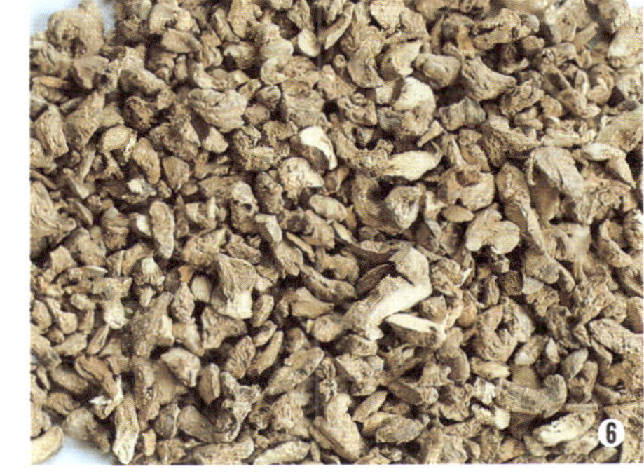

❺ 마늘
독특한 향이 특징인 마늘에는 발한 작용·혈액순환 촉진 작용, 살균 작용 등이 있으며 겨드랑이 냄새에도 효과가 있다.

❻ 말린 생강
혈액순환을 촉진하고 염증을 가라앉히는 작용이 있어 신경통 증세에 잘 듣는다.

머티즘 증세에 좋은 약효를 낸다.

진피탕 귤의 껍질을 말려서 사용하는 진피탕도 미나리탕과 같은 약효를 낸다. 진피는 귤이 흔한 겨울에 귤껍질을 모아 말리든지 한의원에서도 쉽게 구할 수 있다.

무화과탕 우리나라 중남부와 제주도에서 흔히 볼 수 있는 무화과는 그 잎과 줄기에 신경통이나 냉증·치질을 치료하는 약효가 있다고 한다.

생잎을 잘게 썰어서 같은 방법으로 욕조에 담갔다가 사용한다.

복숭아잎탕 땀띠가 나거나 상처가 짓무를 때 복숭아잎탕을 하면 효과가 있다. 복숭아를 거둔 후에 복숭아나무의 생잎을 따서 흐르는 물에 씻고 바람이 잘 통하는 그늘에서 말려 손으로 잘게 부수거나 가위로 잘라서 사용한다.

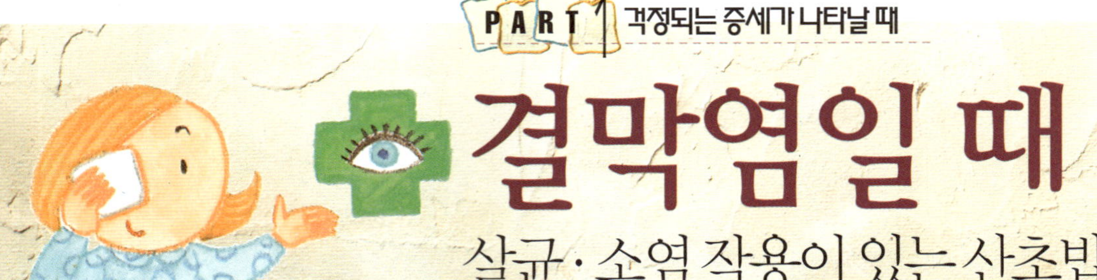

결막염일 때

살균·소염 작용이 있는 산초밥, 돼지고기 구기자볶음을 먹는다

돼지고기구기자볶음
시력감퇴를 예방해 준다

구기자는 우리나라 전국 각지에 분포하며 잎, 줄기, 열매, 뿌리를 모두 사용하는 불로장수 식물로 예로부터 자양강장제로 사용되어 왔다.

자잘한 고추 모양의 과육에는 단백질, 타닌, 회분, 가용성 전분 등이 풍부해 눈을 밝게 하고 여기에 비타민 B_1이 풍부한 돼지고기를 넣어 함께 요리를 하면 시력감퇴를 예방하고 눈병으로 시달린 눈을 진정시키며 특히 노안에 좋다.

이렇게 만드세요!

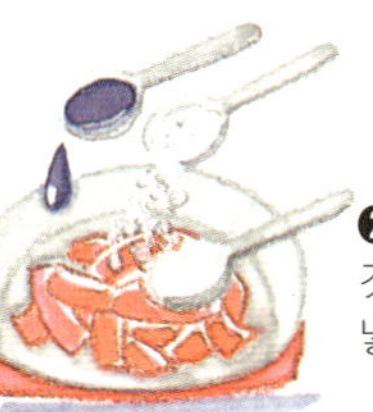

❶ 구기자는 맑은 물에 4시간 정도 불려서 건져 놓고, 돼지고기는 먹기 좋은 크기로 썬다.

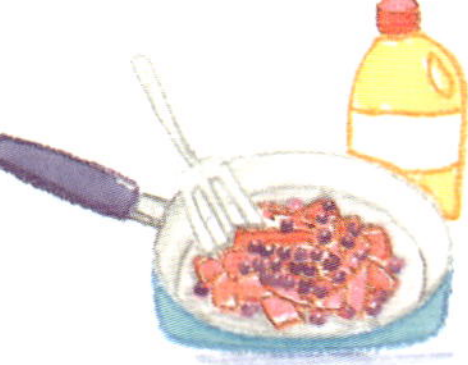

❷ 입이 넓은 그릇에 돼지고기 썬 것과 진간장 1큰술, 녹말 1큰술을 넣고 간이 배도록 골고루 버무린다.

❸ 프라이팬에 식물성 기름을 조금 두르고 양념한 돼지고기와 구기자를 함께 넣고 볶는다.

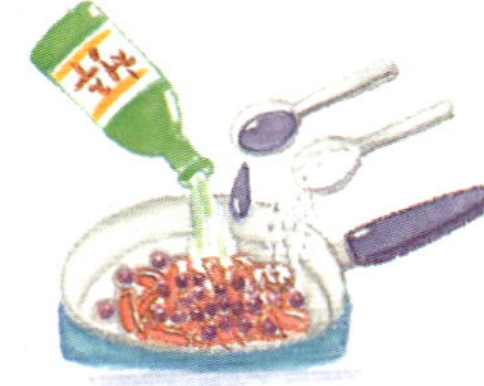

❹ 고기가 어느 정도 익으면 청주, 진간장, 설탕을 1큰술씩 넣고 고기가 잘 익을 때까지 볶는다

머위잎
살균 작용이 뛰어나다

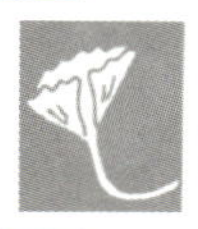

머위가 가진 헤키세날이라는 성분에는 강한 살

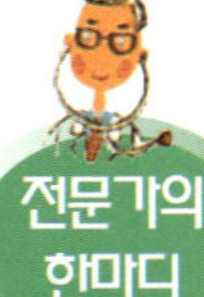

결막염은 눈의 흰자위를 덮고 있는 얇고 투명한 결막에 염증이 생기는 것으로 흔히 '유행성 결막염'이나 '아폴로 눈병'이라고 부른다. 급성 결막염은 세균이나 바이러스에 의해 감염되며 눈물과 눈곱이 많아지는데 항생제·안약 등으로 1~2주 정도면 치료된다. 만성 결막염은 세균 감염 외에 손, 눈썹, 약품에 의한 자극이 원인이 된다. 가벼운 증세이더라도 만성이 되면 시력이 떨어질 수 있으므로 안과 전문의의 치료를 받고 주위 사람에게 옮기지 않도록 각별히 신경을 쓴다.

균 작용을 가지고 있다.

다래끼처럼 고름이 고이는 증세에는 머위의 잎으로 약을 만들어 환부에 붙여 주면 좋은 효과를 낸다.

녹차와 참기름
결막염 치료에 효과가 있다

중불로 진하게 달인 녹차 1컵에 소금 1/2작은술을 넣고 젓는다. 이것을 거즈나 탈지면에 적셔 눈을 닦은 다음 참기름 한방울을 눈에 떨어뜨린다. 급성 결막염에는 차게 식혀서 사용하고 만성 결막염에는 따뜻하게 사용한다.

참기름은 염증을 억제하는 작용 외에 고름이 나는 눈병에도 효과적이다.

감자생즙
눈곱·충혈되는 눈병에

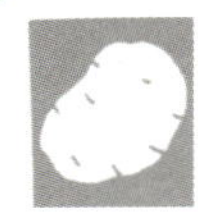

감자는 알칼리성 식품으로 양질의 단백질과 무기질, 칼슘, 인, 철, 전분 등과 비타민 A, C를 함유하고 있어 영양이 풍부한 식품이다.

눈병에 걸렸을 때는 생감자를 강판에 갈아 거즈에 고르게 바른 다음 눈에 대고 안대로 고정시켜 준다. 눈이 짓무르고 눈곱이 끼며 충혈이 되는 눈에 약효를 낸다.

질경이 가루
다래끼의 고름이 묻어 나온다

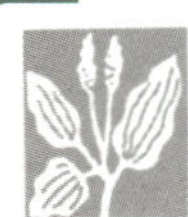

질경이의 잎을 따서 거뭇거뭇해질 때까지 구운 다음 손으로 비벼 가루를 낸다. 그 가루를 따뜻할 때 다래끼가 난 눈에 붙이고 안대로 고정을 시킨 다음 하룻밤을 그대로 잔다. 다음날 안대를 떼어보면 고름이 묻어 있을 것이다. 눈을 깨끗이 씻고, 다시 한 번 같은 방법을 실시하면 좋은 효과를 낸다.

산초밥
다래끼의 염증을 진정시킨다

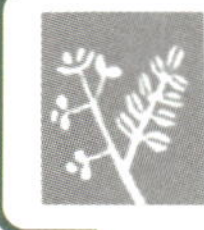

산초에는 눈의 통증을 가라앉히는 다래끼 등 염증이 있는 눈병을 진정시키는 데 뛰어난 효과가 있다.

익기 전의 푸른 열매를 잘 으깬 쌀밥으로 싸서 먹으면 그 다음 날로 부기가 가라앉는다고 한다. 잘 익은 산초열매를 1주일 가량 햇볕에 바짝 말려 1회 20알씩, 하루 3회 복용해도 같은 효과를 낸다. (만들기 33쪽에 있음)

산초밥을 만들려면

재료(1회분)/산초열매…10g, 밥…1공기

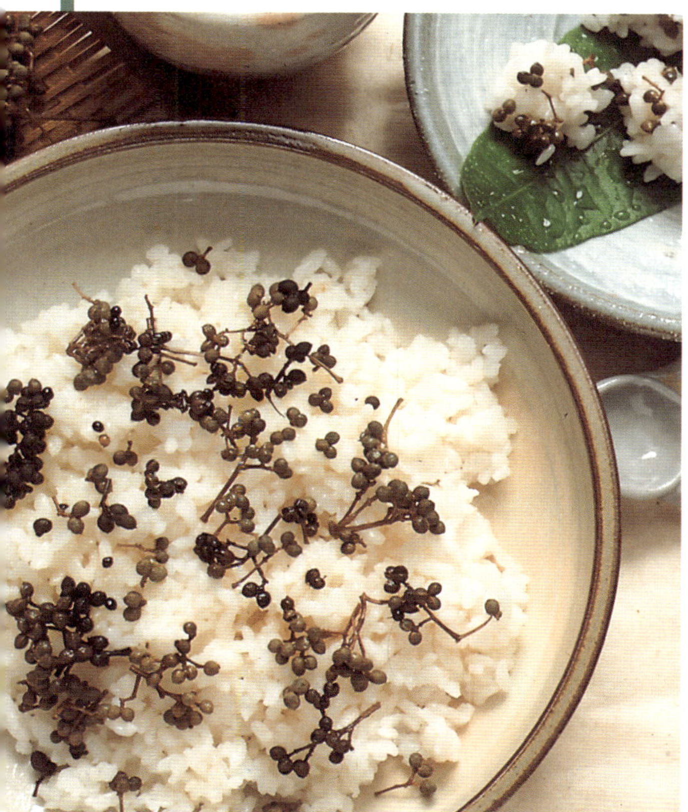

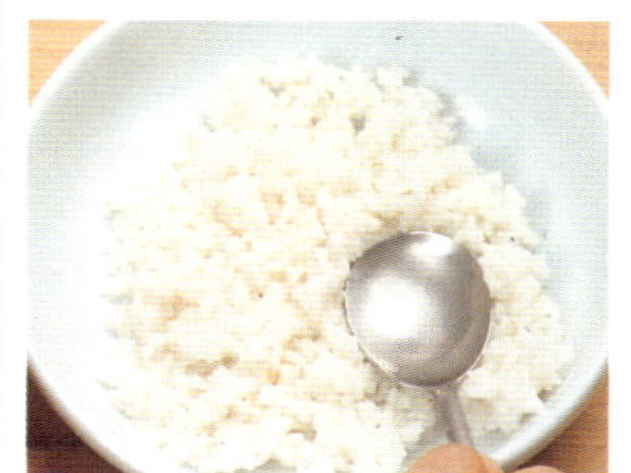

1 익지 않은 푸른 산초열매를 구입해 물에 살살 흔들어 씻은 후 체에 밭쳐 물기를 뺀다.

2 밥을 숟가락으로 고루고루 으깨어 반으로 나눈 다음 하나는 그릇에 편평하게 담고 하나는 완자를 빚는다.

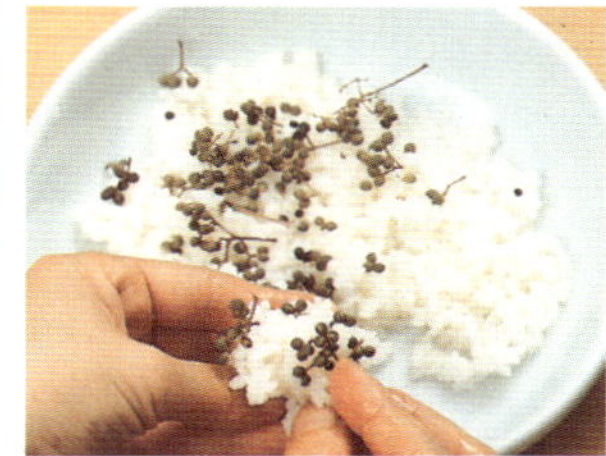

3 편평하게 밥을 담은 그릇에 산초를 군데군데 얹고 완자를 빚은 밥에는 산초열매를 몇 개씩 박는다.

만들기의 포인트

완자를 너무 크게 만들지 않는다. 완자를 만들 때 으깬 밥알들이 손에 달라붙을 수 있으므로 1회용 장갑을 끼고 하거나 밥알을 잘 으깨면 덜 달라붙는다.

맛의 특징

익지 않은 산초열매를 사용했기 때문에 향도 진하고 씁쓰레한 맛이 나지만 으깬 밥에 싸서 먹기 때문에 쓴맛이 덜하다. 산초 향을 좋아하는 사람들은 씹히는 산초열매의 맛을 즐길 수 있다.

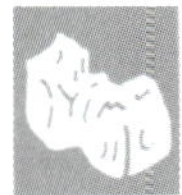

멧돼지 쓸개즙
급성 결막염의 충혈에 좋다

멧돼지 쓸개즙은 항균 작용이 뛰어나 염증을 없애주고 열을 내려주며 혈액순환을 촉진시키는 효능이 있다. 멧돼지 쓸개즙 1g을 따뜻한 물에 타서 한 방울씩 눈에 넣어주면 급성 결막염으로 인해 눈곱이 심하게 끼며 눈을 감고 뜨기에 어렵거나 시력이 갑자기 떨어진 증세, 눈이 자주 충혈되는 사람에게 좋다.

● 그밖에 효과가 있는 식품

삼백초 생잎 2~3장을 잘게 썬 다음 서로 비벼서 부드러워지면 거즈에 묻혀 눈에 바른다. 그 외에 눈의 피로를 느낄 때 가장 간단한 방법으로 눈에 **꿀**을 한 방울 떨어뜨려도 좋다. 눈의 상태가 나쁘면 나쁠수록 자극을 더욱 강하게 느끼게 되는데 한참 지난 뒤에는 시원해진다. 어린아이들에게는 자극이 너무 강할 수 있으므로 사용하지 말도록. 또한, **당근**에는 비타민 A로 변하는 카로틴이 많아 주스나 즙을 내어 매일 꾸준히 마시면 좋다.

이런 음식은 조심!
자극이 강한 음식은 눈병을 악화시킨다

마늘은 자극이 강한 식품으로 눈이 나쁘거나 눈병에 걸린 사람이 많이 먹으면 눈곱이 많이 끼

예방과 치료에는 청결이 우선

전염율이 강한 결막염의 예방에는 청결이 가장 중요시된다. 외출을 했다 돌아오면 재빨리 손과 얼굴을 씻고 눈도 맑은 물이나 식염수에 헹구어 주면 좋다.

집에서도 개인용 타월과 세면대 또는 세숫대야를 준비하는 것이 이상적이며 사용 후에는 이물질이 남아 있지 않도록 뜨거운 물로 소독을 하는 것이 좋다.

이미 증세가 나타난 후라면 더더욱 세면도구의 청결을 유지해야 하며, 약으로 사용하는 잎이나 줄기도 맑은 물에 깨끗이 씻어서 사용하는 것이 안전하다.

간 기능이 저하되었을 때도 눈병이 생긴다

우리가 흔히 말하는 눈병은 여러 가지 원인으로 인해 찾아오지만, 감염성이 강한 결막염 외의 모든 눈병들은 간기능이 저하됨으로써 생기는 경우가 많다.

특히 피로가 겹치고, 눈에 실핏줄이 보이며 따끔거리고 통증이 있는 등의 증세를 보이는 눈병은 대부분 간장의 약화로 동반되는 증세라고 볼 수 있다.

이럴 때는 무조건 약국에 가서 안약을 사기보다는 눈에 무리를 주지 않도록 안정을 취하고 산성식품인 고기류와 알코올류는 피하며 비타민 A·C와 칼슘, 카로틴이 풍부한 식품을 적극 섭취하도록 한다. 그래도 증세가 좋아지지 않는다면 당장 병원에 가보도록.

거나 시력이 악화되고, 눈병 증세가 더욱 심해지므로 피하는 것이 좋다. **고추, 생강, 겨자, 고추냉이** 등도 충혈이 있는 안질환에는 삼가도록.

종기의 일종인 다래끼가 생긴면 과식을 금한다. **새우, 게, 연어알, 명란** 등 어란류도 눈병을 악화시키므로 피하도록 한다.

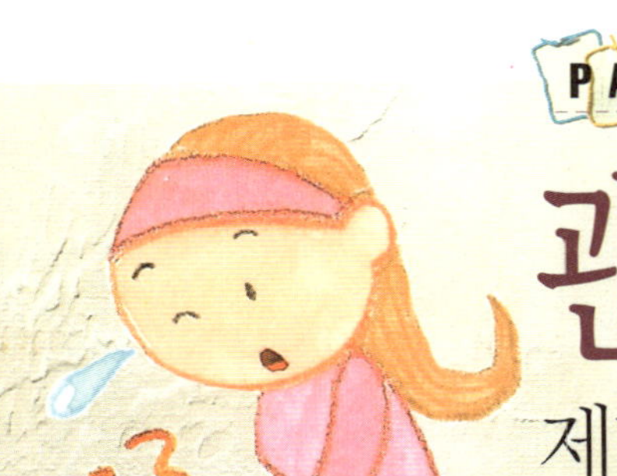

관절에 이상이 생겼을 때

제비꽃즙으로 아픈 관절 부위에 찜질한다

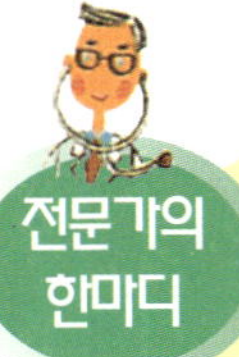

관절염의 종류는 매우 다양하여 100여 가지나 되며 그 원인과 증세도 한마디로 말하기는 어렵다. 다만 나이가 먹어감에 따라 누구에게나 찾아올 수 있는 증세이므로 평소에 관절을 잘 관리하여 관절염에 걸리지 않게 주의하는 것이 가장 중요하다. 대개 관절염은 관절에 무리를 주었다든지 세균에 감염되었을 때, 아니면 노화현상에 의해 뼈의 변형 형태로 나타난다. 아픔의 강도가 다양하여 견디지 못할 만큼 아픈 경우도 있다. 늘 가벼운 운동으로 관절을 단련시키고 몸을 따뜻하게 해 주도록 한다.

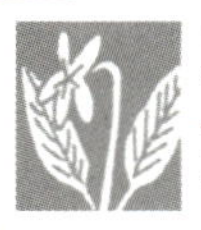

제비꽃즙찜질
진통 효과가 뛰어나다

우리나라 어디에서나 흔히 볼 수 있는 들꽃으로 오랑캐꽃이라고도 한다. 옛부터 타박상이나 관절염 증세가 있을 때 제비꽃을 소금으로 문질러서 그 즙을 아픈 부위에 붙이면 잘 듣는다고 전해지고 있다.

관절이 아플 때는 말린 질경이와 섞어 만든 즙으로 찜질을 하면 진통효과를 얻을 수 있다. 잘 말린 질경이와 제비꽃을 같은 분량으로 넣고 물의 분량이 반으로 될 때까지 달여 그 즙을 거즈나 천에 적셔 통증을 느끼는 관절 부위에 찜질한다. 즙이 뜨거울 때 해야 효과가 있다.

찔레나무열매찜질

관절염·타박상 부기에 좋다

산이나 들에서 흔히 볼 수 있는 장미과의 찔레나무는 가을이 되면 붉고 둥근 열매를 맺는데, 바로 이 열매에 약효가 있다.

생약명으로 '영실'이라 불리는 이 열매를 파란 기가 조금 남아있을 때 따서 햇볕에 바짝 말렸다가 탕으로 달여 마시거나 분마기에 찧어서 아픈 부위에 찜질을 하면 관절염이나 타박상으로 인한 부기가 가라앉는다.

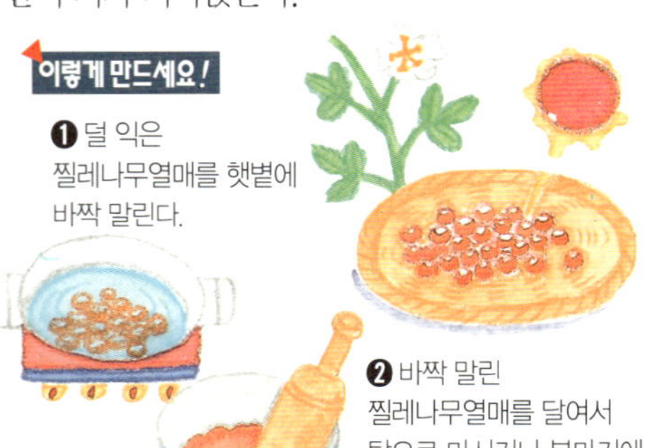

토란찜질
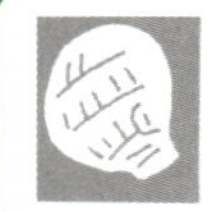
통증을 가라앉힌다

무릎이나 팔꿈치 등의 관절이 붓고 열이 나며 통증이 있을 때는 토란과 생강을 갈아서 만든 찜질약으로 아픈 부위를 찜질한다.

찜질하는 방법은 찜질약을 거즈 위에 손바닥 두께로 바른 후 그 위에 거즈를 한 겹 더 덮고 아픈 부위에 붙인다. 찜질약이 마르면 다시 갈아서 붙인다. 토란은 알칼리성 식품으로 해열 작용을 하며 어혈을 풀어 주기도 하여 관절염 외에 복막염, 늑막염, 편도선염, 신경통, 치통에도 효과가 있다. (만들기 35쪽에 있음)

장어구이
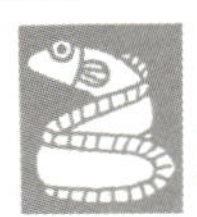
관절염을 예방·치료한다

옛부터 자양·강장제로 먹어온 장어는 체력을 강화시켜 주고, 영양가 또한 풍부한 현대에도 귀한 생선류로 꼽는다.

중국에서는 류머티즘이나 신경통·관절염 등에 이 장어가 좋은 효과를 낸다고 하여 고급요리로 대우받고 있다. 장어의 지방을 구성하는 불포화 지방산은 모세혈관을 튼튼하게 해 주며 몸의 생기를 왕성하게 해 주는 작용을 하여 장어를 계속해서 늘 먹으면 관절염 예방은 물론 치료에도 좋은 효과를 낸다.

장어의 독특한 냄새를 싫어하는 사람도 조리를 할 때 맛술을 조금 넣는다든지 생강이나 마늘 등의 향신료를 사용하면 향과 맛이 부드러워져 부

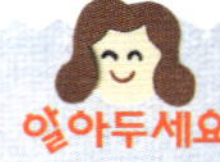

관절의 통증을 줄이는 방법

조금씩 나이가 들어가면서 뼈 마디마디가 시려오고 아파오면 여간 고통스럽지 않다. 그렇다고 약을 먹어도 곧 차도가 생기는 것도 아니니, 통증을 줄일 수 있는 몇 가지 방법을 기억해 두었다가 실천하도록 한다.

먼저, 관절에 무리를 주지 말자. 갑자기 심한 운동을 한다거나 무거운 짐을 들게 되면 관절 부담으로 통증이 악화된다. 또 겨울철은 물론 여름철에도 관절 부위를 따뜻하게 감싸주는 것이 좋다. 날씨가 덥다고 냉방장치를 한 실내에 오래 있게 되면 통증이 심해진다. 얇은 천이라도 덮어 보온을 해 주도록, 약초목욕도 몸을 따뜻하게 유지해 주고 혈액순환을 촉진시켜 주는 좋은 방법이다.

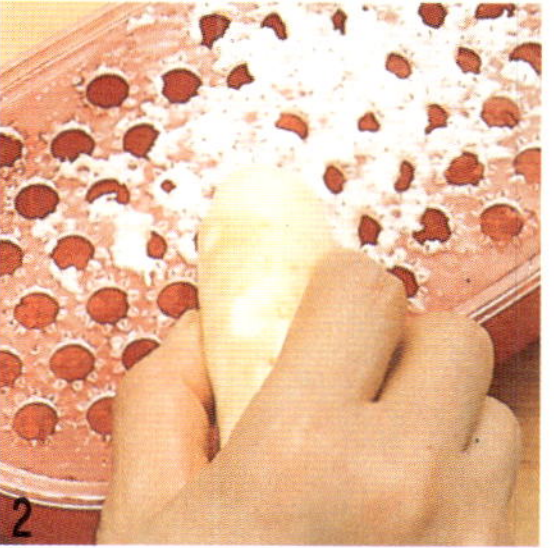
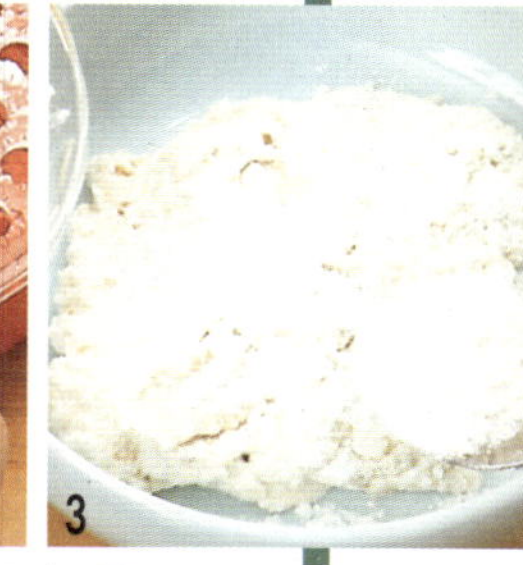

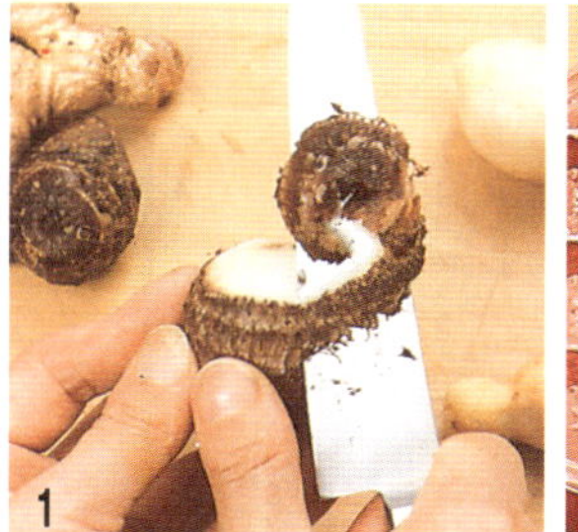
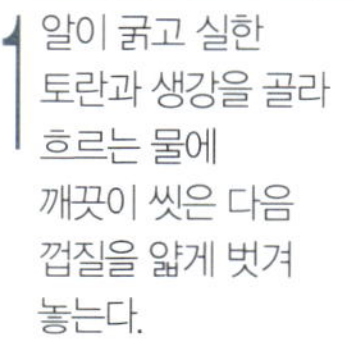

담없이 뜨을 수 있다.

장어구이·장어준·장어덮밥 등 입맛에 따라 변화를 주어 먹도록.

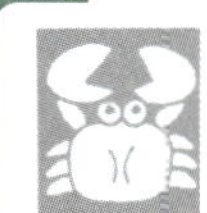

게찜질
부기를 가라앉힌다

게는 돋을 식혀주는 작용이 뛰어나 열이 있고 통증이 심할 때 찜질을 하면 열이 식고 아픔이 가신다.

살아있는 싱싱한 것을 골라 등딱지·호흡기·모래주머니 등은 떼내고, 발 끝도 깨끗이 손질한 다음 잘게 토막을 내어 분마기에 넣고 곱게 빻는다. 빻은 게살을 거즈에 두껍게 펴바르고 얇은 거즈 한 장을 그 위에 덮어 아픈 부위에 붙인다. 이렇게 여러번 찜질을 하는 동안 관절염의 증세는 진정되고 부기도 가라앉는다. 단, 게를 식용으로 먹는 것은 피한다.

● 그밖에 효과가 있는 식품

만성화된 관절 이상에는 로열젤리가 잘 듣는다. 하루에 400mg씩 3~6개월 동안 꾸준히 먹어준다. 3~4주 정도만 먹어도 조금씩 효과를 볼 수도 있지만 확실한 효과를 얻기 위해서는 3~6개월은 복용해야 한다.

된장을 아픈 부위에 직접 발라도 좋은 약효를 낸다. 그 위에 뜸을 뜨면 더욱 약효가 있다고 전해져 오고 있다.

굴에는 글리코겐이 풍부해 관절염의 예방과 치료에 좋은 효과를 낸다. 굳이 생굴만을 고집할 필요는 없고 마른굴과 살짝 익힌 굴도 같은 효과를 내므로 다양하게 변화를 주어서 섭취하도록 한다.

무릎관절이 붓고 통증이 있을 때는 겨자찜질도 효과가 있다. 겨자 1/2큰술에 밀가루 3큰술, 소주 조금을 넣고 잘 개서 거즈에 펴바른 다음 그 위에 다시 거즈를 덧댄 후 환부에 찜질한다.

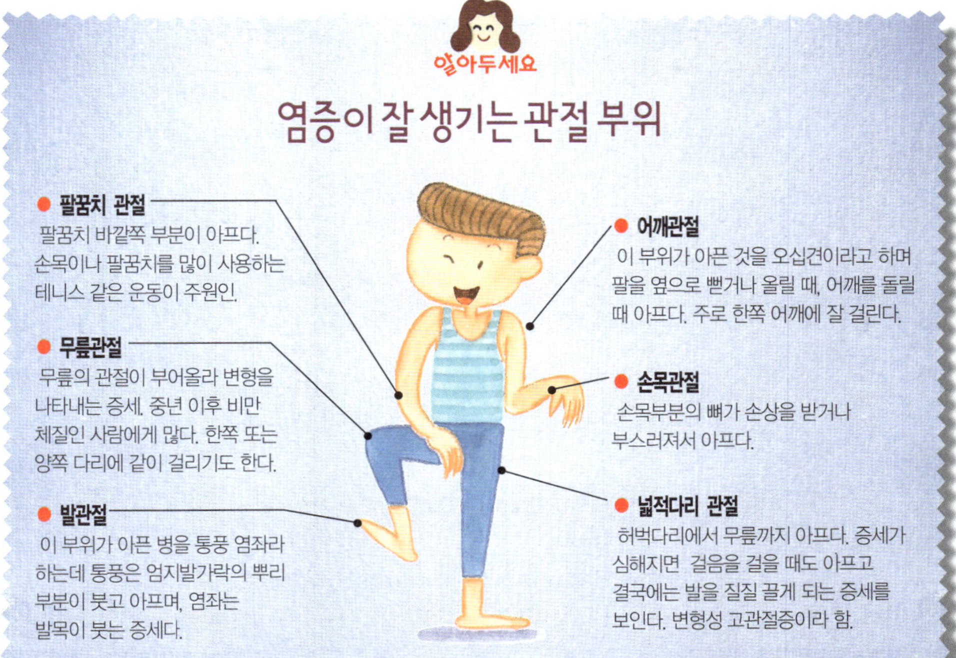

구내염일 때

염증을 가라앉히는 가지연고를 바르거나 연근 달인 물을 머금는다

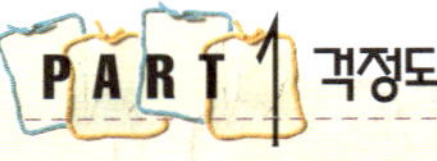

가지연고
입 속 병에 특효약이다

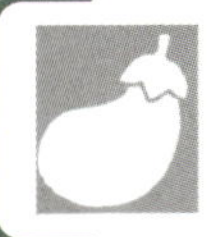

여름철 채소는 몸을 식히는 것들이 많은데 그중에서도 가지는 열을 내리고 통증을 가라앉히는 등의 작용을 해 옛부터 구내염에 특효약으로 알려져 왔다.

구내염에 걸렸을 때는 가지를 검게 구워 분마기에 넣고 갈아서 꿀로 잘 버무린 다음 염증이 생긴 부위에 발라주면 잘 듣는다.

가지의 꼭지를 햇볕에서 바짝 말려 가루를 내어 환부에 바르면 염증이 가라앉고 치통 예방에도 효과가 있다.

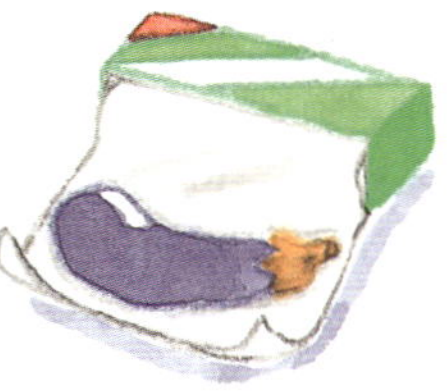

이렇게 만드세요!

❶ 가지 1개를 알루미늄 호일에 싼다.

❷ 오븐에 넣고 새까맣게 될 때까지 굽는다.

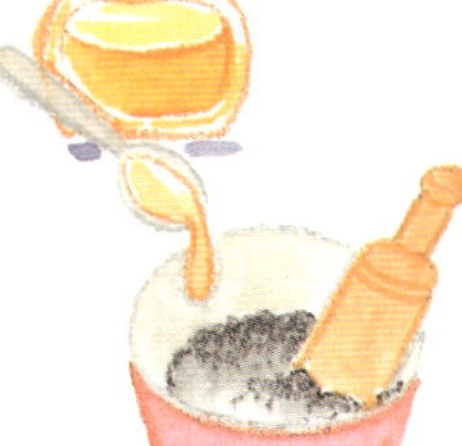

❸ 분마기에 넣고 곱게 간다.

❹ 꿀 1큰술을 넣어 골고루 섞은 다음 환부에 바른다.

보리죽

위궤양으로 인한 구내염에

보리에 포함된 식물성 섬유와 피틴 성분은 장의 활동을 돕고 소화를 촉진시키는 역할을 해 구

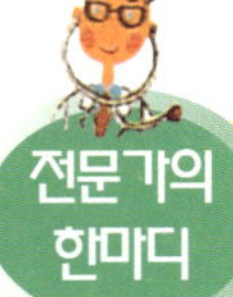

전문가의 한마디

구내염은 여러 가지 원인으로 인해 입 안이 헐어 아픈 병이다. 구내염의 종류를 보면 입 안이 불결하거나 비타민 B가 부족해서 일어나는 카타르성 구내염, 위장장애나 스트레스 등이 원인이 되어 생기는 궤양성 구내염, 입속 점막에 작고 얕은 궤양이 발생하는 애프터성 구내염, 또 아이들에게 많은 괴저성 구내염이 있다. 구내염은 일단 나아도 재발하는 경우가 많으므로 균형 있는 식사를 하고 하루에 4~5회 양치질을 하여 입 안을 깨끗이 유지하도록 한다.

내염에 걸리기 쉬운 사람에게 매우 좋다.

입맛이 쓰고 혀에 백태가 끼는 증세를 나타내는 구내염은 위장에 원인이 있는 것이므로 보리죽이나 끓는 물에 보릿가루를 타서 마시면 증세를 가볍게 할 수 있다. 보리죽은 식사 대신 먹어도 좋고, 끓는 물에 탄 보릿가루는 하루에 3회 식후에 마신다.

연근 달인 물
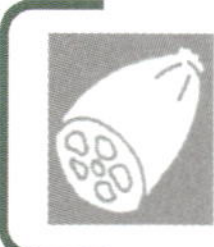
염증을 가라앉힌다

연근에 풍부하게 들어있는 타닌에는 염증을 가라앉히는 소염 작용, 조직을 긴장시켜 조여주는 수렴 작용, 상처 부위의 피를 멎게 하는 지혈작용, 단백질의 응고 작용 등이 있어 구내염 치료

에 효과가 있다.

연근을 얇게 썰어 물을 붓고 달여서 이 물로 하루 5~6회 양치질을 한다. 며칠분을 미리 만들어 놓고 사용해도 좋은데, 이때 용기는 유리병으로 해야 한다.

토마토주스

갈증을 풀어 준다

토마토는 병으로 인한 심한 갈증을 해소시키고 위액을 촉진시켜 음식의 소화를 도우며, 위를 튼튼하게 하는 역할도 한다. 또한 토마토에 포함되어 있는 비타민 B는 피를 맑게 하고 혈관을 튼튼하게 하는 등 구내염에 좋은 효과를 나타낸다.

가벼운 구내염 증세가 있으면 신선한 토마토로 주스를 만들어 몇 분간 입 안에 머금고 있도록 한다. 수시로 반복하면 좋은 치료 효과를 얻을 수 있다.

요구르트 세이크

구내염의 근본적인 치료에 효과

요구르트는 우리 몸에 유익한 균인 비타민 B 복합체를 합성하는 강장효과가 있다. 비타민 B가 부족해서 일어나는 구내염에 요구르트 셰이크를 만들어 마시면 효과를 볼 수 있다.

결명자즙

구내염의 조기 치료에 효과

결명자는 통증을 억제하고 소화를 촉진시키는 효능이 있다.

결명자 5~10g에 3컵의 물을 붓고 껍질이 터져

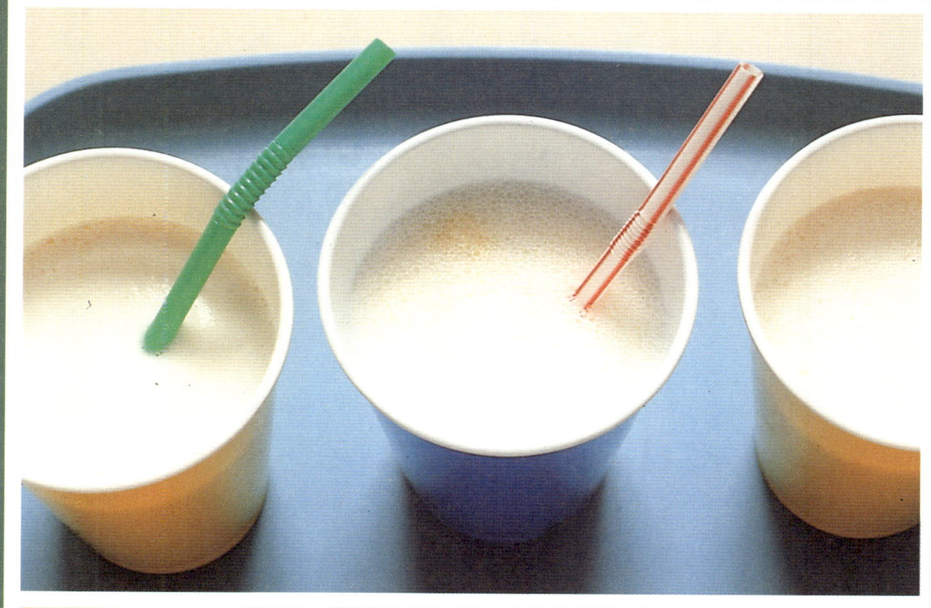

요구르트셰이크를 만들려면

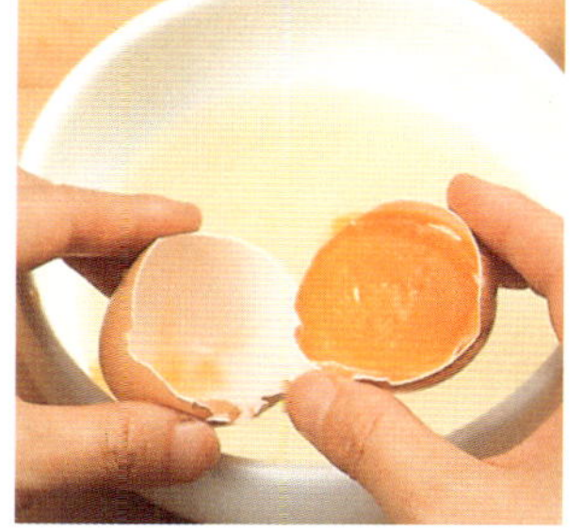

1 달걀은 신선한 것으로 준비해 흰자·가 섞이지 않도록 노른자만 그릇에 받아 놓는다.

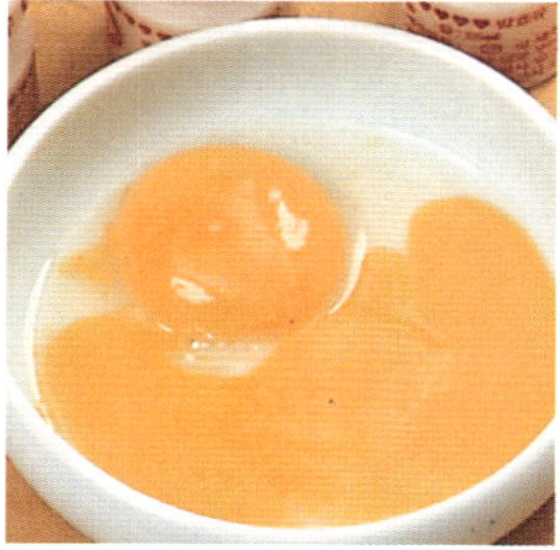

2 요구르트 3병, 우유 1/2컵, 그리고 달걀노른자를 준비한다. 요구르트는 떠먹는 것이나 마시는 것 모두 괜찮다.

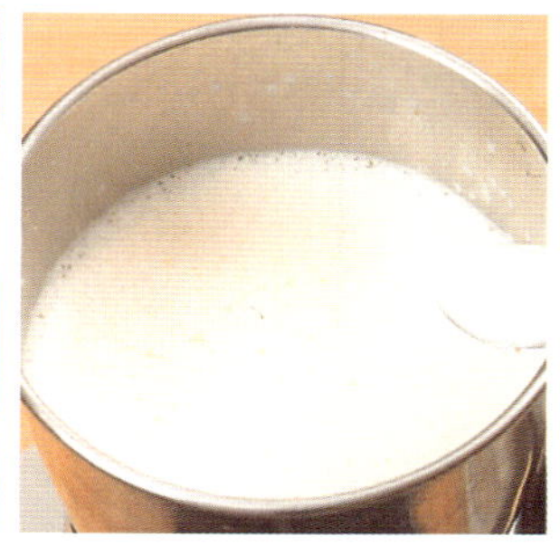

3 요구르트와 달걀노른자를 믹서기에 넣고 10초 정도 돌리다가 우유를 붓고 다시 5초 정도 더 돌린다.

만들기의 포인트

믹서기에 재료를 넣고 돌릴 때 우유는 나중에 넣고 짧은 시간에 돌려야 우유에 든 영양소가 파괴되지 않는다.

맛의 특징

요구르트의 향과 우유의 고소한 맛이 달걀노른자의 비린맛을 다소 없애주어 마시기 좋다. 차게 해서 마시면 더욱 맛있다.

진득한 속이 나올 때까지 달인다. 이 즙을 입 속에 2~3분 정도 머금고 있다가 뱉는다. 이것을 여러번 되풀이하면 구내염의 조기 치료에 효과를 볼 수 있다.

꿀에 갠 코코아가루
헐은 점막을 보호해 준다

코코아가루는 살이 헐어 있는 곳에 바르면 효과가 있다. 코코아의 성분 중에는 점막이 헐었을 때 이것을 긴장시켜 주는 수렴 작용이 있기 때문이다. 코코아에는 이밖에도 테오브로민과 카페인이 들어 있어 이뇨와 강장 효과를 볼 수 있다. 만들기도 매우 쉽다. 코코아가루와 꿀을 적당량 섞어 잘 개기만 하면 된다.

이것을 헐은 입안에 요령껏 바르는데, 침에 씻겨지기 쉬우므로 자주 덧발라 준다.

● 그밖에 효과가 있는 식품

식욕이 없을 때는 **신선한 무**를 갈아 식사 때마다 1/3컵씩 마신다.

식사를 할 수 없을 정도로 증세가 심할 경우에는 **로열젤리**를 바르든지 **꿀물**로 양치질한다. **무**를 강판에 갈아 여러 차례 입에 물고 있는다.

구내염은 원인을 치료하다

입안이 헐어 염증이 생기면 남들에게 깔끔하지 못하다는 인상을 줄뿐만 아니라 심하면 입안이 쓰리고 아파 식사조차 제대로 못하게 된다. 이렇게 되지 않으려면 평소의 예방이 중요하며, 일단 발병되었을 경우에는 원인을 알아내어 그에 따른 근본적인 치료를 하는 것이 바람직하다.

구내염 중에서도 궤양성 구내염은 특히 스트레스나 위장 장애 등이 원인이 되어 일어난다. 잠을 많이 자지 못해서 피로하거나 슬픔·우울·좌절 등으로 인해 정신적으로 불안정하게 되면 스트레스가 쌓이고 소화불량 증세가 나타난다.

심한 스트레스와 소화불량은 결국 조직의 기능을 저하시키는 결과를 가져와 구내염과 궤양성 질환으로 발전된다.

따라서 입안의 염증을 고치기 위해서는 스트레스나 소화불량 등 근본 원인이 되는 병부터 치료하는 것이 중요하다.

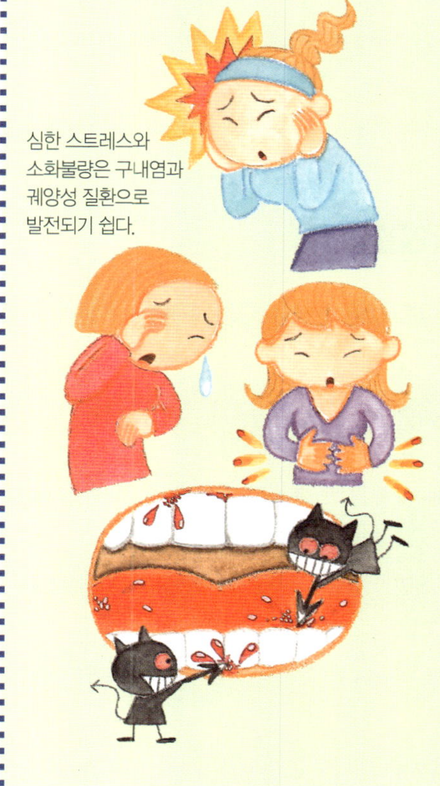

심한 스트레스와 소화불량은 구내염과 궤양성 질환으로 발전되기 쉽다.

그밖에 **범의귀잎 생즙**에 소금을 조금 넣고 입에 잠시 물고 있다가 뱉어 낸다. **감초**를 가루내어 입 안 염증이 있는 곳에 바르거나 **감초 달인 물**로 양치질을 해도 좋다.

구토를 할 때

설사를 하면서 구토가 있을 때는 매실장아찌 달인 물을 마신다

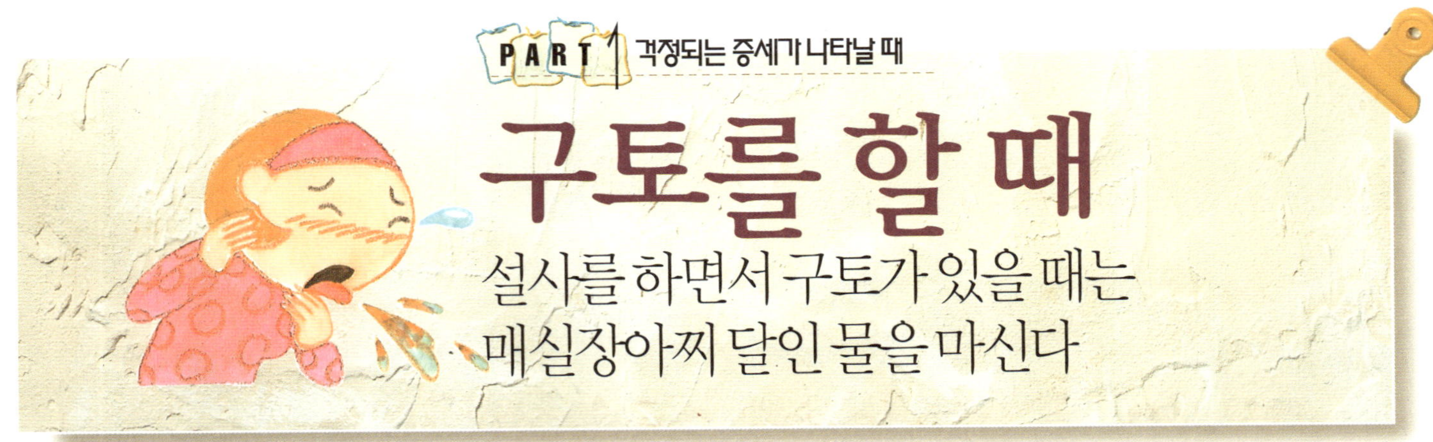

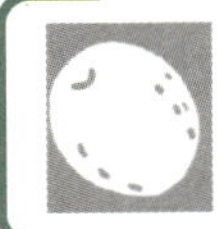

매실장아찌 달인 물

설사를 동반하는 구토에 좋다

매실은 옛날부터 식용은 물론이고 약용으로도 폭넓게 이용되어 왔다. 매실장아찌는 포도상구균이나 결핵균 같은 세균에 대해 대단히 강한 살균력을 갖고 있다. 또 정장 작용도 있기 때문에 세균성 설사나 만성설사, 식욕부진, 식중독이나 약물 중독, 구토 등에 높은 효과가 있다.

구토가 있을 때는 매실장아찌 달인 물을 마시면 더욱 좋다. 아무것도 먹고 싶지 않을 때라도 매실의 신맛이 식욕을 돋구어 준다. 매실장아찌 달인 물은 설사를 하는 구토증에 더 잘 듣는다. 2컵의 물에 매실장아찌 1개를 넣고 그 양이 반으로 줄어들 때까지 달여서 마신다.

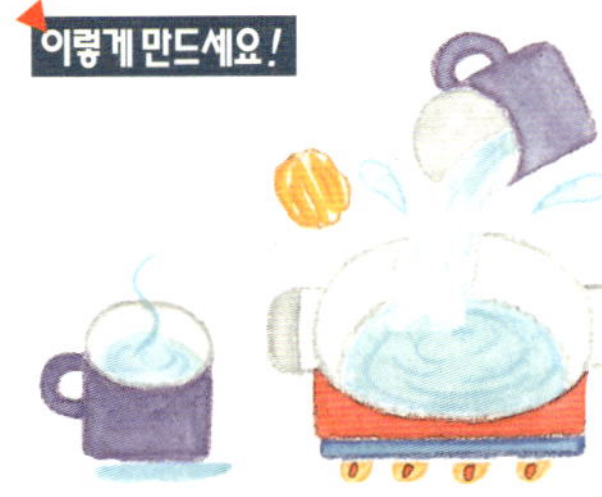

← 2컵의 물에 매실장아찌 1개를 넣고 그 양이 반으로 줄어들 때까지 달여서 마신다.

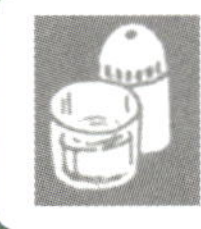

소금물

구토를 쉽게 해 준다

과음이나 과식으로 인한 구토증은 위장이 가득 차서 구토를 하고 싶은 것이므로 토해 버리는 편이 오히려 몸을 보호하는 것이 된다.

또한 음식물에 의한 중독도 마찬가지다. 이때에 일어난 구토증은 몸을 보호하려고 하는 자연스러운 현상이다. 구토를 하게 함으로써 해로운 물질을 장으로 보내지 않을 수 있다.

이럴 경우, 소금물은 구토를 유도하는 작용이 있어서 곧 토해낼 수 있다. 또 소금은 염증을 가

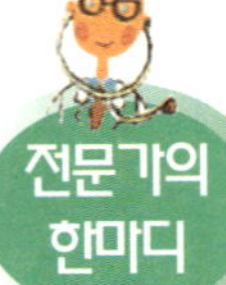

구토를 일으키는 원인은 식중독이나 소화불량으로 인한 것이 대부분이다. 암이 원인이 되어 일어나는 수도 있으므로 가볍게 생각하지 말고 구토증세가 자주 나타나면 전문의와 상담하도록. 또 식중독에 의한 구토증일 때는 참기보다 적극적으로 토해 버리는 편이 좋다.

구토증은 위 속의 유해물질로부터 몸을 보호하려는 반사 작용이기 때문에 약을 먹어 억지로 참지 말도록 한다.

토해 버리면 해로운 물질을 장으로 보내지도 않고 살균 효과도 있어 세균 감염을 막아 준다.

라앉힐 뿐만 아니라 살균 효과가 있으므로 세균 감염도 동시에 막아준다. 1컵의 미지근한 물에 1작은술의 소금을 녹여서 마신다.

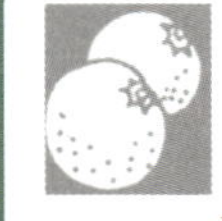

삽주뿌리와 탱자열매가루

복통을 일으키는 구토에

과식으로 복통이나 구토, 설사를 일으켰을 때 또는 불결하고 세균 감염이 된 음식을 먹어서 구토증이 있을 때 삽주뿌리와 탱자열매를 가루로 만들어 먹으면 효과가 있다.

삽주는 야산, 메마른 땅에서 잘 자라는 여러해살이 풀인데 이 뿌리를 쌀뜨물에 12시간 정도 담가 두었다가 그 물을 새것으로 갈아서 다시 24시

간 동안 담가둔다.

삽주뿌리가 다 불었으면 껍질을 벗기고 햇볕에 말려 곱게 가루로 만든다. 탱자열매도 말려서 가루로 만들어 삽주 뿌리와 2 : 1의 비율로 섞는다. 이것을 한 번에 10g씩 하루 3회 먹는다.

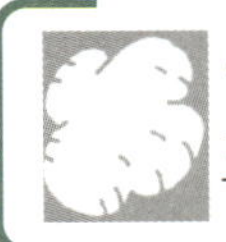

생강엑기스

구토증을 멎게 한다

생강은 구토증을 막아주는 효과가 뛰어나다. 구토증이 잘 멎지 않을 때는 생강엑기스를 마시도록. 갑작스런 구토에는 생강즙을 마셔도 상관없다. 생강을 1작은술 분량이 되도록 갈아서 거즈에 싸서 짠다. 이것을 1컵의 물에 풀어서 마시면 된다. (만들기 39쪽에 있음)

닭·반하뿌리 국물

체해서 일어나는 구토에

닭은 지방질이 적으면서도 고단백 식품으로 메티오닌이라고 하는 아미노산이 많아서 지방간에 대한 예방 효과를 지니고 있다. 특히 닭모래 주머니의 노란색 막은 위의 활동을 활발하게 하여 위액의 분비를 촉진하고 소화가 잘 되도록 도와준다.

한약재로 쓰이는 반하뿌리도 위를 보호하고 소화를 촉진시켜 구토에 효과가 있다. 손질한 닭 속에 반하를 넣고 삶아서 그 국물을 마신다.

● **그밖에 효과가 있는 식품**

연근을 강판에 갈아 만든 즙을 마신다. 연근생즙은 구토 후의 허전함과 식욕부진을 다스린다. 그밖에 생토란을 씹어 먹거나 달인 물을 마셔도 좋다.

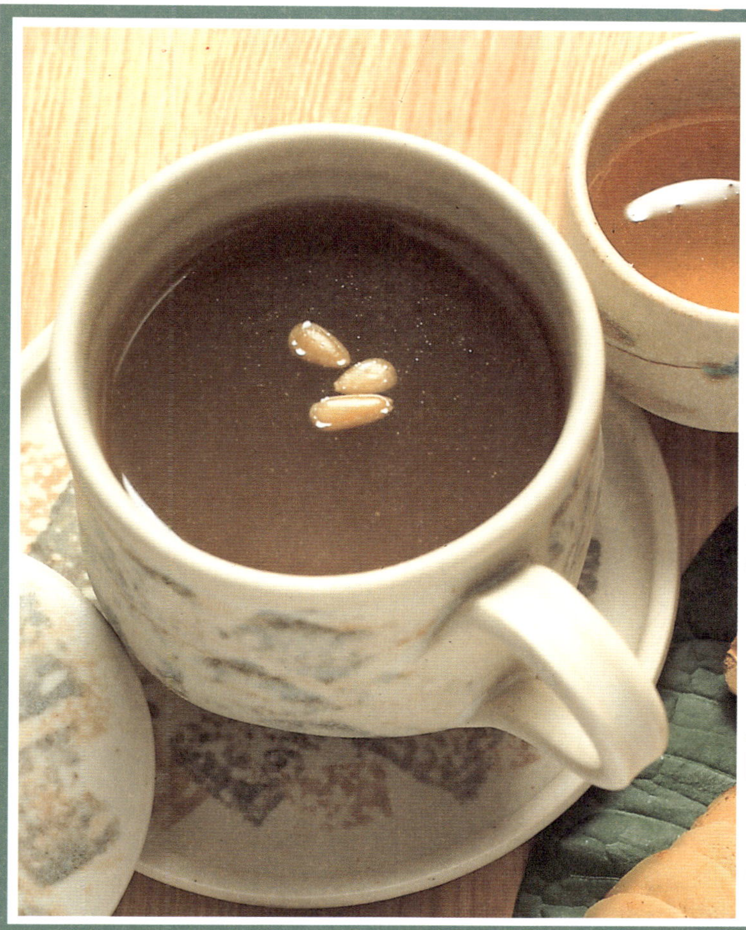

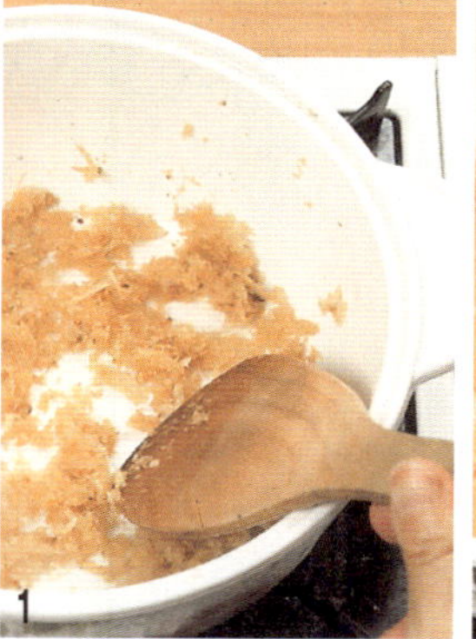
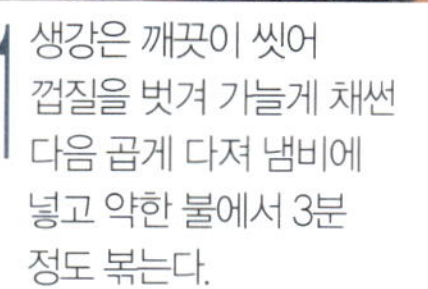
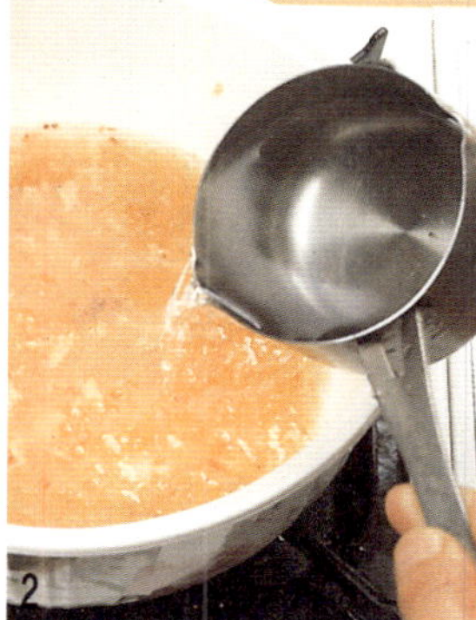
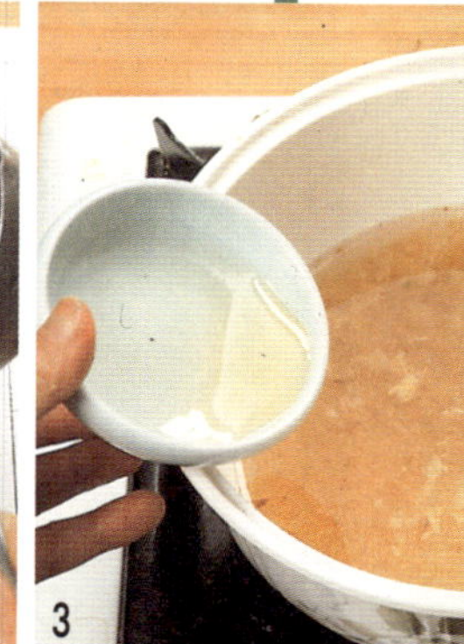

1 생강은 깨끗이 씻어 껍질을 벗겨 가늘게 채썬 다음 곱게 다져 냄비에 넣고 약한 불에서 3분 정도 볶는다.

2 잘 볶아진 생강에 준비한 물을 붓고 물의 양이 반으로 줄어들 때까지 중불에서 팔팔 끓인다.

3 물의 양이 반으로 줄어들면 불을 약하게 줄이고 꿀을 넣어 잠깐 끓인 뒤 불에서 내려 잣을 띄워 마신다.

만들기의 포인트

생강은 곱게 갈아도 질긴 부분이 남는다. 신경쓰지 말고 같이 먹도록 한다.

맛의 특징

진한 생강의 맛이 꿀을 넣으면 부드러워진다. 생강 특유의 매콤한 맛이 특징이다.

생활하면서 조심해야 할 일들

구토를 했을 때는?

구토를 했을 때는 재빨리 처치를 해야 한다. 우선 중요한 것은 트물이 비강이나 기도에 걸리지 않도록 몸의 자세를 잘 취하는 것이다.

몸을 일으킬 수 없을 때는 머리를 높게 하고 옆으로 눕도록 하거나 엎드리게 하고 얼굴을 옆으로 향하게 한다. 위를 보고 있어서 몸을 움직일 수 없더라도 얼굴만은 옆으로 가게 한다.

얼굴이 새파랗게 되거나 토물들이 입 안에 가득할 때는 손가락으로 긁어내 준다. 의식을 잃었으면 곧 병원에서의 응급 처치가 필요하다. 서둘러 구급차를 부르도록 한다.

가슴이나 배를 죄는 일이 없도록 단추나 넥타이를 늦추어 주는 것도 중요하다. 그리고 몸이 차가워지지 않게 담요로 따뜻하게 해 준다.

구토증이 있을 때는 호흡을 해서 들이마신 공기가 식도로 들어가기 쉽다. 그 공기가 자극을 주어 토하는 경우가 있으므로 호흡은 의식적으로 조용히, 규칙적으로 하도록 한다.

다 토해낸 다음에는 입 안을 깨끗하게 헹군다. 그리고 물이나 묽은 차 등의 액체를 조금 마셔서 수분 공급을 해준다. 또 토할 것 같으면 얼음 조각을 입에 물려준다.

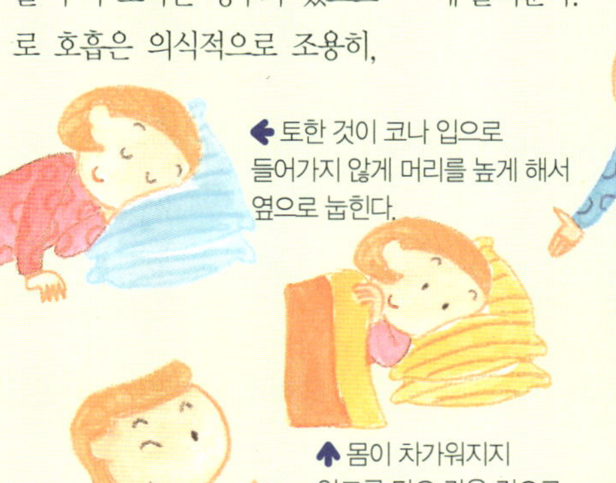

알아두세요

민간약을 쓸 때 꼭 알아야 할 상식

1 근거가 확실한 민간요법을 써야 한다

일시적으로 유행되었다고 해서 믿을만한 것은 못 되고 오랜 동안 민간에 전해 내려오면서 효과를 인정받은 것이어야 한다.

2 사용법을 정확히 알아야 한다

민간약은 원래 부작용이 없다는 점이 특징이긴 하지만, 사용법을 제대로 모르고 사용했을 경우 전혀 뜻밖의 사태가 발생할 수도 있다.

3 정해진 사용량을 지켜야 한다

한꺼번에 많이 복용한다고 해서 효과가 빨리 나타나는 것이 아니고 오히려 역효과가 날 수도 있으므로 적당량을 사용하도록 한다. 예를 들어 변비일 때 호도가 좋다고 해서 너무 많이 먹으면 설사를 하게 된다.

4 약초의 정확한 지식이 있어야 한다

들풀이나 야생 약초들 가운데는 독성이 강한 것도 있고 어떤 체질의 사람에게는 맞지 않는 것도 있다. 따라서 약초에 독성이 있는 것은 아닌지, 어떤 체질의 사람에게 안 맞는지 알아둘 필요가 있다.

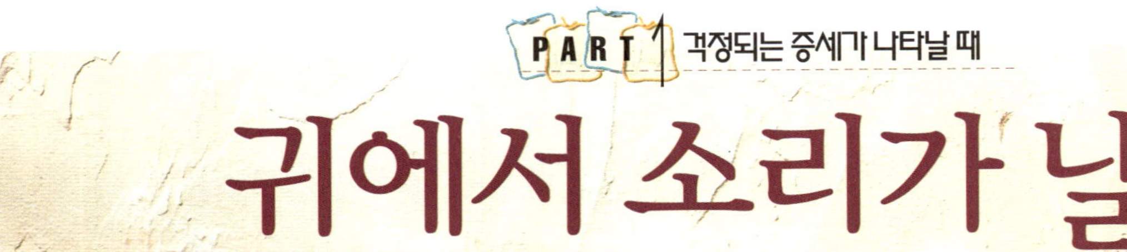

귀에서 소리가 날 때

호도나 말린 밤을 달여 공복에 마시면 가라앉는다

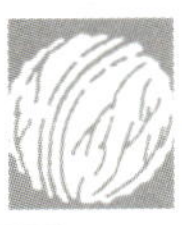

호도 달인 물
귀울림이 있을 때

한방에서는 귀울림증을 신장 기능이 약해지는 것과 관계가 있다고 본다. 호도에는 단백질, 비타민, 칼슘, 인, 지방질 등의 영양분이 풍부하게 들어있어 신장 기능이 약해져 체력이 떨어지고 귀울림증이 있는 사람에게 효과가 있다. 원기가 부족하면서 귀울림 증세가 나타나면 호도 달인 물을 먹는다.

그밖에도 호도는 동맥경화증을 예방하고 피부를 매끄럽게 해 준다.

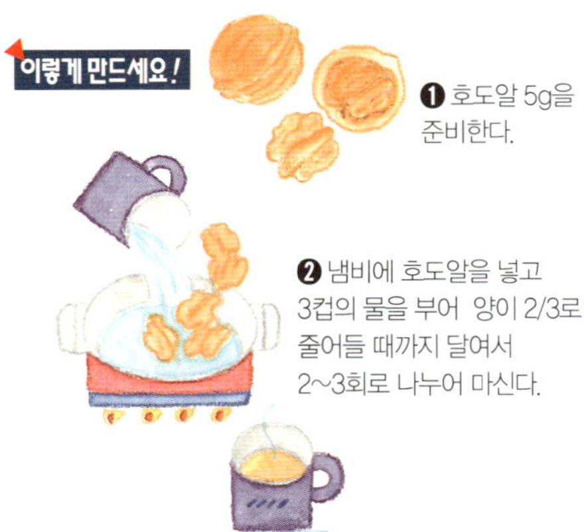

이렇게 만드세요!

❶ 호도알 5g을 준비한다.

❷ 냄비에 호도알을 넣고 3컵의 물을 부어 양이 2/3로 줄어들 때까지 달여 2~3회로 나누어 마신다.

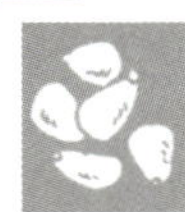

잣과 오미자차
귀울림의 주원인을 다스린다

귀울림은 중이나 내이, 또는 청신경 등에 변화가 있을 때 자주 나타난다. 이밖에 귀의 핏줄에서 박동이 느껴지기도 하는데, 이것은 뇌의 핏줄 계통의 장애에 의한 것으로 고혈압, 동맥경화, 신장병이 원인이 된다. 귀울림증을 가라앉히려면 먼저 원인이 되는 병을 알아 치료하도록 한다.

잣은 칼로리가 높은 식품으로 지방분은 물론 단백질과 당질, 비타민, 미네랄 등을 함유하고 있

밖으로부터의 소리로 인한 자극이 없는데도 윙윙 하는 금속음이 계속 들리거나 맥박 소리 같은 것이 들리는 것을 '귀울림증'이라 한다.

원인은 여러 가지이만 몸이 건강한 상태에서는 자연스러운 생리 반응이므로 특별히 걱정할 필요는 없다. 그러나 몸과 마음이 피로하거나 정서적으로 불안할 때, 체력이 떨어졌을 때 그런 증세가 자주 일어나므로 너무 심각하게 생각하지 말고 규칙적인 리듬으로 생활하고 적당한 운동으로 기분을 바꿔 스트레스가 쌓이지 않도록 한다.

어 자양강장제로서 좋은 식품이다. 특히 잣의 올레인산, 리놀레산, 리놀레인산 등의 불포화지방산은 고혈압과 동맥경화증을 예방해 주는 스태미너식이다. 따라서 귀울림의 주원인이 되는 병의 예방과 치료에 효과가 있다. 잣을 1회에 5~6개씩 오미자차와 함께 먹는다.

말린 밤 달인 물
신장을 보호해 준다

밤에는 신장을 보호해 주는 작용이 있어서 귀울림증 치료에 효과가 있다. 특히 말린 밤을 달인 물이 좋다.

껍질을 벗겨서 말린 밤 15g에 물 3컵을 부어 그 양이 반으로 줄어들 때까지 달인다. 이 물을 하

루에 3회로 나누어 공복시에 마시면 호도와 마찬가지의 효과를 기대할 수 있다.

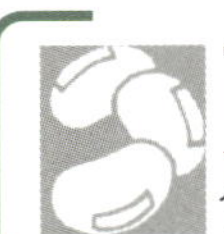

검은콩 넣은 양고기찜
신장이 약해져 귀가 울릴 때

검은콩에는 뛰어난 해독 작용과 신장 기능을 높여주는 작용이 있다. 신장 기능이 약해져서 밤에 소변을 보는 횟수가 많고 귀울림증이 있을 때 검은콩을 넣은 양고기찜이 좋다.

검은콩에는 콜레스테롤을 없애는 작용도 있으므로 귀울림증을 일으키는 동맥경화도 막을 수 있다.(만들기 41쪽에 있음)

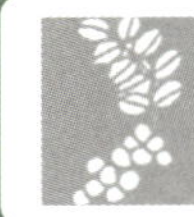

산수유주
노인의 귀울림증에

산수유 열매에는 몸을 보호하고 근육을 수축시키는 등의 약효가 있어 신장 기능이 약해질 때, 또는 노인들의 원인 모를 귀울림증에 효과가 있는 것으로 알려졌다.

산수유 열매 100g을 소주 5컵에 담가서 1개월 동안 서늘하고 어두운 곳에 놓아두면 산수유 열매의 성분이 술에 우러난다. 이것을 아침·저녁으로 1잔씩 마신다.

이렇게 만드세요!

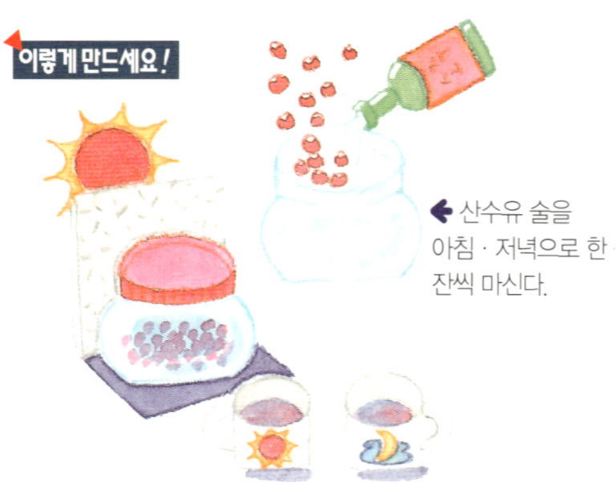

◀ 산수유 술을 아침·저녁으로 한 잔씩 마신다.

검은콩을 넣은 양고기찜을 만들려면

재료(4인분)/ 검은콩…60g, 양고기…500g, 후춧가루·소금…조금씩

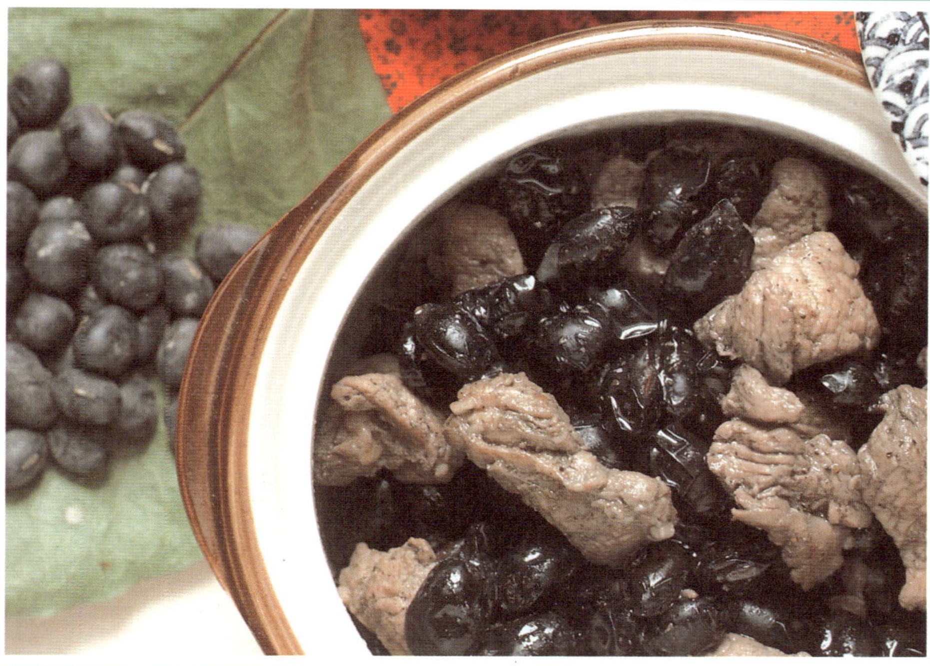

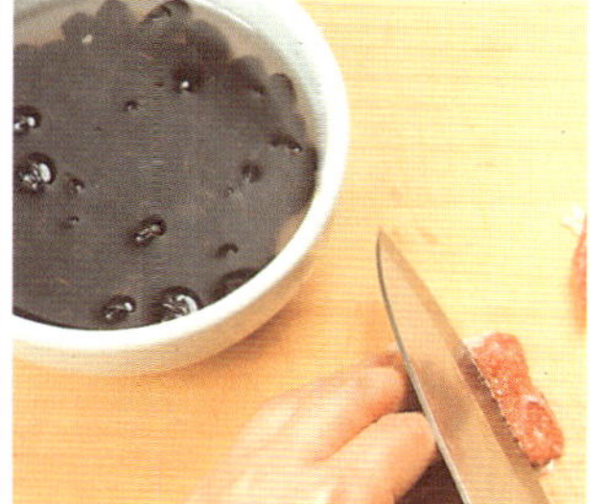

1 검은콩은 깨끗이 씻어 8시간 정도 물에 담가두고 양고기는 먹기 좋은 크기로 썬다.

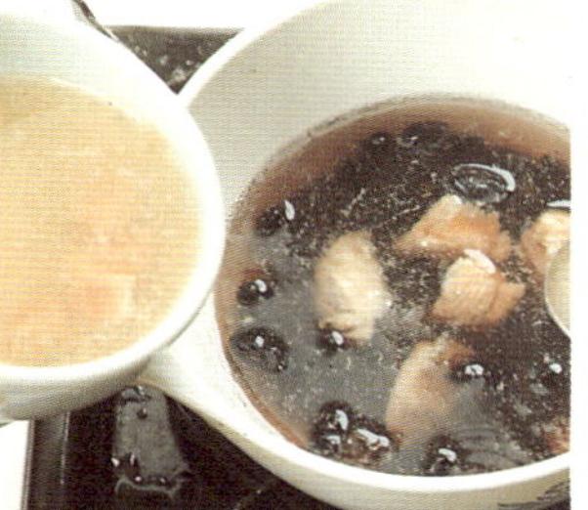

2 냄비에 불린 콩을 삶다가 양고기를 넣어 푹 끓인다. 국물이 반으로 줄 때까지 중불에서 끓여야 한다.

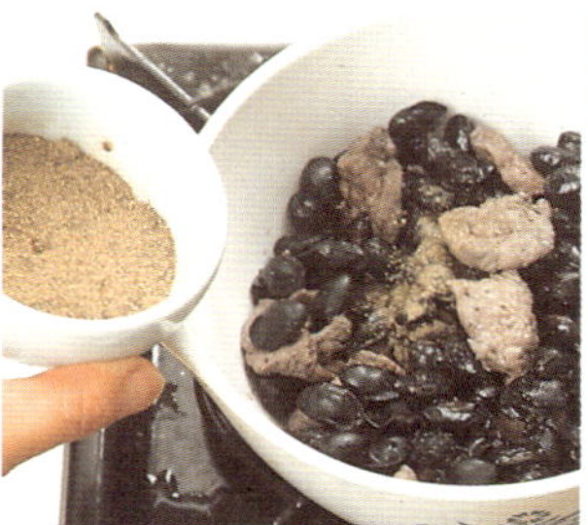

3 콩과 양고기가 다 익었으면 소금·후춧가루로 간을 맞추고 국물이 없어질 때까지 다시 30~40분 동안 찐다.

만들기의 포인트

처음부터 물을 좀 넉넉하게 붓는 것이 좋다. 검은콩을 삶을 때는 불을 약하게 한다.

맛의 특징

소금과 후춧가루만으로 간을 맞추는 것이므로 맛이 담백하다.

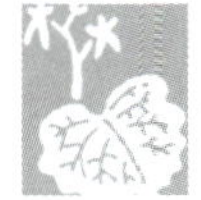 범의귀잎생즙
염증으로 인한 귀울림에

범의귀는 높은 산 축축한 땅에서 자라는데, 여름에 다섯 잎의 흰 꽃이 피는 약초이다. 범의귀에는 염증을 가라앉히는 작용이 있으므로 중이염, 인두(입과 식도 사이에 있는 깔대기 모양의 근육)나 치아 등에 염증이 생겨 일어나는 귀울림증에 효과적이다.

범의귀 생잎을 즙으로 짜서 탈지면에 듬뿍 적신 다음 이틀에 한 번씩 귓속에 넣어 둔다. 잎 뒤쪽이 녹색인 것이 효과가 좋다.

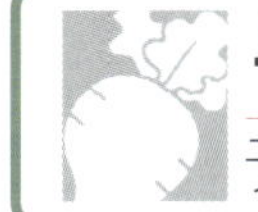 무즙
귓속에 발라준다

무를 갈아 즙을 짜낸 다음, 귀이개 등에 솜을 말아서 즙을 묻혀 귓속에 골고루 바른다. 하루에 3~4회씩 며칠 바르면 곧 낫는다.

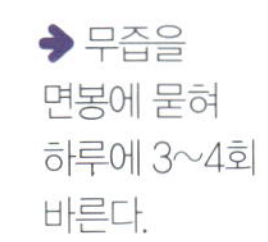

➡ 무즙을 면봉에 묻혀 하루에 3~4회 바른다.

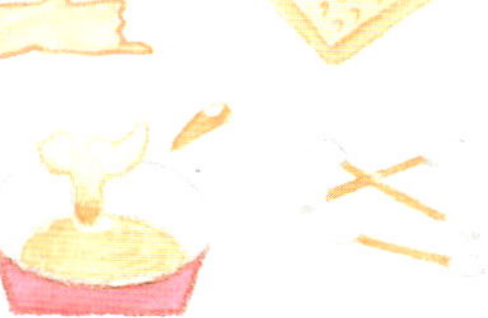

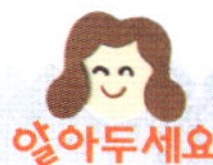

알아두세요

원인 ❶

귀울림은 내이의 이상 신호

귓병이나 귀울림 하면 대개 중이염을 생각할 정도로 중이염에 대해서는 비교적 널리 알려져 있다.

그러나 내이염이나 기타 내이에 생기는 여러 가지 병에 대해서는 잘 알려져 있지 않다. 우리의 일상생활에서 내이에 병을 일으킬 수 있는 여건은 매우 많다.

출·퇴근 시간의 요란한 자동차의 소음, 작업장의 기계 소리, 그리고 거의 모든 항생제와 몇몇 약재, 바이러스, 세균 등 얼마든지 있다.

내이는 골벽에 싸인 아주 작고 정교한 기관으로 '미로'라고도 불리며, 어떤 원인이든지 일단 병이 생기면 소리를 느끼는 기관이나 평형기관에 손상을 주어 신경성 난청을 일으키거나 어지럽게 된다.

원인 ❷

내이염은 귀가 울리고 어지러운 것이 특징

내이염은 내이 가까이에 있는 중이강의 심한 염증이나 귓속에 들어온 바이러스에 의해 생기며 소리가 잘 안 들리고 어지러운 것이 특징이다.

대개 갑자기 나타나는 경우가 많으며 일단 병이 생기면 서둘러 치료하여 더 이상의 진행을 막아야 한다.

원인 ❸

별안간 소리가 안 들리면 전문치료 받도록

요즘은 특별한 원인없이 갑자기 귀가 안들려서 병원을 찾는 예가 늘고 있다. 이와 같은 것을 '돌발성 난청'이라고 하는데 금속음 같은 높은 음으로 귀가 울릴 때 의심해 볼 수 있는 증세다. 이것은 바이러스나 알레르기, 혈관 장애가 원인이 될 수 있으며 대변을 보다가 뇌압이 올라 내이의 압력이 증가되거나 청신경의 종양에 의해서도 생길 수 있다.

발생 원인에 따라 다르지만 귀가 울리다가 별안간 소리가 안들리는 경우 곧 전문적인 치료를 받도록.

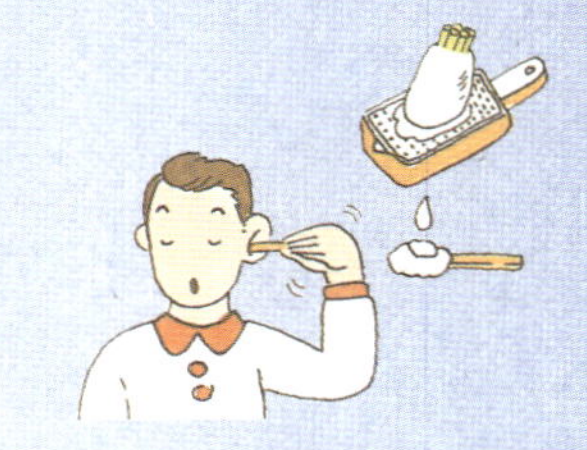

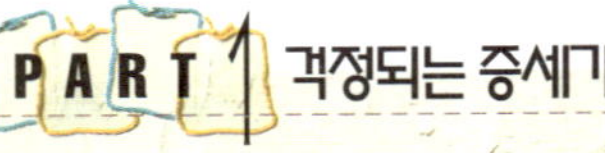

기관지염일 때

당근, 연근, 감귤, 은행 등을 먹어서 만성화를 막는다

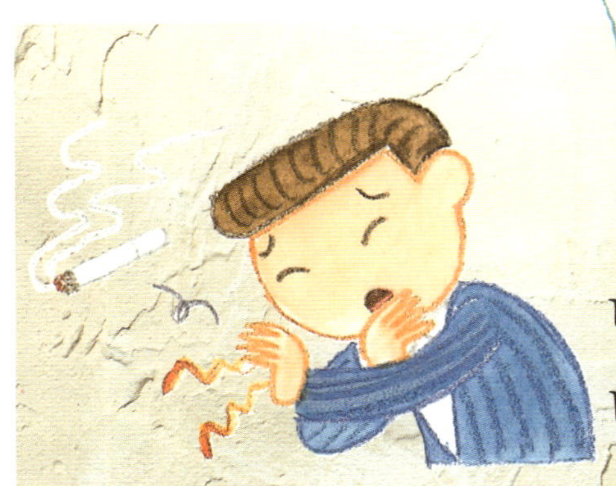

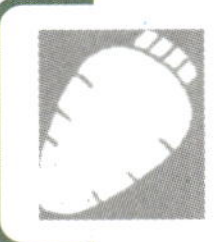

당근생즙
기관지 점막을 강하게 한다

당근의 붉은 색을 내는 색소 성분은 우리 몸안에 들어가면 비타민 A와 같은 약효를 낸다. 비타민 A에는 기관지의 점막을 튼튼하게 하고 저항력을 갖게 하는 작용이 있어 기관지 점막에 염증이 생겨 발생되는 기관지염에 좋다.

겉이 매끈하고 빛깔이 선명한 당근을 골라 그대로 먹거나 생즙을 내어 소주잔으로 1~2잔씩 마신다.

단, 당근에는 비타민 C를 분해하는 효소가 들어있으므로 다른 채소와 함께 혼합해서 사용하지 말도록 한다.

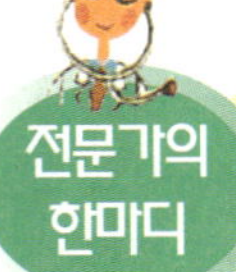

진피 · 미나리수프
기침과 가래를 가라앉힌다

감귤이 약용으로 사용되는 부분은 껍질이다. 감귤 껍질을 한방에서는 '진피'라고 하여 사용한다. 과육은 몸을 식히는 작용을 하므로 기침이 심하거나 한기가 있는 사람은 삼가도록 한다.

기침을 진정시키고 가래를 가라앉히는 데는 진피미나리수프가 좋다. 진피만을 달여 마셔도 좋으나 미나리를 함께 넣어 수프로 끓여 마시면 약효가 한층 더 뛰어나다. 감귤 껍질을 직접 말려서 사용해도 좋지만 한의원이나 한약재 시장에 가면 쉽게 살 수 있다. (만들기 43쪽에 있음)

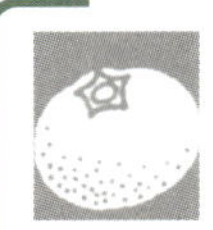

백합뿌리찜
기침을 멈추게 한다

백합뿌리는 기침을 멈추게 하고 신경질이나 초조, 불면증에도 잘 듣는다. 기침을 멈추게 하기

기관지염은 기침과 가래가 주요 증세인데 가벼운 경우는 1~2일 사이에 좋아지지만 치료를 소홀히 하면 상당 기간 괴로움을 겪게 된다. 가정에서 제일 주의해야 할 일은 담배를 피우지 않는 것. 담배는 피우는 본인은 물론 가족에게도 나쁜 영향을 주므로 꼭 끊도록 하자. 또 알코올이나 자극이 강한 향신료도 삼가고 소화흡수가 잘 되는 식사와 충분한 수분 공급을 한다. 갑작스런 온도 변화도 악영향을 미친다.

가급적이면 몸을 따뜻하게 해 주고 충분한 휴식을 취하도록 한다.

위해 약으로 사용할 때는 백합뿌리찜을 권한다. 백합의 뿌리와 배를 설탕과 함께 섞어 2시간 정도 삶은 다음 식혀서 먹으면 기침을 멈추게 하는 효과가 있다.

노인성 기관지염에는 백합뿌리를 갈아 그 즙을 따뜻한 물에 타서 마시면 더욱 좋다.

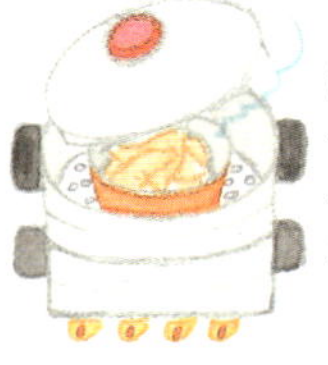

❶ 백합뿌리 9g과 배 1개를 깨끗이 씻은 다음 적당한 크기로 썬다. 배는 껍질을 벗기고 사용하도록.

❷ 준비된 재료와 설탕 15g을 잘 섞어 찜통에 넣고 2시간 정도 푹 찐다.

단, 감기 초기에 한기 증세가 있거나 만성 설사로 고생하는 사람은 몸을 차게 하는 성질이 있으므로 피한다.

은행찜
기침 · 가래에 특효약이다

은행에는 호흡기를 가다듬어주는 성분이 있어, 한방에서는 기침을 방지하는 약으로 사용하고 있다.

기관지염으로 심한 기침을 해 고생하는 사람은 은행찜을 권한다.

날것은 중독성이 있으므로 반드시 굽거나 삶아서 익힌 다음에 먹도록 한다. 이미 익힌 은행이라 해도 어른은 하루에 8~10개, 어린이들은 5개 이상을 넘지 않도록 주의한다.

배즙탕
열로 인해 목이 마를 때 좋다

염증으로 인해 목에 열이 나면 입안이 자주 마르거나 목이 쉬고, 목구멍에 통증을 느끼게 되며 기침 · 가래가 끊이지 않는 증세가 나타난다.

이러한 증세로 시달릴 때에는 배를 갈아 주스로 마시거나 꿀과 생강, 통후추를 함께 넣어 탕을 끓여 마시도록 한다.

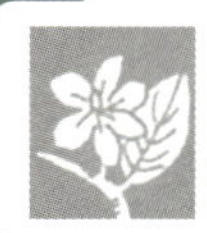

구운 치자 열매
만성 기관지염 증세에 좋다

치자열매를 검게 구워 먹으면 염증을 없애주고 심한 기침으로 인한 가슴의 통증을 진정시켜 준다. 잘 익은 치자열매를 골라 햇볕에서 바짝 말려 사용하는데 한약방에서 쉽게 구할 수 있는 약재이다. 하루 용량은 3g, 3회에 나누어 먹는다.

진피·미나리수프를 만들려면

재료(1회분) / 진피(감귤껍질)…2큰술, 미나리…1단, 물엿…30g, 물…2컵

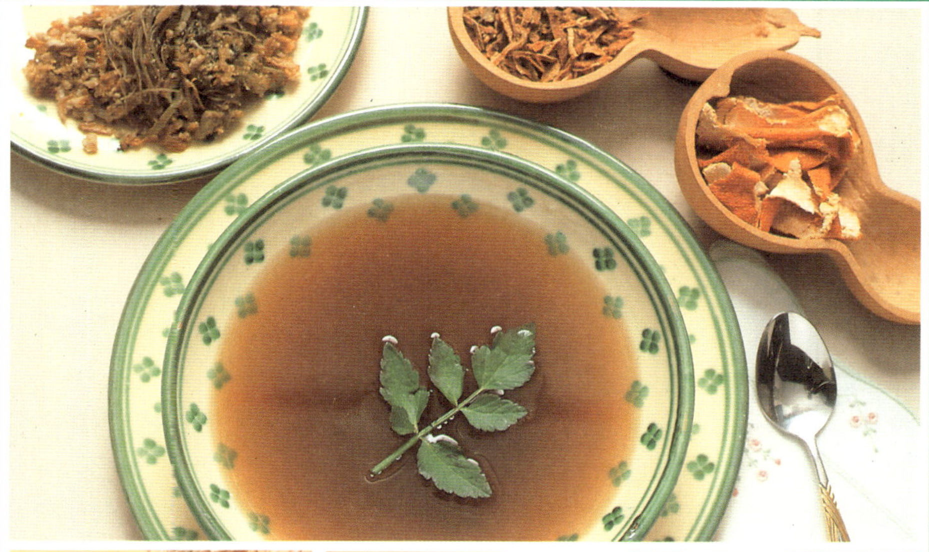

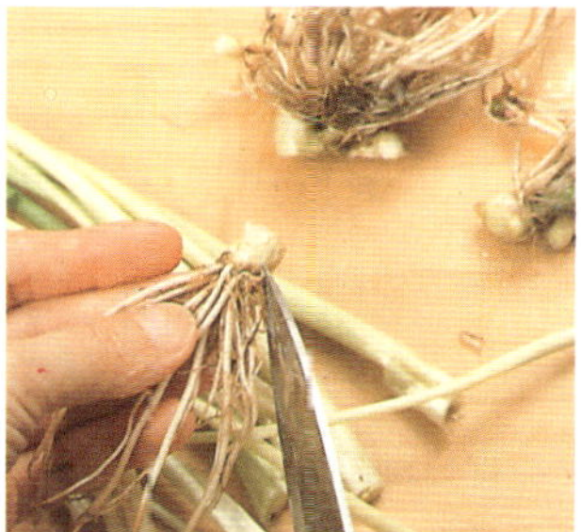

1 미나리는 뿌리만 잘라 구석구석 박힌 흙과 먼지를 털어낸 후 흐르는 물에 살살 흔들어 깨끗이 씻는다.

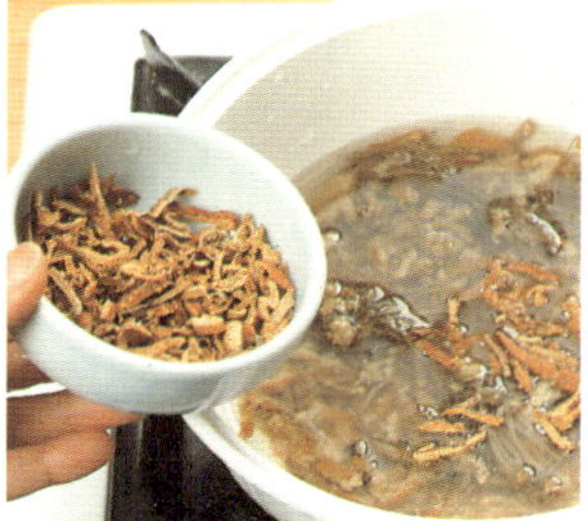

2 냄비에 물을 붓고 미나리뿌리와 진피를 넣고 센불에서 달이다가 끓기 시작하면 중불로 낮춘다.

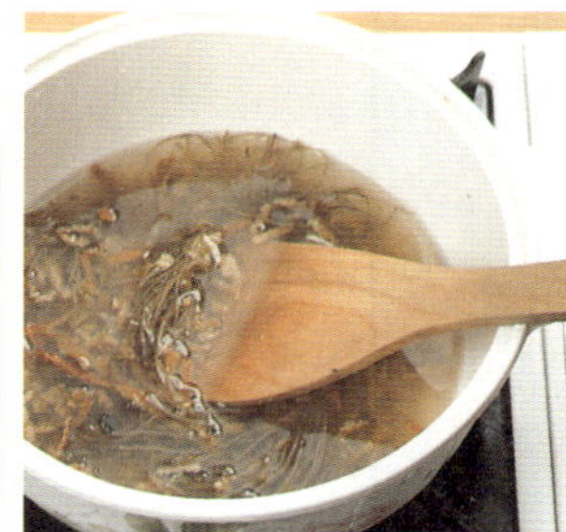

3 물이 반으로 줄면 불에서 내리고 체에 걸러 즙만 받아 식성에 따라 꿀이나 물엿을 넣어 마신다.

만들기의 포인트

센불에서 끓이면 진피와 미나리 뿌리에 든 영양분이 충분히 우러나지 않으므로 중불에서 달인다. 건더기와 함께 먹어도 되고 즙만 먹어도 된다.

맛의 특징

물엿의 단맛과 감귤껍질의 향이 어우러져 마시기에 불편함이 없다. 따뜻할 때 마시는 것이 먹기 좋다.

연근즙

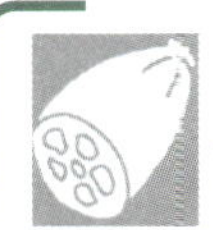

심한 기침을 가라앉힌다

계속되는 기침을 진정시키는 데는 연근즙이 좋다. 껍질에도 약효가 있으므로 깨끗이 씻어서 그대로 사용하도록 한다. 검은 색을 내는 마디 부분을 갈아 그 즙을 마시면 기침이 멈추고 가슴도 편안해 진다.

벚꽃나무 달인 즙

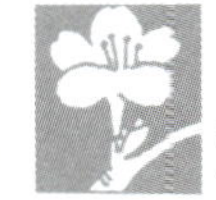

기침을 멎게 한다

벚꽃나무의 껍질을 벗겨 달인 즙을 마시면 기침을 예방해 주고 피부염에도 잘 듣는다.

생약명으로는 '앵피' 라고 하여 전문시장이나 한약방에서 쉽게 구할 수 있다. 두께가 두툼하고 적갈색을 띠며 윤기가 흐르고, 결이 가로로 뻗은 것을 고르도록.

기침과 가래의 치료를 위해서는 앵피 3~5g에 물 1컵 정도를 붓고, 물이 반으로 줄 때까지 달여 하루에 2~3회씩 꾸준히 마신다.

● 그밖에 효과가 있는 식품

검은콩·수세미를 각각 달여서 함께 마시면 기침과 목구멍의 통증을 부드럽게 가라앉힌다. 검은콩은 2큰술 정도를 물에 달여 그 즙을 마시고, 수세미는 열매를 통째로 잘라 물에 삶아서 그 즙을 마시면 된다.

해파리도 가래에 좋은 약효를 낸다. 해파리를 물에 불려 식초나 진간장으로 맛을 내서 반찬으로 먹는다. 우리가 흔히 먹는 해파리냉채도 좋다. 해파리는 부작용이 거의 없으므로 오래 먹어도 괜찮다.

겨자를 이용해 찜질을 해도 좋다. 시중에서 판매되는 겨자가루를 구입해 미지근한 물에 개어 거즈에 발라 목 앞 부분에 5~10분 정도 붙였다가 떼낸다.

생활하면서 조심해야 할 일들

급성 기관지염일 때는 일상 생활에 주의하자

● 집안에 먼지가 많으면 기침이 잘 가라앉지 않는다. 항상 청결에 힘쓰도록. 실내는 적절한 온도를 유지하고 건조한 계절에는 가습기를 사용한다.

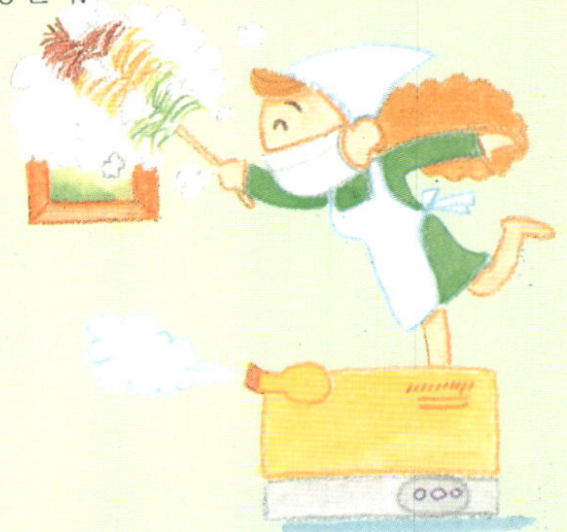

● 수분을 충분히 공급해 기침과 가래가 생기는 것을 막도록 한다. 금연은 기관지염 치료의 제 1단계. 가족들의 흡연도 간접적인 영향을 주므로 곁에서도 피우지 않는 것이 좋다.

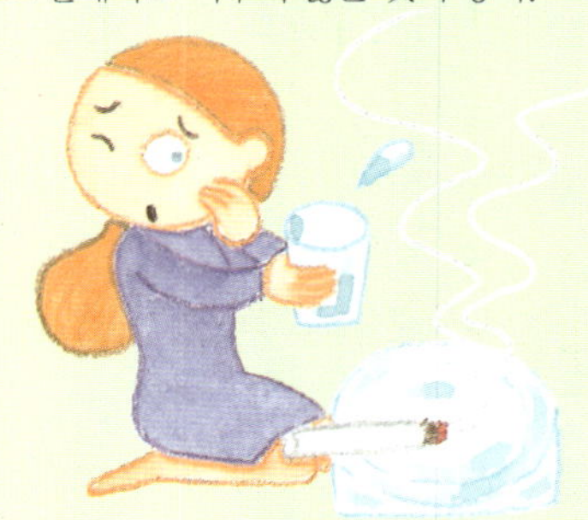

● 술도 끊는 것이 좋다. 친구를 만나거나 연회에 참가하게 되어 음주를 하게 된다 해도 과음은 피한다. 소화흡수가 잘되는 음식으로 식단을 만들어 하루 3끼, 규칙적으로 먹는다.

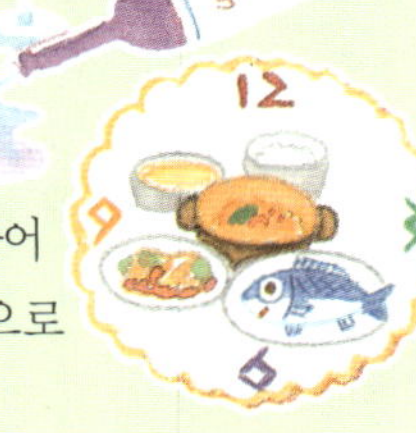

기관지 천식일 때

인삼탕, 수세미즙을 마셔 천식을 가라앉힌다

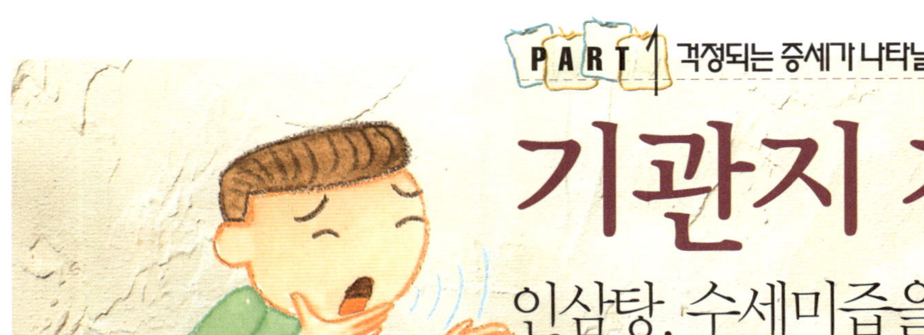

배시럽연근즙
담이 나오는 기침에 효과

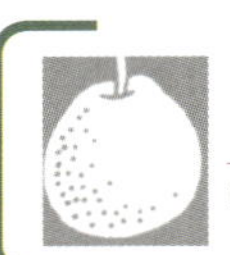

배는 옛부터 변비와 배뇨에 좋다고 알려졌다. 한방에서는 배를 여러 가지로 써 왔는데 담이 나오는 기침에는 배즙에 연근즙을 섞어 먹으면 기침으로 인한 불안정을 다소 회복할 수 있다. 연근즙 대신 생강즙을 섞어 먹어도 좋다.

소화력이 약한 사람은 배를 먹으면 설사를 일으키기도 하므로 많이 먹지 않도록 한다.(만들기 45쪽에 있음)

인삼탕
천식 증세를 가볍게 한다

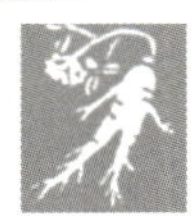

혈관의 운동을 돕고 중추 및 호흡중추를 자극해 천식을 치료하는 효과를 낸다. 인삼으로 탕을 끓여 마시면 효과가 좋은데, 약효가 강하므로 이틀에 한잔씩 7일을 마신다. 며칠 쉬었다가 다시 시작한다.

어떤 경우든 식기 전에 마시는 것이 중요하며, 마신 직후에 과일은 피한다.

이렇게 만드세요!

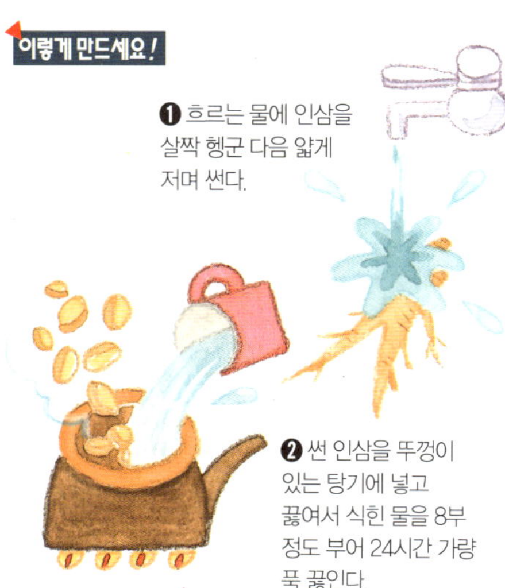

❶ 흐르는 물에 인삼을 살짝 헹군 다음 얇게 저며 썬다.

❷ 썬 인삼을 뚜껑이 있는 탕기에 넣고 끓여서 식힌 물을 8부 정도 부어 24시간 가량 푹 끓인다.

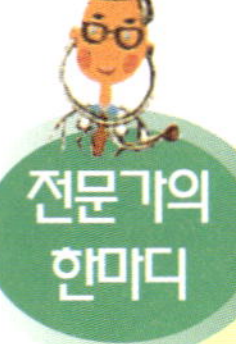

전문가의 한마디

천식이란 기관지가 수축해 기도가 좁아져서 숨쉬기가 어려워지는 증세다.

발작이 일어나면 목구멍에서 '색색' 소리가 나면서 숨쉬기가 괴롭다. 발작이 30분 이상 계속되면 당장 병원으로 옮기도록.

천식의 원인은 대개 알레르기인 경우가 많으므로 먼지나 꽃가루, 대기오염 등 여러 가지 알레르겐을 없애고 증세를 가볍게 해 주는 식품을 먹도록 한다.

조리하지 않은 생채소나 과일 등 찬 음식은 되도록 피하고 기침을 가라앉히는 식품을 선택하여 집에서 직접 만들어 먹도록 한다.

간장에 삶은 머위
체질을 개선해 준다

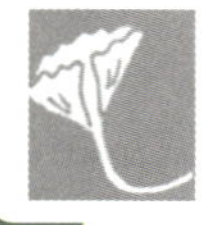

매일매일 머위를 반찬으로 조리해서 꾸준히 먹으면 발작 증세가 가라앉고 체질도 개선된다.

잎과 줄기를 잘게 썰어 묽은 간장에 삶아 먹는다. 고기 음식에 섞어 먹으면 무리없이 먹을 수 있다.

기름에 절인 은행
가래를 진정시킨다

기름에 튀긴 것이나 삶아서 익힌 것, 불에 구운 것 등을 매일 꾸준히 먹으면 가래를 가라앉힐 수 있다. 날것은 먹지 말도록.

가을에 신선한 은행을 골라 껍질을 벗기고 유리나 사기그릇에 담아 콩기름 또는 식물성 기름을 부은 다음 뚜껑이나 랩으로 밀폐해 3개월 정도 저장해 두었다가 아침·저녁 한알씩 먹는다.

검은콩 삶은 물
기침을 멎게 하는 묘약이다

검은콩 삶은 물을 마시면 기침이 멎는다. 검은콩 2큰술을 냄비에 넣고 물 3컵을 부어 오랫동안 뭉근하게 달여 진하게 마신다. 흑설탕을 조금 넣어서 끓이면 독특한 냄새가 없어진다.

수세미즙
가래와 천식을 멎게 한다

가을에 잘 익은 수세미를 골라 즙을 내고 얼음설탕과 함께 달여 마시면 가래가 진정되고 천식에 좋은 효과를 낸다.

수세미를 구하지 못했을 경우에는 오이를 강판에 갈아 즙을 마신다. 3개 정도 즙을 내어 마시면 효과를 볼 수 있다.

남천열매가루
기침을 가라앉힌다

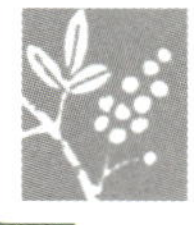

12월경에 따낸 잘 익은 남천열매를 불에 검게 구운 다음 가루로 만든다. 이 가루 1/2큰술을 하루에 2~3회 물과 함께 마신다. 말린 열매를 달인 물도 효과를 볼 수 있으므로 하루 분량으로 5~10g을 달여 몇 회에 걸쳐 나누어 마시도록 한다. 강한 효과를 내므로 하루 분량을 초과하지 말고 꼭 지키도록.

배시럽연근즙을 만들려면

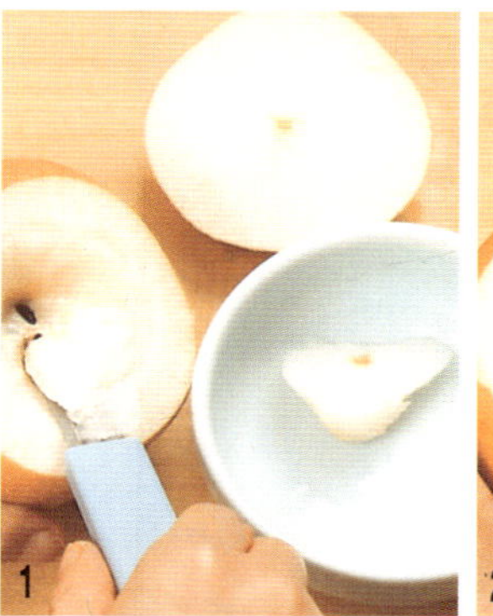
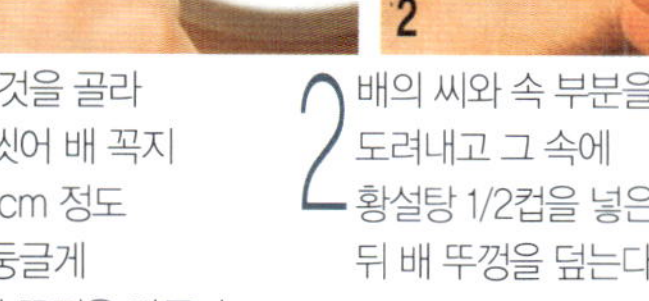
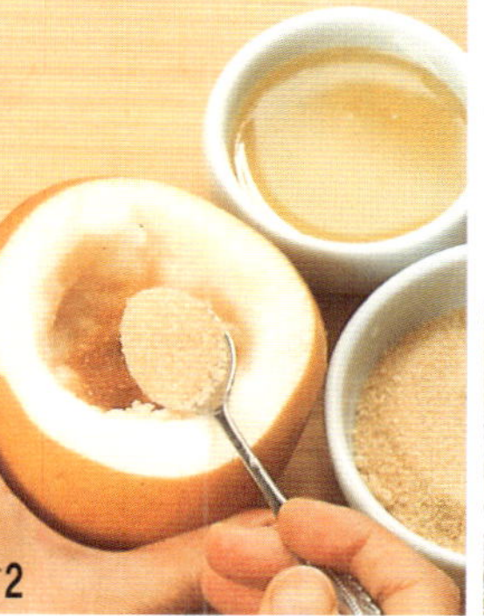
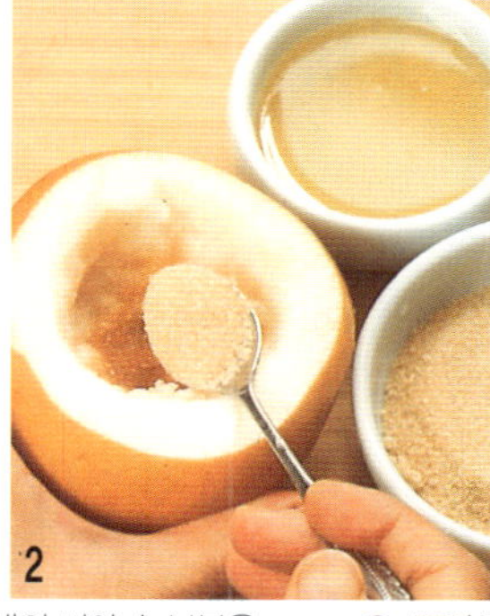

1 배는 큰 것을 골라 깨끗이 씻어 배 꼭지 부분을 1cm 정도 두께로 둥글게 도려내어 뚜껑을 만든다.

2 배의 씨와 속 부분을 도려내고 그 속에 황설탕 1/2컵을 넣은 뒤 배 뚜껑을 덮는다.

3 뚜껑 덮은 배를 은박지에 싸서 미리 달구어진 석쇠에 올려 약한 불에서 20~30분쯤 굽는다.

만들기의 포인트

배의 속을 도려낼 때 배과육이 파지지 않도록 조심한다. 속을 너무 많이 파내면 구울 때 터지기 쉽다. 적어도 1cm 정도는 남겨둔다.

맛의 특징

배에서 우러난 물과 연근즙을 섞어 같이 마신다. 연근즙의 비리고 약간 쓴맛이 배즙에 의해 중화되어 먹기 쉽다.

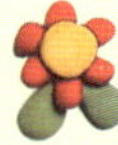
생활하면서 조심해야 할 일들

발작 예방은 원인 제거를!

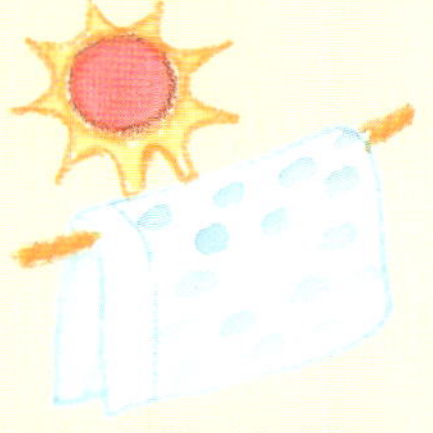

↑ 카펫은 사용하지 말고, 침구는 항상 깨끗이.

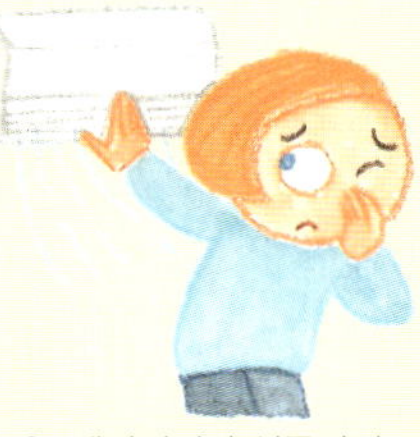

↑ 에어컨이나 선풍기의 바람은 피한다. 급격한 체온의 변화가 오면 발작이 일어난다.

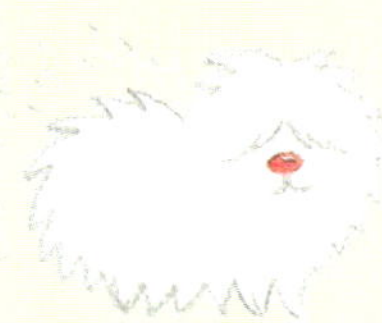

↑ 애완동물은 피한다. 개나 고양이 등 애완동물의 털도 알레르기의 원인이 된다.

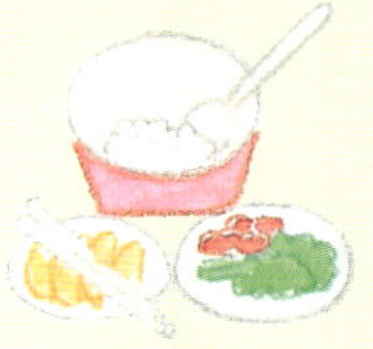

↑ 발작 후의 식사는 적게. 잠잠해졌던 기침이 음식물의 섭취로 인해 재발하는 경우가 있기 때문이다.

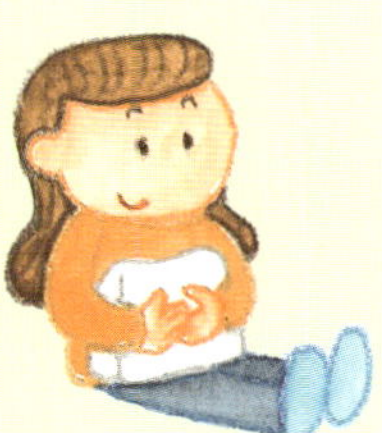

↑ 발작이 일어나면 몸을 앞으로 굽힌다. 자세를 똑바로 하고 허리를 앞으로 굽혀서 앉는다.

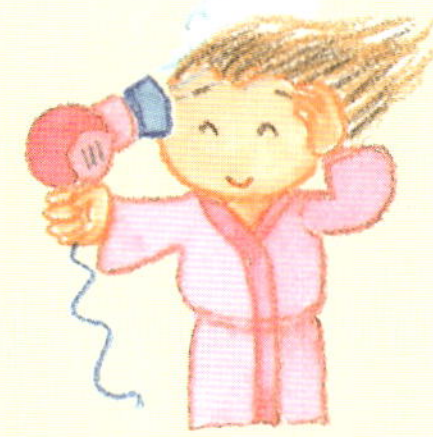

↑ 목욕 후에는 온도 차이를 조심한다. 목욕 후에는 욕실에서 옷을 갈아 입고 젖은 머리는 헤어드라이어로 말린다.

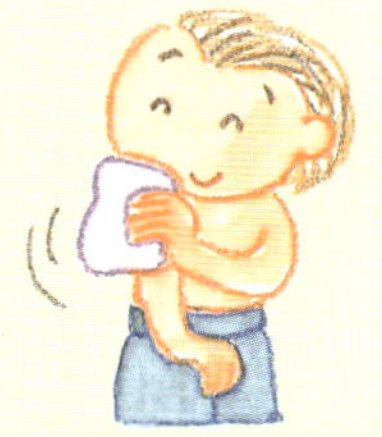

↑ 마른수건으로 온몸을 문지른다. 피부에 저항력이 생기고 정신단련에도 도움이 된다.

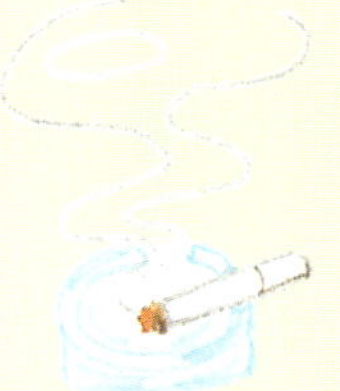

↑ 반드시 금연을 한다. 흡연은 천식의 천적, 본인은 물론 가족에게도 좋을 것이 없으므로 바로 지금부터 실천한다.

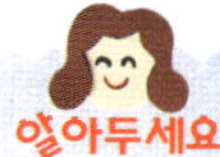
알아두세요

원인에 따른 기침 예방법

● **알레르기형**

식품에 원인이 있을 경우에는 식사에 주의하고, 먼지나 벼룩, 꽃가루 등이 원인인 경우에는 주위를 깨끗이 청소하고 마스크를 하고 다닌다.

● **감염형**

세균의 감염으로 발작이 일어나는 경우이다. 세균 감염으로 인한 기관지 천식일 때는 감기를 예방하는 것이 제일 중요하다.

● **내인형**

몸 안에 함께 존재하는 알레르기 인자(알레르겐)로 인해 발작이 일어나는 경우로 예방 대책은 개인에 따라 다르기 때문에 전문의의 지시에 따른다.

● **혼합형**

알레르기형과 감염형 두 가지 모두 원인이 된 경우이다. 알레르겐의 제거와 감염의 예방이 필요하다.

● **심인형**

정신적인 스트레스가 주원인일 경우, 규칙적인 생활과 식사, 충분한 수면, 적당한 운동 등으로 푼다.

기침하고 가래가 낄 때

파, 무, 연근 등을 먹으면 기침·가래가 가라앉는다

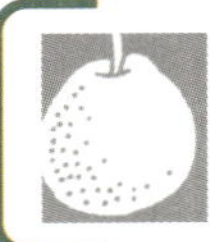 배즙
심한 기침으로 목이 아플 때

열이 나고 기침이 멈추지 않으며 가래가 계속 끓어올라 목에 통증이나 건조감을 느낄 때는 강판에 배를 갈아서 거즈에 거른 다음 그 즙을 마시면 증세가 부드러워진다.

배즙에 생강즙이나 꿀을 함께 넣어 따뜻하게 마시면 기침과 가래에 잘 듣는다.

배는 몸을 차게 하는 성질이 있으므로 위장이 약하거나 설사기가 있는 사람, 냉이 심한 사람, 출산 직후의 산모나 수유부는 과식을 피하도록.

이렇게 만드세요!

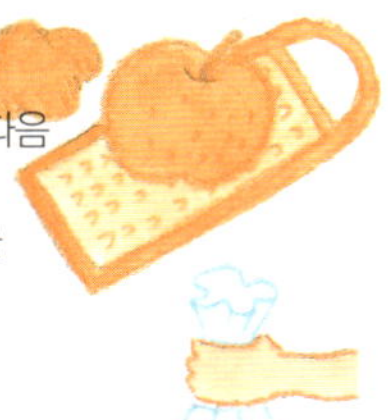

❶ 배 1개를 강판에 간 다음 거즈에 짜서 즙을 받아 둔다. 생강 1쪽도 껍질을 벗겨 강판에 곱게 갈아 즙을 낸다.

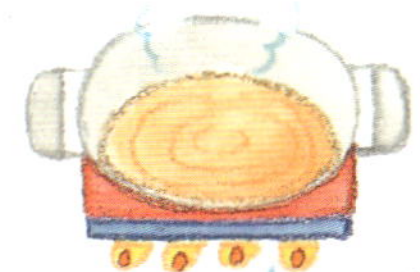

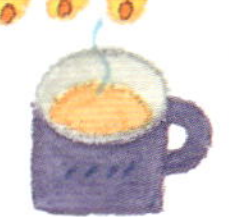

❷ 배즙과 생강즙을 냄비에 넣고 따뜻하게 데운 다음 적당량의 꿀을 타서 식기 전에 마신다.

 차조기·생강 달인 물
열과 한기가 있는 기침에

차조기의 잎과 열매에는 기침을 예방·치료하는 약효가 있다.

차조기잎 10장에 생강 5g을 넣고 물 1컵 반을 부은 다음 물이 반으로 줄 때까지 달여 마신다. 또는 차조기잎 10장에 진피(감귤의 껍질을 말린 것)와 생강을 3g씩 넣어 물 3컵을 붓고 진하게 달여 두었다가 하루 3회에 걸쳐 따뜻하게 데워

전문가의 한마디

기침과 가래는 감기의 초기 증세로 생각해 가볍게 여기는 경우가 많으나, 기관지염이나 폐병, 기관지확장증 등으로 인해 나타나는 경우도 있으므로 결코 무시해선 안 된다. 특히 기침이나 가래가 몇 개월씩 끊이지 않고 지속되거나, 갑작스런 호흡곤란과 함께 발작적인 기침이 일어날 경우, 또는 가래의 색이 누렇거나 검을 경우에는 반드시 의사의 진단을 받도록 한다.

가정에서는 깨끗한 공기를 마실 수 있도록 자주 환기시켜 주고 담배 연기는 몸에 해로우므로 금연한다.

마시면 기침에는 물론 열이 있고 한기가 느껴지는 증세에도 효과가 있다.

 질경이 달인 물
가래를 진정시킨다

질경이는 들이나 길가에서 흔하게 볼 수 있는 다년초로 잎이나 씨에 약효가 있다. 한방에서는 잎을 '차전초'라 하고 씨는 '차전자'라 하여, 기침과 가래를 진정시키고 설사나 부기를 가라앉히며 이뇨 작용이 있는 것으로 알려져 있다.

기침이나 가래를 진정시키기 위해 약용으로 사용할 때는 차전초나 차전자 10g에 물 1컵을 붓고 물이 반으로 줄 때까지 달여서 하루 3회로 나누어 공복에 마시도록 한다.

 연근 달인 물·연근즙
심한 기침을 가라앉힌다

기침을 예방하고 치료하는 데는 연근 달인 물을 권한다. 연근을 껍질째 말려 얇게 썬 다음 물엿과 함께 달여서 마시면 심한 기침도 가라앉는다. 하루에 세 번 나누어 마시도록.

연근을 그대로 갈아서 즙을 마셔도 같은 약효를 얻을 수 있다. 단, 껍질은 벗기지 말고 깨끗이 씻어 껍질째 강판에 간다.

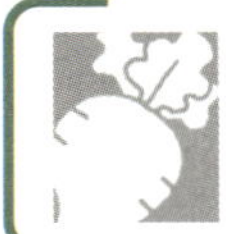 무엿
기침과 가래를 가라앉힌다

무에는 위장 기능을 도와 소화를 촉진시키고 가래를 없애주는 효과가 있어 심한 기침이 계속되어 체력 소모가 심한 사람에게 안성맞춤인 식품이다. 기침과 가래 끓는 증세가 보이면 무엿을 만들어 기침이 날 때마다 소주잔으로 1잔씩 마신다. 기침과 가래를 가라앉혀주고 몸의 피로도 해소해 준다.

손쉽게 구할 수 있는 재료이므로 언제든지 만들 수 있다.

이렇게 만드세요!

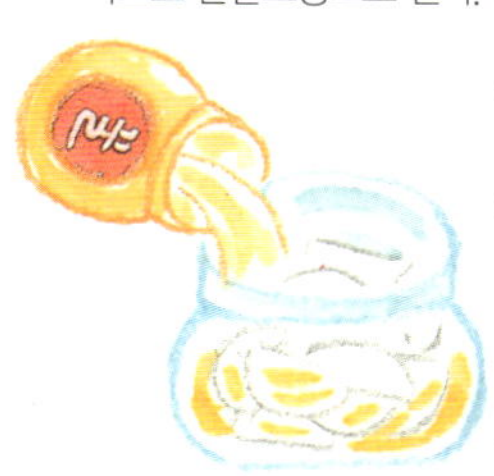

❶ 무는 흙을 털어 내고 깨끗이 씻어 껍질을 벗긴 다음 0.5cm 폭으로 반달모양으로 썬다.

❷ 입이 넓은 유리병에 무를 넣고 꿀을 가득 붓는다.
❸ 완전히 밀폐시켜 서늘한 곳에서 하룻밤 정도 재웠다가 즙이 우러나면 숟가락으로 윗부분에서부터 조금씩 떠서 마신다.

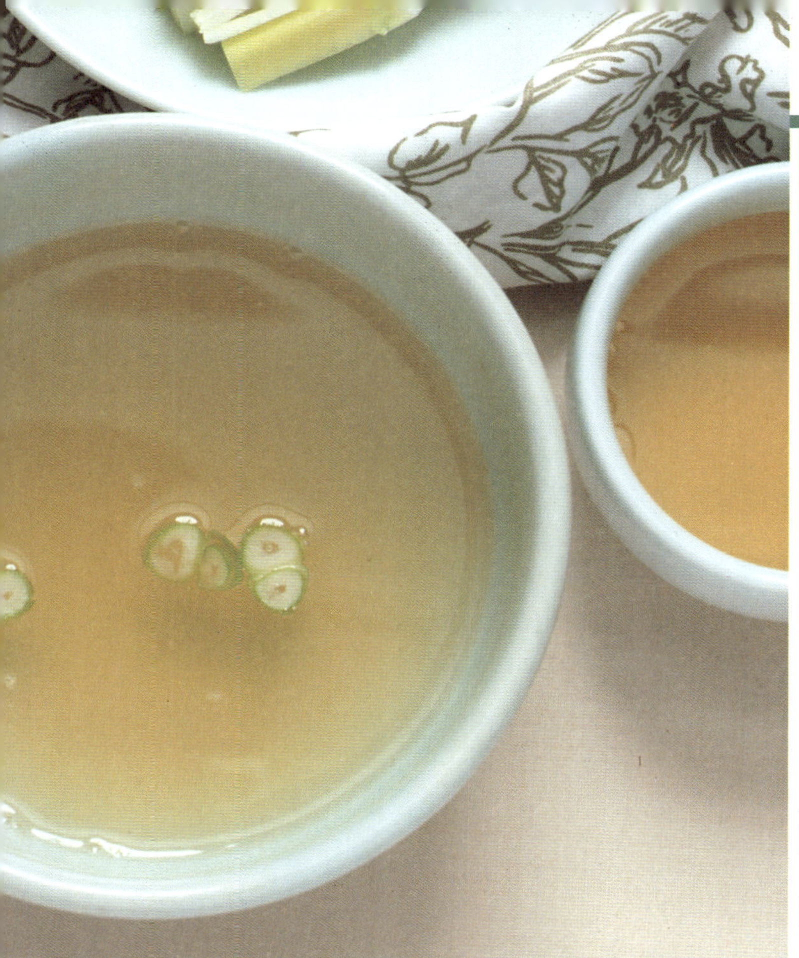

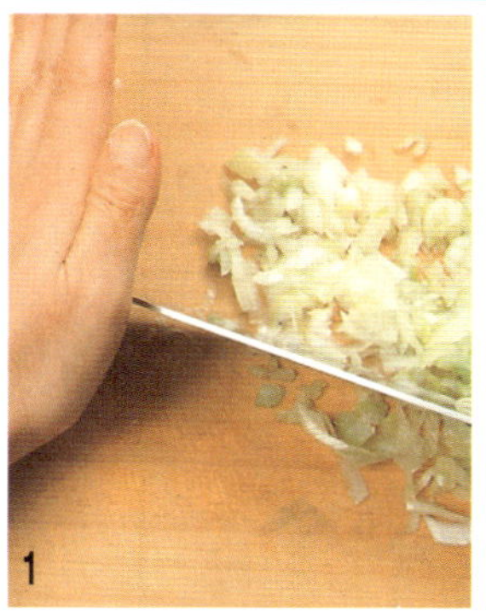

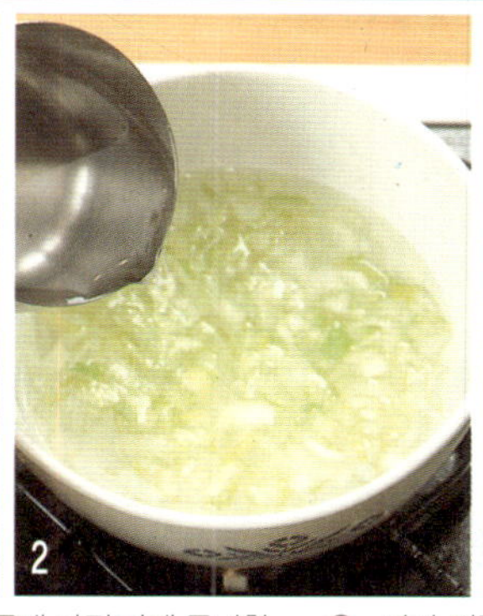

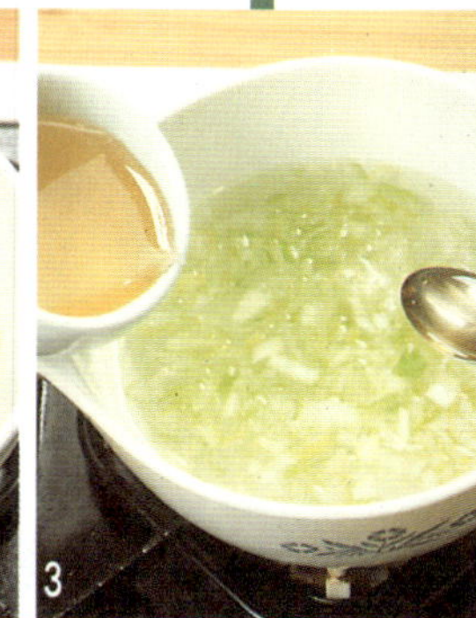

파꿀탕
기침과 가래를 진정시킨다

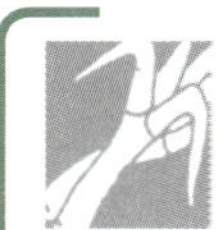

감기 증세로 인해 열이 날 때 잘 듣는 파는 기침과 가래를 진정시키는 효과도 뛰어나다.

약용으로 사용되는 부분은 흰색줄기. 흰색줄기 부분과 꿀을 함께 섞어 만든 파꿀탕을 1큰술씩, 하루에 2회 먹으면 기침이 멎고 가래가 가라 앉는다. 파의 흰 부분을 달여 거즈에 적신 다음 목에 붙여 찜질을 해도 좋다.

금귤 달인 물
감기로 인한 기침에 좋다

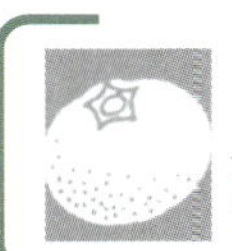

빛깔이 좋고 흠집이 없는 금귤을 골라 설탕물에 찌거나 삶은 것을 먹으면 목구멍의 통증이나 기침에 잘 듣는다.

금귤 10개를 반으로 잘라 물 2컵을 부은 다음 설탕을 조금 넣고 팔팔 끓여 그 물을 마신다.

삶아 낸 금귤 4가와 남천열매 10개를 분마기에 넣어 으깬 다음 냄비에 옮기고, 설탕 1작은술과 함께 물 2컵에 달여 마셔도 같은 약효를 얻을 수 있다.

● 그밖에 효과가 있는 식품

잘 익은 남천열매를 골라 햇볕에 말린 다음 말린 열매 10g에 물 3컵을 붓고 물이 반으로 줄 때까지 중불에서 서서히 달여 하루에 3회, 공복에 마신다.

대추술도 기침·가래를 진정시키는 작용을 한다. 생대추 900g에 소주 9컵을 붓고 서늘한 곳에서 3개월 정도 숙성시킨 것을 마신다. 술이 약한 사람은 물에 타서 마시거나 꿀 또는 설탕을 조금 넣어 마셔도 좋다. 그밖에 밭은 기침에는 살구씨가 효과적이다.

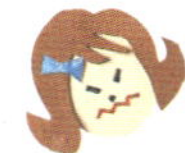

기침·가래를 악화시키는 식품

돼지고기와 해삼을 많이 먹으면 가라앉았던 가래가 다시 끓어오르게 되므로 되도록 피하는 것이 좋다.

천식이나 기침 증세가 있는 사람은 방어회를 많이 먹어도 발열·가래·구토증이 나타날 수 있다. 따라서 소금구이나 삶은 것을 조금만 먹도록. 그밖에 찹쌀, 죽순도 천식이나 기침·가래 등의 증세를 악화시키므로 먹지 말도록.

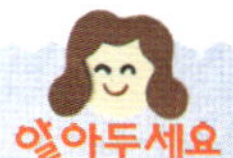

기침·가래를 막아주는 식품 선택요령

마른 기침이 나오고 끈끈한 가래가 조금씩 있을 때는 배, 무, 꿀, 목이버섯, 백합뿌리, 비파잎 등이 잘 듣는다. 비파잎은 뒷면의 잔털을 칫솔로 깨끗이 닦아 내고 흐르는 물에 씻은 다음 서늘한 곳에서 말린 것을 잘게 부수어 약으로 쓴다. 이 가루에 뜨거운 물을 붓고 진하게 우려 낸 다음 차 대용으로 꾸준히 마시면 마른 기침은 어느새 가라앉는다.

젖은 기침을 심하게 하고 가래가 끓는 증세에는 진피나 유자가 좋다.

누런색의 가래가 끼고 열이 있을 때는 몸을 차게 하는 성질이 있는 무 또는 동아, 배, 해조류, 감 등을 먹는다. 무는 삶거나 달여서 먹는 것보다 생즙을 마시는 것이 더욱 효과적이다.

한기가 들거나 맑은 색의 가래가 나올 때는 몸을 따뜻하게 해 주는 마늘, 생강, 파, 진피, 은행, 호도 등을 먹는다. 은행은 기침과 천식을 가라앉히지만, 날 것은 중독성이 있으므로 반드시 삶거나 구워서 먹도록. 하지만 삶은 은행이더라도 15세 이상일 경우 하루 8~10알, 15세 이하일 경우에는 하루 5알 미만이 적량이다.

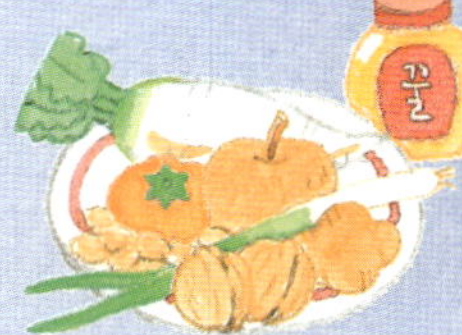

살구씨의 신비

최근에 갑자기 살구씨가 피부미용 재료로서뿐만 아니라 각종 질병에 좋은 작용을 하는 것으로 각광받고 있지만, 사실 살구씨의 효용은 이미 오래 전부터 알려져 왔다. 한방에서는 살구씨를 '행인'이라고 하여 진해·거담제로 널리 이용하고 있다.

살구씨는 옛부터 '폐를 깨끗하게 해주는 약으로 알려져 기관지 계통이 안 좋은 사람에게 적극 권장되어 왔다. 살구씨에는 폐가 건조해지는 것을 방지하는 작용이 있어서 가래를 없애주고 감기나 해소·천식으로 인한 기침을 진정시킨다. 오랜 기침이나 만성 기관지염으로 고생하는 사람, 해소병이 있어 밭은 기침을 하는 사람에게 효과가 좋다.

살구씨는 또 인체 내 수분의 균형을 잡아주고 장의 운동을 도와주기 때문에 부기와 변비를 해소하며 몸을 따뜻하게 하는 작용을 해 냉증에도 효과가 있다.

최근에는 살구씨에 암을 예방하는 성분이 들어있다는 사실이 밝혀져 화제가 되고 있다.

살구씨는 지방질과 단백질이 주류를 이루고 있으며 아미그달린이라는 성분이 3% 가량 포함되어 있는데, 이 아미그달린이 약효가 있는 것으로 알려지고 있다.

암세포를 분해시킨다

동의보감을 보면 살구씨 기름에는 미백효과가 있어 피부를 맑고 희게 해 준다고 나와 있다. 그래서 옛부터 살구씨를 부스럼이 나거나 여드름이 났을 때, 양볼이 빨갛게 상기되었을

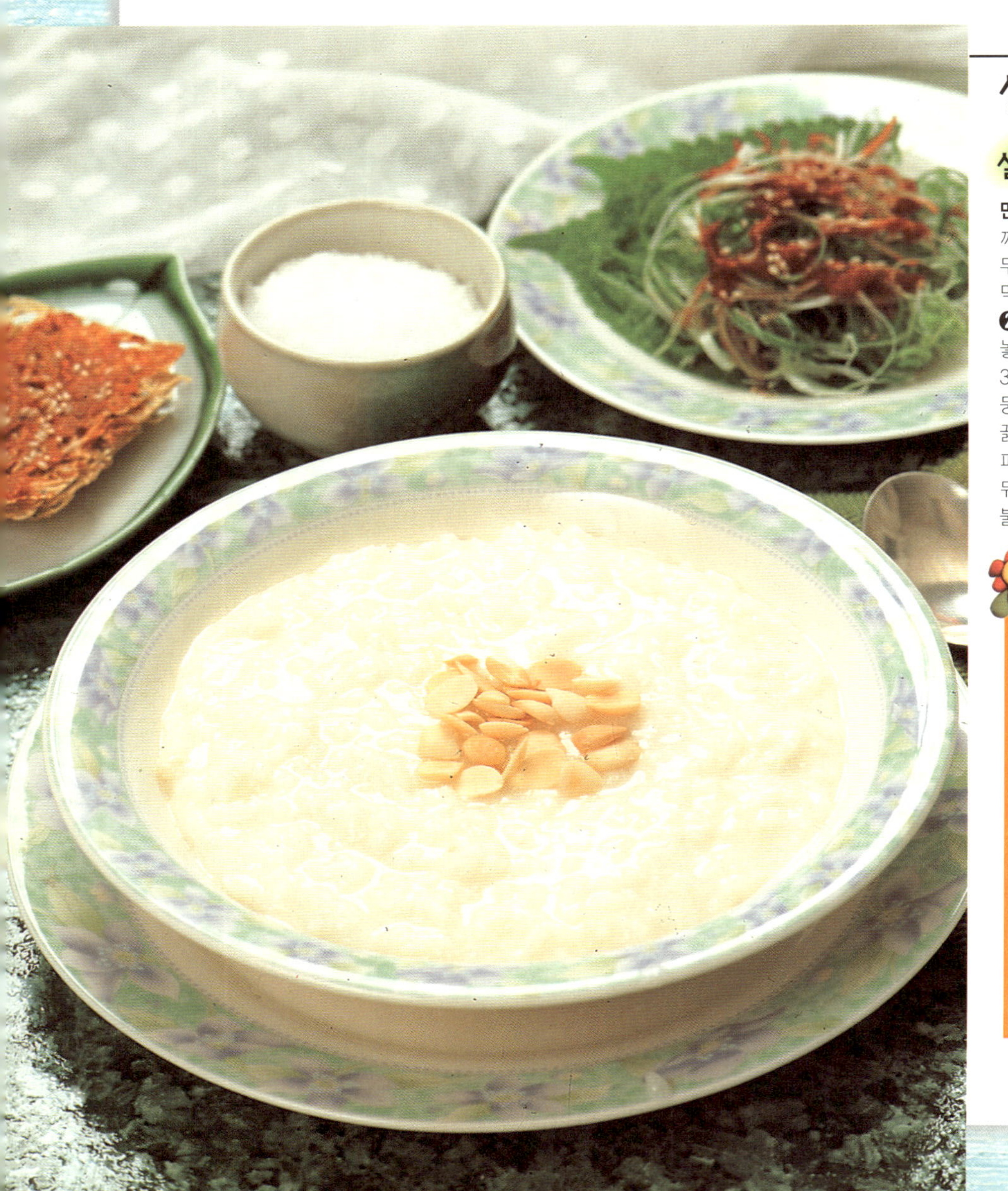

살구씨로 만드는 건강식 2가지

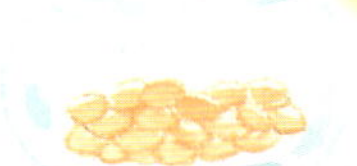

살구씨죽

만드는법 ❶ 쌀 1/2컵을 깨끗이 씻어 물에 불려 두고, 살구씨 7알을 씻어 믹서나 분마기에 곱게 간다. ❷ 냄비에 불린 쌀과 갈아 놓은 살구씨를 넣고 물 3컵을 부어 중불에서 뭉근히 끓인다. ❸ 죽이 끓어오르고 쌀알이 고루 퍼지면 소금으로 간을 맞춘 뒤 잠시 더 끓이다가 불에서 내린다.

살구씨주

만드는법 ❶ 물기를 빼낸 살구씨를 유리병에 담고 같은 양의 설탕을 넣은 다음, 살구씨 부피의 3배 정도 되는 소주를 부어 뚜껑을 꼭 닫는다. ❷ 통풍이 잘되는 서늘한 곳에 3~4개월 두었다가 하루 1잔씩 마신다.

🌸 미니인터뷰

한 번에 10알 이상은 피한다

홍문화(서울대 약대 명예교수)

살구씨에 들어있는 아미그달린은 몸속에 들어가면 청산으로 변하는데, 이것이 암세포를 죽이는 작용을 한다고 알려지고 있다. 하지만 이 청산화합물은 독성이 강해 중독 증세가 나타날 수 있으므로 각별히 조심할 필요가 있다.

청산에 중독이 되면 호흡이 빨라지고 식은땀과 함께 구토증세가 나타나며 심할 경우 경련, 마비, 의식불명에 빠져 목숨을 잃기도 한다.

따라서 살구씨가 몸에 좋다고 한 번에 너무 많이 먹지 않도록 한다. 어른은 1회에 10알 이상, 어린이는 3알 이상을 먹지 않는 것이 좋다.

때 치료제로서 많이 이용해 왔다. 살구씨에는 올레인산, 리놀레인산 등 불포화를 막아주고 잔주름과 기미·주근깨를 예방하는 효과도 뛰어나다.

요즘에는 살구씨의 미용 성분을 추출해 만든 화장품이나 비누 등이 많이 나와 있는데, 천연 살구씨를 구하려면 백화점 건강코너나 건강식품 전문점, 한약재료 전문시장을 이용한다.

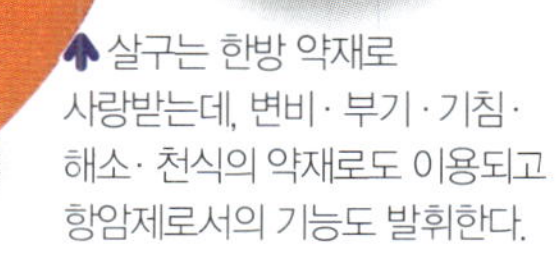

변비와 부기를 해소한다

살구씨는 장의 운동을 활발하게 해 주므로 변비 해소에 도움이 되며, 신진대사가 좋지 않아서 생기는 기미·주근깨 등에 효과가 있다. 살구씨는 우리 몸 안에서 수분의 균형을 잡아 주므로 얼굴이나 팔·다리 등이 부었을 때 부기를 내리게 하는 작용도 한다.

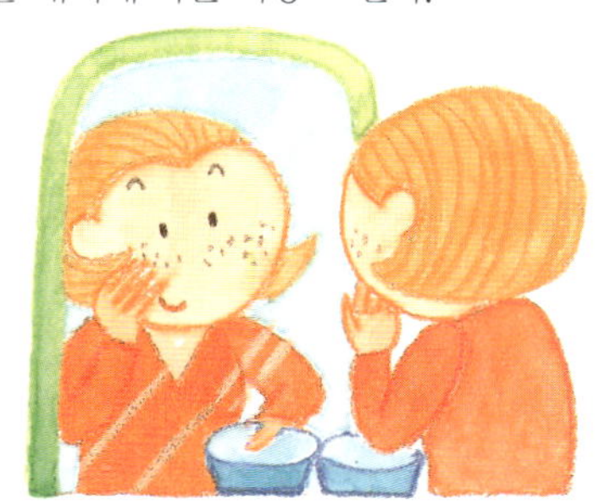

기침·해소·천식에

살구씨에 들어있는 아미그달린이라는 성분이 암을 치료한다. 아미그달린은 몸 안에서 베타 글루크로니다제란 효소에 의해 분해되어 청산을 만드는데 이 청산이 암세포를 분해시키는 효력을 발휘한다.

청산은 일반적으로 인체에 해로운 것으로만 알고 있지만, 살구씨와 같은 식품을 섭취해서 생성된 청산화합물을 항암제로서의 기능을 하기도 한다.

잔주름과 기미·주근깨를 예방한다

살구씨는 만성 기관지염이나 심한 기침으로 고생하는 사람에게 효과가 있다. 감기·몸살로 목이 아프거나 쉬었을 때는 살구씨 속을 찧어서 죽을 쑤어 먹으면 좋고 만성 기관지염일 때는 살구씨 속을 가루로 만들어 물에 타서 마시거나 달여서 마시면 효과를 볼 수 있다.

냉증을 치료해 준다

살구씨에는 몸을 따뜻하게 하는 성분이 들어있어 계속해서 먹으면 냉증에 뛰어난 효과를 발휘한다. 이 밖에도 여성 호르몬에 관계해 생리통을 낫게 하며 생리불순을 치료해 준다.

냉증에다 체질이 허약한 사람은 살구씨로 술을 담가 마시면 좋다.

살구씨를 이용한 미용법 3가지

1 살구씨가루 + 클렌징 크림

살구씨가루와 클렌징 크림을 같은 양만큼 덜어내어 섞은 것. 이것으로 얼굴을 닦으면 미세한 입자가 노폐물을 말끔히 제거하여 피부를 더욱 깨끗하고 윤기있게 가꿀 수 있다.

이렇게 해 보세요

❶ 살구씨가루와 클렌징크림을 1작은술씩 섞어 얼굴에 고루 펴바른 뒤 부드럽게 맛사지하듯 문지른다.
❷ 화장지나 화장솜으로 깨끗하게 닦아낸 뒤 비눗기가 남지 않도록 미지근한 물로 깨끗이 헹군다.
❸ 스킨로션과 영양크림으로 마무리를 한다.

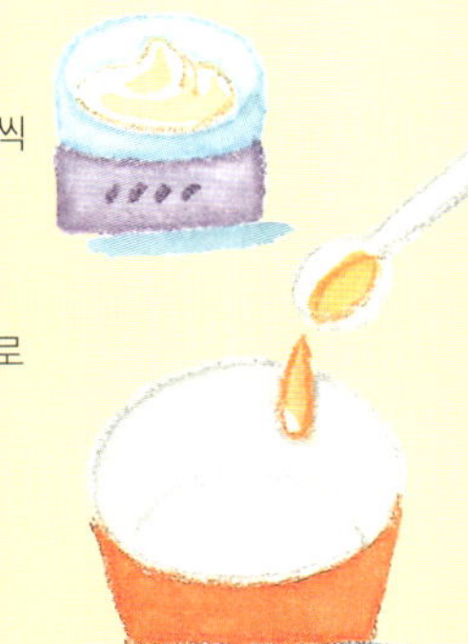

2 살구씨 기름 + 영양크림

피부가 탄력이 없고 거칠 때 살구씨 기름에 영양크림을 섞어서 맛사지를 한다. 매끄러운 사용감과 함께 피부가 부드럽게 자극이 되어 혈액순환이 촉진된다. 살구씨 기름은 보습 효과가 뛰어나 피부에 윤기와 탄력을 주며 항균 작용이 있어 여드름이 많이 나는 지성 피부에 효과를 발휘한다.

이렇게 해 보세요

❶ 영양크림에 살구씨 기름을 적당량 섞어(영양크림과 살구씨 기름의 비율은 2 : 1 정도) 가볍게 맛사지를 한다.
❷ 화장지나 화장솜으로 닦아낸 뒤 차가운 물수건으로 한 번 더 닦는다. ❸ 스킨로션과 영양크림을 발라 마무리를 한다.

3 살구씨가루 + 달걀 노른자

피부가 거칠거나 건조해서 고민인 사람은 살구씨가루와 달걀 노른자를 이용해 팩을 해 보도록. 보습 효과와 영양공급 효과가 뛰어난 피부를 촉촉하고 윤기 있게 해 주며, 기미·주근깨 등 잡티 제거에도 효과적이다.

이렇게 해 보세요

❶ 살구씨가루 1작은술에 달걀 노른자 1개를 고루 섞어서 팩 재료를 만든다. 여기에 우유와 꿀을 섞어도 좋다. ❷ 얼굴에 팩을 골고루 펴바른다.
❸ 20~30분 정도 지나면 미지근한 물로 깨끗이 닦는다. ❹ 화장솜에 스킨 로션을 묻혀 바르고 영양크림으로 마무리를 한다.

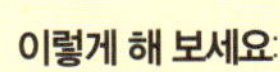

냉증일 때

혈액순환을 원활하게 돕는 구기자죽, 양고기찹쌀죽을 먹는다

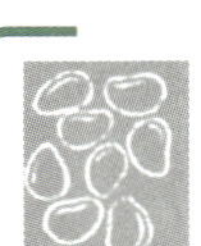

꿀 넣은 참깨호도가루
허약 체질의 냉증에 효과

참깨에는 비타민 E가 풍부하게 들어있다. 비타민 E는 말초혈관의 혈액순환을 도와주고 고혈압이나 심장병을 예방하며 중성지방치를 낮추어 주는 작용 외에 냉증을 치료해 주기도 한다.

또한, 참깨는 허약 체질을 개선해 주는 작용도 하므로 마르고 체력이 없으면서 냉증인 사람은 참깨꿀을 만들어 먹는다. 참깨꿀을 하루에 2회, 1회에 1큰술씩 먹으면 효과가 있다.

이렇게 만드세요!

❶ 볶은 참깨에 같은 양의 호도를 넣고 분마기에 갈아 가루로 만든다.

❷ 섞은 참깨호도가루에 꿀을 넣고 잘 젓는다.

구기자죽
혈액순환을 돕는다

구기자는 뿌리, 줄기, 잎, 열매, 씨 모두 옛날부터 한방약으로 쓰여져 왔다.

구기자에는 혈관 벽을 튼튼하게 해서 동맥경화를 막아주는 비타민 C, 그리고 혈액의 흐름을 좋게 해 주는 베타인 등의 성분이 들어있다.

또한, 강장 효과도 뛰어나 장이 약한 사람에게도 효과가 있다.

말린 구기자잎 7~20g을 달여서 차 대신으로 마시는 것도 좋은 방법이다.

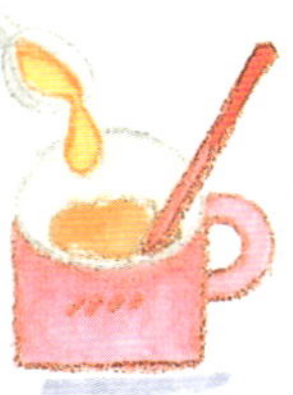

전문가의 한마디

냉증은 여성에게 흔히 나타나는 증세다. 특히, 사춘기나 갱년기 여성에게 많다. 손발이 차고 허리에 얼음을 대고 있는 듯한 느낌이 드는 등 사람에 따라 갖가지 증세가 나타나는데 두통, 요통, 어깨결림, 현기증 등의 증세가 함께 나타나는 경우가 많다.

냉증은 체질적인 것이 대부분으로 평소에 자율신경의 활동을 좋게 해 주고 혈액순환과 신진대사를 활발하게 하는 생활을 하여 체질 개선이 되도록 노력한다. 식사는 단백질, 비타민, 철분이 풍부한 식품을 섭취한다.

이렇게 만드세요!

❶ 씻은 쌀 1컵에 물 10컵을 붓고 센불에서 끓인다.

❷ 구기자 열매 3큰술을 술에 담근다. 쌀죽이 한소끔 끓으면 불을 약하게 줄이고 술에 담갔던 구기자열매를 넣어 쌀알이 퍼질 때까지 곤다.

❸ 죽이 퍼지면 소금으로 간을 맞춘다. 먹을 때 잘게 썬 파를 얹는다.

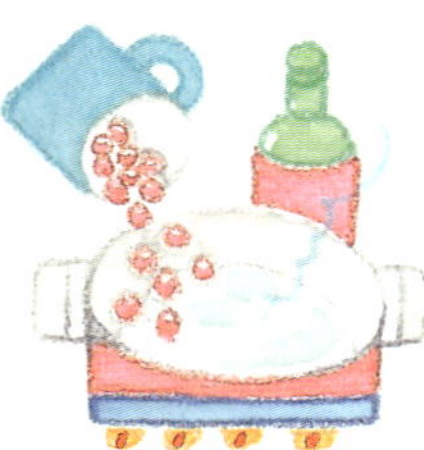

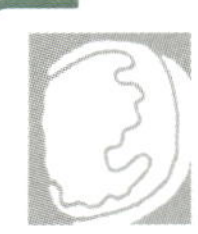

양고기찹쌀죽
혈액의 양을 늘려준다

양고기는 기력을 돋구고 혈액의 양을 늘려주며 몸을 튼튼하게 해 주는 작용을 한다. 또한 몸을 따뜻하게 해 주므로 냉증에 큰 효과가 있다. 게다가 부드럽고 소화가 잘 되어 부담없이 먹을 수 있으며 지방분이 적기 때문에 다이어트 식품으로도 사랑을 받는다.

양고기를 넣고 끓인 찹쌀죽은 여성들의 냉증에 효과가 있다.

찹쌀도 추위에 의한 복통이나 설사, 그리고 냉증에 효과가 있다. (만들기 51쪽에 있음)

● **그밖에 효과가 있는 식품**

냉증이 심할 때는 혈액순환을 좋아지게 하는 **부추**를 먹으면 좋다. 잘게 썬 부추를 분마기에 갈아 거즈에 짜서 즙을 만든다. 술잔으로 한 잔 분량의 즙을 따뜻한 물과 섞어서 하루 3회 마시면 몸이 따뜻해진다. 또 **부추죽**을 끓여 먹어도 효과가 있다. 단, 설사를 자주하는 사람은 많이 먹지 않는 것이 좋다.

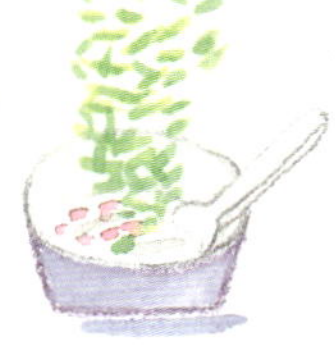

이런 음식은 조심!

채소를 날 것으로 많이 먹지 않는다

냉증인 사람이 주의해야 하는 식품은 생채소와 과일이다. 이것들은 몸을 차게 하는 것이므로 많이 먹어서는 안된다. 그 중에서도 특히 피해야 좋은 것은 **토마토, 오이, 동아, 버섯, 감, 배, 수박, 바나나, 키위, 레몬** 등이다. 단, 익혀서 먹는다면 상관없다.

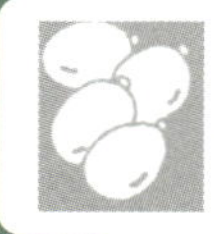
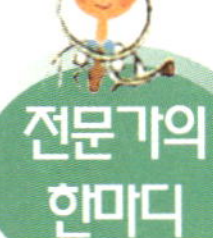
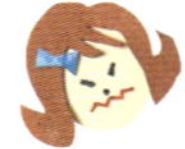

양고기찹쌀죽을 만들려면

재료(4인분) / 양고기…150g, 인삼…10g, 찹쌀…160g, 생강·파·소금…조금씩

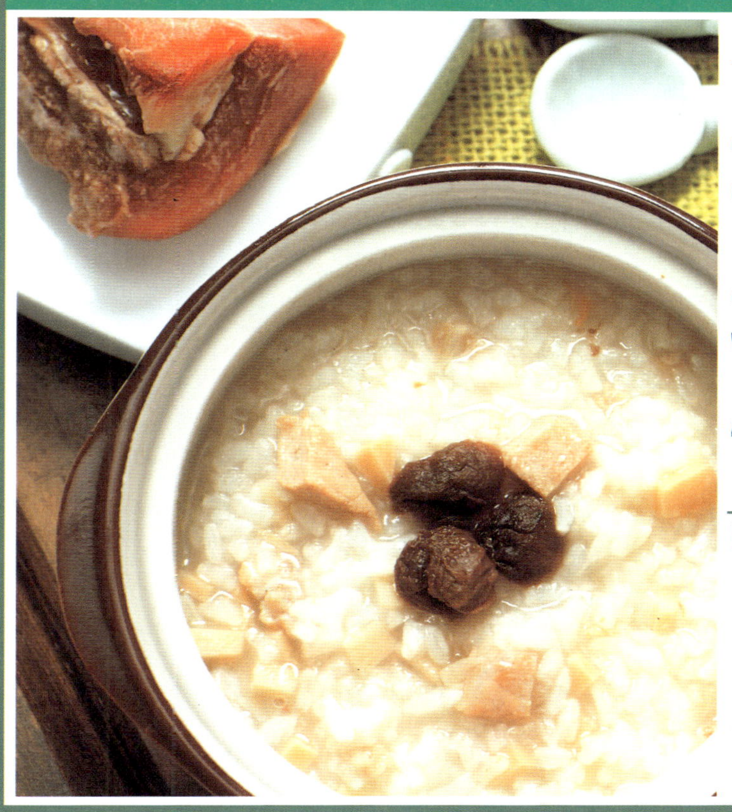

1 찹쌀은 씻어서 체에 건진다. 인삼은 잘게 썬다.

2 냄비에 양고기, 인삼, 물 5컵을 넣고 약한 불에서 20분 정도 끓인다. 거품이 생기면 숟가락으로 걷어낸다.

3 고기가 익으면 찹쌀을 넣어 불을 줄이고 뭉근하게 끓인다.

4 죽이 끓으면 생강즙, 소금으로 간을 맞추고 채썬 파를 뿌린 다음에 불에서 내린다.

만들기의 포인트

찹쌀이 물을 많이 흡수하기 때문에 자칫 잘못하면 태우게 될 위험이 있다. 물을 넉넉히 부어 끓인다.

맛의 특징

고기 냄새가 나지 않아서 먹기 쉽고 냉증 치료뿐 아니라 영양면에서도 좋다.

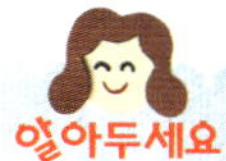

몸을 따뜻하게 하려면?

● 허리 냉증이 심한 사람은 건조시킨 쑥잎을 넣어 만든 방석을 깔고 앉아 있으면 따뜻해져 효과가 있다.

● 하루 종일 서서 일하는 사람은 때때로 제자리 걸음을 걸으면 하반신의 혈액 흐름이 좋아진다. 또 혈액순환을 좋아지게 하려면 마른수건으로 문질러 주거나 맛사지를 하는 방법이 있다. 피부를 자극함으로써 혈액의 흐름이 좋아져 자율신경 작용을 안정시킨다.

● 차가워진 몸의 부위에 뜨거운 물에 적셔 꼭 짠 물수건을 얹고 비닐로 싸 두었다가 식으면 바로 갈아준다. 냉증일 때는 몸의 보온에 신경쓴다.

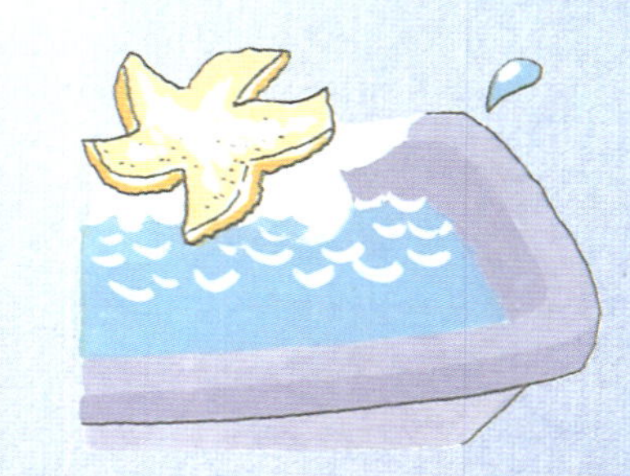

냉증에 효과가 있는 목욕 요령

● **목욕물은 38~40℃가 적당**

목욕물은 체온보다 약간 높은 38~40℃ 정도의 물에서 온몸에 따뜻한 기운이 느껴질 정도로 몸을 담그는 것이 좋다.

● **온냉교대욕을 한다**

냉증에 효과적인 목욕법으로 온냉교대욕이 있다. 이것은 몸을 씻고 나서 40℃ 정도의 따뜻한 물에 5분 정도 몸을 담그고 곧바로 찬물에 3분 정도 몸을 담그는 것을 4~5회 되풀이한 다음에 마지막으로 따뜻한 물에 목욕을 한다.

이렇게 하면 냉증의 원인으로 생각되는 자율신경의 조절 기능에 자극을 주어 회복시킬 수 있다. 찬물에 몸을 담그기 어려울 때는 같은 방법으로 샤워를 해도 상관없다. 단, 이때는 마지막에 찬물로 샤워를 하여 마무리하도록 한다.

허리가 차가운 사람은 다리에 샤워를 한다. 따뜻한 물과 찬물을 담은 세면기에 교대로 발을 담그는 방법도 있다.

단, 이 온냉교대욕은 심장에 부담이 가기 때문에 심장 장애, 비만, 또는 고혈압이나 동맥경화 등의 증세가 있는 사람은 피한다.

● **약초 목욕을 한다**

약초 목욕은 식물에 들어있는 정유 성분이 피부에 작용해서 혈액의 흐름을 좋게 하고 몸을 따뜻하게 해주며 그 따뜻함을 지속적으로 유지시켜 주는 작용을 한다.

특히 **냉증에는 무잎 목욕**이 좋다. 무잎 말린 것을 3포기 정도 찬물에 끓여서 목욕물에 섞는다.

쑥 목욕도 효과가 있다. 말린 쑥 300g, 또는 쑥 줄기 말린 것 200g을 면주머니에 넣어 물에 끓인 다음 욕조에 넣는다. 목욕중에 이 주머니로 몸을 문지르면 허리나 배가 아픈 증세가 가라앉는다.

또 **소금**을 40℃ 정도의 따뜻한 물에 넣어 10분 정도 몸을 담그는 것만으로도 효과가 있다. 자기 전에 목욕을 하면 잠자리에 들어간 다음까지도 몸이 따뜻하므로 손발이 차가워서 쉽게 잠을 이루지 못하는 사람에게 바람직하다.

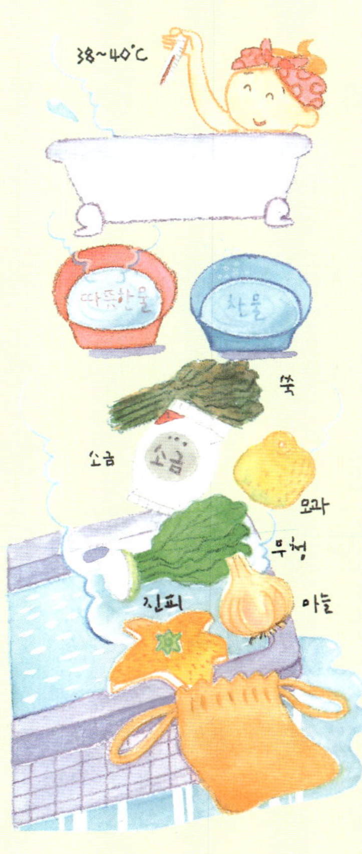

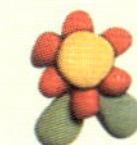

농가진일 때

염증을 가라앉히는 백합뿌리, 감자 등으로 찜질을 한다

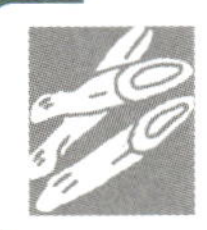 우엉즙찜질
모든 종기 증세에 잘 듣는다

이뇨 작용이 있어 당뇨병의 민간 약재로 사용되는 우엉은 종기에도 좋은 효과를 낸다.

겉이 매끈한 우엉의 뿌리나 잎을 구해 적당한 크기로 자른 다음 분마기에 짓찧어 거즈에 거른 후 받아낸 즙을 농가진이 생긴 부위에 직접 바르거나 거즈에 적셔 찜질을 한다. 우엉의 양은 찜질하는 부위의 크기에 따라 조절을 하고 약이 마르면 새것으로 자주 교환해 주도록 한다. 단, 알레르기성 피부를 가진 사람이나 민감성 피부인 사람은 부작용을 일으킬 수 있으므로 겨드랑이 살처럼 부드러운 피부에 발라 시험을 해 보고 나서 사용하도록 한다.

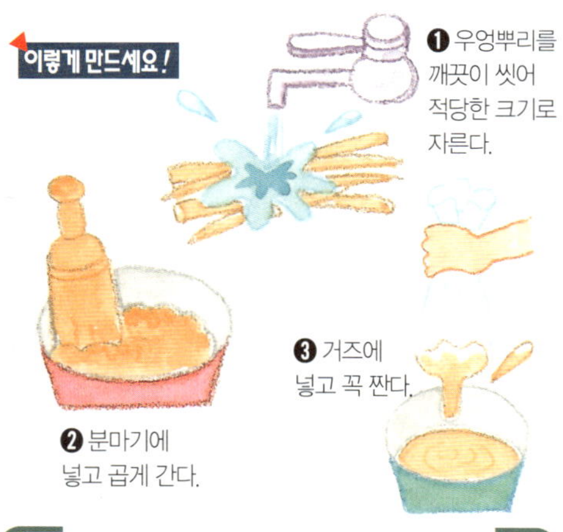

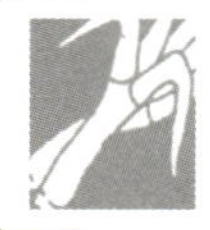 파·민들레연고
염증있는 피부질환에 좋다

농가진과 같이 염증이 있는 종기에는 파와 민들레를 섞어 만든 연고가 효과적이다. 싱싱한 파의 흰 줄기 부분과 말린 민들레를 물에 불려 체에 거른 것을 각각 같은 분량으로 넣고 분마기에 짓찧은 다음 꿀을 조금 섞어서 환부에 붙인다.

벌겋게 부어오르고 통증이 있는 종기에는 파의

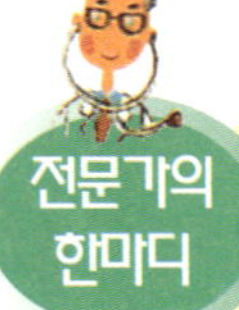

농가진은 곤충에 물리거나 땀띠·습진이 생긴 부위를 긁어서 상처가 났을 때 피부에 세균이 들어가 생기는 증세이다. 물집이 생기는 것과 두터운 딱지가 앉는 것 등 2종류로 나누어지는데, 첫 번째는 여름철에 주로 어린이에게 나타나며 가려움증이 심한 것이 특징이고, 두 번째는 특별한 증세가 없어 가볍게 여기기 쉽다. 그러나 둘 다 방치해 두면 신염을 일으킬 수 있다. 항생제를 먹거나 연고를 바르면 곧 좋아지지만 전염성이 강해 다른 사람에게 피해를 줄 수 있으므로 조심해야 한다.

흰 부분만을 분마기에 짓찧어 적당량의 천연양조식초를 섞은 다음 중불에 데워서 바른다. (만들기 53쪽에 있음)

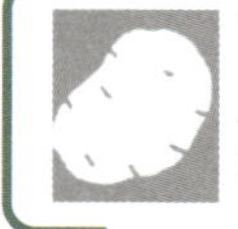 감자찜질
해열과 수렴 작용이 있다

수분이 적고 눈자국이 얕게 패인 밭감자를 골라 깨끗이 씻은 다음 껍질째 강판에 갈아 받아낸 즙을 농가진이 생긴 부위에 바르거나 갈아낸 감자를 거즈에 발라 찜질을 하면 열이 내리고 염증을 가라앉힌다.

찜질약은 하루에 4~5회 정도 갈아 주는 것이 좋으며 조금 두껍게 바르는 것이 효과가 더욱 빠르다.

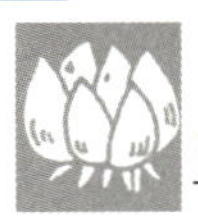 백합뿌리찜질
부스럼·종기 증세에

참나리나 산나리의 둥근 모양의 뿌리 부분을 말하는 것으로 생약명으로는 '백합'이라 하며 일본 등지에서는 튀김요리와 국요리의 재료로 사용되기도 한다.

농가진의 치료를 위해서는 찜질약으로 만드는데, 생것이나 말린 것 중에서 구하기 쉬운 것으로 사용하면 된다.

생것을 사용할 때는 뿌리에 흙이 남아 있지 않도록 깨끗이 씻어 굵은 소금을 조금 뿌린 다음, 분마기에 빻아서 거즈에 바른 뒤 환부에 찜질한다. 말린 뿌리는 그대로 분마기에 넣고 고운 가루가 되도록 빻은 다음 적당량의 양조식초를 넣고 질척할 정도로 개어 거즈에 도톰하게 펴발라 찜질을 한다. 하루에 2~3회 정도 반복해 주면 좋은 효과를 얻을 수 있다.

말린 백합뿌리는 한의원이나 한약재시장에서 구할 수 있고 생것은 화훼단지에서 쉽게 구할 수 있다.

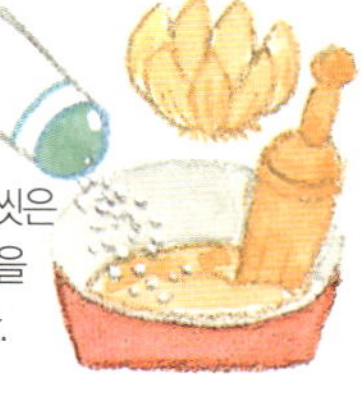

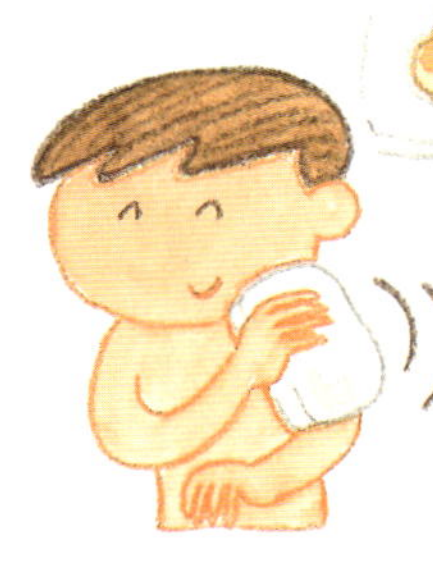

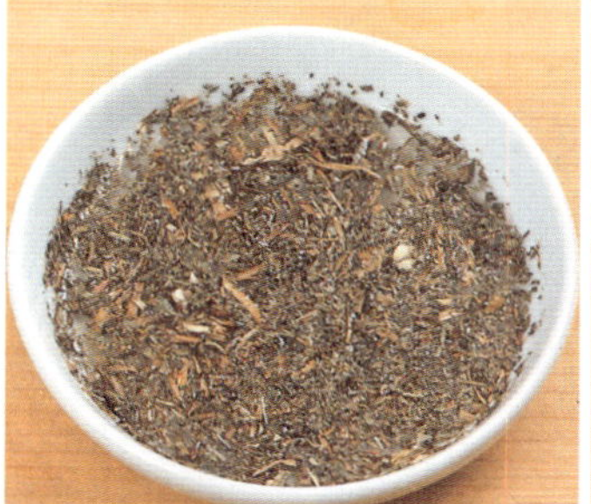
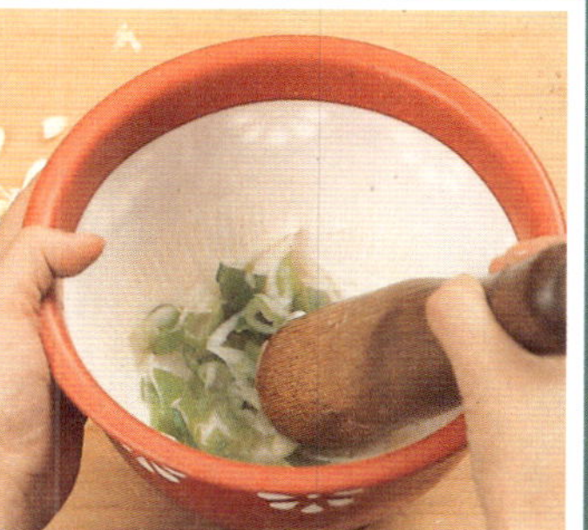
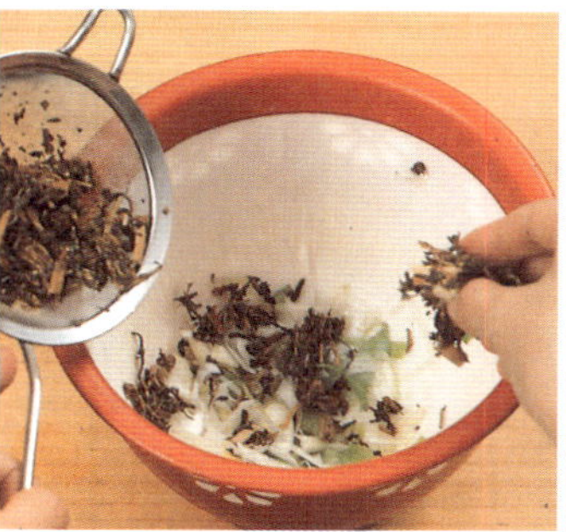
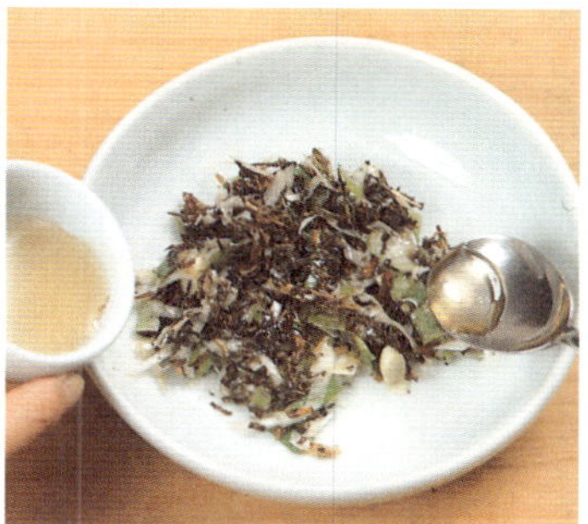

파·민들레연고를 만들려면

1 잘 말린 민들레를 구입해 맑은 물에 10~20분 정도 불린 다음 체에 건져 물기를 뺀다.

2 파의 흰 줄기 부분은 뿌리와 겉껍질을 손질하고 흐르는 물에 씻어 적당한 크기로 잘라 분마기에 짓찧는다.

3 체에 건져 둔 민들레의 물기가 빠지면 분마기에 함께 넣고 재료가 곱게 빻아지도록 충분히 찧는다.

4 찧은 재료를 대접에 옮기고 꿀 10g을 넣어 잘 섞은 다음 거즈에 펴발라 환부에 붙인다.

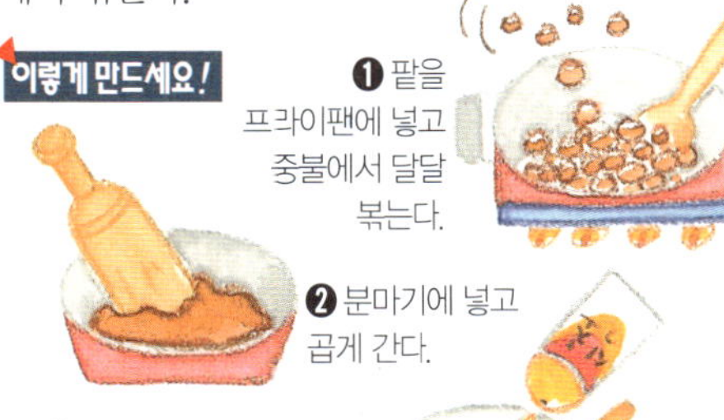

만들기의 포인트

민들레와 파의 흰 줄기 부분을 다지듯이 잘게 썰어 분마기에 곱게 짓찧어야 연고의 입자가 곱고 피부에 잘 스며들게 된다.

사용 후 느낌

피부에 와닿는 느낌이 시원하다. 파에서 물이 생겨 즙이 흐를 때는 얇은 거즈를 한 장 덧대서 사용하면 편리하다.

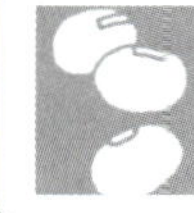

팥·꿀연고

소염 작용이 뛰어나다

팥에는 뛰어난 소염 작용이 있어 곪기 직전에 붉게 달아오른 종기에 바르면 잘 듣는다. 이미 고름이 고이기 시작한 농가진에는 팥을 깨끗이 씻어 믹서기에 간 다음 적당량의 꿀을 섞어 반죽한 연고를 바른다. 또 중불에서 달달 볶은 팥을 분마기에 넣고 고운 가루를 내어 천연양조식초와 반죽하여 거즈에 바른 뒤 그 위에 얇은 거즈 한 장을 덧대어 찜질을 하는 방법도 있다. 팥은 강한 불에서 볶으면 겉이 타 버리므로 반드시 중불에서 볶는다.

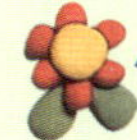

다른 사람에게 전염되지 않도록 주의한다

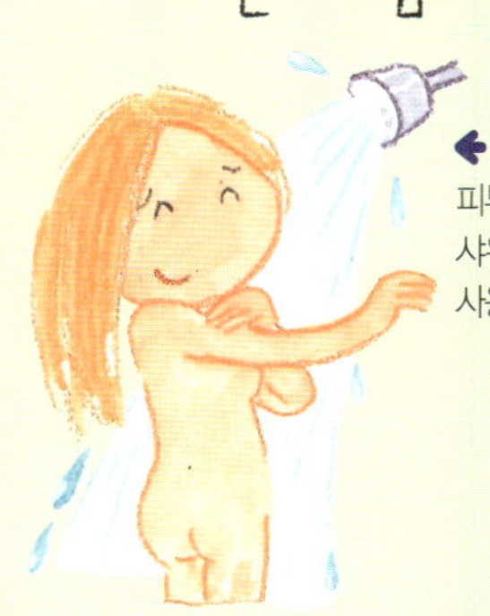
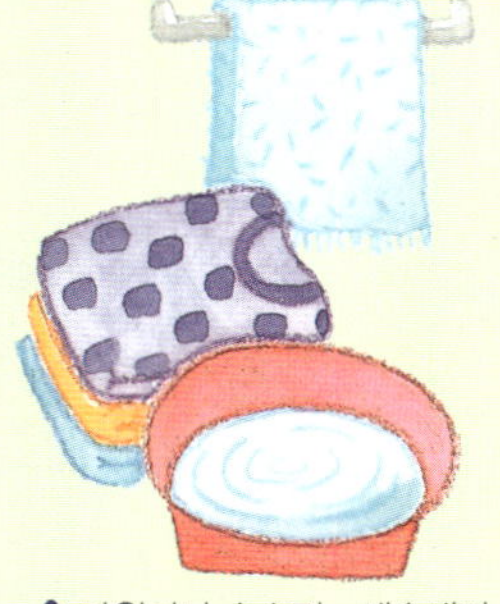
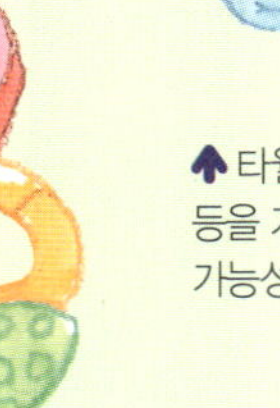
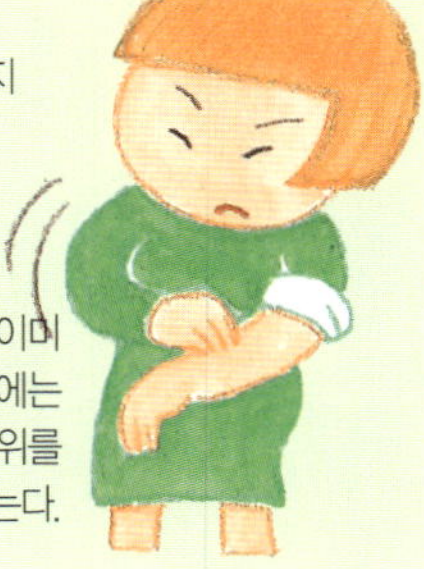

◀ 오랜시간에 걸친 목욕은 피하고 피부를 청결하게 유지하기 위해 가볍게 샤워만 한다. 비누는 약용비누를 사용하는 것이 좋다.

▲ 물집이 터졌을 때는 다른 부위에 닿지 않도록 깨끗한 거즈로 꼭 누르면서 물기를 닦아 낸다.

▲ 타월이나 손수건·세숫대야·옷가지 등을 가족과 함께 쓰지 않는다. 전염될 가능성이 높으므로 반드시 지킬 것

▲ 풀장이나 온천, 목욕탕 등 많은 사람들이 함께 쓰는 공공시설에는 들어가지 않는다.

➡ 절대로 만지지 말 것. 이미 손으로 만졌을 경우에는 재빨리 씻어 내고 다른 부위를 만지지 않는다.

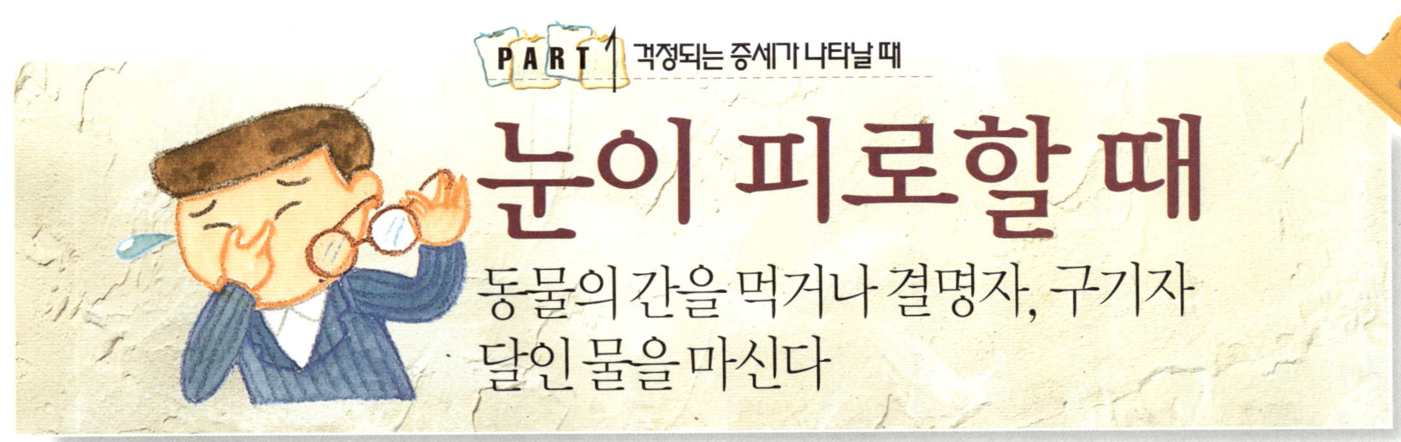

눈이 피로할 때

동물의 간을 먹거나 결명자, 구기자 달인 물을 마신다

차 안약
눈에 염증이 있을 때 좋다

눈의 피로로 인한 염증에는 차가 좋다. 차를 진하게 타서 소금을 조금 넣기만 하면 되므로 간단하게 만들 수 있다. 소금은 가능하다면 천일염을 사용한다.

소금을 탄 차를 탈지면에 적셔서 하루에 2회 정도 눈 주위를 닦는다. 눈이 침침하거나 눈곱이 많이 낄 때도 효과가 있다.

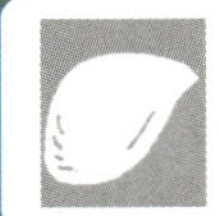

간
비타민 A가 풍부하다

한방에서는 눈의 기능이 간의 기능과 깊은 관계가 있다고 한다. 간의 기능이 약해지면 눈이 피로하거나 충혈되고 심하면 시력이 떨어지기도 한다.

간은 간장을 강하게 하는 식품 중의 하나이면서 비타민 A가 많이 들어있기 때문에 눈에 좋은 영향을 준다. 간 중에서도 닭·돼지·쇠 간 등은 비타민 A가 풍부하게 들어있어 눈을 보호한다.

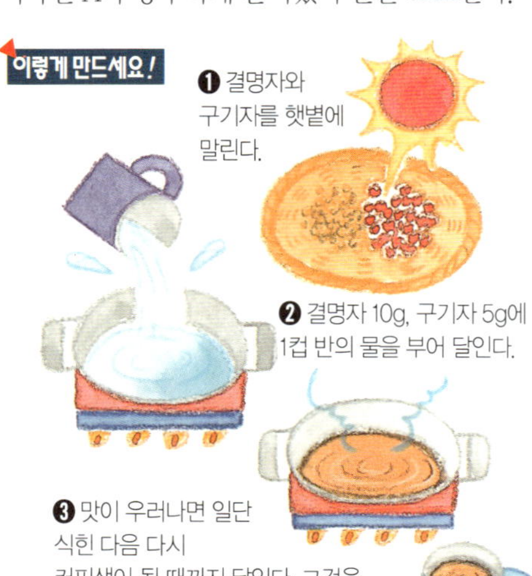

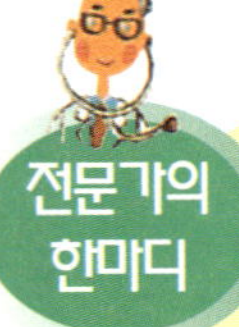

결명자 달인 물
시력을 밝게 해 준다

결명자라는 이름은 밝음을 결정해 주는 종자라는 뜻에서 생겼다고 한다. 결명자 달인 물로 눈을 씻으면 눈의 피로가 사라지고 충혈되었던 눈도 낫게 된다.

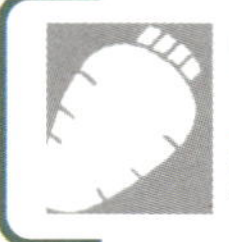

당근간볶음
카로틴이 많이 들어있다

당근에는 체내에서 비타민 A로 바뀌는 카로틴이 풍부하게 들어있다. 이 카로틴이 눈의 피로를 도와주는 작용을 한다.

카로틴은 기름을 넣으면 흡수율이 더욱 높아지므로 볶거나 드레싱을 뿌려 샐러드로 만들어 먹으면 더욱 빠른 효과를 얻을 수 있다. 따라서 당근간볶음은 눈의 피로를 풀어주는 가장 이상적인 메뉴라고 할 수 있다. (만들기 55쪽에 있음)

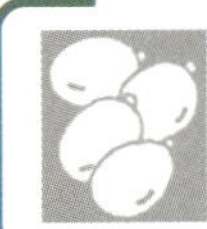

구기자 달인 물
눈의 충혈을 가라앉힌다

구기자 뿌리에는 베타인이나 리놀산이 많이 들어있고, 잎에는 비타민 C가 많이 들어있다. 눈이 빨갛게 충혈되어 아플 때는 구기자 잎이나 뿌리를 달여 그 물로 눈을 씻어 주면 효과가 있다.

구기자 생잎 50g 또는 말린 잎 10g에 3컵의 물을 붓고 달여 거즈에 걸러낸다. 이 즙으로 눈을 씻는 것이다.

또한 잘 씻은 구기자 생뿌리 20g을 분마기에 갈아서 3컵의 물을 붓고 반으로 될 때까지 달인 즙으로 눈을 씻어내도 통증이 가신다.

감잎 달인 물
눈의 피로를 풀어준다

감잎에는 500~1000mg의 비타민 C와 미네랄이 들어있어서 피로회복에 효과적이며, 특히 눈의 피로를 회복시키는 데 효과가 있다.

여름과 가을에 딴 감잎을 가늘게 채썰어 말렸다가 이것을 달여 그 물로 눈을 씻는다.

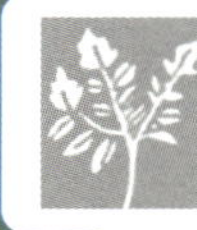

냉이가루·냉이즙
카로틴이 많아 시력을 보호

눈병은 간장이 약하거나 노폐물이 잘 배설되지 않을 때 걸리게 된다. 냉이는 한방에서 위를 튼튼히 하고 소화제로 쓰이는 식품으로 장을 보호할 뿐만 아니라 카로틴의 함량이 많아 시력보호

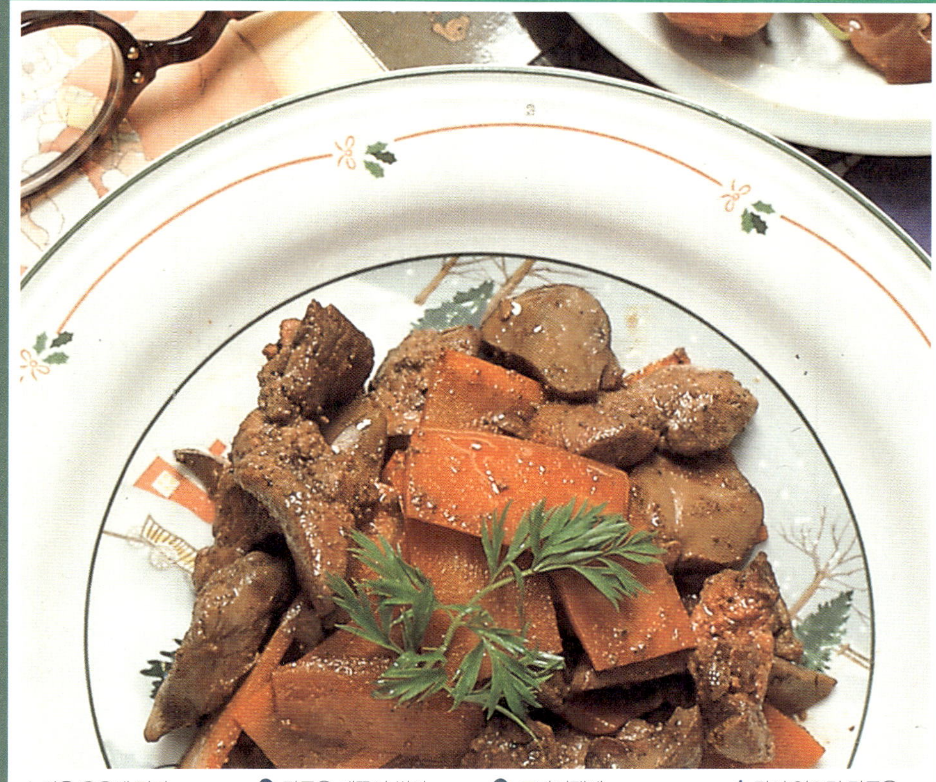

당근간볶음을 만들려면

재료(2인분)/ 당근…150g, 닭간…50g, 소금·후추가루·…조금씩, 식물성 기름·…조금, 우유·…2컵.

1 간은 우유에 담가 비린내와 핏물을 빼고 한입 크기로 얇게 저며 썬다.

2 당근은 깨끗이 씻어 3cm 길이로 토막낸 뒤 장방형으로 얄팍하게 썬다.

3 프라이팬에 식물성기름을 두르고 뜨겁게 달구어지면 간을 볶는다.

4 간이 익으면 당근을 넣고 볶다가 소금·후춧가루로 간을 맞춘다.

만들기의 포인트

간은 싱싱한 것을 준비하여 우유에 30분 정도 담가 비린내와 핏물을 뺀 뒤에 조리한다.

맛의 특징

간 특유의 냄새가 없어져서 무리없이 먹을 수 있다.

에도 효과적이다.

사용할 때는 말린 냉이를 가루내어 먹거나, 눈이 붓고 침침할 떠 냉이 뿌리를 찧어 만든 즙을 눈에 한 방울씩 떨어뜨린다.

곱게 간 생감자
눈곱이 낄 때 효과가 있다

눈이 짓무르고 눈곱이 끼며 충혈이 될 때 민간요법으로 생감자를 사용한다. 감자의 껍질을 벗기고 씻어서 곱게 간 다음 거즈에 고르게 발라 눈에 대고 안대를 해 준다.

● 그밖에 효과가 있는 식품

참깨, 시금치, 국화꽃이 눈에 좋은 식품이다. 특히 국화꽃은 옛날부터 눈의 약이라고 알려져 왔다. 말린 국화꽃 3g 정도를 찻주전자에 넣고 뜨거운 물을 부어 차처럼 우려 마신다. 뭉근하게 달이면 더욱 효과적인데, 말린 국화꽃 10g에 3컵의 물을 부어 양이 반으로 줄어들 때까지 달여서 그 즙을 하루 3회로 나누어 마신다. 국화주도 좋은 효과가 있다.

비타민 A를 풍부하게 가지고 있는 전복은 눈의 피로나 야맹증에 잘 듣는다. 전복에는 또 간장 기능을 정상적으로 만들어주는 작용도 있는데, 눈과 간은 밀접한 관계가 있으므로 눈병에는 전복이 적합한 식품이라고 할 수 있다.

전복껍질도 시력이 나쁠 때 효과가 있다. 껍질을 구워서 가루로 만든 후 이것을 하루에 2~5g 정도 물에 타서 마시도록 한다.

또한 황벽나무껍질 6g에 3컵의 물을 붓고 양이 반으로 줄어들 때까지 달인 다음 그 물로 눈을 씻으면 피로가 없어진다.

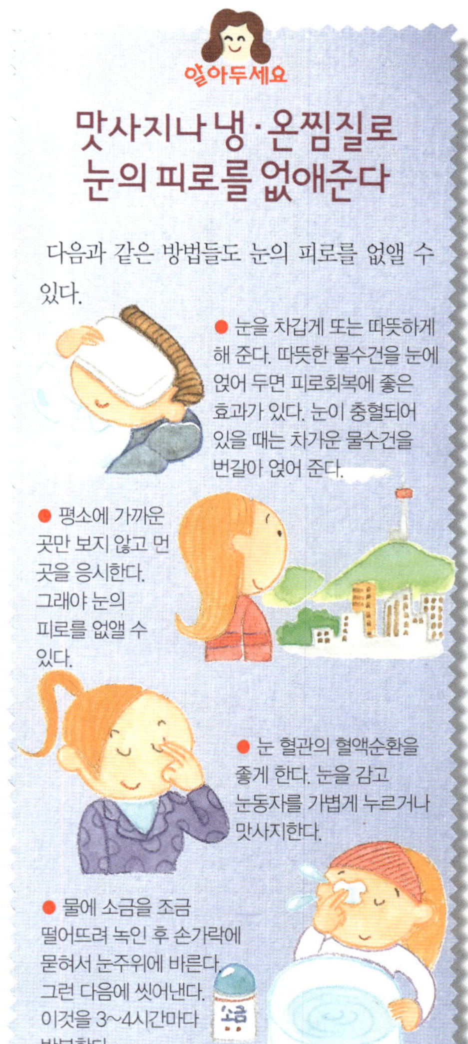

맛사지나 냉·온찜질로 눈의 피로를 없애준다

다음과 같은 방법들도 눈의 피로를 없앨 수 있다.

● 눈을 차갑게 또는 따뜻하게 해 준다. 따뜻한 물수건을 눈에 얹어 두면 피로회복에 좋은 효과가 있다. 눈이 충혈되어 있을 때는 차가운 물수건을 번갈아 얹어 준다.

● 평소에 가까운 곳만 보지 않고 먼 곳을 응시한다. 그래야 눈의 피로를 없앨 수 있다.

● 눈 혈관의 혈액순환을 좋게 한다. 눈을 감고 눈동자를 가볍게 누르거나 맛사지한다.

● 물에 소금을 조금 떨어뜨려 녹인 후 손가락에 묻혀서 눈주위에 바른다. 그런 다음에 씻어낸다. 이것을 3~4시간마다 반복한다.

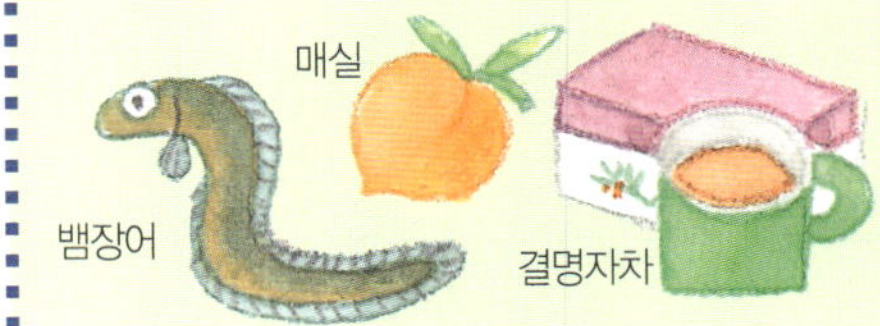

가성 근시 치료에 좋은 식품

근시는 유전적인 원인도 있지만 텔레비전이나 책을 보는 거리가 지나치게 가깝다거나 어두울 때 생기기 쉽다.

이런 근시 상태가 되려고 하는 시기를 가상근시라고 한다. 이 시기는 원래의 시력을 되찾을 가능성이 있으므로 빨리 조치를 취하는 것이 좋다. 가상근시에 효과가 있는 것은 뱀장어, 매실, 결명자 등이다. 뱀장어는 구워 먹으면 좋고 매실은 엑기스를 따뜻한 물에 희석해서 마신다. 하늘, 산 등 먼 곳을 응시하는 것도 가성근시 치료에 도움을 준다.

딸꾹질이 날 때

위장을 따뜻하게 해 주는 감꼭지와 생강 달인 물을 마신다

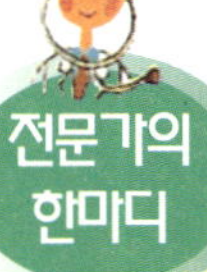

뜨거운 것이나 자극이 강한 것을 갑자기 삼켰을 때, 또는 과음을 해서 신경이 자극되었을 때 딸꾹질이 난다. 그 밖에 먹은 음식이 체했을 때, 또는 선천적으로 위장이 약하거나 위장 운동이 둔해져서 일어나는 수도 있다. 이런 딸꾹질은 일시적인 것이므로 기본적으로 해가 없고 그냥 두어도 자연히 낫는다. 단, 요도증이나 복막염을 앓고 난 뒤, 개복 수술을 하고 난 다음에는 주의가 필요하며 뇌출혈이나 뇌경색 증세가 있거나 위장 또는 호흡기의 질병이 있을 때도 딸꾹질이 일어날 수 있다.

고 식사조차 어려울 정도로 번거로운 증세다. 오랫동안 멎지 않아 숨쉬기조차 괴로운 딸꾹질에는 부추씨를 말려 가루로 만들어 하루 3회 먹도록 한다.

부추는 마늘과 마찬가지로 강장·강정 작용이 있고 약효도 다양해서 복부 통증이나 기관지염에도 뛰어난 효과를 나타낸다.

● 그밖에 효과가 있는 식품

밀가루에 고춧가루를 조금 섞어서 1작은술 정도 삼키거나 생강즙 한 모금을 단숨에 마시는 것도 효과가 있다.

또 연근을 말려서 가루로 만들어 먹어도 딸꾹질이 쉽게 멎어진다.

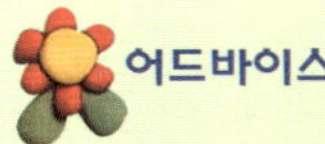

딸꾹질을 멎게 하는 방법

● 콧구멍을 간지럽혀서 재채기를 하게 하면 딸꾹질이 멎는다.

● 숨을 멈추고 소금물이나 찬물을 단숨에 마신 다음, 아랫배로 숨을 들이마셔 배를 부풀게 한 상태에서 호흡을 멈춘다.

● 아기가 딸꾹질을 할 때는 머리의 숨구멍 부분에 따뜻한 물수건을 대 준다.

● 똑바로 위를 보고 눕게 한 다음 호흡을 멈춘 상태에서 눈꺼풀 위에 엄지를 제외한 나머지 네 손가락을 가지런히 대고 손가락 끝으로 눈동자를 잠깐 동안 압박한다. 단, 심장이 약한 사람에게는 이 방법을 사용하면 안된다.

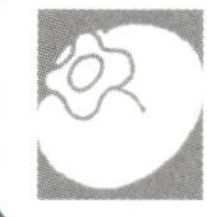

감꼭지·생강 달인 물

위장을 따뜻하게 한다

감꼭지는 옛부터 딸꾹질이나 트림, 구토증 등의 치료제로 쓰여 왔다. 어린아이의 딸꾹질은 위장이 차가워져서 일어나는 경우가 많은데, 이럴 때 감꼭지와 생강달인 물을 마시면 위장이 따뜻해지면서 딸꾹질이 멎게 된다. 잘 익은 감의 싱싱한 꼭지와 껍질을 벗겨 얇게 저민 생강을 푹 달여서 꿀을 조금 섞어 마시면 한결 맛이 좋다.

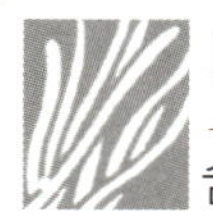

부추씨가루

숨쉬기가 괴로운 딸꾹질에

끈질기게 나는 딸꾹질은 수면을 방해하기도 하

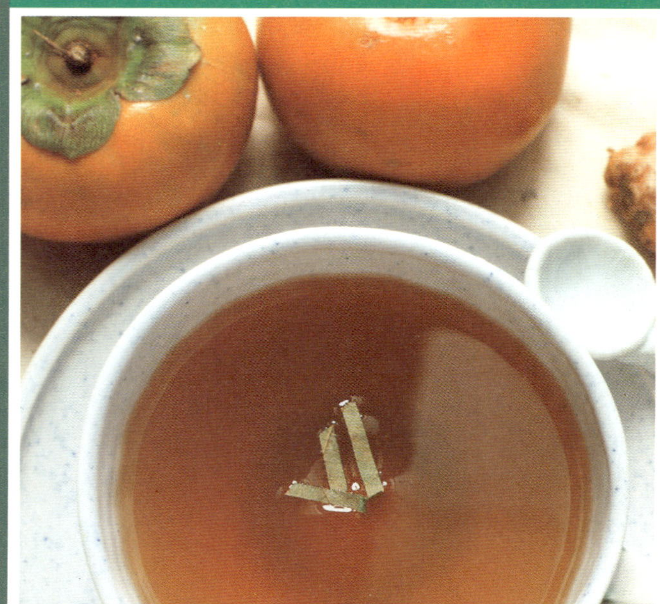

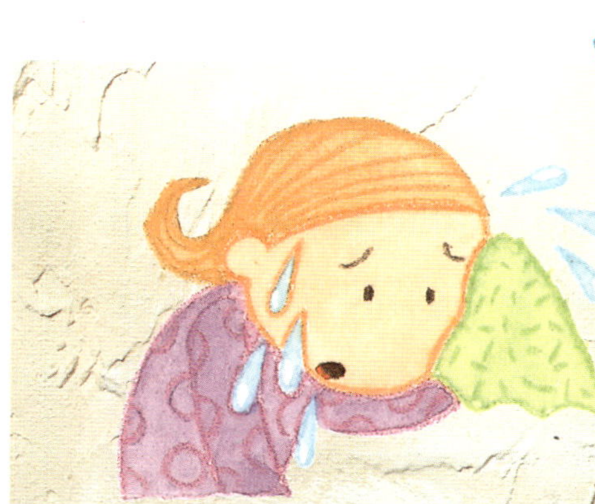

땀을 많이 흘릴 때

마음을 편안하게 해 주는 대추밀가루죽을 먹는다

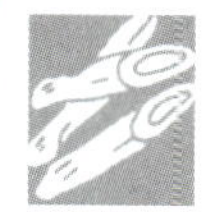

우엉 삶은 물

땀띠가 심할 때 효과가 있다

음식을 만들 때는 우엉의 쓴맛을 빼지만 이 쓴맛에 여러 가지 유효한 성분이 있다. 이 성분은 주로 단백질로, 이 단백질을 몸에 바르면 소염·해독 작용은 물론 수렴 작용이 있어 지혈, 진통에 효과를 낸다. 특히 땀이 많이 나서 땀띠가 심할 때 바르면 효과가 있다.

사용할 대는 우엉의 뿌리나 잎 5~10g에 물 1컵을 붓고 진하게 삶아서 그 물을 목욕 후에 골고루 바르면 된다.

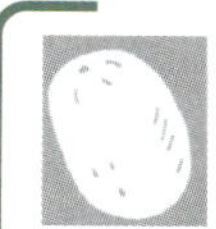

대추밀가루죽

정서불안으로 땀을 흘릴 때

정서불안이 심해서 체력과 기력이 약하고 밤에 잠을 이루지 못하는 사람에게는 밀가루에 대추를 섞어 끓인 대추밀가루 죽이 효과적이다.

밀가루에는 몸의 열을 내리고 갈증을 없애주는 작용이 있다. 또한 신경안정제로도 사용되며 자율신경실조증으로 인한 정서불안 때문에 조금만 움직여도 땀이 나는 사람에게 좋다.

대추에도 열을 내리게 하고 쇠약한 내장을 회복시키며 배뇨를 도와주는 효과가 있으므로 함께 끓이면 이상적이다. 여기에 용안육(한약재상에서 살 수 있음)을 더해 주면 효과가 커진다.

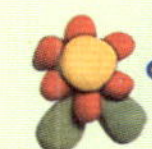

땀이 나서 끈적거릴 때는 약탕에 목욕을 한다

● 땀으로 몸이 끈적거릴 때는 몸과 마음이 모두 불쾌하다. 그럴 때는 약탕에 몸을 담그면 산뜻해진다. 특히 중조탕이 권할만한데, 중조(탄산수소나트륨) 한 줌을 목욕물 안에 넣어 주면 된다. 중조 성분은 몸의 수분 증발을 활발하게 하고 체온의 발산을 도와주기 때문에 목욕 후에 피부가 수축되어 산뜻한 느낌이 든다.

● 명반탕도 마찬가지다. 명반에는 피부를 매끄럽게 하는 작용이 있어 미용에도 효과적이다.

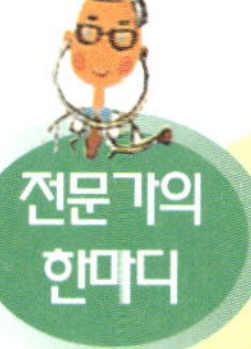

전문가의 한마디

온도가 높은 장소에 있거나 운동을 했을 때 또는 감기로 인한 고열이 있을 때 땀을 흘리게 된다. 사람은 몸 속의 수분을 땀으로 내보냄으로써 체내의 열을 방출하고 체온을 조절하기 때문이다. 선천적으로 땀이 많이 나는 사람도 있고 긴장하거나 놀랐을 때 땀이 나기도 하는데, 이처럼 단순하게 땀이 많이 나는 것은 특별히 걱정하지 않아도 된다. 하지만 미열과 권태감이 있을 때는 주의한다. 그밖에 손이 떨리고 가슴이 두근거리면서 땀이 나거나 자율신경 실조에 의해 갑자기 땀이 나는 등의 증세가 나타나면 진찰을 받도록 한다.

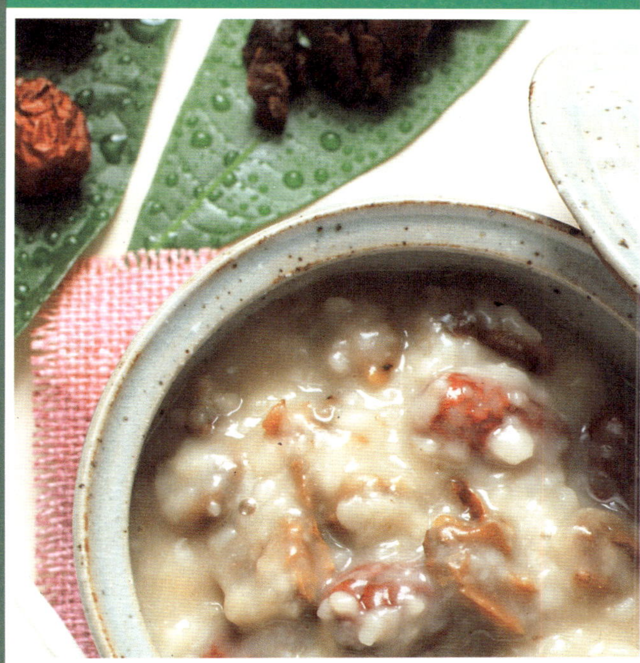

대추밀가루죽을 만들려면

재료/ 밀가루…50g, 말린 대추…10개, 말린 용안육…15g

1 밀가루는 곱게 체에 내리고 말린 대추와 말린 용안육은 물에 살살 씻은 다음 마른 행주로 물기를 닦아 준비한다.

2 냄비에 밀가루, 말린 대추, 말린 용안육을 넣고 자작하게 물을 부어 고루 저어준다.

3 재료를 담은 냄비를 중불에 올려놓고 나무주걱으로 서서히 저으면서 걸쭉해질 때까지 끓여 따뜻할 때 먹는다.

만들기의 포인트

불에 재료를 안친 냄비를 올리고 곧바로 나무주걱으로 저어야 밀가루가 눋지 않고 골고루 풀어진다. 너무 오래 끓이면 되직해지므로 걸쭉해질 정도로만 끓인다.

맛의 특징

맛이 개운하고 구수하며 대추향이 진하게 느껴진다.

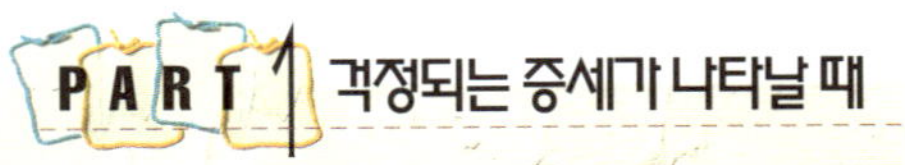

더위를 먹었을 때

오이, 녹두 등 열을 내리게 하는 식품을 먹는다

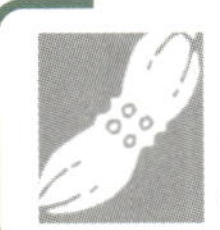

오이 달인 즙
체내의 열을 가라앉힌다

오이는 생으로 먹어도 효과가 있지만 익히면 이뇨 작용이 강해지기 때문에 오이 달인 즙은 권할만하다.

껍질 벗긴 오이 30g을 3컵의 물을 부어 그 양이 반으로 되도록 달인 다음에 이것을 하루에 3회로 나누어 공복시에 마신다.

녹두죽
더위로 입맛이 없을 때

녹두는 강한 이뇨 작용과 체내의 열을 없애는 작용이 있으므로 여름에 더위를 먹었거나 입맛이 없을 때 좋다. 녹두로 죽을 쑤면 먹기도 쉽고 입맛도 돋구어 준다.(만들기 59쪽에 있음)

수박
열 식히고 이뇨 효과가 있다

수박에는 열을 식혀서 더위를 잊게 해주는 작용이 있다. 또한 이뇨 작용도 뛰어나다.

여름에 더위를 먹었을 때는 수박을 먹거나 스스로 만들어 먹는다. 입 안의 갈증이 심해서 물이 먹고 싶을 때 먹어도 효과가 있다.

그럴 경우에는 목마른 증세가 없어질 때까지 먹는다. 단, 냉증이 있거나 위장이 차가워지기 쉬운 사람은 많이 먹지 않도록 주의해야 한다.

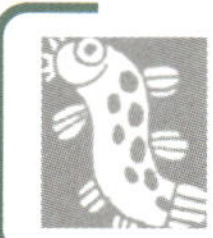

미꾸라지튀김·추어탕
체력을 회복시킨다

여름내내 더위에 시달린 몸에 원기를 불어 넣는 식품으로 미꾸라지를 들 수 있다. 미꾸라지는

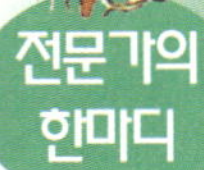

더위를 먹는 것은 더위에 대해 체온조절이 잘 되지 않기 때문으로, 사고력이 둔해지고 두통·설사·현기증 등이 나타난다. 더위로 인해 입맛이 없다고 해서 찬 음식이나 청량음료만을 계속 먹으면 체력이 더욱 떨어져 증세가 심해진다. 양은 적더라도 영양이 고른 음식과 단백질, 비타민, 미네랄이 많은 식품을 섭취하면서 기름으로 조리한 음식들을 먹도록 한다. 또한, 식욕을 돋구기 위해 향신료나 향기가 강한 채소를 먹는다. 그리고 냉방장치가 되어 있는 곳은 가능한 한 피한다.

질좋은 단백질이 많고 비타민 A·B2·D가 많기 때문에 강장·강정식품이다.

체력이 약해져 더위를 탈 때 추어탕을 끓이거나 미꾸라지를 통째로 튀김을 만들어 먹으면 스태미너가 생겨 더위를 먹었을 때나 예방할 때 효과가 있다.

여름을 타는 데는 뱀장어 이상 없다는 말도 있지만 비타민류, 칼슘은 뱀장어보다 미꾸라지에 더 많이 들어있다.

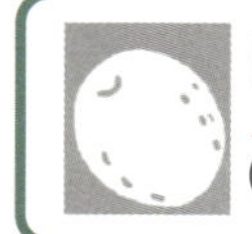

매실장아찌밥
여름에 피로를 느낄 때

유난히 여름을 타서 더위를 잘 먹고 스태미너가 부족해서 쉽게 피로를 느낄 때 매실장아찌밥을 지어본다.

밥을 지을 때 매실장아찌를 얇게 썰어 쌀에 섞어서 밥을 짓는다. 1인당 한 끼 분량으로 매실장아찌 3개를 넣으면 된다.

몸의 상태가 나쁘면 장의 활동도 원활하지 못해 체내에는 해로운 독소가 차게 된다. 이때 매실을 먹으면 체내에서 해독 작용과 소화를 돕고 정장에도 작용을 하므로 건강유지에 효과적.

매실장아찌를 반찬으로 먹을 수도 있지만 입맛을 자극하여 수분을 섭취하고 싶어진다. 따라서 더위를 탈 때는 갈증을 일으키지 않고 강장효과를 내는 매실밥을 먹도록 한다.

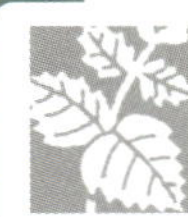

방아풀 달인 즙
더위로 설사를 할 때

방아풀은 배가 아프거나 체했을 때 효과가 있다고 해서 옛날부터 한약재로 많이 쓰여 왔다.

위장의 상태를 좋아지게 해서 입맛을 돋구어 줄 뿐만 아니라 더위를 먹어 설사를 일으키는 증세에도 효과가 있다. 그늘에 말린 풀 2~3g을 달여 그 즙을 마셔도 효과가 있다.

이렇게 만드세요!

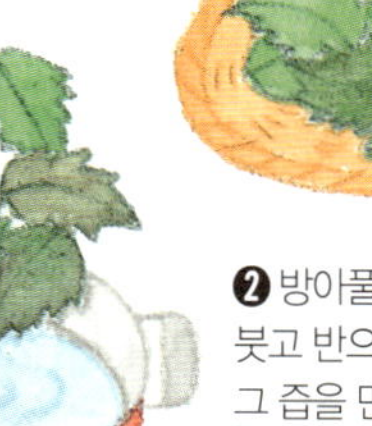

❶ 방아풀을 채반에 펼쳐 놓고 그늘에서 말린다

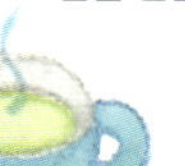

❷ 방아풀 2~3g에 물 3컵을 붓고 반으로 줄 때까지 달여 그 즙을 만든다.

● 그밖에 효과가 있는 식품

동아는 박과의 일년생 재배식물로 호박과 비슷하며 더위 먹는 것을 예방하는 데에 좋은 채소이다. 신선한 동아즙을 많이 먹도록 한다.

자두즙에 술을 넣어서 마시는 것도 좋다. 또한 연꽃도 효과적이다. 연꽃의 꽃과 잎을 적당량의 물에 달여서 마신다.

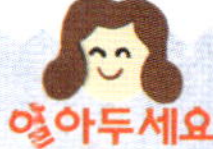

죽의 종류

죽은 쌀과 물의 비율에 따라 되직하기도 하고 묽기도 하다. 쌀 1컵에 대한 물의 비율에 따라 끓일 수 있는 죽의 종류를 알아본다.

(쌀 1컵에 대한 물의 비율)

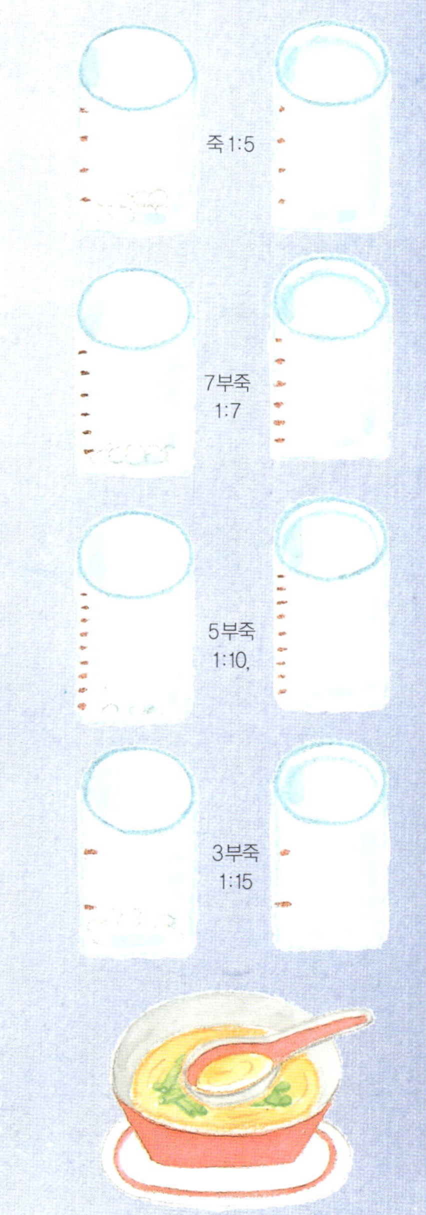

녹두죽을 만들려면

재료(1인분)/ 녹두…85g, 완두…40g, 현미…140g, 동아…100g, 다시마국물…5컵, 식물성기름…1큰술, 소금…조금

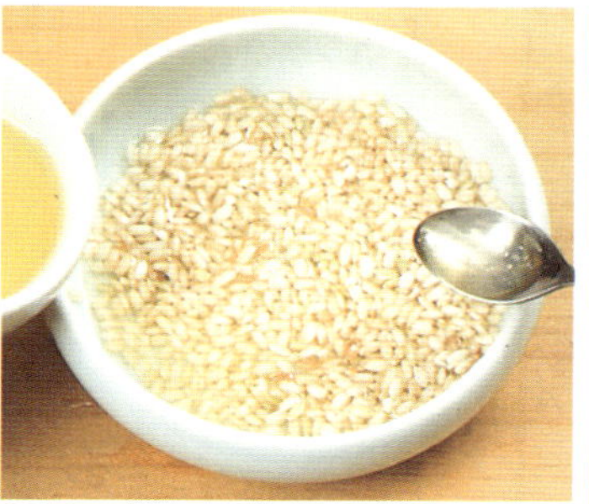

1 현미를 깨끗이 씻은 다음 맑은 물에 2시간 정도 담가 충분히 불린다. 불려진 현미의 물을 따라버리고 식물성기름 1큰술을 넣어 고루 섞는다.

2 녹두·완두는 각각 돌이나 티를 골라내고 씻어서 약 2시간 정도 물에 담가 불린 후 물기를 뺀다. 동아는 껍질을 벗기고 완두콩 크기로 잘게 깍뚝 썬다.

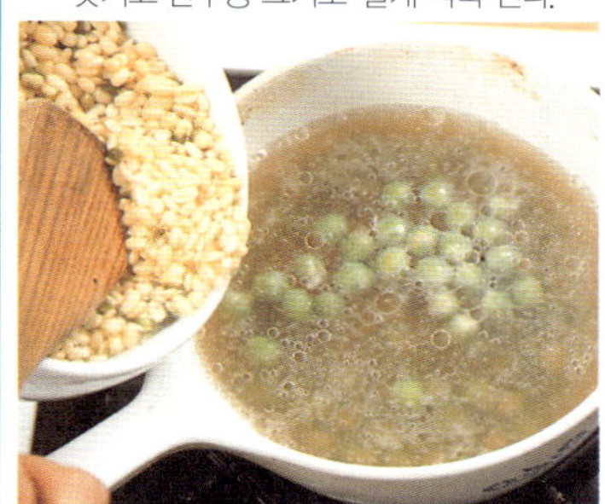

3 냄비에 다시마 국물 5컵을 붓고 준비해 둔 현미·녹두·완두·동아를 모두 넣어 끓인다. 국물이 끓어 오르면 불을 약하게 줄이고 쌀이 고루 퍼지도록 뭉근하게 끓여 소금으로 간한다.

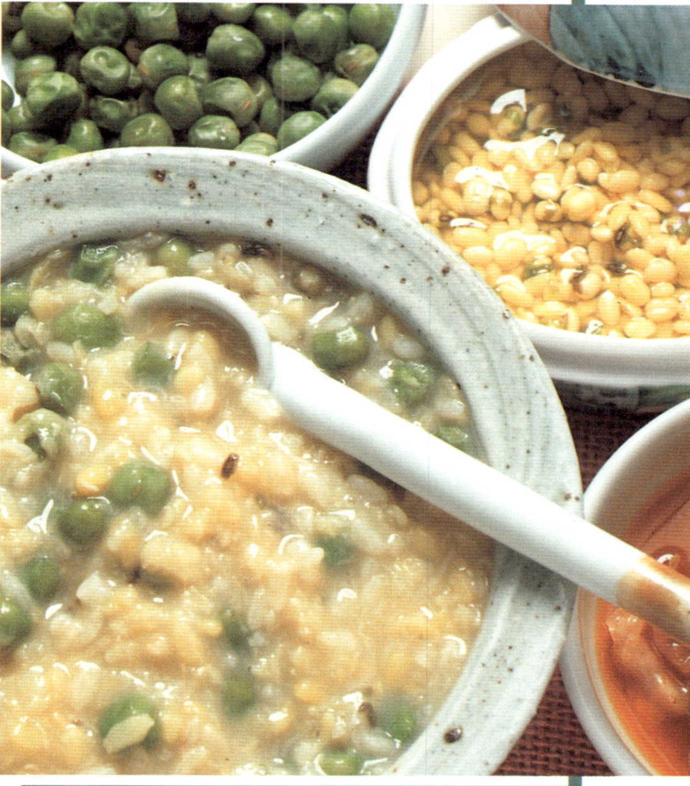

만들기의 포인트

다시마국물에 재료를 넣고 처음에는 센불에서 끓이다가 국물이 끓으면 약한 불에서 뭉근하게 끓이고 눋지 않도록 나무주걱으로 고루 저어 준다.

맛의 특징

구수하면서도 고소한 맛을 내며 부드럽다. 질 좋은 콩단백질과 현미가 들어있어 영양도 좋으며 숙취 예방에도 효과가 있다.

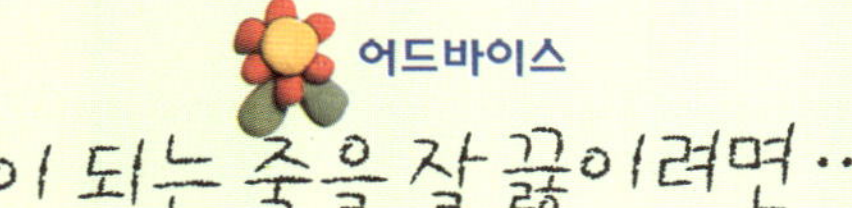

약이 되는 죽을 잘 끓이려면…

죽은 노인이나 위장이 약한 사람을 비롯해서 다이어트중인 사람, 체력이 약해진 사람에게도 권할만한 음식이다.

죽을 맛있게 끓이려면 우선 쌀과 물의 비율을 잘 맞춰야 하는데 1인분을 기준으로 해서 쌀 2큰술에, 물 3/4컵이 가장 이상적인 비율이다. 끓이는 방법은 **❶** 쌀을 깨끗이 씻는다. **❷** 씻은 쌀은 체에 1시간 정도 밭쳐서 완전히 물기를 없앤다. **❸** 되도록 두꺼운 냄비에 쌀과 물을 부어 안치는데 비율을 잘 맞추도록 한다. **❹** 불 위에 올려 어느정도 끓어오르면 불을 약하게 줄이고 뭉근하게 끓인다. **❺** 끓어올라 넘치지 않도록 물을 조금씩 덧부어주면서 천천히 보글보글 끓도록 조절한다. 도중에 휘저으면 풀처럼 뭉개지므로 주의한다.

몸의 상태가 좋지 않을 때에는 약이 되는 죽을 끓여 본다. 앞에서 설명한 것과 같이 흰죽을 끓인 다음에 아래 표의 증세에 따라 적합한 재료를 넣어 다시 끓인다.

죽에 약효가 충분히 우러난 후에 먹는다.

단, 팥·녹두는 미리 삶아 놓았다가 따뜻할 때 쌀죽에 넣어 끓이고 참마·우엉·구기자는 강판에 갈아 죽에 넣고 끓인다.

● 약이 되는 죽의 재료와 약효

재료	약효
팥	류머티스
구기자	냉증
우엉	뇌졸중
율무	당뇨병
참마	스태미너 부족
녹두	여름타는 증세

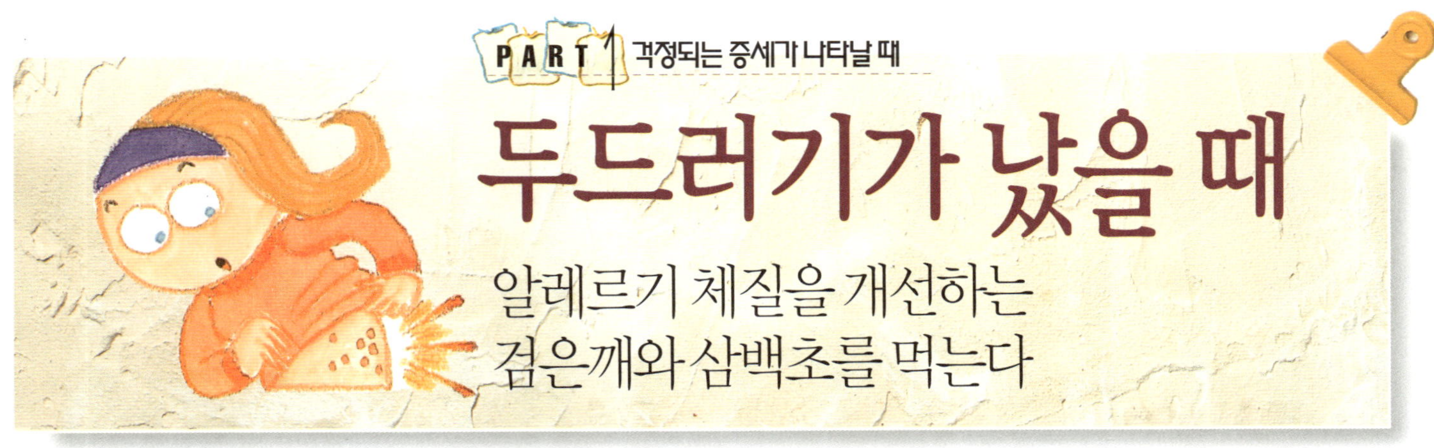

두드러기가 났을 때

알레르기 체질을 개선하는 검은깨와 삼백초를 먹는다

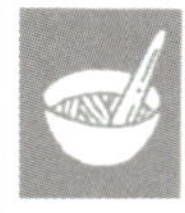

대개 면역 글로불린 E와 연관되어 발생되지만 음식에 의한 알레르기 증세로 나타나기도 한다. 두드러기의 치료는 항히스타민제나 항알레르기제를 복용, 또는 주사하여 일시적으로 부드럽게 가라앉힐 수는 있으나 근본적인 원인을 파악해 예방하는 것이 무엇보다 중요하다.

동물성 단백질의 과다섭취는 알레르기의 원인이 되기도 하므로 채식을 하면 두드러기를 예방할 수 있다. 6주 이상 계속되는 만성 두드러기는 반드시 의사의 지시를 받도록 한다.

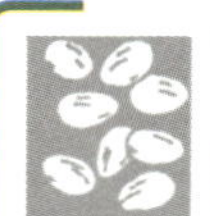

석회고약
급성 두드러기 증세에

갑자기 온몸에 붉은 두드러기가 돋아날 때는 석회에 쉰 좁쌀밥 거른 물을 넣고 되직하게 반죽해 증세가 심한 부위에 고약을 붙이듯이 아침·저녁으로 하루에 2회씩 붙여주면 좋은 약효를 낸다.

검은깨 꿀절임
만성 두드러기 증세에

만성 두드러기 증세로 시달리는 사람, 잦은 발진으로 괴로운 사람은 깨가 좋다.

깨는 체질을 개선해 주고 체력을 보강하며 피부에 저항력을 길러주어 두드러기에 대한 면역성을 강화시켜 준다. 검은깨 꿀절임은 더욱 효과가 있으므로 미리 준비해 두었다가 복용하면 좋다. (만들기 61쪽에 있음)

복숭아잎 목욕
가려움증을 가라앉힌다

복숭아잎을 거즈나 무명보자기에 싸서 목욕물에 담가 목욕을 하면 두드러기로 인한 가려움증이 가시고 피부를 강하게 하는 등의 면역성을 길러 준다.

그늘에 말린 것이나 날 것을 목욕물에 두 줌 가량 넣고 몸을 푹 담그고 있으면 두드러기가 가라앉는다.

소금 넣고 끓인 우유
잦은 두드러기 증세에

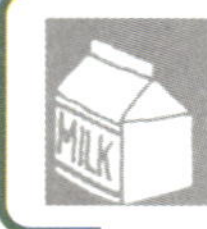

뚜렷한 원인없이 두드러기 증세가 반복될 때는 우유 5컵에 30g의 소금을 넣고 5분 정도 끓여 따뜻할 때 깨끗한 거즈에 묻혀 두드러기가 있는 부분에 문질러 주면 증세가 가라앉는다.

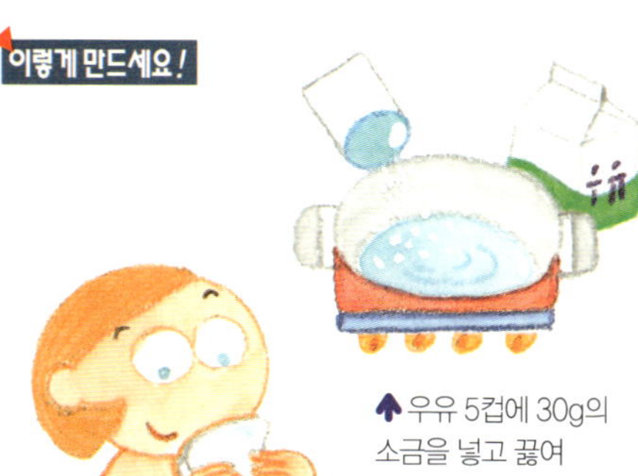

↑ 우유 5컵에 30g의 소금을 넣고 끓여 따뜻할 때 거즈에 묻혀서 두드러기가 있는 부분에 문질러 준다.

사철쑥뜸
염증과 부기를 가라앉힌다

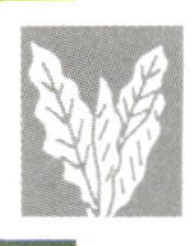

사철쑥의 어린잎 말린 것을 '인진호'라고 하여 한약재로 사용한다. 사철쑥에는 담즙 분비를 촉진하는 작용이 있어 염증과 부기를 가라앉히는 효과가 있으며 두드러기를 억제하는 효능도 뛰어나다.

말린 사철쑥을 이용하여 두드러기가 생긴 부위에 쑥뜸을 하면 쉽게 가라앉는다. 한 번에 효과를 볼 수도 있지만 지속적으로 하는 것이 좋다.

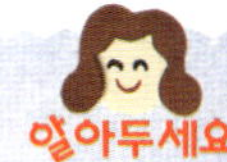

알아두세요
현미식으로 체질을 개선한다

현미는 피를 맑게 하고 혈액순환을 돕는 작용이 있어 두드러기를 일으키기 쉬운 알레르기성 체질을 개선해 준다.

현미는 백미를 도정하는 과정에 떨어져 나가버린 배아나 비타민 B군·비타민 E·비타민 K와 칼슘·인·철·식물성 섬유들이 그대로 고스란히 들어 있어 알레르기에 강한 체질을 만들어 준다.

백미 대신 현미를 주식으로 먹는 것이 이상적이다. 소화흡수가 잘 되지 않는 단점이 있으므로 꼭꼭 씹어 먹도록.

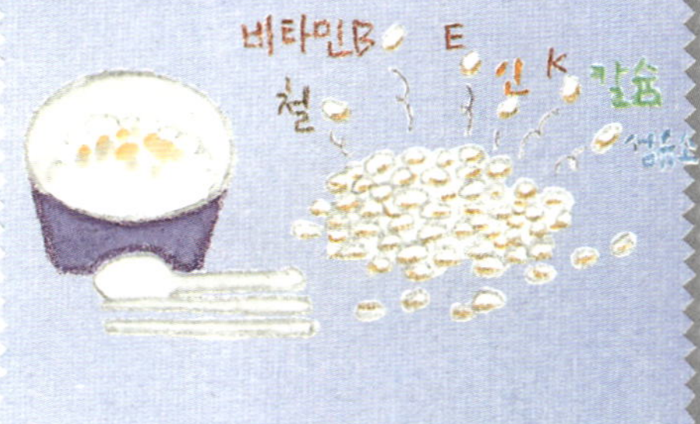

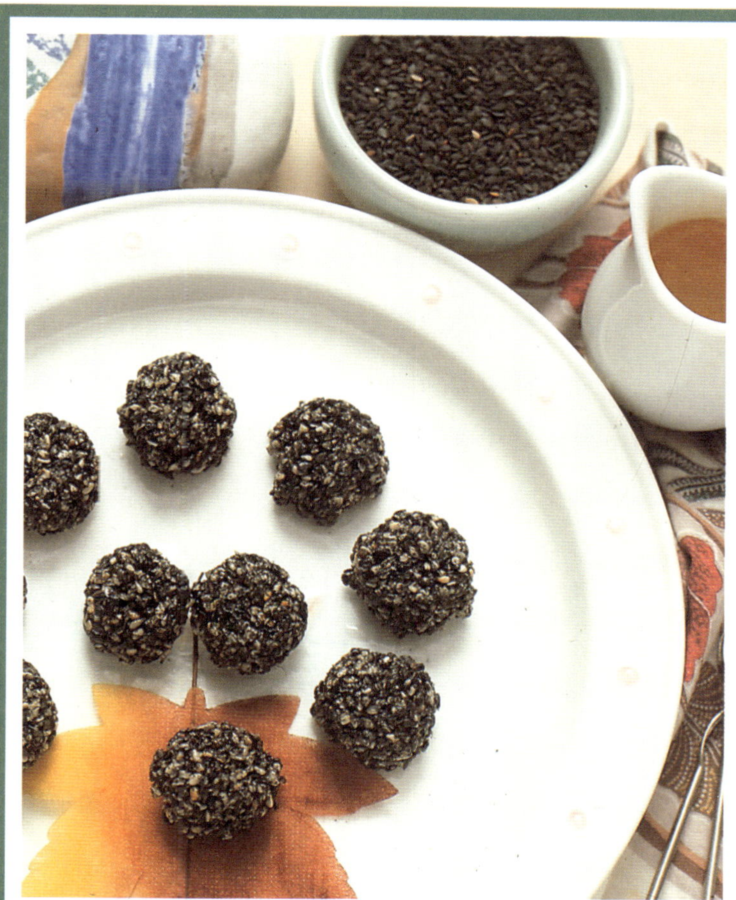

검은깨꿀절임을 만들려면

재료(3회분) / 검은깨…3큰술, 꿀…1작은술

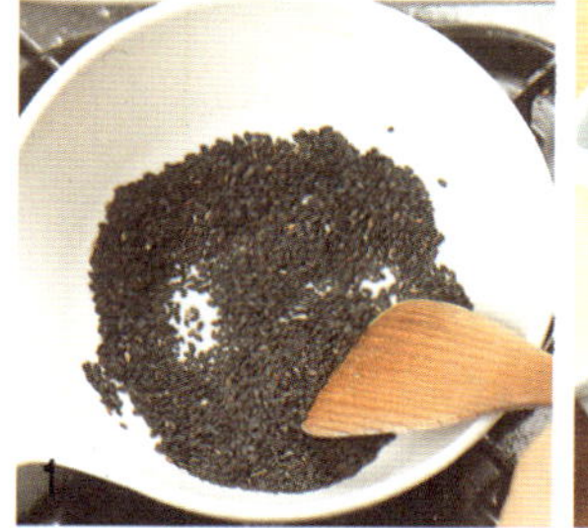
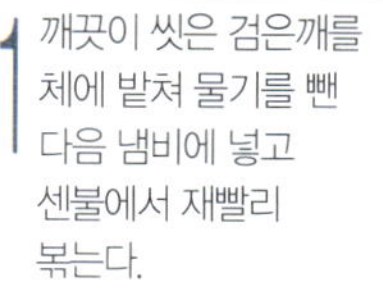
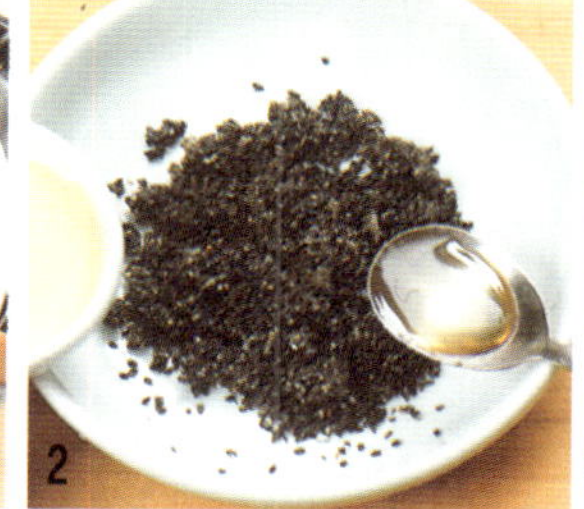
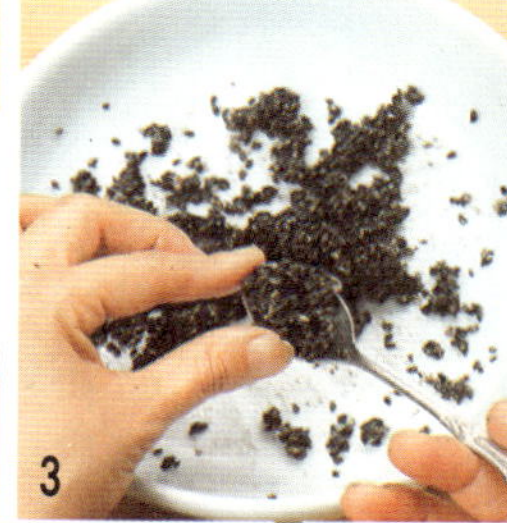

1 깨끗이 씻은 검은깨를 체에 밭쳐 물기를 뺀 다음 냄비에 넣고 센불에서 재빨리 볶는다.

2 검은깨가 볶아지면 분마기에 옮겨 담고 기름이 나올 때까지 곱게 간 다음 꿀을 넣고 고루 버무린다.

3 진득진득하게 반죽이 되면 직경 2~3cm 정도의 먹기 좋은 크기로 둥글게 완자를 빚는다.

만들기의 포인트

깨를 볶을 때는 센불에서 재빨리 볶아야 한다. 볶아진 검은깨에서 기름이 배어나올 때까지 갈려면 힘이 들고 시간이 걸리므로 믹서로 갈아도 된다. 믹서기에 갈 때는 깨의 양을 좀 늘려서 간다. 많이 만들었다가 사용해도 된다.

맛의 특징

고소한 참깨의 향과 달콤한 꿀의 맛이 어우러진 맛이 마치 깨강정을 먹는 느낌이다. 일일이 손으로 빚기 번거로울 때는 숟가락으로 적당량을 덜어 먹어도 된다. 너무 오래 두면 냄새가 나므로 3달 이상을 넘기지 않는 것이 맛있게 먹는 요령이다.

삼백초 달인 물
두드러기 체질을 개선해 준다

두드러기는 선천적인 유전으로 피부 이상이 나타나는 체질과 관계가 깊다. 그리고 이 체질은 대부분 내장의 이상으로 생기는 것으로 담즙의 분비를 돕는 삼백초를 1년 동안 꾸준히 달여 마시면 체질을 바꿀 수 있다.

말린 삼백초 10g에 물 3컵을 부어 양이 반으로 줄 때까지 중불에서 달여 따뜻하게 마시거나 말린 삼백초잎을 뜨거운 물에 우려서 차를 마시듯이 하루 3회에 걸쳐 마신다.

차조기잎즙
어패류에 의한 두드러기에

생선이나 새우, 게 등을 먹고 갑자기 두드러기 증세가 나타났다면 신선한 차조기잎을 썰어서 즙을 만들어 마신다.

잎을 달인 물도 좋은 효과를 낸다. 햇볕에서 잘 말린 차조기잎 5g에 물 1컵을 붓고 물이 반으로 줄어들 때까지 끓인다.

비파잎 달인 물
땀띠와 두드러기에 효과

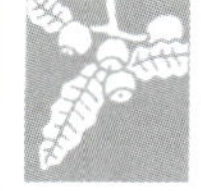

비파는 잎에 약효가 있다. 싱싱한 비파잎 3장 정도에 물 2컵 반 정도를 붓고 달여 물이 반으로 줄면 불에서 내린다. 끓인 물을 식힌 다음 가벼운 땀띠나 두드러기가 난 곳에 발라 준다. 비파잎을 같은 방법으로 거즈나 무명보자에 싸서 목욕물에 담갔다가 비파잎 물이 우러나면 그 물에 목욕을 해도 같은 효과를 낸다.

● 그밖에 효과가 있는 식품

싱싱한 상추를 골라 뿌리 부분은 손질하고 잎 부분만 40~50장을 준비한 다음, 상추잎의 4배 정도의 물을 붓고 1시간 정도 푹 달인다. 달여낸 즙을 체에 밭쳐 찌꺼기는 버리고 따뜻하게 해서 공복에 한 잔 마시고, 나머지는 두드러기가 난 부위를 씻어 주면 좋은 약효를 보인다.

온몸에 생기는 두드러기에는 순무를 사용한다. 순무씨 120g을 분마기에 갈아 하루에 4회, 1회 4g씩을 따뜻하게 데운 청주에 타 마신다.

그밖에 속이 답답하고 열이 있으며 두드러기가 나는 증세에는 대나무잎을 달여 마신다.

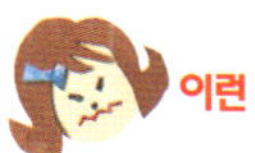

이런 음식은 조심!

자극성 식품과 음주·흡연은 절대 금한다

한방에서는 피를 흐리게 하는 음식이 두드러기의 원인이 된다고 했다.

새우, 게, 문어, 오징어를 비롯한 어패류, 죽순, 찹쌀, 산채, 초콜릿, 커피, 코코아, 알코올, 향신료, 설탕 등의 식품들은 두드러기가 있거나 두드러기가 나타나기 쉬운 사람은 피하는 것이 좋다.

● 두드러기의 원인

약 물	페니실린 및 유도체, 아스피린, 코데인, 몰핀, 비타민, 인슐린, 예방주사, 수혈, 포르말린 등
식 품	달걀, 콩, 새우, 가재, 게, 딸기, 토마토, 등푸른 생선, 식품첨가물(방부제, 황색5호 색소) 등
환 경	꽃가루, 곰팡이, 동물의 털 등
감염증	간염, 충치, 편도선염, 축농증, 중이염, 요도염, 담낭염, 기생충 등
질 병	교원병, 갑상선기능장애 등
기 타	접촉 물질, 곤충에게 물렸을 때

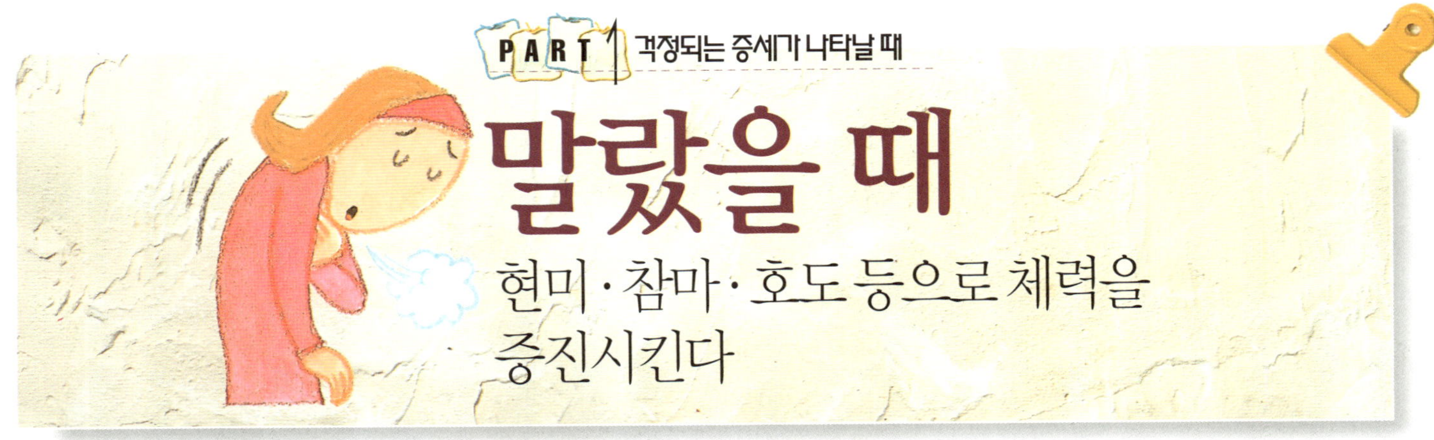

말랐을 때
현미·참마·호도 등으로 체력을 증진시킨다

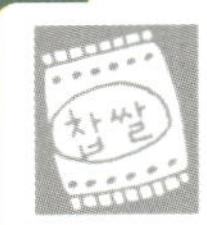

깨·호도·찹쌀·콩가루
신진대사를 활발하게 한다

검은깨, 호도, 찹쌀, 검은콩은 신진대사를 활발하게 하고 피를 맑게 해 마른 사람들에게 좋은 식품들이다.

검은깨, 호도, 찹쌀, 검은콩을 각각 따로 볶아 가루로 만들어 보관하고, 필요할 때마다 4종류를 섞어서 사용한다.

콩가루처럼 밥을 비벼 먹어도 좋다. 하루 3회, 1큰술 정도가 적당하다.

이렇게 만드세요!

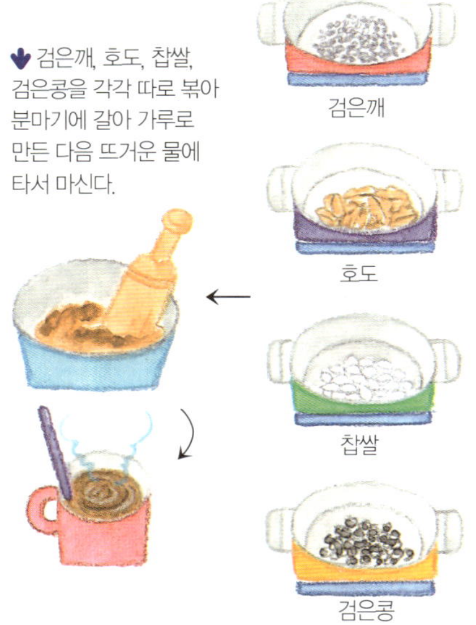

↖ 검은깨, 호도, 찹쌀, 검은콩을 각각 따로 볶아 분마기에 갈아 가루로 만든 다음 뜨거운 물에 타서 마신다.

검은깨

호도

찹쌀

검은콩

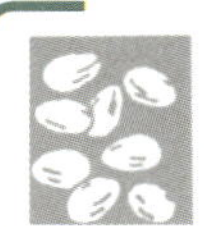

현미필라프
체력을 증진시킨다

비타민, 미네랄이 풍부한 현미는 내장을 튼튼하게 해 줄 뿐만 아니라 혈액의 흐름을 좋게 해서 마르고 추위를 타는 사람에게 적합하다. 그리고 허약 체질인 사람에게는 체력증진에 도움이 된다.

지나치게 말랐다는 것은 표준체중((키-100)×0.9)을 20% 이상 밑도는 경우를 말한다. 그러나 말랐다고 하더라도 혈색이 좋고 건강하다면 체질적이거나 유전적인 요인에 의한 것이므로 걱정할 필요는 없다. 오히려 뚱뚱한 사람보다 심장의 부담이 적고 고혈압, 당뇨병 등의 성인병에 걸릴 위험이 적으므로 가벼운 운동과 영양이 풍부한 식생활로 체력 증진에 힘쓰는 것이 가장 좋은 방법이다. 편식을 하지 않도록 영양의 균형에 신경을 쓰고 제시간에 식사를 하는 것이 바람직하다.

맛이 아주 좋은 현미필라프는 어린이들도 즐겨 먹을 수 있는 메뉴다. 병을 앓고 난 사람이나 노인에게는 현미를 볶아 소금을 조금 넣고 만든 현미수프도 좋다. 현미수프는 당뇨병에도 효과가 있으며 생강, 파를 넣어 끓이며 감기 초기의 증세도 낫게 한다. 단, 현미는 소화가 잘 되지 않는 단점이 있으므로 자기 전에 먹는 것은 삼가도록 한다. (만들기 63쪽에 있음)

참마현미죽
자양과 강장 효과가 있다

참마는 소화를 돕고 설사를 멎게 하며 기력이 생기게 하는 등 많은 효과를 가진 대표적인 강장

식품이다.

특히 전분 분해효소를 많이 가지고 있기 때문에 소화가 잘 되며 에너지도 비교적 높아서 자양에 좋은 식품이다.

마른 사람에게는 참마를 넣어 끓인 현미죽을 권할만하다. 죽 속에 식욕을 돋구는 닭고기나 자양·강장 작용이 있는 말린 패주, 체력을 증진시켜 주는 구기자를 더하면 효과가 더 크다.

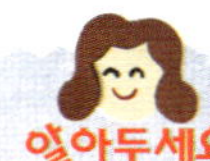

특별한 이유없이 마를 때는 병을 의심해 본다

마른 사람이 조심해야 할 것은 병 때문에 마르는 경우이다. 특별히 먹는 것을 제한하지 않는데도 점점 살이 빠진다거나 쉬 피로해진다. 현기증이 나고 구토증이 있으며 입맛이 없는 등의 증세가 함께 나타나는 경우에는 주의가 필요하다.

식사를 거르지 않는데도 1개월에 4kg 이상 체중이 줄어든다면 진찰을 받아 보아야 한다. 갑상선 기능 항진증이나 당뇨병을 비롯해서 만성 위염, 위·십이지장 궤양, 만성 설사, 만성 간장병 등의 병을 의심해 볼 수 있다.

사춘기 여성이 극단적인 다이어트를 해서 짧은 기간에 10kg 이상이나 마르는 경우가 있다. 이럴 경우를 신경성 식욕부진증이라고 부르는데 내과적인 치료와 더불어 정신적인 면에서의 치료도 필요하다.

건강했던 사람이 1~2년 사이에 급격하게 살이 빠지면서 마를 때 암의 증세일 수도 있다. 위암이나 췌장암의 경우에는 입맛이 없어 잘 먹지를 못하게 되고 빈혈이 생기면서 수척해지므로 전문의의 진찰을 받아 보는 것이 좋다.

단백질 부족은 손톱과 머리카락의 상태로 알 수 있다

단백질 섭취가 줄어들면 손톱이 잘 자라지 않게 되므로 금방 알 수 있다. 손톱은 하루에 평균 0.1mm, 1개월이면 3mm 정도로 자라며 20세까지의 성장기에는 4.5mm나 자란다. 건강하다면 손톱 색깔도 분홍색으로 광택이 있다. 그러나 손톱이 잘 자라지 않고 부러지며 창백해졌다면 단백질 부족이다. 또한, 머리카락이 가늘어지고 끊어지며 윤기가 없고, 피부는 거칠어지고 탄력이 없어지게 된다.

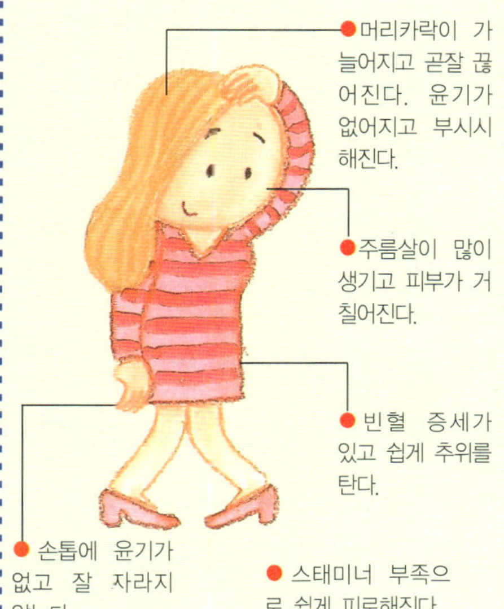

현미필라프를 만들려면

재료(2인분)/ 현미…1컵, 다진새우·건포도·구기자…2큰술씩, 닭고기 육수…3컵, 양파…1개, 식물성기름·소금·후춧가루·청주…조금씩

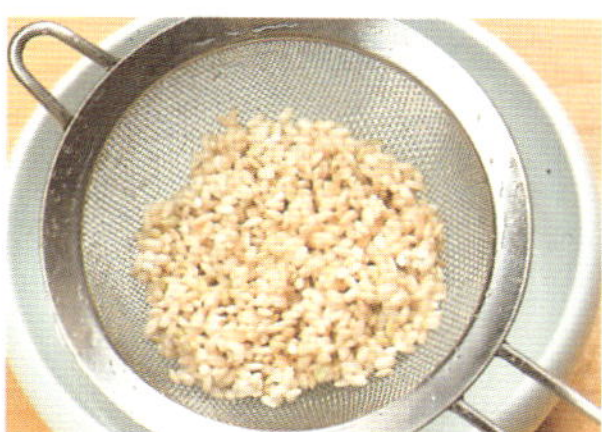

1 현미 2컵을 씻어서 하룻밤 물에 푹 담가 불린다. 충분히 불어 부드러워지면 체에 밭쳐서 물기를 뺀다.

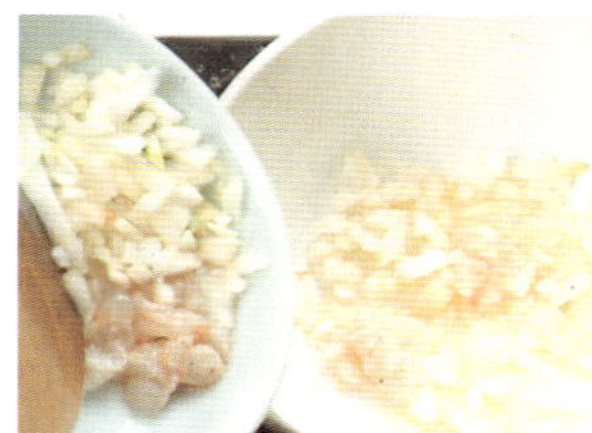

2 냄비에 식물성기름을 둘러 뜨겁게 달군 뒤 잘게 썬 양파와 다진새우 2큰술을 넣어 볶는다.

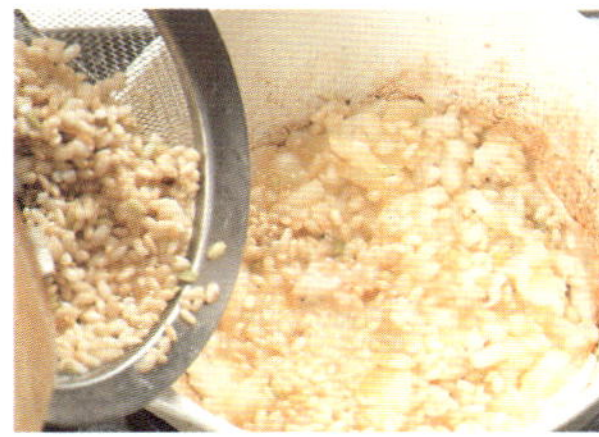

3 재료가 볶아지면 불린 현미, 소금, 후춧가루, 청주를 넣고 볶다가 닭고기 육수, 불린 건포도와 구기자를 넣는다.

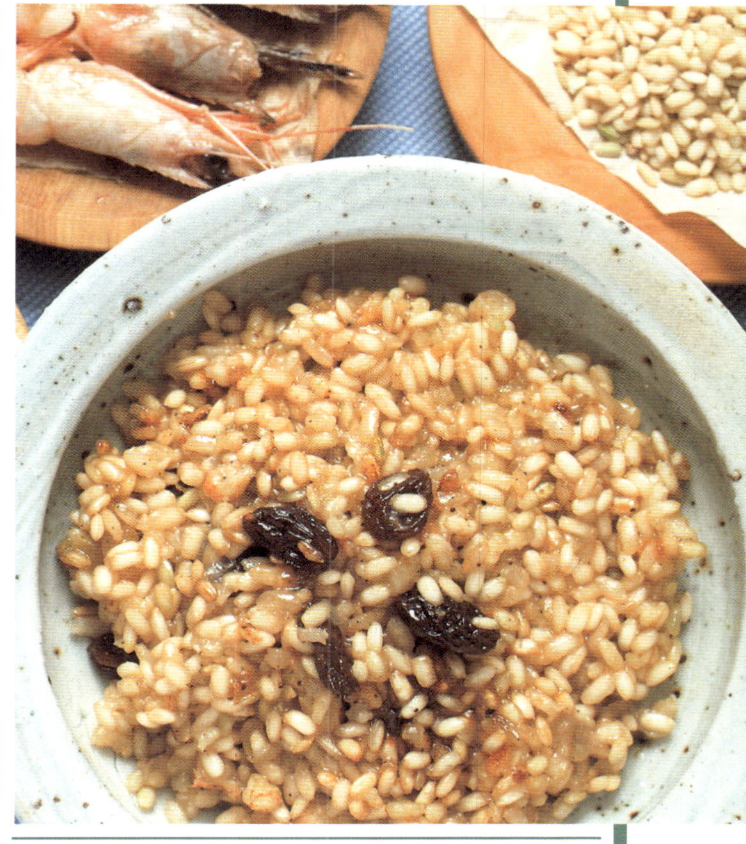

만들기의 포인트
끓어넘치기 쉬우므로 불 조절에 주의한다. 말린 새우, 현미 등의 재료를 충분히 불려 끓인다.

맛의 특징
닭고기 육수를 국물로 사용하고, 말린 새우의 맛이 배들면 아주 부드럽다.

무리없이 살찔 수 있는 식사 포인트

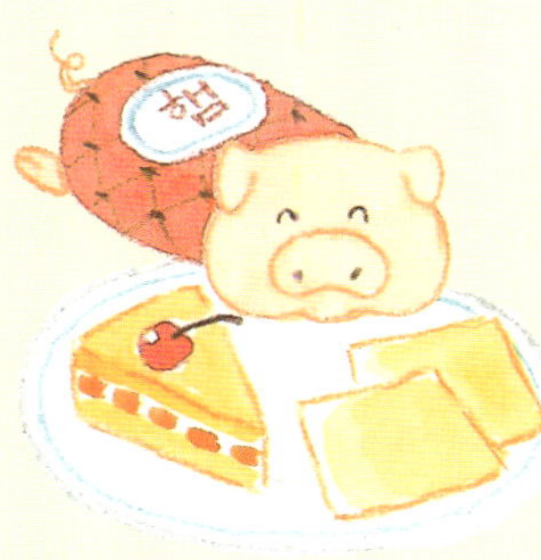

● **양질의 단백질을 섭취한다**
단백가가 높은 우유, 치즈, 바지락, 전갱이, 닭간 등의 식품을 섭취하도록 한다.

● **알코올, 향신료를 잘 이용한다**
알코올은 식욕을 자극하며 에너지원이 되기도 하므로 지나치지 않을 정도로만 마시면 오히려 좋다. 또한 식초나 생강, 마늘과 같은 향신료는 식욕을 자극하므로 적극적으로 활용한다.

● **하루에 500kcal를 더 먹는다**
살이 찌려면 하루에 500kcal 정도를 늘리는 것이 적당하다. 이것은 하루에 치즈 2조각(200kcal)과 케이크 1조각(300kcal) 정도를 더 먹는 정도이다.

● **유지류를 활용한다**
양이 적으면서도 에너지가 높은 것이 유지류이다. 음식을 조리할 때 버터나 마요네즈 등을 활용하도록 한다.

● **단음식은 식사 후에 먹는다**
설탕을 넣은 과자 종류는 갑자기 혈당치가 올라 금방 배가 부른 느낌이 들게 된다. 아무리 단 것이 먹고 싶다 하더라도 식사하기 전에는 피한다.

● **수분을 적게 섭취한다**
체질적으로 마른 사람은 금방 배가 부르기 쉽기 때문에 식사하기 전이나 식사중에는 수분 섭취를 막을 필요가 있다. 수프나 국처럼 국물이 많은 음식은 나중에 먹도록.

● **당질만으로 살이 찌게 하는 것은 금물이다**
단음식은 열량이 높아 많이 먹을 경우 확실하게 몸무게가 는다. 그러나 그것은 지방 조직이 늘어나는 것일 뿐 몸을 구성하는 근육이나 뼈는 튼튼해지지 않는다. 단백질이 충분하지 않으면 살이 찌더라도 근육이나 뼈가 강해지지 않아 오히려 허리에 통증이 생기게 되는 수도 있다. 당질만으로 무리하게 살을 찌우려고 하는 습관은 버리도록 한다.

살찌는 데 도움이 되는 식품들

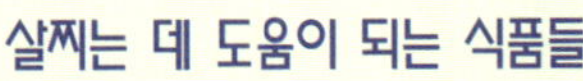
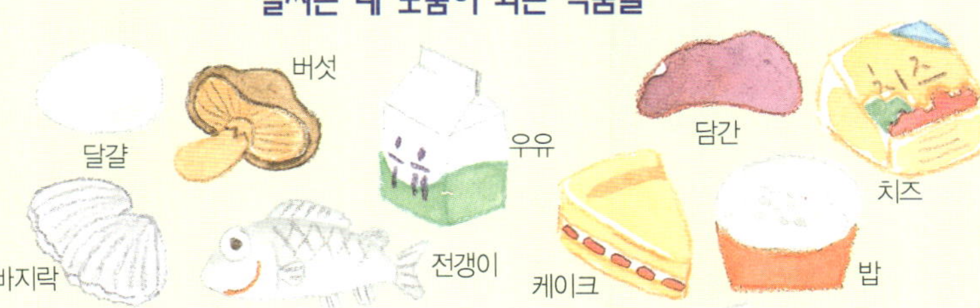

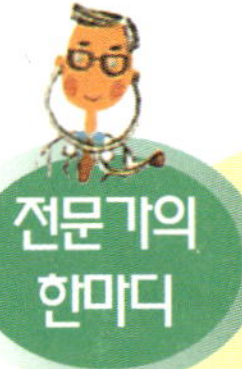

머리가 빠질 때

혈액순환을 촉진하는 밤, 고추, 반하 등을 먹는다

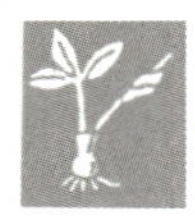

건강한 사람은 보통 하루 70~80개의 머리카락이 빠지고 또 자란다. 탈모증이란 머리카락의 수가 비정상적으로 많이 빠지거나 한 부분의 털이 집중적으로 빠지는 증세를 말한다.

탈모증은 그 원인과 형태에 따라 원형 탈모증, 남성형 탈모증, 여성형 탈모증으로 나누어진다. 치료 방법은 스테로이드 계통의 외용약을 바르거나 물리화학적인 치료가 중심이 되고, 가정에서는 스트레스를 풀어주고 혈액순환을 돕는 식품을 먹는다.

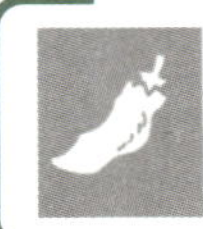

반하뿌리가루
원형탈모증에 잘 듣는다

밭에서 나는 다년초로 한방에서는 반하의 뿌리를 담이나 구토, 기침 등의 치료약으로 사용하고 있다. 꽃이 피는 여름철에 둥근 뿌리줄기를 캐서 뿌리와 껍질을 버리고 물에 씻어 햇볕에 말린 다음 사용한다.

원형탈모증일 때는 햇볕에 말린 반하의 둥근 뿌리줄기를 분마기에 빻아 머리나 눈썹 등의 털이 빠진 부분에 맛사지해 준다. 반하뿌리는 약효가 강하므로 눈썹에 바를 때는 눈에 들어가지 않도록 각별히 조심하고, 눈에 들어갔다면 맑은 물로 곧바로 씻어 내도록 한다. 원형탈모증은 스트레스로 올 수도 있으므로 특히 마음을 편안히 갖고 음식섭취에도 신경을 써야 한다.

고추술
탈모증을 치료한다

고추를 된장이나 고추장에 찍어서 날것으로 먹거나, 고춧가루로 빻아 음식을 만들 때 넣어 먹으면 혈액순환에 도움이 된다.

고추술을 담가서 머리에 바르는 방법도 있는데, 이것은 민간요법으로 널리 알려져 있다. 고추를 에틸 알코올에 담가 1주일~한달 정도 숙성시킨 다음 그 술로 두피를 맛사지해 준다. 단, 자극이 강하므로 피부가 약하거나 알레르기 증세가 있는 사람은 피하는 것이 좋다.

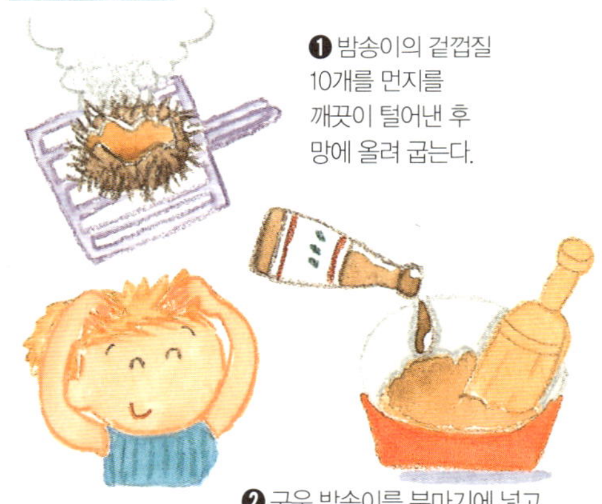

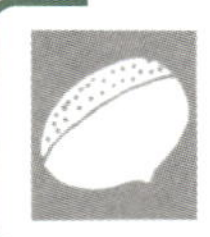

구운 밤송이가루
두피의 혈액순환을 돕는다

가시가 돋은 밤송이의 겉껍질 10개를 불에 구워서 분마기에 넣고 갈아 가루를 낸다. 이 가루에 참기름 1컵을 섞어 잘 버무린 다음 하루에 2~3회, 1회 1~2작은술씩 머리가 빠지는 두피 부분에 맛사지해 주면 혈액순환이 좋아져 머리가 빠지는 것을 예방한다.

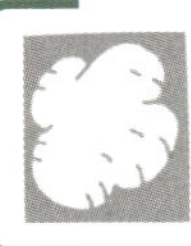

생강 헤어토닉
머리가 빠질 때

생강은 혈액순환을 돕고 신진대사를 활발하게 하므로 머리카락이 비정상적으로 많이 빠질 때 이용하면 좋다. 독특한 향기와 맛으로 식욕을 증진시키기도 하지만 생강 삶은 물이나 생강 액기스를 머리에 맛사지하듯 바르는 방법이 효과적이다. (만들기 65쪽에 있음)

생활하면서 조심해야 할 일들

탈모를 방지하려면

피부 아래의 모근의 건강을 유지하는 것이 탈모를 막는 방법이다. 머리를 감을 때 손가락을 바짝 세워 심하게 자극을 주어 문지르기 보다는 손바닥으로 머리 전체를 감싸듯 해서 맛사지하듯 머리를 감는다.

샴푸보다는 세숫비누를 사용하는 것이 머리카락을 보호하는 방법이다. 머리는 2~3일에 한 번씩 감는 것이 머리카락이나 모근의 영양을 위해 좋다. 습관적으로 매일 감기보다는 머리카락이 더러워지면 감아서 가렵지 않도록 신경쓴다.

탈모를 예방하려면 정신적인 안정 뿐만 아니라 육체적으로도 스트레스나 피로가 쌓이지 않도록 주의한다.

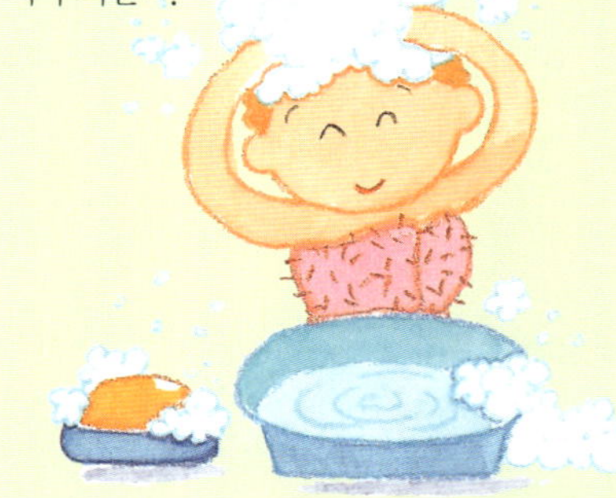

생강헤어토닉을 만들려면

재료(3회분)/ 생강…20g(마른 생강일 때…3g), 에틸 알코올…1/2컵, 물…2컵

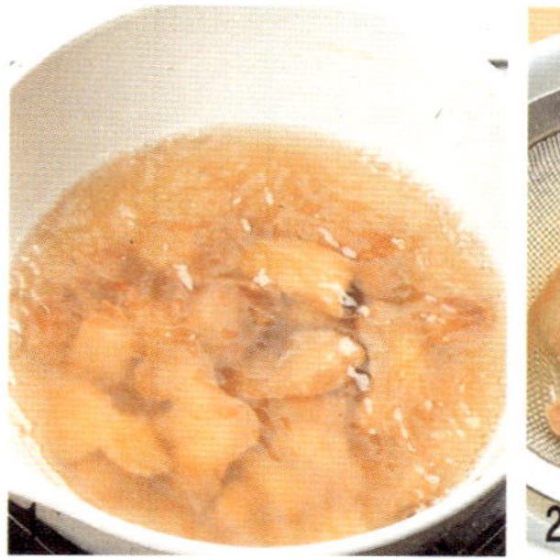 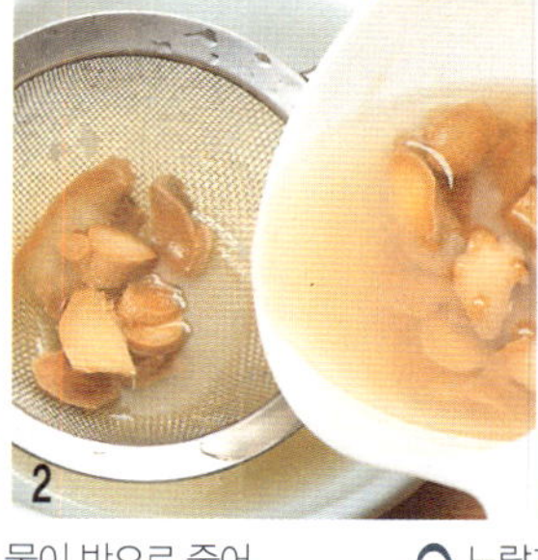 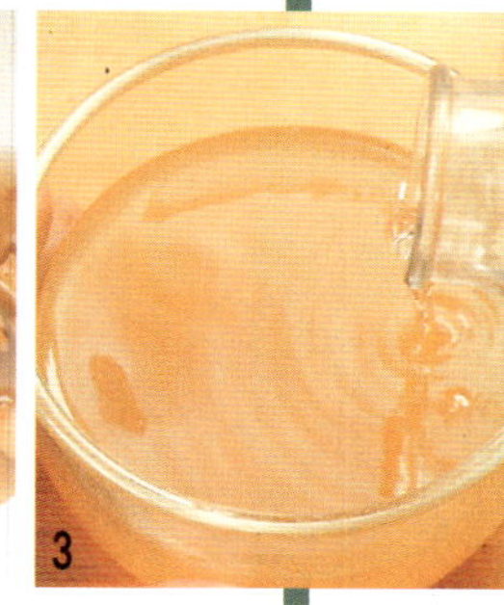

1 생강은 깨끗이 씻어 껍질째 0.1cm 정도의 두께로 얄팍하게 썰어 냄비에 담고 물을 부어 중불에서 끓인다.

2 물이 반으로 줄어 노랗게 우러날 때까지 끓인 생강을 체에 걸러 물만 받아 놓는다.

3 노랗게 우러난 생강물이 어느 정도 식으면 여기에 에틸 알코올을 붓고 잘 휘저어 뚜껑이 있는 그릇에 담는다.

만들기의 포인트

생강은 되도록 얇고 면이 많이 생기게 썰어야 생강물을 진하게 얻을 수 있다. 생강을 썰기가 힘들면 분마기에 갈아서 사용한다.

사용 후 느낌

아침·저녁으로 두피에 맛사지하듯 살짝 바르면 시원하고 개운한 느낌이 든다. 거르지 않고 꾸준히 해야 효과를 볼 수 있다.

● 그밖에 효과가 있는 식품

무잎을 햇볕에 바싹 말려 물을 붓고 달인 다음, 생강즙 몇 방울을 섞어서 그 물로 머리를 감으면 좋다. 구기자잎도 같은 약효를 낸다.

원형탈모증에는 벽오동나무의 열매를 구워 분마기에 간 다음 참기름과 반죽해서 머리가 빠진 부위에 하루에 2~3회 발라주면 잘 듣는다. 약효는 서서히 나타나므로 끈기를 갖고 반복한다. 벽오동나무의 껍질을 으깨 받아낸 즙을 머리에 발라주면 머리카락이 빠지는 것을 막아주고 발모를 촉진하는 역할도 한다.

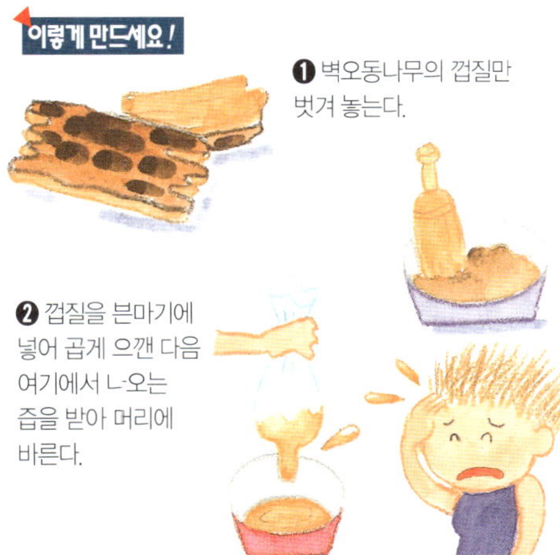

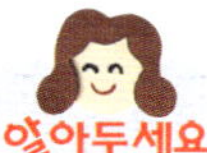

아름답고 건강한 머리카락을 유지하려면?

1 머리카락 끝이 갈라질 때

머리카락이 빠지는 것 못지않게 머리카락 끝이 갈라지고 부스러지는 것 또한 심각한 고민거리다. 머리카락이 상하는 원인은 여러 가지지만 머리 손질을 제대로 하지 못했거나 내장기관이 튼튼하지 못할 때가 대표적인 원인이다.

샴푸를 지나치게 많이 사용했으나 헤어드라이어의 열 때문일 수도 있고 혈액순환이 제대로 되지 못할 경우에도 머리카락이 상하거나 빠진다.

머리카락이 자주 갈라지고 부스러질 때는 머리를 짧게 자르는 편이 좋다. 머리카락이 길면 그만큼 영양소를 많이 빼앗기게 되고 머리카락이 엉켜 탈모 현상이 더욱 심해진다.

2 원형 탈모증일 때

원형 탈모증은 스트레스가 주요 원인이다.

스트레스가 해소되면 자연히 치유된다. 지나친 걱정은 오히려 상태를 악화시키므로 마음을 편히 갖도록 한다.

때로는 갑상선 기능에 이상이 있거나 내분비선에 염증이 생겼을 때도 원형 탈모증의 증세가 나타난다. 그 외에 영양부족이나 영양흡수에 장애가 있을 때도 생기며 출산할 때 출혈량이 많아도 생길 수 있다.

소·돼지의 간, 미역 또는 다시마, 당근, 양배추를 늘 먹는다. 이 음식들에는 핵산과 비타민 B·판토텐산·비타민 A·철분 등이 풍부하게 들어있어 좋은 효과를 볼 수 있다. 고추·후추·소금·지방 등이 많은 음식은 주의한다.

3 새치가 날 때

보통 20·30대에 흰 머리카락이 나는 것을 '새치'라고 한다. 머리카락이 하얗게 변하는 것은 멜라닌 색소의 생산이 억제되었기 때문이기도 하고 내분비의 기능 장애와 유전적 요인 영양장애 등이 원인일 수도 있다.

새치가 있는 사람 가운데 대부분은 편식을 하는 경우가 많은데, 영양 있는 음식을 골고루 섭취하도록 한다. 미역과 같은 해조류는 머리카락을 검고 아름답게 만들어 주므로 자주 먹도록 한다.

산딸기를 술에 담갔다가 약한 불에 볶아 곱게 가루를 내어 1회 8~10g씩 물에 달여 식사 전에 먹거나 덜 익은 오디를 하루 20g씩 달여 식후에 먹는 것도 효과적이다.

머리가 아플 때

국화차나 박하탕을 마시면 두통이 가라앉는다

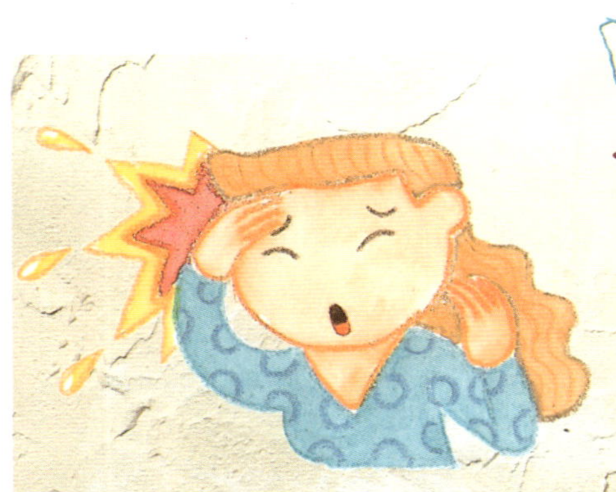

매실찜질
두통을 가라앉힌다

매실은 약효가 뛰어난 식품으로 항균 작용, 정장 작용, 설사, 식욕부진, 식중독 등에 효과가 있다. 두통이 있을 때는 매실살을 관자놀이에 붙여 찜질하면 효과가 있다.

이렇게 만드세요!

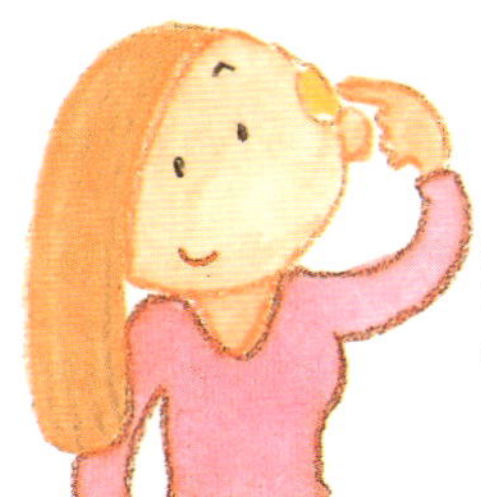
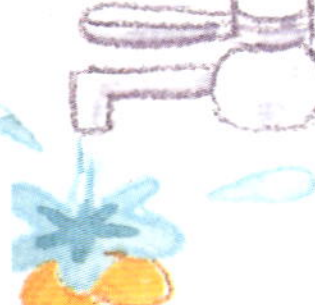

❶ 매실의 씨를 깨끗이 씻어 살만 도려 낸다.

❷ 잘라낸 매실 살을 관자놀이에 붙여 찜질한다.

박하탕
열이 나는 두통에 적합하다

그늘에서 말린 박하잎을 잘게 썰어 2~3작은술 정도를 찻잔에 넣고 뜨거운 물을 붓는다. 박하탕은 뜨거울 때 마시면 땀이 나면서 열을 내리게 해 감기로 인한 두통을 가라앉힌다.

무즙
편두통에 효과가 있다

무에는 몸을 차게 하는 성분이 있으므로 두통이 있을 때는 외용약으로 사용한다. 특히 편두통에 뛰어난 효과를 나타낸다.

무즙을 거즈에 적셔 직접 이마에 대 주거나 콧구멍에 몇 방울 떨어뜨리면 더욱 효과가 있다.

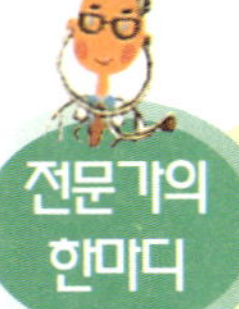

전문가의 한마디

두통의 원인 중 80%는 일상적으로 흔히 일어나는 증세로 그리 걱정하지 않아도 된다. 피곤하거나 긴장하면 두통이 나는 사람은 술이나 담배를 삼가고 취미나 스포츠 등으로 기분전환을 시도하여 스트레스가 쌓이지 않도록 한다. 단, 갑자기 일어나는 격렬한 두통은 뇌막하출혈이나 뇌출혈, 급성 수막염 등의 초기 증세일 수 있다. 이때의 증세는 격렬한 통증과 함께 구토증을 동반하므로 전문의와 의논하여 병원 치료를 받는 것이 좋다. 가벼운 증세일 때는 자가 치료로도 회복된다.

외용약 이외에도 무즙에 꿀이나 조청을 조금 섞어 마시면 두통을 비롯해서 천식, 기침을 동반하는 감기에도 잘 듣는다.

생강수프
감기 초기의 두통에 효과

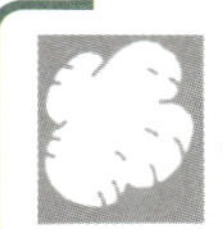

말린 생강은 몸을 따뜻하게 해서 땀이 나게 함으로써 해열 작용을 한다. 몸이 차가워서 생기는 두통이나 설사, 하반신 통증, 또는 감기 초기의 오한, 두통, 재채기 등에는 안성맞춤이다.

어린이에게는 꿀을 타서 주면 먹기 쉽다. 이 수프를 감기약을 복용한 다음에 마실 경우, 더욱 효과가 있다. 냄비에 생강 3쪽, 차조기잎 3장, 파 5cm, 물 3컵을 넣고 약한 불에서 진하게 끓인다.

두릅뿌리 달인 즙
만성 두통을 낫게 한다

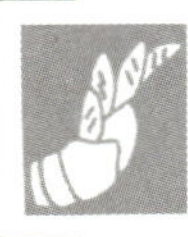

두릅은 야생 두릅을 사용해야 약효가 있다. 두릅뿌리를 잘 씻어서 물에 담갔다가 말린 다음 푹 달여 마시면 통증이나 땀 흘리는 것을 막고 해열 효과를 낸다. 이 즙을 꾸준히 마시면 만성 두통이나 현기증, 어깨결림, 신경통, 류머티스 등의 증세가 좋아진다

이렇게 만드세요!

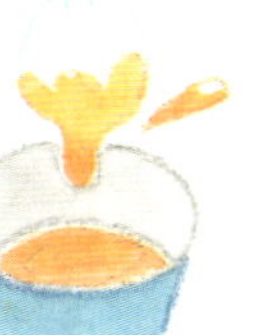

❶ 말린 두릅뿌리 10g에 3컵의 물을 붓고 그 양이 반으로 줄어들 때까지 달인다.

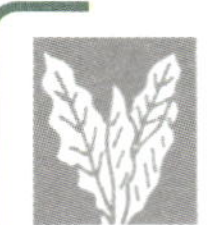

❷ 달인 즙을 거즈에 받쳐 거른다. 이 즙을 하루분으로 삼아서 3회로 나누어 식사 전이나 후에 마신다.

쑥 달인 물
냉으로 인한 두통에 효과

쑥은 단오 때의 창포와 함께, 목욕할 때 탕 속에 넣어 쓰기도 하고 뜸을 뜨는 재료로 사용하는 등 많은 효과를 가진 약초이다.

냉증으로 오는 두통에는 말린 쑥 한 줌의 분량을 3컵 정도의 물에 넣어 양이 반으로 줄어 들 때까지 달인다. 이것을 하루의 양으로 해서 차처럼 마시면 아주 효과가 좋다.

그 외에도 습진이나 옻이 생겼을 때 찜질약으로도 사용되며 따뜻한 물에 넣고 목욕을 하면 어깨결림, 류머티스, 요통 등에 효과가 있다.

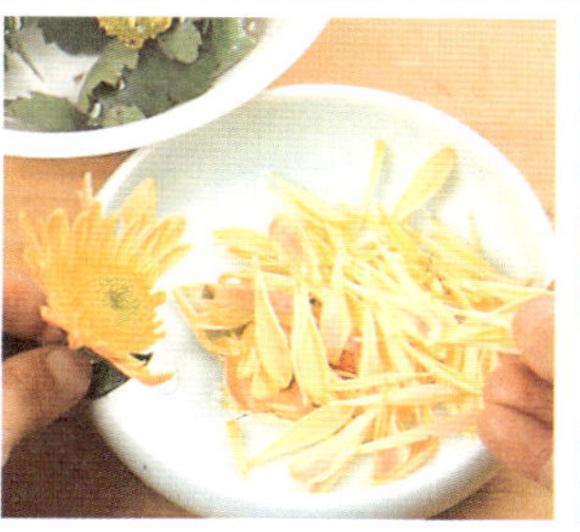

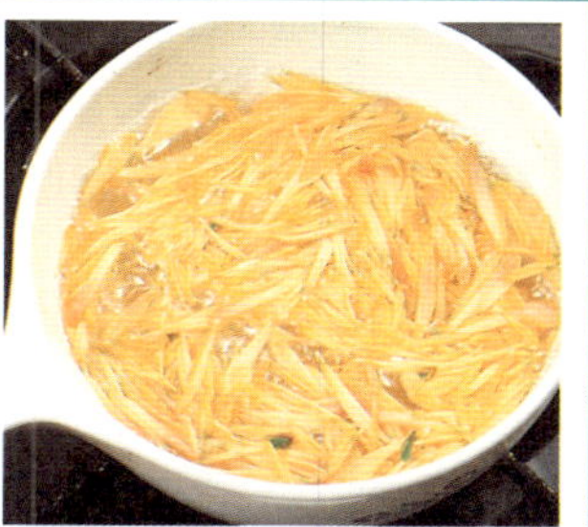

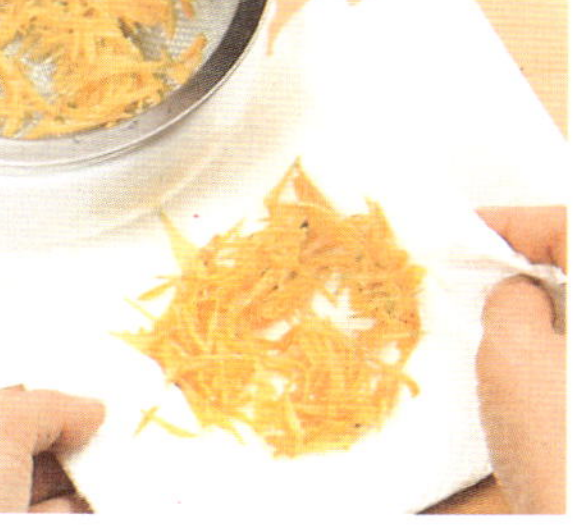
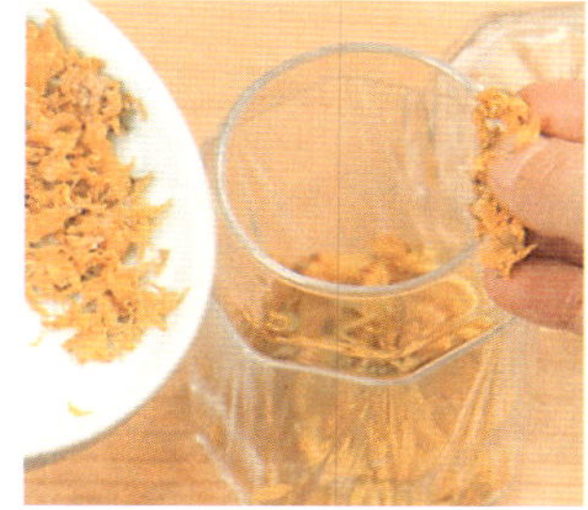

만들기의 포인트

국화꽃잎은 뜨거운 물에 살짝 데쳐야 한다. 또 한꺼번에 많이 데치면 말리는데 시간이 걸리므로 조금씩 데친다.

맛의 특징

국화꽃잎의 향이 은은해서 마시기에 부담없다. 국화꽃잎을 너무 많이 넣으면 쓴맛이 날 수도 있으므로 조심한다.

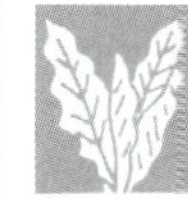

국화차

현기증, 고혈압, 두통에

국화는 두통, 현기증, 귀에서 소리가 날 때 등 주로 머리 부분에서 일어나는 불쾌한 증세에 효과가 있다. 혈액순환을 좋게 하고 시력을 회복시켜 주는 한방약으로도 잘 알려져 있다.

현기증, 고혈압으로 인한 두통에는 국화잎으로 만든 국화차가 좋다. 또 만성 두통일 때는 생화 20g이나 말린 꽃 3g을 구기자와 섞어 1컵 반의 술을 넣어 20분 정도 찐 것을 마시면 금방 효과를 볼 수 있다.

● **그밖에 효과가 있는 식품**

매실장아찌를 쇠에 굽거나 알루미늄 호일에 싸서 검게 굽는다. 머리가 아플 때 뜨거운 물을 부어서 잘 저어 마시면 열을 내려주고 두통을 낫게 해 준다. 시금치를 살짝 데쳐 참기름으로 버무린 것을 매일 뜨면 두통은 물론이고 현기증, 고혈압, 변비에도 효과가 있다.

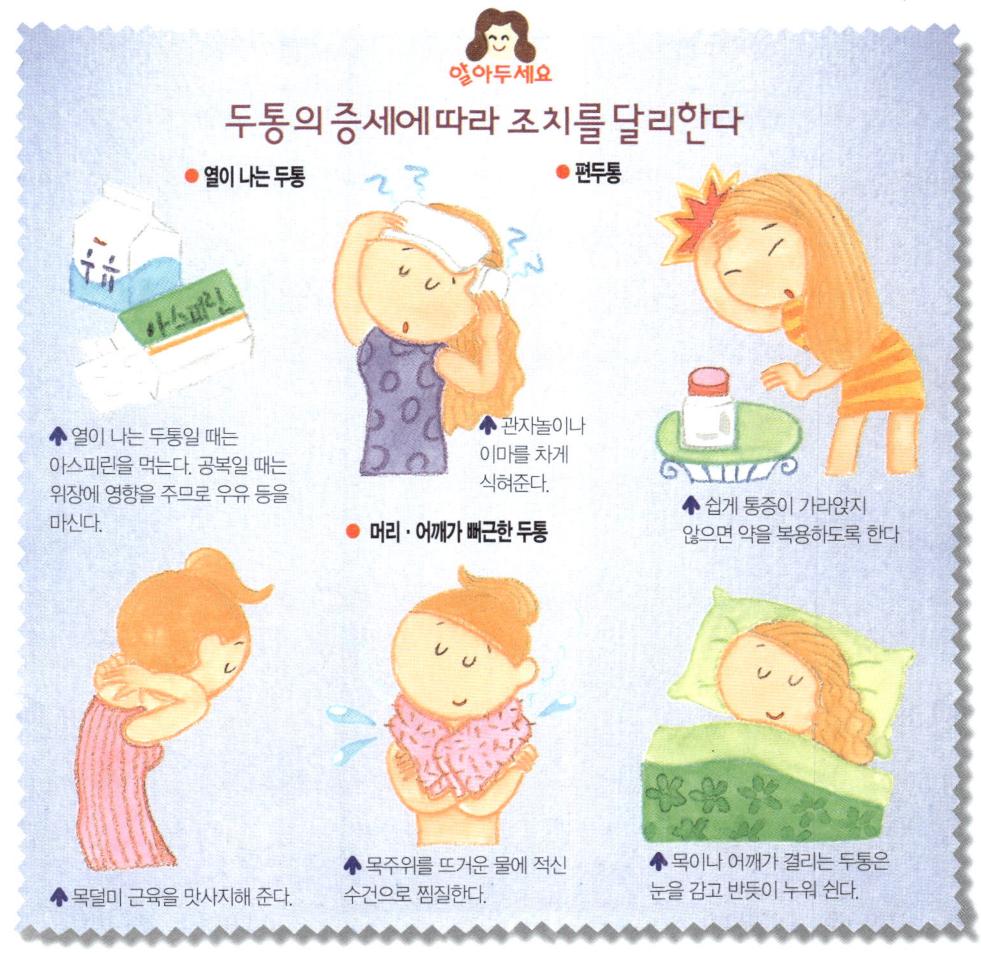

목뼈를 삐었을 때

치자연고나 고춧잎을 달여 목뼈 주위에 고루 바른다

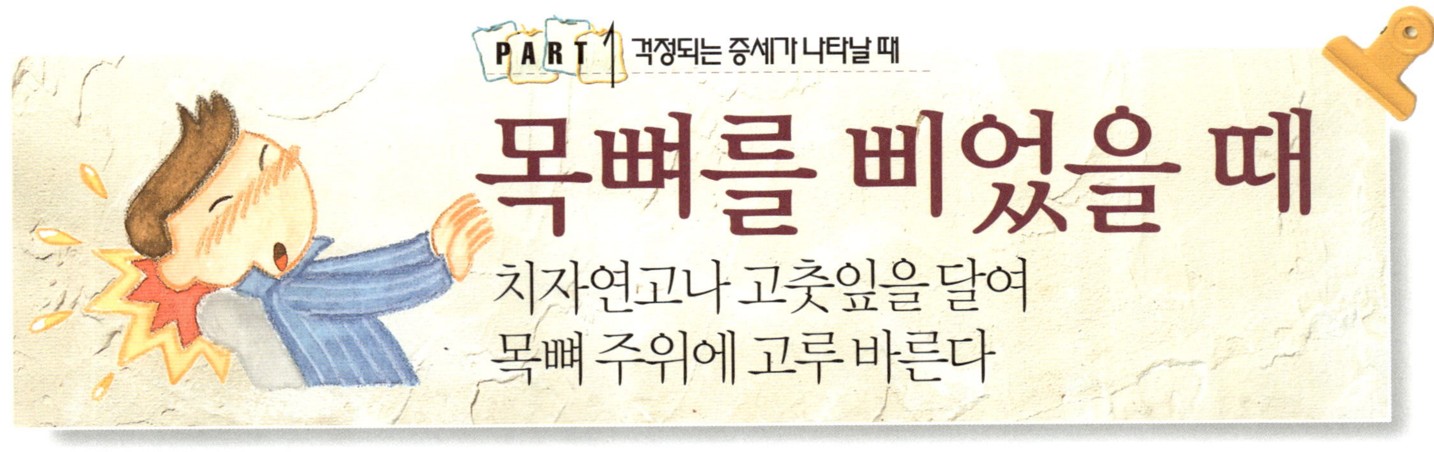

치자연고
소염 작용이 뛰어나다

치자에는 게니포이드나 카로틴 등이 함유되어 있는데 이런 성분들이 담즙의 분비를 촉진시켜서 소염이나 진정, 혈압강하 등에 좋은 효과를 낸다.

잘 말린 치자열매를 분마기에 곱게 가루내어 적당량의 밀가루와 달걀 흰자·식초 등을 넣고 잘갠 다음 연고 상태로 만들어 목뼈를 삐었을 때나 관절에 이상이 생겼을 때, 허리가 아플 때 찜질을 해 주면 뛰어난 소염 효과로 통증이 조금씩 가라앉고, 부기가 내린다.

연고를 만들 때는 달걀 노른자가 섞이지 않도록 주의하고 약이 마르기 전에 자주 교환해 주는 것이 포인트이다. (만들기 69쪽에 있음)

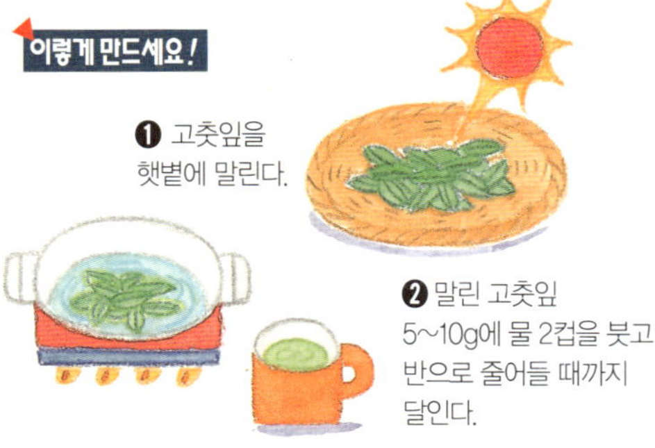

고춧잎 달인 물
통증을 가라앉힌다

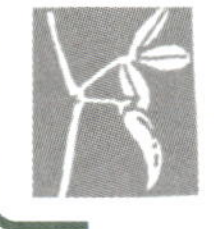

고춧잎은 통증을 가라앉히는 효과가 크다. 말린 고춧잎 5~10g에 2컵 정도의 물을 붓고 그 양이 반으로 줄어들 때까지 달인다. 이 물을 따뜻하게 해서 하루에 3회로 나누어 마신다. 고춧잎 달인 물은 통증을 비롯해서 월경불순에도 좋은 효과를 발휘한다. 또한 말린 풀 10~20g을 달여서 그 물로 찜질하면 부기가 가라앉는다.

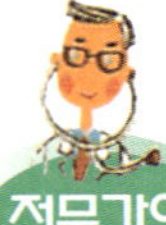

자동차 사고 같은 갑작스러운 충격으로 목에 급격한 힘이 가해져서 일어나는 경우가 대부분이다. 충격의 세기에 따라 뼈가 삐거나 부러지고 뇌진탕·뇌좌상 등이 일어날 수도 있다. 대개의 경우는 목 부분의 가벼운 관절 손상이므로 몇 개월 정도면 치료가 된다. 가벼울 경우, 부기나 통증은 목 주위에서만 일어나는데 그것도 사고 직후가 아니라 며칠 지나서 나타나는 수가 많다. 목뼈를 다쳤을 때는 상처의 정도에 관계없이 의사의 진찰을 받고 안정을 취하면서 통증과 부기를 다스린다.

식초에 갠 오징어가루
삐었을 때 효과가 있다

오징어는 민간에서 지혈제, 안약, 멍들거나 삐었을 때 사용되어 왔다.

오징어를 까맣게 태워서 가루로 내어 식초에 갠 다음 목이 삐어 통증이 있는 부위에 붙인다.

볶은 털머위잎찜질
항균 작용이 뛰어나다

털머위잎에 들어있는 핵사날이라는 성분에는 강한 항균 작용이 있다.

목뼈를 삐었을 때, 칼에 베었을 때, 화상을 입었을 때 털머위 잎을 프라이팬에 볶아 부드럽게

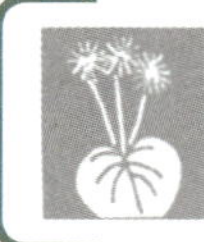

만든 다음 아픈 부위에 찜질한다.

급할 경우에는 생즙을 거즈에 적셔서 아픈 부위에 붙여도 좋다. 즙이 마르면 자주 갈아 붙인다. 또한 달인 즙을 마시면 생선 식중독이나 체기로 인한 설사에도 효과가 있다.

곶감즙
해독 작용을 한다

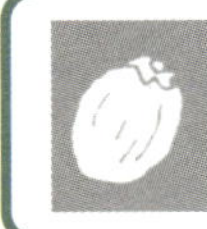

곶감즙은 타박상, 화상, 벌레 물린 데, 삐었을 때 모두 효과가 있다. 옛날에는 스님들이 수행을 위해서 먼 길을 떠날 때 곶감을 항상 지니고 다녔다고 한다.

사용할 때는 곶감을 짓찧어 아픈 부위에 바르거나 곶감을 삶아서 그 즙을 바르면 된다.

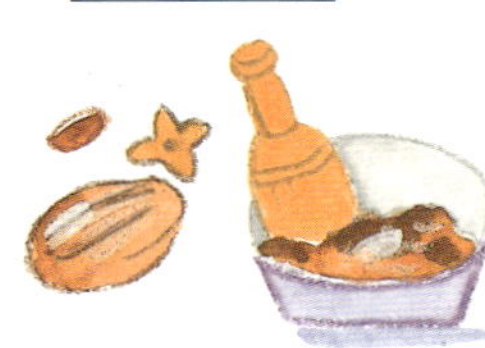

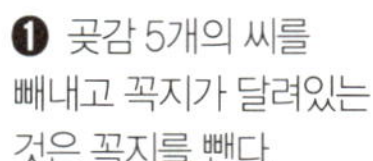

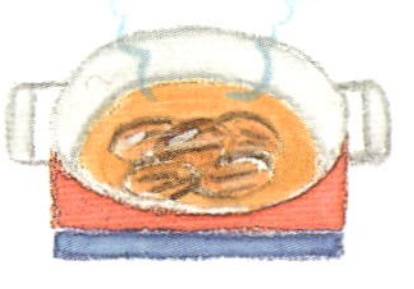

● 그밖에 효과가 있는 식품

파는 혈액순환을 원활하게 하고 열을 내려 준다. 또한 화끈거리고 열감을 느끼는 통증을 가라앉혀 준다. 파의 뿌리를 곱게 찧어 삔 목뼈 부위에 붙인다.

감자에도 해열과 소염 작용, 혈액순환을 좋게 하는 성분이 있다. 생감자를 껍질째 곱게 갈아 삔데 붙이면 부기가 가라앉고 열과 통증이 가라앉는다.

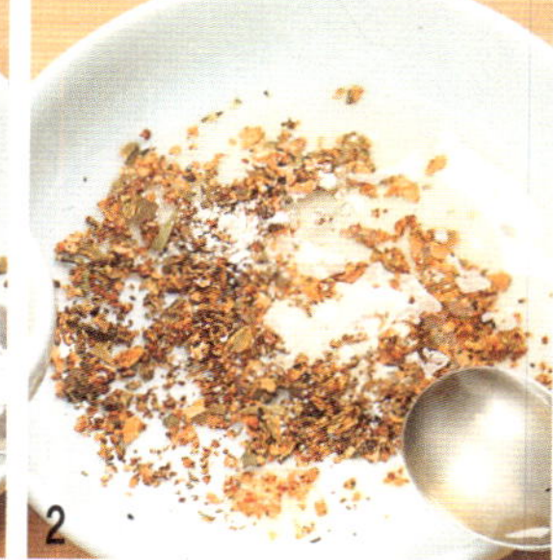

치자연고를 만들려면

재료 (2회분) / 치자열매…30g, 밀가루…3큰술, 달걀…2개, 식초…조금

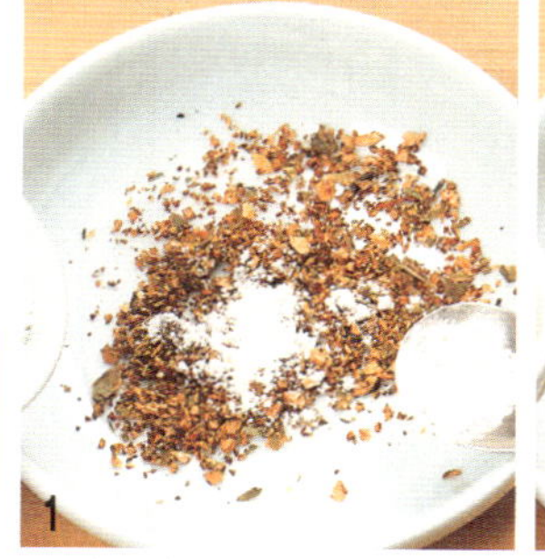
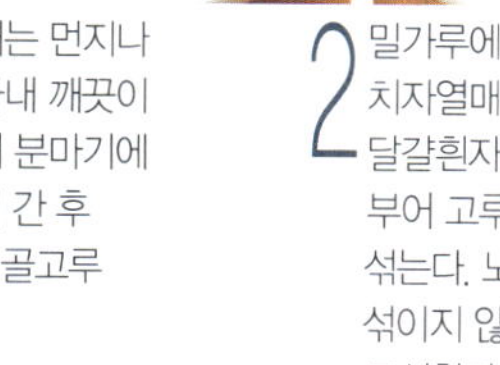
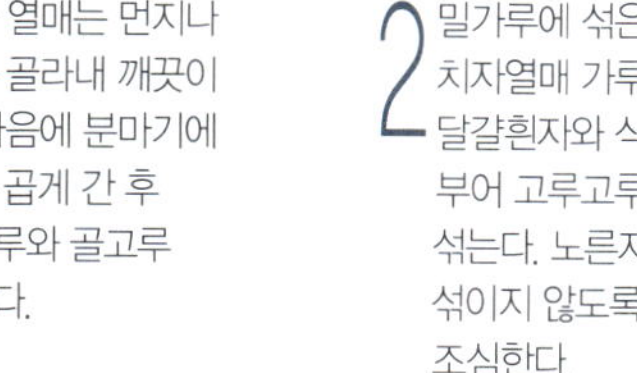

1 치자 열매는 먼지나 티를 골라내 깨끗이 한 다음에 분마기에 넣어 곱게 간 후 밀가루와 골고루 섞는다.

2 밀가루에 섞은 치자열매 가루에 달걀흰자와 식초를 부어 고루고루 섞는다. 노른자가 섞이지 않도록 조심한다.

3 치자열매 가루에 밀가루, 달걀흰자, 식초가 섞이면 치자열매가루에서 나오는 노란색 물이 배어 색이 곱다.

만들기의 포인트

치자열매를 분마기에 넣고 갈 때 힘을 주어 곱게 갈아야 한다. 입자가 굵으면 닿았을 때 아프다.

사용 후 느낌

목뼈를 삔 부위의 통증이 가라앉는 느낌이다. 통증으로 인한 열도 내리게 한다.

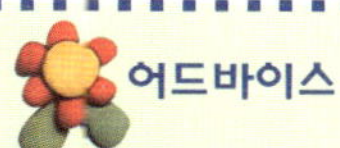

어드바이스

목과 어깨가 뻐근하고 무거울 때

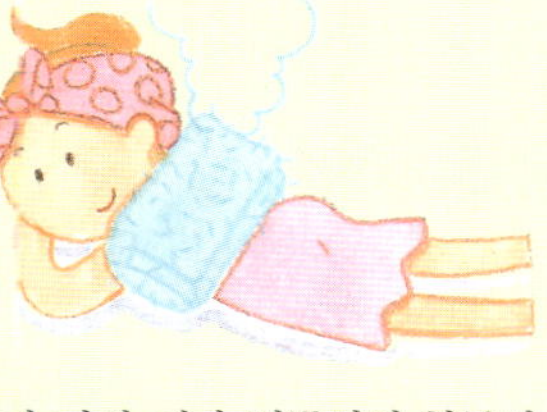

목은 물체에 부딪쳐 삘 확률보다 피로나 스트레스 등이 쌓여 목이 뻐근하거나 자세가 나빠 뼈가 비뚤어질 확률이 더 높다. 목 부위의 척추에 연결된 목 신경은 목 부위와 어깨, 팔쪽으로 연결되어 있으며 목 신경을 압박하는 것이 있으면 목 주변이 뻐근하면서 아프고 팔도 아프게 된다.

목 부위를 비롯해 어깨와 팔이 아플 때는 목 주위를 뜨거운 물주머니나 타월로 따뜻하게 찜질을 하면 시원한 기분이 든다. 또한 목에서부터 어깨, 등까지 맛사지를 해도 통증을 덜 수 있다. 손으로 목을 잡아당기는 동작을 여러 번 해도 가뿐해진다.

반듯이 누워 두 손을 마주 잡고 손바닥을 뒷머리 부위에 대고 두 팔로 머리를 감싸면서 머리를 위로 들어 올리는 운동도 효과가 있다.

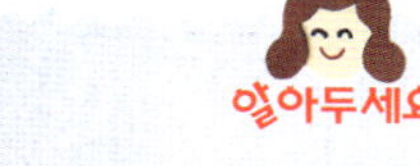

알아두세요

'목 디스크'의 예방과 치료법

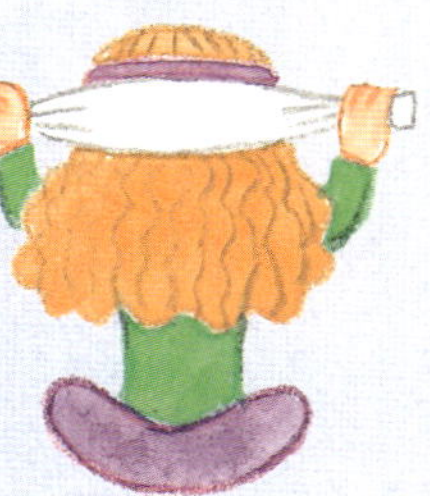

➜ 수건의 양끝을 잡고 머리 뒤에 댄다. 양손에 힘을 주면서 머리로 힘껏 민다. 이런 자세를 여러 번 반복한다.

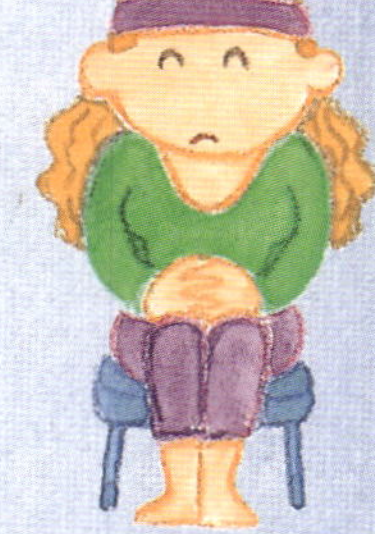

➜ **어깨를 뒤쪽으로 밀기**
두손을 깍지 끼어 배에 대고 어깨를 그림처럼 할 수 있는 만큼 뒤쪽으로 젖혀 양어깨를 활짝 펴 본다. 어깨 날개 뼈가 젖혀지는데 까지 힘을 뒤로 준다. 6초간 있다가 풀어준다.

➜ **뒤로 힘주기**
❶ 양손을 깍지 끼어 목뒤에 댄다.
❷ 머리를 손쪽으로 향해 뒤로 민다. 손은 목이 밀리지 않도록 받쳐준다. 이 힘을 12초간 유지한 뒤 쉬고 이를 여섯 번 되풀이.
❸ 너무 심하게 뒤로 머리를 밀면 목이 진동하는 수가 있으니 조심한다.

➜ **어깨 앞으로 오므리기**
할 수 있는 만큼 양손으로 양 어깨를 당겨서 오므린다. 6초간 유지한 후 풀어준다.

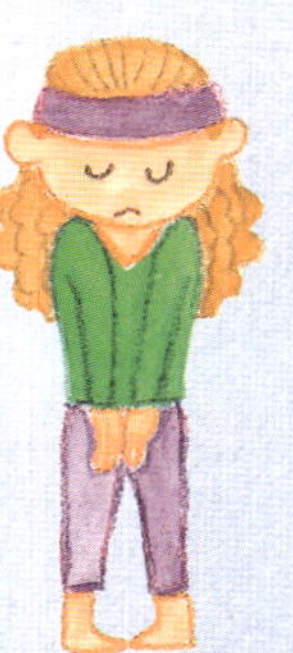

➜ 한손은 어깨 너머로, 다른 손은 허리쪽으로 돌려 양손을 잡는 자세를 취한다.

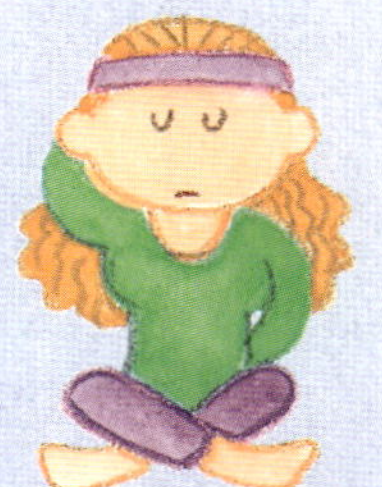

➜ **머리 위로 밀어올리기**
손가락을 깍지 긴 후 머리 뒤에 얹는다. 허리는 곧추세우고 숨을 들이쉬면서 팔에 힘을 주어 머리를 꼭대기쪽으로 밀어 올린다. 서서히 풀면서 숨을 내쉰다. 5번 반복.

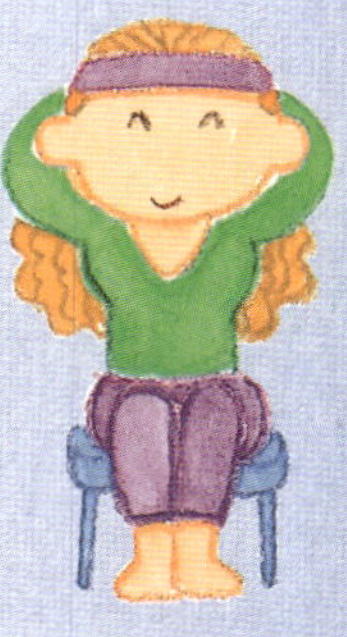

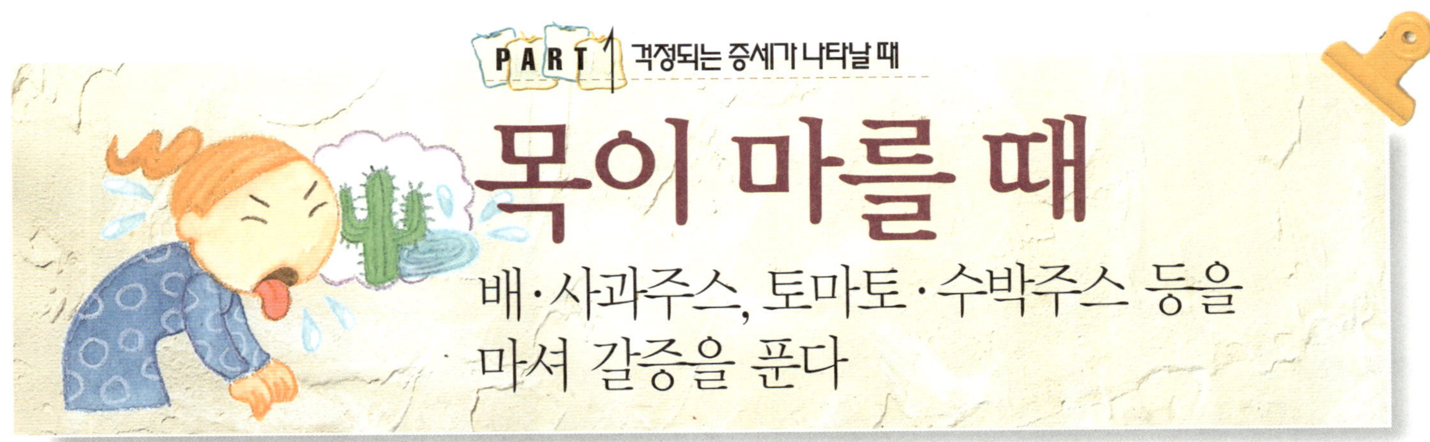

목이 마를 때
배·사과주스, 토마토·수박주스 등을 마셔 갈증을 푼다

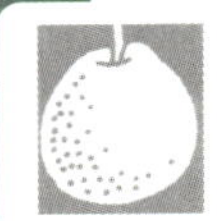

배·사과주스
당뇨병, 더위로 갈증이 날 때

수분이 풍부한 배는 옛부터 열이 나서 생기는 갈증을 달래는 데 사용해 왔다. 또한 당뇨병이나 더위를 먹어서 목이 마를 때 이용하면 좋다.

갈증 해소에는 배·사과주스가 대단히 효과가 있다. 또 배 한 개를 얇게 저며 찬물에 반나절 정도 담갔다가 우러난 물을 마시는 것도 좋다.

단, 배에는 몸을 차게 하는 성분이 있으므로 설사를 하고 있는 사람이나 냉증이 있는 사람, 출산한지 얼마 되지 않은 사람은 많이 먹는 것을 삼가야 한다.(만들기 71쪽에 있음)

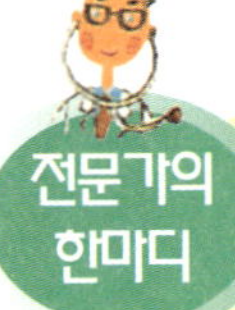

토마토 · 수박주스
심한 갈증을 해소해 준다

수박에는 목마름을 달래주는 작용이 있다. 소화를 돕고 위를 튼튼하게 해주는 토마토에도 목마름을 달래주는 작용이 있다.

토마토와 수박 짠 즙을 같은 양으로 섞어 하루에 1~3회 마시면 효과적이다. 단, 토마토에는 몸을 차게 만드는 작용이 있으므로 허약 체질, 냉증이 있는 사람이나 노인은 많이 마시지 않는 것이 좋다.

또한, 토마토는 고기나 생선 등 기름기 있는 음식을 먹을 때 곁들여 먹으면 소화를 촉진시키고 위의 부담을 가볍게 한다. 루틴이 들어있어 혈관을 튼튼히 하고 혈압을 내리는 역할도 한다.

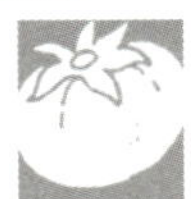

참외화채
땀을 많이 흘려 갈증이 날 때

참외에는 수분이 90%나 들어있을 정도로 수분이 많은 과일이다.

격렬한 운동을 하고 난 다음이나 매운 음식을 먹었을 때, 술을 많이 마신 다음에는 누구나 갈증을 느끼게 마련이다. 이런 목마름은 일시적인 것으로, 수분을 충분히 보급해 주면 문제가 되지 않는다. 그러나 당뇨병이나 신장의 기능장애에 의해 목이 마르고 소변 양이 늘어 나는 경우도 있다. 어느 경우이든지 체중이 심하게 늘거나 줄고 팔다리가 저리며 온몸이 나른하거나, 부기와 미열이 나는 등의 증세가 있으므로 이럴 때는 주의해야 한다.

땀을 많이 흘리는 여름에 물을 많이 마시게 되는데 배탈이 나기 쉽다. 이럴 때 참외를 먹으면 목마름을 달랠 수 있다.

참외화채는 참외를 작게 깍뚝썰어 사이다·우유 등을 넣으면 된다.

화채를 만들기가 번거로우면 참외를 깎아서 먹으면 된다. 참외는 차게 먹어야 좋다.

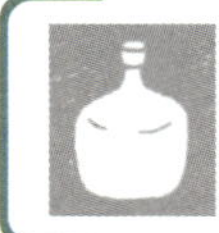

생수
목이 말라 힘이 빠질 때

미네랄이 풍부한 생수는 그 어떤 약보다 신체에 활력을 불어넣는 좋은 음료다. 특히 차게 해서 마시면 더욱 좋은데 냉장고에 넣어두면 생수가 육각수의 형태로 만들어지기 때문에 이상적이라고 할 수 있다.

끓인 보리차나 옥수수차도 냉장고에 넣어 차게 두었다가 마시면 생수를 마시는 것과 같은 효과를 볼 수 있다.

생수는 시판되는 청량음료처럼 단맛이 느껴지지 않을 뿐 아니라 가슴 속까지 시원하게 달래주기에 목이 마를 때에는 더 없이 좋은 음료다.

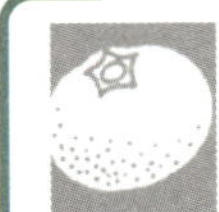

귤프루츠
수분과 비타민 C 보충

귤은 비타민 C가 풍부한 식품으로, 추운 겨울에 생산되는 귤에 더 많이 들어있다. 귤껍질 또한 한약재로 쓰일 만큼 약효가 좋다.

껍질을 벗겨 잘게 썰고 사과와 배도 껍질을 벗겨 잘게 썬다. 썬 과일을 그릇에 담고 오렌지주스를 적당히 부어 잘 섞으면 귤프루츠가 된다. 물론 귤만 먹어도 된다.

이렇게 만드세요!

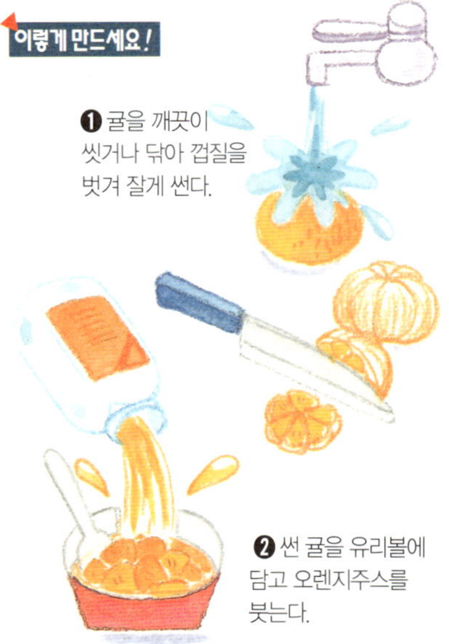

●그밖에 효과가 있는 식품

모든 과일에는 수분이 많이 들어있어 목이 마를 때는 시원하게 냉장된 과일을 먹으면 많은 도

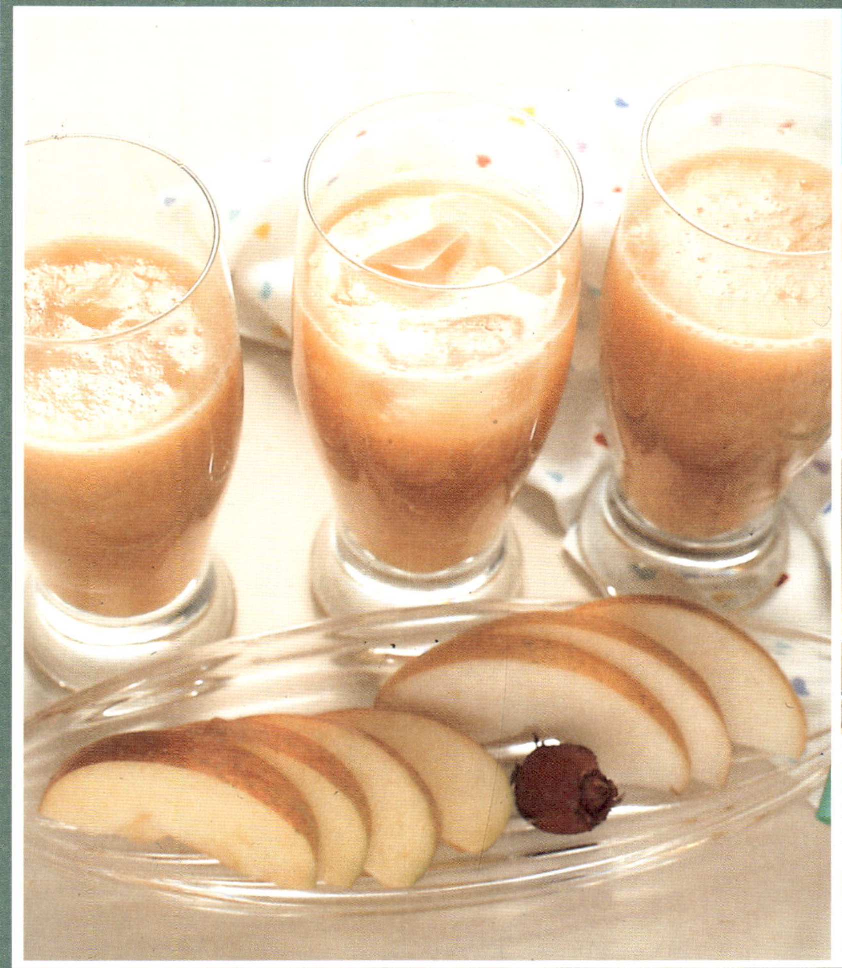

배·사과주스를 만들려면

재료(3인분)/배…2개, 사과…2개

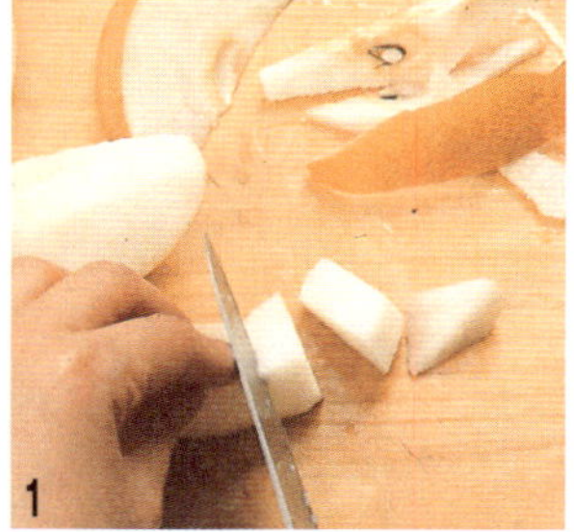
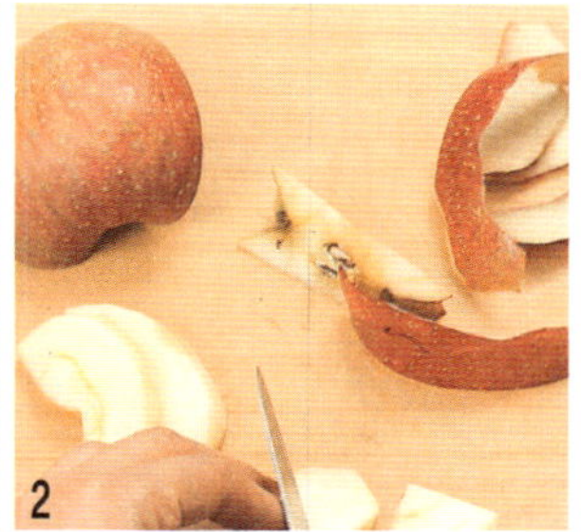
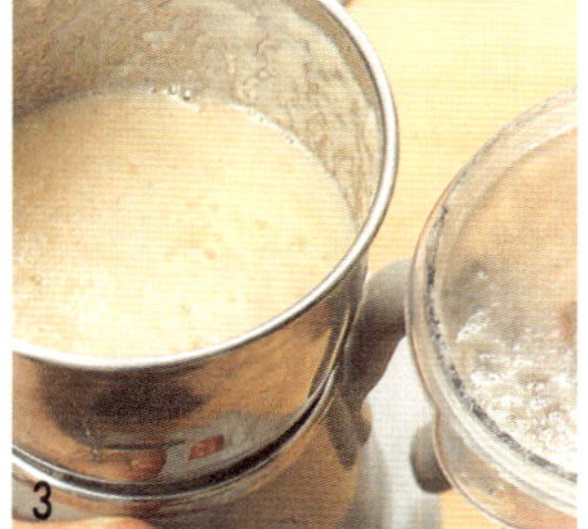

1 배는 깨끗이 씻어 껍질을 벗기고 속과 씨를 도려내고 깍뚝 썬다.

2 사과도 깨끗이 씻어 껍질을 벗기고 속과 씨를 도려내고 깍뚝 썬다.

3 믹서기에 사과와 배를 넣고 곱게 간다. 얼음을 띄워 차게 마신다.

만들기의 포인트
배와 사과를 썰 때는 잘게 썰어야 곱게 갈아진다. 씹히는 맛이 싫으면 주서기에 간다.

맛의 특징
달착지근한 맛에 배와 사과의 향이 어우러져 향기롭다. 얼음을 띄우거나 차게 해서 마신다.

움을 얻을 수 있다.

그러나 바나나, 감 등의 과일에는 수분보다는 탄수화물이 더 많으므로 갈증해소에는 그다지 도움이 되지 못한다.

쌀과 엿기름가루로 만든 **식혜**도 차게 해서 마시면 목마름을 줄일 수 있다.

● 갈증을 해소하는 식품

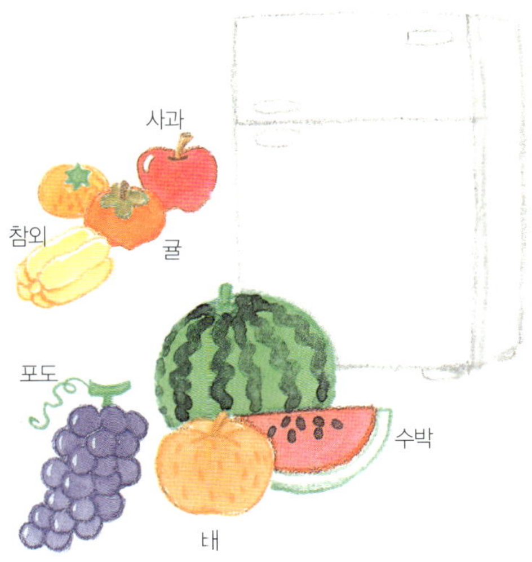

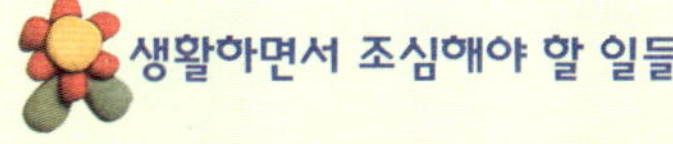

미네랄의 종류와 작용

미네랄은 뼈, 근육, 피부 그리고 혈액 등을 구성하는 주성분이며 신진대사를 조절해 준다. 미네랄은 우리 몸에서 만들어지지 않기 때문에 식품 섭취로 매일 보충해야 한다.

1 칼슘(Ca)
뼈와 치아를 만드는 주요 성분이며 동시에 피를 응고시키는 작용을 한다.

체내에 칼슘이 부족하게 되면 뼈와 치아가 약해지고 피부·손톱·머리카락 등의 발육도 나빠지며 신경과민이나 흥분 증세가 나타나는 원인이 되기도 한다.

칼슘은 치즈·우유·참깨·잔생선이나 뼈째먹는 생선류에 많이 들어있으므로 적극 섭취하자.

2 칼륨(K)
근육이나 우리 몸의 각종 장기의 기능을 조절하는 역할을 담당한다. 칼륨이 부족하게 되면 근육에 탄력이 없어지며 근육무력증에서 오는 신체 마비 증세가 나타난다

콩류와 녹황색 채소류, 우유, 생선류 등에 많이 들어있으므로 영양이 고루 섭취되도록 조리해 먹는다.

3 나트륨(Na)
체액을 알칼리성으로 유지시켜 주는 나트륨이 부족하게 되면 위장 속에서 소화액의 분비가 적어지거나 식욕부진을 일으키기도 한다. 그런데 나트륨은 일반적으로 부족하기 보다는 과다섭취의 경향이 대부분이어서 성인병의 원인이 되기도 한다. 나트륨은 염분이 많은 소금이나 된장·간장 등에 많이 포함되어 있다.

4 인 (P)
칼슘과 마찬가지로 뼈나 치아를 만드는 역할을 하고 근육 조직을 구성하는 데도 꼭 필요한 요소이다. 인은 달걀과 육류·생선류·땅콩류 등에 많이 포함되어 있다.

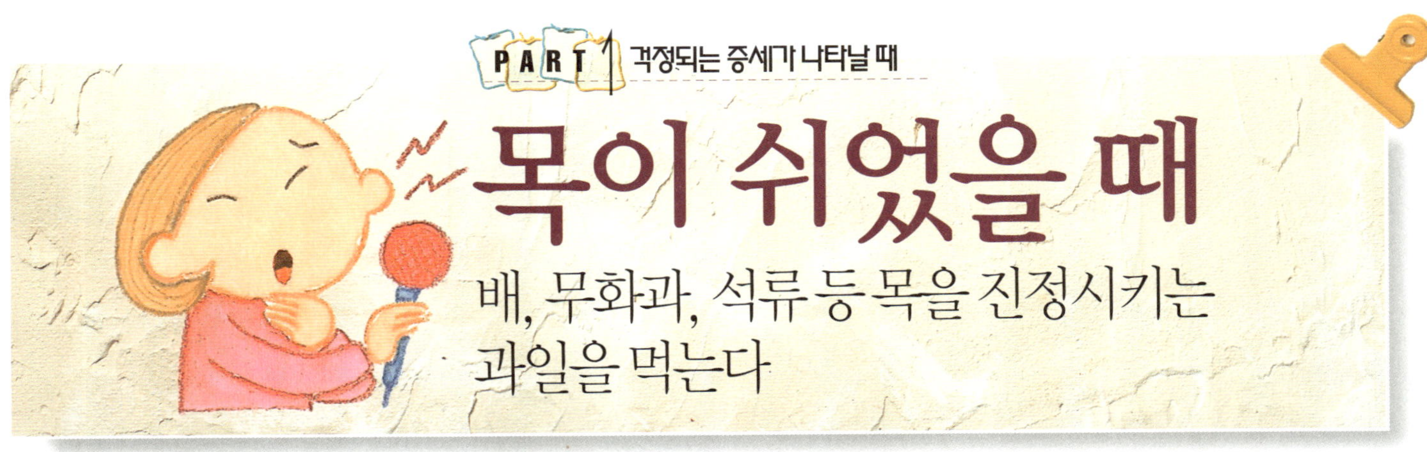

목이 쉬었을 때
배, 무화과, 석류 등 목을 진정시키는 과일을 먹는다

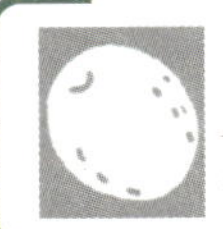

꿀매실탕
침의 분비를 촉진시킨다

중국의 '삼국지'에는 병사들에게 목의 갈증을 달래게 하기 위해서 머릿속에 매실을 떠올리도록 했다는 이야기가 나온다. 이것으로도 알 수 있듯 이 매실에는 침의 분비를 촉진시켜 갈증을 달래 주는 작용이 있다.

또한 꿀도 목을 부드럽게 해 주고 목이 마르는 것을 막아주는 작용을 한다. 목이 말라서 목소리가 쉬었을 때는 매실과 꿀을 이용하여 꿀매실탕을 만들어 마시면 효과가 있다.

이렇게 만드세요!

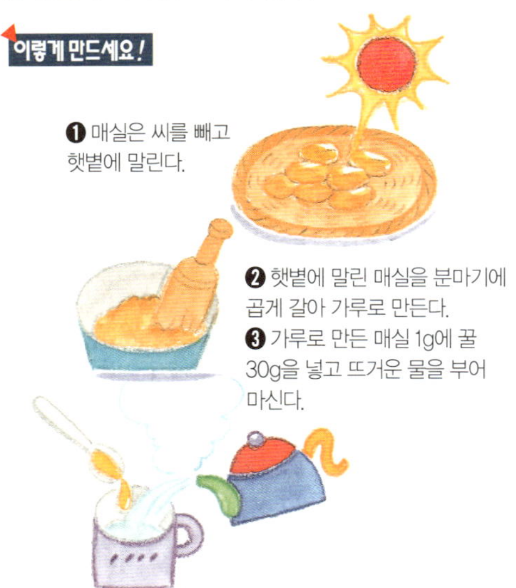

❶ 매실은 씨를 빼고 햇볕에 말린다.

❷ 햇볕에 말린 매실을 분마기에 곱게 갈아 가루로 만든다.

❸ 가루로 만든 매실 1g에 꿀 30g을 넣고 뜨거운 물을 부어 마신다.

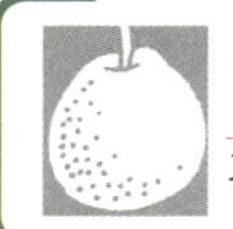

배 우린 물
갈증 나고 목 쉰데 좋다

옛날 중국의 북부 지방에서는 건조한 기후 때문에 흙먼지가 심해서 목이 아프거나 쉬는 사람이 많았는데 그럴 때 배를 이용했다고 한다.

배에는 열을 내리고 소화를 도와주며 그 외에도 목의 여러 가지 증세를 낫게 해 주는 효과가

전문가의 한마디

목이 쉬는 것은 성대를 아프게 했거나 목에 염증이 생겼기 때문이다. 대개는 지나치게 큰소리를 내거나 감기에 걸렸을 때, 심한 기침을 할 때, 담배를 많이 피웠을 때도 성대가 상해 목이 쉰다. 목이 쉬면 음식으로 치료하는 것이 가장 바람직하다. 이때는 영양가가 높고 목에 좋은 배나 석류 같은 과일을 먹도록 한다. 단, 귤 종류나 버섯류, 가지·식초를 사용한 음식은 목을 긴장시켜서 상태를 더욱 악화시키므로 먹지 않도록. 또한 염분이 많은 음식도 피한다.

있다.

목이 쉬었을 때 배즙으로 목을 헹구면 효과적이다. 갈증이 나면서 목이 쉬었을 때는 커다란 배 1개를 얇게 저며 차가운 물에 반나절 정도 담갔다가 몇 번에 걸쳐서 마시면 좋다.

단, 배에는 몸을 차게 하는 작용이 있으므로 위장이 약해서 설사를 자주하는 사람이나 냉증인 사람, 출산한지 얼마 안 되는 사람은 따뜻하게 해서 먹는 것이 좋다.(만들기 73쪽에 있음)

무화과열매 달인 물
목이 아프면서 쉬었을 때

무화과는 위장병이나 치질의 특효약으로 알려져 있는 것 외에 통증이 있거나 목이 쉬었을 때 낫게 해 주는 효과가 뛰어나다.

이것은 무화과가 염증을 가라앉히고 해독시키는 작용을 하기 때문이다. 목이 아프면서 쉬었을 때는 무화과 열매 15g을 적당량의 물에 달여 꿀을 타 마시면 효과적이다

순무즙
해독·소염 작용이 있다

순무에는 뛰어난 해독 작용, 소염 작용이 있어서 목의 염증을 가라앉히고 목이 쉰 것을 낫게 해주는 효과가 있다. 또한 갈증을 달래주고 기침을 멎게 해 주는 작용도 있다. 목이 쉬었을 때는 순무즙이 효과적이다. 순무 1개를 강판에 갈아 그 즙을 마신다. 목이 쉬면서 통증이 있을 때는 1~2시간마다 마시면 좋다.

석류즙
소염 효과가 크다

석류는 소염 효과가 높은 과일이다. 목이 쉬었을 때나 아플 때, 편도염, 구내염이 있을 때는 석류즙을 마시도록 한다. 마셔 보아서 맛이 지나치게 강할 때는 따뜻한 물에 희석시켜서 복용해도 좋다. 또한 통증이 심할 때는 석류즙에 꿀을 적당량 섞어서 마신다

이렇게 만드세요!

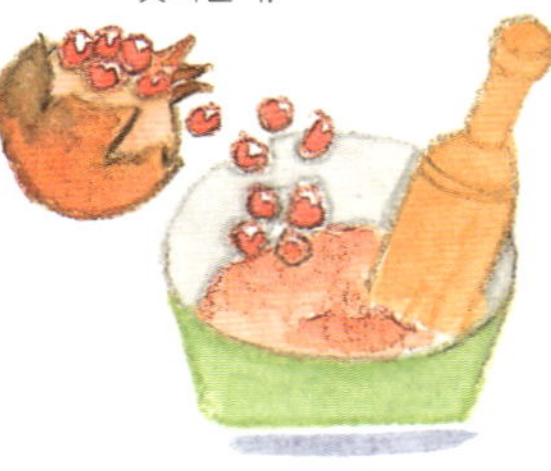

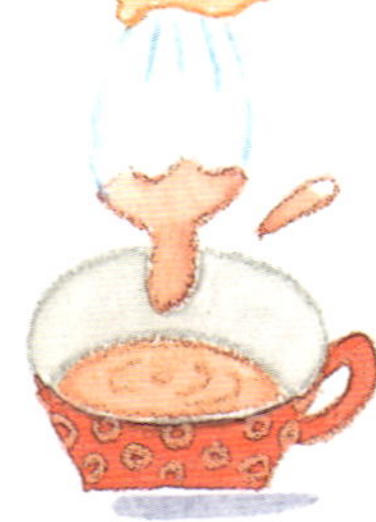

❷ 이것을 거즈에 싸서 즙을 짜 마시도록 한다.

❶ 석류 1~2개를 짓이긴다.

배 우린 물을 만들려면

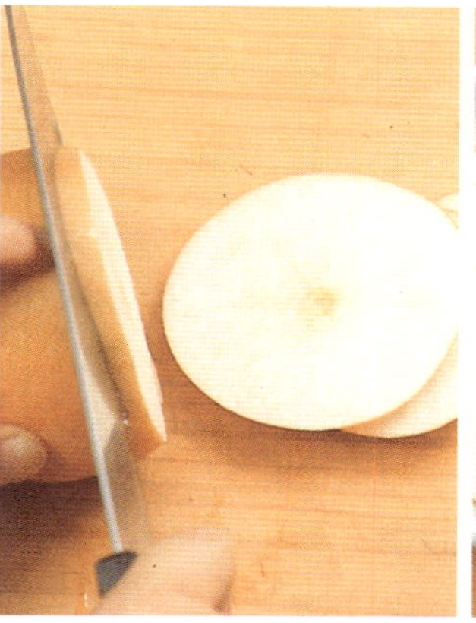

1 배는 깨끗이 씻어 마른 행주나 키친타월로 물기를 닦음 다음 껍질째 둥글고 얄팍하게 썬다.

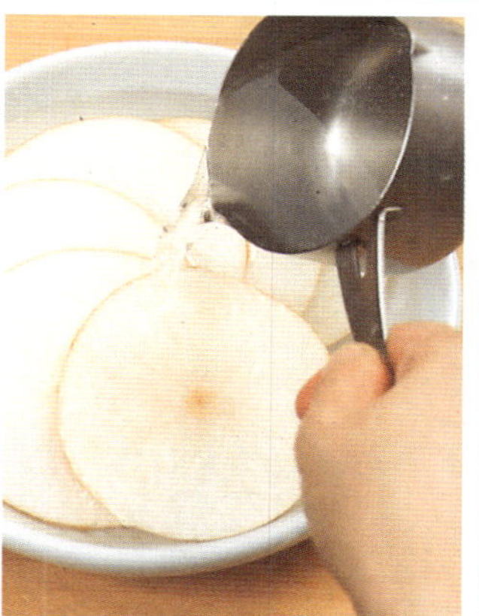

2 썬 배를 넓은 사기그릇에 담고 끓여서 식힌 물 1컵을 부어 2~3시간 정도 담가두었다가 물이 우러나면 배는 건져내고 물만 마신다.

만들기의 포인트

배는 단맛이 강하고 물이 많이 생기는 것으로 준비한다. 껍질이 너무 두껍거나 덜 익어 푸르스름한 빛을 띠는 것은 떫은 맛이 나므로 주의해서 고른다.

맛의 특징

배의 향과 달착지근한 맛이 어우러져 마시기 좋다. 우린 물을 냉장고에 넣었다가 시원하게 해서 마시면 목이 쉬었을 때 답답한 증세를 가시게 해 준다.

알아두세요

중국에서는 땅콩이나 차조기잎을 이용한다

중국에도 쉰 목소리를 고치는 방법이 몇 가지 있는데 그 중 대표적인 것을 소개한다.

● 속껍질이 있는 땅콩 60g에 1컵의 물을 붓고 끓인 다음, 불을 약하게 줄여 부드러워질 때까지 둔다. 부드러워진 땅콩을 전부 먹고 국물도 같이 마신다

● 질그릇 냄비에 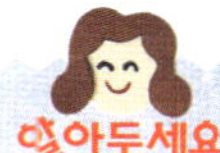차조기잎 3g을 탈 때까지 볶은 다음 소금 6g을 넣어 다시 볶는다. 차조기잎이 빨갛게 볶아지면 물을 4컵 정도 붓고 2컵 정도로 달여 하루 2회 마신다.

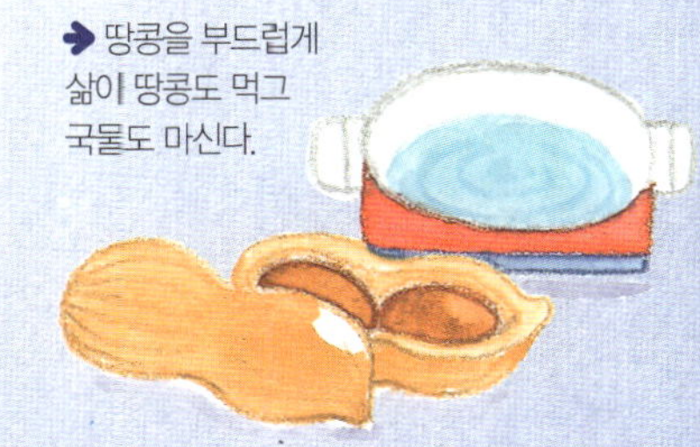

➡ 땅콩을 부드럽게 삶아 땅콩도 먹고 국물도 마신다.

어드바이스

약초를 제대로 달이려면…

● **질그릇에 달인다**

약초를 달일 때 가장 적합한 그릇은 질그릇이지만 알루미늄, 법랑, 내열유리 같은 것들도 괜찮다. 눈금이 그어져 있다면 양을 확실하게 알 수 있으므로 사용하기 편하다.

철제, 동제 그릇은 약초에 함유된 타닌과 철이나 구리 성분이 작용해서 타닌철을 만들어 약효를 떨어뜨리므로 반드시 피한다.

달이는 양은 원칙적으로 하루 사용량이다. 약초의 종류, 증세, 체질 등에 따라 분량이 다소 달라지지만 말린 것은 10~20g, 생것일 경우에는 말린 것의 4~5배가 기준이다.

● **약한 불에서 40~50분간 달인다**

강한 불에서 달이면 약효가 충분히 우러나지 못하거나 반대로 약효 성분이 변화하므로 약한 불에서 은근하게 달이도록 한다. 그리고 맨 처음에 넣는 물은 하루 마실 양의 2배 정도로 붓고 반으로 줄어들면 불을 끈다. 달인 즙을 하루 이상 그냥 두면 변질될 염려가 있으므로 많은 양을 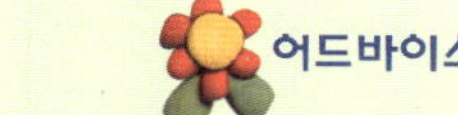 만들지 않도록.

● **재빨리 찌꺼기를 거른다**

불을 끄면 거즈나 무명천에 재빨리 거른다. 찌꺼기를 그대로 두면 우러난 약 성분이 약초를 달인 물이 식으면서 찌꺼기로 재흡수되고 만다.

● **따뜻할 때 마신다**

달인 즙은 하루에 3회, 따뜻할 때 마시는 것이 기본이다. 식전, 식후 30분~1시간 등으로 지정이 되지 않은 것은 식사 사이사이(아침 식사와 점심 식사, 점심 식사와 저녁 식사 사이, 잠자기 전)에 따뜻하게 마신다.

● **보존할 때는 냉장고에**

달인 즙은 성분이 변화되기 쉬우므로 장시간 그대로 두면 부패되고 만다. 특히 여름철과 같이 온도가 높을 때는 일단 식혀서 냉장고에 보존하는 것이 안전하다. 마실 때는 1회분만 따뜻하게 데운다. 그릇은 밀폐할 수 있는 것으로 한다. 그러나 냉장고에 보관했다고 해도 달이고 나서 하루 이상 지난 것은 먹지 말도록 한다.

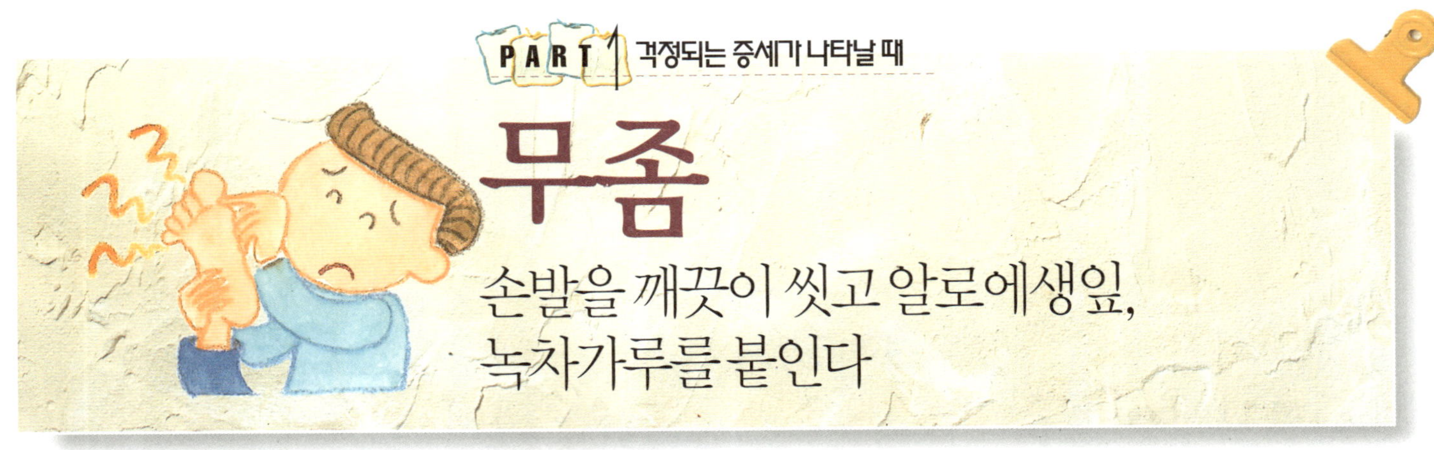

무좀

손발을 깨끗이 씻고 알로에생잎, 녹차가루를 붙인다

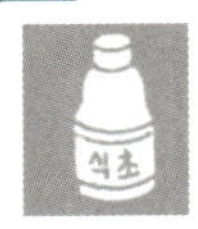

식초약탕
살균력이 뛰어나다

식초에는 무좀의 원인이 되는 곰팡이균을 살균시키는 약효가 있어 외용약으로 사용하면 좋은 효과를 볼 수 있다.

쌀을 발효시켜 만든 양조식초나 사과식초를 부드러운 천에 적셔 무좀이 있는 부위에 살짝 발라주면 된다. 자극이 강하므로 피부가 약하거나 증세가 가벼울 때 식초약탕을 권한다.

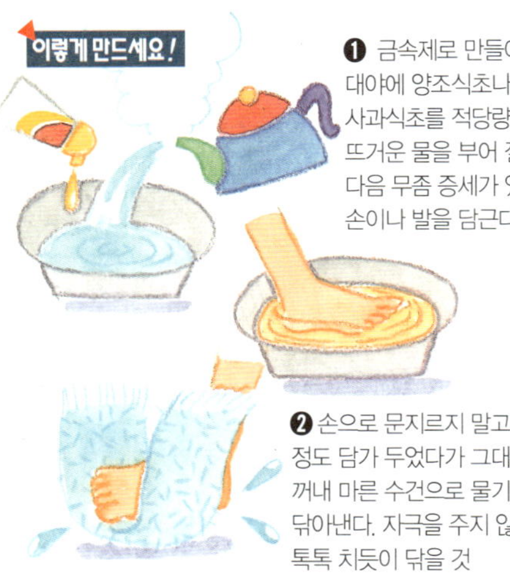

이렇게 만드세요!

❶ 금속제로 만들어진 대야에 양조식초나 사과식초를 적당량 넣고 뜨거운 물을 부어 잘 섞은 다음 무좀 증세가 있는 손이나 발을 담근다.

❷ 손으로 문지르지 말고 30분 정도 담가 두었다가 그대로 꺼내 마른 수건으로 물기를 닦아낸다. 자극을 주지 않도록 톡톡 치듯이 닦을 것

마늘즙
만성화된 무좀 증세에 효과

무좀 증세가 자주 재발해 걱정이 되는 사람에게는 마늘을 권한다.

평소 음식을 조리할 때 마늘을 양념으로 사용해 적극 섭취하도록 하고, 마늘로 술을 담가 마시면 체질을 개선할 수 있다.

마늘을 즙으로 짜서 외용약으로 사용해도 좋다. 마늘의 속껍질까지 깨끗이 벗기고 강판에 갈아서 즙으로 짠 다음, 무좀 증세가 있는 부위에 발라준다.

백선균이라는 곰팡이균이 피부에 기생하여 생기는 피부병으로서, 따뜻하고 습기가 있으며 공기가 잘 통하지 않는 손가락이나 발가락 사이에 주로 나타난다. 증세가 나타나는 부위에 따라 소수포형, 지간형, 각화형 등으로 분류되는데 일반적으로 심한 가려움증이 나타난다. 무좀은 우선 손발을 깨끗이 씻고 습기가 남지 않도록 하는 것이 중요하다. 또한 무좀이 있는 사람은 양말·신발 등을 함께 사용하지 않도록 하고 가렵거나 가벼운 염증이 나타나면 즉시 피부과 전문의의 진단을 받고 치료한다.

외용약으로 바를 경우에는 우선 무좀이 있는 손과 발을 자극이 적은 비누로 깨끗이 씻은 다음 부드러운 수건으로 물기를 닦아 낸다.

물기가 완전히 마르면 면봉에 마늘즙을 적셔 무좀이 있는 부위에 바른다.

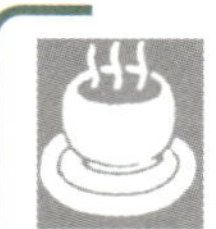

녹차가루
작은 물집이 생기는 무좀에

녹차에는 살균 작용과 습기를 제거하는 작용이 있어 부드럽고 습기가 많아 생기는 소수포형 무좀과 지간형 무좀에 잘 듣는다.

녹차를 마신 다음 남겨진 찌꺼기를 햇볕에 말려 분마기에 넣고 고운 가루를 낸 후 물집이 생

긴 부위에 꼼꼼하게 뿌린다. 여러번 반복하여 지속적으로 해준다. (만들기 75쪽에 있음)

알로에 생잎
가려움증과 통증 완화에

생약으로 쓰이는 알로에는 크게 알로에 아보레센스, 알로에 베라, 알로에 사포나리아 등 세 가지 종류이다. 그 중에서도 알로에 아보레센스에는 항균 작용과 항진균 작용이 뛰어나 무좀이 악화되는 것을 예방하고 가려움증과 통증을 가라앉힌다.

알로에 생잎의 매끈매끈한 젤리질을 환부에 직접 비벼 바르거나, 잎을 얇게 저며썰어 무좀이 있는 부위에 붙이고 붕대로 고정시켜 준다. 가려움증이 가라앉았다고 해서 치료를 바로 멈추면 재발할 가능성이 높으므로 가벼운 증세라도 2주~3주 정도 꾸준히 치료해 주도록 한다

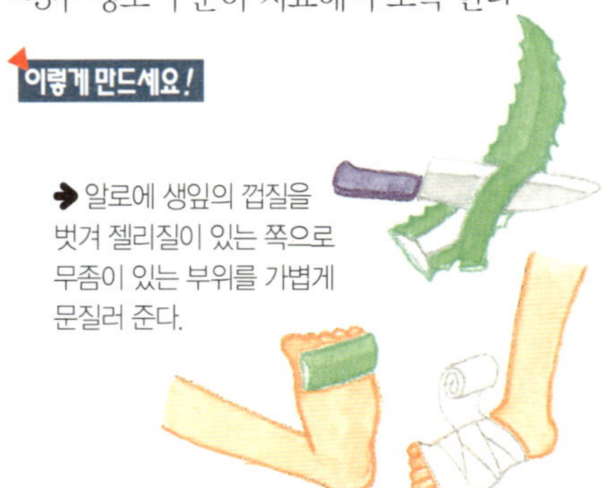

이렇게 만드세요!

➡ 알로에 생잎의 껍질을 벗겨 젤리질이 있는 쪽으로 무좀이 있는 부위를 가볍게 문질러 준다.

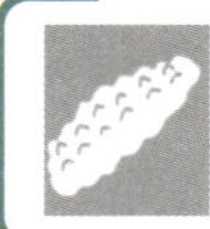

해삼
각종 무좀 증세에 좋다

해삼은 작은 물집이 생겨 진무르는 현상이 있는 소수포형 무좀, 지간형 무좀은 물론 피부가 딱딱해지고 비듬 같은 가루를 내는 각화형 무좀에도 골고루 약효를 낸다.

싱싱한 해삼을 골라 믹서기에 잘게 갈아서 증

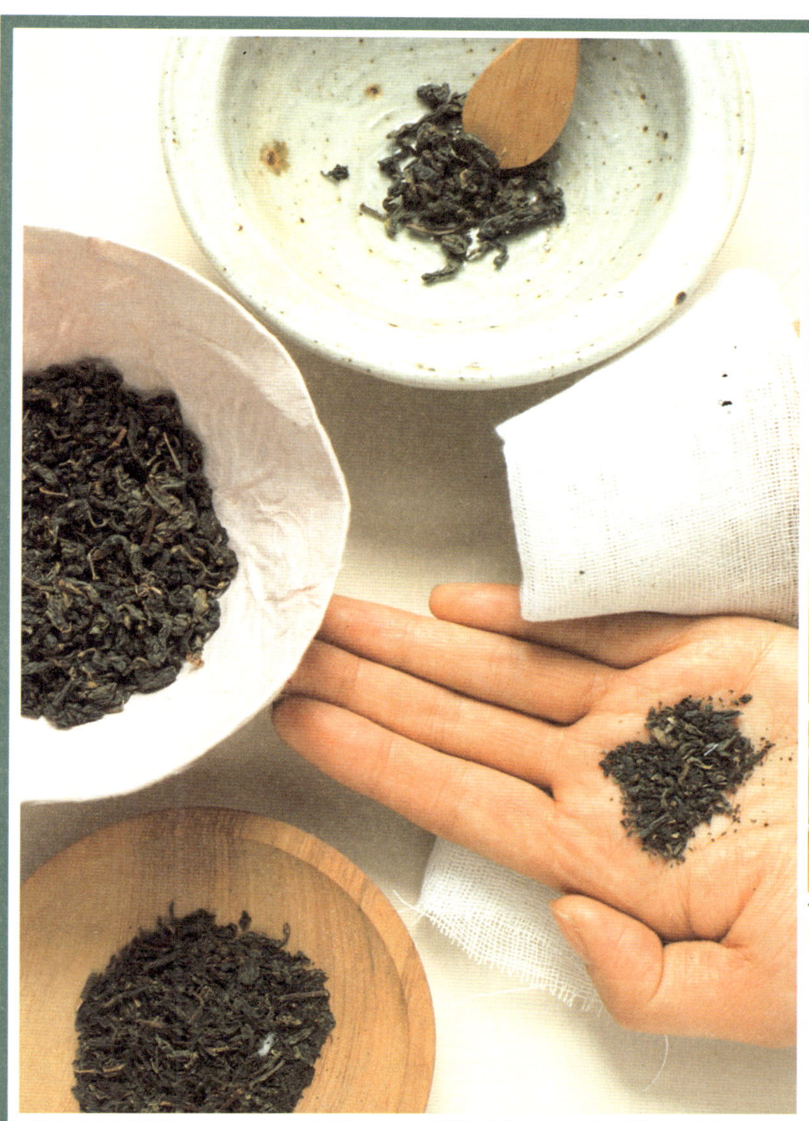

녹차가루를 만들려면

재료(1일분)/ 녹차 찌꺼기…80g

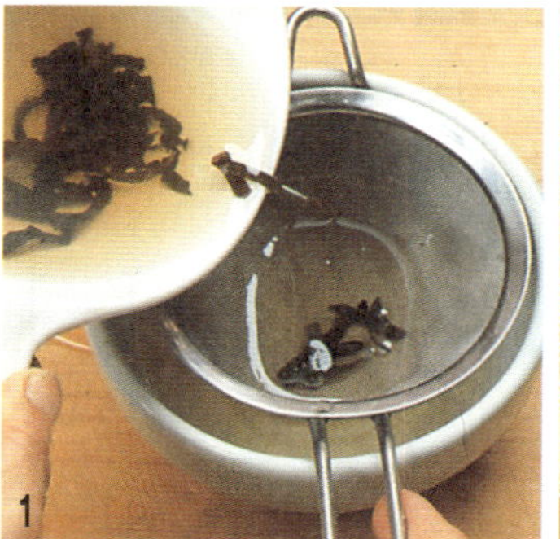

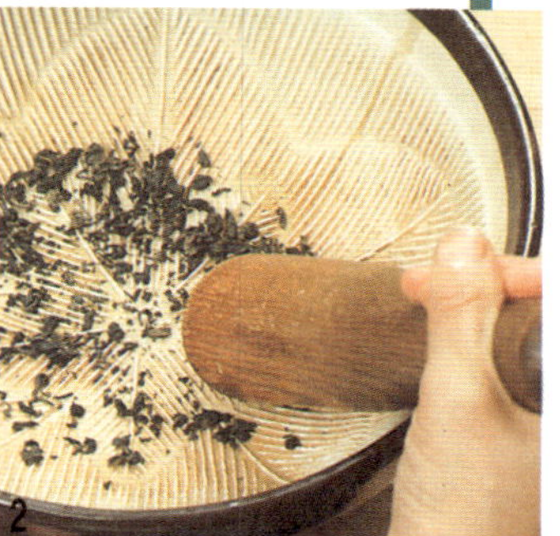

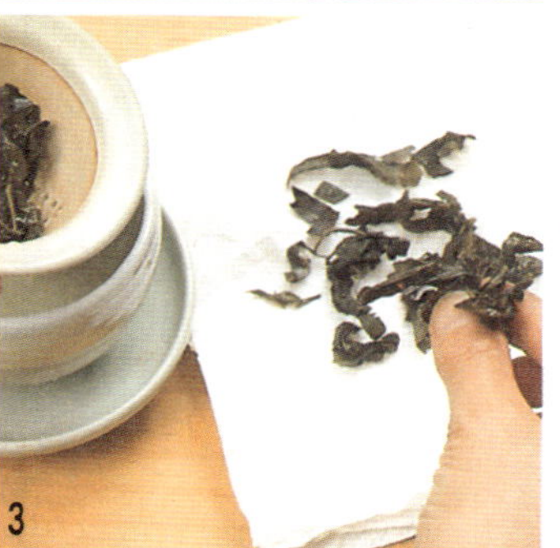

1 잘 건조된 녹차를 끓여서 80℃ 정도로 식힌 물에 넣어 진하게 우린 다음 찌꺼기만 체에 거른다.

2 녹차 찌꺼기에 남아 있는 물기를 꼭 짠 다음 넓은 채반에 겹치지 않게 펼쳐 햇볕에 바싹 말린다.

3 잘 말린 녹차 찌꺼기를 분마기에 곱게 찧어 가루로 만든 다음 환부에 뿌리고 거즈를 덧대어 붕대로 고정시킨다.

만들기의 포인트

찌꺼기를 말리다 보면 생각보다 양이 많이 줄어들게 되므로 녹차를 마실 때마다 찌꺼기를 받아서 말려 두었다가 조금씩 사용한다.

사용 후 느낌

붕대로 감아놓으면 활동하기가 조금 불편하지만 통증은 가라앉는다. 거즈를 자주 갈아 여러번 반복해 준다.

세가 나타나는 부위에 바르거나, 해삼을 그대로 회를 쳐서 초고추장에 찍어 먹어도 좋다. 빠른 효과를 보기 위해서는 두 가지 방법을 병행한다.

● 그밖에 효과가 있는 식품

차조기, 개오동나무, 삼백초 등의 생잎에는 강한 살균 작용이 있어 무좀에는 물론 습진에도 좋은 약효를 낸다. 신선한 생잎을 구해 분마기에 으깨어 받아낸 즙으로 환부에 비비듯이 발라 준다. 외용약으로 사용할 때는 반드시 환부를 깨끗이 씻고 물기를 제거한 다음 바르도록 한다.

또 무좀과 발냄새가 심할 때 식초가 한몫을 한다. 먼저 발을 깨끗이 씻고 난 다음 따뜻한 물에 식초와 소금을 적당량 넣고 그 물에 20~30분간 발을 담그고 있는다. 며칠만 하면 무좀이 치료되고 발냄새도 가시게 된다.

매실엑기스에도 같은 약효가 있으므로 외용약으로 사용해 보도록 한다. (만들기 99쪽에 있음)

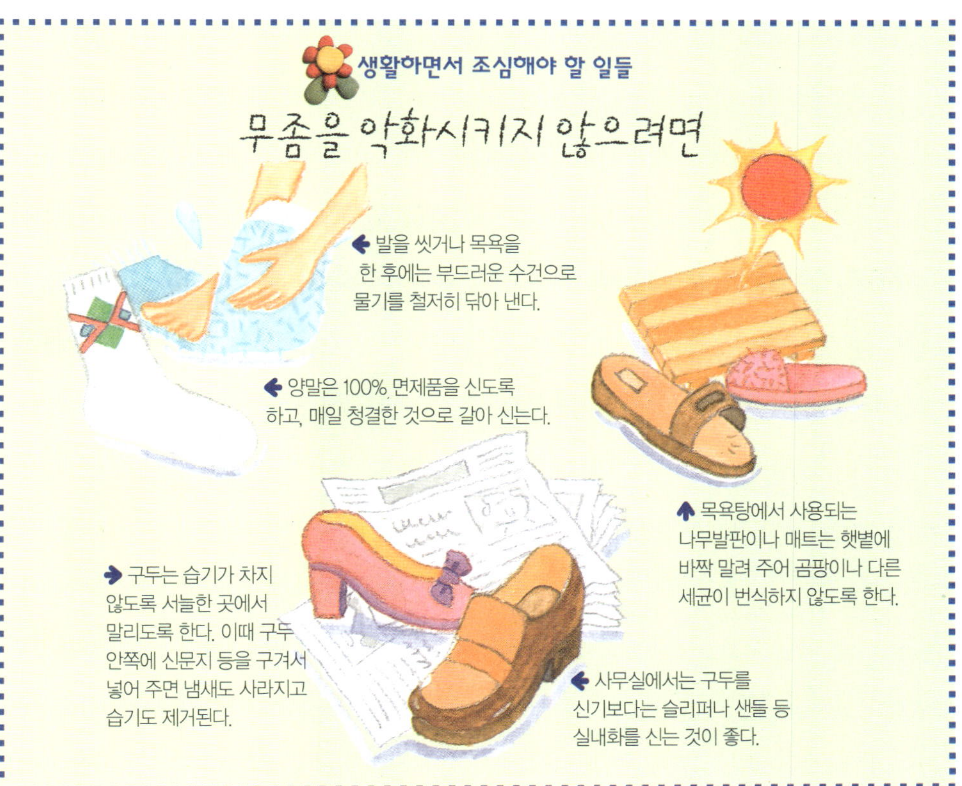

방광에 염증이 있을 때

연근생즙·팥파즙 등을 먹으면 염증을 진정시킨다

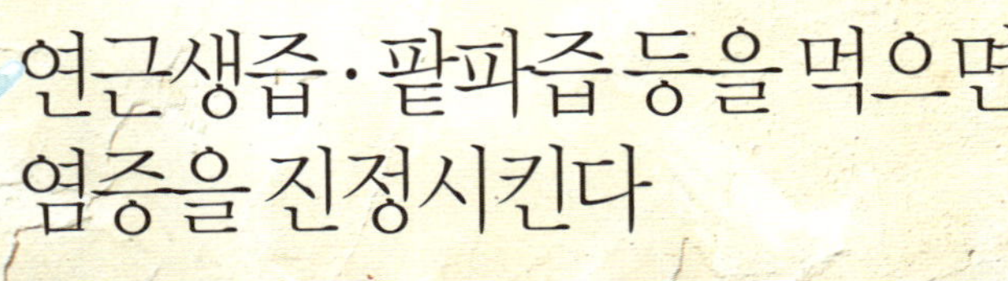

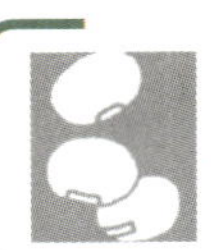 팥파즙
소변에 피가 섞여 나올 때

팥에는 뛰어난 이뇨 작용과 염증을 진정시키는 효과가 있어 방광염으로 인해 소변이 잘 나오지 않을 때 먹으면 효과가 있는 식품이다. 달여서 먹을 경우에는 끓여낸 즙에 약효 성분이 녹아 있으므로 버리지 말고 함께 마시도록 한다. 소변에 피가 섞여 나올 때는 팥과 파를 섞어 달인 팥파즙을 마신다. (만들기 77쪽에 있음)

 꿀두유
배뇨를 촉진시킨다

콩을 무르게 삶아 먹거나 탕을 끓여 마시면 이뇨 작용에 효과가 있다.

방광염에는 꿀두유를 만들어 마시면 약효가 더욱 뛰어나다.

냄비에 두유 1컵을 붓고 약한 불에서 끓어오르지 않을 정도로 데워 준다. 따뜻하게 데워지면 꿀을 넣고 식기 전에 마신다.

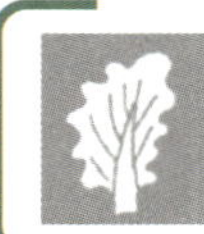 양상추생즙찜질
방광염 예방에 효과가 있다

양상추는 내장의 열을 식히고 이뇨 작용 또한 뛰어난 채소이다.

샐러드나 수프를 만들어 계속 먹으면 방광염을 예방할 수 있다. 이미 방광염 증세가 나타났을 때는 양상추를 달여서 그 즙을 마신다. 양상추 300g에 물 3컵을 붓고 물이 반으로 줄면 불에서 내려 3회에 걸쳐 빈 속에 마신다.

양상추를 갈아 그 생즙을 배꼽 위에 찜질해도 잘 듣는다.

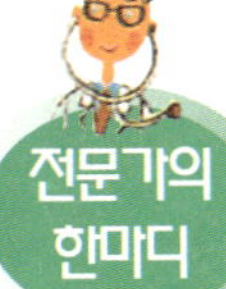

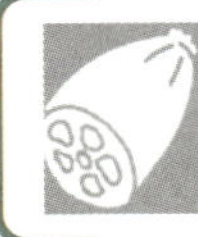 연근생즙
혈뇨와 배뇨통에 효과

연근에는 모든 출혈을 멈추게 하는 성분이 있어 방광염뿐만 아니라 위궤양이나 치질에 의한 출혈에도 효과가 있다. 또한 소염작용도 있어 염증을 진정시키고 통증을 가라앉히는 작용을 한다.

방광염에 의한 혈뇨나 배뇨 후의 통증에는 연근 즙이 효과가 있다.

거즈에 밭쳐 짠 연근생즙 1작은술을 1회 분량으로 하여 하루에 3회씩 마신다.

연꽃의 열매도 달여 마시면 효과가 있다. 달이는 방법은 열매 120g에 물 3컵을 붓고 물이 반으로 줄면 불에서 내린다.

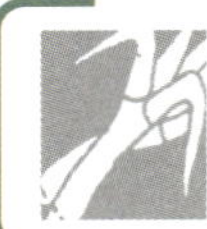 파찜질
소변을 제대로 못 볼 때 좋다

소변이 잘 나오지 않고 방광 부위가 아프거나, 몸에 열이 나고 한기가 있을 때 파가 좋다.

파는 잎, 줄기, 뿌리 등 모든 부분에 골고루 약효가 있으므로 모두 사용한다. 우선 흐르는 물에 깨끗이 씻어 적당한 크기로 잘라 분마기에 넣고 갈아서 거즈나 약수건에 싸서 아랫배 부분에 찜질을 한다. 하루에 2회, 1회에 4시간씩 찜질한다.

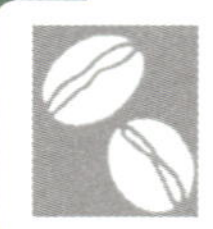 보리즙과 생강즙
염증을 진정시킨다

보리에는 뛰어난 해열 작용과 이뇨 작용, 그리고 소염 작용이 있다.

방광염일 경우에는 보리 2큰술에 물 2컵을 붓고 물이 반으로 줄면 불에서 내려 거즈에 즙을 받아낸다. 그 즙에 곱게 간 생강즙과 꿀을 섞어 하루에 2~3회로 나누어 계속 마신다.

방광 점막에 염증이 생기는 증세를 '방광염'이라고 한다. 대부분의 원인은 소변으로부터의 감염에서 일어나고, 지나친 과로와 질병 등으로 저항력이 약해졌을 때 쉽게 감염된다. 방광염은 소변이 자주 보고 싶어지고, 소변의 색이 흐리며, 소변을 다 본 후에 심한 통증 등이 나타난다.

심한 통증이나 혈뇨가 있을 때에는 먼저 의사의 진단을 받도록 하자. 여유있게 안정을 취하고 몸을 깨끗이 씻으면서 수분을 충분히 공급해 재발되지 않도록 주의한다.

❶ 양상추잎 1~2장을 깨끗이 씻은 다음 분마기에 간다.

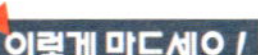

❷ 곱게 간 것을 거즈에 고루 펴발라 배꼽 위에 바른다.

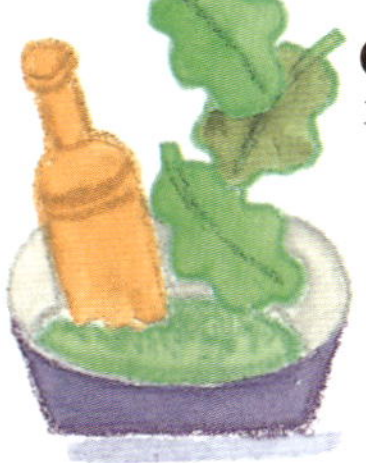

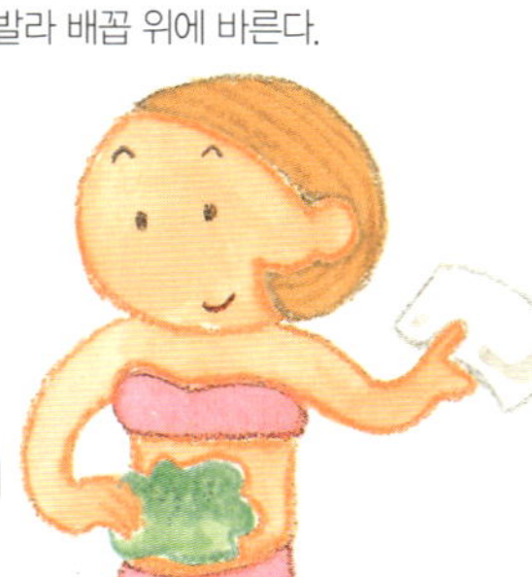

❸ 즙이 마르면 몇 번 되풀이해서 찜질해 준다.

팥파즙을 만들려면

재료(1컵분)/ 파…1뿌리, 팥…40g(1/4컵), 청주…1컵

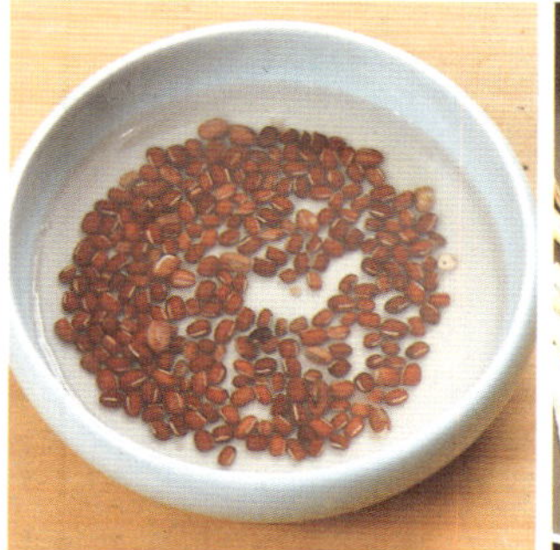

1 팥은 흐르는 물에 깨끗이 씻어 돌없이 일어 물에 30분 정도 담가 불린다.

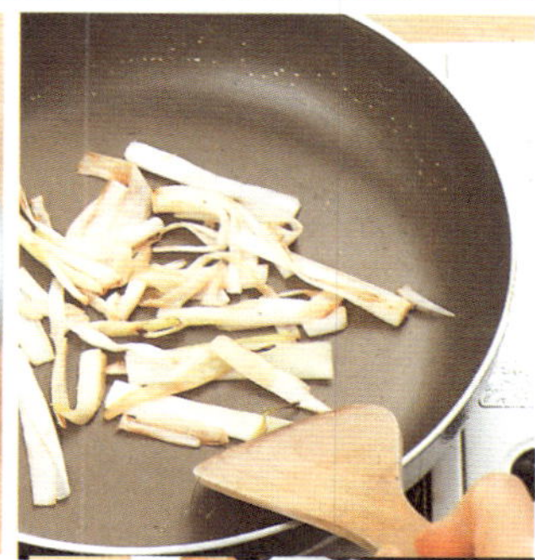

2 파는 깨끗이 씻어 흰줄기만 4~5cm 길이로 썰어 프라이팬에 볶는다.

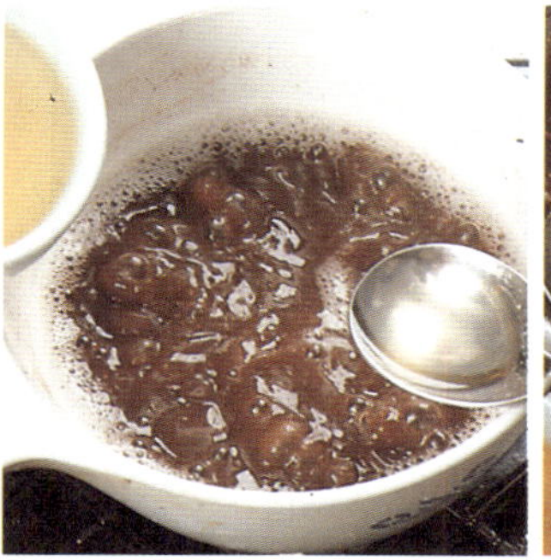

3 잘 불려진 팥을 냄비에 붓고 팥을 부어 끓이다가 볶은 파를 넣고 청주를 부어 끓인다.

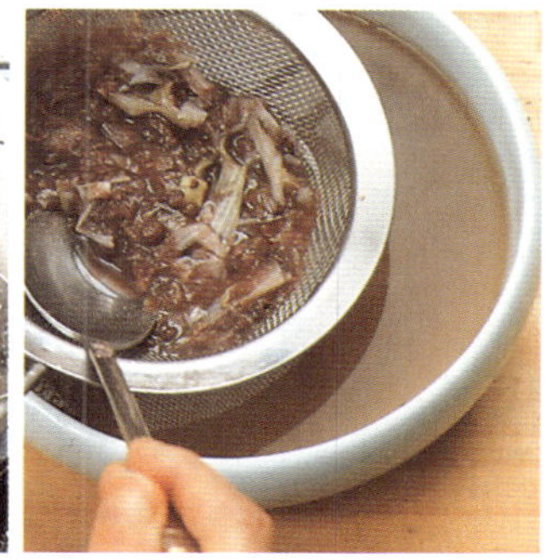

4 잘 끓여진 팥과 파를 체에 걸러 숟가락으로 눌러 즙만 받는다. 즙을 따뜻할 때 마신다.

만들기의 포인트
파는 기름을 사용하지 않고 약한 불에 볶는다.

맛의 특징
팥과 파의 향이 잘 어우러져 맛있다.

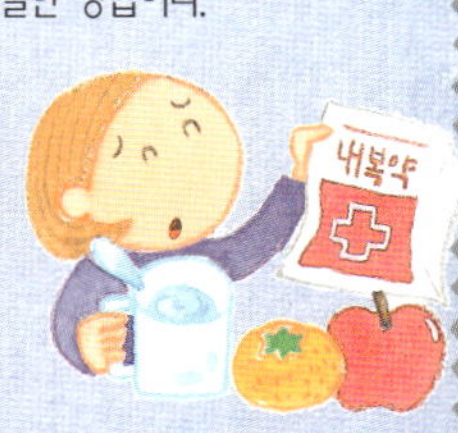

알아두세요

방광염의 자가치료법

급성 방광염은 병원에서 1주 정도만 치료를 받으면 나을 수 있으나 재발할 가능성이 있으므로 가정에서 늘 신경을 쓴다.

❶ 처방된 약은 끝까지 복용한다 … 증세가 가벼워지고 다 나은 것 같아도 의사에게 처방받은 약은 전부 복용하는 것이 현명하다.

❷ 물을 많이 마신다 … 하루에 8잔 정도의 물을 의식적으로 마신다. 잦은 배뇨는 방광 안의 세균을 씻어내는 효과를 낸다.

❸ 잠을 충분히 잔다 … 충분한 수면은 세균에 대한 저항력을 길러 주는 확실한 방법이다.

❹ 비타민 C를 적극 섭취한다 … 신선한 과일과 비타민 C가 많이 들어 있는 식품을 먹어 점막을 튼튼하게 만들도록.

생활하면서 조심해야 할 일들

방광염의 재발을 막으려면

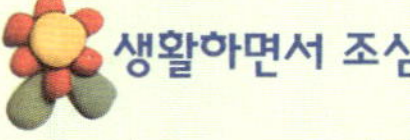

수분을 충분히 공급한다
하루에 배출되는 소변의 양은 평균 1000~1500cc. 수분의 섭취가 충분하지 않으면 배뇨 곤란이 생기므로 의식적으로 물을 마시거나 이뇨 작용이 있는 커피, 홍차 등을 마신다.

소변을 참는 것은 좋지 않다
소변이 오래도록 방광내에 머무르고 있으면 각종 세균이 번식하기 쉽다. 소변은 참지 말고 2~3시간마다 의식적으로 화장실에 가도록 한다.

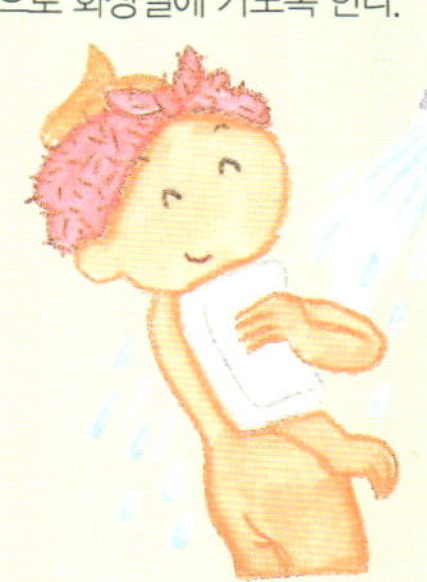

몸을 깨끗이 한다
여성은 요도가 짧아 세균이 감염되기 쉬우므로 항상 몸을 깨끗이 하고 2~3일에 한번씩 따뜻한 물에 목욕을 한다.

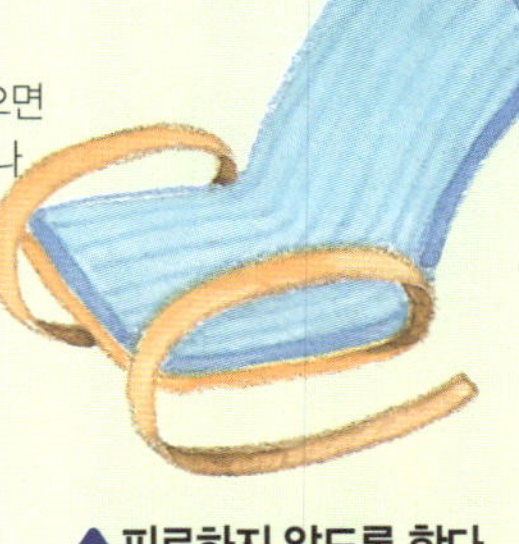

피로하지 않도록 한다
과로하거나 피로가 쌓이면 몸의 저항력이 떨어져 쉽게 지치게 되어 방광염에 걸렸던 사람은 재발하기 쉽다. 피로 회복과 정신적 안정을 취한다.

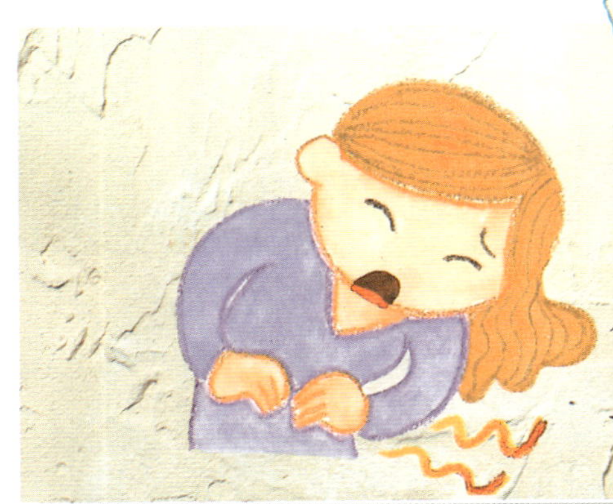

배가 아플 때

생강찹쌀탕, 매실장아찌 등을 먹으면 통증이 가라앉는다

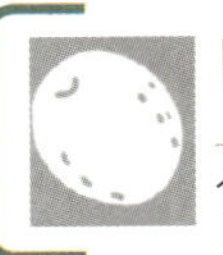

매실장아찌
심한 설사, 복통에

옛부터 배가 아픈 증세에 민간요법으로 많이 사용되어진 매실은 중국에서 오매나 산매고로 일본에서는 매실장아찌(우메보시)로 보관해 약용으로 사용한다. 오매는 살짝 익힌 매실을 훈제한 다음 건조시킨 것이고, 산매고는 씨뺀 매실을 곱게 으깨어 즙을 짜 몇 년 동안 삭힌 것이다

오매, 산매고, 매실장아찌에는 모두 뛰어난 정장작용이 있으며 설사나 음식을 먹고 체했을 때, 복통에도 효과가 있다. 심한 설사가 있거나 복통이 멈추지 않을 때는 매실장아찌 10g을 달여서 마시도록.

이렇게 만드세요!

❶ 덜익은 매실을 깨끗이 씻어 소금 1컵을 뿌려 하루 정도 절인다.
❷ 절인 매실의 소금물을 빼내고 서늘한 곳에서 1주일 정도 말린다.

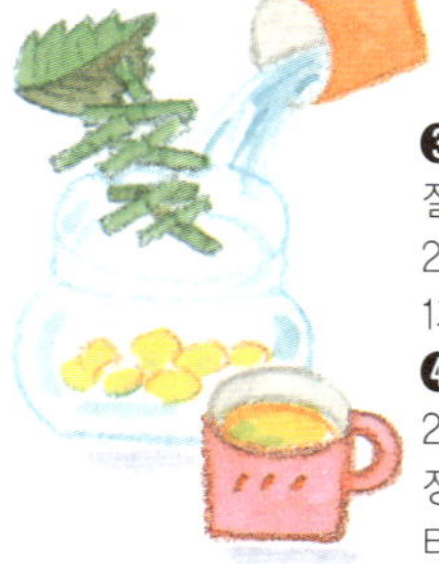

❸ 유리병에 말린 매실과 잘게 찢은 차조기잎, 소금 2컵을 넣고 물 2컵을 부어 1개월 정도 숙성시킨다.
❹ 붉게 물든 매실장아찌 2개에 따뜻한 물을 부어 10분 정도 우려낸 후 꿀을 조금 타서 마신다.

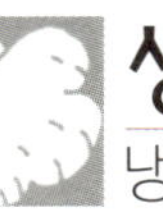

생강찹쌀탕
냉증으로 인한 복통, 설사에

몸이 냉해지면 복통을 일으키고 설사를 하는 경우가 많다. 이럴 때는 몸을 따뜻하게 해 주는 생강이 좋다. 생강은 냉증을 해소해 주고 위장의 활동

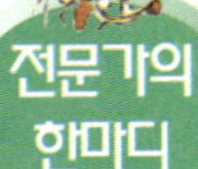

전문가의 한마디

복통을 일으키는 원인은 다양하기 때문에 의사의 진단없이 함부로 진통제를 먹는 것은 피해야 한다. 과음 과식으로 인한 소화불량이나 변비 등 원인이 분명한 복통은 금식을 하면서 소화제를 복용하거나 관장을 하는 등 간단한 조치로 효과를 볼 수 있다. 아이들에게 특히 자주 일어나는 신경성 복통은 부모의 관심을 끌고 싶을 때 의식·무의식적으로 나타나는 경향이 많으므로 그 원인부터 해결해 주도록. 하혈·토혈·혈변 등의 증세가 나타나면 서둘러 병원을 찾아야 한다.

을 활발하게 촉진시켜 복통을 가라앉힌다.

한방에서는 날 것을 '생강', 말린 것을 '건강'이라 하는데 몸을 따뜻하게 해 주는 데는 건강이 더 좋다. 말린 생강과 찹쌀을 함께 넣고 끓여낸 탕을 마시면 배가 아플 때 좋은 약효를 기대할 수 있다. (만들기 79쪽에 있음)

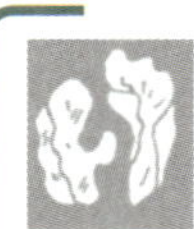

목이버섯 삶은 물
변비나 혈변에 잘 듣는다

목이버섯은 버섯과의 일종으로 흰색, 검은색, 노란색이 있고 식용, 약용으로 사용되고 있다. 주된 약효는 혈액의 정화 작용이지만 변비나 궤양 등에도 효과가 있다. 중국에서는 특히 흰 목이버섯을 불로장수 식품으로서 귀하게 여긴다.

변비로 인해 나타나는 복통 증세에는 고기나 생선, 채소 등과 함께 조리해서 먹도록 하고 설사나 혈변(대변에 피가 섞여 나오는 증세)이 함께 동반되는 복통에는 목이버섯 15g에 얼음설탕 60g을 넣고 물 3컵을 부은 다음 푹 삶아 그 물을 마신다.

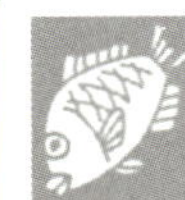

구운 도미뼈가루환
생리통에 효과가 있다

도미의 뼈를 프라이팬이나 질냄비에 넣어 까맣게 볶은 다음 분마기에 곱게 갈아 가루를 낸다. 그 가루를 굴로 개어 동글동글하게 환을 빚은 뒤 서늘한 곳에 말렸다가 먹는다.

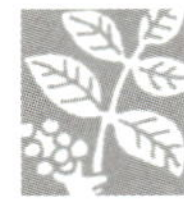

황벽나무껍질 달인 물
통증을 가라앉혀 준다

황벽나무껍질을 벗겨 딱딱한 겉껍질은 버리고 부드러운 속껍질만 말린 것을 한방에서는 '황백'이라 한다. 황백을 달여서 마시면 쓴맛이 강한데 통증을 가라앉히는 약효는 그 쓴맛에 있다.

잘게 썬 황백 3g에 물 3컵을 부은 다음 물이 반으로 줄 때까지 달여서 하루에 3회 마시고, 황백 가루는 1회 1g씩, 하루에 3회에 걸쳐 따뜻한 물에 마시도록. 약재는 한의원이나 한약재시장 등에서 쉽게 구할 수 있다.

● 그밖에 효과가 있는 식품

설사 증세가 동반되는 복통에는 사과, 당근을 갈아서 먹거나 삶아서 먹는다. 몸이 차서 설사를 하는 경우에는 따뜻한 갈근탕이 좋다. 쓴맛을 내는 용담 소화불량, 식욕부진 등을 치료하는 약효가 있다. 말린 용담의 뿌리 부분을 잘게 썰어서 탕을 달여 마시도록.

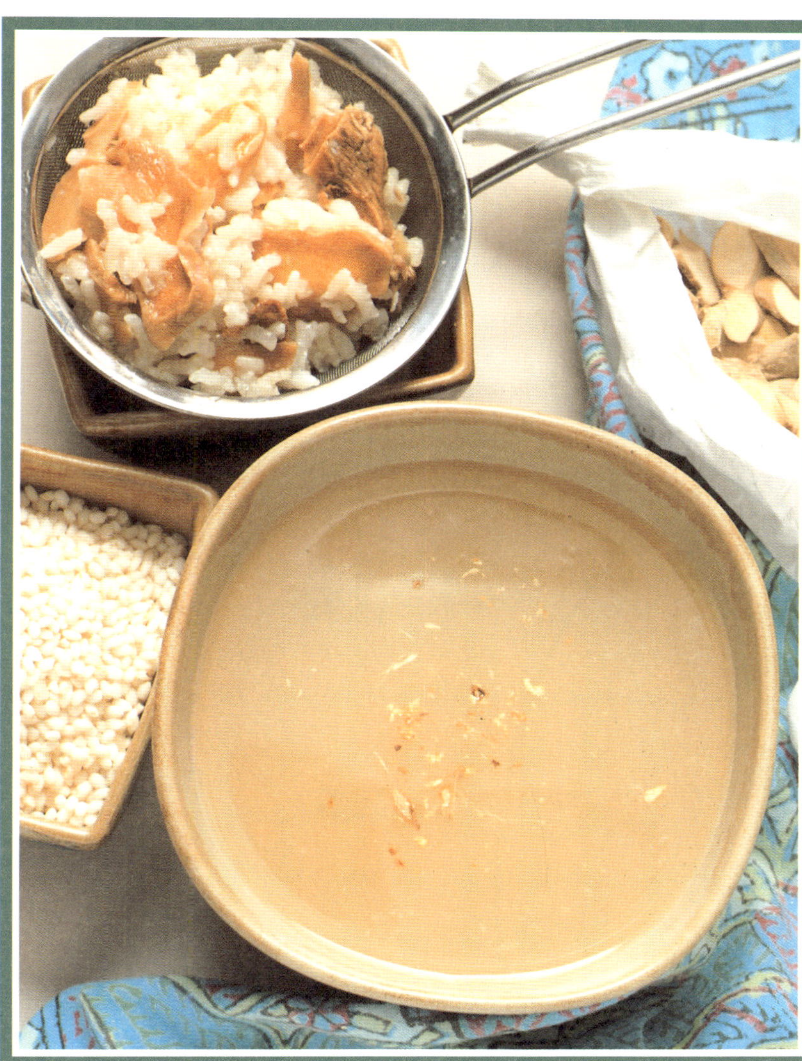

생강찹쌀탕을 만들려면

재료(1회분)/ 생강…50g, 찹쌀…9g, 물…2컵

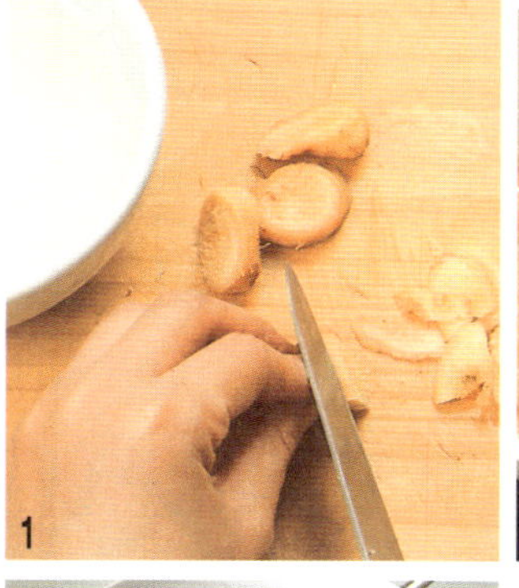
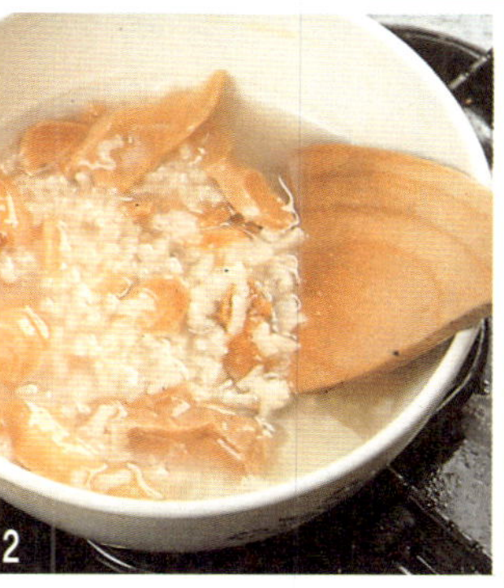
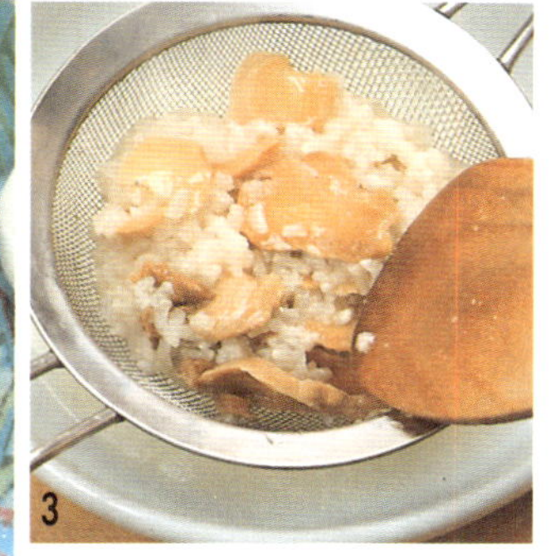

1. 생강은 물에 씻어 껍질을 벗겨내고 0.1cm 두께로 얇게 썰어 3일 정도 말린다.
2. 냄비에 말린 생강(건강) 3g과 찹쌀, 물을 넣고 약한 불에서 끓인다.
3. 물이 반으로 줄면 불에서 내린 다음 체에 밭쳐 그 물을 마신다.

만들기의 포인트

생강 50g을 3일 동안 말리면 3g 정도의 건강이 된다. 넉넉하게 말렸다가 필요할 때 사용한다.

맛의 특징

몸을 따뜻하게 해 주며 맛은 생강차와 비슷하다. 삼키는 순간 목구멍이 시원해지는 느낌이다.

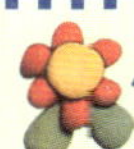
생활하면서 조심해야 할 일들

복통의 원인과 치료방법

● **통증을 나타내는 부위를 파악한다**

똑바로 눕혀 안정을 취하게 하고 어느 부위가 아픈지, 열, 구토 등 다른 증세가 있는지를 살펴보고 소변과 대변의 상태도 관찰한다.

● **구역질을 하거나 토했을 경우**

토한 음식이 기도를 막지 않도록 옆으로 눕히고, 토한 것에 피가 섞였는지 확인한다. 병원에 갈 때 토한 내용물을 가져간다.

● **심한 설사가 있을 경우**

증세가 완전히 가라앉을 때까지 금식을 원칙으로 한다. 따뜻한 물이나 보리차를 마시는 것도 좋으나 대변에 피나 고름 등 다른 이물질이 섞여 있지는 않은지 의사에게 알려 준다.

● **변비로 인해 배가 아픈 경우에**

몸을 반듯하게 눕히고 손바닥으로 아랫배를 맛사지하고 심하면 관장약을 사용한다.

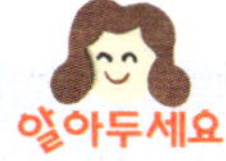
알아두세요

병원으로 가기 전에 이런 점을 체크한다

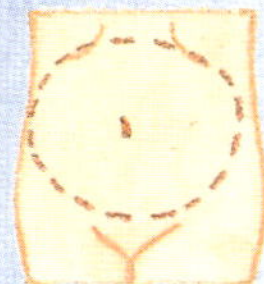
◀ 배 전체가 아픈 경우

급성 복막염, 과민성 대장증후군, 장폐색증, 장염 등일 수 있으며, 명치에서부터 배 전체가 아프면 식중독일 수 있다.

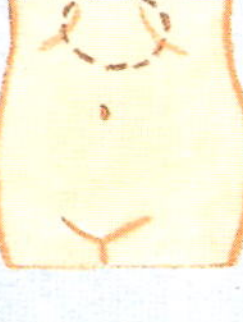
◀ 명치가 아픈 경우

급·만성 위염이나 위궤양, 십이지장궤양일 가능성이 많고 심하면 위암일 수도 있다.

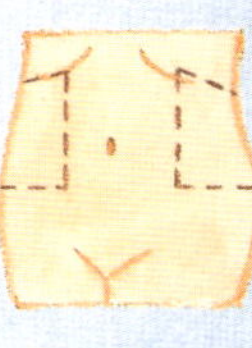
◀ 양 옆구리가 아픈 경우

열이 심하고 몸에 부기가 있으면 신우염일 수 있고 소변에 피가 섞여 나올 때는 요로결석에 주의한다.

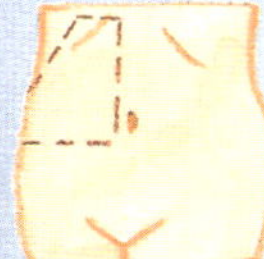
◀ 오른쪽 윗배가 아픈 경우

심한 통증과 구토가 있으면 담석증, 고열이 있으면 급성담낭염이나 간경변, 간염 등을 생각할 수 있다.

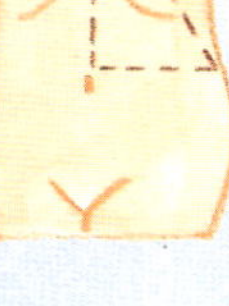
◀ 왼쪽 윗배가 아픈 경우

등까지 울리는 듯한 심한 통증이 있을 때는 급·만성 췌장염을 의심할 수 있다.

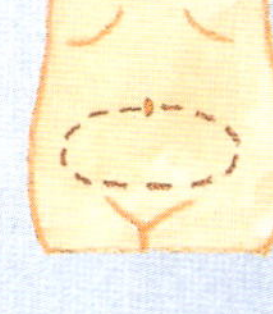
◀ 아랫배가 아픈 경우

여성들에게 자주 나타나며 부정출혈이 있으면 자궁외 임신일 가능성이 높다.

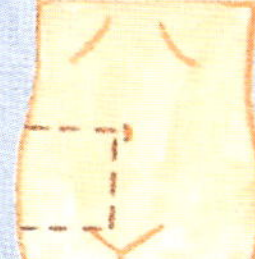
◀ 오른쪽 아랫배가 아픈 경우

명치 부분에서 배 전체로, 오른쪽 아랫배로 이어지는 통증은 맹장염일 가능성이 있다.

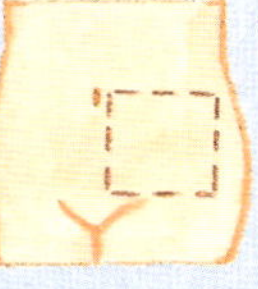
◀ 왼쪽 아랫배가 아픈 경우

열이 심하고 설사 증세가 있으면 급성 장염일 가능성이 높다.

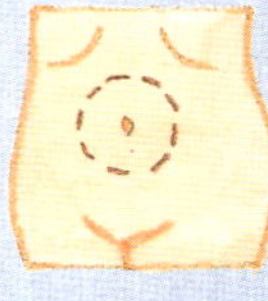
◀ 배꼽 주변이 아픈 경우

급·만성 췌장염, 장폐색증의 증세로 나타나며 배에 가스가 차고 변비가 있을 수 있다.

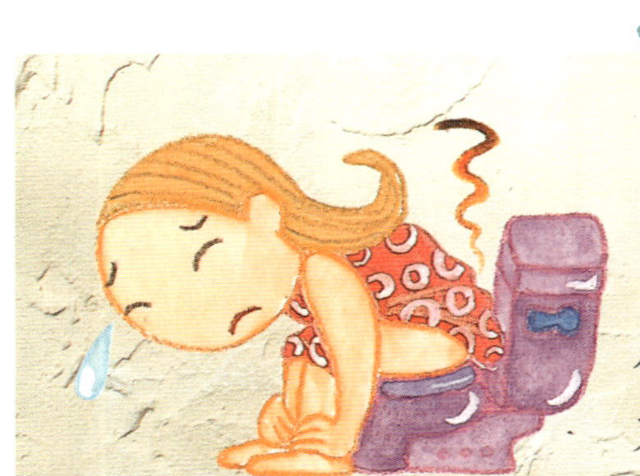

변비일 때
사과즙, 검은깨죽 등을 먹어 장의 활동을 돕고 배변을 촉진시킨다

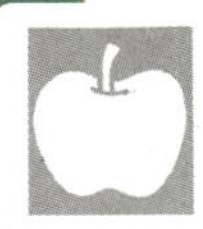

당근·사과즙
위장 보호와 배변 효과

사과를 껍질째 갈아 당근즙을 섞어 마시면 효과가 있다. 둘다 식물성 섬유인 펙틴을 함유하고 있는데 펙틴은 장 안에서 장 벽을 보호해 주므로 설사를 하는 사람에게도 효과가 있다.

또한, 똑바로 누운 자세에서 양팔로 무릎을 감싸고 가슴에 대는 자세를 10분 정도 계속한다. 사과즙을 마신 다음에 이 운동을 꾸준히 하면 변비 증세가 점차 해소된다.

이렇게 만드세요!

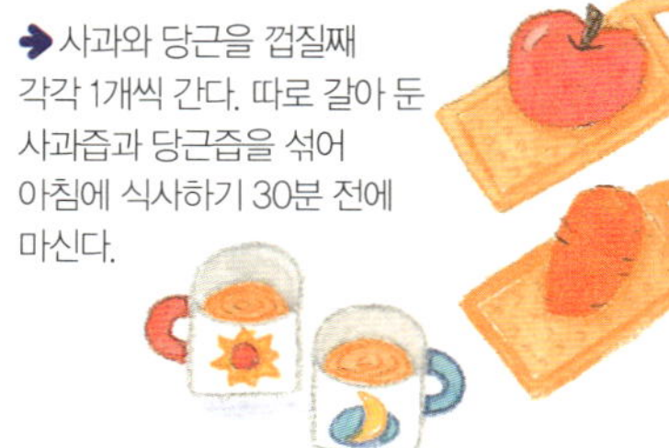

➜ 사과와 당근을 껍질째 각각 1개씩 간다. 따로 갈아 둔 사과즙과 당근즙을 섞어 아침에 식사하기 30분 전에 마신다.

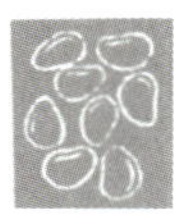

검은깨죽
경련성 변비에 효과가 있다

경련성 변비는 며칠 동안 변비가 계속된 다음에 마른 변이 나오는 것이 특징인데, 이럴 때는 장을 매끄럽게 해주는 음식을 먹도록 한다.

검은깨는 양질의 단백질과 지방질, 미네랄을 풍부하게 함유한 식품이다. 또 위장을 매끄럽게 하는 작용도 뛰어나므로 검은깨와 현미를 곱게 갈아서 깨죽을 쑤어 먹는다. (만들기 81쪽에 있음)

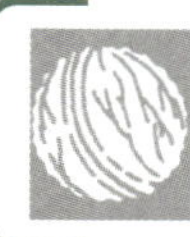

호도차
습관성 변비를 낫게 한다

호도에는 양질의 지방질, 단백질이 풍부하게

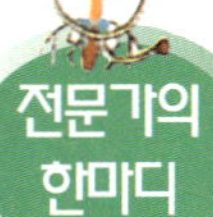

전문가의 한마디

변비에는 일시적인 것, 습관성인 것, 기질성인 것이 있다. 가장 많은 것은 습관성 변비로 변의를 참을 경우에 주로 생긴다. 변비를 예방하거나 치료하려면 식사와 운동이 가장 좋은 방법이다. 음식은 변을 부드럽게 해주고 변의 양이 많아지게 하며 변이 잘 나오게 해 주는 것을 먹도록 한다. 특히 식물성 섬유가 많은 식품을 먹고 배의 근육을 단련시키는 운동도 필요한데 이는 배변시 배의 근육에 주어지는 힘을 기르기 위한 것이다. 되도록 약은 사용하지 않는 것이 좋다.

들어있다. 또한 장을 매끄럽게 해주는 작용도 뛰어나서 변비나 치질에도 효과적이다.

호도에 볶은 검은깨를 섞어서 차로 만들어 꾸준히 마시면 변비를 고칠 수 있다. 단, 빈혈이 심하고 코피가 잘 나는 사람에게는 맞지 않는다. 또 호도에는 변을 묽게 하는 작용이 있기 때문에 설사를 할 때는 먹지 말아야 한다.

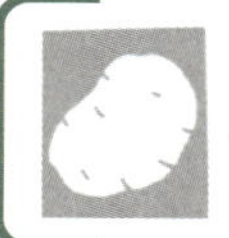

감자생즙
오래된 숙변을 없애 준다

변비 때문에 장 속에 오래 머물러 있는 숙변은 고혈압이나 냉증, 생리통, 비만의 원인이 된다.

오래된 숙변은 감자생즙과 운동으로 없애도록 하자. 감자생즙을 하루 2회 공복시에 마신 다음, 똑바로 누워 양무릎을 가지런히 세운다. 발꿈을

엉덩이로 갖다 대는듯한 기분으로 무릎을 떼지 않도록 하고 바닥에 닿을 때까지 좌우로 쓰러뜨리는 운동을 한다.

이렇게 5분 동안 움직이고 2분 동안 쉬는 것을 되풀이해서 30~40분 동안 계속하면 오래된 숙변을 없애는 효과를 기대할 수 있다.

이렇게 만드세요!

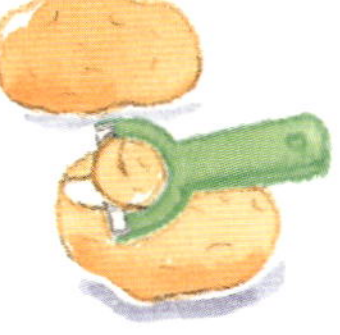

❶ 1회분으로 생감자 300g을 준비해 껍질을 벗기고 싹을 도려낸 후 한입 크기로 썬다.

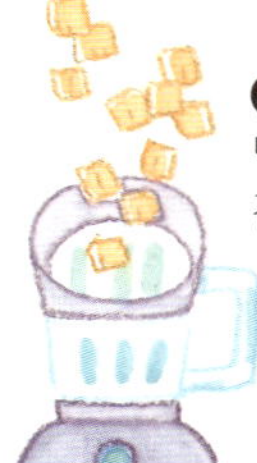
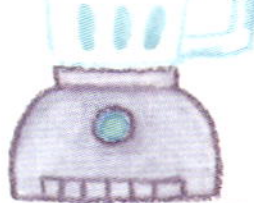

❷ 준비한 생감자를 믹서기에 넣고 걸쭉하게 간다.

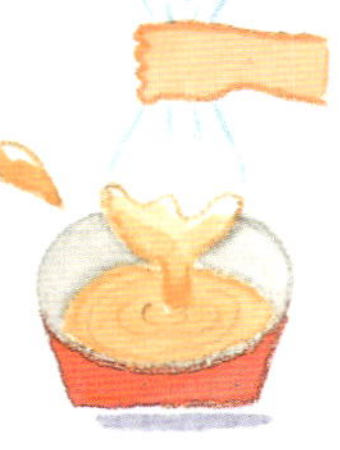

❸ 그릇에 거즈를 깔고 즙을 짠다. 감자는 시간이 흐르면 색이 변해 버리므로 한번에 먹을 분량만 만들도록 한다.

알로에 달인 물
연동 운동을 촉진시킨다

알로에는 장벽에 자극을 주어 연동운동을 촉진시켜 배변을 돕는다.

자극성이 강하므로 처음에는 조금씩 먹기 시작한다. 알로에잎을 하루에 1~3회 생으로 씹어 먹거나 즙으로 마시면 효과가 빠르다.

단, 임신중이거나 월경중인 사람은 삼가도록. 또한 몸이 약한 사람은 생으로 먹을 경우 복통을 일으킬 수 있으므로 알로에잎 5~10g에 2컵의 물을 붓고 양이 반으로 줄어들 때까지 달여 이것을 하루, 식후 3회로 나누어 마신다.

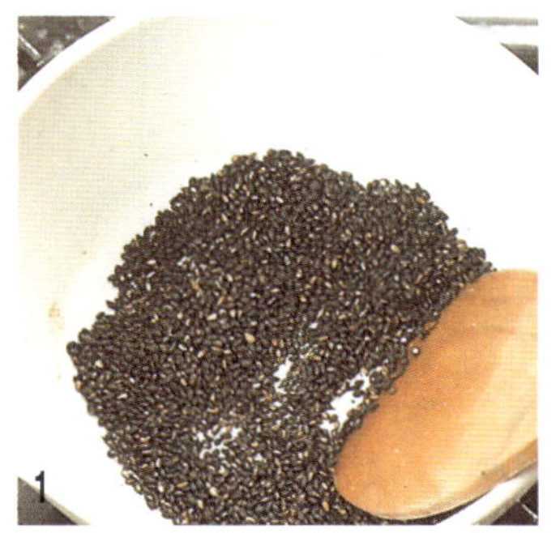

재료(3회분)/ 검은깨·현미…70g씩, 잣·꿀…조금씩, 물…10컵

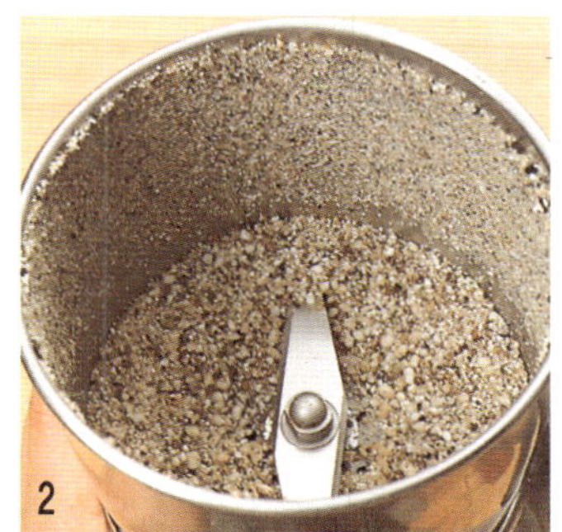

1 검은깨는 티를 골라내고 여러번 헹궈 씻은 다음 체에 밭쳐 물기를 빼고 볶는다. 현미는 씻어서 물기를 뺀다.

2 검은깨와 현미를 믹서에 넣고 1컵의 물을 부어 곱게 간 다음 체에 걸러 즙을 받는다.

3 냄비에 검은깨즙과 물 9컵을 섞어 주걱으로 고루 저으면서 센불에서 끓이다가 걸쭉해지면 불을 줄여 더 끓인다.

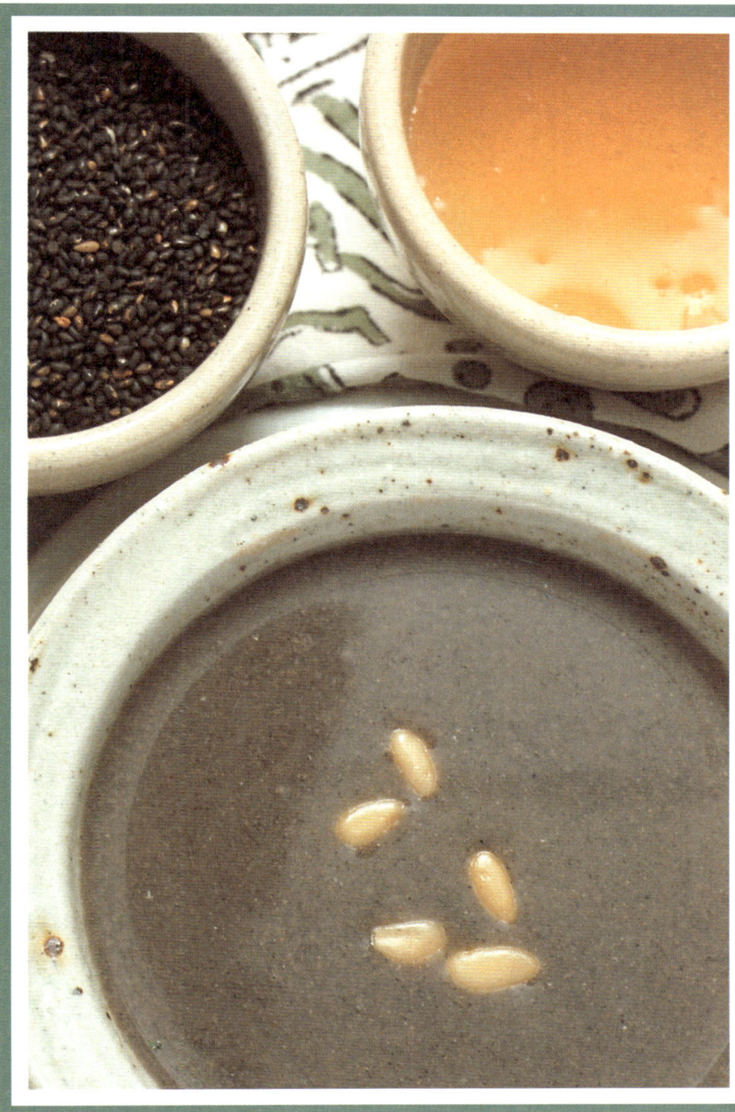

만들기의 포인트

체에 거를 때 현미에서 찌꺼기가 많이 남는다. 조금 시간이 걸리더라도 체로 거르는 것이 좋다.

맛의 특징

고소한 깨와 달콤한 꿀의 맛과 향이 어우러져 맛있게 먹을 수 있다. 현미도 들어있어 주식으로도 손색이 없다.

● 변비의 종류에 따른 원인과 치료

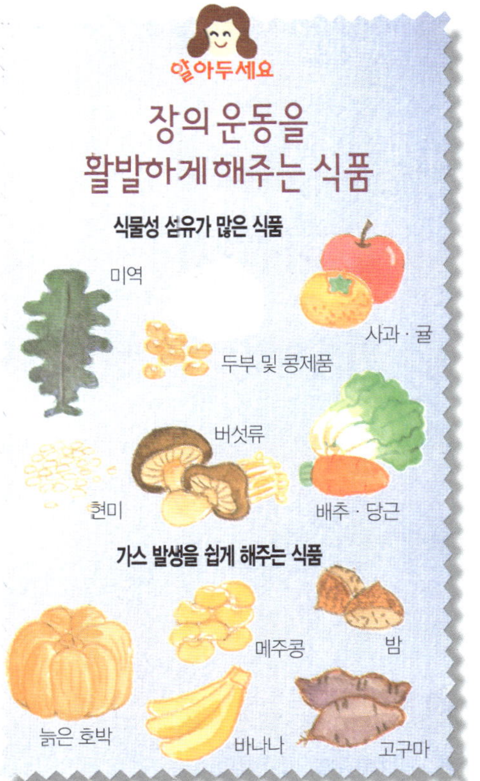

종류	변비의 원인	치료 방법
일시적인 변비	● 여행을 하거나 식생활이 극단적으로 변했을 때, 정신적으로 긴장했을 때, 잠이 부족할 때 일어난다.	● 커피나 홍차, 지나치게 자극적인 식품을 먹지 않는다.
경련성 변비	● 스트레스에 의해 장의 긴장이 심해져서 경련적인 수축을 일으켜 장의 내용물의 활동이 방해를 받는 것이 원인이다. ● 왼쪽 옆구리가 심하게 아프고 변이 토끼똥처럼 나온다. ● 변비 후에 설사가 일어날 수도 있다.	● 소화가 잘 되는 것을 먹는다. 감자류, 콩류는 체로 거른다. ● 섬유가 단단한 채소(우엉, 버섯, 셀러리 등)는 잘 익혀서 체에 거른다. ● 차가운 것, 기름기 많은것, 향신료, 알코올도 지나치게 섭취하지 말아야 한다.. ● 과일은 익혀 먹는 것이 좋다.
습관성 이완성 변비	● 변비인 사람들 중 약 2/3가 여기에 속한다. ● 장의 운동이 약하기 때문에 일어난다. ● 위하수가 있는 사람이나 노인, 운동부족인 사람에게 많다. ● 배변을 참거나 운동부족일 때, 수분이나 식물성 섬유를 적게 섭취할 때 일어날 수 있다.	● 식물성 섬유를 많이 먹으면 변의 양이 늘어나 이것이 자극이 되어 장 운동이 일어나기 쉬워진다. ● 아침식사 때에 차가운 우유나 요구르트를 먹으면 효과적이다. ● 생과일과 수분을 충분히 섭취한다. 식초나 향신료는 장을 자극하므로 자주 먹는다.
기질성 변비	● 대장에 만성 장염, 장폐색, 암 등의 병이 있어서 장의 내용물이 통과하기 어려워 일어난다.	● 대개의 경우 수술 등 의사의 치료가 필요하다.

인삼과 알로에의 신비

과학적 연구를 통해 신비의 영약에서 현대의 명약으로 주목받고 있는 인삼과, 신비의 약초라 불리며 피부미용은 물론 각종 질병을 치료하는 만병통치약으로 알려져 있는 알로에. 동서양을 대표하는 이들 민간 약재의 놀라운 효능과 사용법을 알아본다.

그동안 각종 질병에 대한 치료약으로 쓰여온 화학제와 항생제의 부작용이 널리 알려지게 되고 식생활 패턴의 변화로 인해 성인병이 확산되면서 그 반작용으로 민간약에 대한 관심이 더욱 커지고 있다.

민간약은 오랜 기간에 걸쳐 경험이 쌓이면서 효능을 인정받은 것으로 부작용이 거의 없다는 것이 장점. 그중 동양을 대표하는 것이 우리나라의 '인삼'이라면 서양을 대표하여 다목적 치료제로 이용되어 온 것이 '알로에'라고 할 수 있다.

동양의 신비 '인삼'

생김새가 사람의 모습과 비슷하다 하여 이름 붙여진 인삼. 2천년 전부터 한반도와 중국 등지에 자생하기 시작한 이래 한방에서는 불로장생의 영약으로 알려져 왔다. 그같은 인삼의 효능이 널리 전해지면서 조선 숙종 무렵부터는 인삼의 재배 열기가 불어닥쳤던 것으로 전해진다.

한반도와 만주 일대에서 나는 고려 인삼을 비롯, 중국 남부, 일본, 미국, 캐나다, 소련 등지에서도 인삼이 생산되고는 있지만 그 가운데서도 고려인삼은 약효면에서 세계적으로 정평이 나 있다.

상품일수록 약효가 좋다

인삼은 가공 방법에 따라 수삼, 백삼, 홍삼으로 나뉘고 생육 기간에 따라서는 4년근, 5년근, 6년근으로 나뉜다.

수삼은 밭에서 캐내 가공하지 않은 상태의 것이며 백삼은 수삼의 껍질을 벗기거나 그대로 햇볕에 말린 것으로 건삼이라고도 한다. 홍삼은 6년생으로 수삼을 쪄서 말린 것이다.

생육기간에 따라 가격 차이가 크므로 인삼을 고를 때는 먼저 몇 년생인가부터 봐야 한다. 인삼의 햇수는 굵기와도 비례하지만 단면에 나타난 나이테 같은 층의 개수를 세어보면 알 수 있다.

수삼이나 백삼은 대개 표면이 뽀얗고 매끄러우며 탄력성이 있는 것일수록 좋다. 홍삼은 전매공사에서만 제조·판매하므로 품질은 일단 믿을 수 있다.

성인병 예방·치료에 한몫을 한다

● 혈압을 조절해준다

인삼의 주요 성분으로 사포닌을 들 수 있는데 이것은 중추신경을 자극시키는 동시에 진정시키는 두 가지 물질로 이루어져 있어 고혈압은 내리고 저혈압은 올리는 효능이 있다.

그뿐 아니라 지질대사에 관계해 혈관을 이완시킴으로써 고혈압·동맥경화를 예방·치료해 준다.

● 당뇨병에 효과가 있다

혈당강하 작용을 하여 인체의 혈당치를 적정선으로 조절해 주고 인슐린에 대한 대체 효과를 발휘하여 당뇨병을 낫게 한다.

● 암을 예방·치료한다

암의 발생을 억제·예방하는 항암제로서의 효능이 있다.

● 강장 작용을 한다

단백질 및 DNA 합성운동을 증진시켜 정력을 강화시키며 성기능을 증진시킨다.

● 심장을 튼튼하게 한다

심장의 수축력을 높임으로써 심장을 강하게 하고 심근대사를 개선하여 심장 기능을 강화시킨다.

● 피로 회복 기능이 있다

젖산의 분해를 도와 몸의 피로를 풀어주고 원기를 회복시켜 주므로 만성피로감이나 무력증에 시달리는 사람에게 효과가 있다.

● 숙취 회복을 돕는다

알코올 해독 작용이 있어 술 마시고 난 뒤 숙취 회복에 효과를 발휘한다. 이밖에도 인삼은 우리 몸의 면역력을 길러주고 노화를 방지하며 빈혈에도 효과가 있는 것으로 알려져 있다.

열이 많은 체질은 조심한다

몸에 열이 많은 사람, 사상의학에서 소양인인 사람은 인삼을 복용하지 않는 것이 좋다. 폐결핵으로 열이 나거나 피를 토하는 사람, 초기 폐부질환을 앓고 있는 사람도 반드시 피하도록 한다.

인삼과 알로에의 효능 비교

	인삼	알로에
원산지	한국·중국	그리스
종류	수삼, 백삼, 홍삼	알로에 아보레센스, 알로에 베라, 알로에 사포나리아 등
효능	고혈압, 저혈압, 심장병 당뇨병, 항암, 피로회복, 숙취회복, 정력강화, 노화방지	피부염, 피부미용, 위궤양, 변비, 고혈압, 심장병, 당뇨병, 신경통, 관절염
고르는 법	표면이 뽀얗고 매끄러우며 탄력성이 있는 것	잎이 두껍고 짙푸르며 흠집이 없고 윤기가 나는 것
금해야 할 사람	★ 열이 많은 사람 ★ 소양인 ★ 폐결핵 환자	★ 설사를 자주 하는 사람 ★ 임산부·생리중인 여자 ★ 위산 분비가 적은 사람

서양의 명약 '알로에'

인삼이 중양의 묘약이라면 알로에는 서양을 대표하는 명약으로 꼽힌다. 요즘 새롭게 붐을 일으키고 있는 알로에가 우리나라에 들어온 것은 꽤 으래 전의 일로서, 조선 광해군 시대 허준의 동의보감에도 알로에가 언급되어 있다. 경로는 실크로드를 타고 중동을 거쳐 중국으로, 그리고 다시 으리 나라로 흘러들어 왔을 것으로 추정된다.

생약으로 쓰이는 것은 세 종류

모두 합치면 500종이 넘으나 대표적인 약용 알로에는 6종 정도로 집약된다. 이중에서 생약으로 쓰이는 것은 알로에 베라, 알로에 사포나리아, 알로에 아보레센스 세 종류 정도이다.

알로에를 고를 때는 줄기에 흠집이 있지 않은지 살펴보아야 한다. 잎이 두껍고 푸른색이 짙으며 윤기가 나는 것이 좋은 알로에이다.

생체 세포의 재생 작용이 뛰어나다

● 피부미용에 좋다

보습 효과가 뛰어나 피부를 항상 촉촉하게 유지시켜 주고 과다한 피지와 노폐물을 제거해서 깨끗한 피부로 가꾸어 준다. 그밖에도 멜라닌 색소의 생성을 억제시키고 땀구멍을 수축시켜 기미·주근깨 등의 잡티 제거 및 여드름 치료에 효과가 있다.

● 피부질환에 좋다

소염·살균·재생 작용이 있어 습진·무좀과 같은 피부염은 물론 화상에 효과를 발휘하며 타박상으로 인한 통증과 부기를 가라앉히는 작용을 한다.

서양을 대표하는 명약 알로에는 보습 및 소염·살균·재생작용이 있어 피부 미용과 궤양성 질환 등에 뛰어난 효과가 있다.

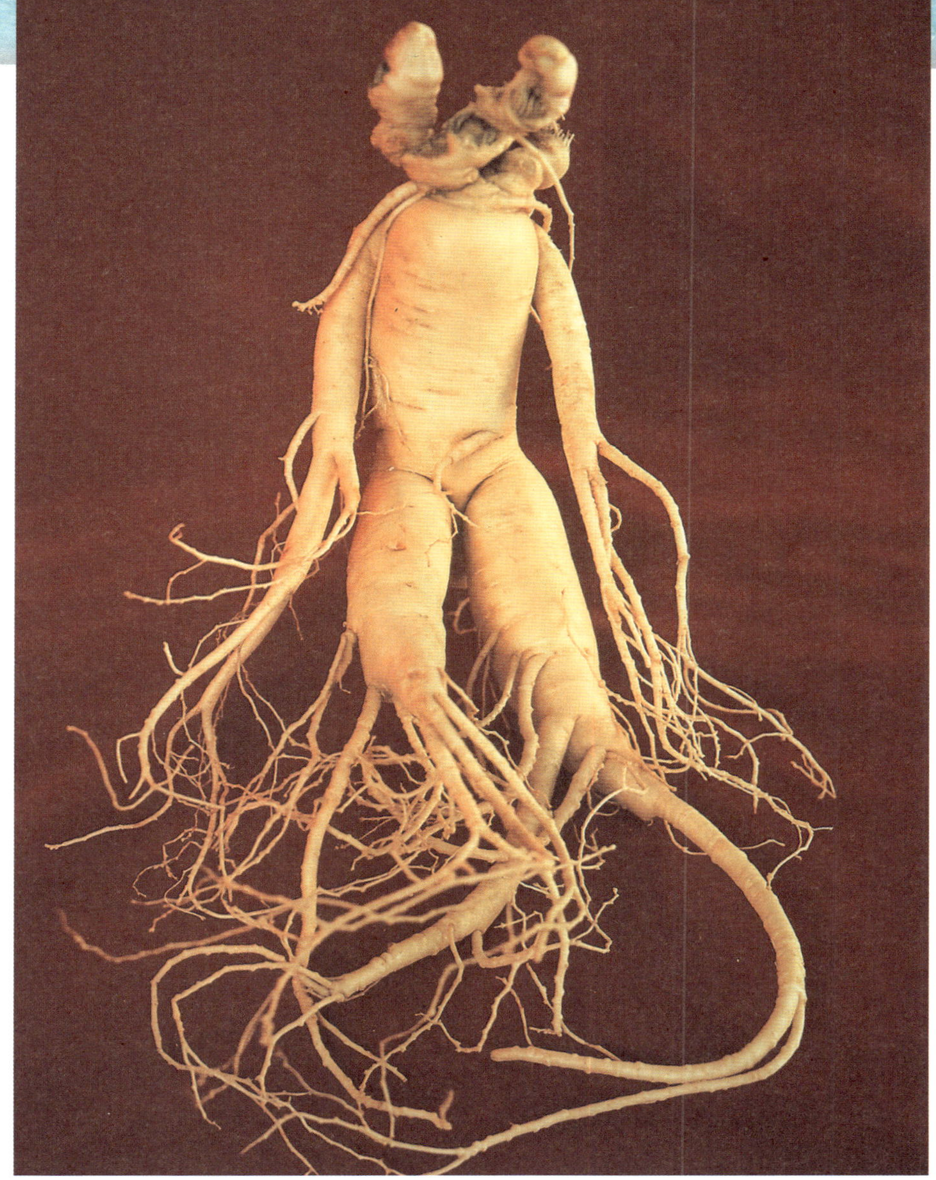

↑ 생김새가 사람의 모습과 비슷하다 하여 이름 붙여진 인삼은 불로장생의 영약으로 알려지면서 다목적 치료제로 이용되어 왔다.

● 궤양성 질환을 치료한다

세포의 재생을 도와 궤양이 쉽게 아물게 하며 내분비계의 신진대사 및 혈액순환을 촉진시켜 병의 회복을 돕는다. 또한 위산의 분비를 억제시켜 위궤양·위산과다증을 치료하고 위의 기능을 강화시켜준다.

● 변비를 치료해준다

대장 점막을 자극해서 장의 연동운동을 촉진시키므로 배변이 순조롭게 된다.

● 신경통·관절염을 다스린다

알로에의 젤라틴 성분은 류머티스 관절염과 같은 질병에 효과가 있다. 알로에는 또 혈액순환을 좋게 하는 작용도 있어 신경통에도 효과를 발휘한다.

● 고혈압·심장병에 효과가 있다

알로에의 고분자 다당체가 심장을 튼튼하게 하고 굳어진 혈관을 유연하게 해주며 혈관 내 콜레스테롤을 감소시켜 준다.

● 당뇨병에 효과가 있다

생체 세포의 재생을 도와 인슐린 분비 기능을 저하시킨다.

임신부, 생리중인 여성은 피한다

알로에가 변비에 효과를 발휘하는 만큼 많이 먹으면 설사를 일으키므로 주의해야 한다.

알로에 아보레센스는 말초혈관을 확장시키고 자궁내막에 충혈현상을 일으키기 때문에 임신부나 생리중에 있는 여성은 사용을 금해야 한다. 임신부는 낙태의 위험이 있고 생리중의 여성은 과다출혈이 우려되기 때문이다.

또 알로에 베라, 알로에 사포나리아가 위산 분비를 억제하는 반면 알로에 아보레센스는 위산 분비를 촉진하기 때문에 위궤양 환자는 복용하지 말아야 한다.

부스럼·종기가 났을 때

토란이나 삼백초잎 찜질로 염증을 가라앉힌다

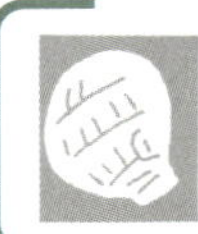

토란찜질
부스럼 치료에 효과가 좋다

얼굴이나 몸에 부스럼이 생겼을 때 민간요법으로 토란찜질을 권한다. 강판에 간 생강을 조금 넣으면 효과가 더욱 빠르게 나타나고 밥풀 대신 밀가루를 섞어서 사용하기도 한다.

토란은 피부에 강한 자극을 주므로 반드시 껍질을 벗겨서 사용하고 민감성 피부의 소유자라면 부작용이 나타나지 않는지 미리 실험해 보고 사용하도록 한다.

이렇게 만드세요!

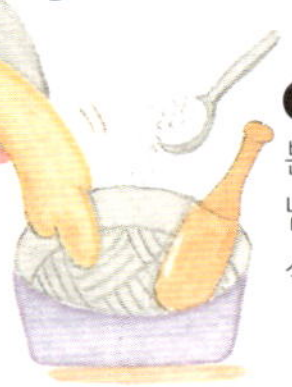

❶ 토란은 껍질을 벗기고 쌀뜨물에 담갔다가 깨끗이 씻어 강판에 곱게 간다.

❷ 갈아놓은 토란과 쌀밥을 분마기에 함께 넣고 밥알이 남지 않도록 골고루 섞으면서 잘 으깬다.

❸ 으깬 토란밥을 거즈에 펴바르고 다시 그 위에 거즈를 한 번 덧댄 다음 환부에 붙인다.

검은콩가루
화농성 종기에 특효약이다

콩은 '밭에서 나는 쇠고기'라고 해서 그 영양가가 뛰어난 것은 이미 인정되고 있다. 그중에서도 검은콩은 특히 그 약효가 뛰어나 한방에서는 약재로도 사용되고 있다.

중국의 약학서적을 보면 '흑태(검은콩)는 여러 가지의 독을 없애주고 신장을 보양하며 피를 맑게 하고 풍과 종기를 없앤다'라고 기록하고 있다. 이렇듯 검은콩은 옛부터 종기를 치료하는데

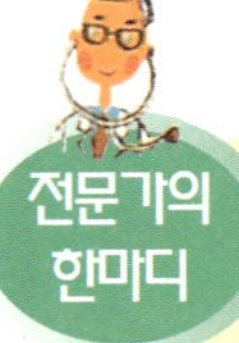

피부에 외적 자극으로 손상을 입었을 때 포도상구균이 들어와 염증이 생기는 현상을 모낭염이라 하는데 흔히 '종기'라고 부른다. 모낭염은 절종과 옹종 두 가지로 구분된다. 절종은 땀구멍과 그 주위에 생기는 염증으로 얼굴 부위에 생기는 것은 만지지 말고 연고를 바르는 것이 좋다. 옹종은 땀구멍에 생긴 여러 개의 절종이 뭉쳐 염증이 심해지면서 고름이 모이고 그 부분에 응어리가 생겨 부풀어오르면서 열이 나고 누르면 통증을 느낀다. 초기에는 염증 부위를 진정시키고 소염제를 먹는다.

사용되어 왔다.

검은콩은 분마기에 곱게 찧어 가루를 낸 다음 종기가 생긴 부위에 바르고 거즈로 눌러주면 곪은 종기를 빨리 치료할 수 있다.

볶은 현미가루
부기·종기·화농이 심할 때

현미는 비타민과 미네랄이 풍부해 위장을 튼튼하게 하고 피부의 신진대사를 활발하게 촉진시켜 주는 작용을 한다.

붉게 부어오르면서 염증이 있는 종기에는 검게 볶은 현미가루를 바른다.

현미가루가 검게 될 정도로 볶은 뒤 염증이 있는 곳에 펴발라 거즈로 눌러주면 고름이 빨리 모여서 치료를 도와준다.(만들기 85쪽에 있음)

삼백초잎찜질
고름 제거, 부기안정에 효과

오래도록 아물줄 모르는 종기로 인해 고민이라면 삼백초잎으로 찜질을 해보자.

5월쯤 신선한 잎을 따서 깨끗이 씻은 다음 신문지로 2겹 정도 싸서 약한 불에 꾸덕꾸덕하게 말린다. 환부에 바를 때는 부드러워진 잎을 물에 살짝 적셔 환부에 붙이고 반창고로 고정시킨다.

가벼운 염증이 있을 때는 곧 부기가 가라앉고 이미 곪은 상태라면 고름이 흘러나와 빠른 치료 효과를 얻을 수 있다.

잘 말린 삼백초잎 25g에 2컵 반의 물을 붓고 중불에서 뭉근히 달인 다음 거즈에 걸러 즙만 받아 마셔도 효과가 좋다. 따뜻할 때 마시도록 한다.

✱ 삼백초는 습지에서 많이 자라는데 한방 약재로 쓰이기 때문에 한약재상에서 쉽게 구할 수 있다.

인동덩굴·녹두가루
염증 있는 부스럼에 효과

10~12월 사이에 채취한 인동덩굴의 줄기를 냄비에 넣고 물을 자작하게 부어 달인 다음 녹두가루를 섞어 고약처럼 반죽한 것을 부스럼이 생긴 부위에 바른다.

부스럼의 초기 증세나 이미 염증이 진행된 후에도 좋은 약효를 낸다.

✱ 인동덩굴은 줄기와 잎을 그늘에서 말려 한약재로 쓰인다. 한약재상에서 쉽게 구할 수 있다.

은행
살균 작용이 뛰어나다

종기가 생겼을 때는 청결유지가 최우선. 손가락에는 보이지 않는 수많은 세균들이 득실거리고

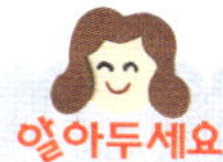

종기는 세균감염성 질환이다

흔히 종기나 부스럼 등의 염증은 피가 탁해져서 생긴다고 생각하는 사람이 많은데 이것은 잘못된 생각이다.

종기는 모낭, 즉 땀구멍에 생기는 급성 화농염으로 손에 의한 자극이나 면도 등으로 피부의 표피층에 상처가 생겨나 그 부위에 포도상구균이 침투해 발생되는 세균감염성 질병이다.

그러므로 이미 생겨난 염증은 빨리 치료하도록 하고 환부 주위에 염증이 퍼지지 않도록 노력해야 한다.

있으므로 상처를 문지르거나 고름을 짜내는 행동은 피하도록 한다. 이미 접촉을 했을 경우에는 염증이 더욱 진행되거나 주변으로 전염되지 않도록 소독을 해야 한다.

은행나무의 생올매에는 강한 살균작용이 있다. 싱싱한 은행열매를 반으로 잘라 그 단면으로 염증이 생긴 부위를 살살 문질러주면 살균 작용으로 인해 환부를 청결하게 유지할 수 있다.

● 그밖에 효과가 있는 민간요법

한방에서 부스럼 종기를 다스리는 치료요법으로 **부항**을 들 수 있다. 부항은 종기의 초기 증세에 매우 뛰어난 효과를 발휘하며 염증이 더 이상 퍼지지 못하게 하고 화농을 방지하는 작용을 한다.

종기가 곪기는 했는데 터지지 않고 붉게 부어올라 통증이 심할 때는 **밀가루·달걀·꿀**을 같은 양으로 섞어 잘 개서 염증이 있는 곳에 붙여 주면 뛰어난 효과를 얻을 수 있다.

담뱃잎도 고약으로 만들어 붙이면 효과가 있다. 담뱃잎 2~3장을 냄비에 넣고 물을 조금 부은 다음 30~40분 정도 끓이면 진득진득한 고약이 된다. 그 고약을 종기가 있는 부분에 붙여주면 초기 염증은 빨리 삭고 이미 곪은 것은 고름이 흘러나오고 새살이 빨리 돋아나와 흉터가 남는 것을 방지해 준다.

이런 방법들 외에도 옛부터 전해져오는 **백화고약**도 좋다. 이른 봄에서부터 여름 사이에 피어나는 들꽃 100가지를 뜯어서 오래도록 끓여 고약으로 만들어 종기가 생긴 부위에 붙여주는 방법으로 매일 한 번씩 갈아 붙여주면 부스럼이나 종기가 났을 때 빠른 효과를 볼 수 있다.

볶은 현미가루를 만들려면

재료(3회분)/ 현미…1/2컵

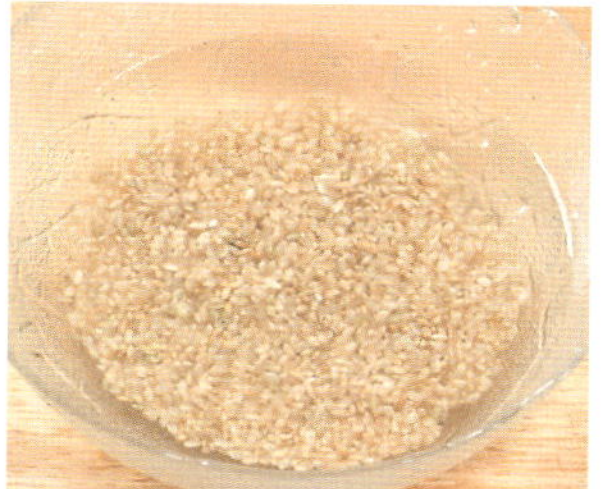

1 현미 1/2컵을 깨끗이 씻어 물기를 빼고 맷방석에 펴서 바싹 말린다.

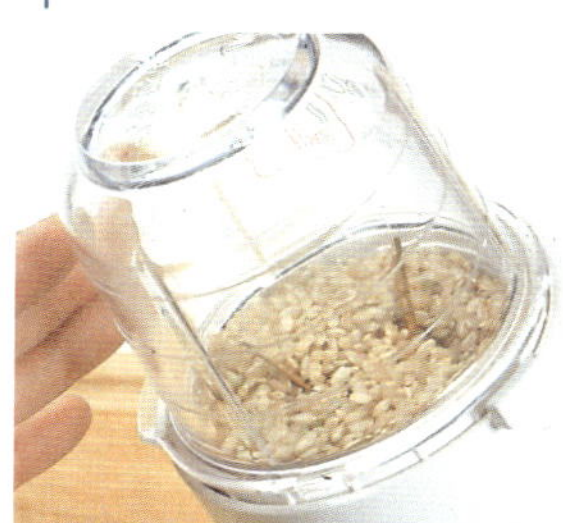

2 말린 현미는 믹서나 분마기에 넣고 곱게 간다

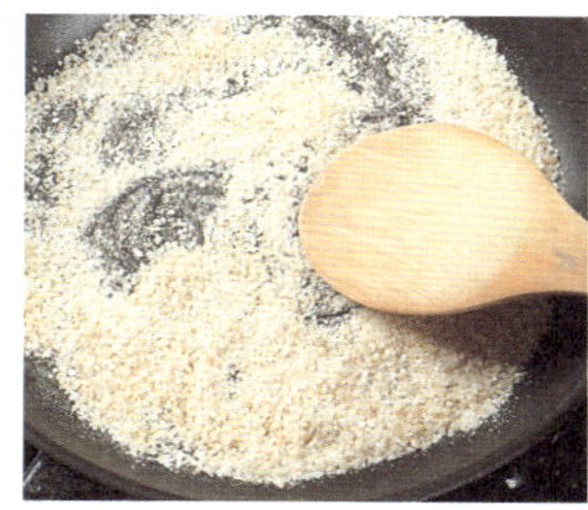

3 현미가루를 프라이팬에 넣고 거뭇거뭇해질 때까지 볶아 염증이 있는 부위에 문지른 다음 거즈로 살짝 눌러준다.

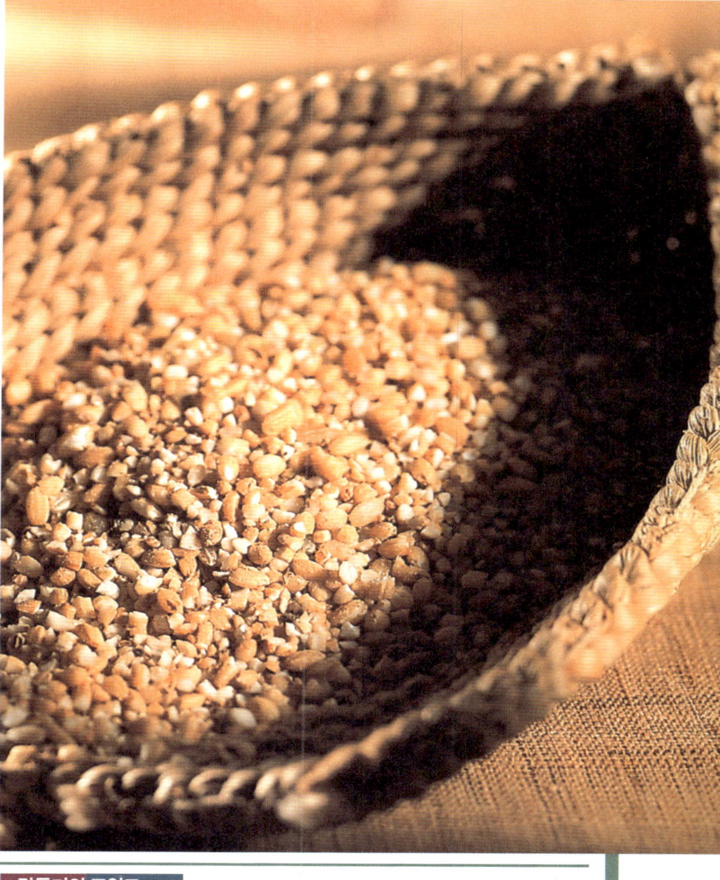

만들기의 포인트

현미는 물기를 머금지 않고 잘 마른 것이어야 한다. 그래야 가루가 뭉치지 않고 잘 볶아진다

사용 후 느낌

볶은 현미가루가 따뜻할 때 문질러주면 염증이 있는 부위가 욱신거리면서 고름이 모이게 된다.

생활하면서 조심해야 할 일들

종기를 악화시키지 않는 방법

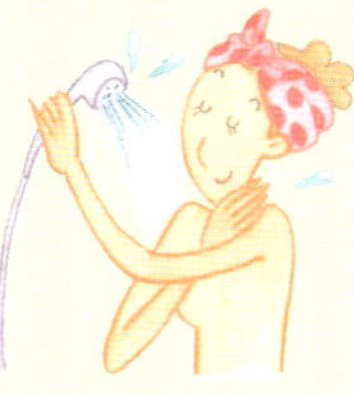

← 종기가 심할 때는 목욕을 하지 않는 것이 좋다. 청결 유지를 위해서는 가볍게 샤워를 하는 정도로 마친다. 환부는 문지르거나 손대지 말도록.

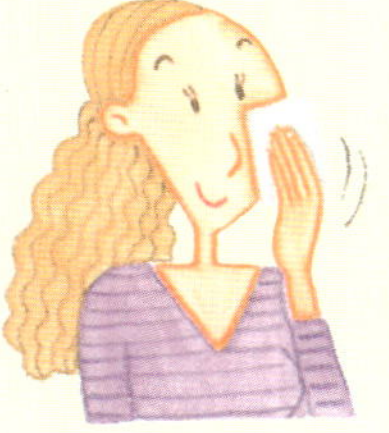

← 염증이 있는 곳은 절대로 손가락으로 만지거나 짜지 않는다. 세수를 할 때는 부드러운 거즈나 스펀지를 사용해 살며시 씻어준다.

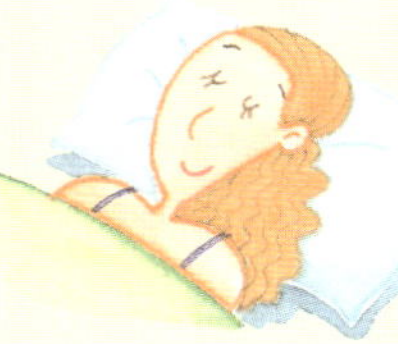

← 격렬한 운동은 오히려 해롭다. 갑작스럽게 운동을 하거나 과로를 하게 되면 염증이 악화되므로 안정을 취하고 충분한 수면을 취한다.

← 얼굴에 종기가 생겨 주변이 부어오르거나 통증이 있을 때는 증세가 가라앉을 때까지 면도를 피하도록.

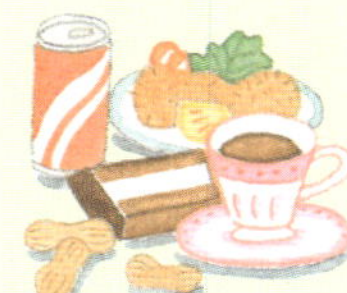

← 기름기가 많은 음식, 초콜릿, 땅콩, 커피, 콜라 등은 먹지 않는 것이 좋다.

불면증에

잠자기 전에 마늘주, 우유드링크 등 신경을 안정시키는 음료를 마신다

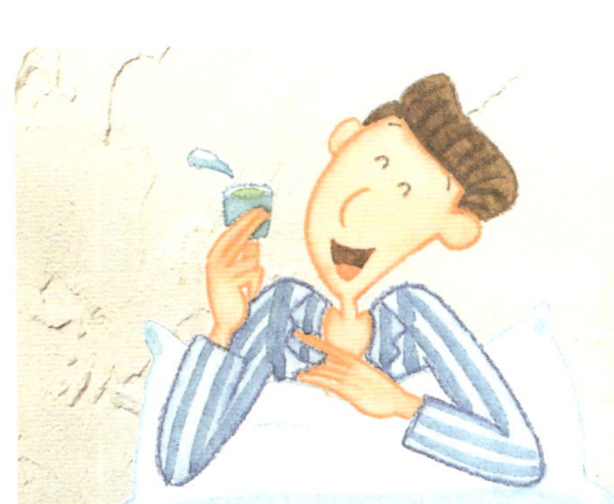

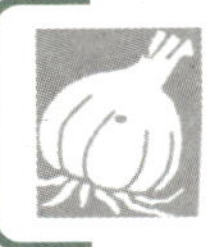

마늘술
심한 피로가 원인일 때 좋다

마늘은 혈액의 흐름을 좋게 하고 몸을 따뜻하게 해서 잠이 잘 오게 하며 불면의 원인이 되는 심한 피로감을 없애준다.

적당한 알코올 섭취도 잠을 이루게 하는데 도움이 된다. 알코올 성분에는 모세혈관을 확장시키고 혈액순환을 도와주어 신경의 긴장이나 흥분을 풀어주는 작용이 있기 때문이다.

그러므로 불면으로 고민하는 사람에게는 마늘술이 좋다. 단, 자극이 강하므로 위장이 약한 사람은 너무 많이 마시지 않도록 주의한다.

이렇게 만드세요!

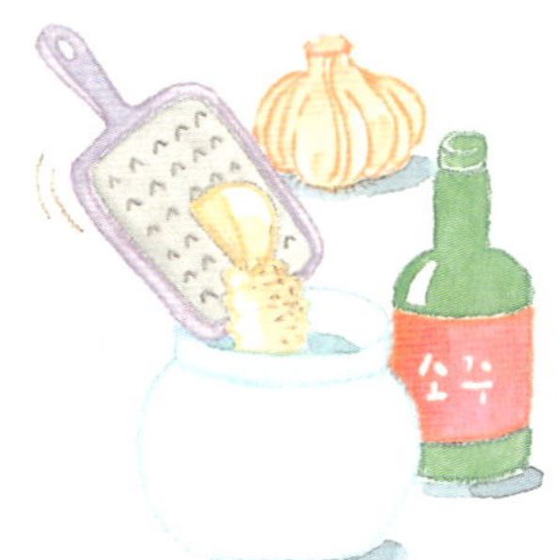

⬆ 마늘 3쪽을 갈아서 입이 넓은 병에 넣고 술 1컵을 붓는다. 10일동안 두었다가 1회에 1작은술씩 하루에 몇 번으로 나누어 마신다.

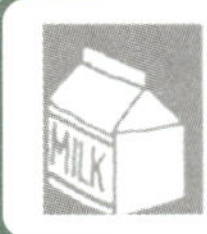

우유수프
신경을 진정시켜 준다

최근 아미노산이 만드는 세로토닌이라는 물질에 뇌를 진정해 주는 작용이 있다는 사실이 알려졌다. 이 세로토닌이 풍부하게 함유되어 있는 식품이 우유다. 우유는 신경을 안정시키는 작용도 하므로 불면증에는 이상적인 음료라고 할 수 있다. 자기 전에 우유수프를 마시면 편히 잘 수 있다. (만들기 87쪽에 있음)

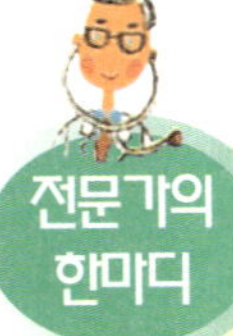

불면증은 잠을 자야 할 시간에 깊이 잠들지 못해 애를 쓰며 뜬눈으로 밤을 지새는 증세가 습관적·만성적으로 계속되는 경우를 말한다. 일반적으로 신경이 예민한 사람에게 많은데 잠을 자려고 하면 할수록 잠을 자지 못하는 악순환에 빠지게 된다. 우선 신경을 안정시키고 느긋한 기분이 되도록 하는 것이 중요하다. 또 잠자기 전에는 커피나 홍차, 몸을 차게 하는 음식은 피하고 잠자기 3~4시간 전에 식사를 하여 소화기관에 부담을 주지 않는 것이 좋다. 술을 조금 마시는 것도 효과적인 방법.

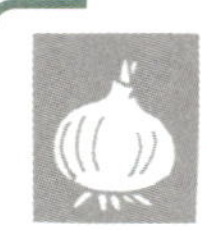

생양파
쉽게 잠을 잘 수 있게 한다

양파에는 신경을 안정시키고 잠을 잘 자도록 해주는 성분이 있다. 잠을 잘 이루지 못하는 사람이라면 저녁식사 때 생양파를 먹는 것이 좋다.

단, 물에 씻으면 점액과 향기가 없어지므로 불면증 때문에 양파를 먹을 때는 물에 씻지 말고 먹는다. 한편, 잘게 썬 양파를 머리맡에 두고 잠을 청하면 잠이 잘 온다.

차조기술
정신 불안이 있을 때 효과

차조기는 신경을 안정시키고 정신 불안을 가라앉히는 작용을 해서 생약으로도 쓰인다. 신경이 날카롭고 잠을 잘 이루지 못하는 사람은 차조기를 이용해 보도록 한다.

차조기술을 만들어서 잠들기 전에 먹으면 효과가 있다. 차조기의 신경을 안정시키는 효과와 적당량의 알코올이 상승효과를 일으켜서 잠을 잘 잘 수 있게 한다.

이렇게 만드세요!

❶ 차조기잎 90g을 물에 깨끗이 씻어 반나절 정도 그늘에서 말린다.

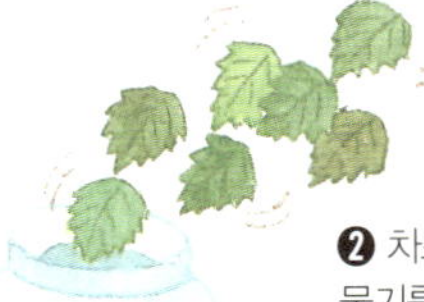

❷ 차조기잎에 남은 물기를 닦아내고 입이 넓은 병에 넣는다.

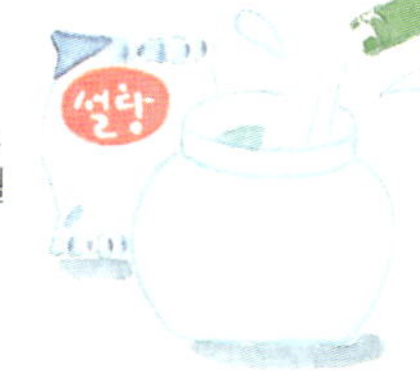

❸ 차조기잎을 담은 병에 소주 1.8리터와 설탕 200g을 넣는다.
❹ 서늘하고 어두운 곳에 3개월 정도 두었다가 매일 자기 전에 소주잔으로 1잔 정도씩 마신다.

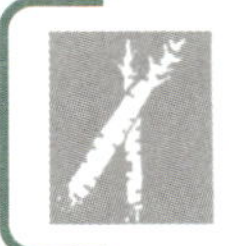

마 열매 달인 물
신경을 안정시킨다

마의 열매에는 기침을 멎게 하고 통증을 가라앉히는 작용과 신경을 안정시키는 효과가 있다.

잠이 잘 오지 않을 때 마열매 달인 물을 마시면 쉽게 잠이 든다. 잘 말린 마열매(생약명은 '마자인') 10g에 물 3컵을 붓고 그 양이 반으로 줄 때까지 달인다. 이것을 하루 3회 매끼니 사이에 사흘동안 계속해서 마신다. 단, 중독성이 있으므로 장기간에 걸친 복용은 피해야 한다.

달래술
잠자기 전에 마시면 효과

'수채엽' 이라고 블리는 달래는 옛날부터 불면에 효과가 있다고 알려져 왔다. 잎과 뿌리에 모두 약효가 있으므로 그대로 먹어도 좋지만 뿌리로 약주를 만들어 마시면 더욱 효과가 있다. 달래술을 잠자기 전에 20~30ml 마시면 좋다. 깨끗하게 씻은 달래뿌리 300g, 꿀 200g, 소주 1.8리터를 입이 넓은 병에 넣고 2~3개월 동안 서늘하고 어두운 곳에 보관한다.

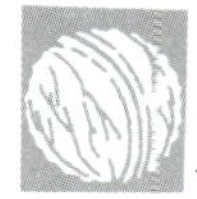

호도페이스트
노이르제 증세를 가라앉힌다

호도 식이요법에 관한 연구 결과 실제로 호도는 불면증이나 노이로제에 효과가 있다는 것이 증명되었다.

호도는 몸에 활기가 없어지거나 쉽게 피로를 느낄 때 몸과 마음 모두 기운이 나게 하는 작용을 한다. 쿨면증인 사람은 호도와 검은깨, 뽕잎을 찧어 만든 페이스트를 먹으면 효과가 있다.

● 그밖에 효과가 있는 식품

불면증에는 생선, 흑설탕, 호박이 효과가 있다. 노이로제나 히스테리가 있어서 잠을 이루지 못하는 사람에게는 **백합뿌리**가 좋다. 백합뿌리 60~90g에 꿀 2큰술을 넣어 부드러워질 때까지 찐 다음 이것을 잠자기 전에 조금 먹는다.

셀러리즙도 효과가 있는데 셀러리를 강판에 갈아 적당한 양의 꿀을 넣고 뜨거운 물을 부어서 마시도록 한다. 가슴이 두근거려서 잠을 이루지 못하는 사람이나 고혈압에 불면증인 사람에게는 **연꽃열매 달인 즙**이 효과가 있다. 연꽃열매의 심 부분 4~5g을 달여서 차 대신 마시면 된다.

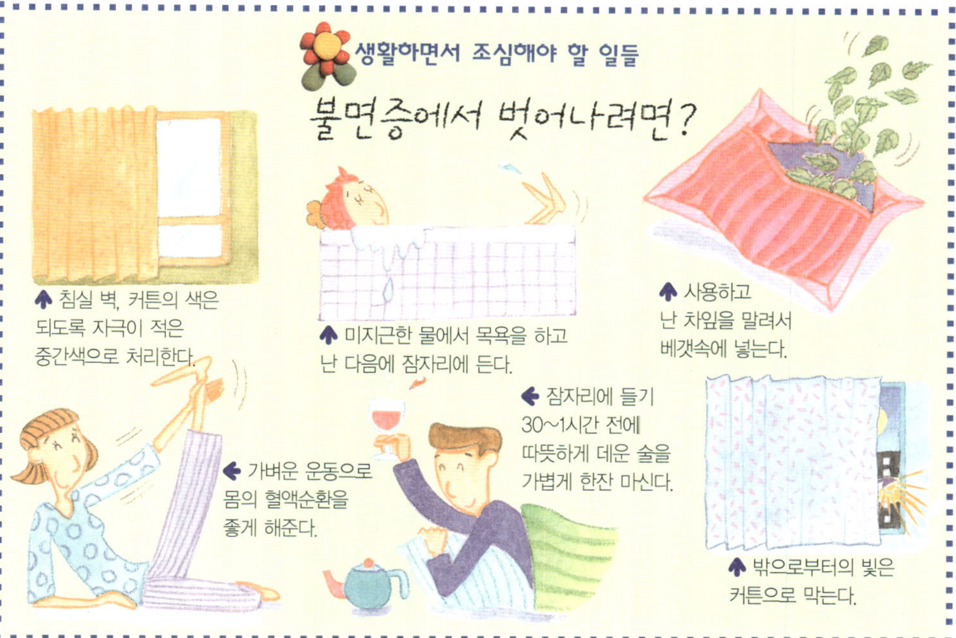

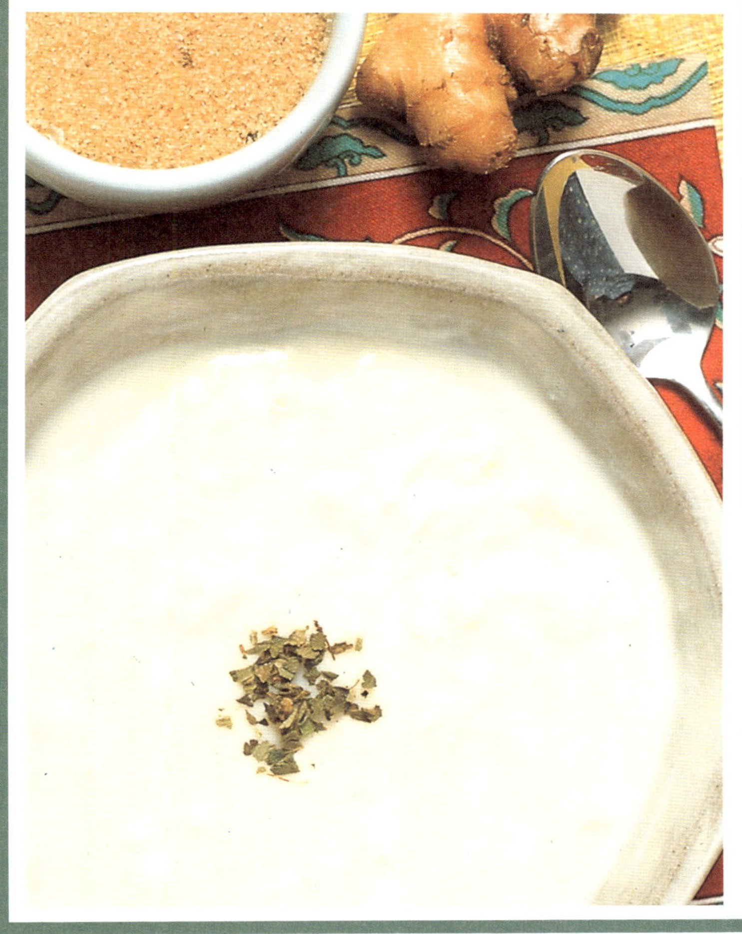

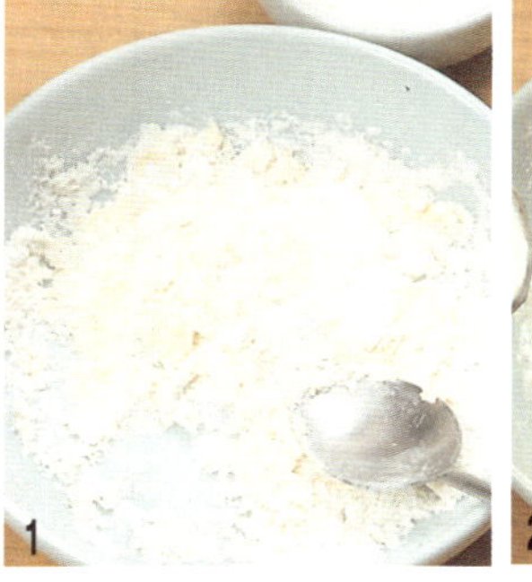

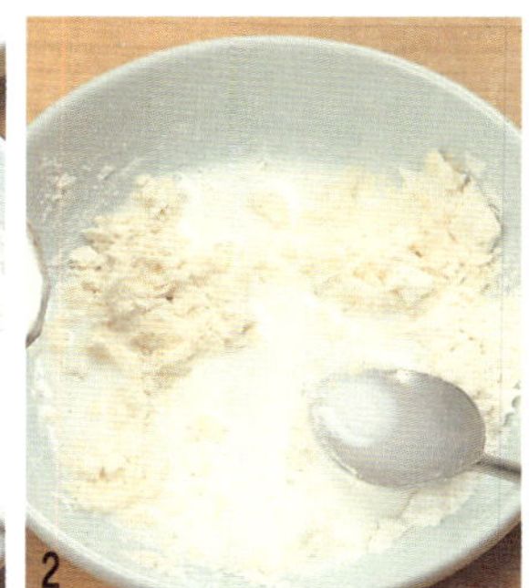

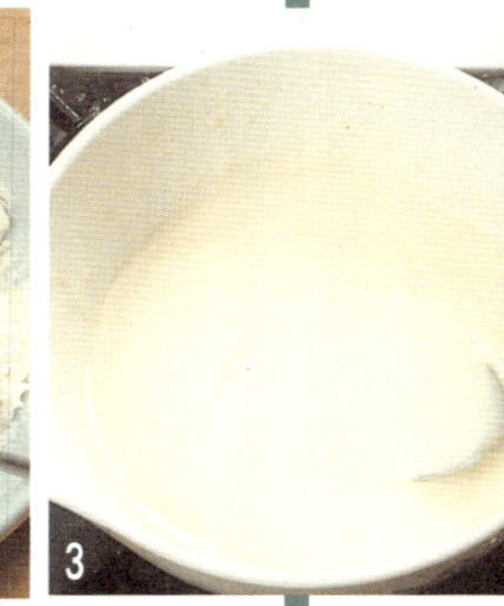

우유수프를 만들려면
재료(1인분)/ 우유…1컵, 흑설탕…4g, 버터…10g, 밀가루…6g, 생강…조금

1 분량의 밀가루를 체에 곱게 쳐서 버터를 고루 섞어 잘 치댄다. 생강은 껍질을 벗기고 강판에 갈아 즙만 받아둔다.

2 버터와 밀가루를 섞은 것에 우유를 1/2컵 정도 붓고 흑설탕을 넣어 덩어리가 생기지 않게 잘 젓는다.

3 ②를 냄비에 안치고 남은 우유를 부은 다음 주걱으로 저어가며 약한 불에서 끓인다. 생강즙은 끓어오르기 직전에 넣는다.

만들기의 포인트
흑설탕은 잘게 다지듯 가루로 만들어 사용하는 것이 손쉽다.

맛의 특징
크림수프와 같이 부드러운 맛이 난다. 생강의 맛이 강하지만 흑설탕을 넣어 달콤하다.

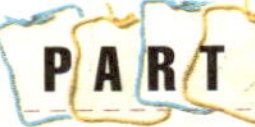

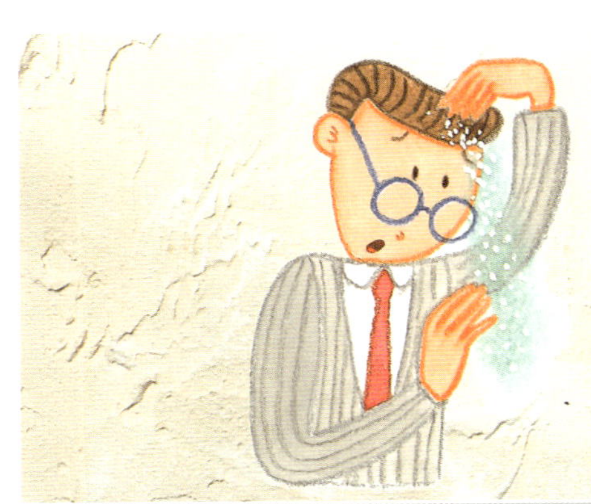

비듬이 많을 때

알로에즙·우엉잎즙을 두피에 고루 문질러 바른다

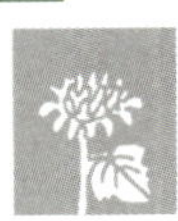

국화잎 샴푸
비듬으로 가렵고 불쾌할 때

국화에 들어있는 약효 성분은 주로 머리 부분의 불쾌한 증세에 이용되고 있다. 두통, 현기증, 귀울림에도 효과가 있지만 그 외에 비듬을 막아주는 작용도 한다.

품종이 좋은 식용 국화의 잎만을 따서 진하게 달인 후 그 즙으로 직접 머리를 감는다. 말하자면 국화잎 샴푸인 셈이다. (만들기 89쪽에 있음)

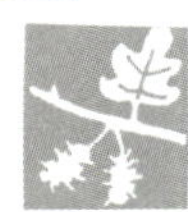

뽕나무 가지 구운 것
비듬·대머리를 예방한다

강장 작용이 있고 조혈 작용을 도우며 저혈압이나 불면증에 효과가 있는 뽕은 옛날부터 비듬을 없애고 대머리를 예방하는 데 이용되어 왔다.

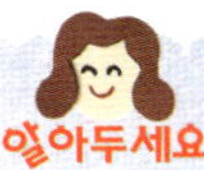

비듬은 왜 생길까 ?

비듬이 생기는 원인은 확실하지는 않지만 아마도 체질적인 것이 영향을 미치는 것으로 여겨진다. 여기에 피부 피지선의 기능 이상과 세균이나 각질층에 생긴 이상이 복합적으로 작용하기도 한다.

기타 정신적인 긴장이나 계절적인 원인으로 비듬이 생기기도 한다.

이렇게 원인이 불분명한 만큼 근본적인 치료 방법은 없다. 다만 비듬을 억제하는 성분이 포함된 약용 샴푸로 꾸준히 머리를 감는 것이 중요하다.

또 비듬은 머리뿐만 아니라 얼굴, 가슴, 등, 피부의 어느 부위에도 생길 수 있다. 이때는 피부염의 증세로 나타나므로 심하면 전문의와 상의해야 한다.

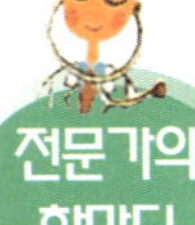

전문가의 한마디

피부의 제일 바깥층은 죽은 세포로 구성된 각질층이다. 이것은 오래 가지 않아 밑에서 올라오는 살아있는 세포에 의해 저절로 떨어진다. 비듬이라는 것은 노화되어 벗겨진 두피 각질층에 먼지나 기름기가 섞인 것으로 건성과 지성 두 종류가 있다. 건성·지성 모두 샴푸로 머리를 손질하면 자연히 없어지지만 비듬이 머리카락과 이마의 경계면에 달라붙어 그 뿌리 부분의 피부까지 빨갛게 되었다면 지루성 피부염일 가능성이 있으므로 피부과 진찰을 받는 것이 좋다.

비듬에는 뽕나무 가지 구운 것을 사용한다. 뽕나무 가지를 구워서 재로 만든 다음 재의 2배되는 양의 뜨거운 물을 붓고 잘 흔들어서 그대로 식힌다. 식으면 웃물을 떠내서 거즈에 받친다. 이 물로 머리를 감은 다음에 두피에 문지르듯 발라주고 30분 후에 씻어내면 비듬이 없어진다.

복숭아잎 달인 물
지성 비듬에 효과가 있다

복숭아잎은 두피에 끈적끈적한 지성의 비듬이 생기는 사람에게 효과가 있다.

복숭아잎 달인 물을 린스처럼 사용해 본다. 복숭아잎 30장에 3컵의 물을 붓고 그 양이 반으로 줄어들 때까지 약한 불에서 달인 다음에 거즈에 걸러 식힌다.

샴푸로 머리를 감은 다음 이 물을 머리 피부에 바르고 20~30분 후에 충분히 씻어 낸다. 1주일에 한 번 정도 사용하면 비듬이 없어진다. 복숭아잎은 생것이나 말린 것 모두 좋다.

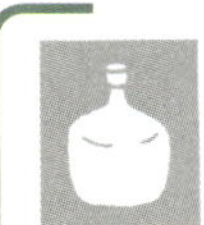

청주
비듬·가려움증을 없애준다

머리를 감은 다음에 1/2컵 정도의 청주를 머리 전체에 문질러 맛사지를 한다. 골고루 맛사지를 한 후에 미지근한 물로 가볍게 헹구면 비듬이나 가려움증이 없어진다.

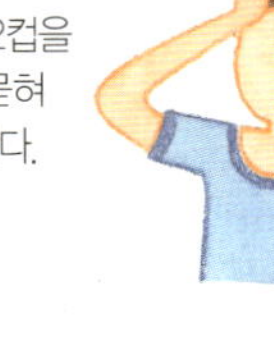

➡ 머리를 감고 잘 말린 다음 청주 1/2컵을 솜이나 손바닥에 묻혀 맛사지하듯 문지른다.

식초
비듬이 생기는 것을 막는다

식초는 피부 혈관의 흐름을 왕성하게 하여 피부의 노화를 막아준다.

머리를 감은 후 물에 식초를 타서 10배 가량 묽게 한 다음 린스 대신 사용하면 비듬이 생기지 않는다.

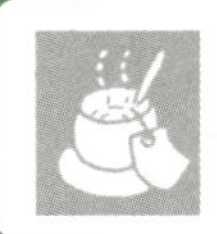

홍차 헤어 팩
가렵거나 머리카락이 빠질 때

홍차 1큰술에 1컵의 물을 붓고 양이 반으로 줄어들 때까지 중불에서 달인 다음 그 즙을 탈지면에 묻혀서 머리카락과 두피에 바른다. 계속해서 발라주면 가려움증이나 머리카락이 빠지는 증세가 없어진다.

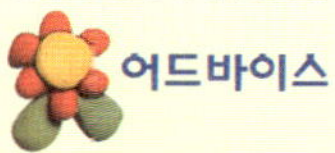

약초의 떫은 맛을 빼려면

약초는 종류에 따라 떫은 맛이 들어있고 떫은 맛의 정도도 다르다. 따라서 물로 씻기만 하면 되는 것, 뜨거운 물을 부어야 하는 것, 삶아야 하는 것 등 여러 가지 방법이 있다.

그러나 그 떫은 맛 또한 독특한 풍미의 근원이 되기도 하므로 적당히 빼내는 것이 요령이다.

질경이나 구기자잎을 비롯한 거의 대부분의 약초는 소금을 조금 넣은 뜨거운 물에 한번 삶아 곧 찬물에 담근다. 담글 때는 되도록 흐르는 물에 담그는 것이 좋다.

떫은 맛이 충분히 빠지지 않았을 때는 흐르는 물에 계속 씻는 것도 좋다. 떫은 맛이 강한 것은 2~3시간 걸리는 것도 있지만 대개 떫은 맛이 은은하게 남게 씻는 것이 포인트. **쑥이나 머위새순**은 소금 대신에 중조를 넣어 삶는다. 떫은 맛이 강한 **고사리나 고비**는 잿물(재를 물에 침전시켜 윗물만 떠낸 것)에 삶는 것이 가장 좋지만 잿물이 없다면 중조에 삶아도 된다.

그 외에 **귤껍질이나 붉은 고추**는 끓인 물, 또는 쌀뜨물에 넣어 삶는 방법도 있다. **꽃**은 뜨거운 물에 소금을 조금 넣어서 삶는 것이 보통이다. 말리거나 소금에 절일 경우, 떫은 맛을 뺄 필요가 없다.

국화잎 샴푸를 만들려면

재료(8컵 분량) / 국화잎…30~40장, 물…9컵

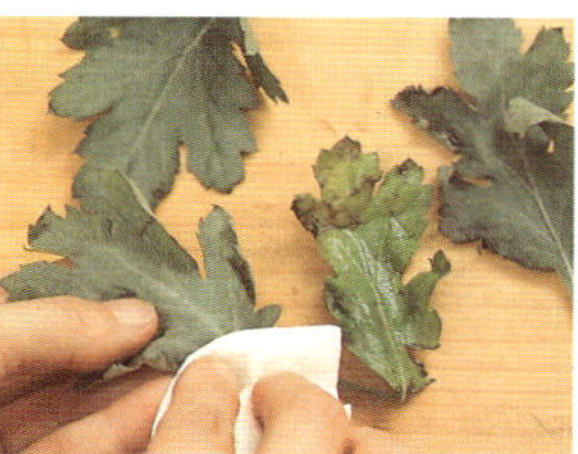

1 국화에서 잎만을 떼내어 마른 행주로 먼지를 깨끗이 닦아낸다.

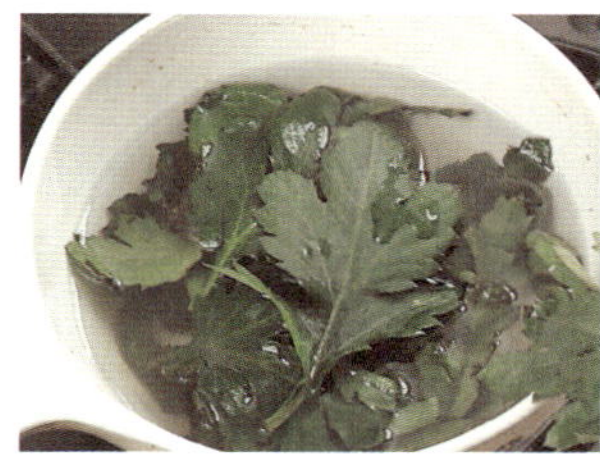

2 손질한 국화잎을 냄비에 담고 물을 부어 끓인다.

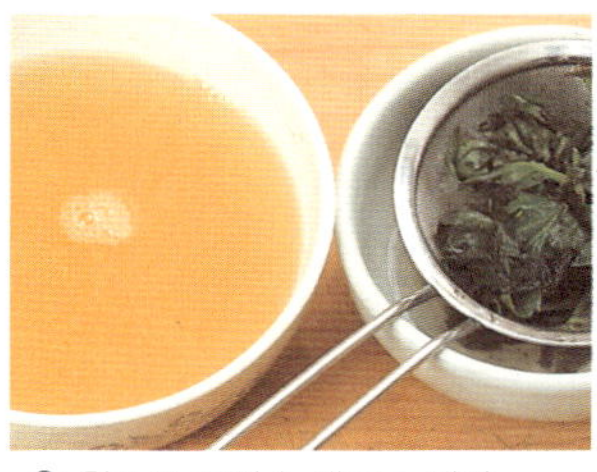

3 한소끔 끓어 녹색으로 색이 우러나면 불을 끄고 식힌다. 체에 밭쳐 국화잎은 걸러내고 물만 받아 머리를 감는다.

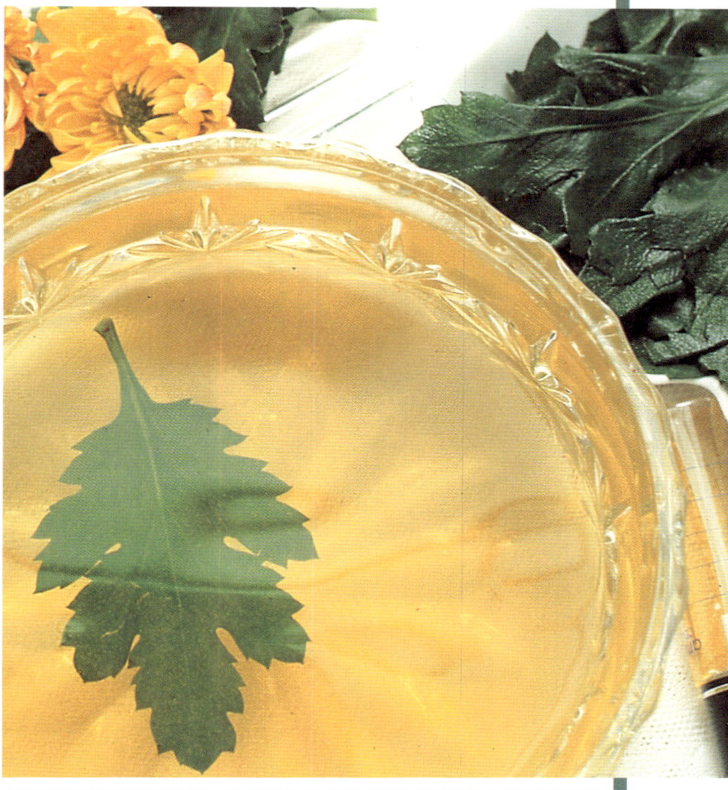

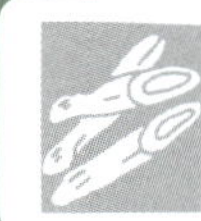
만들기의 포인트

국화잎은 센불에서 달이다가 불을 조절해서 달여야 충분히 우러난다.

사용 후 느낌

머리를 감아도 거품이 나지 않아 샴푸를 하는 느낌이 들지 않는다. 양을 많이 사용하도록 한다.

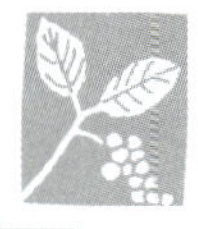

오미자 우린 물
갈라진 머리카락을 치료

옛날부터 머리를 감을 때 주로 이용되던 것으로 창포 외에 오미자가 있다. 오미자 생잎과 덩굴을 잘라서 물을 가득 부어 3~4시간 동안 담가두면 투명하면서도 끈기가 생긴다. 이것을 빗에 묻혀 머리를 빗으면 비듬에 효과가 있을 뿐만 아니라 머리카락에 윤기가 생기고 갈라지고 상한 머리카락이 회복된다.

❶ 오미자의 잎과 덩굴을 3~4시간 동안 물에 담가 놓는다

❷ 끈기가 생기면 빗에 묻혀 머리를 빗는다. 그러면 비듬도 없어지고 머리카락에 윤기가 난다.

우엉잎즙
비듬 치료에

열을 내리게 하고 이뇨·해독 작용을 하는 우엉은 비듬에도 좋은 효과를 나타낸다. 우엉잎을 빻아 즙을 짠 뒤 그 즙을 두피에 바르고 다음 날 아침에 씻어낸다.

알로에즙
비듬이 생겨 가려울 때

알로에잎을 5cm 정도로 잘라 길이대로 벌리면 속에서 끈적끈적한 점액이 나온다. 이것을 두피에 문지르듯 바르고 10분이 지난 다음에 씻어낸다. 놀라울 정도로 효과를 볼 수 있다.

● 떫은 맛이 있는 약초의 종류와 떫은 맛 빼는 방법

구분	약초	떫은 맛을 빼려면
떫은 맛이 약한 것	뱀밥, 별꽃, 파, 밀나물, 섬대	살짝 삶는다. 색깔을 유지하기 위해 소금을 조금 넣으면 좋다.
떫은 맛이 강한 것	쑥, 민들레, 두릅잎	소금으로 삶은 다음에 흐르는 물에 충분히 씻는다. 약간 쓴맛이 남을 정도로만 씻는다.
떫은 맛이 아주 강한 것	많이 자란 쑥, 머위새순, 고사리, 고비	중조나 잿물에 담가 떫은 맛을 뺀다.
	두릅, 참마	껍질을 벗겨서 식촛물에 담근다.

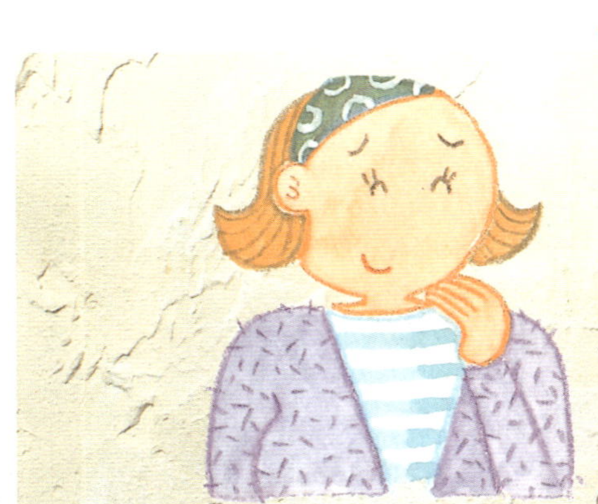

비만일 때

팥·곤약·동아를 섭취하여 배변과 이뇨를 촉진시킨다

팥 삶은 즙
이뇨 효과가 뛰어나다

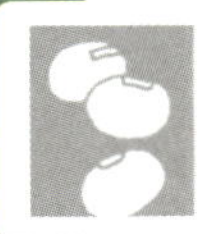

팥의 가장 큰 약효는 이뇨 효과이다. 심장병, 신장병, 각기병 등 부기가 있는 증세에는 안성맞춤이라고 할 수 있다. 또한 피하지방이 쌓이는 것을 막는 비타민 B₁을 풍부하게 함유하고 있기 때문에 다이어트 효과도 뛰어나다.

팥 삶은 즙을 계속 마시면 이뇨 효과와 해독 효과로 지방이 쌓이는 것을 막아 비만을 치료하는 데 도움이 된다.

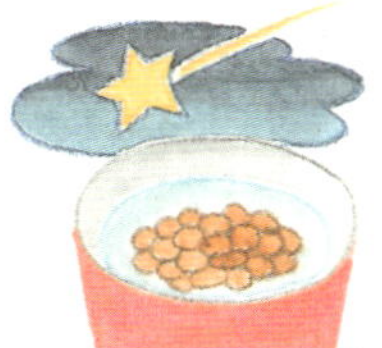

이렇게 만드세요!

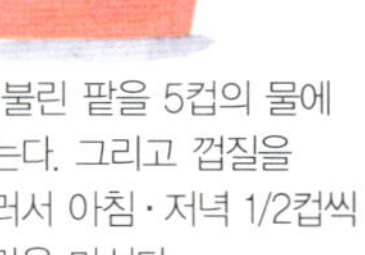

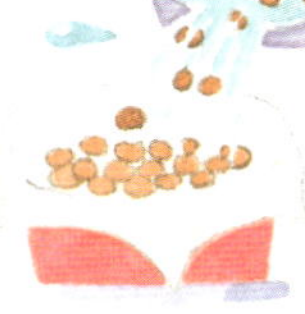

❶ 200g의 팥을 하룻밤 물에 담가 둔다.

❷ 불린 팥을 5컵의 물에 삶는다. 그리고 껍질을 걸러서 아침·저녁 1/2컵씩 즙만을 마신다.

중국차
지방을 분해시킨다

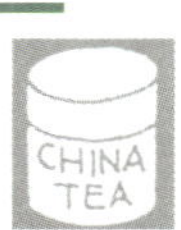

중국요리는 기름기가 많고 칼로리가 높다. 그럼에도 불구하고 중국에 비만인 사람이 적은 것은 중국차가 한몫을 하고 있기 때문이다.

중국차에는 뛰어난 소화 작용과 육류나 기름에 함유된 지방을 분해함으로써 배변을 좋아지게 하는 작용이 있으며 또 차에 들어있는 타닌 성분은 체내의 독소를 내보낸다.

수많은 중국차 중에서 특히 비만을 방지하는 데 효과가 높은 것은 푸알차이다. 그외에 무기질, 비타민이 균형있게 들어있는 철관음차도 지방 분해 작용 및 이뇨 작용이 뛰어나므로 비만 방지에

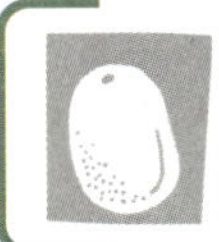

전문가의 한마디

체내에서 소비되지 않은 여분의 에너지는 체지방으로 저장, 비만으로 이어진다. 비만이 문제가 되는 것은 성인병 발병의 원인이 되기 때문이다. 살이 찌면 심장에 지방이 쌓이게 되어 동맥경화가 진행되고 고혈압이나 심근경색, 뇌졸중, 당뇨병을 일으킬 염려가 있다. 우선 섭취 에너지를 줄여야겠지만 무턱대고 단식을 하거나 다이어트를 시도하는 것은 위험하다. 최소한 필요한 에너지를 섭취하되 몸에 쌓인 지방을 분해·배출할 수 있는 식품을 섭취하는 것도 비만 치료의 방법이다.

좋다. 또한 이들 중국차는 입냄새를 없애주거나 신경을 진정시키는 작용을 한다.

곤약호도무침
배변을 좋아지게 한다

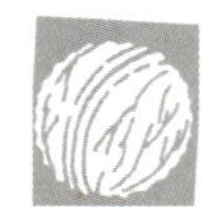

곤약은 97%가 수분이며 나머지는 식물성섬유이다. 이것은 장을 자극해서 배변을 좋아지게 하고 콜레스테롤을 흡수하는 작용을 한다.

칼로리가 없는 식품이므로 비만 때문에 고민하는 사람이라면 듬뿍 먹도록 하자. 특히 곤약호도무침이 좋다.

호도에 들어있는 리놀레산은 피하지방의 대사를 높이며 스태미너를 떨어뜨리지 않고 비만을 방지할 수 있다. (만들기 91쪽에 있음)

동아조림·찜
변비가 있는 비만에 좋다

중국의 옛 책에 '몸이 마르면서도 건강해지기를 원하는 사람은 동아를 오랜 기간에 걸쳐서 먹으면 좋다'라고 쓰여 있는데 이처럼 동아는 비만에 이상적인 식품으로 이용되어 왔다. 고유의 맛이 없으므로 향이나 맛이 좋은 생선과 채소를 같이 넣고 국물로 맛을 내거나 조림, 국, 찜 등에 넣어 조리한다.

오줌과 변을 모두 순조롭게 내보내는 작용이 있으므로 변비가 있고 비만인 사람에게 권할 만

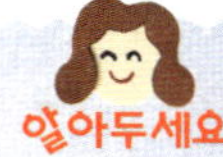

알아두세요

감량을 돕는 음식

체지방이 쌓이기 쉬운 것으로 당질을 함유한 식품을 들 수 있다. 설탕, 과일, 청량음료, 알코올은 주의해야 할 식품이다.

지방 중에서도 불포화지방산을 많이 함유하고 있는 식물성지방이 감량에 도움이 된다. 불포화지방산은 체지방 대사를 조절하기 때문이다.

단 기름을 많이 흡수하는 튀김은 피하고 드레싱이나 볶음 정도를 섭취하도록 한다.

단백질은 체중 1kg당 1g이 필요하다. 육류라면 닭고기 가슴살, 또는 지방이 적은 흰살생선 같은 생선류에서 섭취하도록 한다. 또 우유보다 탈지분유가 살찌지 않으면서 단백질을 섭취하기에 좋다.

식물성섬유는 당질이나 지방의 흡수를 막는 작용이 있다. 채소, 버섯, 해조류는 식물성 섬유 외에 비타민, 무기질이 많은데다가 저칼로리 식품이므로 안심하고 먹을 수 있다.

비만일 때는 당분의 과잉섭취와 동물성 지방의 섭취에 주의하고 되도록 간식은 피한다.

곤약호도무침을 만들려면

재료(4인분)/ 호도…50g, 곤약…200g, 지골피(구기자나무의 뿌리껍질)…10g, 육수…1 1/2컵, 꿀…2작은술, 미나리…1/2단, 소금·후춧가루·진간장…조금씩

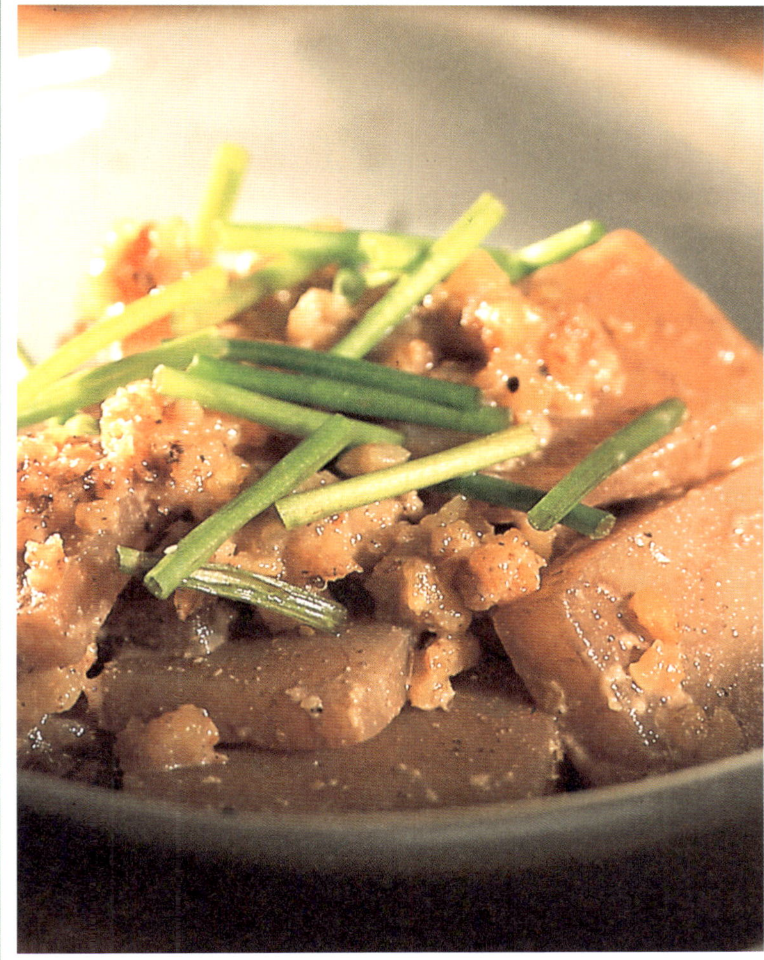

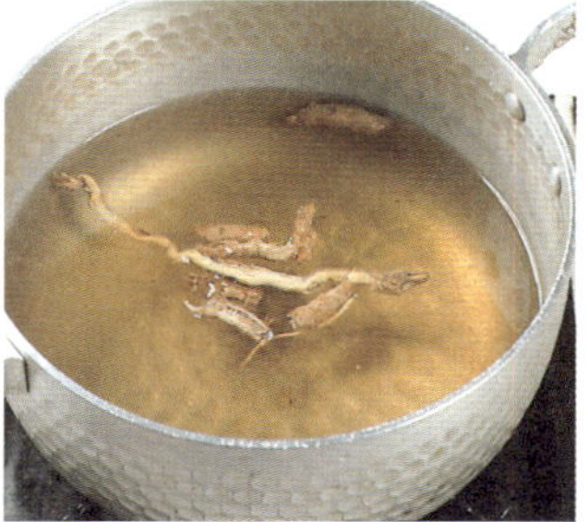

1 지골피에 육수를 부어 달여놓고 곤약은 썰어 소금에 버무려서 진간장으로 살짝 볶는다.

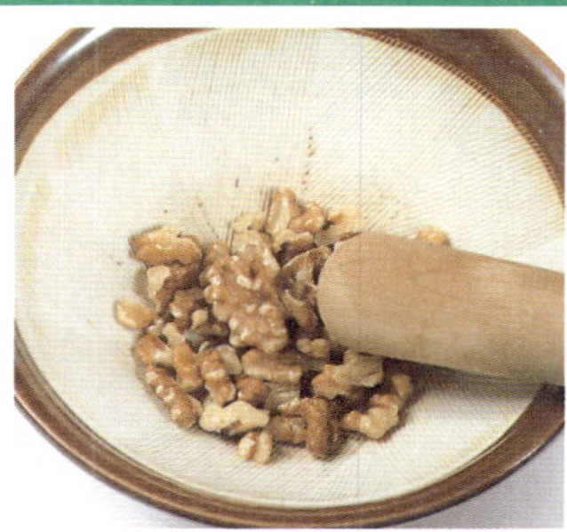

2 호도는 속껍질째 삶아서 껍질을 없앤 다음 분마기에 넣고 기름이 나올 때까지 나무 방망이로 간다.

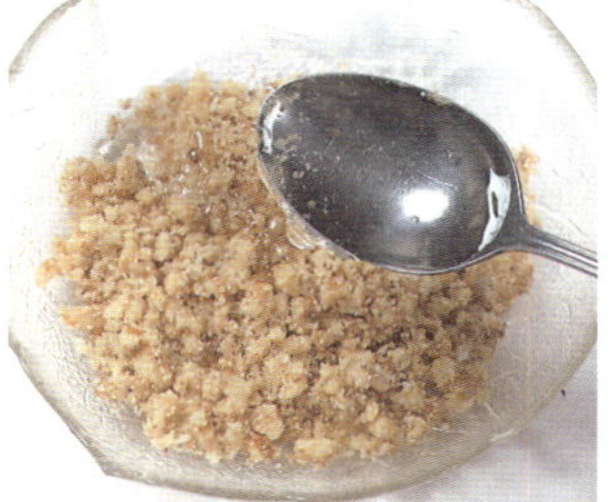

3 간 호도에 꿀과 소금을 넣어 섞은 후 지골피 달인 물을 조금씩 넣고 고루 저어 섞는다.

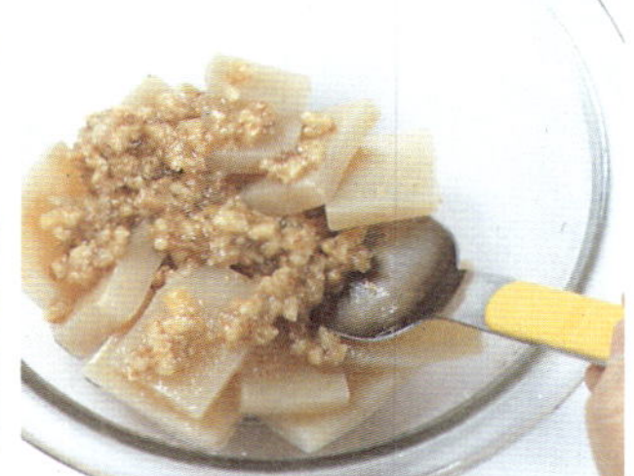

4 호도 반죽에 볶은 곤약을 넣고 섞은 후 3cm 길이로 썰어 놓은 미나리를 얹는다.

만들기의 포인트

지골피 달인 물은 적당한 양을 섞는다. 양이 지나치면 물처럼 되어 버리기 쉽다.

맛의 특징

호도맛이 배어 고소하다. 미나리의 향도 산뜻하고 소금과 진간장이 밴 곤약도 쫄깃하다.

하다. 설사를 자주 하는 사람은 많이 먹지 않는 것이 좋다.

● 그밖에 효과가 있는 식품

이뇨 효과가 뛰어난 율무를 달여서 복용하면 수분 대사가 좋지 않아 물살이 찐 사람에게 효과가 있다.

얼룩조릿대는 이뇨 효과가 있고 또 신진대사를 활발하게 해 준다. 하루에 3회를 기준으로 해서 엑기스를 묽게 해서 마시면 비만을 막을 수 있다.

↑ 평상시에 율무차를 달여 매일 마시면 비만 예방 효과가 있다.

생활하면서 조심해야 할 일들

살찌지 않게 먹으려면 식사 횟수와 시간이 중요!

비만의 가장 큰 원인은 과식이다. 영양의 균형을 고려하면서 먹는 양을 줄이도록 하자.

● 식사를 거를수록 살이 찐다

비만은 과식이 원인이다. 따라서 먹는 횟수를 줄이자. 이렇게 생각하는 것은 잘못이다. 하루 3회 식사에서 2회로 줄이면 몸 안의 신진대사에 이상이 일어나 오히려 지방이 쌓이는 능력이 높아진다.

또한 공복감이 심해져 음식을 대하면 오히려 많이 먹게 된다.

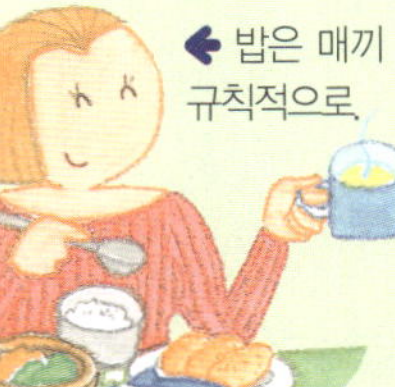

← 밥은 매끼 규칙적으로

● 한꺼번에 많이 먹으면 뚱뚱해진다

같은 에너지 양이라 하더라도 그것을 3회로 나누어 먹을 경우와 5~7회로 나누어 먹을 경우에 3회로 먹을 때가 더 살이 찐다. 가능한 한 횟수를 늘리고 조금씩 먹는 것이 포인트.

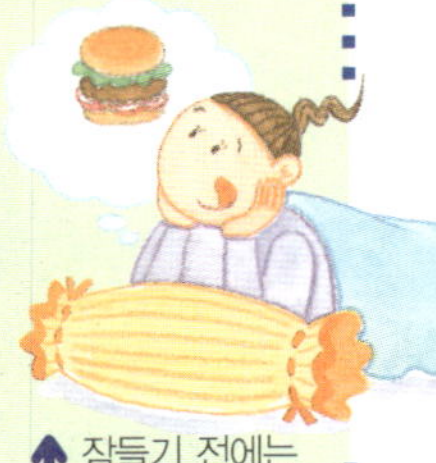

↑ 잠들기 전에는 절대 먹지 않는다.

● 잠자기 전의 식사는 비만의 원인

식사 후 2시간 사이에 몸을 움직이면 에너지가 소비되지만 안정을 하고 있으면 체내에 쌓인다. 따라서 밤에 자기 전에 먹은 음식은 비만의 원인이 된다.

저칼로리 음식을 만들려면···

같은 재료라도 조리법에 따라 저칼로리 음식을 만들 수 있다. 즉 찌고 삶고 굽는 음식은 튀기고 볶는 음식보다 칼로리가 낮아지고 기름 대신 물로 볶거나 찌면 저칼로리 음식이 된다. 기름을 사용할 때도 기름 쓰는 요령에 따라 칼로리에 차이가 생긴다. 또한 어떻게 양념하느냐에 따라 살찌는 음식도 되고 살빼는 음식이 될 수도 있다.

기름 대신 물로 볶는다

기름을 사용하지 않고도 볶음이나 조림, 부침 등을 만들 수 있다. 기름 대신 물을 이용하는 것이다.

물로 볶을 때는 바닥이 코팅된 프라이팬을 뜨겁게 달군 다음 물을 2큰술 정도 두르고 재료를 넣은 후 센불로 살짝 볶는다.

부침, 지짐 등 반드시 기름을 써야 할 때는 프라이팬에 직접 기름을 두르지 말고 프라이팬을 뜨겁게 달군 후 식물성 기름을 묻힌 기름종이로 닦아내듯 문질러 살짝 기름을 묻힌 상태로 음식을 만든다.

싱겁고 담백하게 간을 한다

반찬이 짜고 맵고 진하면 밥을 많이 먹게 되므로 다이어트 기본원칙에서 어긋나는 셈이다. 가능한 한 싱겁고 담백하게 음식을 만들자. 재료의 본맛을 살려 그 맛에 길들여지도록 습관을 들이고 새콤한 맛을 즐기도록 해 본다.

젓갈류, 절인 생선, 조림류··· 등은 다이어트 음식으로는 좋지 않다. 짠맛이 강한 된장, 간장도 비만이 염려되는 사람은 조심한다.

끓는 물에 살짝 데쳐 조리한다

고기를 볶거나 찜을 하거나 탕을 끓일 때, 고기를 그대로 사용하지 말고 팔팔 끓는 물에 잠깐 동안 데쳐서 기름기를 뺀 다음 조리한다.

구이나 찜 등 생고기를 그대로 사용해야 할 경우는 지방질이 많이 붙은 부위는 잘라내고 조리한다. 닭고기라면 껍질 부분에 기름기가 많으므로 벗겨내도록 한다.

구이를 할 때는 석쇠를 이용한다

생선을 석쇠에 굽는 것은 이상적인 저칼로리 조리법이다. 기름기가 전부 밑으로 떨어지기 때문이다.

오븐에 구울 때도 식물성기름을 바른 오븐 석쇠에 얹어서 구우면 기름기가 녹아내려 지방 섭취를 줄일 수 있다.

무침은 해조류를 이용한다

손쉽게 만들 수 있는 무침 요리는 칼로리가 적은 김·미역 등 해조류를 재료로 사용하면 칼로리가 높아질 염려가 전혀 없다. 무칠 때는 설탕이나 기름의 양을 줄이도록.

또한 저칼로리의 채소샐러드는 다이어트 식단으로 인기 있는 아이템. 단 샐러드에 마요네즈 드레싱을 듬뿍 칠 경우 다이어트의 의미가 없어진다는 것을 명심한다. 마요네즈 2작은술이 90kcal를 내기 때문이다. 샐러드에 마요네즈나 드레싱은 조금만 친다.

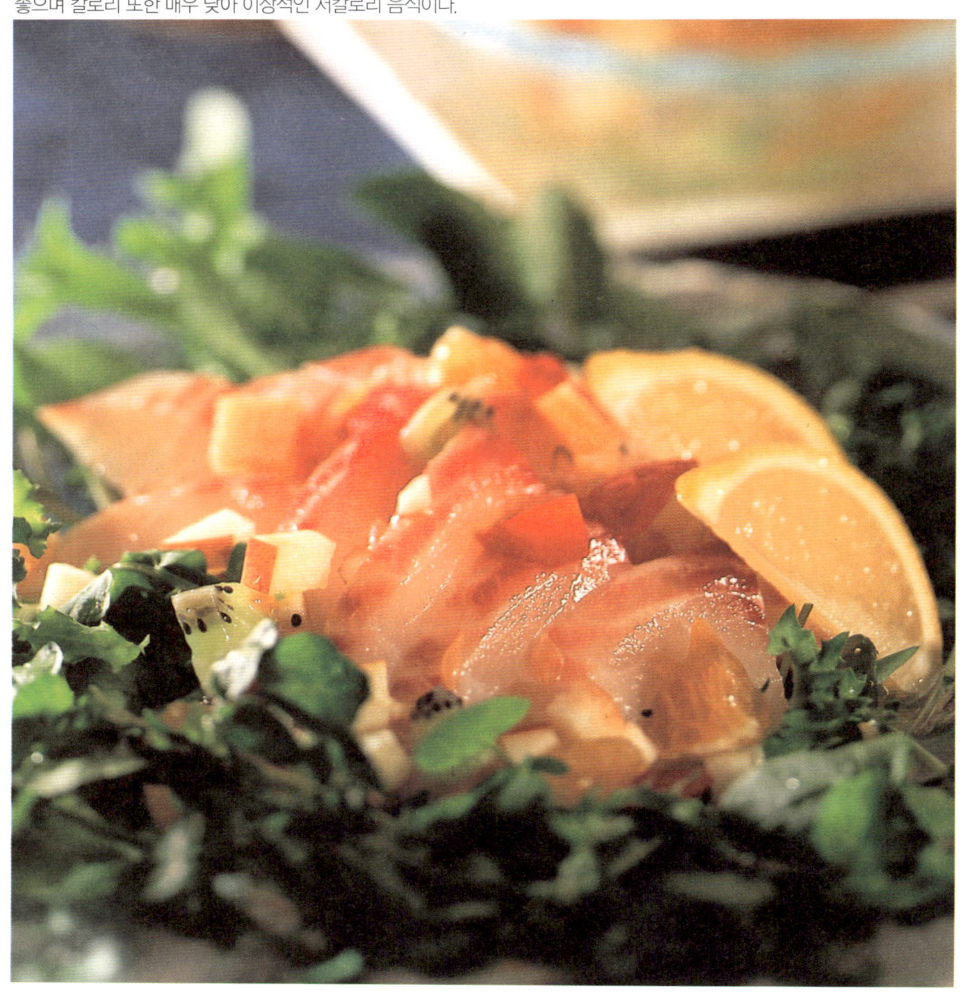

♦ 신선한 생선으로 얇게 포를 떠서 새콤한 고추장이나 고추냉이를 넣은 간장에 찍어 먹는 회는 단백질이 풍부하고 맛이 좋으며 칼로리 또한 매우 낮아 이상적인 저칼로리 음식이다.

마요네즈 드레싱 대신 겨자소스나 마늘소스 등을 직접 만들어 샐러드의 맛을 즐기는 것도 현명한 방법이다.

튀김옷은 얇게 입힌다

튀김옷은 가능한 한 얇게 입혀 표면적을 적게 만든 다음에 적당한 온도에서 튀겨내고 흡수종이에 건져 기름기를 뺀다. 또 건조한 빵가루보다 생빵가루가 훨씬 기름을 적게 빨아들이고 튀김옷을 입혀서 튀기는 것보다 재료에 아무것도 묻히지 않고 튀기는 것이 기름 흡수를 줄일 수 있다. 그러나 튀김은 살이 찌는 음식이므로 주의한다.

신선도가 높은 것을 즐겨 먹는다

다이어트를 위한 조리 방법의 포인트는 정해진 칼로리 내에서 얼마나 만족스럽게 먹을 수 있고 똑같은 재료를 가지고도 어떻게 하면 칼로리를 낮추느냐 하는 것이다.

단백질 식품인 어패류, 육류 가운데 조개류나 흰살생선은 칼로리가 낮아서 안심하고 먹을 수 있다. 특히 회같은 것은 이상적인 저칼로리 조리법. 같은 칼로리라 하더라도 회로 먹을 경우 많이 먹을 수 있다. 날로 먹는 것이므로 무엇보다도 신선도가 높은 것을 택해야 재료의 맛을 즐길 수 있다.

자극적인 향신료는 피한다

겨자, 후춧가루, 고춧가루, 생강, 파, 마늘 등은 직접적으로 비만의 원인이 되지는 않는다. 그러나 이들 향신료를 많이 사용해 양념을 하면 미각, 후각을 자극시켜 식욕을 증진시키므로 과식의 원인이 될 수 있다. 다이어트 중에는 이들 향신료를 가능한 한 사용하지 않는 것이 좋다.

살찐 사람을 위해서는 모든 음식을 싱겁고 담백하게 조리해야 한다는 사실을 잊지 말아야 한다.

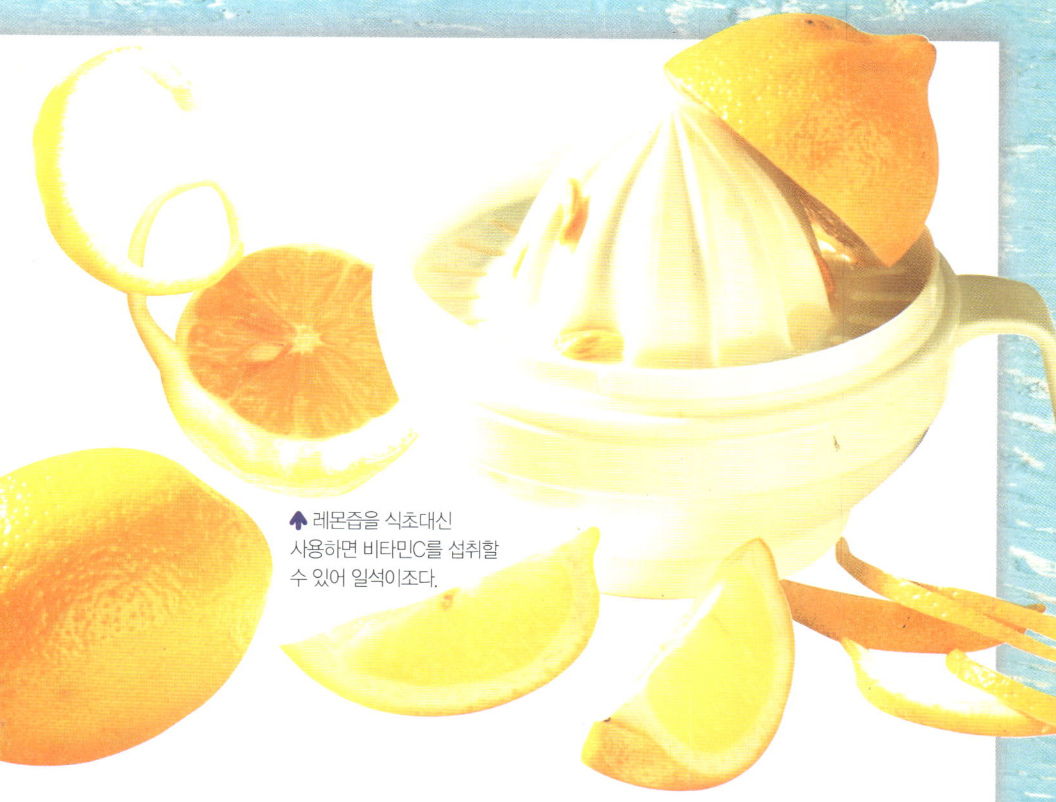

→ 국물에 매운맛을 낼 때는 고춧가루 대신 붉은 고추를 사용한다.

화학식초 대신 레몬즙을 이용한다

레몬즙은 부드러우면서 상큼한 신맛을 내고 비타민 C도 공급해 준다.

레몬즙은 레몬을 반으로 갈라 손으로 짜서 즙을 내거나 많은 양이 필요할 때는 즙내는 도구에 엎어 놓고 돌리듯이 누르면 쉽게 짜진다.

생채나 나물, 초밥, 김밥 등을 만들 때 식초 대신 레몬즙을 쓰면 뒷맛이 한결 담백하고 상큼하다.

붉은고추로 매운맛을 낸다

국물에 매운 맛을 낼 때는 고춧가루 대신 붉은 고추를 어슷썰어 넣고 끓인다. 생채나 나물을 무칠 때도 붉은고추를 잘게 다져 쓰면 색도 곱고 자극적이지 않으면서도 매콤한 맛을 즐길 수 있다.

설탕 대신 엿과 꿀을 이용한다

설탕은 단맛을 내기 때문에 누구나 좋아하는 식품이지만 살이 찌는 원인이 되므로 엿이나 꿀로 대신하자.

엿이나 꿀은 설탕에 비해 정제·가공 과정을 적게 거치므로 비타민·무기질의 손실이 적고 몸에 이롭지 않은 물질이 첨가될 가능성도 적기 때문이다. 그러나 엿이나 꿀도 지나치게 많이 먹으면 설탕과 같이 살이 찌게 하는 원인이 되므로 주의한다.

인공감미료로 단맛을 낸다

일반 가정에서 사용되고 있는 정제된 흰설탕은 대부분이 당질이고 칼로리가 높은 식품이다. 또한 물에 녹기 쉽고 흡수가 잘 되어 격렬한 운동 뒤에 피로를 회복시키는데 효과가 있다.

그러나 탄수화물은 우리 몸 속에서 지방으로도 변화하는 것이므로 설탕을 많이 섭취하면 살빼기와는 거리가 점점 멀어지게 된다.

칼로리 제한의 정도에 따라 전혀 사용하지 않는 것이 좋고 불가피한 경우에는 양을 줄이도록 한다.

단맛을 진하게 내고 싶다면 칼로리가 낮은 인공감미료를 섞어 사용할 수도 있다.

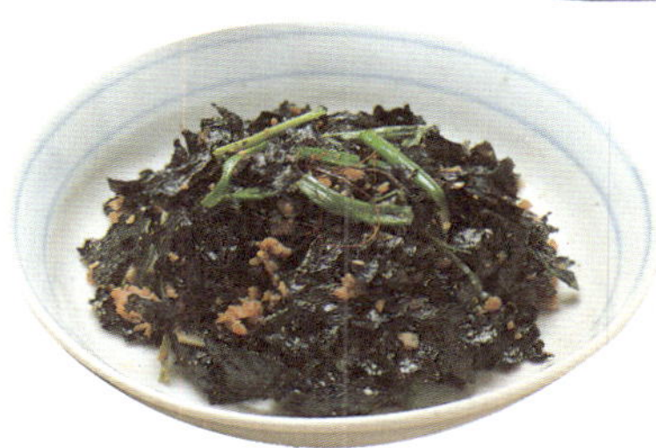

→ 해조류는 다이어트 식품으로 으뜸이다. 새콤달콤하게 무쳐 평상시에 많이 먹도록 한다.

비염일 때

몸을 따뜻하게 해 주고 생강즙·무즙으로 코를 씻는다

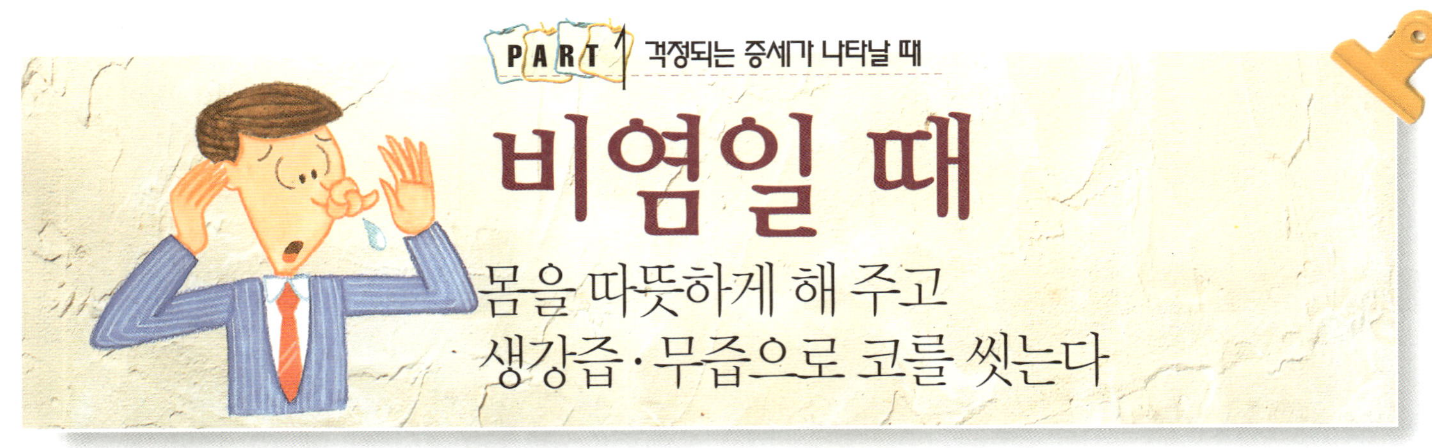

생강즙세척액
재채기를 멈추게 한다

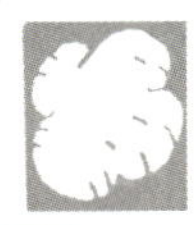

생강은 몸을 따뜻하게 해줄 뿐만 아니라 몸 안의 독소를 내보내는 해독 작용과 위장의 활동을 돕는 소화촉진 작용 등 여러 가지 효능을 지니고 있어 한방에서는 빼놓을 수 없는 귀한 약재로 꼽힌다.

비염 증세로 인해 재채기가 멈추지 않아 괴로울 때 생강즙을 이용해 본다. 생강을 껍질째 강판에 갈아 거즈에 걸러 즙을 짜낸 다음 그 즙을 코로 들이마서 입으로 뱉어낸다. 이렇게 5~6회 반복하면 재채기가 멎는다.

이렇게 만드세요!

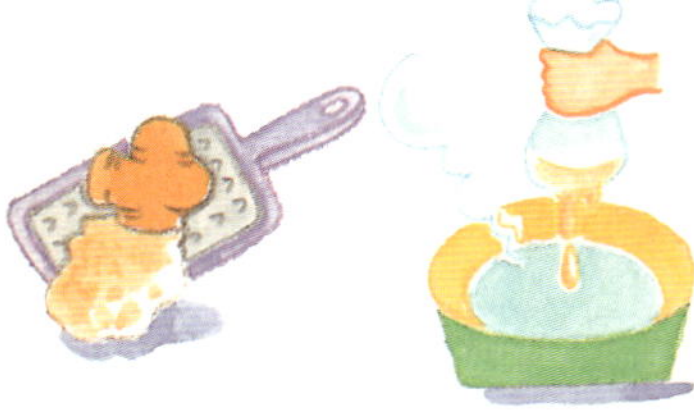

❶ 알이 굵고 싱싱한 생강을 골라 흐르는 물에 깨끗이 씻어 강판에 간다. 곱게 갈아낸 생강을 거즈에 넣고 즙을 짠 후 미지근한 물에 5~6방울 정도 떨어뜨린다.

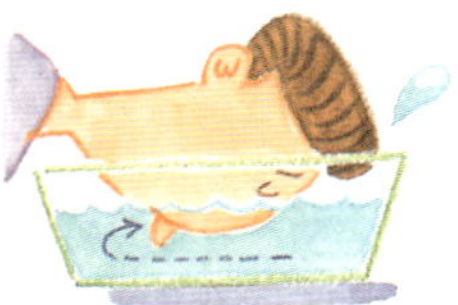

❷ 이 물에 얼굴을 반쯤 담가 콧구멍으로 물을 빨아들이고 입으로 뱉어낸다. 5~6회 정도 실시하면 대부분의 재채기는 바로 멎는다.

무즙세척액
코막힘을 뚫어준다

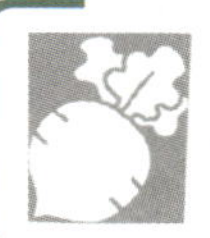

무는 위의 활동을 도와 소화를 촉진시키고 목이 아플 때 통증을 가라앉히는 등 여러 가지 효과가 있는데 특히 코막힘 증세를 다스리는데 효과가 매우 좋다. 코가 막혀 숨쉬기가 어려울 경우에 무즙을 갈아 콧속에 넣어주면 막힌 코가 뚫린다.

무를 강판에 갈아 그 즙을 탈지면에 적셔 막힌

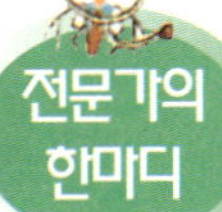

콧속 점막에 염증이 생긴 것이 비염이다. 비염에는 감기·백일해 등 감염증에 의한 급성 비염과 비강에 이상이 생겨 수술을 받아야 치료가 가능한 비후성 또는 위축성 비염, 꽃가루나 동물의 털·먼지 등이 원인이 되어 발생하는 알레르기성 비염이 있다. 어떤 종류의 비염이든 기침, 재채기, 코막힘, 콧물 등 괴로운 증세가 계속되고 심하면 열과 두통이 따르므로 조기 치료를 받아야 한다. 집에서는 안정과 보온에 신경을 쓰고 몸을 차게 하는 식품은 피하는 것이 좋다. 코 세척액을 만들어 사용하는 것도 좋은 방법이다.

코에 밀어넣기만 하면 된다. 이렇게 2~3회 정도 되풀이하면 콧속이 서서히 뚫린다. 단, 무는 맵지 않은 것을 고르도록. (만들기 95쪽에 있음)

감자·양파탕
알레르기성 비염에 효과

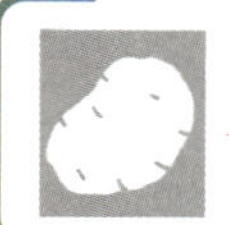

감자는 몸을 따뜻하게 해 주고 알레르기 체질을 개선해 주는 효능이 있어 알레르기성 비염에 잘 듣는다.

상처가 없는 감자를 골라 찜통에 그대로 쪄서 먹거나 다른 식품과 함께 조리를 해서 먹는다. 그밖에도 감자와 양파를 넣고 끓인 감자탕이 효과가 있는데 감자 50g과 양파 100g에 물을 넉넉

히 부어 그 물이 반으로 줄어들 때까지 달여서 마신다. 하루에 3회, 공복에 마시는 것이 더 효과적이다.

수박줄기가루
콧물을 멈추게 한다

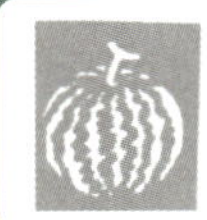

부기를 내리게 하는 약재로 사용되는 수박의 줄기 부분에는 콧물을 멈추게 하는 효과가 있다. 신선한 수박 줄기를 따서 깨끗이 씻은 다음 중불에서 갈색이 될 때까지 볶다가 분마기에 넣고 간다. 그 가루를 2~4등분으로 나누어 따뜻한 물로 먹는다. 수박줄기 30g이 하루 분량.

소금녹차
콧속이 시원해진다

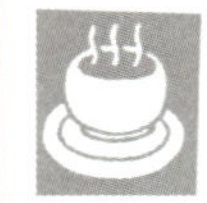

비염 증세로 코가 막혀 괴로운 사람에게는 소금녹차를 권한다. 보통 때보다 진하게 우려낸 녹차를 미지근하게 식혀 소금을 조금 넣어 희석시킨다. 이것을 탈지면에 적셔 콧속에 밀어넣든지 스포이드를 이용해 코 안으로 조금씩 떨어뜨린다. 이 방법을 2~3회 정도 반복하면 콧속이 시원해진다. 어린아이에게 이 방법을 실시할 때는 한 쪽씩 번갈아가면서 실시하는 것이 안전하다.

이렇게 만드세요!

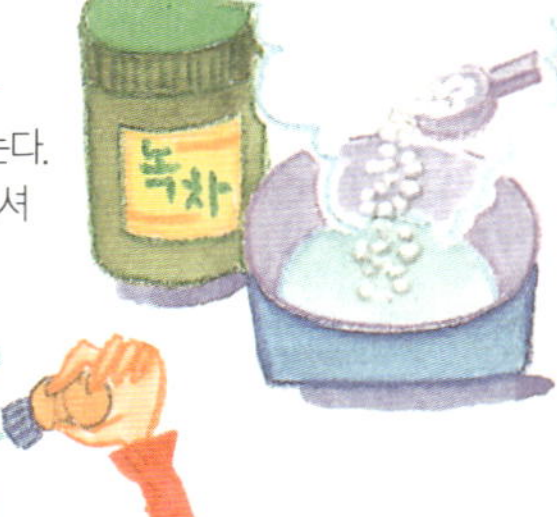

➡ 진하게 우린 녹차를 미지근할 정도로 식힌 다음 소금을 조금 넣고 고루 젓는다. 이 소금녹차를 탈지면에 적셔 하루에 2~3회 콧속에 넣어준다.

체질 개선에 효과가 있는 삼백초는 만성화된 비염 증세로 고생을 하는 사람에게 잘 듣는다.

잘 말린 삼백초잎 15g에 율무 15g을 함께 넣고 물을 5컵 정도 부어 그 물이 반으로 줄 때까지 중불에서 서서히 달인다. 그 물을 하루에 3번으로 나누어 마신다. 따뜻하게 달여서 마시는 것이 더욱 빠른 효과를 기대할 수 있다. 2~3일 정도 계속하도록.

● 그밖에 효과가 있는 식품

비염은 체온이 떨어지면 증세가 더욱 심해지므로 몸을 따뜻하게 해 주는 것이 중요하다. 일반적으로 머위, 파, 생강, 당근, 순무, 현미, 산초, 고구마, 감자, 산마 등이 몸을 덥게 하는 식품이다. 생선류 중에서는 고등어, 연어, 붕어, 장어 등이, 육류 중에서는 양고기가 몸을 따뜻하게 해 준다.

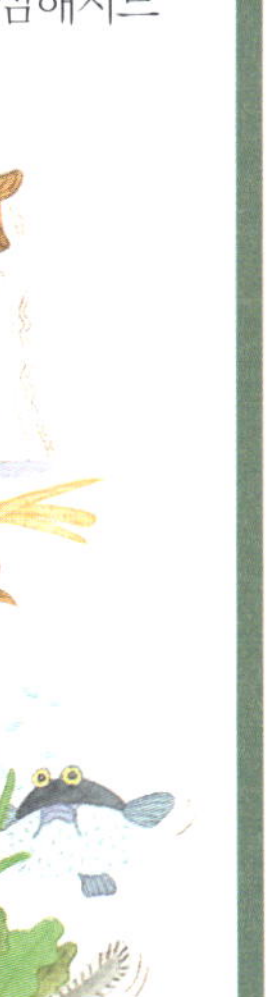

무즙세척액을 만들려면

재료(약 100회분)/무…80g

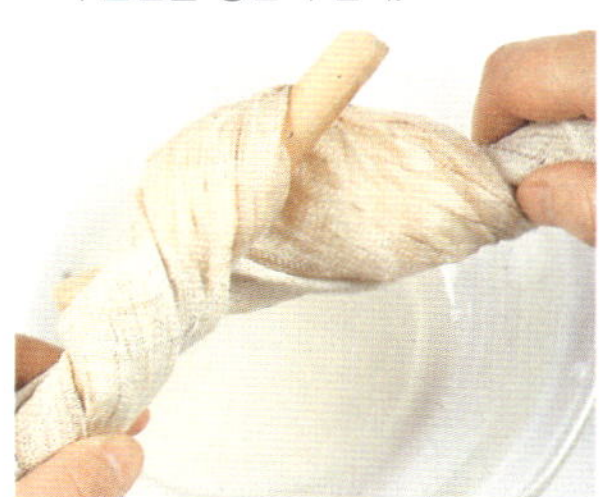

1 속이 실한 무를 골라 깨끗이 씻은 다음 푸른 부분은 잘라내고 흰 부분만을 강판에 간다.

2 곱게 간 무즙을 거즈에 넣고 즙을 짜낸다.

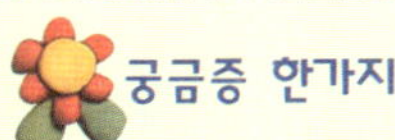

3 짜낸 즙에 탈지면을 적셔 콧구멍에 밀어 넣는다.

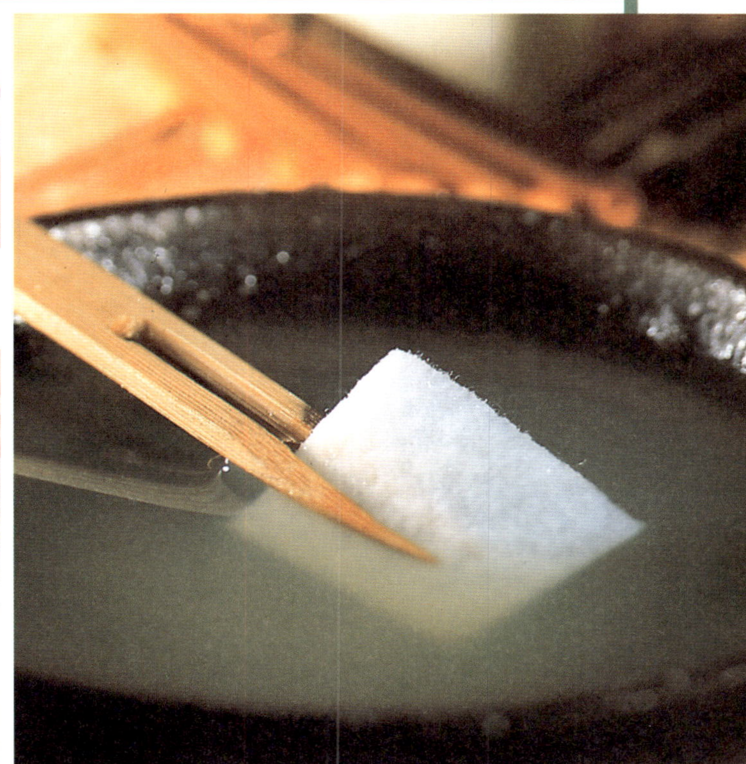

만들기의 포인트

무에는 수분이 많아 조금만 갈아도 즙이 많이 나온다. 미리 갈아 놓지 말고 사용 전에 바로 갈도록.

사용 후 느낌

매운 무를 사용하면 코 안이 아프고 쑤신다. 무를 고를 때 각별히 조심해서 실수 없도록 한다.

궁금증 한가지
숯가루로 병을 치료할 수 있나요?

숯가루를 일명 활성탄이라고 하는데 활성탄은 먼지와 농약으로 오염된 과일의 껍질을 깨끗하게 소독하는 작용을 한다. 그외에 인체에 쌓인 균과 독성을 소독하고 외상 부위의 염증에도 뿌리는데 사용하기 전에 반드시 전문가와 의논할 것.

● 먹는 양

가루로 먹을 때는 1작은술로 하루 3회 먹는 것을 원칙으로 하고 증세에 따라 양을 늘릴 수 있다. 정제로 된 것은 하루에 3~4정에서 10정까지 먹을 수 있다.

● 먹는 시기

식사와 식사 중간이나 식전 30분에 먹는다. 단식 중일 때는 생수를 마실 때 먹는다.

● 숯가루의 성질

보통 10g의 숯가루는 7g 정도의 이물질을 흡수할 수 있으므로 불의의 사고로 독극물을 먹었을 때는 독극물 양의 2배 정도를 먹으면 회복이 빠르다.

● 먹는 방법

그냥 먹으면 기도로 들어갈 수 있으므로 물에 개어 수저로 입 안에 떠넣고 즉시 생수를 마신다.

숯가루로 효과를 볼 수 있는 질병들

● 위궤양 : 숯가루에 올리브기름을 넣어 잘 갠 다음 식사하기 30분 전에 먹으면 위를 부드럽게 감싸준다. 속이 쓰리고 아플 때 숯가루는 위산을 흡수해 위벽의 자극을 막는다.

● 식중독 : 상한 음식을 먹고 복통과 함께 구토가 날 때는 숯가루 2작은술을 먹거나 토한 후에 먹는다.

● 설사·장염 : 음식을 먹지 말고 숯가루를 먹는다. 헛배가 부르고 가스가 찰 때도 2작은술을 먹는다. 장내 세균과 세균의 번식으로 생긴 독성 물질을 흡수한다.

● 변비 : 심한 변비에는 잠자기 전에 2작은술을 먹으면 장 운동도 촉진하고 변이 단단하게 뭉쳐 돌덩이처럼 되는 것을 막아 변을 부드럽게 해준다.

❋ 숯가루는 건강식품점에서 살 수 있다.

사마귀·티눈이 생겼을 때

율무 달인 즙이나 은행잎 연고를 바른다

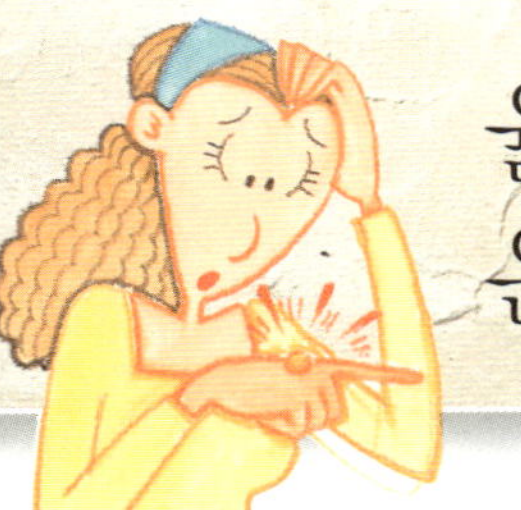

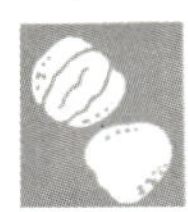

율무 달인 즙
사춘기 사마귀를 없앤다

율무는 사마귀를 없애는 식품으로 유명하다. 율무 달인 즙을 매일 차 대신 마시도록 한다.

특히 사춘기 전후의 남녀에게 생기기 쉬운 사마귀에 효과가 있다. 또 율무 달인 즙을 직접 사마귀에 발라도 좋다. 임신부나 변비가 있는 사람은 마시지 않는 편이 좋다.

이렇게 만드세요!

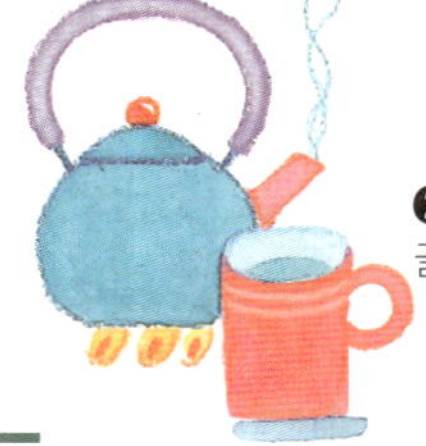

❶ 율무 10~30g을 분마기에 넣고 간다.

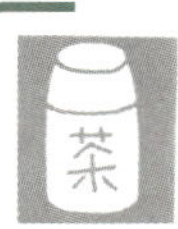

❷ 곱게 간 율무를 끓여서 매일 마신다.

차 찌꺼기
사마귀를 없애준다

녹차 등을 마시고 난 뒤에 남는 차 찌꺼기를 사마귀에 붙이고 반창고로 고정시켜 둔다. 차잎을 날마다 계속해서 바꿔 붙이면 사마귀가 점점 작아져 3주일쯤 지나면 깨끗이 없어져 버린다.

크고 오래된 사마귀는 차 찌꺼기 위에 기름종이를 덧씌우고 완전히 밀봉한 상태로 반창고를 붙여두면 효과가 커진다.

마늘 간 것
티눈이 없어진다

강판에 간 마늘을 티눈이 난 부위에 붙이고 반창고로 움직이지 않게 고정시킨다. 이것을 되풀이하면 낫는데 티눈이 난 부위 이외에 마늘이 닿

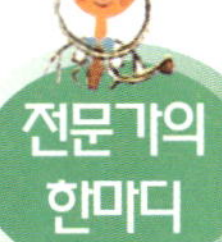

사마귀는 전염성으로 나타나거나 피부의 노화현상으로 생긴다. 노화현상에 의한 것은 별 문제가 없지만 전염성인 사마귀는 바이러스에 의한 피부 감염증이므로 감염에 주의해야 한다. 사마귀가 난 부위는 언제나 청결하게 하고 만지고 난 다음에는 반드시 손을 씻도록. 티눈은 피부가 외부로부터 압박을 받음으로써 피부 표면의 각질층이 두꺼워진 형태다. 대개 꼭 끼는 구두를 신었을 때 발뒤꿈치나 발가락 사이에 잘 생긴다. 압박을 받으면 심한 통증이 따르므로 자극을 피하도록 한다.

으면 피부가 짓무르기 때문에 조심하도록.

목화꽃
사마귀에 문질러 준다

사마귀 맨 윗부분을 피가 나지 않을 정도로 긁어내고 목화꽃으로 한 번에 3~5분간씩 하루에 10번 정도 문지르면 사마귀가 없어진다.

은행잎연고
티눈을 없애는 효과가 있다

은행나무 열매인 은행은 자양·강장 작용으로 유명하지만 은행잎에도 약효가 있다. 약용으로 사용하는 것은 여름 끝 무렵에 볼 수 있는 푸른 잎이다. 노랗게 변해 버리면 효과가 없다.

이 푸른 잎을 검게 쪄서 연고를 만들어 사용한다. 이 연고를 티눈이 있는 곳에 두껍게 발라 두면 2주일 정도면 낫는다.

티눈은 안에 심이 있으므로 몇 번이고 되풀이해서 붙여둘 필요가 있다. 없어졌나 싶으면 곧 증식하므로 조금 많이 만들어서 심까지 완전히 없어지도록 계속 붙인다. (만들기 97쪽에 있음)

고삼 달인 물
사마귀 난 자리를 씻는다

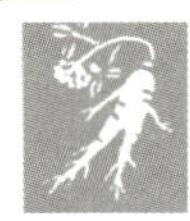

'고삼'은 말린 쓴너삼의 뿌리를 이르는 말로 한방에서 약재로 많이 쓰인다. 맛이 쓰고 찬 성질이 있으며 한약재상에서 구할 수 있다.

사마귀가 생기면 고삼 200g에 물을 3~4컵쯤 붓고 물이 절반쯤 될 때까지 달여서 식힌 후 그 물로 하루에 두 번씩 씻어준다.

옥수수껍질연고
참기름으로 반죽해 바른다

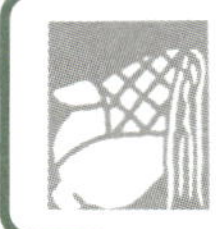

옥수수껍질을 불에 태워 재로 만든 다음 그 잿가루 20g에 참기름이나 들기름 2작은술을 넣고 고약처럼 만든다. 이것을 하루에 한 번씩 잠자기 전에 바르면 사마귀를 없애는데 효과가 있다.

이렇게 만드세요!

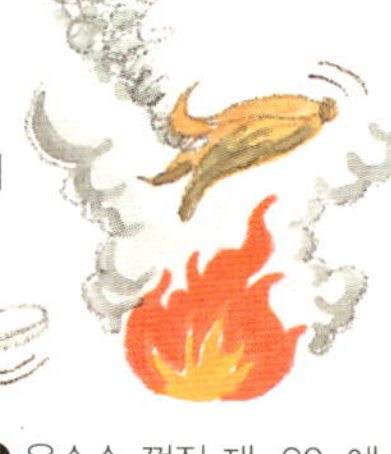

❶ 생옥수수의 껍질을 벗겨 껍질만 불에 태워 재로 만든다.

❷ 옥수수 껍질 재 20g에 들기름이나 참기름 2큰술을 넣어 잘 섞어 연고상태로 만든다.

은행잎연고를 만들려면

재료(10회분)/ 은행나무 푸른 잎…10장, 밥…적당량

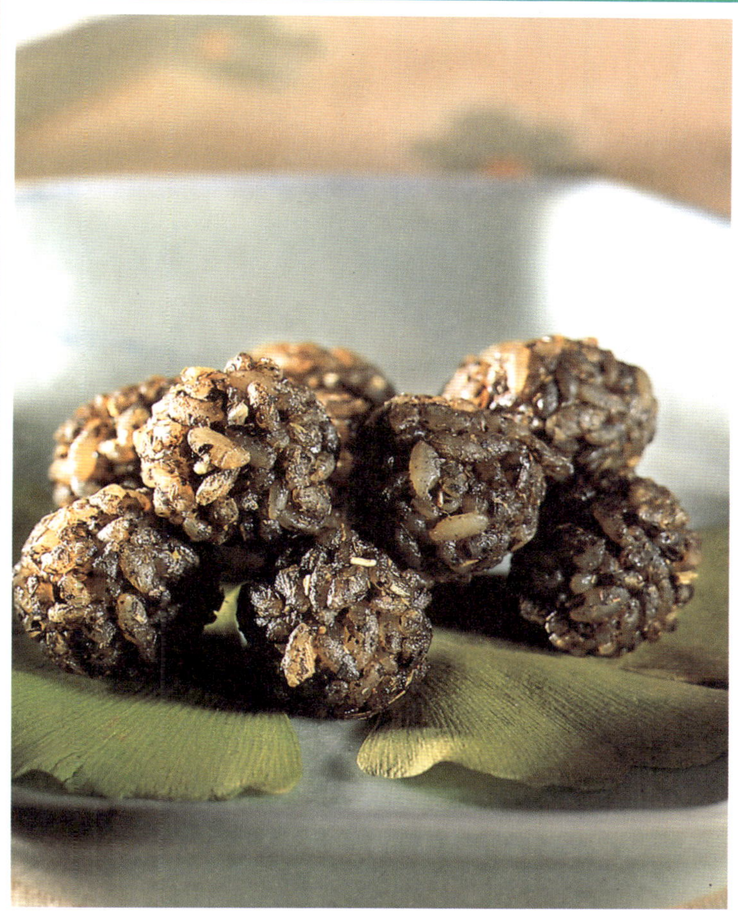

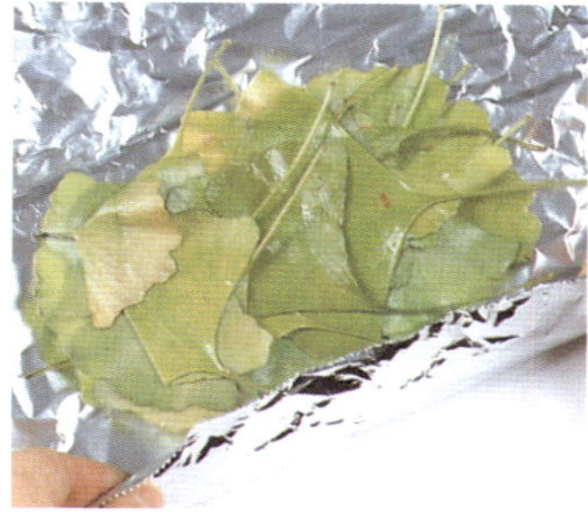

1 은행잎을 깨끗이 닦은 후 알루미늄 호일에 싸서 프라이팬에 넣고 뚜껑을 덮어 약한 불에서 검게 태운다.

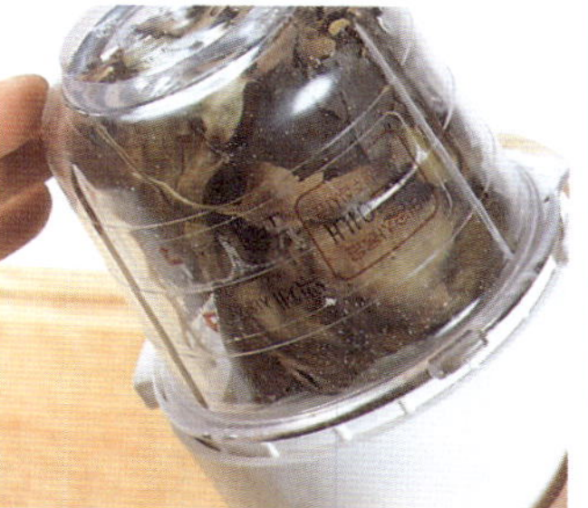

2 은행잎이 검게 탔으면 꺼내서 분마기에 넣고 가루가 될 때까지 곱게 간다.

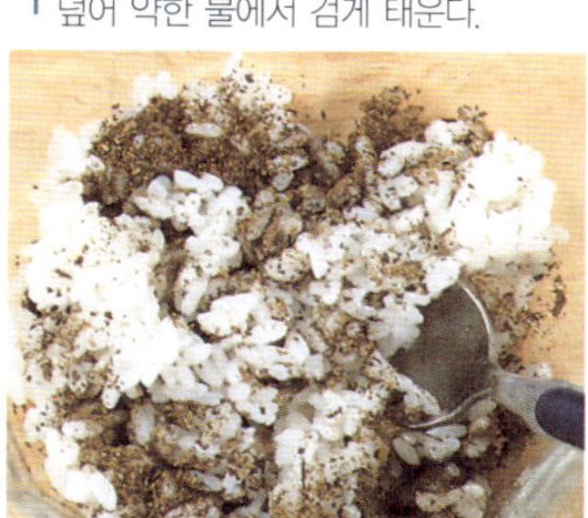

3 밥 1작은술에 은행잎 가루 1/5작은술을 섞는다.

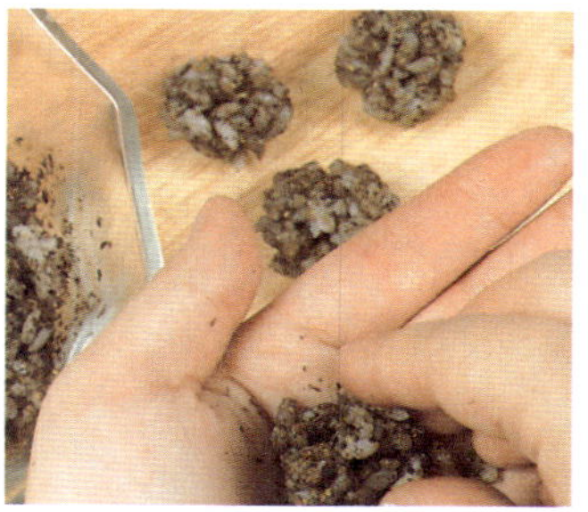

4 둥글게 환약처럼 빚어 사마귀에 붙이고 그 위에 거즈를 덮어 반창고로 고정시킨다.

만들기의 포인트

은행잎가루는 많이 만들어 두었다가 필요할 때 연고로 만들어 쓴다.

사용 후 느낌

진흙처럼 되어서 사용하기 편하다. 2주일이 지나면 티눈이 부드러워진다.

어드바이스

실과 뜸으로 사마귀를 없애는 방법

● 실을 이용한 방법

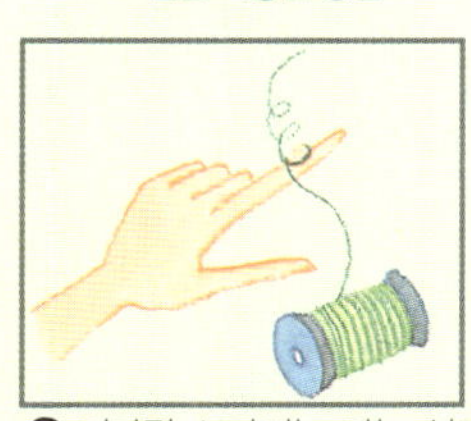

❶ 커다란 사마귀는 가는 실로 사마귀의 밑부분을 꼭꼭 묶는다.

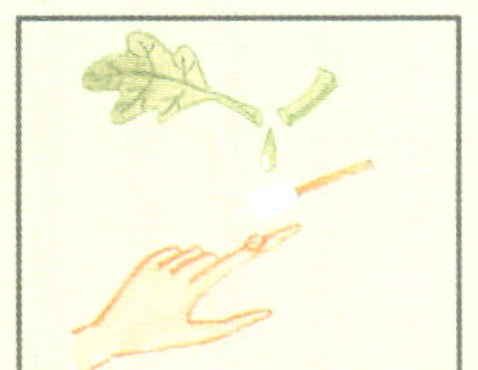

❷ 2~3일 동안 묶은 채로 두었다가 사마귀가 떨어지면 무화과줄기에서 나오는 하얀즙을 받아 여러번 반복해서 발라준다.

● 뜸을 이용한 방법

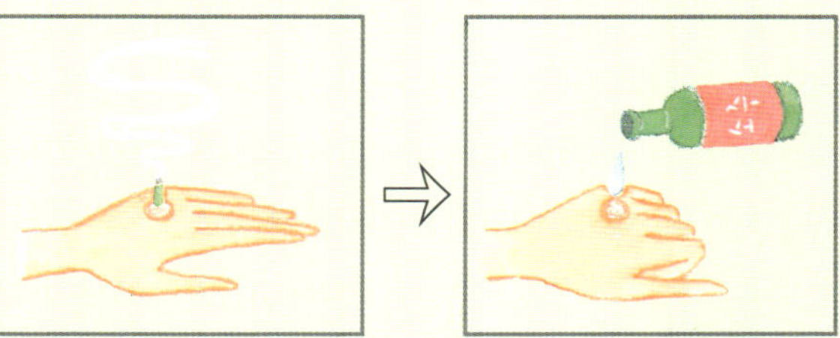

❶ 사마귀의 심지 부분에 가는 향을 넘어지지 않게 세우고 불을 붙여 사마귀를 태운다. 그런 다음 차가운 소주를 조금씩 발라준다.

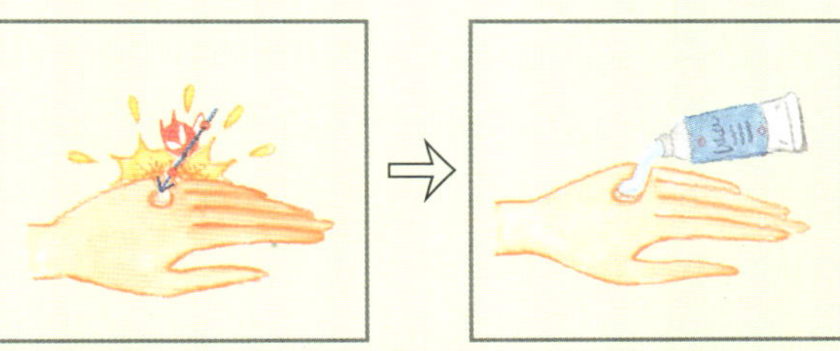

❷ 뜸을 뜨고 난 사마귀의 상처를 덧나지 않도록 연고를 바른다.

알아두세요

전염성 사마귀의 종류

전염성 사마귀는 바이러스에 의한 것으로 심상성 사마귀, 청년성 편평 사마귀, 전염성 연속종 등 3종류가 있다.

● 심상성 사마귀 … 연령에 관계없이 생긴다. 잘 생기는 곳은 손과 발인데 크기는 쌀알 크기에서부터 엄지손가락 크기 정도이며 회백색이다. 특히 자기의 피부로 옮겨지는 성질이 있으므로 만지면 더욱 커진다.

● 청년성 편평 사마귀 … 사춘기 전후의 남녀에게 많이 생긴다. 편평하고 쌀알의 반만한 크기인데 얼굴 전체에 나기도 하고 이마나 뺨에 부분적으로 나기도 한다.

가려움증이 함께 나타나는 경우도 많은데 긁으면 다른 피부로 옮아서 번진다.

● 전염성 연속종 … 물사마귀라는 것인데 어린이나 아기들에게 많다.

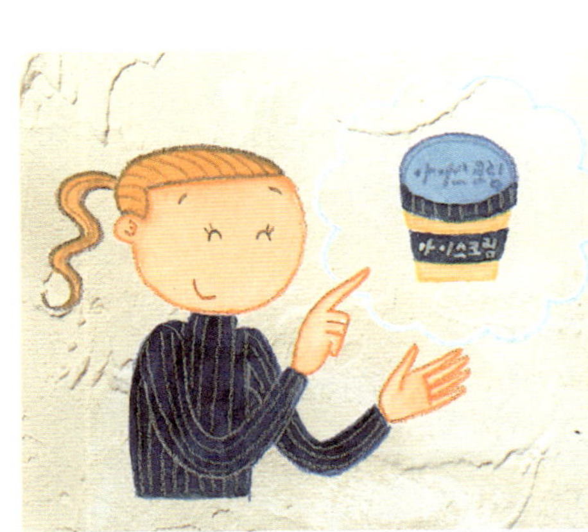
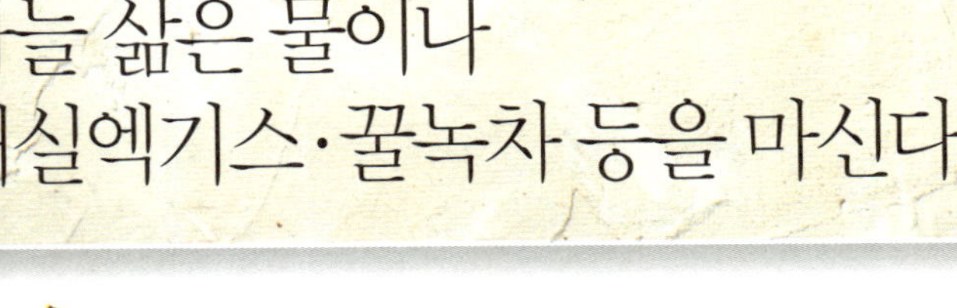

설사할 때

마늘 삶은 물이나 매실엑기스·꿀녹차 등을 마신다

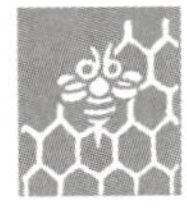
꿀녹차
살균 효과가 강하다

꿀은 살균력이 강해 중국 의학에서는 티푸스, 장염, 세균성 설사 등에 널리 이용되고 있다. 또한 간장병이나 동맥경화증에도 효과가 있다.

장염이나 세균성 설사에는 꿀녹차가 좋다. 녹차의 타닌에는 항균작용이 있으며 변을 굳게 해 주는 작용도 한다. 녹차 15g을 진하게 끓여 꿀 65g을 타서 하루 1회 마신다.

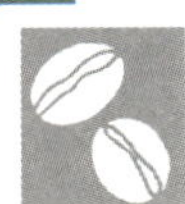
검게 태운 보리
소화불량으로 인한 설사에

보리는 주로 소화불량이나 장의 작용을 활발하게 해 주는 효과가 있다. 특히 소화불량에 의한 설사에 뛰어난 효과를 기대할 수 있다.

보리를 껍질째 검게 태워서 뜨거운 물을 부어 마신다. 변이 건강한 색이 될 때까지 계속 마시면 좋다.

또한 아이들 설사에는 보리가루와 갈분가루(칡 뿌리를 짓찧은 액즙을 가라앉혀 말린 가루) 섞은 것 1큰술을 따뜻한 물에 타서 마시게 한다. 그러나 젖이 잘 나오지 않는 산모는 많이 먹지 않도록 한다.

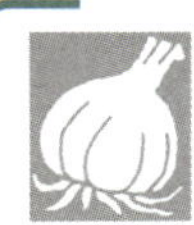
마늘 삶은 물
세균성 설사에 좋다

마늘에는 세균에 대한 항균 작용이 있으며 장의 작용을 정상적으로 만들어 주는 효과가 있다. 장에 대한 자극은 마늘의 양에 따라 달라진다.

마늘을 삶아서 물만 따라 마시거나 타지 않게 구워서 식전에 2~3개씩 먹어도 좋다.

아주 많이 먹으면 장의 연동 운동을 억제하므

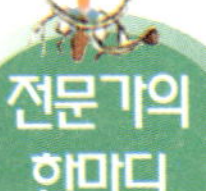

갑자기 일어나는 설사는 찬 것을 너무 많이 먹거나 소화불량으로 인해 일어나며 고열이나 복통이 따르게 된다. 하지만 대개는 일시적인 것으로 식사를 줄이고 수분 보급을 하면서 주의하면 며칠이 지나지 않아 곧 낫는다. 이에 반해 만성적인 설사는 증세는 심하지 않지만 오래 계속되므로 일단 검사를 받아보고 의사의 지시에 따르는 것이 현명하다. 체중이 갑자기 줄거나 빈혈이 있으면 내장기관의 병일 가능성도 있으므로 요주의. 설사를 멎게 하는 약은 함부로 사용하지 않도록 한다.

로 설사를 하는 사람은 좀 많이 먹도록 한다. 단, 공복시에 생으로 먹는 것은 피해야 한다.

외용약으로도 쓰이는데 감기로 인한 세균성 설사에는 다섯 배 정도로 묽게 만든 마늘즙으로 관장을 하면 좋아진다.

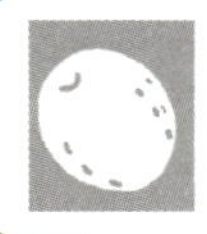
매실엑기스
구토증과 설사를 멎게 한다

매실이 가진 가장 큰 특징은 강력한 항균 작용이 있다는 점이다. 만성 설사를 비롯해서 세균성 설사에 높은 효과를 나타낸다.

중국의 연구에 의하면 매실 달인 즙은 대장균이나 티푸스균, 콜레라균 등의 병원균에 효과가 있다고 한다. 또한 정장작용이 뛰어나 설사를 멎게 해주고 식욕부진이나 식중독, 약물중독 등에 효과가 있다.

구토증이 나는 설사에는 매실엑기스가 효과적이다. 또한 매실엑기스는 체했을 때나 복통에도 효과가 있다.

그리고 매실을 소금에 절여서 만든 장아찌도 설사를 비롯해서 구토, 복통, 체했을 때 등에 먹으면 효과가 좋다.

매실엑기스는 푸른 매실로 만들지만 덜 익은 매실을 생으로 먹으면 중독을 일으킬 수 있으므로 주의해야 한다.(만들기 99쪽에 있음)

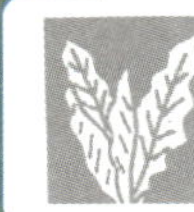
쑥즙
설사로 인한 통증에 좋다

쑥잎을 그늘에서 말려 두면 약용으로 널리 사용할 수 있다. 목욕을 할 때 넣기도 하고 뜸을 뜨는 재료로도 이용된다. 쑥잎에는 설사를 멎게 해 주는 작용이 있으며 지혈, 진통 등에도 효과가 있다.

설사를 할 때는 쑥생즙을 작은 술잔으로 한 잔 정도 마신다. 또는 봄부터 여름에 걸쳐서 딴 쑥을 그늘에서 말렸다가 설사를 할 때마다 20g 정도씩 달여 마시는 것도 좋다.

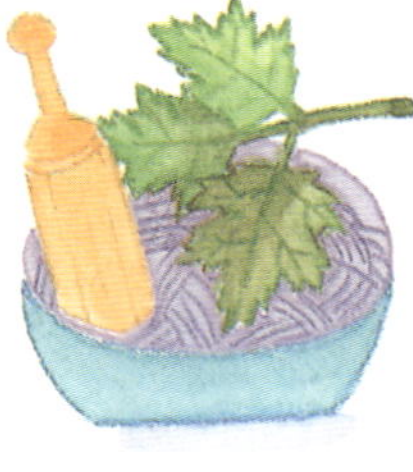

❶ 쑥의 생잎, 줄기를 깨끗이 씻어 분마기에 넣고 찧는다.

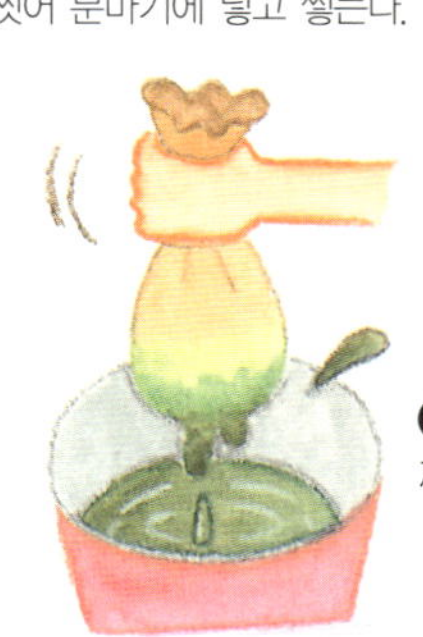

❷ 찧은 것을 거즈로 짜서 즙을 받는다.

매실엑기스를 만들려면

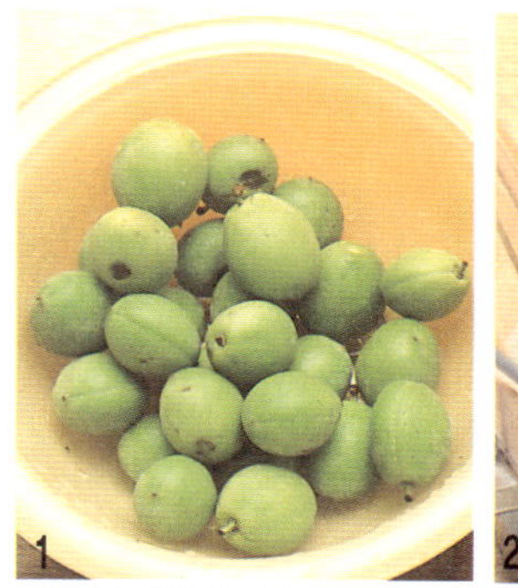
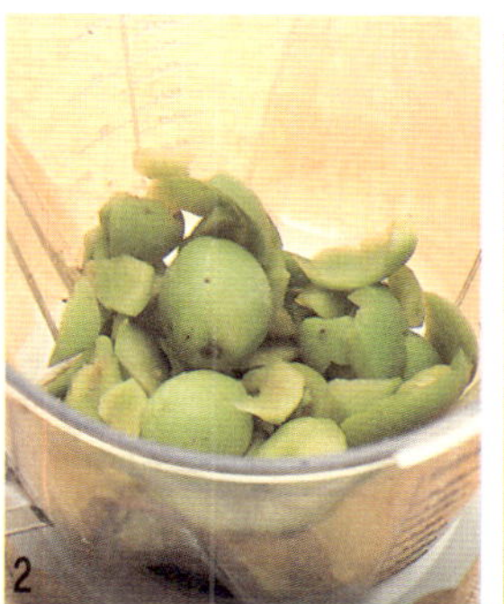

1 푸른 매실 5kg을 흐르는 물에 씻어 물기를 뺀다.

2 매실 껍질을 벗기고 과육 부분을 강판이나 믹서에 갈아 거즈에 꼭 짠다.

3 짠 즙을 도자기 냄비에 넣고 약한 불에서 걸쭉해질 때까지 2시간 정도 푹 끓인다.

만들기의 포인트

강판에 갈기가 힘들면 씨를 발라내고 믹서에 갈도록. 도자기냄비를 사용한다.

맛의 특징

조금 쓰고 신맛이 난다. 1회에 1/2큰술 정도를 따뜻한 물에 풀어 마시는데 마시기 어려울 때는 설탕을 넣어도 된다. 하지만 설탕을 넣지 않아도 먹을 만하다.

● 설사를 할 때 생각할 수 있는 병

구분	통증		구체적인 증세		진단
갑작스런 설사	심한 복통이 있다	◑	갑자기 복통이나 메슥거리는 증세가 있으면서 설사와 구토가 이어지고 열이 난다. 하루에 몇번~10회 이상 설사가 있다. 변에 점액이 섞인다.	◑	급성장염
		◑	배가 격렬하게 아프면서 구토증이 나타난다. 열이 나는 수도 있다. 여름에 많이 일어난다.	◑	식중독
		◑	복통과 구토증이 있으며 갑자기 설사를 한다. 변은 물 또는 콩수프 같으며 양이 많고 잦다.	◑	전염성 설사증
		◑	점액이나 혈액이 섞인 변으로 시작해서 배가 심하게 아프다. 배변 횟수가 많으며 묵직하게 배가 아프기도 하다. 중증일 때는 빈혈이 따른다.	◑	특발성 대장염
계속되는 설사	복통은 그다지 없다	◑	불안이나 긴장, 스트레스를 비롯해서 놀라거나 정신적으로 충격을 받았을 때에 설사가 일어난다.	◑	신경성 설사
		◑	우유를 마시면 복통과 배가 부푸는 것같은 느낌이 들며 부글부글 끓는 소리도 난다.	◑	우유 부적합증
	설사와 변비가 교대로 일어난다	◑	하루에 3~4회의 설사가 있다. 변에서는 시큼한 냄새가 나며 평소보다 조금 부드러운 정도이다. 배가 부글부글 끓어서 불쾌하게 느껴질 때도 있다.	◑	만성장염
		◑	식후에 복통이 일어나는 수가 많다. 아침에 설사를 하는데 양은 많지 않다. 점액변일 때도 있다. 배가 부풀어서 고통스러울 때도 있다.	◑	과민성 대장 증후군

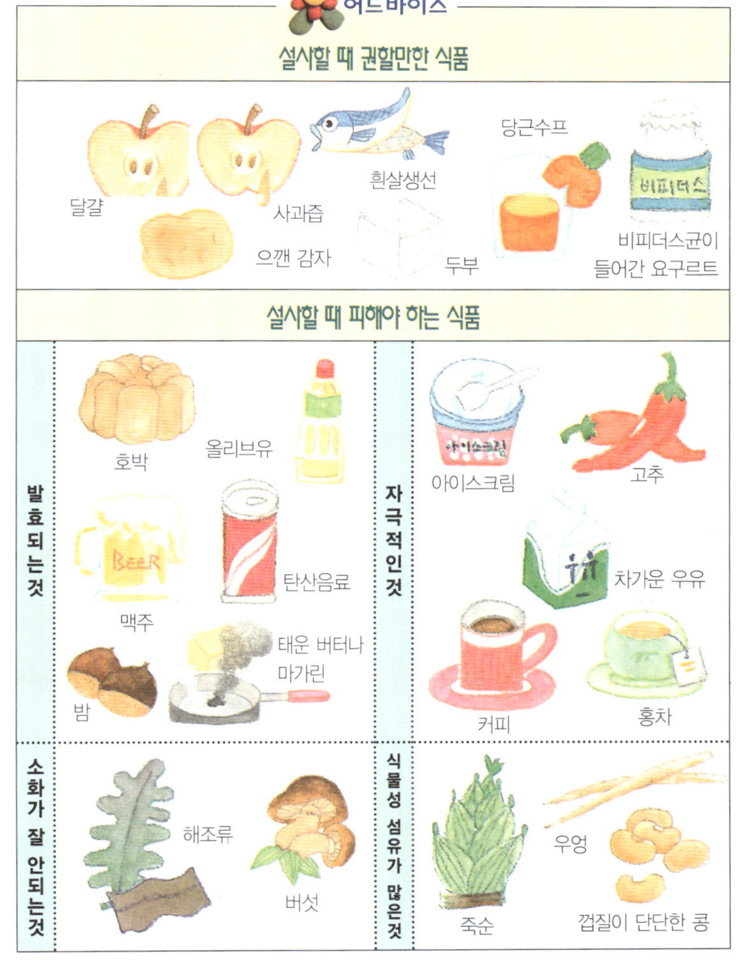

소변 보기가 어려울 때

조기구이나 호장뿌리 달인 물을 마신다

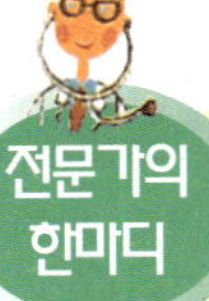

소변보기가 어렵게 느껴질 정도라면 콩류나 민물고기 등 이뇨 작용이 있는 음식을 먹고, 차나 물을 마셔 수분을 충분히 공급해 준다. 그러나 쉽게 피로를 느끼고 부기가 있을 경우는 신염이나 네프로시스 증후군 등 신장에 이상이 있을 수도 있고 전립성 비대증이나 요로결석도 의심해볼 수 있다. 아무튼 혈뇨가 나온다면 되도록 빨리 의사의 진단을 받도록 해야 한다. 소변 보기가 어려울 때는 이뇨를 억제하는 식품인 찹쌀로 만든 음식은 먹지 않는 것이 좋다.

증세가 심할 때는 동아수프가 효과가 있다. 동아씨에도 똑같은 약효가 있으므로 그늘에서 말린 씨 10g에 3컵의 물을 부어 그 양이 반으로 줄어들 때까지 달여 마신다.

호장뿌리 달인 물
소변을 잘 나오게 한다

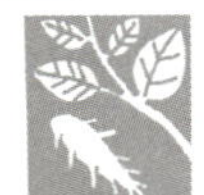

호장은 산지에 나는 풀로서 잎을 짓이겨 상처에 바르면 통증과 출혈을 멎게 한다.

소변이 잘 안 나올 때는 호장의 생뿌리 50g에 3컵의 물을 붓고 푹 달여서 마신다.

콩식초절임
신장이 약한 사람에게 좋다

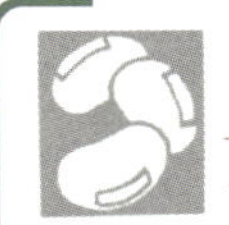

콩은 보신·이뇨 작용이 뛰어나기 때문에 신장이 약해서 소변이 잘 안 나오는 사람이 꾸준히 먹으면 좋다. 콩 중에서도 검은콩은 약효면에서 뛰어나다.

조기구이
소변보기가 쉬워진다

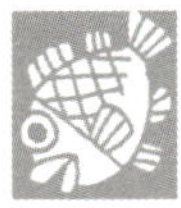

옛날부터 조기는 소변이 순조롭지 못하거나 혈뇨가 나올 때의 식사요법에 이용되어 왔다. 소변이 잘 안 나오는 것 같은 느낌이 들 때 조기에 소금을 조금만 뿌려 구워 먹는다.

동아수프
이뇨를 돕고 부기를 빼 준다

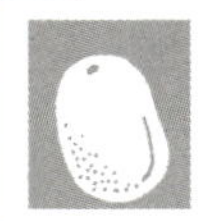

동아를 비롯해서 오이나 수박, 호박 등에는 이뇨 작용이 있다. 그 중에서도 동아는 이뇨를 촉진하는 작용이 뛰어나므로 옛부터 한방에서는 방광염이나 신장병에 이용되어 왔다. 또 물살이 찌면서 소변이 잘 안 나오는 사람에게는 배뇨를 촉진하여 몸을 가볍게 해주는 효과도 있다.

콩식초절임을 만들려면

재료(10일분) / 콩…200g, 식초…2컵

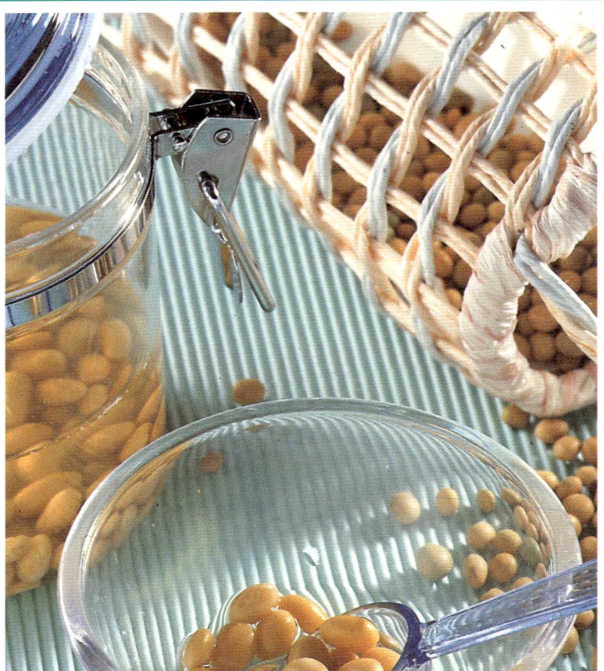

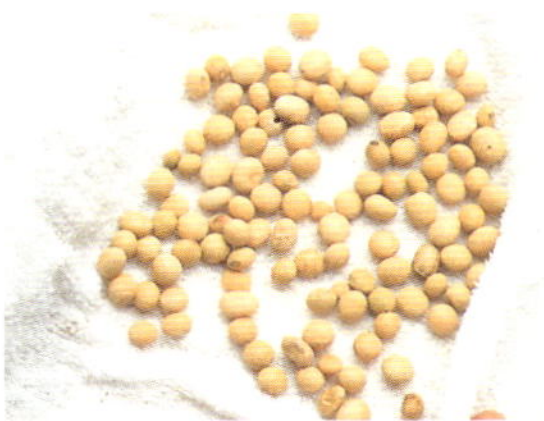

1 말린 콩을 냄비에 넣고 약한 불에서 껍질이 터질 정도까지 볶아 식힌다. 기름은 사용하지 않는다.

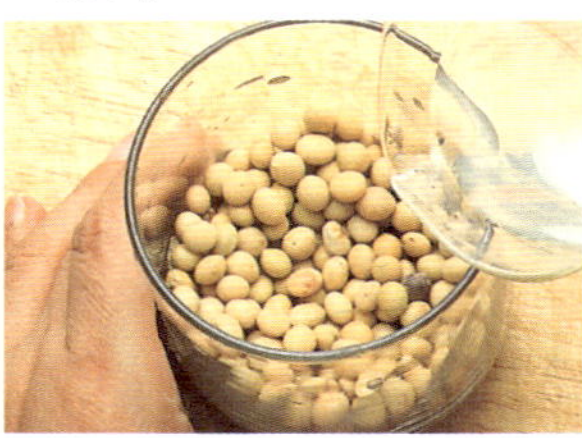

2 밀폐용기에 볶은 콩을 옮겨 담고 식초를 붓는다. 식초의 양은 그릇 크기에 맞추어 콩이 잠길 정도로 한다.

만들기의 포인트

콩은 너무 볶으면 껍질이 벗겨지고 설익게 볶으면 비린내가 난다. 적당히 볶아 하루 10~20알을 먹는다.

맛의 특징

식초 냄새 때문에 먹기가 어려운 사람은 채소 샐러드에 섞어 먹는다. 담근 다음 날부터 먹을 수 있다.

소변이 자주 마려울 때

작약이나 삽주의 뿌리를 달여 마신다

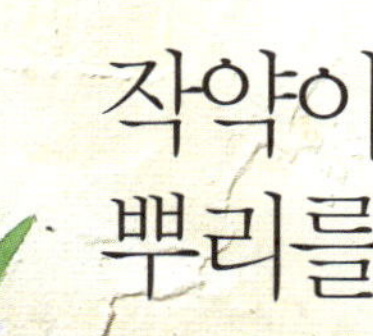

 작약뿌리 달인 물
소변이 자주 마려울 때

작약은 뿌리에 약효가 있다. 잦은 소변을 비롯해서 정신을 안정시키는 작용이 있으므로 정신적으로 긴장이 잦아 화장실에 자주 가는 사람에게 적합하다.

또한 출산 후의 피로회복이나 월경불순, 냉증에 효과가 있기 때문에 부인병의 약으로도 이용되고 있다.

작약뿌리 10g에 생강 3쪽을 넣고 물 2컵을 부어 그 양이 반으로 줄어들 때까지 달인다. 이것을 하루에 3회로 나누어서 공복에 마시면 좋다.

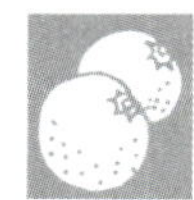 삽주뿌리 달인 물
체력이 약한 사람의 빈뇨에

삽주는 국화과의 식물로 뿌리에 수분을 배출하는 작용이 있어서 옛날부터 이뇨제나 의류의 습기 방지 등에 이용되어 온 약초이다.

한방에서는 이 뿌리를 말려서 소변을 자주 보는 증세에 사용했다.

또한 위를 튼튼하게 하고 정장작용이 있으므로 위가 약하고 체력이 없는 사람의 빈뇨에 효과가 있다.

말린 삽주뿌리 35g에 물 2컵을 부어 그 양이 반으로 줄어들 때까지 달여 하루 3회로 나누어 따뜻하게 마시면 효과가 있다.

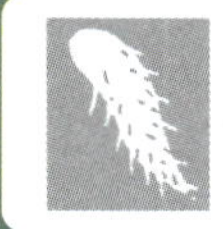 참마밥
당뇨병으로 잦은 소변에 효과

참마는 강정·강장제로 유명한데 소변을 자주 보거나 특히 밤에 소변을 많이 볼 때, 또는 당뇨병에 효과가 있다. 그렇기 때문에 당뇨병으로 인

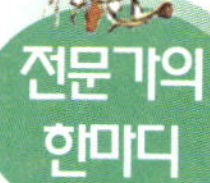
전문가의 한마디

평상시 보다 수분을 많이 섭취했다거나 정신적으로 긴장한 일도 없는데 소변의 양이 비정상적으로 많으면서 횟수가 잦아질 때는 당뇨병, 요붕증, 수신증 등의 병을 의심할 수 있다. 피로감이 이어지고 갈증이 있을 때는 주의가 필요하다. 또 반대로 소변이 잘 안 나오면서 횟수가 늘어날 때는 방광염, 요도염, 요로결석, 전립성 비대증, 전립선 암 등을 생각할 수 있다. 만성적으로 소변을 자주 본다거나 금방 소변을 보았는데도 또다시 소변을 보고 싶어지는 증세가 계속되면 검사를 받는다.

해 소변이 잦은 사람에게 가장 적합하다.

특히 참마를 갈아서 지은 참마밥은 권할만한 음식이다. 하루에 참마를 60g 정도씩 꾸준히 먹으면 좋다. 단, 밤에 소변을 자주 보는 증세는 반드시 익혀서 먹도록 한다.

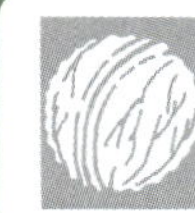 호도죽
노화로 소변을 자주 볼 때

호도에는 노화를 막는 작용이 있다. 또한 신장 기능을 높여주고 허리를 강하게 하는 작용이 있기 때문에 노화에 의해 허리나 무릎이 시리고 아픈 증세, 소변을 자주 보는 증세에 잘 듣는다.

호도를 그대로 먹어도 좋지만 죽으로 끓여 먹으면 더욱 좋다. 냄비에 씻은 쌀 1컵을 넣고 물

10컵을 부어 강한 불에서 끓이다가 어느 정도 쌀알이 퍼지면 불을 약하게 줄여 30분 정도 뭉근하게 뜸을 들인다.

죽이 거의 다 끓여졌을 때 속껍질이 붙은 호도를 넣고 다시 1시간 동안 끓인다. 먹기 직전에 소금으로 간을 맞춘다.

단, 현기증이 자주 일어나는 사람이나 설사를 자주 하는 사람은 많이 먹지 말도록 한다.

 은행술
밤에 소변을 자주 볼 때

은행에는 방광괄약근을 긴장시켜서 소변을 자주 보는 증세를 낮게 해 주는 작용이 있다. 소변이 잦거나 야뇨증인 사람은 은행술을 만들어 마시든지 은행을 구워서 하루에 7알씩 먹으면 증세를 호전시킨다. 매일 굽기가 번거로울 때는 볶아서 가루로 만들어 놓고 하루에 10g씩 먹도록.

단, 과식을 하면 중독을 일으킨다. 어린이라면 하루에 5개, 어른이라면 10개 이내로 제한한다. 특히 생으로 먹어서는 절대로 안 된다. 또 소변이 잘 안 나오는 사람이 먹어서도 안 된다.

이렇게 만드세요!

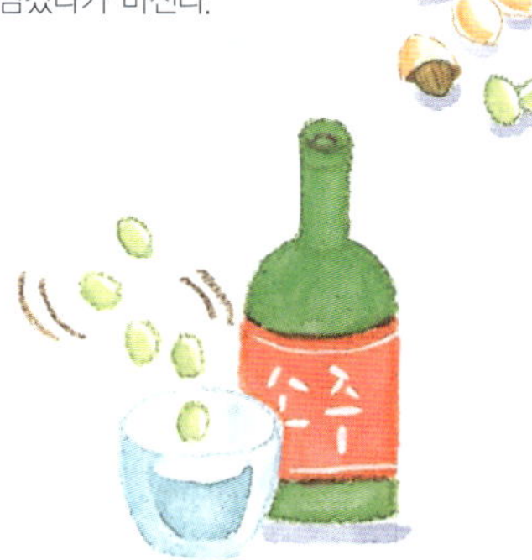

↓ 껍질을 벗긴 은행 5개를 1/2컵의 소주에 담갔다가 마신다.

술에 취했을 때

식초 생강탕으로 속을 달래고 단감을 먹어 알코올을 분해시킨다

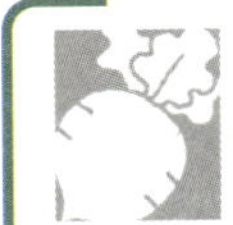

무즙
약해진 간장에 효과가 있다

무는 숙취로 약해진 간장이나 위장의 작용을 높여주고 입맛을 돋우어주는 작용을 한다. 무즙에 꿀을 넣어 먹으면 더욱 효과가 있다.

이렇게 만드세요!

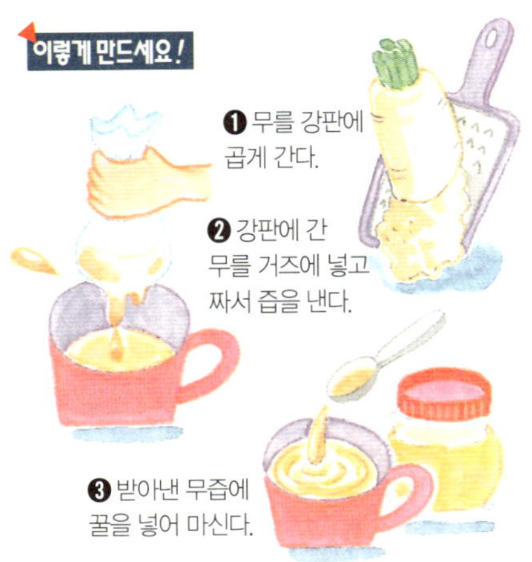

❶ 무를 강판에 곱게 간다.

❷ 강판에 간 무를 거즈에 넣고 짜서 즙을 낸다.

❸ 받아낸 무즙에 꿀을 넣어 마신다.

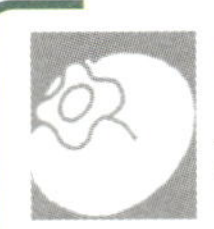

단감
알코올을 분해시킨다

술이 덜 깼을 때 단감 2~3개를 먹으면 술이 깬다. 달게 잘 익은 것일수록 효과가 있다. 이것은 감에 들어있는 타닌 성분이 술에 의한 교감신경의 흥분을 억제하기 때문이다.

게다가 감에 많이 들어있는 과당은 혈액 속의 알코올을 분해시키는 속도를 빠르게 해 주고 술 때문에 영양분이 떨어진 혈액에 에너지를 보충해 준다. 생감이 없을 때는 곶감이라도 좋다.

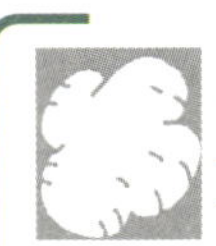

식초생강탕
구토증을 멎게 해 준다

생강은 구토증을 멎게 해 주는 작용이 뛰어나다. 생강은 또 두통을 낮게 해 주고 소화기 장애

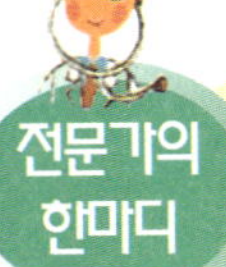

술에 취하면 우선 혈액 속의 아세트 알데히드를 빨리 몸 밖으로 내보내는 것이 최선이다. 그렇게 하기 위해서는 이뇨 작용을 촉진시키는 물이나 진한 녹차, 엷게 탄 커피 등이 효과가 있다. 과일에 들어있는 과당이나 꿀의 당분도 혈액 속의 알코올 농도를 낮추는 작용이 있다. 또한 술에 취했을 때는 위장을 다스려 주는 식사를 하는 것이 중요하다. 산뜻하면서도 먹기 쉽고 식욕을 돋구어 주는 것, 또 소화가 잘 되면서 자극이 없는 것을 선택하여 먹도록 한다.

에도 효과가 있다. 특히 위장의 활동을 도와주는 작용이 뛰어나므로 위의 불쾌감을 없애고 식욕을 돋구어 준다.

구토나 식욕부진, 두통이나 위통 등이 따르는 숙취에 좋다.(만들기 103쪽에 있음)

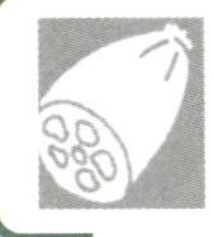

연근생강즙
숙취 피로를 풀어준다

연근의 주성분은 당분이며 아미노산으로는 아스파라긴, 알기닌, 레시틴 등이 풍부하게 들어있고 비타민 C, B_1, B_2가 많으며 일반 식품에 부족한 비타민 B_{12}가 들어있다.

비타민 B_{12}는 숙취로 인한 피로를 빨리 풀어주며 신경의 불안정을 조절한다.

연근을 강판에 갈아 생강즙을 조금 타서 마시거나 연근을 찧어 더운 물에 타서 하루 2회 마신다. 1회 분량은 1컵 정도.

벚꽃탕
숙취를 풀어준다

벚꽃에는 숙취를 풀어주는 성분이 있다. 소금에 벚꽃을 절여 놓았다가 뜨거운 물을 부어 마시면 숙취가 풀린다.

이렇게 만드세요!

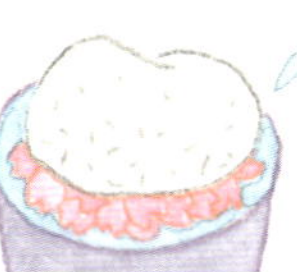

❶ 물 5컵에 소금 5컵을 넣어 끓인다.

❷ 소금물을 잘 식힌 다음 벚꽃에 부어 재우고 가볍게 돌로 누른다.

❸ 잘 절여진 벚꽃 한두 개를 꺼내 뜨거운 물을 부어 차처럼 마신다.

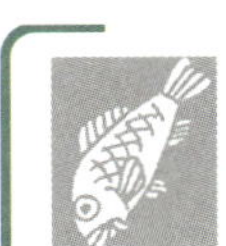

잉어 달인 국물
장의 기능을 회복시킨다

팥이나 콩을 하룻저녁 물에 담가 불리고 살아 있는 잉어를 토막내어 함께 섞는다. 거기에 청주를 조금 넣어 약한 불에서 하루종일 푹 곤 다음 그 국물을 마시면 속이 편해진다.

녹차
두통과 불쾌감을 없애준다

녹차에 풍부하게 들어있는 카페인, 타닌, 비타민 B·C는 숙취로 인해 일어나는 불쾌한 증세를

식초생강탕을 만들려면

재료(10잔 분량)/생강…10g, 식초·꿀…조금씩

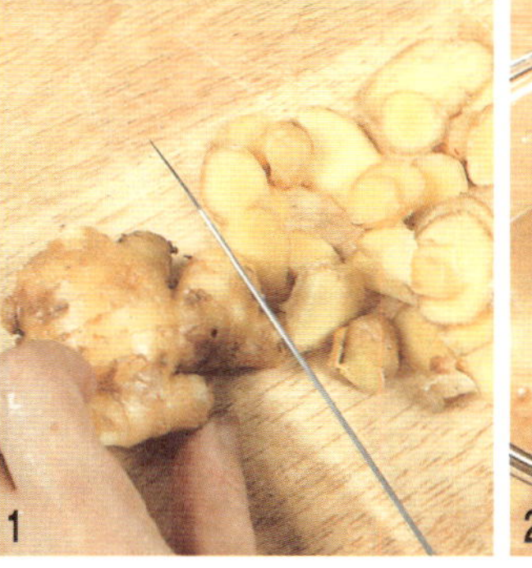

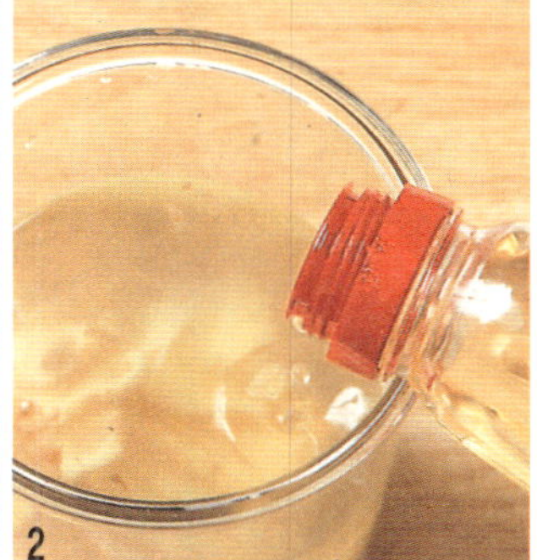

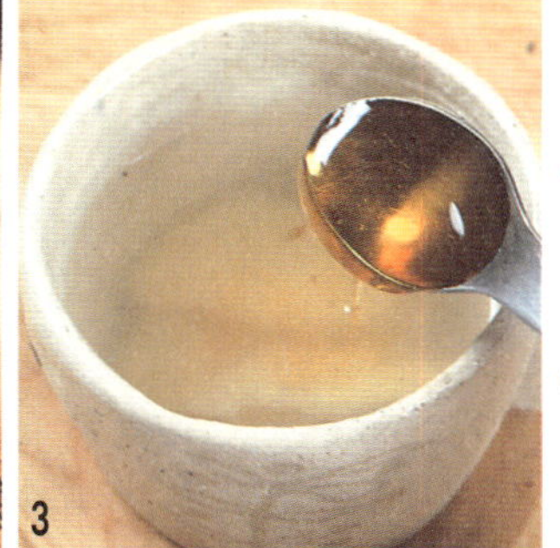

1 생강은 0.2cm 두께로 썬다.

2 적당한 두께로 썬 생강에 식초를 듬뿍 부어 4~5일 정도 담가둔다.

3 식초에 담근 생강 2~3조각을 컵에 넣고 꿀을 넣어 뜨거운 물을 부어 마신다.

만들기의 포인트
생강은 되도록 싱싱한 것을 준비해서 껍질을 벗기고 얄팍하게 썬다.

맛의 특징
레모네이드처럼 신맛과 단맛이 적당히 합해져 산뜻하다. 따뜻하게 마셔야 제맛이 난다.

없애주는 작용이 있다. 또 녹차에는 알코올을 해독시켜주는 작용도 있으므로 과음을 했을 때 진하게 우려 마시면 숙취를 풀어준다.

찻잔에 녹차잎 5g을 넣고 따뜻한 물 1컵을 부어 진하게 우려서 수시로 마신다.

칡탕
과음했을 때 효과가 있다

칡은 여름에서부터 가을에 걸쳐 꽃을 딴다. 봉오리일 때 따서 햇볕에 말린다. 이렇게 말린 것 3~5g 정도를 물 1컵을 붓고 끓여서 식힌 다음에 마신다. 칡탕은 지나치게 술을 많이 마셔서 피를 토할 정도일 때에도 효과가 있다. 칡탕을 술 마시기 전에 마시면 숙취도 예방된다.

● 그밖에 효과가 있는 식품

매실은 숙취에 의한 구토나 식욕부진에 효과가 있다. 진한 녹차와 같이 먹으면 좋다. 꿀도 식욕부진을 낫게 한다. 꿀과 사과식초를 각각 1큰술씩 컵에 넣고 8할 정도 되도록 물을 부어서 마신다.

숙취를 예방하려면!

술을 마시지 않으면 당연히 숙취가 될 일도 없을 것이지만 사회생활을 하는 사람이 술마실 기회를 아예 없앤다는 것은 어려운 일이다.

또 마시다 보면 자기도 모르게 과음을 하게 되는 것이 술이기도 하다. 하지만 그렇게 해서는 숙취에서 벗어날 수 없다. 분위기에 휩쓸리지 말고 최소한 다음과 같은 사항을 지키도록 노력하자.

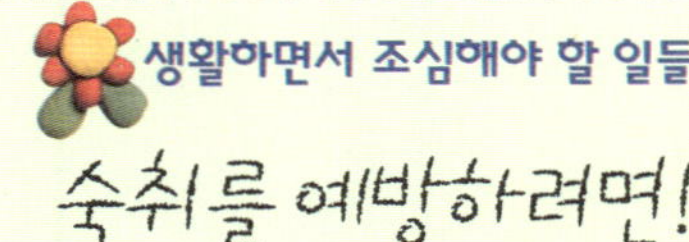

숨이 차고 가슴이 뛸 때

신경을 안정시켜 주는 연밥 달인 물을 마신다

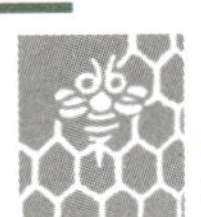

용안·꿀절임
스트레스로 가슴이 뛸 때

용안은 극심한 스트레스나 과로, 신경과민으로 인해 가슴이 두근거리는 증세에 잘 듣는다.

약용으로 사용할 때는 하루에 5~10개를 날것으로 먹거나 수프를 끓여 마신다. 용안의 과육을 말린 것도 같은 약효를 내므로 꿀에 재워 두었다가 사용하도록.

생 용안은 중국 요리에서 많이 사용되므로 중국요리 재료상에서 구입할 수 있고 말린 용안은 한의원에서 살 수 있다.

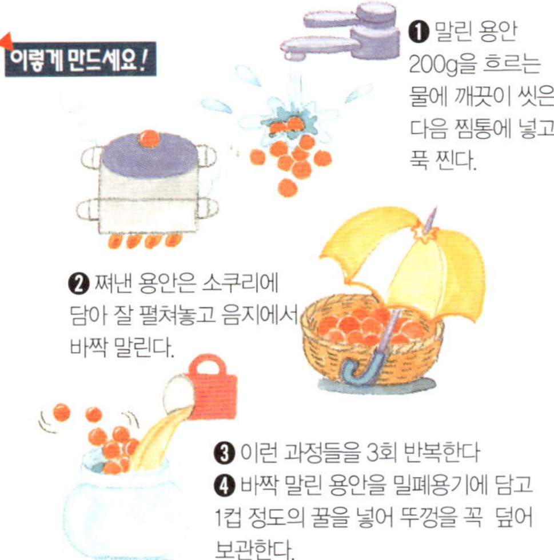

이렇게 만드세요!

❶ 말린 용안 200g을 흐르는 물에 깨끗이 씻은 다음 찜통에 넣고 푹 찐다.

❷ 쪄낸 용안은 소쿠리에 담아 잘 펼쳐놓고 음지에서 바짝 말린다.

❸ 이런 과정들을 3회 반복한다

❹ 바짝 말린 용안을 밀폐용기에 담고 1컵 정도의 꿀을 넣어 뚜껑을 꼭 덮어 보관한다.

치자열매 달인 물
신경성 증세에 효과가 있다

잘 익은 치자열매를 바짝 말려 한약재로 쓰는데 한방에서는 이것을 '산치자' 라 한다.

가슴이 심하게 두근거리거나 불쾌감이 있을 때 치자열매 5개에 물 2컵을 붓고 진하게 달여 그 물을 하루 2~3회에 걸쳐 매일 마시면 효과가 있다. 신경성으로 나타나는 증세에 특효. 지속적으로 꾸준히 마셔야 좋다.

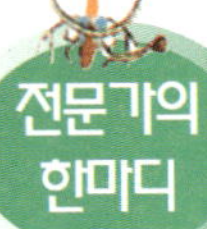

전문가의 한마디

심한 운동을 하지도 않았고 긴장감을 느끼는 것도 아닌데 이유없이 가슴이 두근거리고 숨쉬기가 어려운 증세를 '숨가쁨(동계)'이라고 한다. 이러한 증세는 대부분 심부전증이나 심장판막증 등의 심장병, 폐기종과 같은 호흡기 질환, 그리고 갑상선 이상, 갱년기 장애 등으로 나타난다. 그밖에 40~50대 중년층의 사람이 계단을 오르내릴 때 가슴이 두근거리고 통증을 느끼게 되면 동맥경화증일 가능성이 있으므로 정확한 원인을 파악하기 위해 정밀 검사를 받아보는 것이 좋다.

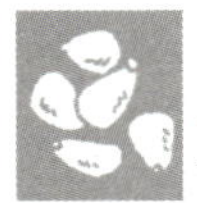

검은깨드레싱
동맥경화가 원인인 증세에

참깨에는 불포화지방산의 일종인 리놀레산과 리놀레인산이 많이 들어있으며, 불포화지방산의 산화를 방지하는 비타민 E도 들어있어 숨이 차고 가슴이 두근거리는 증세를 보이는 심장병은 물론 고혈압에도 효과가 있다.

흰깨와 검은깨를 식용으로 많이 사용하는데 약용으로는 검은깨가 좋다. 고소하게 볶아 곱게 갈아서 나물을 무칠 때나 찜, 조림, 볶음 등 여러 가지 음식에 넣어 먹는다.

검은깨드레싱을 만들어 샐러드에 얹어 먹어도 좋다.(만들기 105쪽에 있음)

연밥 달인 물
신경을 안정시켜 준다

연꽃의 씨인 연밥은 생약명으로 '석연자' 라 하여 자양·강장을 비롯해 신경안정 작용과 심장과 신장·위장을 강하게 해주는 약효가 있다.

신경이 예민하여 작은 일에도 쉽게 가슴이 두근두근 뛰는 사람은 연밥의 딱딱한 껍질을 벗겨내고 속만 달여서 차 대신 마신다.

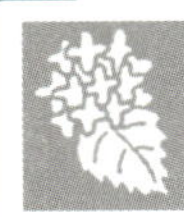

수국탕
과로로 인한 피로회복에

극심한 운동부족 현상으로 조금만 뛰어도 숨이 차고 가슴이 두근거리는 증세가 나타나는 사람, 지나칠 정도로 술·담배를 즐기는 사람, 과로에 시달리는 사람, 비만 증세를 보이는 사람에게는 수국잎을 달여서 마시도록 권한다.

아침 이슬을 맞은 수국의 잎을 따서 서늘한 곳에서 바짝 말린 다음 달인다. 4g을 하루의 분량으로 해서 2회로 나누어 아침·저녁으로 마시도록 한다.

이렇게 만드세요!

❶ 신선한 수국의 잎을 흐르는 물에 씻어 서늘한 곳에서 바짝 말린다.

❷ 바짝 말린 수국잎 4g에 물 2컵을 붓고 진하게 달여 아침·저녁 2회로 나누어 마신다.

재료/ 검은깨…18g, 식초…1/2컵, 식물성기름…1 1/2컵, 양파·레몬…1/2개씩, 소금·후춧가루…조금씩

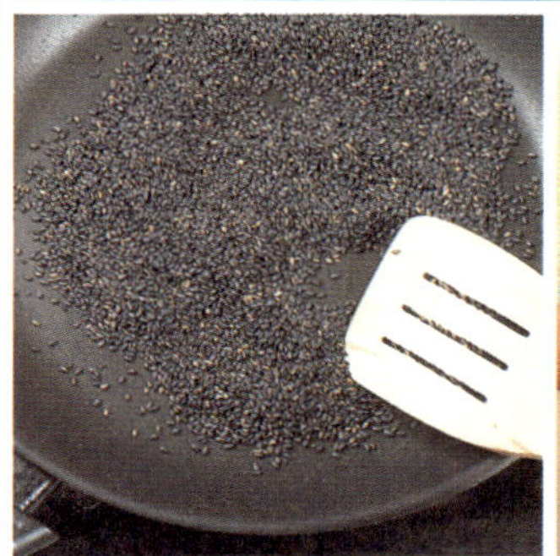

1 검은깨를 프라이팬에 살짝 볶은 다음 반은 분마기에 넣어 기름이 나올 때까지 갈고, 나머지 반은 다진다.

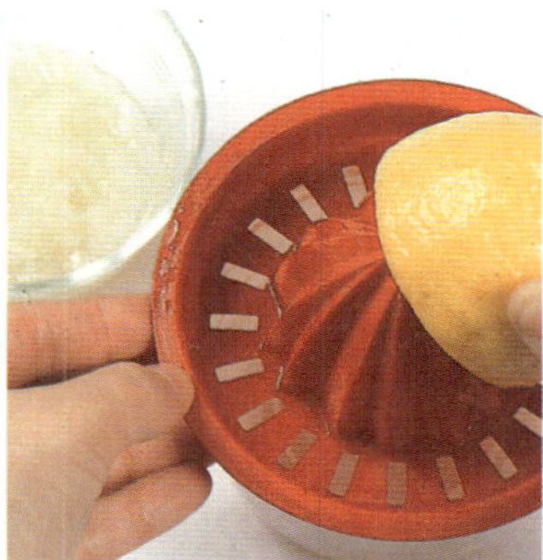

2 양파는 껍질을 벗기고 강판에 갈아서 즙을 받아두고, 레몬은 레몬즙짜개로 즙을 짠다.

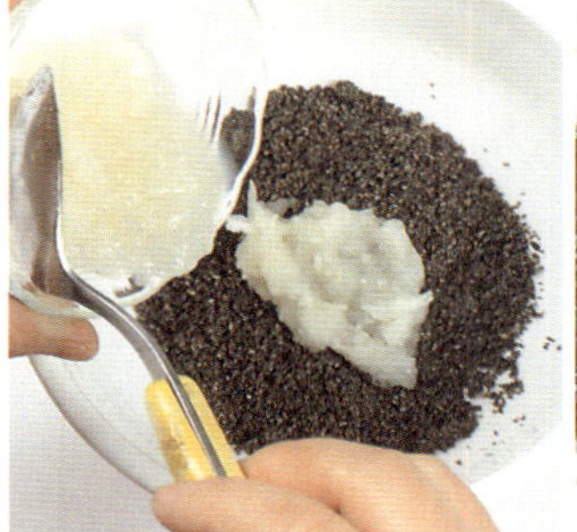

3 검은깨가루와 양파즙, 레몬즙을 함께 넣고 뭉치지 않게 풀어주면서 골고루 섞는다.

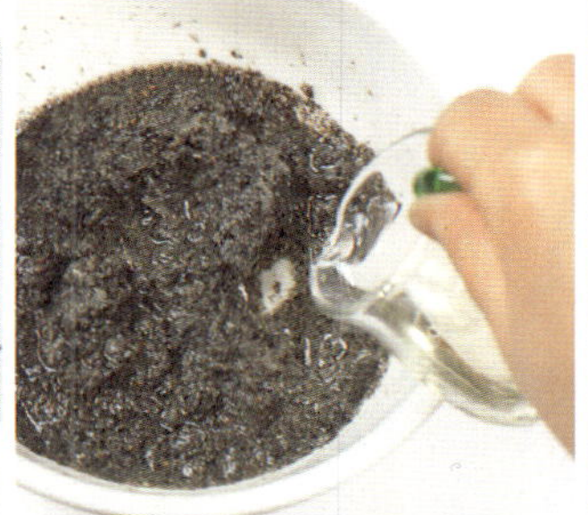

4 덩어리가 없어지면 식물성기름과 식초·소금·후춧가루를 넣고 잘 섞어 맛을 낸다.

만들기의 포인트

남은 것은 밀폐용기어 넣어서 냉장고에 보관해 둔다. 사용하기 전에 흔들어 쓰도록.

맛의 특징

약간 느끼하지만 향이 좋다. 국이나 무침에 넣어 먹거나 샐러드 드레싱으로 사용한다.

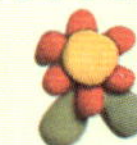
어드바이스

이유없이 숨찬 증세가 있을 때

심장이나 폐에는 아무런 이상이 없는데도 가슴이 아프거나 숨이 차는 증세가 나타나면 심장신경증을 의심해 본다.

이 병은 심인성 질환으로 내성적인 성격의 사람이나 신경질적인 사람, 스트레스가 많이 쌓인 사람에게 주로 나타나는 증세이다.

주요 증세는 휴식을 취하고 있을 때나 취침 직전에 아무런 이유도 없이 가슴의 한 부분이 아파 오고, 숨을 내쉬기가 힘들어 한숨처럼 터져 나온다. 이런 증세들은 운동이나 취미생활 등을 하면서 스트레스를 풀어주면 가라앉는다. 정도가 심할 때는 의사와 상담을 해보는 것도 좋고 가정에서는 신경을 안정시킬 수 있는 굴껍질, 차조기잎이나 열매 등의 식품을 섭취하도록 한다.

◀ 굴껍질

한방에서 '모려'라 하여 중요한 약재로 사용되는데 칼슘이 풍부하게 들어있어 긴장을 풀어주고 불면증에도 약효를 낸다. 굴껍질을 흐르는 물에 깨끗이 씻어 햇볕에서 바짝 말린 다음 석쇠에 올려놓고 강한 불에서 살짝 구워 분마기에 넣고 고운 가루를 낸다. 그 가루를 하루에 3회, 1회에 1g씩 따뜻한 물로 마신다.

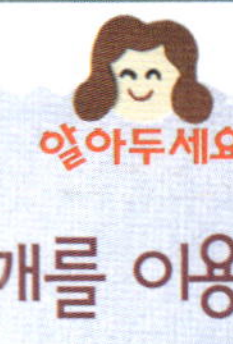

▲ 차조기잎이나 열매

생것은 요리를 할 때 참깨를 넣어서 사용하고 말린 것은 차를 마시듯이 뜨거운 물에 우려내서 마시도록.

알아두세요

검은깨를 이용한 음식

◀ 검은깨소스 장어구이

얇게 포를 떠서 잔칼집을 넣은 장어에 검은깨소스를 발라 석쇠에 올려 구워 먹는다. 검은깨소스는 볶은 검은깨 간 것, 진간장, 다진파·마늘, 고춧가루, 참기름을 섞어 만든다.

▶ 시금치·완두콩무침

삶아서 물기를 꼭 짠 시금치와 삶은 완두콩에 분마기에 곱게 간 검은깨가루와 다진 파·마늘, 소금을 넣고 조물조물 무친다.

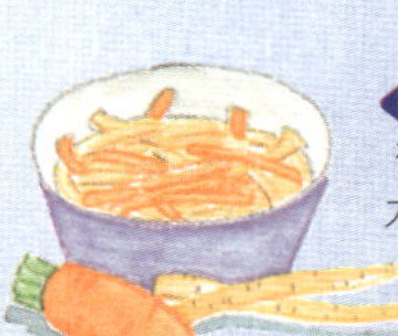

◀ 당근·우엉볶음

껍질 벗긴 우엉과 당근을 가늘게 채썰어 식물성기름에 살짝 볶은 다음 소금과 볶은 검은깨가루를 넣어 맛을 낸다.

스태미너가 부족할 때

장어, 부추 등 체력을 증진시키는 식품을 먹는다

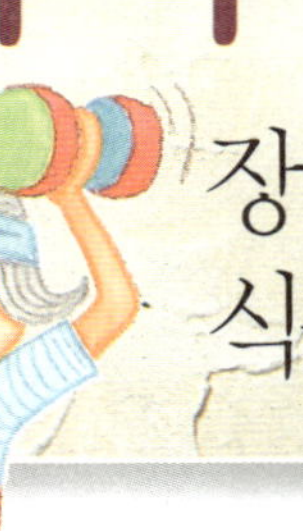

장어와 참마완자국
체력을 길러주는 영양식

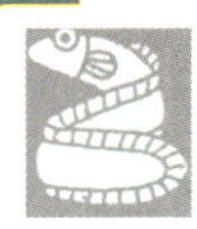

지방질이 풍부한 장어는 옛날부터 영양이 풍부한 식품으로 유명하다. 특히 한여름에 먹는 장어는 체력을 길러주며 여름을 타는 것을 방지하는 효과도 있으므로 허약체질이어서 스태미너가 부족한 사람에게 좋다.

또 참마는 자양·강장 작용이 뛰어난 채소다. 장어와 참마를 따로 먹어도 좋지만 함께 먹으면 보다 효과적이므로 다진 장어를 참마즙으로 반죽하여 끓인 참마완자국을 메뉴로 선택해 본다.

이렇게 만드세요!

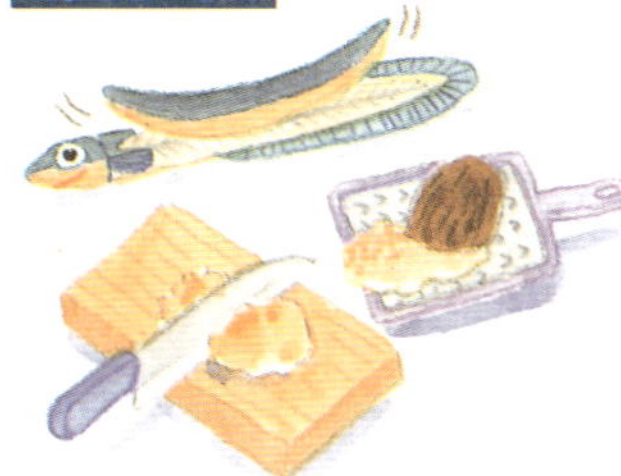

❶ 장어 한 마리를 포를 떠서 칼로 두드려 잘게 다진 다음 참마 간 것을 넣고 반죽해서 완자를 빚는다.

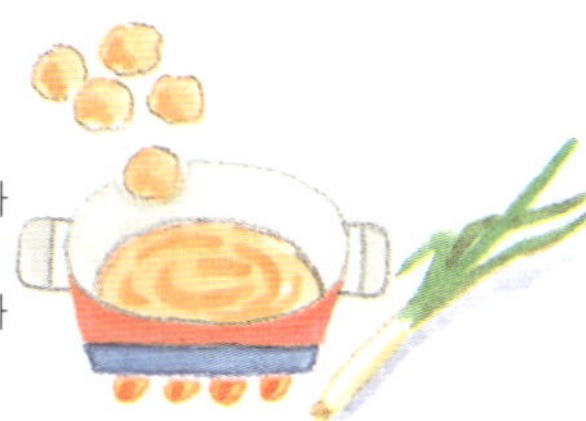

❷ 육수를 끓이다 빚은 완자를 넣고 조금 더 끓인다. 완자가 익으면 국물과 같이 먹는다. 위장이 약한 사람은 생강즙과 잘게 썬 파를 먹기 직전에 넣는다.

질경이차
위의 기능을 강화한다

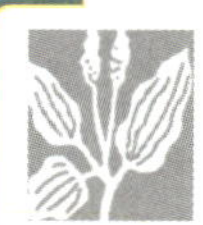

초여름에 나는 질경이의 어린 잎을 살짝 데쳐 참깨와 갖은양념으로 무쳐 먹으면 맛도 있고 건강에도 좋다. 그렇지 않으면 깨끗하게 씻어 햇볕에 말렸다가 끓여서 물 대신 마시는 것도 좋다. 정신도 맑아지고 위도 튼튼해져 스태미너가 강해진다.

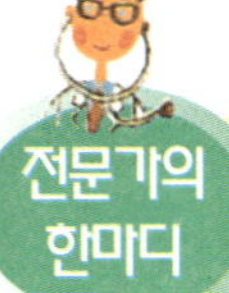

젊은 사람의 스태미너 부족은 충분한 에너지와 영양의 조화가 이루어진 식사, 충분한 휴식, 적당한 운동으로 곧 보충된다. 그러나 중년 이후 스태미너가 부족하다면 우선 성인병 징후가 없는지 체크해 보고 이상이 없을 때는 영양이나 휴식, 운동면에서 부족함이 없는지 살핀다. 스태미너 부족을 개선하려면 자신에게 맞는 에너지의 양을 알고 그에 맞는 식생활을 하도록 한다. 매끼 양질의 단백질이나 비타민, 미네랄을 적극적으로 섭취하는 것이 중요하다.

질경이차를 꾸준하게 마시면 혈압도 정상적으로 안정되고 몸도 건강해진다.

부추즙·탕
자양과 강장 효과가 있다

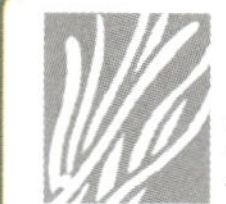

갖가지 영양소를 풍부하게 함유하고 있는 부추는 강장·강정 작용이 아주 뛰어난 채소다. 그밖에도 위장을 비롯한 내장 전체의 상태를 조절해 줄 뿐만 아니라 피의 흐름을 좋게 하고 자율 신경을 자극한다.

스태미너 부족을 느낄 때 부추즙이나 부추탕을 만들어 마시면 보다 효과적이다. 부추는 또 씨에도 강한 약효가 있다. 부추씨는 한약방에서 쉽게 구할 수 있는데 이것을 하루에 30알, 3회로 나누어 공복시에 먹는다.(만들기 107쪽에 있음)

감잎차
체질을 강하게 한다

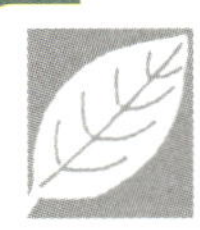

비타민 C는 성인병을 예방해줄 뿐만 아니라 스태미너에도 영향을 미친다. 따라서 비타민 C가 사과의 500배나 들어있는 감잎으로 차를 끓여 물 대신 마시면 바이러스에 대한 저항력이 커지고 체질이 강화될 뿐만 아니라 위장도 튼튼해진다. 또한 과음 후 숙취를 푸는 데도 좋은 효과를 낸다.

초여름에 가능한 한 떫은 감의 잎이나 단감의 잎을 구해 깨끗이 씻어 쪄낸 다음 잘게 썰어 햇볕에서 말린다. 이렇게 바삭하게 말리면 변질될 걱정도 없다. 이것에 뜨거운 물을 부어 잘 우려낸 다음 꾸준하게 마시면 스태미너가 좋아진다.

잔새우·돼지고기완자죽
허리에 힘이 없을 때 효과

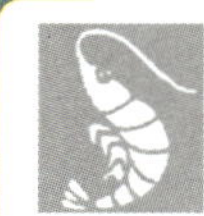

새우는 강장작용, 노화방지 작용이 강한 식품으로 정력이 떨어져 허리에 힘이 없는 사람에게 효과적이다. 돼지고기에는 새우와 똑같은 효과가 있다.

스태미너가 떨어지고 허리에 힘이 없을 때는 잔새우·돼지고기완자죽을 권한다. 잔새우를 돼지고기와 같이 다져 완자를 만들어 이것을 죽에 넣어 먹으면 된다. 단, 알레르기 체질인 사람은 많이 먹지 말도록 한다.

이렇게 만드세요!

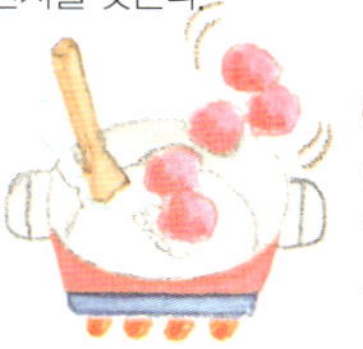

❶ 잔새우와 돼지고기를 곱게 다져 지름 1cm 정도의 크기로 완자를 빚는다.

❷ 쌀 1/2컵을 불려 냄비에 물을 충분히 붓고 묽게 죽을 끓이다가 빚은 완자를 넣어 끓인다. 간은 싱겁게 하도록.

부추즙을 만들려면

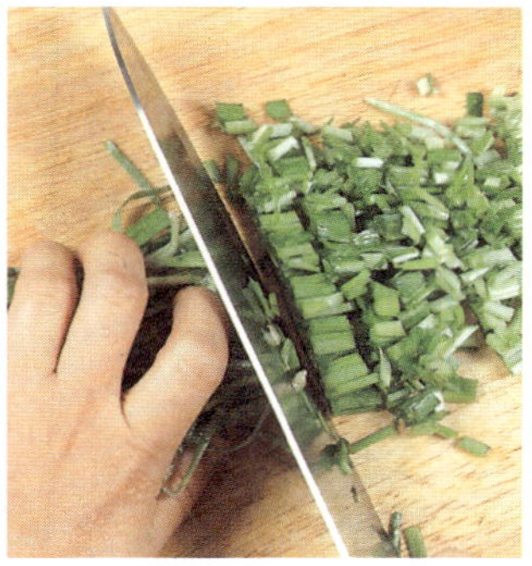

1 부추는 깨끗이 다듬어 씻어서 물기를 뺀 다음 잘게 썬다.

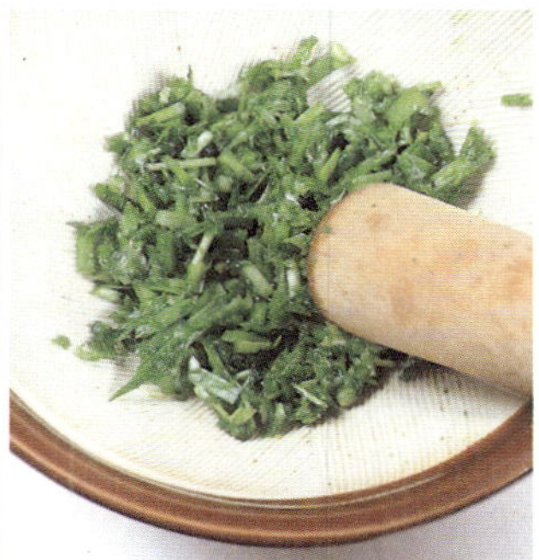

2 잘게 썬 부추를 분마기에 넣고 곱게 간다.

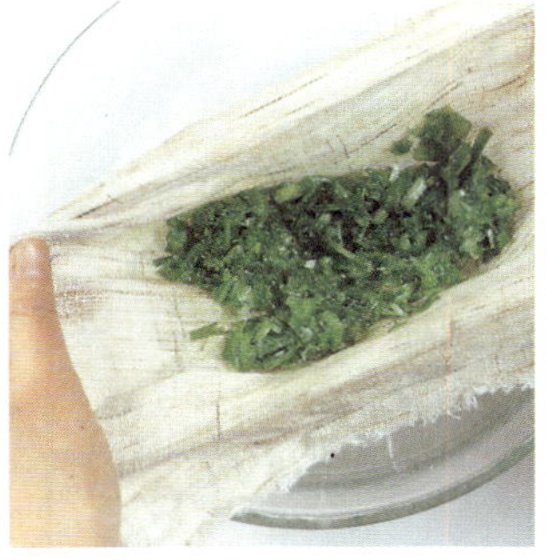

3 즙이 생기면 거즈로 싸서 꼭 짠다.

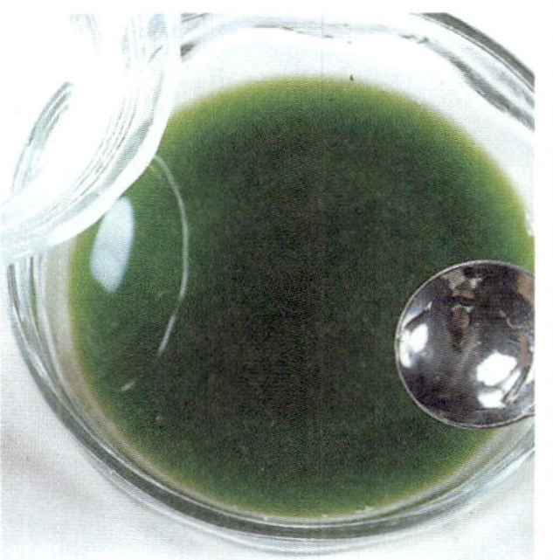

4 이렇게 만들어진 부추즙에 청주를 조금 섞어서 잠자기 전에 마신다.

만들기의 포인트
부추는 시들지 않고 신선한 것을 사용해야 즙이 많이 나온다.

맛의 특징
다소 풋내가 나기는 하지만 술과 섞여서 그다지 거슬리지는 않는다.

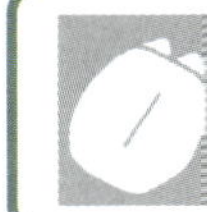

연꽃열매 달인 물
자양·강장 효과를 낸다

일반적으로 '연꽃' 하면 연근을 생각하기 쉽다. 그러나 연근보다 뛰어난 효용을 지니고 있는 것이 열매이다. 연꽃 열매는 흔히 자양·강장제로 이용되고 있는데 스태미너 부족에는 이 연꽃 열매 달인 물이 아주 효과적이다.

검고 단단한 연꽃 열매 15g을 깨끗이 씻어 물 3컵을 붓고 그 양이 반으로 줄 때까지 달여서 하루에 3회로 나누어 공복에 마신다.

● 그밖에 효과가 있는 식품

피로감이 심할 때는 **참마껍질**을 달여 먹으면 좋다. 참마를 잘 씻어서 껍질만 햇볕에 바싹 말린다. 말린 참마껍질 5g에 3컵의 물을 부어 약한 불에서 그 양이 반으로 줄어들 때까지 푹 달인다. 이것을 하루에 3회로 나누어 공복에 마신다.

마늘드링크도 효과가 있다. 껍질을 벗긴 마늘 15g과 껍질을 벗기지 않은 생강 15g을 얇게 저며 2컵의 물을 붓고 그 양이 반으로 줄 때까지 달인 다음 깨끗한 거즈에 밭친다. 따뜻할 때 기호에 따라 꿀을 넣어 마신다.

또 **마늘을 쪄서 구운 것**도 효과적이다. 껍질 벗긴 마늘 60g을 알루미늄 호일에 싸서 15분 정도 찐 다음 다시 구워 매일 잠자기 전에 먹으면 피로감이 없어지고 스태미너가 좋아진다.

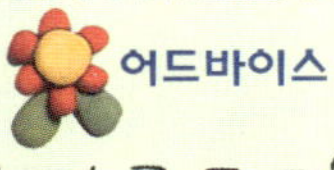

어드바이스
약초를 가루로 만들려면

말린 약초를 가루로 만들어 두면 오래 보존할 수 있고 언제든지 간편하게 먹을 수도 있다.

알로에가루는 살균 작용이 있으므로 변비, 소화불량, 만성 위염, 두통에 효과적이다. 알로에 가루를 만들려면 생잎을 햇볕에 말려 분마기에 곱게 갈면 된다. 아침·저녁으로 1작은술 정도를 식후 30분 이내에 복용한다.

소철가루를 만들려면 햇볕에 잘 말린 열매를 분마기에 넣고 살짝 갈아 겉껍질을 없앤 다음 다시 곱게 간다. 소철가루는 월경통에 효과가 높으며 하루에 4~8g을 2~3회로 나누어 먹는다.

약초뿐만 아니라 음식물도 가루로 만들어서 이용할 수 있다. 그 대표적인 것이 마늘가루인데, 강장작용이 뛰어나고 변비나 설사, 월경불순, 만성 기관지염에 효과가 있다.

만드는 방법은 껍질 벗긴 마늘을 물에 삶아 뜨거울 때 잘 짓이긴다. 여기에 달걀노른자를 넣어 잘 섞은 다음 약한 불에서 고루 휘저으면서 수분이 없어질 때까지 볶는다. 그런 다음에 분마기에 갈아 가루로 만든다. 이렇게 만든 가루를 아침·저녁 2회, 콩알 2~3개 크기 정도의 양을 먹고 공복시에 먹는 것은 피한다.

습진이 생겼을 때

오이냉찜질로 염증을 가라앉히고 식초목욕으로 피부를 튼튼히 한다

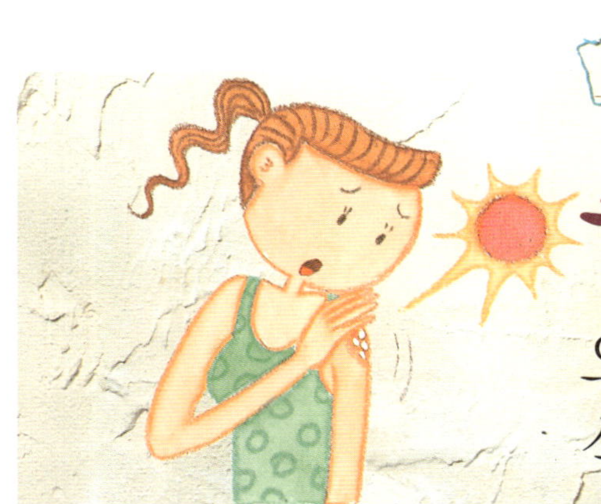

사과식초와 양조식초
피부의 염증을 예방한다

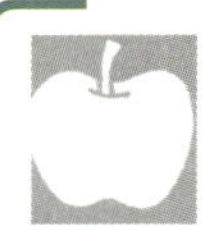

식초는 산의 성질을 띠고 있는 조미료로 살균 작용을 한다. 따라서 피부의 표면이나 모공에 들어있는 세균을 죽일뿐만 아니라 피부에 염증이 생기는 것을 예방해 준다. 약용으로 사용하는 식초는 사과식초나 쌀을 발효시켜 만든 양조식초를 사용한다.

사용법은 약간 뜨거운듯한 목욕물에 식초를 적당히 넣고 목욕을 하거나, 식초에 뜨거운 물을 타서 그 물로 하루에 2~3회 찜질을 한다.

밤나무잎 달인 즙
옻으로 부은 피부에 바른다

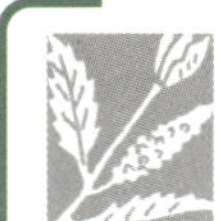

옻의 독이 올라 피부가 붉게 부어오를 때는 밤나무잎을 달여 그 즙을 바르면 가라앉는다. 여름철 푸릇푸릇한 새잎을 따서 햇볕에 잘 말려 바삭해지면 잎 한 줌에 물 2컵 반을 붓고 중불에서 뭉근하게 달인다. 달인 즙을 식혀 환부에 바르면 효과가 있다.

이렇게 만드세요!

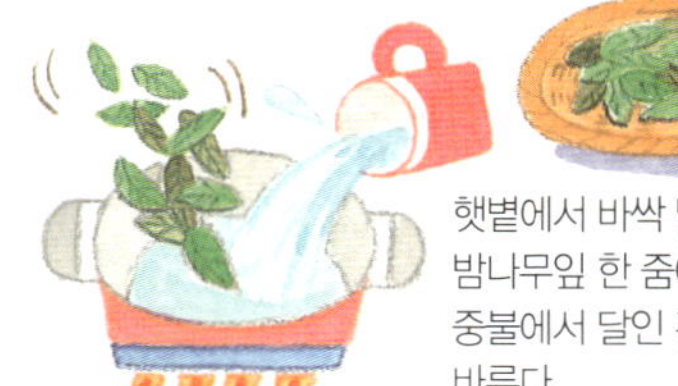

햇볕에서 바싹 말린 어린 밤나무잎 한 줌에 물 2컵을 붓고 중불에서 달인 것을 식혀서 바른다.

황벽나무가루
열이 나고 가려울 때 바른다

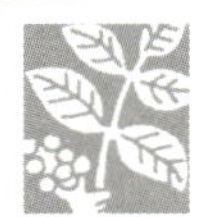

한방에서 '황백'이라 불리는 황벽나무의 노란색 속껍질가루가 약용으로 사용된다.

습진 부위의 범위에 따라 1회에 쓸 양을 3등분하여 1/3은 프라이팬에 검게 태우고, 1/3은 갈색으로 변할 때까지 볶고, 나머지 1/3은 날것으로 준비해서 넓은 대접에 한꺼번에 넣고 섞은 다음 참기름으로 되직하게 갠다. 이것을 하루에 2회, 아침·저녁으로 습진이 생긴 부위에 바른다.

오이냉찜질약
해열·소염 작용을 한다

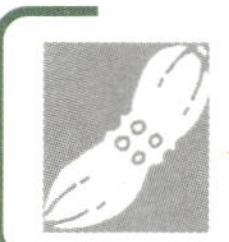

오이는 뛰어난 해열 작용과 소염 작용을 한다.

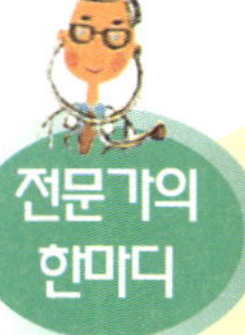

습진은 피부가 민감하거나 습진이 생기기 쉬운 체질을 가진 사람이 여러 가지 자극을 받았을 때 나타나는 발진이다. 원인에 따라서 지루성 피부염·일광 피부염·접촉성 피부염으로 분류되는데 지루성 피부염은 피지의 분비에 이상이 생겼을 때, 일광 피부염은 자외선에 피부를 오래 노출시켰을 때, 접촉성 피부염은 자극이 강한 물질이 피부에 닿았거나 알레르기성일 때 생긴다. 비타민 A·B_2·B_6·C·D·E 등을 적극 섭취하고 충분한 휴식을 취하도록 한다.

습진의 만성화를 방지하는 방법

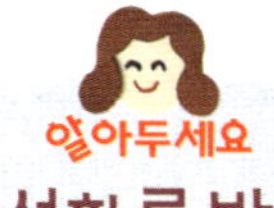

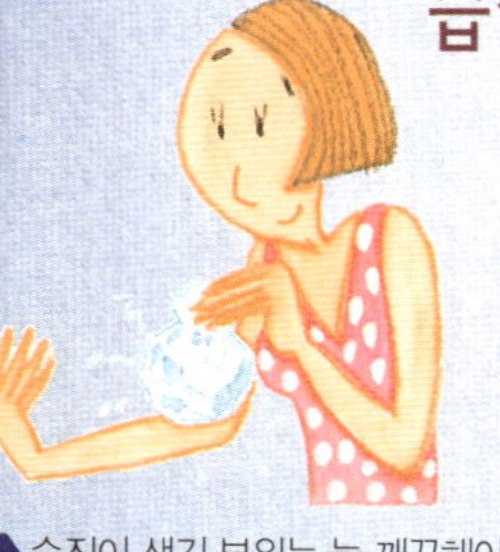

직사광선이나 찬바람은 자극제가 되므로 피한다. 자극이 적은 비누를 사용하고, 목욕할 때는 따뜻한 물로, 유아용 비누를 사용하면 더 좋다.

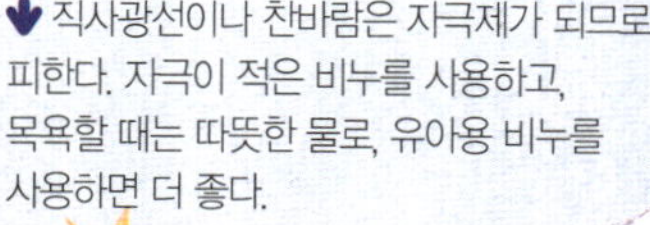

습진이 생긴 부위는 늘 깨끗해야 한다. 손으로 건드리거나 만지작거리는 행동은 금물. 아무리 가렵더라도 긁거나 꼬집지 말고 냉찜질을 하거나 얼음찜질을 한다. 그러면 어느 정도 가려움증이 가라앉는다.

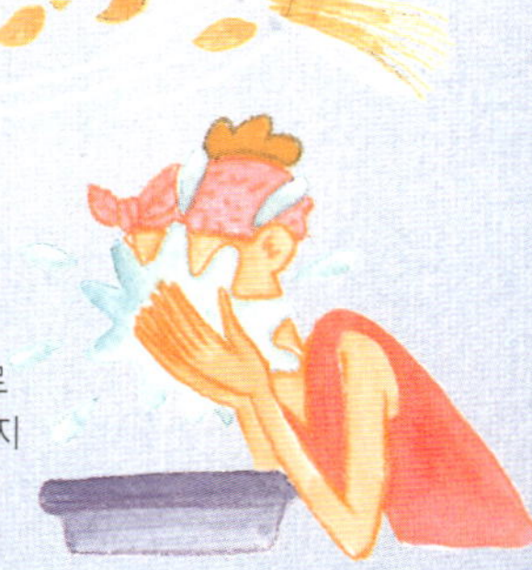

속옷은 매일 갈아 입도록 하고, 100% 면제품이나 무명 소재의 것으로 선택한다. 귀걸이·목걸이·반지 등의 액세서리는 안하는 것이 좋다.

화장은 연하게 하고, 철저한 이중세안(클렌징 크림→비누세안)으로 화장품이나 먼지 등이 피부에 남아있지 않도록 깨끗이 씻는다.

생것을 그대로 먹거나 환부에 직접 바르면 효과가 있다.

습진으로 인해 피부에 열이 있을 때는 오이냉찜질을 해 주는데, 오이즙을 거즈나 얇은 타월에 적셔 냉찜질을 한다.

벌에 쏘였거나 모기에 물렸을 때는 생즙을 그대로 바르거나 잎을 부드럽게 비벼서 바른다.

염증을 촉진시키는 식품은 피한다

습진은 외부적인 자극으로 인해 자주 나타나지만 식품이나 약품 등에 의한 내부적인 요인으로 일어나는 경우도 많다.

특히 새우·게·오징어·문어 등의 갑각류와 명란·대구알·연어알 등의 어란류, 죽순·산채·찹쌀 등의 채소류와 곡류, 초콜릿·코코아·향신료·알코올·사탕·과자 등의 간식류는 염증을 촉진시키는 식품이다.

알레르기 체질인 사람도 이런 음식은 먹지 않는 것이 좋다.

콩이나 팥·땅콩 등의 두류와 유제품도 과식은 금물.

오이냉찜질약을 만들려면

재료/ 오이…150g, 붕사…조금

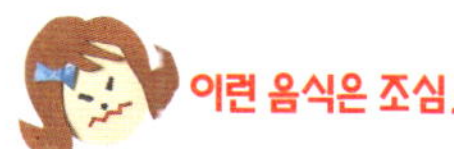

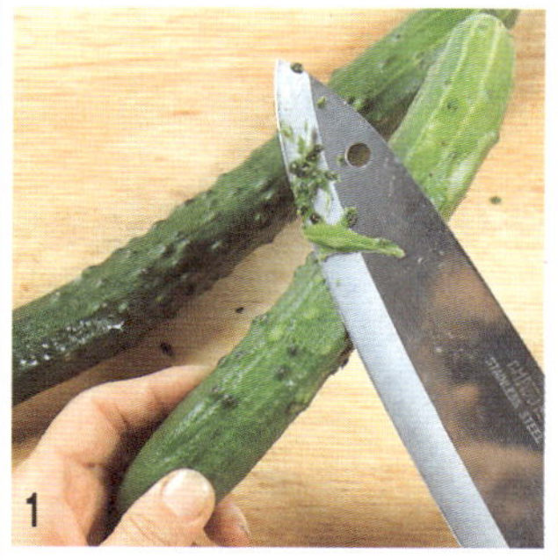

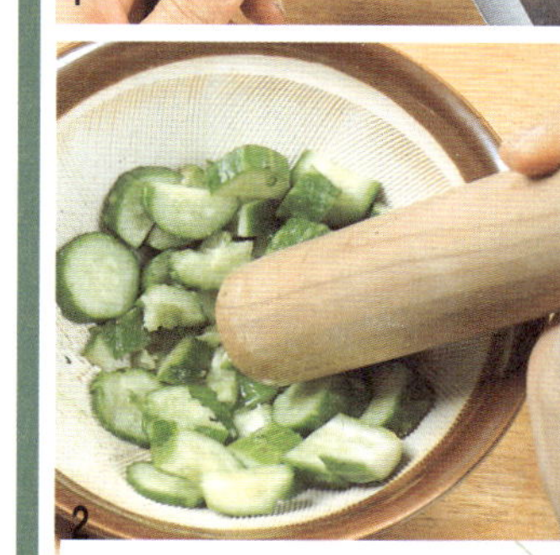

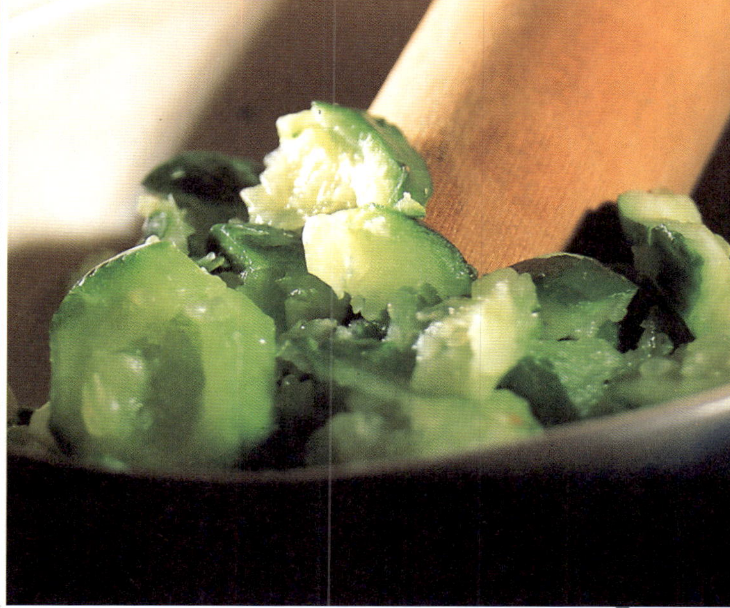

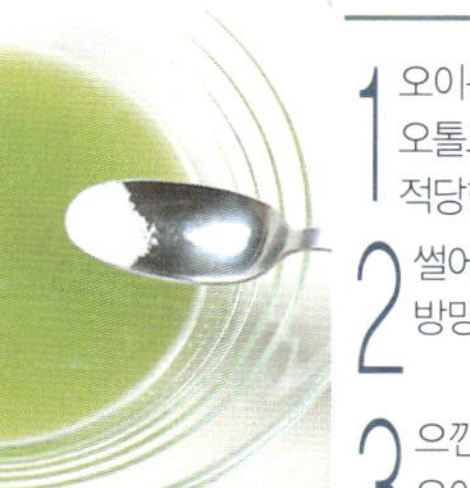

1 오이는 흐르는 물에 깨끗이 씻어 껍질의 오톨도톨한 가시를 칼등으로 긁어내고 적당한 크기로 썬다.

2 썰어놓은 오이를 분마기에 넣고 방망이로 으깨어 즙을 낸다.

3 으깬 즙을 거즈에 꼭 짜서 생즙을 받아 오이즙 1큰술에 붕사 1g 정도를 넣고 잘 젓는다. 이 분량이 1회 사용량이다.

만들기의 포인트

싱싱한 오이를 냉장고에 1~2시간 차갑게 두었다가 즙을 받아 찜질약을 만들면 훨씬 시원하다.

사용 후 느낌

열이 나고 가려운 증세를 가라앉혀주며 진득거리지도 않아 사용감이 좋다.

생활하면서 조심해야 할 일들

주부 습진의 예방과 치료법

단 하루라도 손에 물이 마를 날이 없는 주부들의 가장 큰 고민이 바로 주부습진이다. 주부습진은 일단 생기면 오랫동안 치료를 해야 하고 치료 후에도 재발할 가능성이 높으므로 철저한 치료와 예방이 필요하다.

1 손은 늘 청결하게 한다

손을 깨끗이 씻고 비눗기가 남아있지 않도록 잘 헹구어 준다. 손을 씻은 후에는 부드러운 수건으로 물기를 닦은 다음 핸드크림을 바른다.

2 세제·구두약을 만지지 않는다

세탁용 세제, 식기 청정제, 샴푸, 구두약은 물론 고춧가루나 파·마늘·생강 등 양념류도 자극을 주어 증세를 악화시킬 수 있으므로 1회용 비닐장갑을 끼고 하도록.

3 액세서리는 피한다

특히 물일을 하거나 1회용 장갑을 낄 때는 액세서리를 반드시 빼도록 한다. 액세서리는 알레르기성 습진을 일으키는 원인이 되기도 한다.

4 약은 꾸준히 바른다

주부습진은 완치되기도 어려울뿐더러 재발할 가능성이 매우 높다. 눈으로 보아서 완전히 치료된 듯해도 4~5개월 정도는 꾸준히 치료제를 발라주어야 한다. 그래야 피부에 저항력이 생긴다.

어린이 습진의 예방과 치료법

5세 이하의 어린이들에게 주로 일어나는 습진으로, 대개 아토피성 피부염이나 민감성 피부를 가진 어린이가 피부가 극히 건조했을 때 생긴다. 이런 아이들은 목욕을 시킬 때 따뜻한 물에서 재빨리 씻기고 목욕물에 목욕기름 등을 희석해 씻기는 것이 피부 건조를 막을 수 있는 길이다. 얼굴이나 팔·다리 등 건조되기 쉬운 부위에는 유분이 많은 크림이나 로션 등을 발라 수분이 증발되는 것을 예방한다.

그밖에 옷감이나 기저귀가 피부를 자극하지 않도록 순면제의 옷을 입히고 1회용 기저귀의 사용은 피한다. 옷을 세탁할 때도 되도록 합성세제나 표백제·유연제의 양은 줄이고 비누로 손빨래를 하는 것이 좋다.

그리고 개나 고양이의 털이 알레르기를 일으킬 위험이 많으므로 아기가 있는 집은 애완동물을 조심하는 것이 좋다.

식욕이 떨어졌을 때

식욕을 돋구는 파슬리나 얇게 저민 생강을 날로 먹는다

귤껍질 달인 물
위장의 작용을 돕는다

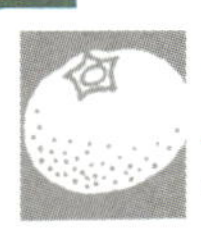

귤껍질에는 위장의 작용을 활발하게 해 주는 성분이 있어서 옛날부터 식욕부진의 치료약으로 활용되어 왔다.

귤껍질을 말려서 사용하는데 오래된 것일수록 약효가 높다. 식욕이 없을 때는 말린 귤껍질을 달여서 마신다. 또 가루로 만들어서 12g씩 식사 전에 먹는 것도 좋은 방법이다.

이렇게 만드세요!

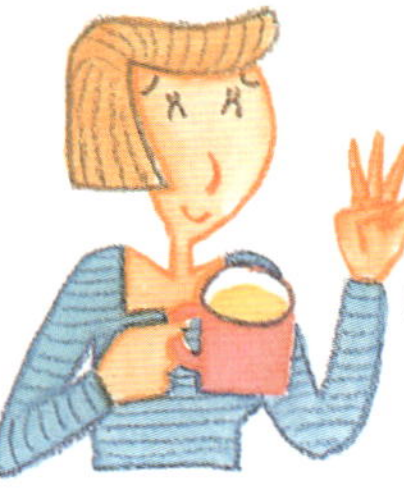

❶ 귤껍질 10g에 3컵의 물을 부어 그 양이 반으로 될 때까지 달인다.

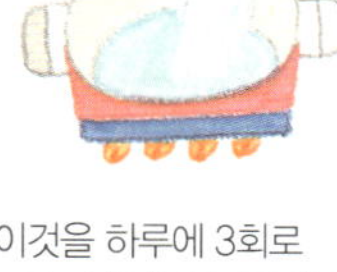

❷ 이것을 하루에 3회로 나누어 마신다. 여기에 꿀을 넣어 마시면 더욱 좋다.

차조기잎 달인 즙
스트레스성 식욕부진에 좋다

차조기의 독특한 향기는 위액 분비를 촉진시키고 식욕을 증진시켜주는 작용 외에 위장이나 소장, 대장의 작용을 원활하게 해 준다.

차조기잎을 달여 즙을 내어 마시면 스트레스로 인한 식욕부진이나 불면증, 위장이 나빠서 식욕이 없을 때 효과가 있다.(만들기 111쪽에 있음)

얇게 저민 생강
구토를 멎게 한다

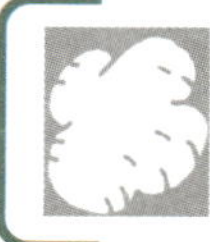

생강의 독특한 향기는 음식에 풍미를 주고 식

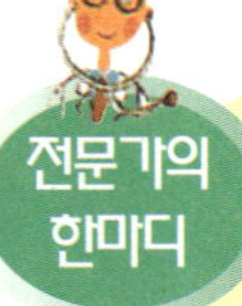

식욕은 몸에 이상이 생겼거나 스트레스에 의해 영향을 받기 쉽다. 스트레스에 의한 식욕부진이라면 몸과 마음을 편안하게 해주고 기분전환을 해 줌으로써 회복의 가능성이 있지만 위염, 간염, 췌장염, 신장병, 암, 신경성 식욕부진증 등 병에 의한 증세일 때는 주의가 필요하다. 원인을 알지 못한 채 식욕부진이 오래 계속될 경우에는 의사의 진찰을 받아보도록 한다. 무엇보다 적극적인 생활태도를 갖고 적당한 운동, 충분한 휴식으로 잃은 식욕을 되찾도록 한다.

욕을 돋구는 작용을 한다. 또 생강의 매운 성분은 뛰어난 살균력을 가지고 있어서 구토증을 가라앉히고 식욕을 돋구어 준다.

얇게 저민 생강 2~3조각을 생으로 먹으면 식욕이 나는데 치질이 있는 사람이나 눈이 충혈되어 있는 사람은 삼가도록 한다.

파슬리
소화와 식욕을 증진시킨다

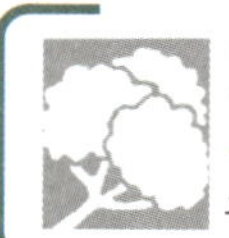

파슬리를 먹지 않는 사람들이 많은데 파슬리의 향에는 정유성분이 들어있기 때문에 위에 적당한 자극을 주어 소화를 좋게 하고 식욕을 증진시키는 작용이 있다.

또 생선이나 고기의 독을 없애는 작용도 있으

므로 적극적으로 섭취하도록 한다. 체력이 떨어져서 식욕부진에 걸린 사람은 날마다 음식에 곁들여서 조금씩 먹도록 한다. 단, 땀을 많이 흘리고 겨드랑이에서 냄새가 나는 사람은 많이 먹지 않는 것이 좋다.

양매나무껍질가루
식욕을 증진시켜 준다

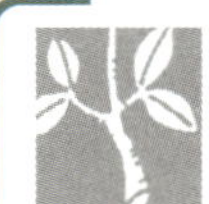

양매나무는 소귀나무라고도 하는데, 그 붉은색 열매는 보기만 해도 식욕을 자극하지만 약효가 있는 부분은 나무껍질 부분이다.

껍질에 들어있는 성분은 식욕을 증진시키는 것 외에 위장병에서 오는 복통이나 설사를 멎게 하는 작용과 이뇨 작용도 한다.

이렇게 만드세요!

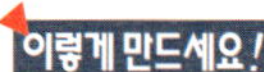
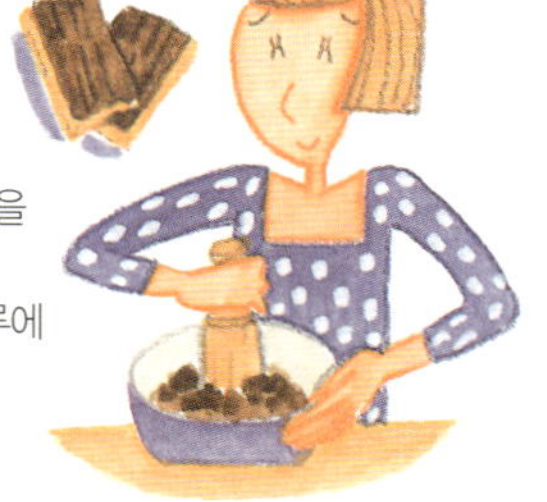

➡ 양매나무껍질을 분마기에 간다. 1회에 12g씩, 하루에 3회 먹는다.

● 그밖에 효과가 있는 식품

마늘에는 위액의 분비를 촉진하고 장의 활동을 돕는 작용이 있어 식욕을 돋군다. 날 것을 얇게 썰어 생으로 먹거나 양념으로 사용해도 같은 효과를 낸다. **산초열매 껍질**에는 위장을 튼튼하게 하고 식욕을 높여주는 약효가 있다. 열매의 껍질을 벗겨 분마기에 가루를 낸 다음 1회에 2g씩 따뜻한 물에 마신다. 정신적인 스트레스로 인해 입맛을 잃었을 때는 **대추**가 좋다. 대추에는 풍부한 단백질과 지방·칼슘·비타민 P와 타닌이 들어있어 신경을 안정시키는 작용이 있다.

말린 대추를 프라이팬에 검게 구워 가루를 낸 다음 조금씩 먹는다.

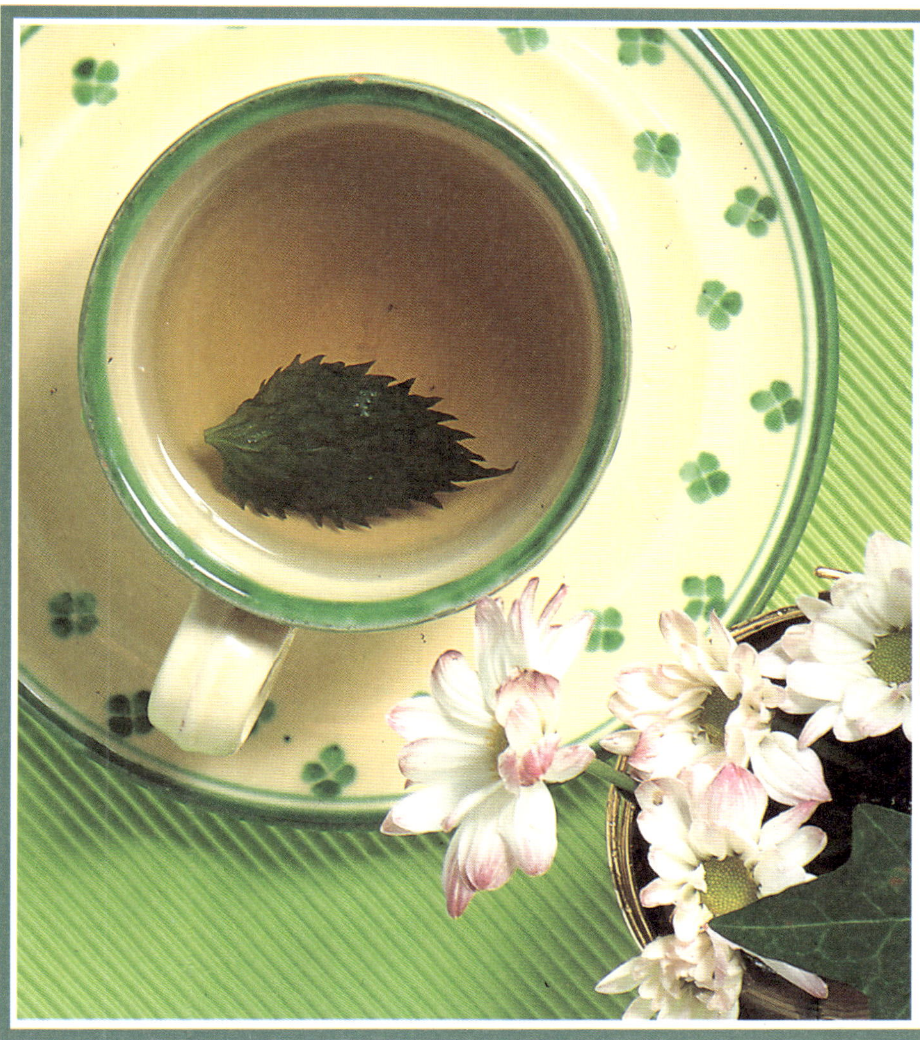

재료(3회분)/ 말린 차조기잎…5g, 물…3컵

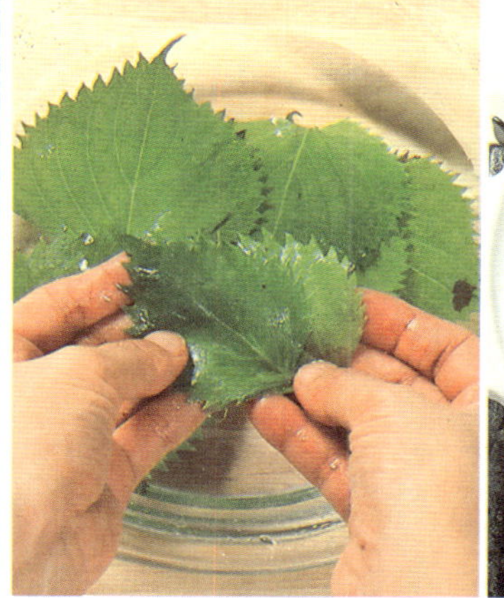
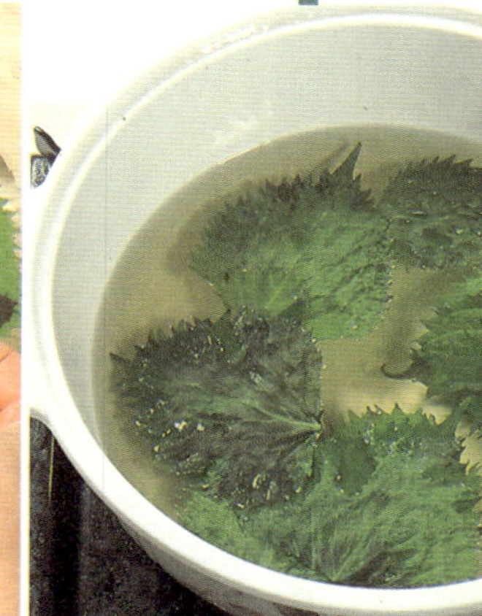

1 신선한 차조기잎을 준비하여 흐르는 물에 깨끗이 씻어 건진다. 씻은 차조기잎을 채반에 겹치지 않게 펼쳐서 햇볕에 바짝 말린다.

2 말린 차조기잎 5g에 3컵의 물을 붓고 중불에서 달여 그 즙을 마신다.

만들기의 포인트

햇볕에 바짝 말린 차조기잎을 사용해야 즙이 맑고 진하게 달여진다.

맛의 특징

쓴맛도 없고 깔끔하여 차 대신 마시면 식욕을 돋구어 준다.

생활하면서 조심해야 할 일들

식욕을 돋구려면…

식욕은 건강을 비추는 거울이다. 따라서 매일 맛있는 식사를 할 수 있다는 것은 신체의 모든 부분이 정상적으로 활동하고 있다는 증거이다.

식욕부진이 있을 때는 우선 그 원인이 되는 질병을 치료하고 식욕을 돋굴 수 있는 여러 가지 방법을 찾는 것이 중요하다.

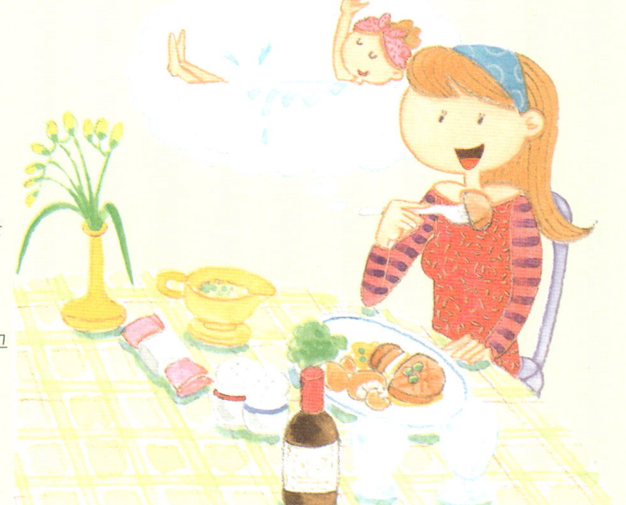

❶ 목욕을 해서 기분전환을 하고 안정을 취한 다음에 먹는다.

❷ 그릇에 신경을 써서 식욕을 돋굴 수 있도록 연출한다.

❸ 한입이라도 자기가 좋아하는 것을 먹는다.

❹ 간을 조금 강하게 해서 먹고 신맛이 있는 것, 향기가 진한 것을 이용하는 것도 좋다.

❺ 식사하기 전에 샴페인이나 맥주, 와인 같은 것을 조금 마신다.

알아두세요

신경성 식욕부진증이란?

신경성 식욕부진증은 거식증이라고도 한다. 여성에게 많은데 원인이 되는 특별한 병도 없는데 식사를 정상적으로 하지 못해 극단적으로 마르는 병이다.

신경성 식욕부진증의 판단 기준은

1 표준 체중보다 20% 이상 말랐다.

2 평소에는 거의 먹지 않다가 일단 먹기 시작하면 엄청나게 많은 양을 먹거나 숨어서 먹는 등 먹는 행동에 이상이 있다.

3 체중 증가에 대해 극단적인 공포를 가지고 있거나 체중, 체형에 대해 잘못된 인식을 하고 있다.

4 발병이 되는 연령은 30세 이하이다.

5 월경불순 또는 무월경이 된다.

6 몸이 마를만한 원인이 되는 병은 없다.

이 병은 다른 병과는 달라서 환자에게 먹고 싶다는 의사가 없는 것이므로 식사요법만이 아니라 심리요법을 병행할 필요가 있다. 위에서 살펴본 여섯 가지의 증세가 나타나면 빨리 의사의 진단을 받아야 한다.

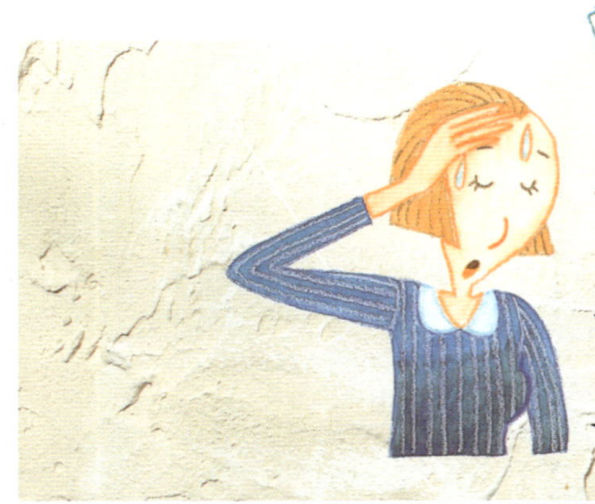

식은땀이 날 때

허약하거나 과로로 인한 식은땀은 부추와 백복령가루 등을 먹는다

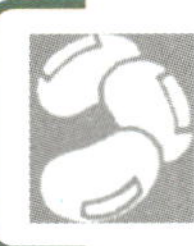 검은콩·보릿겨 달인 물
과로로 인한 식은땀에 효과

콩은 양질의 단백질과 지방질, 비타민 B_1, B_2 등을 함유하고 있어 영양적으로 뛰어난 식품이다. 콩 중에서도 검은콩은 쉽게 피로를 느끼는 사람, 체력이 떨어져 있는 사람이 식은땀을 많이 흘릴 때 효과가 있다.

특히 껍질 부분에는 사람 몸에 좋은 영양분과 땀을 멎게 하는 성분이 많이 들어있다. 보릿겨에도 땀을 멎게 하는 성분이 들어있으므로 두 가지를 섞어 함께 달여 마시면 과로에서 오는 식은땀에 효과가 있다.

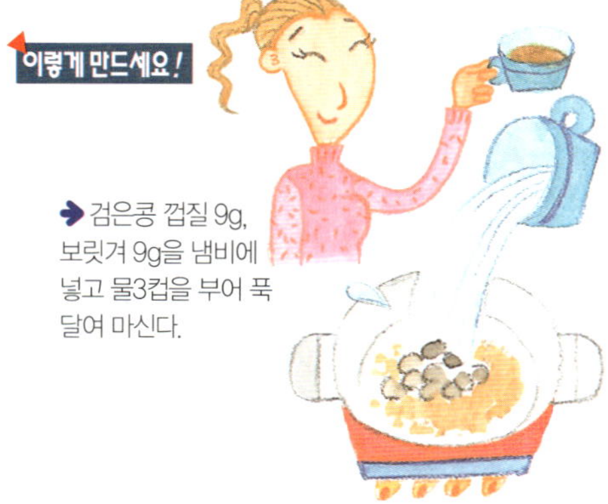

➡ 검은콩 껍질 9g, 보릿겨 9g을 냄비에 넣고 물3컵을 부어 푹 달여 마신다.

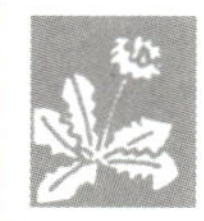 민들레달인 물
밤에 잘 때 땀을 흘리는 경우

민들레는 강장 작용은 물론 위장을 튼튼하게 하는 작용이 있다. 밤에 잘 때 식은땀을 흘리는 사람에게 민들레 달인 물을 마시게 하면 효과가 좋다.

봄에 민들레의 잎, 꽃, 뿌리를 따서 햇볕에 말려 보존해 둔다. 잎과 꽃일 경우는 1회에 7~10g, 뿌리일 경우는 4~8g을 달여 하루에 3회, 식사하기 전에 마신다.

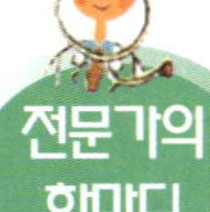

식은땀은 정신적으로 긴장을 하거나 몸이 허약해져서 날씨가 덥지도 않은데 순간적으로 땀이 많이 나는 것을 말한다. 수면중에나 감기와 같이 발열성 병의 회복기에도 식은땀을 흘리게 되는데, 이럴 때는 병증 회복의 징후이므로 걱정하지 않아도 된다. 그러나 과로·자율신경의 균형이 깨져 흘리는 식은땀은 어깨걸림, 두통, 월경불순 등의 증세를 동반한다. 체력을 증진시키는 식품을 섭취하여 허약체질을 개선하고, 적당한 운동과 휴식을 취해 몸과 마음을 안정시킨다.

 볶은 밀가루
식은땀이 많이 날 때

밀을 맑은 물이 날 때까지 깨끗이 씻어 햇볕에 말린다. 이것을 중불에서 볶아 가루로 만든 다음 1회에 1큰술씩 식후 1시간 후에 먹는다.

또한 1회에 부소맥가루 1큰술을 물 2컵을 붓고 그 양이 반으로 줄 때까지 달여 찌꺼기를 거르지 말고 잘 저어 마신다.

 백복령
허약해서 식은땀을 흘릴 때

백복령은 빛깔이 흰 복령으로 벤 지 5~6년이 된 소나무의 뿌리 밑에 기생하는 버섯의 일종이다. 백봉령을 달여서 마시면 몸이 쇠약해져서 식은땀이 나거나 잠을 잘 때 식은땀을 흘리는 사람에게 효과가 있다.

껍질을 벗겨서 잘게 썰든가 또는 절구에 찧은 백복령 30g과 약쑥 40g에 물 2 1/2컵을 붓고 중불에 2시간 정도 달여서 찌꺼기는 버리고 하루 3번에 나누어 공복에 먹는다. 한약방이나 한약재 시장에 가면 쉽게 구할 수 있다.

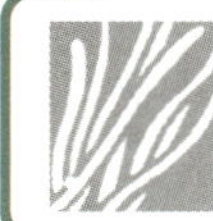 부추무침
체력이 떨어져 땀을 흘릴 때

부추는 비타민, 칼슘, 칼륨, 철분이 풍부하게 들어있어 강정, 강장 작용이 강한 채소다.

또한 혈액순환을 좋아지게 하고 위장을 따뜻하게 하며 내장 전체의 상태를 조절해줄 뿐 아니라 자율신경을 자극하는 작용도 한다.

체력이 떨어져 밤에 잠을 자면서 식은땀을 흘리는 사람이 먹으면 효과가 있다.

● 그밖에 효과가 있는 식품

황벽나무열매 달인 물은 몸이 허약해서 식은땀이 나는 사람에게 좋다. 황벽나무열매 5g에 물 5컵을 붓고 물이 반으로 줄어들 때까지 달인다. 이것을 하루 분량으로하여 3회에 걸쳐 나누어 마신다.

참마도 체력을 보강시켜주는 효과가 있다. 껍질 벗긴 참마를 강판에 갈아서 즙을 내어 먹어도 좋고 쌀을 불렸다가 참마 간 것을 넣고 죽을 끓여 먹어도 좋다.

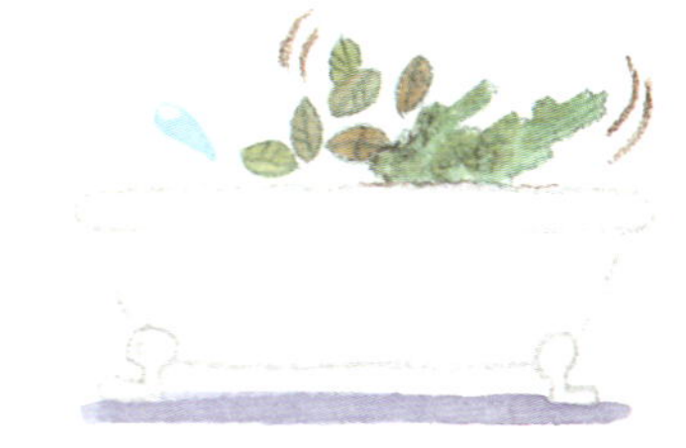

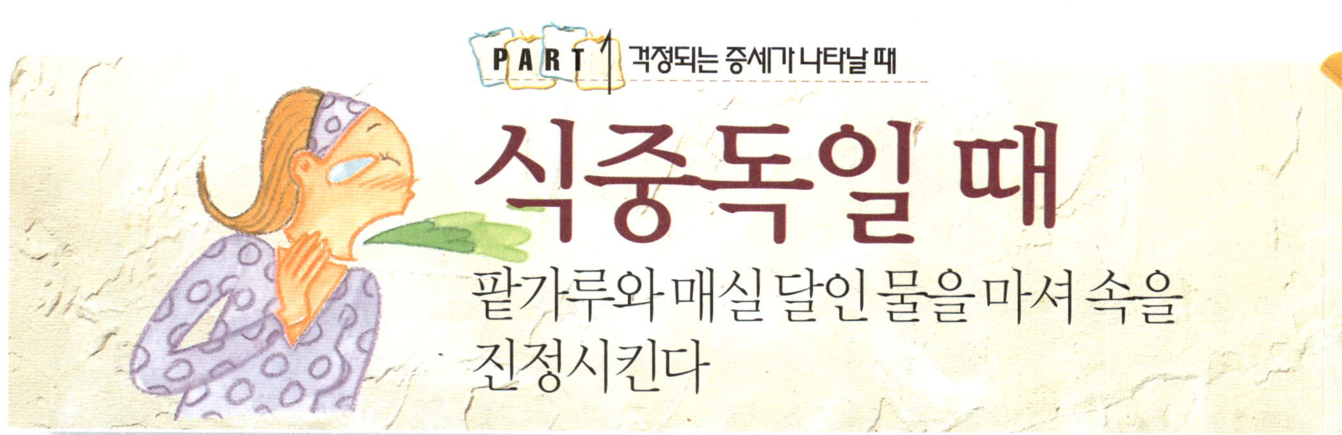

식중독일 때

팥가루와 매실 달인 물을 마셔 속을 진정시킨다

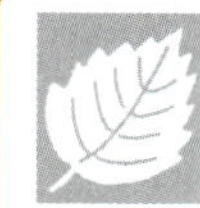

차조기잎 달인 물
식중독을 예방한다

옛날 중국의 명의였던 화타가 게를 먹고 식중독을 일으킨 스년을 차조기잎으로 낫게 했다는 유명한 설화가 있다.

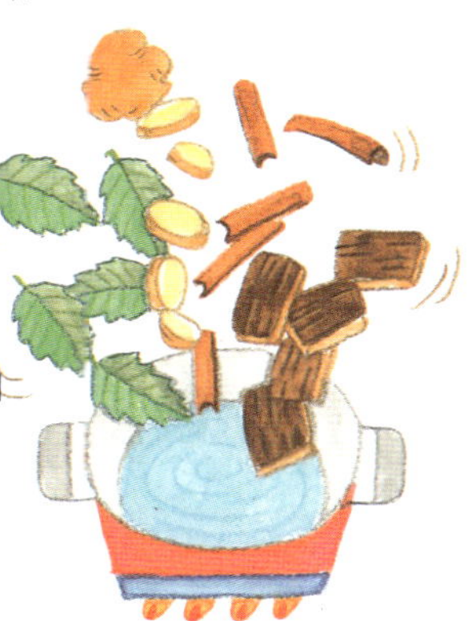

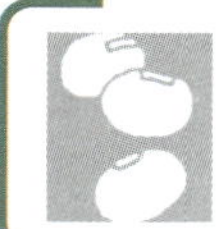

실제로 차조기에는 생선이나 게의 독을 중화시켜서 식중독을 예방하는 작용이 있다. 생선회에 차조기잎을 깔아 놓는 것도 그 때문이다.

식중독일 때는 신선한 차조기잎을 그냥 먹어도 효과가 있지만 후박, 감초와 같이 달여서 그 물을 마시면 더욱 효과가 있다.

＊ 차조기잎은 한방약재로 쓰이므로 한약재상에서 구입할 수 있다.

팥가루
토하기 힘들 때

식중독일 때 전문의의 처방도 없이 마음대로 아무 약이나 먹어서 구토를 멎게 해서는 안된다. 원인이 된 음식물을 토해서 몸 밖으로 내보내는 것이 식중독을 가라앉히는데 도움이 된다.

토하고 싶어도 토해지지 않을 때는 팥이 효과적이다. 생팥을 분마기에 갈아 가루로 만들어서 5g 정도 먹으면 토할 수 있다. 가벼운 식중독이라면 안정만 취하고 있어도 낫게 된다.

● 그밖에 효과가 있는 식품

식중독일 때는 매실 1개를 3컵의 물을 붓고 그 양이 반으로 될 때까지 달여 먹는다. 매실엑기스도 마찬가지의 효과가 있다.

1/2큰술의 매실엑기스를 1컵의 물에 희석시켜서 마신다. 또 매실식초절임을 1~2잔 마셔도 효과를 볼 수 있다.

그외에 쑥은 식중독에 의한 위장의 통증에 좋으며 무나 동아는 생선이나 고기로 인한 식중독에 효과가 있다.

식중독에 걸렸을 때는 원인이 되는 것을 곧 토해내는 것이 중요하다. 소금물을 잔뜩 마시고 둘째와 셋째 손가락으로 혀를 눌러 토해 낸다. 단, 식후 10시간이 지나 증세가 나타난다면 급히 병원으로 가야 하며 토물이나 먹다 남긴 음식을 비닐봉지에 넣어 가지고 가면 진단에 많은 도움이 된다. 식중독을 예방하려면 평소에 고기·어패류 등은 반드시 5℃ 이하에 냉장보관하고 조리할 때 충분히 익힌 다음 먹도록 한다. 조리기구를 철저히 소독하는 것도 잊지 말도록.

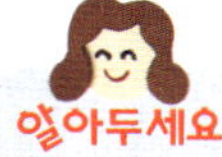

음식에도 궁합이 있다

우리가 무심코 먹는 음식들 중에는 함께 먹어야 좋은 식품들이 있고, 반대로 함께 먹어서는 안되는 식품들도 있다. 서로 궁합이 잘 맞는 식품들을 함께 섞어 먹으면 소화흡수도 잘되고 영양도 높아지며 음식의 맛도 더욱 좋아진다.

방의 과다섭취를 막을 수 있다.

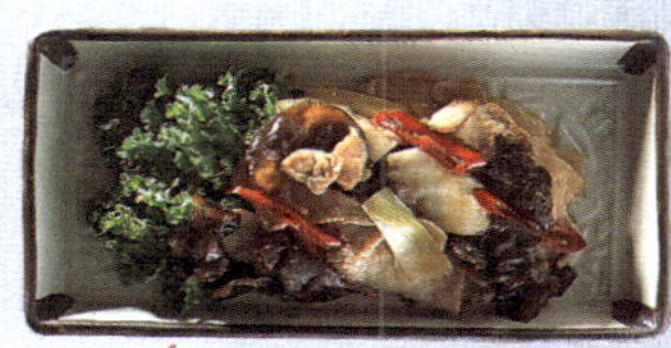

궁합이 잘 맞는 식품

1. **두부와 미역**… 두부의 원료인 콩은 5종류의 사포닌이 들어있어 우리 몸에 이로운 작용도 하지만 지나치게 섭취하면 몸 속의 요오드가 많이 빠져나가므로 요오드가 풍부한 미역·김 등의 해조류를 함께 먹으면 좋다.

2. **돼지고기와 표고버섯**… 돼지고기의 콜레스테롤은 표고버섯이 체내 흡수를 억제하므로 지

궁합이 잘 맞지 않는 식품

1. **껍질콩과 치즈**… 맥주 안주로 이 두가지를 자주 먹게 되지만 껍질콩의 피틴산이 치즈의 칼슘 흡수를 방해한다.

2. **시금치와 완숙 달걀**… 완숙 달걀의 유화 수소가 시금치의 철분 흡수를 떨어뜨린다.

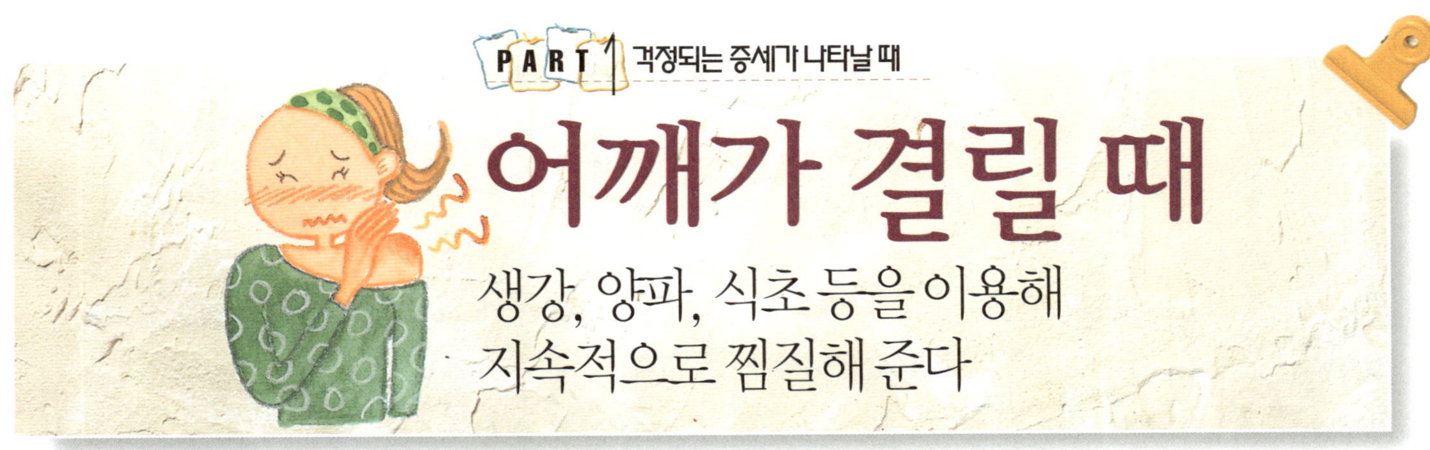

어깨가 결릴 때

생강, 양파, 식초 등을 이용해 지속적으로 찜질해 준다

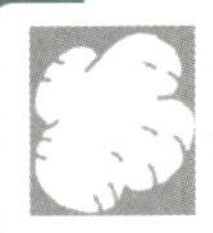

생강연고
혈액의 흐름을 돕는다

식욕을 돋구고 구토를 가라앉히는 등 민간약으로 효용이 많은 생강은 혈액의 흐름을 좋게 하는 작용도 뛰어나다. 생강을 강판에 갈아서 밀가루와 같이 섞은 생강연고를 통증이 있는 어깨에 바르면 혈액의 흐름이 좋아져 어깨결림증이 다소 없어져 편안해진다.(만들기 115쪽에 있음)

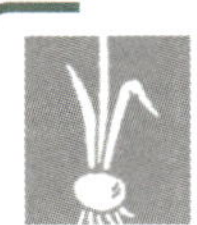

수선화뿌리찜질
어깨가 부었을 때 효과

수선화의 생뿌리를 갈아서 만든 찜질약을 어깨에 붙이면 부었을 때나 어깨결림에 효과가 있다. 이때 치자나무열매가루를 섞으면 보다 좋은 효과가 있다. 마르면 자주 갈아주는데 피부가 민감한 사람은 부작용이 나타날 수 있으므로 그 부위가 빨갛게 되면 곧 사용을 중지한다.

물에 씻어 껍질 벗긴 수선화뿌리 1개를 강판에 곱게 간다. 여기에 밀가루를 조금 넣어 반죽한 다음, 반죽한 것을 어깨에 펴바르고 위에서 거즈로 누른다.

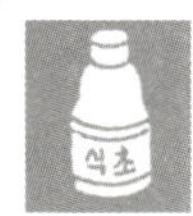

식초·소금찜질
열이 나는 어깨결림에 좋다

식초를 사용한 음식을 적극적으로 먹는 것도 물론 좋지만 외용약으로서의 이용가치도 빼놓을 수 없다.

열이 나는 심한 어깨결림에는 뜨거운 물 5컵에 소금 2작은술, 식초 2큰술을 더한다. 이 물에 수건을 적셔 꼭 짠 뒤 뜨거울 때 어깨에 댄다. 이것을 몇 번 계속해서 되풀이하면 혈액의 흐름이 좋아져 어깨결림이 가라앉는다.

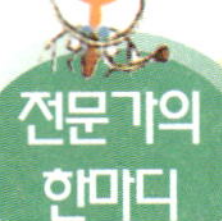

어깨결림은 지나치게 어떤 일에 열중했을 때나 몸에 병이 있을 때 어깨나 목의 근육이 긴장되어 일어나는 현상이다. 또는 일상생활 속에서의 스트레스, 압박감이 신경에 작용해서 혈액의 흐름이 나빠져 어깨결림의 통증이 오는 경우도 있다. 어깨결림을 낮게 하려면 근본적인 병의 치료는 물론, 기분을 전환하고 자세를 바르게 하며 적당한 운동·목욕 등으로 혈액의 흐름을 좋게 해야 한다. 또 균형 있는 식사와 충분한 휴식도 증세를 가볍게 해 주는 방법이다.

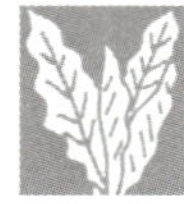

쑥부쟁이·감초 달인 물
심한 어깨결림을 가라앉힌다

감초에는 백합과와 콩과가 있는데 약효가 있는 것은 콩과쪽이다. 감초는 통증을 멎게 하는 것을 비롯해서 기침을 멈추게 해 주고 가래를 없애주며 치질에도 효과가 있다.

꽃이 피었을 때 따서 말린 쑥부쟁이잎15g에 감초2g을 섞은 다음 물 3컵을 부어 달인 물을 하루에 3회 공복시에 마신다.

다시마
어깨와 목의 결림에 효과

미역이나 다시마에 들어있는 요오드는 호르몬을 자극해서 신진대사를 활발하게 한다. 꾸준히 먹으면 어깨나 목이 결리는 것을 예방하는 데 효과를 낸다. 다시마에는 혈압을 낮추는 작용도 있으므로 혈압이 높은데다 어깨결림증이 있는 사람에게 안성맞춤인 식품이다. 다시마는 특별한 방법으로 조리하지 않아도 되므로 손쉽게 이용할 수 있다.

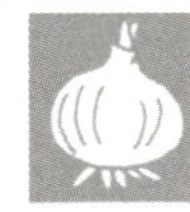

양파·생강찜질
어깨의 통증이 가벼워진다

양파에 함유되어 있는 자극적인 성분은 파나 마늘과 똑같은 유화알릴이다. 이 성분은 소화액의 분비를 도와주거나 혈액의 흐름을 원만하게 하는 작용을 한다.

양파 간 것과 생강 간 것, 그리고 된장을 잘 섞어서 거즈에 발라 아픈 곳에 찜질한다. 마르면 몇 번이고 갈아준다. 그러면 어깨의 통증이 훨씬 가벼워질 것이다.

또 고혈압에 의한 어깨결림증에는 양파의 엷은 갈색 껍질을 달여서 마셔도 효과적이다.

이렇게 만드세요!

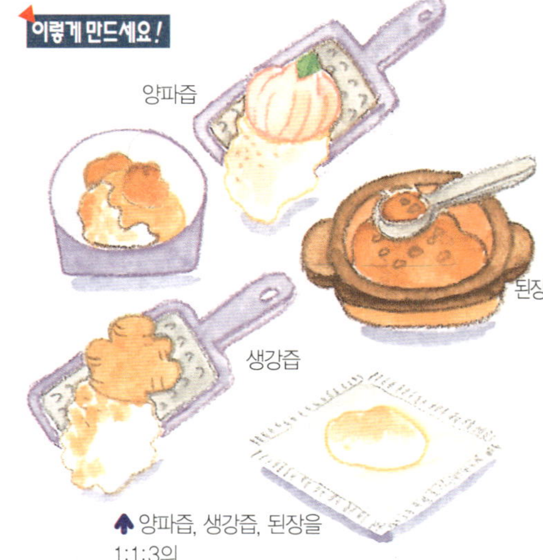

↑ 양파즙, 생강즙, 된장을 1:1:3의 비율로 합한다. 이것을 거즈에 발라서 아픈 어깨에 붙인다.

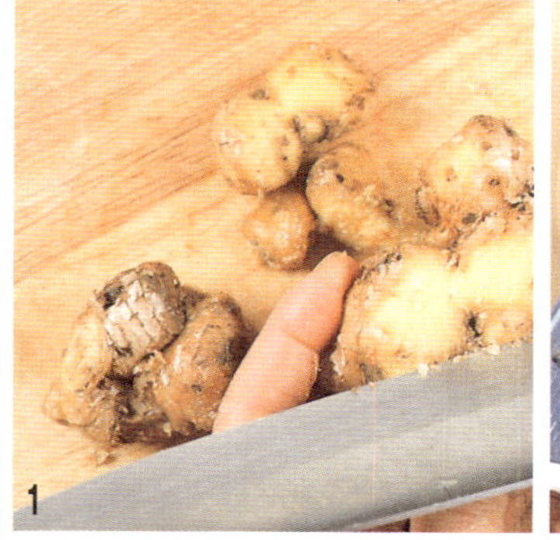
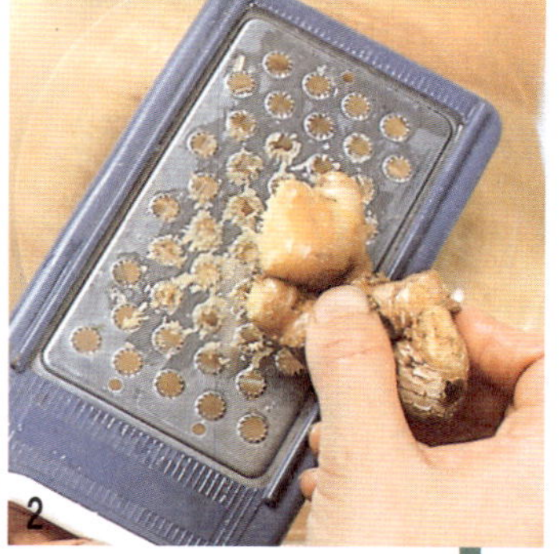

생강연고를 만들려면

재료/ 생강…30g, 밀가루…적당량

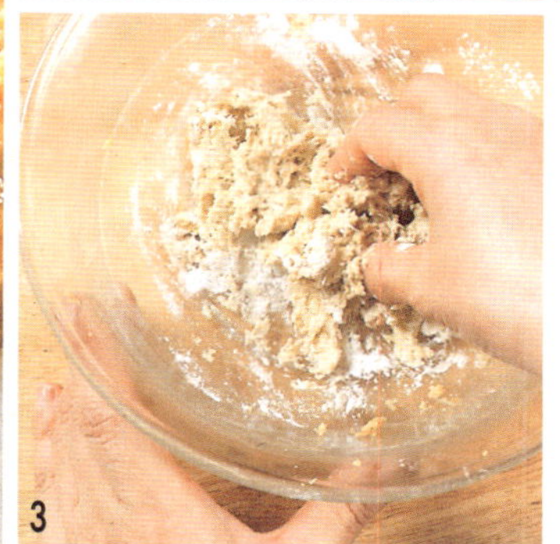
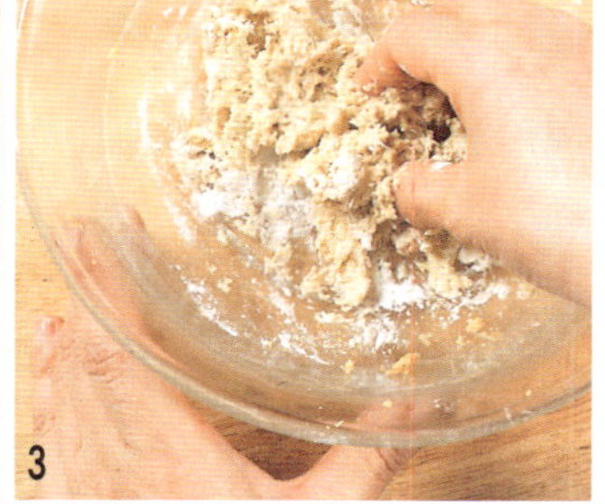

1 생강은 큼직한 것으로 골라 껍질을 벗긴다.

2 껍질 벗긴 생강을 강판에 곱게 간다.

3 간 생강에 밀가루를 섞어 적당하게 부드러워질 때까지 반죽한다.

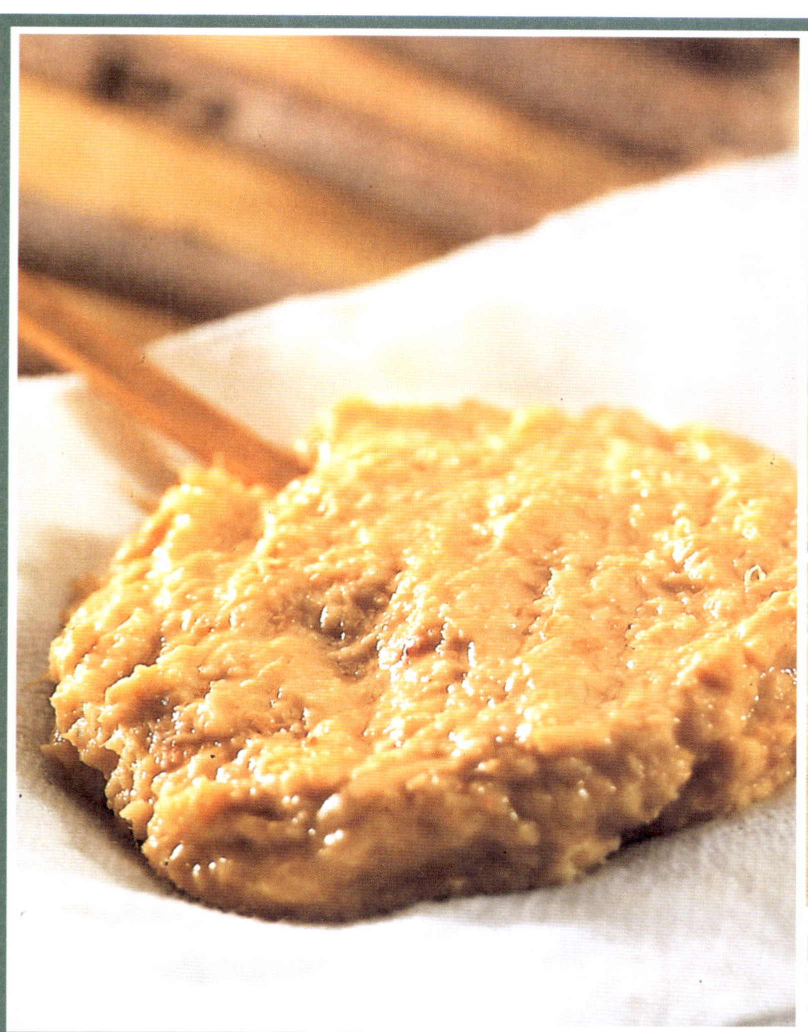

만들기의 포인트
밀가루의 양은 생강 간 것에 섞었을 때 적당히 질축할 정도면 된다.

사용 후 느낌
반죽을 거즈에 펴발라 어깨에 붙이면 혈액의 흐름이 좋아져 통증이 감소된다.

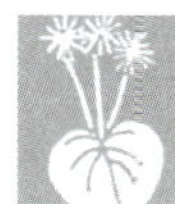

털머위잎찜질
통증을 가라앉힌다

털머위의 생잎 양면을 약한 불에 살짝 구워서 잘 비벼 부드럽게 한 다음 식혀서 어깨에 붙이면 심한 어깨결림증이라도 하룻밤만에 편안해진다.

급할 때는 푸른 즙이 나올 때까지 잎을 비벼 그대로 아픈 부위에 발라도 된다. 털머위는 1년 내내 구할 수 있지만 초봄의 어린 잎이 가장 효과가 있다.

● 그밖에 효과가 있는 식품

무즙이 소금을 조금 넣어 아픈 부위에 찜질한다. 피부에 가려움증이 나타날 경우에는 사용을 중지한다. 껍질을 벗긴 참마를 갈아서 거즈에 발라 결리는 쪽 어깨를 찜질한다. 단, 가려워지면 찜질을 중지하야 한다.

벚꽃나무속껍질 15g과 치자나무열매 8g을 섞어 볶은 다음 가루로 만든다. 이것을 술에 타서 마시면 급성 어깨결림증에 효과가 있다.

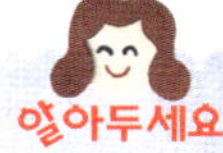

혈액순환을 돕는 약탕

어깨가 결릴 때는 어깨를 따뜻하게 하는 것이 중요하다. 따뜻한 물에 느긋하게 들어가 있으면 혈액순환이 좋아져서 어깨결림증도 가라앉는다. 하지만 단순한 온수보다 약탕에 들어가면 어깨결림증이 더욱 좋아지게 된다.

● 유자탕
어깨결림, 신경통·류머티즘에 효과가 있다. 생유자 4~5개를 잘게 썰어 목욕물에 넣고 목욕한다.

● 귤껍질탕
귤은 신진대사를 활발하게 하고 근육의 피로를 풀어준다. 말린 귤껍질을 목욕물에 넣고 목욕한다.

● 창포탕
약효가 있는 것은 늪이나 강가에 자생하는 창포다. 창포의 잎과 뿌리를 우려낸 물로 목욕을 하면 어깨결림증도 가라앉고 머리를 감으면 머리결이 부드러워진다. 그 외에 쑥이나 미나리도 약탕 재료로 많이 쓰인다.

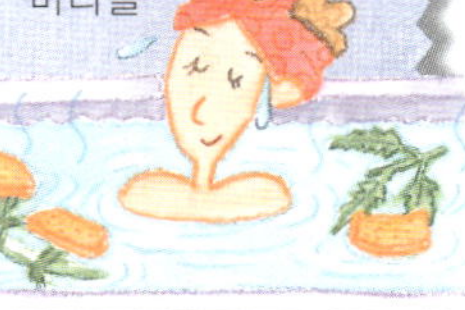

일상생활 속에 어깨가 결리는 원인 체크

일상 생활 속에도 어깨가 결리는 원인은 여러 가지가 있다. 베개를 바꾸거나 불편한 옷을 입었을 때 또는 돗수가 맞지 않는 안경을 끼었을 때, 책상과 의자의 높이가 맞지 않은 채로 책상에서 일을 하거나 나쁜 자세로 독서를 했을 때 어깨결림이 따르게 된다.

평소의 생활태도를 다시 한 번 체크해 보고 생활습관을 고친다.

또 평소에도 틈틈이 어깨나 목을 풀어주는 체조를 자주 해서 피로나 정신적인 스트레스를 쌓이게 하지 말고 목욕 시간을 충분히 갖는 것도 좋다.

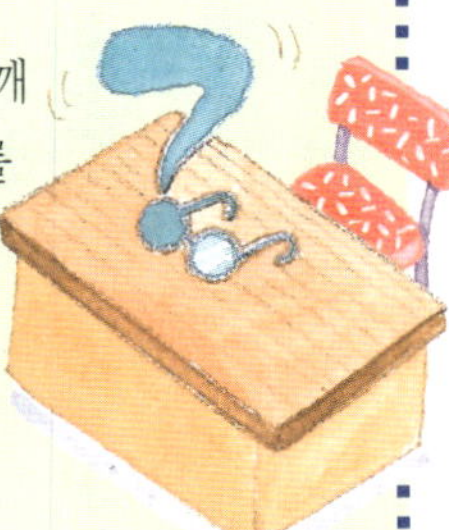

어깨관절주위염일 때

통증을 진정시키고 마비를 풀어주는 개다래나무·엄나무껍질을 달여 마신다

천남성연고
통증이 심할 때 효과가 있다

천남성의 땅속줄기는 옛부터 한방에서 담이나 풍치 등에 효과가 있는 약재로 쓰여져 왔다. 9~10월경에 캐낸 천남성의 땅속 줄기 중에서 뿌리를 제외한 나머지 부분을 햇볕에 바짝 말려 가루로 만든 다음 밀가루와 식초를 넣고 반죽하여 사용한다. 단, 천남성은 독성이 강한 식물이므로 취급에 주의해야 한다. 천남성은 한의원이나 한약재 시장에서 쉽게 구할 수 있다.

이렇게 만드세요!

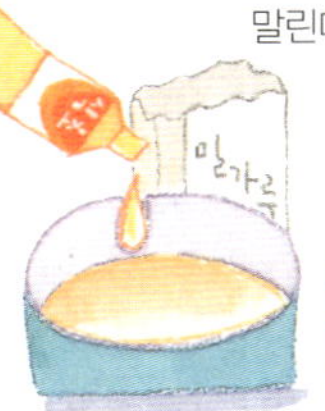

❶ 천남성의 동글동글한 땅속 줄기를 둥글고 납작하게 썰어 햇볕에 말린다.

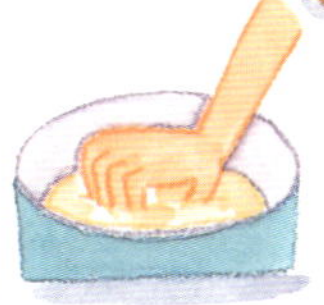

❷ 잘 마르면 분마기에 갈아 가루로 만든 다음 밀가루와 식초를 조금 넣고 끈기있게 반죽한다.

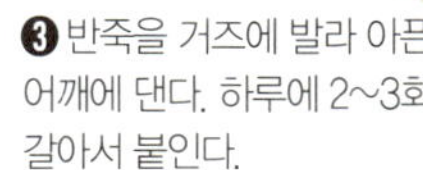
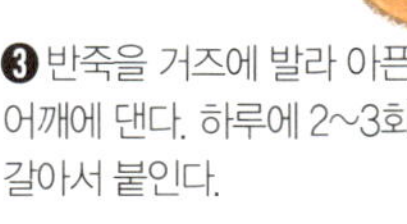

❸ 반죽을 거즈에 발라 아픈 어깨에 댄다. 하루에 2~3회 갈아서 붙인다.

개다래나무 달인 즙
통증을 가볍게 해준다

8~9월에 익는 오렌지색의 개다래나무는 열매를 그냥 먹기도 하지만 나무줄기를 달인 즙은 관절 부위의 통증을 완화시켜 준다.

개다래나무 약 15g에 3컵의 물을 부어 그 물이

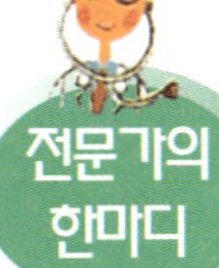

노화현상의 하나로 50대에 많이 나타나기 때문에 '오십견'이라고도 한다. 전문용어로는 '어깨관절주위염'이라고 하는데 어깨관절에 서서히 통증이 일어나 심하면 등의 지퍼나 단추를 잠글 수 없을 만큼 어깨를 움직이기가 힘들어진다. 격렬한 통증이 아닌 한 따뜻하게 해주면 가라앉지만 악화되어 어깨를 전혀 움직이지 못할 때는 의사의 치료를 받는 것이 좋다. 급성이면 냉찜질을, 만성이면 온찜질을 해서 근육을 풀어주도록. 통증이 가시면 조금씩 어깨 관절 운동을 해 주는 것이 좋다.

반으로 줄어들 때까지 달인다. 이렇게 달인 개다래나무즙을 하루 분량으로 삼아 매끼 식사 전에 마시면 어깨 관절 주위의 통증이 어느 정도 가라앉는다.

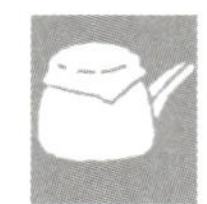

엄나무껍질 달인 즙
어깨의 마비를 풀어준다

엄나무껍질은 팔다리가 뻣뻣하고 아플 때 효과가 있다.

엄나무껍질 500g에 물 5컵을 붓고 그 물이 반으로 줄어들 때까지 달여서 걸쭉하게 만든 다음 이것을 식사 전 공복에 한숟가락씩 2주일 정도 먹는다.

엄나무에는 풍을 다스리고 담을 몰아내는 작용이 있어 신경 계통의 병에 흔히 쓰이는 민간 약재이다.

특히 엄나무껍질은 팔다리가 뻣뻣하고 아플 때 효과가 있다.

엄나무껍질은 약재상에서 따로 파는데 껍질뿐만 아니라 나무에도 약효가 있으므로 적당한 크기로 자른 엄나무를 달여도 마찬가지의 효과를 기대할 수 있다.

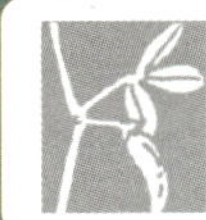

고추연고
몸을 따뜻하게 한다

고추의 매운 맛 성분에는 몸을 따뜻하게 하는 작용이 있어 고추를 신발 밑바닥에 깔면 발에서 열이 나게 된다. 그래서 옛날에는 추운 겨울 먼 거리로 여행할 때 신발 바닥에 고추를 깔아 발이 시리지 않게 했다. 고추는 또한 제습작용도 하기 때문에 몸이 차갑거나 습기가 있을 때 찜질약으로도 사용한다.

고추연고를 만들어 통증이 있는 어깨에 붙인다. 몸이 따뜻해지면서 혈액순환이 좋아지고 통증이 가라앉는다.(만들기 117쪽에 있음)

● 그밖에 효과가 있는 식품

황벽나무 속껍질을 가루로 만들어 식초와 달걀 흰자, 생강즙을 섞은 뒤 아픈 부위에 찜질을 하면 서서히 통증이 가라앉는다.

또 햇볕에 말린 수세미열매를 가늘게 썬 뒤 가루로 만들어 10g씩 매일 먹으면 통증을 가라앉히는데 도움이 된다.

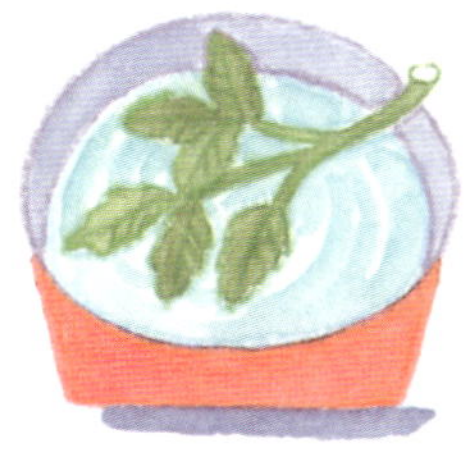

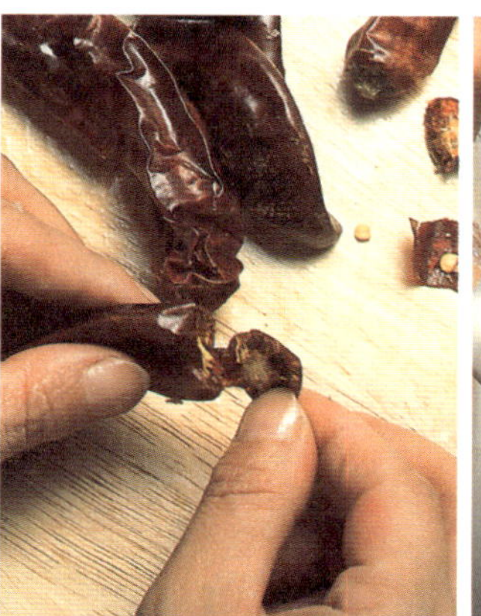
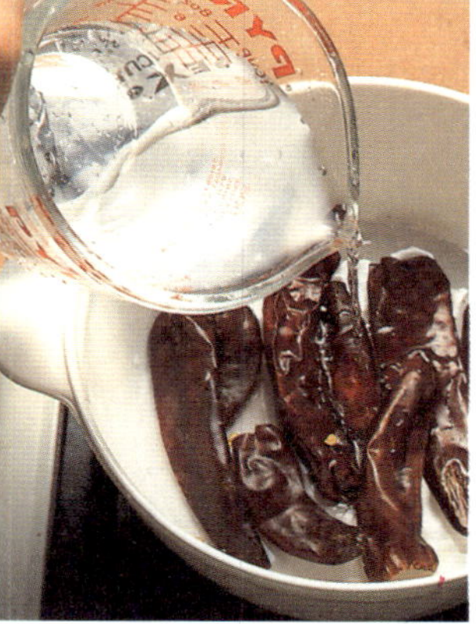

고추연고를 만들려면

재료/ 붉은고추 5개

1 붉은고추는 겉에 먼지가 묻어있지 않도록 말끔히 닦고 꼭지를 딴다.

2 손질한 붉은고추를 냄비에 담고 물 1컵을 부어 고추의 성분이 우러나도록 푹 끓인다. 붉은고춧물이 우러나면 불에서 내리고 면거즈에 그 물을 적셔 아픈 부위를 찜질한다.

만들기의 포인트

고추는, 물기를 꼭 짠 거즈로 겉에 묻은 먼지를 깨끗이 닦는다.

사용 후 느낌

아픈 어깨에 고추연고를 붙이면 욱신거리면서도 시원한 느낌이 든다.

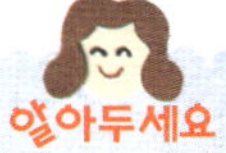
알아두세요

통증이 심할 때는 맛사지를…

밤에 자다가 갑자기 어깨가 아파 잠을 깨게 되는 경우가 있다. 이럴 때는 무리하게 체조를 하지 말고 더운 물주머니로 어깨 마디를 20~30분 정도 찜질해 준다. 그런 다음 맛사지를 해서 통증을 가라앉힌다.

맛사지는 어깨 관절 주위를 돌아가며 가볍게 누른 다음 어깨뼈와 빗장뼈(쇄골)를 아프지 않을 정도로 문질러 준다.

평소 어깨를 많이 움직여서 어깨 근육을 부드럽게 하는 것이 좋으며 틈을 내서 체조를 하여 어깨관절주위염을 예방·치료하도록 하자.

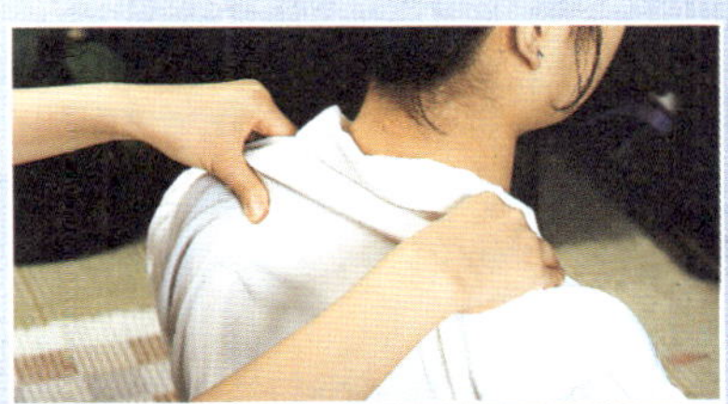

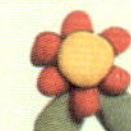
생활하면서 조심해야 할 일들

어깨결림을 가라앉히는 체조

어깨관절주위염이 급성이어서 통증이 심해지면 우선 아픈 부위를 고정시켜 안정을 취해줄 필요가 있다.

그러나 어느정도 통증이 사라진 후에는 목욕이나 뜨거운 찜질 등으로 몸을 충분히 따뜻하게 해 주고, 뻣뻣한 근육이 풀어지면 다음과 같은 운동을 시작한다. 평소에 이같은 체조로 예방에 힘쓰도록 한다.

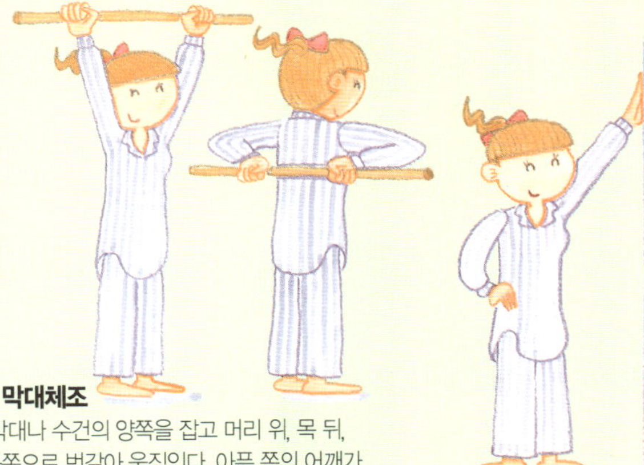

다리미체조
몸을 앞으로 45° 기울이고 아프지 않은 쪽 팔을 테이블 위에 얹어 몸을 ㅈ탱한다. 아픈 쪽 손으로 다리미(2~3kg 정도)를 들고 앞뒤로 흔들어 준다.

사다리체조
벽 옆으로 서서 한걸음 떨어져 한 팔을 벽에 붙이고 한 팔은 허리에 댄다. 벽에 붙인 손바닥을 폈다가 오므렸다 하면서 벽을 따라 팔을 위까지 올린다.

막대체조
막대나 수건의 양쪽을 잡고 머리 위, 목 뒤, 등쪽으로 번갈아 움직인다. 아픈 쪽의 어깨가 움직이기 쉽도록 아프지 않은 쪽 어깨로 리드한다.

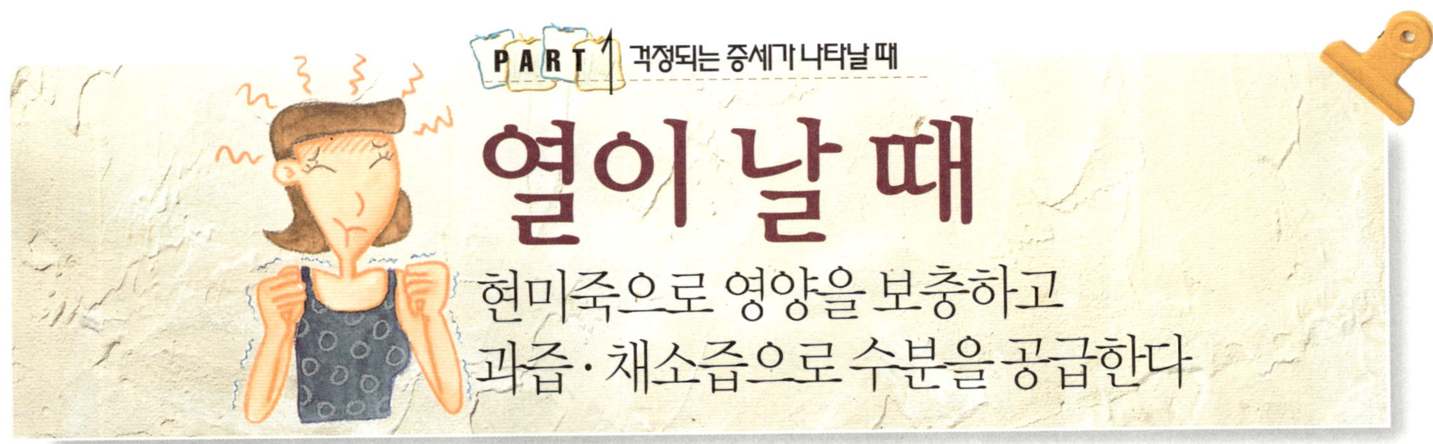

열이 날 때

현미죽으로 영양을 보충하고
과즙·채소즙으로 수분을 공급한다

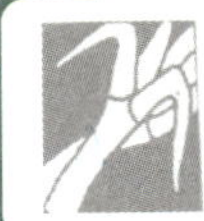

파수프
땀을 내어 열을 내리게 한다

파에는 매운맛의 기본이 되는 유화알릴 성분이 있는데 이 성분에는 땀을 내어 열을 내리게 하는 효과가 있다. 파의 흰부분에 약효가 있으므로, 약용으로 할 때는 흰부분만을 이용한다.

감기 초기 증세로 춥고 떨릴 때 파수프를 끓여 먹어보자. 단, 이미 땀을 냈거나 평소에 식은땀을 많이 흘리는 사람은 피하는 것이 좋다.

이렇게 만드세요!

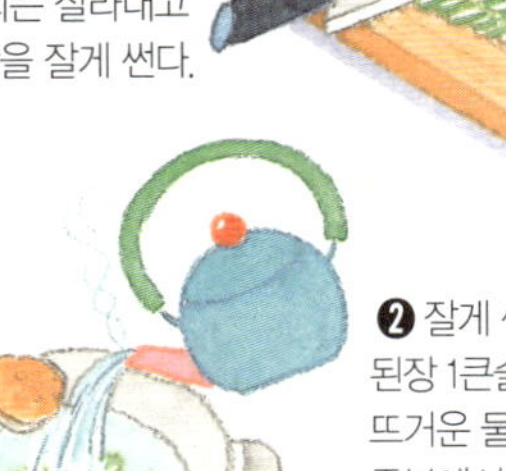

❶ 파 2줄기를 깨끗이 씻어 뿌리는 잘라내고 흰부분만을 잘게 썬다.

❷ 잘게 썬 파에 된장 1큰술을 넣고 뜨거운 물을 부어 중불에서 끓인다. 다 끓었으면 따끈하게 마시도록.

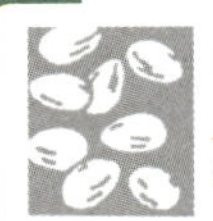

현미죽
병중 영양 공급에 좋다

현미에는 비타민 B군과 단백질, 지방질, 미네랄 등의 영양소가 많이 들어있어 피로회복에 좋으며 고열로 인해 체력이 떨어졌을 때 체력을 보강해주는 효과가 있다.

입안이 깔깔하여 입맛이 없을 때는 체에 밭쳐서 국물만이라도 마시도록 한다. 하지만 묽게 쑨 미음보다는 푹 퍼진 현미를 함께 먹는 것이 더욱 효과가 있다.

감기 초기 증세로 열이 날 때는 현미죽에 생강

열이 나는 원인은 대부분 독감이나 편도선염, 세균 또는 바이러스의 감염에 의한 것이라고 볼 수 있다. 그러나 미열이 계속되고 두통이나 한기 등의 동반 증세가 있을 때는 다른 병증일 가능성도 있으므로 병원에서 정밀검사를 받아 정확한 원인을 알아본다. 가정에서는 몸을 따뜻하게 하여 열을 내리게 하고 절대적인 안정을 취하도록 힘쓴다. 또 땀을 흘리게 되면 체력소모가 많아지고 몸 안의 수분이 부족하게 되므로 칼로리가 많고 수분이 많은 식품을 적극 섭취하도록.

을 조금 다져 넣고 함께 끓여도 좋다. 생강은 땀이 나게 하고 항균 작용을 하여 초기 감기를 치료하는데 효과가 크다.(만들기 119쪽에 있음)

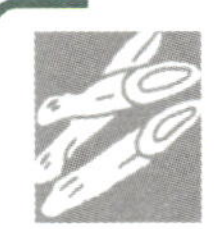

우엉씨 달인 물
목구멍에 통증이 있을 때

우엉씨는 생약명으로 '우방자'라 하여 옛부터 해열제로 널리 사용되어 왔다. 우방자는 열을 내리게 하고 염증을 진정시키는 효과가 뛰어나 편도염·인후염 등 열이 나고 목구멍이 아플 때 잘 듣는다. 우방자 10g에 물 2컵을 붓고 그 물이 반으로 될 때까지 달인다. 이 우방자 달인 물을 입에 머금고 있다가 조금씩 삼킨다.

이렇게 며칠을 계속하면 목구멍의 부기가 가라앉고, 통증이 진정되며 열이 내린다. 우엉씨를 달

일 때 깨끗이 손질한 도라지 3g을 함께 넣고 달이면 빠른 효과를 볼 수 있다.

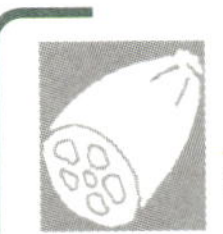

연근즙
열로 갈증이 심할 때 효과

열이 나고 갈증이 심할 때는 신선한 연근즙을 권한다. 이것은 지혈작용과 기침을 방지하는 효과가 있다. 깨끗이 씻어 껍질째 강판에 갈아 거즈에 밭쳐 즙을 낸다. 이 즙을 마시면 열이 내리고 심한 갈증이 해소된다. 연근즙에 배즙을 조금 섞어 마시면 한층 더 효과가 있다.

연근즙에 불린 쌀을 넣고 죽을 쑤어 먹어도 같은 효과를 낸다.

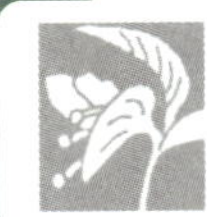

닭의장풀잎 달인 물
해열 효과가 뛰어나다

습기가 많은 음지에서 자라는 닭의장풀은 잎·줄기·뿌리 모두에 약효가 있다. 여름철 푸른 꽃이 필 무렵에 잎을 따서 흐르는 물에 깨끗이 씻은 후 채반에 겹치지 않게 펴서 그늘에서 말린다.

말린 잎 15g에 물 3컵을 붓고 중불에서 물이 반으로 줄 때까지 서서히 달여 따끈하게 마신다. 생잎을 갈아 마셔도 같은 효과를 볼 수 있다. 신선한 잎을 분마기나 믹서에 넣고 갈아서 거즈에 밭쳐 즙을 짠다. 아침, 저녁 2회, 1회에 30~50g 정도 즙으로 만들어 마신다.

닭의장풀은 해열작용 외에도 기관지 천식, 편도선염, 부기 등 여러 감기 증세에 효과가 있다.
✽ 닭의장풀은 한약재 시장에서 구입한다.

● 그밖에 효과가 있는 식품

곱게 **다진 마늘과 무즙·불린 쌀**을 함께 넣고 뭉근하게 죽을 끓여서 마시면 갈증이 해소되고

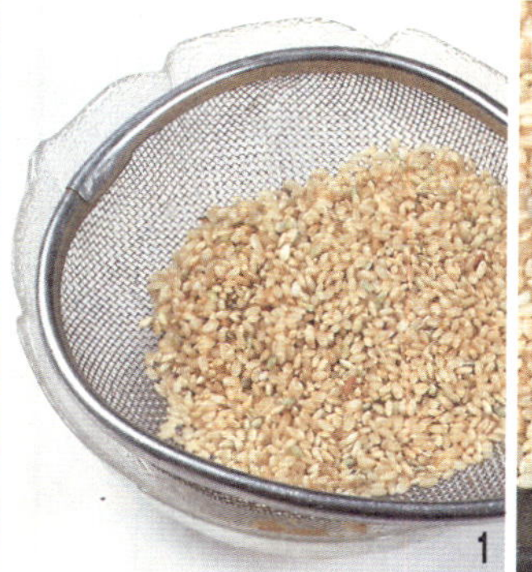
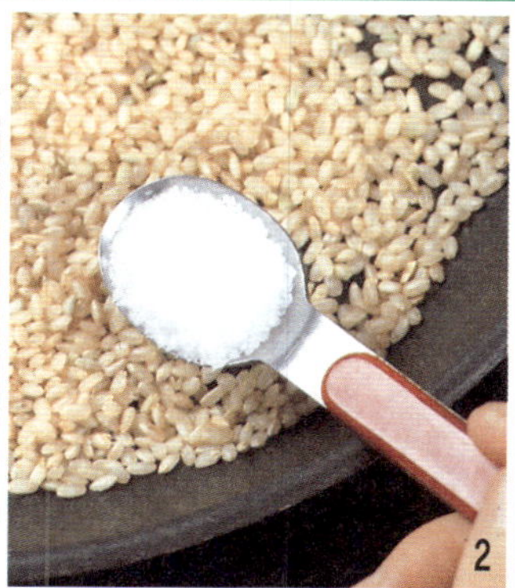
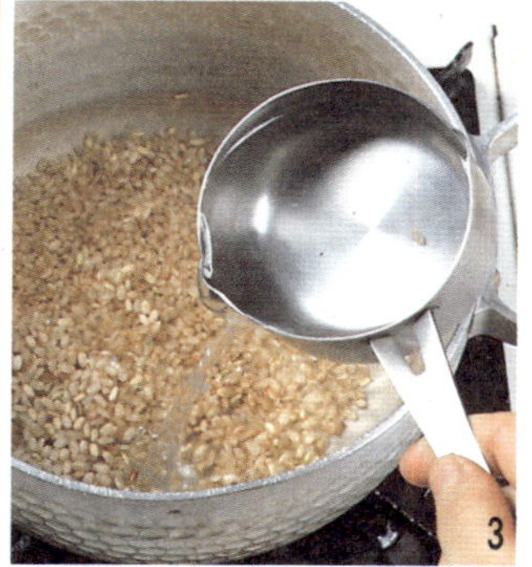

1 현미는 깨끗이 씻어 체에 밭쳐 물기를 뺀 다음 프라이팬에 옮겨 담고 노르스름해질 때까지 볶는다.

2 현미의 색이 누렇게 변하고 향긋한 냄새가 나면 소금을 조금 뿌려서 간을 맞춘다.

3 죽 끓일 냄비에 볶은 현미를 옮겨 담고 물 1컵을 부어 중불에서 뭉근히 끓인다.

만들기의 포인트
양을 늘리거나 줄일 때는 물의 양을 정확하게 맞추도록 한다.

맛의 특징
입 안이 깔깔할 때는 체에 걸러 미음만 마시면 훨씬 부드럽게 넘어간다.

열이 내린다.

카밀레차는 옛부터 유럽에서 약으로 사용하는 음료다. 몸을 따뜻하게 해주고 춥고 떨리면서 열이 날 때 효과가 있다. 여름에 활짝 핀 흰꽃을 따서 바짝 말렸다가 그것을 우려서 마신다. 1회 사용 분량은 5~7g이 적당하다.

박하잎 줄기를 그대로 즙을 짜서 마셔도 효과가 있다. 해열제로 사용할 때는 즙보다는 말린 것이 좋은데 6~8월 사이에 줄기나 잎을 따서 음지에서 바짝 말린다. 말린 잎 10g에 물 2컵 정도를 붓고 중불에서 양이 반으로 줄 때까지 달여 1일 2회로 나누어 마신다. 머리가 아프고 열이 날 때는 생잎을 손으로 비벼 부드럽게 만든 다음 관자놀이에 붙인다.

감기로 인한 고열이나 원인불명의 열에는 **말린 지렁이** 달인 물도 효과가 있다. 말린 지렁이 20g에 물 6컵을 붓고 물이 절반으로 줄어들 때까지 달여서 그 물을 마시면 열이 내린다.

↑ 소화흡수가 잘 되는 죽, 우유와 생선, 고기, 과일 등 단백질·비타민류를 고루 섭취한다.

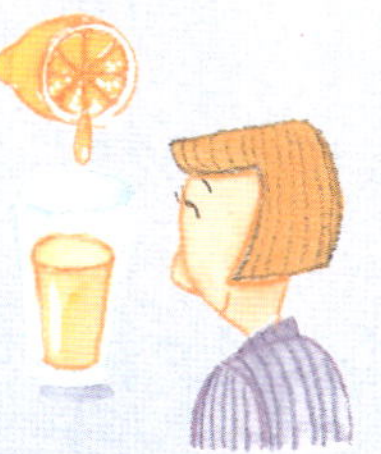
↑ 땀을 많이 흘리게 되므로 과즙이나 해열 효과가 있는 생즙으로 수분을 충분하게 보충해 주어야 한다.

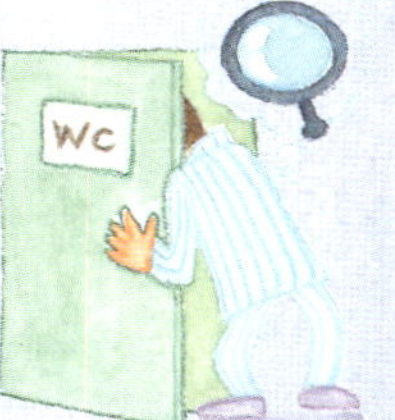
↑ 열 외에 안색이 나빠지고 어지러우며 구역질, 복통 등이 있는지 체크하고 대·소변 상태도 살피도록.

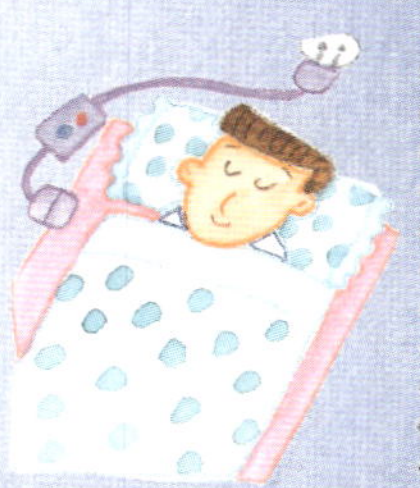
↑ 한기를 느끼면서 열이 날 경우에는 몸을 따뜻하게 하고 절대적인 안정을 취해야 한다.

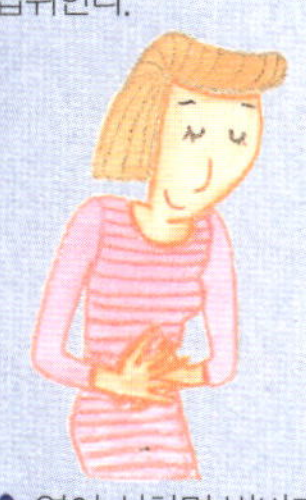
↑ 열이 심하면 변비가 생기기 쉬우므로 배를 맛사지해 주어 장의 활동을 원활하게 한다.

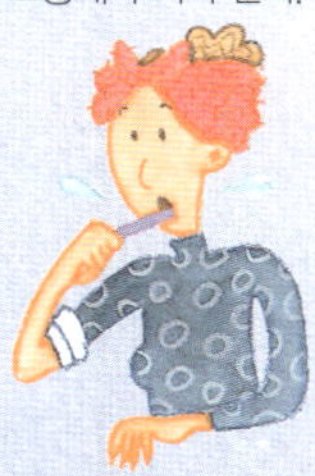
↑ 저항력이 떨어져서 합병증을 일으킬 수도 있으므로 몸을 청결히 하여 세균 감염을 막는다.

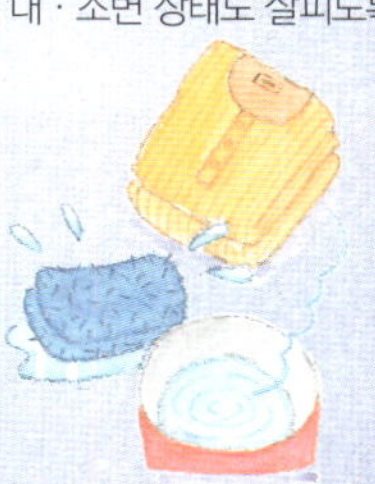
↑ 땀을 많이 흘리면 옷을 자주 갈아 입는다. 옷을 갈아입을 때는 따뜻한 방에서 따뜻한 물수건으로 몸을 살짝 닦는다.

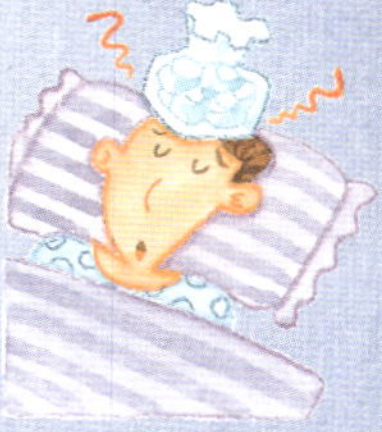
↑ 열이 나서 머리가 뜨겁고 두통이 있을 때는 얼음주머니를 이마에 올려주어 열을 식힌다.

외이염·중이염에

천남성가루를 귓속에 바르거나 우엉즙, 우엉씨탕즙을 마신다

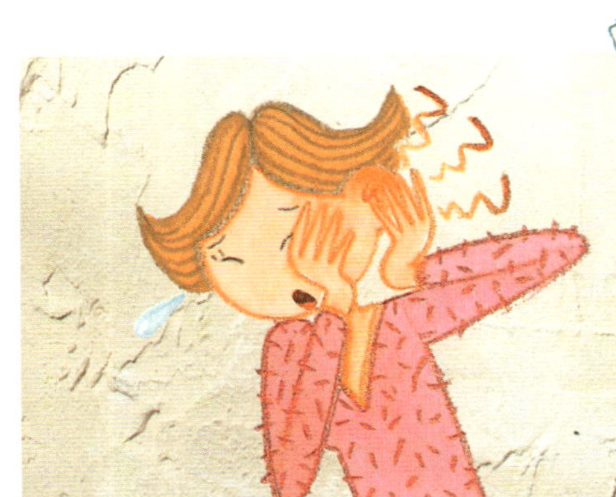

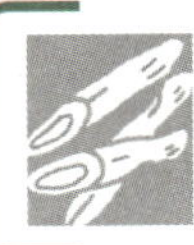 우엉즙과 우엉씨탕즙
갑작스러운 통증에 효과

우엉은 고름을 빨리 내보내주고 열을 내리게 하는 작용이 있어 옛부터 중이염의 민간치료제로 사용되어 왔다.

우엉을 강판에 갈아 그 즙을 통증이 있는 귀에 바르면 된다. 이때 우엉의 씨를 달여 그 탕즙을 함께 마시면 약효는 더욱 뛰어나다. 우엉의 씨는 '우방자' 라 하여 한의원이나 약재상에서 구입할 수 있다. 이 씨를 구입해 물에 뭉근히 달여 하루에 3회, 공복에 마시도록.(만들기 121쪽에 있음)

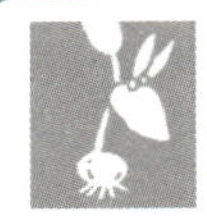 천남성가루 갠 것
통증을 진정시킨다

5~7월에 녹색 꽃을 피우는 천남성과의 다년초로 통증을 진정시키는 작용이 뛰어나다. 특히 외이염으로 인해 참을 수 없을 정도의 심한 통증이 있을 때는 천남성 뿌리를 가루 내어 식초에 갠 다음 면봉에 적셔 염증이 난 부분에 바른다.

천남성에는 강한 독 성분이 들어있으므로 내복약으로 사용하면 위험하다.

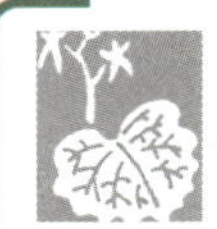 범의귀즙
귀가 곪아 아플 때

옛부터 귓병이 났을 때 민간약으로 사용된 범의귀는 그 잎에 소염 작용과 해독 작용이 있다. 외이도염·중이염의 초기 증세로 귀가 곪아 아플 때 범의귀즙을 바른다. 범의귀잎은 한약재 시장에서 구할 수 있다.

신선한 범의귀잎 5장을 흐르는 물에 깨끗이 씻어 물기를 닦는다. 닦은 잎을 큼직큼직하게 썰어 대접에 담고 소금을 조금 뿌린다. 소금에 재운

외이염은 외이도에 생기는 염증으로 대개 수영을 많이 하는 여름철에 발생되는데, 외이도의 피부에 상처를 주거나 귀 안에 더러운 물질이 들어가 염증이 일어난다. 또 중이염은 화농균이 고막 부근의 점막에 침입해 일어나는 증세로, 일단 중이강에 염증이 생기면 심한 통증이 따르고 청력이 떨어지므로 절대적인 안정이 필요하다. 귓병을 앓고 있는 동안에는 목욕을 삼가고 전문의의 치료를 받아 완치에 힘쓰도록 한다. 가정에서는 화농이나 염증을 촉진시키는 식품을 먹지 않도록 한다.

범의귀잎을 깨끗한 거즈나 무명천에 싸서 즙을 꼭 짠다.

 검은콩 삶은 것
청력을 좋게 해 준다

검은콩을 한방에서는 '흑태' 라 한다. 검은콩에는 몸의 저항력을 높여주는 작용이 있어 중이염에 자주 걸리는 체질을 가진 사람이나 만성 중이염으로 고생하고 있는 사람에게 특히 좋다.

외이염·중이염의 증세로 청력이 떨어졌을 때는 검은콩을 부드럽게 삶아 먹으면 효과가 있다.

적당량의 검은콩에 물을 자작하게 붓고 하루밤 정도 불렸다가 콩이 부드러워지면 삶아서 그대로 먹는다. 너무 싱거워 맛이 없으면 죽염이나 천연소금으로 연하게 간을 하여 먹는다.

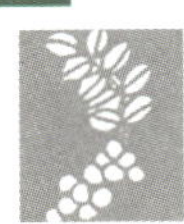 산수유 달인 물
중이염의 만성화를 예방한다

산수유는 산수유 나무의 열매로 한방에서는 '석조' 라고 불린다. 이 열매의 씨를 빼내고 달인 즙은 신진대사를 촉진해 주고 세균에 대한 저항력을 높여 주어 중이염의 만성화를 예방한다. 한약재를 달이듯이 정성스럽게 달여 하루에 3회, 공복시에 마시도록 한다.

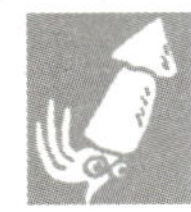 갑오징어뼈가루
고름이 빨리 나오도록 한다

오징어 요리를 할 때 단단한 뼈는 버리기 일쑤인데 그 뼈를 깨끗이 씻어 햇볕에 바싹 말려 두었다가 고름이 나는 중이염이나 외이도염에 약으로 사용하면 좋다.

잘 말린 갑오징어뼈를 가루내어 천연 양조식초에 섞어 둥근 환약으로 만들어 두었다가 염증이 있는 귓속에 넣어 준다.

하루에 2회, 5~10일 정도 꾸준히 갈아 주면 좋은 약효를 기대할 수 있다.

또 칼에 베어 피가 멈추지 않는 상처에 오징어뼈를 곱게 갈아 뿌리면 피가 곧 멈춘다.

● 그밖에 효과가 있는 식품

귀에 이상이 생겼을 때 명아주의 잎이나 줄기 말린 것을 달여 하루에 3회, 식사하기 30분 전에 마시면 좋다. 살구씨 속의 흰색 행인을 강판이나 분마기에 갈아 거즈에 싸서 아픈 귀 속에 넣어 주어도 약효가 있다.

중이염에는 무즙을 솜방망이에 적셔 염증이 있는 부위에 하루 3~4회 발라 주는 것이 좋다.

어린아이의 귀앓이에는 호도기름을 솜방망이에 적셔 귀에 발라주거나 스포이드로 귀에 몇 방울

재료/ 우엉…50g

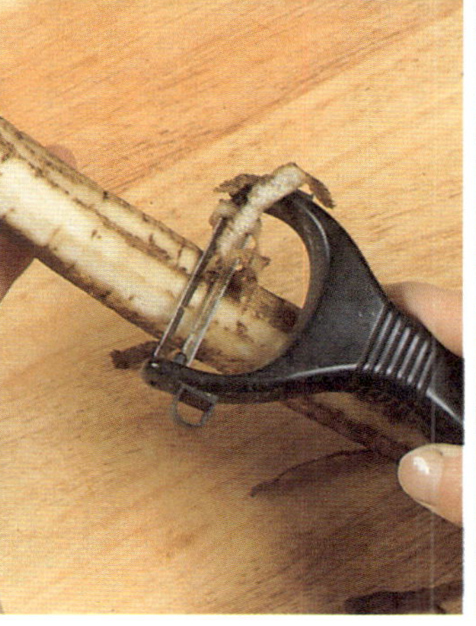
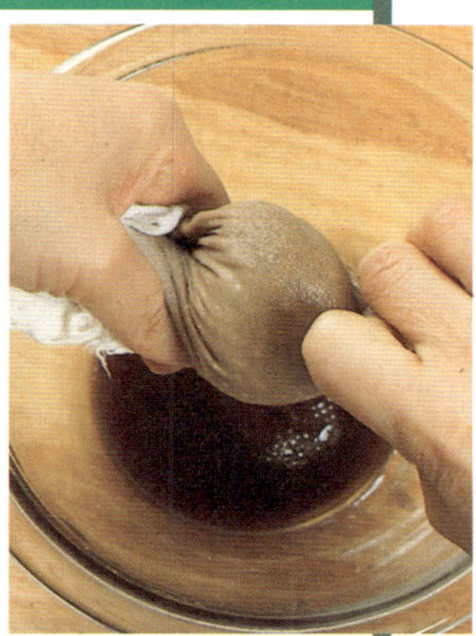

1 우엉은 흐르는 물에 깨끗이 씻은 다음 껍질을 벗겨내고 강판에 간다.

2 강판에 간 우엉을 거즈나 베보자기에 싸서 그 즙을 짜 낸다.

만들기의 포인트

우엉의 껍질은 필러를 이용하면 힘들지 않게 벗길 수 있다.

사용 후 느낌

약국에서 스포이드를 구입해 아픈 귀에 2~3방울 정도 떨어뜨린다. 2시간 간격으로 넣도록. 즙이 귀에 흘러들어갈 때 기분이 이상하지만 곧 상쾌해진다.

떨어뜨려준다. 호드기름을 만들려면 껍질 깐 호도를 프라이팬에 검게 구워 분마기에 으깬 후 거즈에 싸서 기름을 짠다.

급성 중이염 증세로 열이 날 때는 **피마자기름**을 조금씩 마셔 설사를 유도한다. 설사를 하면 열이 내리고 염증도 진정된다. 단, 물변이나 설사를 자주 하는 사람은 피하도록. 귓병을 자주 앓는 사람은 **밤**, **두유** 를 평상시에 간식으로 자주 먹으면 예방과 치료에 도움이 된다.

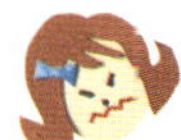

이런 음식은 조심!

찹쌀·죽순·새우 등은 염증을 악화시킨다

중이염·외이도염 이외에도 염증이 있을 때는 화농을 악화시키는 식품을 피하도록 한다. **찹쌀·죽순·새우·게·조개·생선알·치즈·향신료** 등은 피를 흐리게 하여 염증을 악화시키므로 피한다. 만성화된 염증으로 고생을 하고 있다면 **설탕·과자·초콜릿** 등 단음식도 제한하도록 한다.

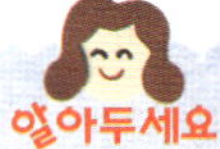

알아두세요

귀가 자주 가려우면 외이도 곰팡이증을 의심하라!

성인 남성들에게 주로 생기는 외이도 곰팡이증은 대개 털이 달린 귀이개를 사용해서 걸린다. 일단 귀 안에 곰팡이가 생기면 몹시 가려워서 외이도를 강하게 후비게 되고, 그 자극으로 피부가 손상되어 진물이 흐르기도 한다. 그러면 곰팡이는 물론 다른 세균까지 침입해 염증을 일으킬 수도 있다.

한쪽 귀가 이상할 정도로 심하게 간지럽다 싶으면 의사의 진단을 받아 보도록 한다.

● 귀의 구조

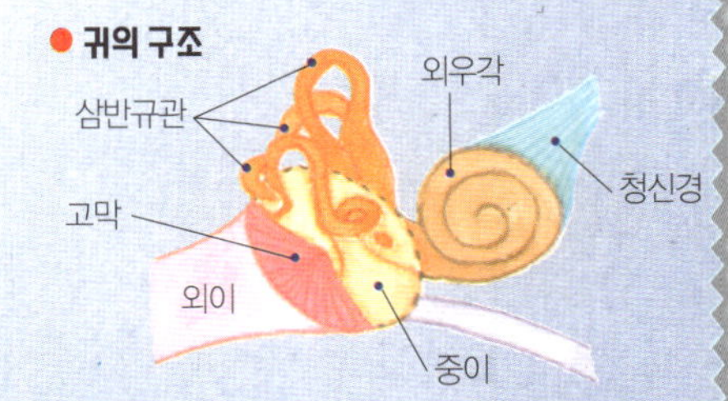

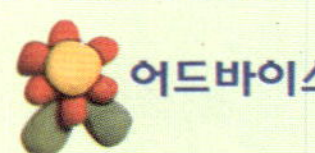

어드바이스

포도·포도주의 특성

● **포도** … 피로회복과 해독 작용에 뛰어난 명수

포도는 당질이 주성분인데 단맛을 내는 것은 포도당과 소화가 잘 되고 피로회복에 도움을 주는 과일이다. 주석산과 사과산이 0.5~1.5%, 펙틴이 0.3~1%, 고무질, 이나시톨, 타닌 등이 있어 장의 활동을 촉진시키고 해독 작용이 있어서 변비인 사람에게도 좋다. 한방에서는 포도씨를 강장제로도 이용하는데 포도씨에는 지방이 20% 가량 들어 있다.

● **포도주** … 혈액을 중성으로 유지시킨다

일사병으로 쓰러졌을 때나 기절했을 때 포도주를 한 모금 입에 넣어주면 빨리 회복된다.

포도주는 알코올 농도가 12% 가량 들어있어 피의 흐름을 도와주고 다른 술과 달리 알칼리성 식품에 속한다. 그러므로 곡류나 육류와 같은 산성식품을 먹을 때 곁들여 먹으면 체액이나 혈액을 중성으로 유지해 주는 건강 음료다.

위염에

위의 염증을 예방·치료하는
감자생즙·알로에생즙 등을 마신다

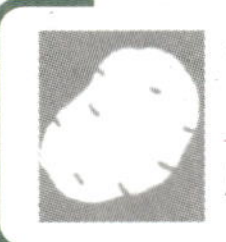

감자생즙
위의 염증을 진정시킨다

감자에는 염증을 가라앉히고 위장을 튼튼하게 하는 성분이 있어 위염 증세로 고생하는 사람에게는 그만이다. 생즙을 갈아서 마시면 진통 효과도 기대되므로 강판에 생 감자를 갈아서 하루에 2회 공복시에 소주잔으로 1잔씩 마시도록 한다.

약효는 서서히 나타나므로 1개월 정도 꾸준히 마시도록. 단, 싹이 돋은 감자의 눈에는 독 성분이 있어 식중독을 일으킬 수 있으므로 반드시 도려내고 사용한다.

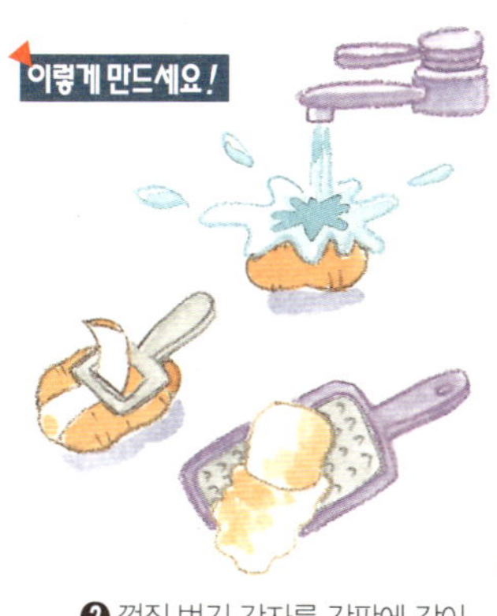

이렇게 만드세요!

❶ 감자는 흐르는 물에 깨끗이 씻어 껍질을 얇게 벗긴다. 씨눈 부분은 깨끗이 도려 내도록.

❷ 껍질 벗긴 감자를 강판에 갈아 거즈에 걸러서 그 즙을 마신다. 오래 두면 색이 변하므로 바로 마시는 것이 좋다.

무즙
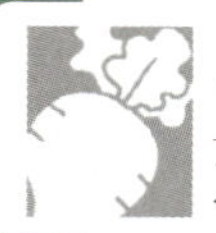
가슴의 통증을 없앤다

무에는 탄수화물을 분해하는 소화효소가 풍부해 소화를 촉진시키고 위를 튼튼하게 해 준다. 속이 매스껍고 구토 증세가 있을 때는 무를 강판에 갈아 그 즙을 마시면 위가 시원해진다.

생무는 몸을 차게 하는 성질이 있으므로 몸이 차거나 속이 냉한 사람은 피하는 것이 좋다.

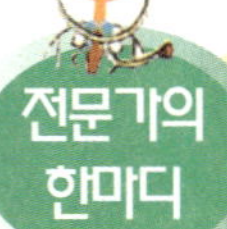

위벽을 보호해 주는 점막이 헐어서 생기는 급성 위염은 과음, 과식, 식중독 등이 원인이며 가슴이 타는듯한 통증, 구역질, 명치 부분의 불쾌감, 식욕부진 등의 증세와 혈변, 토혈, 설사가 나타난다. 심한 출혈이 나타나기도 하는데 이때는 수술을 받아야 한다. 만성 위염은 위가 조여 드는 듯한 느낌이 있어 식욕이 없고, 식후에는 가슴이 쓰리거나 구역질이 나는 증세를 보인다. 치료방법으로는 급성, 만성 모두 규칙적인 생활과 충분한 수면, 휴식을 취하고 자극적인 음식은 피하도록 한다.

쑥·생강 달인 물
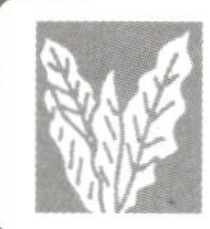
설사를 멈추게 한다

쑥잎은 설사를 멈추게 하고 지혈 작용이 있으며 잎 뒷면의 잔털은 뜸을 뜰 때 약효를 낸다. 6~7월 경에 약간 쇤 듯한 잎을 뜯어 잘 말린 다음 생강을 조금 넣고 함께 달여 마시면 좋은 약효를 낸다.

알로에생즙

만성 위염에 효과 있다

위가 조여드는듯한 통증이 있을 때는 알로에 잎을 갈아 그 즙을 소주잔으로 1잔씩 마시면 좋다. 몸을 차게 하는 성분이 많이 들어있어 설사

증세가 있는 위염에는 좋지 않으므로 피하도록 한다. 만성 위염에는 알로에로 술을 담가 마시는 것도 좋은 효과를 낸다.(만들기 123쪽에 있음)

사과토마토주스

과음으로 인한 위염에 좋다

토마토는 소화를 돕고 염증을 진정시키며 갈증을 다스리는 작용 외에 과음으로 인한 위염 증세에도 효과를 낸다. 이럴 경우에는 신선한 토마토를 그대로 먹거나 주스로 갈아서 마시는 것이 좋다. 시중에서 판매되고 있는 토마토주스는 염분이 첨가된 것이 대부분이므로 잘 살펴보고 구입하자. 토마토와 사과를 함께 갈아서 마시면 약효가 더욱 좋아진다.

이렇게 만드세요!

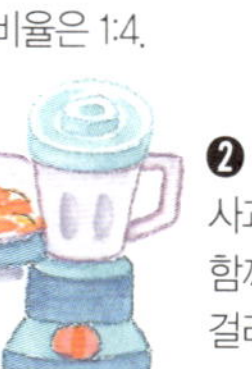

❶ 사과는 껍질을 벗겨 마구 썰고, 토마토는 4등분한 다음, 각각 식촛물에 잠깐 담가둔다. 사과와 토마토의 비율은 1:4.

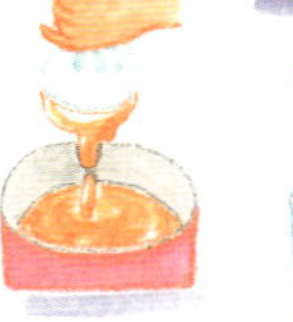

❷ 식촛물에 담가 두었던 사과와 토마토를 믹서에 함께 넣고 곱게 갈아 거즈에 걸러서 즙을 받아낸다.

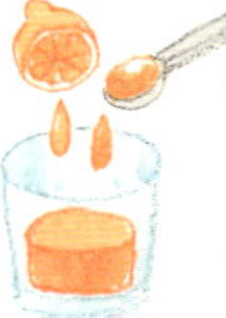

❸ 받아낸 사과토마토주스에 레몬즙 1/2개분과 꿀 1큰술을 넣고 저어서 바로 마신다.

마늘구이

급성 위염 증세에 좋다

마늘은 내장을 따뜻하게 해 주고 수분대사를 돕는 작용이 있어 위장을 튼튼하게 한다. 단, 날 것은 자극이 강하므로 위궤양이나 십이지장궤양

알로에생즙을 만들려면

재료(1잔분)/ 알로에잎…30g

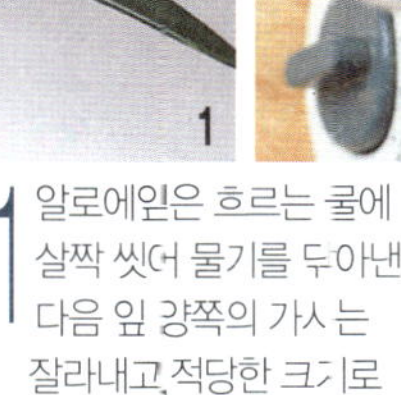

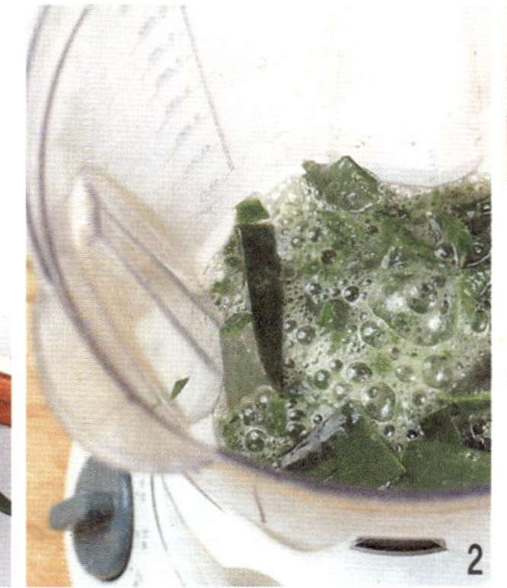

1 알로에잎은 흐르는 물에 살짝 씻어 물기를 두어낸 다음 잎 양쪽의 가시는 잘라내고,적당한 크기로 자른다.

2 적당한 크기로 썬 알로에잎을 믹서에 넣고 곱게 간다.

3 갈아낸 즙을 거즈에 꼭 짜서 생즙만 받아 그대로 마신다.
한 번에 먹을 만큼의 분량만 만들도록.

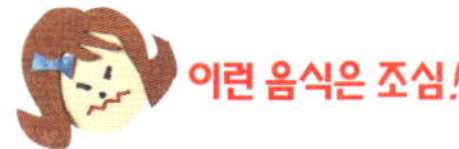

만들기의 포인트
알로에잎에 붙은 가시를 잘라낼 땐 밑에 냄비를 받치고 가위로 잘라낸다.

맛의 특징
알로에 특유의 쓴맛과 풀냄새가 강하므로 단숨에 마시는 것이 좋다.

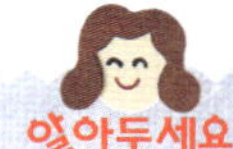

증세가 있는 사람은 과잉섭취를 하지 않도록 주의하고 살짝 익혀서 먹는 것이 좋다.

급성 위염으로 구토나 토혈 등의 증세가 있을 때는 마늘 1쪽을 프라이팬에 잘 구워 꿀을 살짝 묻힌 다음 천천히 씹어서 먹는다.

● 그밖에 효과가 있는 식품

위장을 튼튼하게 강화시켜 주는 식품으로 생강, 양배추 를 꼽을 수 있다. 생강을 얇게 썰어 입에 물고 있으면 구토증을 가라앉히고 무즙과 섞어 함께 마시면 숙취에도 좋은 약효를 낸다.

양배추에는 비타민 U가 포함되어 있어 손상된 위 점막의 재생을 돕는다. 신선한 양배추를 골라 즙을 짜서 하루에 2회, 식전에 마시도록.

위염으로 인한 구역질이나 식욕부진 등의 증세에는 무화과열매가 잘 듣는다. 잘 말린 무화과 열매를 잘게 썰어 살짝 탈 정도로 구운 것 1큰술과 꿀 1작은술을 따뜻한 물에 타서 함께 마신다.

우유는 염증이 생긴 위의 점막을 보호해 줄 뿐만 아니라 질 좋은 단백질과 칼슘·철분 등이 많아 위염 증세가 있을 때 좋은 효과를 낸다.

특히 소화흡수의 기능이 약한 위염일 때는 한꺼번에 많은 양을 물 마시듯 마시지 말고 우유를 조금씩 입에 머금고 천천히 씹으면서 마시는 것이 좋다.

자극성 음식은 염증을 악화시킨다

짜고 매운 음식을 즐기는 우리 나라 사람들은 흔히 위염을 비롯해 위장병에 잘 걸린다. 특히 위염 증세가 있을 경우에는 자극적인 음식을 철저히 피하도록 해야 한다.

고추장이나 된장은 물론 간장이나 소금의 사용량도 줄여야 한다. 신맛과 단맛에도 위에 자극을 주는 성분이 들어있으므로 피한다.

흡연과 음주는 몸의 컨디션이 좋아질 때까지 금하도록.

위염에 걸리면 피해야 할 음식이 대단히 많다. 위에서 소개한 식품 외에도 소화가 잘 되지 않는 죽순, 우엉, 연근, 머위 등 식물성 섬유소가 풍부한 채소류나 곤약, 버섯, 해조류도 피해야 한다.

그리고 지방의 함량이 높은 부위의 고기, 팥, 콩, 메밀, 밤, 파인애플, 곶, 건포도 등도 먹지 않는 것이 좋다.

지나치게 찬 음식이나 뜨거운 음식도 피하고 튀김요리나 커피, 홍차, 탄산음료 등도 금한다.

위염일 때 식사조절 순서

위염 증세가 심해지면 위에 부담을 주지 않기 위해 당분간 금식을 하는 것이 좋다.

1 금식 … 통증이 심하고 구토 증세가 있을 때는 보리차나 생수를 충분히 마셔 수분을 보충해 주고 음식물은 당분간 피하는 것이 좋다.

2 미음 … 통증이 다소 가라앉으면 따뜻한 우유나 미음 또는 신맛이 없는 과즙을 마신다. 과식은 금물.

3 묽은 죽이나 부드러운 영양식 … 회복기에 접어들면 영양보충을 위해 떠먹는 요구르트나 연두부, 반숙한 달걀 등을 먹고 감자나 사과를 넣어 묽게 끓인 죽을 천천히 먹도록.

4 죽이나 오트밀, 부드러운 빵 … 어느 정도 소화력이 회복되면 씹히는 느낌이 있는 음식을 먹는다. 신선한 채소즙도 함께 먹는다.

5 된죽, 흰살 생선, 닭고기 찜 … 소화에 자신이 생기면 부드럽게 소화되는 영양식을 골라 천천히 먹는다.

6 보충식사 … 정상적인 생활리듬을 찾으면 일상에서 먹는 밥과 반찬을 섭취해도 좋다. 단, 양은 50% 정도가 적당.

증세가 좋아지더라도 조금씩 먹고 위에 부담을 주는 육류는 더욱 조심한다. 간은 싱겁고 담백하게 한다.

입냄새가 날 때

석류주스를 마시거나 녹차 잎을 씹는다

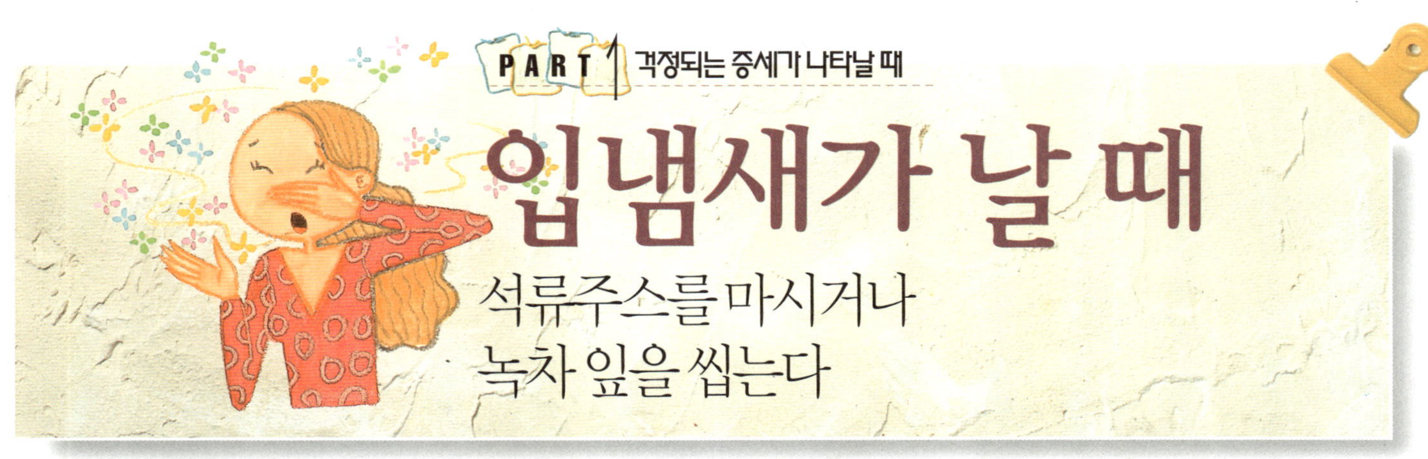

충치나 치조 농루 등 직접적인 원인에 의한 것이 대부분이지만 호흡기 계통이나 코의 병, 위장의 병으로 인해서도 입냄새가 나기 쉽다. 먼저 그 원인부터 찾아내어 근본적인 치료를 하는 것이 바람직하다. 공복일 때나 잠자리에서 일어난 뒤 입냄새가 나기도 하는데, 이는 구강 활동이 정지되어 타액 분비가 줄어들고 세균 활동이 활발해지기 때문이므로 되도록이면 적극적으로 입을 열어 말을 하는 것이 좋다. 분명한 원인이 없는 경우 신경성일 수도 있으므로 입냄새에 너무 과민 반응을 보이지 않도록 한다.

 석류주스
신맛이 입냄새를 없애준다

석류는 식용으로는 물론이고 약용으로도 폭 넓게 이용되고 있다. 특히 석류씨는 입냄새에 효과가 있는데 특유의 새콤한 맛이 입냄새를 없애주는 작용을 한다.(만들기 125쪽에 있음)

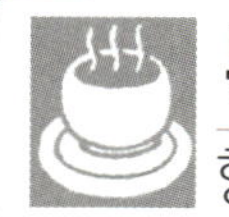 녹차 잎
항균 작용이 있다

녹차에 들어있는 타닌에는 항균 작용이 있어 입냄새의 원인이 되는 충치균을 제거해 주고 입냄새를 예방하는 역할을 한다. 뿐만 아니라 위장의 수렴 작용도 있어서 소화를 촉진시켜 주기 때문에 위장이 나빠 입냄새가 나는 사람에게도 효과적이다.

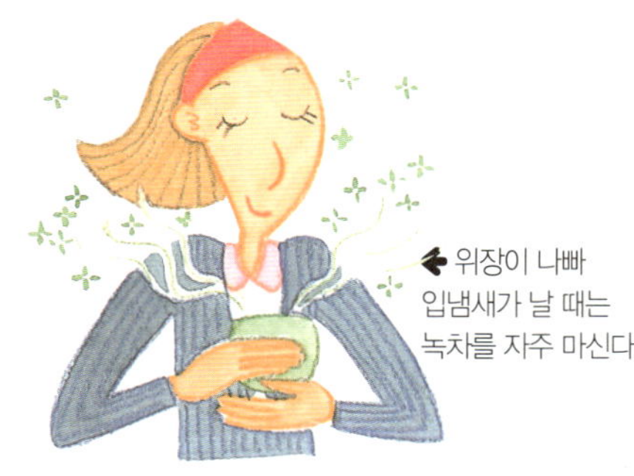

← 위장이 나빠 입냄새가 날 때는 녹차를 자주 마신다.

 광나무잎
위장병으로 인한 입 냄새에

광나무잎에는 위를 튼튼하게 하고 위장의 병으로 인해서 생기는 입냄새를 제거해 주는 효과가 있다.

위장 장애가 생기면 혀 위에 두꺼운 설태가 끼게 되는데 이럴 때 광나무잎을 껌 대신 씹으면 좋다. 이렇게 열흘 정도 씹으면 설태가 없어지고 입 냄새가 사라져 입 안이 상큼해진다. 광나무잎을 씹으면서 그 즙을 삼키면 공복시의 위통도 가라앉는다.

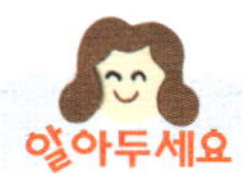

신경질적인 여성에게 많은 구취

실제로는 입냄새가 나지 않는데도 스스로 입 냄새가 난다고 믿어 버리는 증세. 이것을 다른 말로 심인성 입냄새라고 한다.

입냄새에 대한 고민을 호소하는 사람들 가운데는 이런 타입이 많은데 특히 신경질적인 성격의 여성에게서 흔히 볼 수 있다. 지나치게 과민한 것이 원인이므로 되도록이면 신경을 쓰지 않는 것이 최선이다.

입냄새에 지나치게 신경을 쓰다 보면 대화를 나누면서도 긴장을 하게 되므로 타액 분비가 적어져서 거꾸로 입냄새의 원인이 되고 만다. 하지만 아무래도 신경에 거슬린다면 이비인후과나 내과에 가서 진찰을 받아 입냄새가 나지 않는다는 것을 확인해도 좋다.

그러나 무엇보다 중요한 것은 되도록이면 적극적으로 입을 열어 말을 많이 하는 것이다. 말을 많이 하면 타액 분비가 왕성해져서 세균의 번식을 막아 준다.

틀니가 더러워도 입냄새가 난다

틀니를 사용하고 있는 사람이라면 틀니를 늘 청결히 닦고 손질하는 것이 필수적이다. 틀니를 불결한 상태로 두면 입냄새의 커다란 원인이 될 뿐만 아니라 입 안의 점막이 염증을 일으켜서 틀니가 들뜨기 쉽다.

가능하다면 매끼 식사 후에, 적어도 아침, 저녁으로 두 번은 틀니 청소를 하도록 한다. 틀니를 닦을 때는 틀니 전용 칫솔을 사용해서 흐르는 물에서 닦도록 하고 더러움이 심하면 치약을 묻혀서 닦는다. 최근 시중에 나온 전기세척기를 이용하면 더욱 편리하다

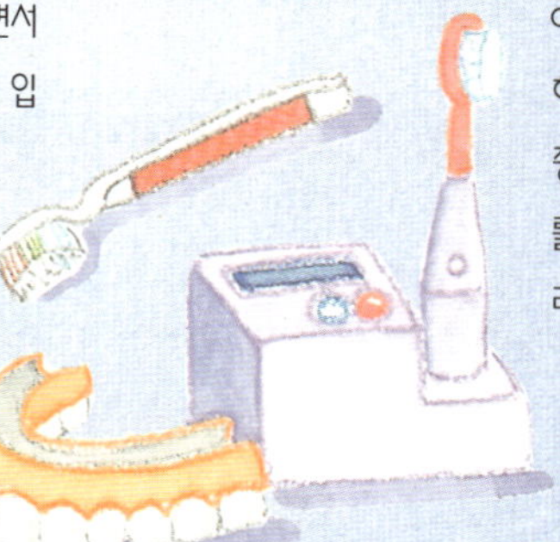

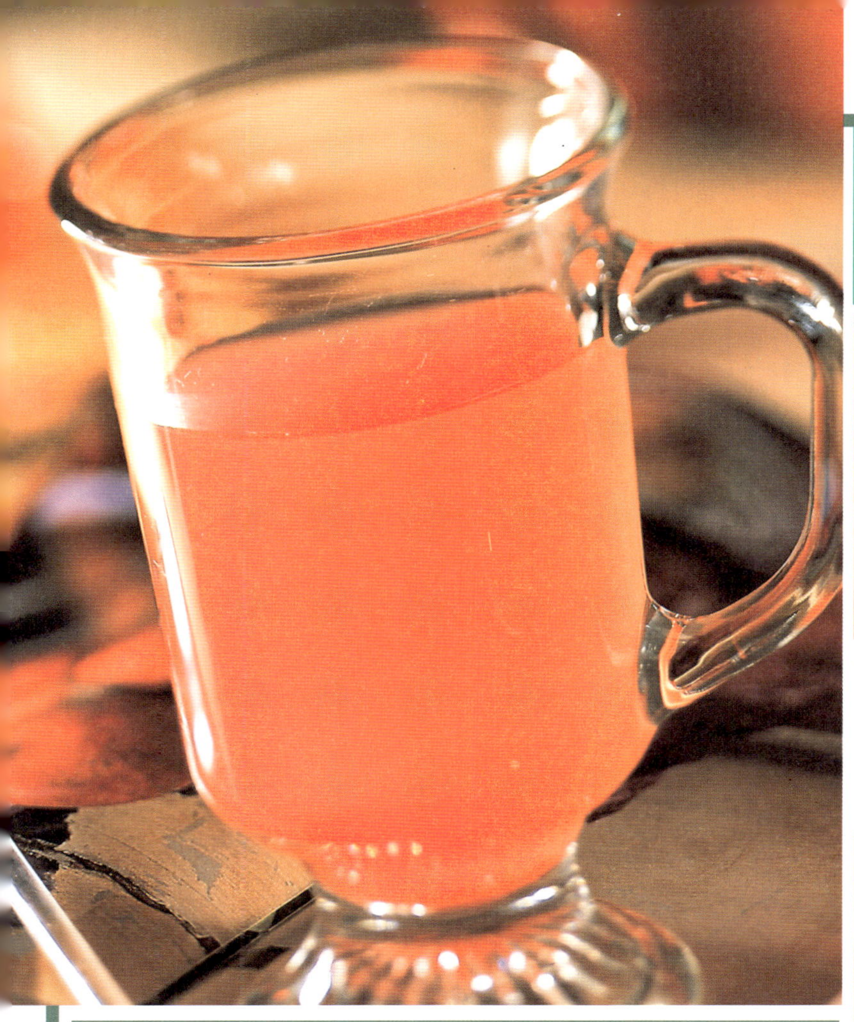

재료/ 석류(중간 것)…1개, 물 1/2컵, 설탕…1큰술

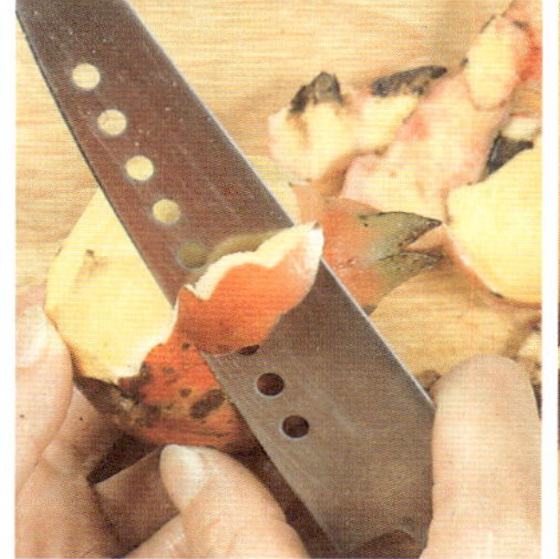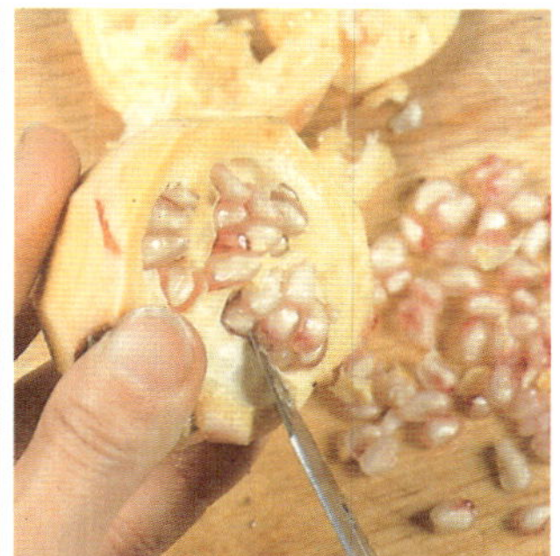

1 흰 석류는 깨끗이 씻어 껍질을 벗긴 뒤 알갱이를 모두 발라낸다.

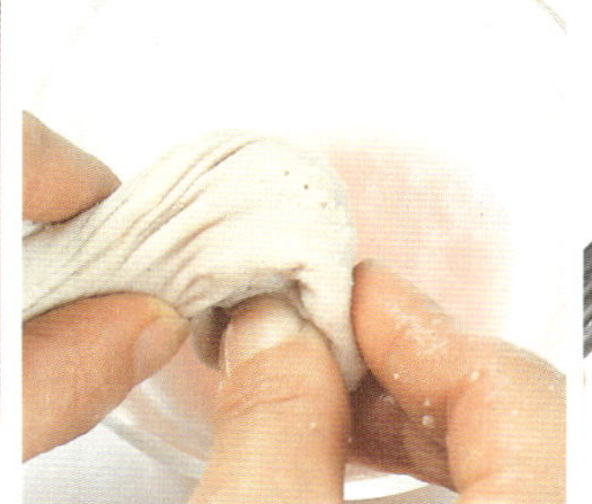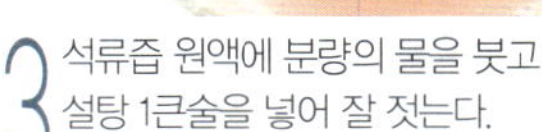

2 흰 거즈에 발라낸 석류알을 담고 꼭 짜서 즙을 낸다.

3 석류즙 원액에 분량의 물을 붓고 설탕 1큰술을 넣어 잘 젓는다.

만들기의 포인트

즙을 남김없이 짜내려면 한약을 짤 때와 같이 거즈 양쪽에 막대기를 끼워서 비틀면 편리하다.

맛의 특징

석류는 신맛이 강하므로 그대로 먹으면 목이 칼칼하다. 물로 희석시키고 설탕을 첨가하면 맛이 상큼하다.

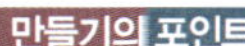남천잎 달인 즙
냄새가 강한 음식을 먹은 후

남천잎에는 음식물의 부패를 막아주는 작용이 있다. 이것은 남천에 들어있는 특수 성분이 열과 수분에 닿으면 해독 작용이 있는 시안화 수소를 발생시키기 때문이다. 남천잎의 이런 성질이 입 냄새에도 효과를 나타낸다.

특히 마늘이나 부추같이 냄새가 강한 음식을 먹은 후 나는 입 냄새에 효과가 있다.

이렇게 만드세요!

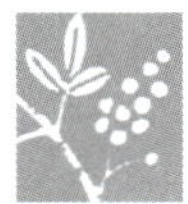

❶ 남천잎 10g에 물 1컵을 붓는다.

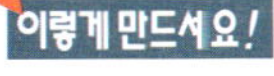

❷ 물의 양이 반으로 줄 때까지 중불에서 계속 달인다.

생활하면서 조심해야 할 일들

입냄새를 없애려면

위장의 병이 입냄새의 원인이 된다는 것은 앞에서도 설명한 바와 같다. 위에 문제가 생겨 위장의 작용이 약해지면 음식이 잘 소화되지 않기 때문에, 위 속에서 부패와 발효가 일어나 입냄새를 풍기게 된다.

이럴 경우 우선 위장의 병부터 고치는 것이 중요하다. 그러기 위해서는 다음의 몇 가지 주의사항을 고려해 매일매일의 식습관을 개선해야만 한다.

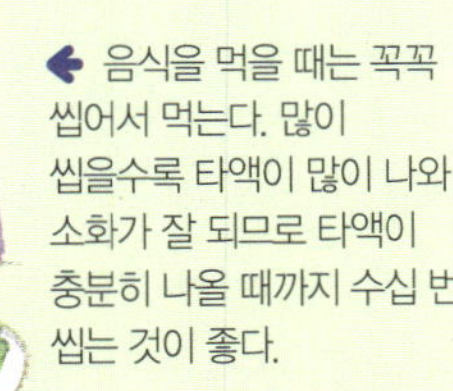

← 간식은 금하고 하루 세끼의 식사를 규칙적으로 한다.

← 급하게 먹다 보면 과식하게 되고 그렇게 되면 위장을 버리게 되므로 배가 80% 정도 찼다 싶을 때 그만 먹는다.

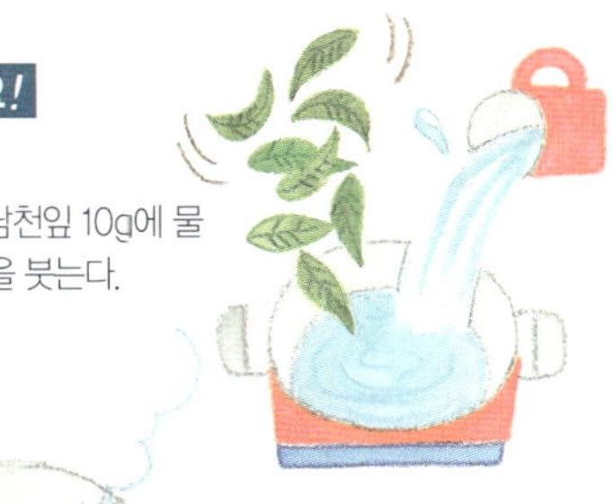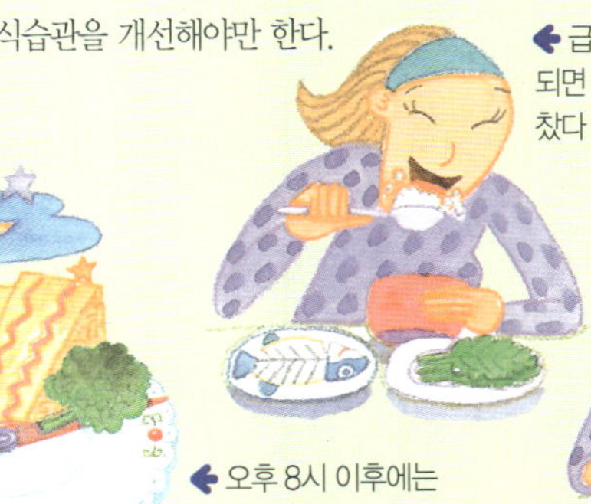

← 오후 8시 이후에는 아무것도 먹지 않는다.

← 음식을 먹을 때는 꼭꼭 씹어서 먹는다. 많이 씹을수록 타액이 많이 나와 소화가 잘 되므로 타액이 충분히 나올 때까지 수십 번 씹는 것이 좋다.

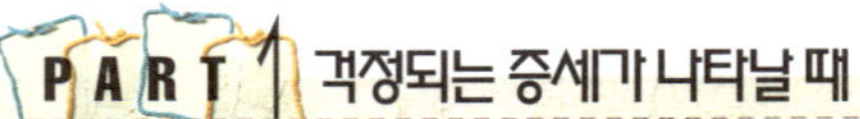

잇몸에 염증이 있을 때

천일염이나 다시마가루로 잇몸을 맛사지해 준다

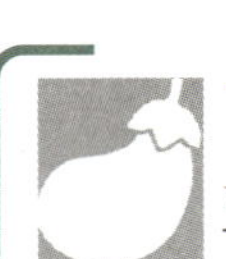
가지꼭지 달인 물
구내염에 효과가 있다

진통·지혈의 효과가 있는 식품으로 가지꼭지가 있다. 가지꼭지 5~6개를 그늘에 말렸다가 물 5컵을 부어 물이 반으로 줄어들 때까지 달인다.

여기에 굵은 소금을 조금 넣고 하루에 2~3회 양치질을 하면 통증도 가라앉고 잇몸에서 피가 나는 것도 멈추게 된다.

삼백초잎 달인 물
염증과 통증을 가라앉힌다

삼백초에는 진통·소염·지혈 작용이 있어 이가 아프거나 잇몸에 염증이 생겼을 때 사용하면 좋은 약효를 낸다. 치통으로 시달릴 때는 삼백초잎을 진하게 달여 그 물을 마시고 잇몸에 염증이 있을 때는 삼백초잎을 그늘에서 바짝 말려 소금물에 담갔다가 아픈 잇몸에 붙인다. 하룻밤 지나면 고름이 흘러나온다. 다음 날 아침 붙였던 잎을 떼내고 소금물로 양치질을 한다. 이 방법을 3~5일 정도 꾸준히 하면 염증도 없어지고 통증도 가라앉는다.

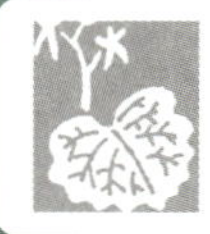
범의귀가루
진통 작용이 뛰어나다

높은 산이나 축축한 땅에서 흔히 볼 수 있는 우리 나라 특산 약초, 부기를 내려주고 진통 작용 또한 뛰어나 한방에서 약재로 많이 사용한다.

뒷면에 연한 녹색을 띠는 신선한 잎을 따서 맑은 물에 깨끗이 씻은 다음, 석쇠에 올려놓고 직접 불에 닿지 않게 구워 숨이 죽으면 잇몸에 직접 바르거나 맛사지를 해준다.

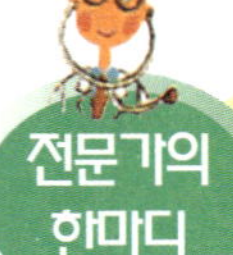

잇몸질환의 가장 큰 원인은 칫솔질을 제대로 하지 않아 치태나 치석이 엉겨붙어 염증이 생겼기 때문이다. 처음에는 이를 닦을 때 피가 조금 비칠 정도지만 염증이 진전되면 이가 흔들리기 시작하고 심한 입 냄새를 풍기기도 한다. 치료를 위해서는 정기적으로 스케일링을 해주고 잇몸 맛사지를 꾸준히 해서 잇몸의 혈액순환을 좋게 한다. 식단을 짤 때도 비타민 C가 풍부한 식품으로 음식을 만들어 먹고 단단한 음식물은 꼭꼭 씹어서 먹는 습관을 들이도록 한다.

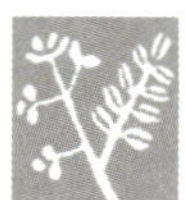
산초열매 달인 물
염증을 가라앉힌다

우리나라, 중국, 일본 등지에서 자생하는 산초나무열매를 생약명으로 '산초'라 한다. 건위·정장의 효과는 물론 부기나 통증을 억제하는 작용 또한 뛰어나다. 잇몸에 염증이 있을 때는 산초나무열매의 씨 껍질을 식초에 넣고 달여 잇몸에 바르거나 입 안에 머금고 있다가 조금씩 마시면 염증이 가라앉는다.

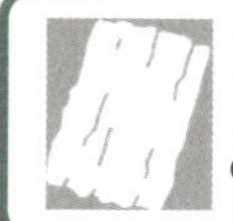
다시마가루
잇몸의 부기를 가라앉힌다

다시마는 염증을 가라앉히고 수분대사를 도우며 진통 작용 또한 뛰어나 잇몸이 붓고 통증이 있는 잇몸질환의 초기 증세에 잘 듣는다.

국이나 무침, 부각 등으로 조리해 변화를 주면서 꾸준히 먹는 것이 좋고, 통증이 심할 때는 다시마를 까맣게 구워 가루를 만든 다음 잇몸에 발라 준다. (만들기 127쪽에 있음)

별꽃가루
진통·지혈 효과가 있다

잇몸에 출혈이 있을 때나 통증을 느낄 때 별꽃을 우린 맑은 물과 소금으로 이를 닦는 습관은 옛부터 해오던 민간요법이다.

별꽃이 가진 진통 작용, 지혈 작용과 소금의 살균 작용을 이용한 것이다. 하루에 2회, 아침·저녁으로 별꽃가루를 이용해 양치질을 하거나 잇몸 맛사지를 해 보자. 꾸준히 하면 좋은 약효를 얻을 수 있다.

별꽃의 잎을 잘게 썰어 분마기에 넣고 으깬 다음 거즈에 밭쳐 즙을 받는다. 기름을 두르지 않은 프라이팬에 소금을 볶다가 소금의 색이 누렇게 변하면 받아 둔 별꽃잎의 즙을 부어 약한 불에서 서서히 볶는다. 수분이 모두 증발되고 소금의 색이 연한 녹색으로 변하면 불에서 내린다.

✽ 별꽃가루는 경동시장이나 한약재 시장에서 구할 수 있다.

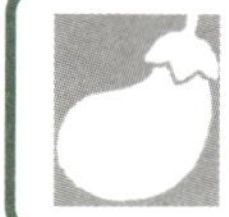
가지가루
염증이 있는 잇몸질환에

가지는 통증을 가라앉히고 피를 맑게 하는 약효가 있어 염증이 있는 잇몸질환에 뛰어난 효과가 있다. 가지의 껍질이나 꼭지 등을 알루미늄 호일에 싸서 프라이팬이나 오븐에 검게 구운 다음 분마기에 넣고 가루내어 아픈 잇몸에 바른다. 소금에 절인 가지장아찌로 이를 닦는 것도 통증을 가라앉히는 방법이다. 잇몸을 맛사지하듯이 닦으면 더욱 효과를 높일 수 있다.

● 그밖에 효과가 있는 식품

잇몸이 붓거나 염증이 있을 때는 소염·수렴·진통 작용이 있는 **우엉**이 잘 듣는다. 우엉의 뿌리 또는 잎 5~10g을 잘게 썰어 1컵의 물을 붓고 30분 정도 달여서 그 물로 양치질을 한다.

생강에는 세균을 억제하는 작용이 있고, **무**에는 열을 내리게 하는 약효가 있어 같은 분량을 물과 함께 달여 입이 머금고 있다가 뱉어내도 좋은 약효를 낸다.

염증으로 인한 입냄새가 심해 걱정이 될 때는 **김**을 볶아 하루에 3회 먹는다. 김에는 충치를 예방하는 미네랄과 서균 번식을 억제하는 엽록소 등의 들어있어 입 넘새를 방지한다.

그밖에 치약 대용으로 어른들이 많이 사용하는 **소금**도 잇몸 염증이 잘 듣는다. 소금에는 강한 살균 작용과 수렴 작용이 있어 염증을 가라앉히고 잇몸조직을 수축시킨다. 손가락에 적당량의 소금을 발라 아침·저녁으로 양치질하듯이 잇몸을 꼼꼼히 맛사지히 준다. 단, 소금은 천일염이나 죽염을 사용하도록.

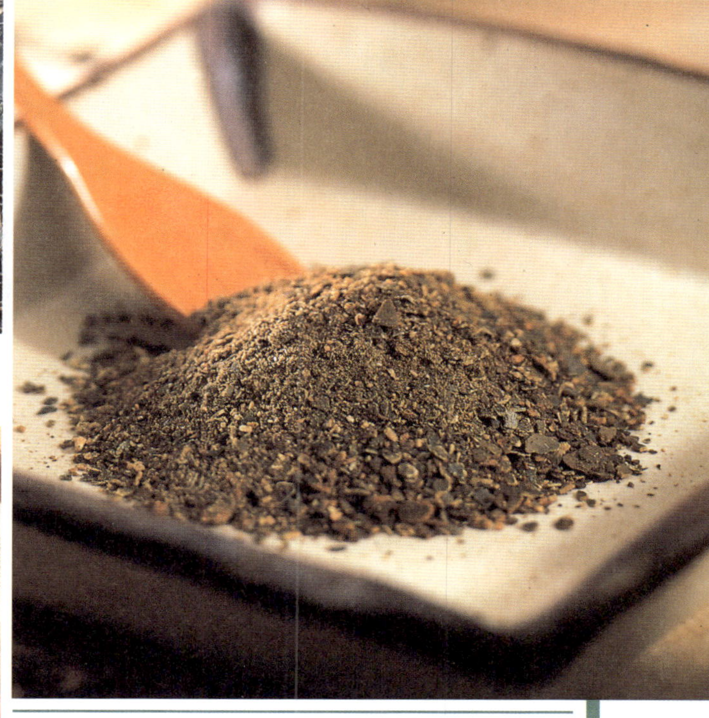

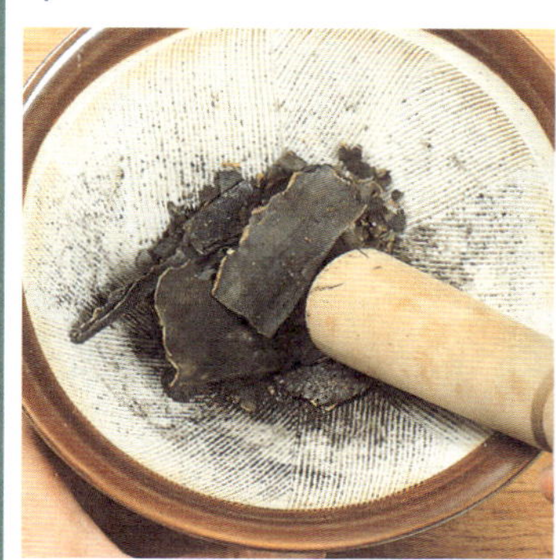

1 다시마를 석쇠에 올려 검게 굽는다.

2 검게 구운 다시마를 분마기에 넣고 곱게 갈아 가루를 낸다.

만들기의 포인트
다시마를 구울 때 석쇠 대신 프라이팬에 구워도 된다.

사용 후 느낌
부기가 있거나 통증이 있는 잇몸에 갈아 낸 분말을 바르고 부드럽게 맛사지해 주면 통증이 가라앉는다.

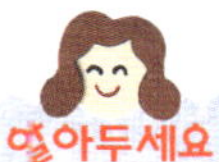

치태·치석이란?

치태란 음식물의 찌꺼기나 세균이 당분과 함께 결합하여 이 표면이나 잇몸에 부착된 물질로, 흔히 프라그라고 한다.

비교적 부드러운 치태는 칫솔질이나 잇몸 맛사지 등으로 없어지기도 하지만, 입 속 청결을 게을리하거나 잘못된 칫솔질로 이가 골고루 잘 닦여지지 않으면 이것이 딱딱해져 치석이 되어버리기 때문에 스케일링을 하지 않으면 제거할 방법이 없게 된다.

요즘에는 이 사이에 끼워 치태를 제거하는 치과용 폰사(이 사이를 청소할 수 있도록 고안된 희색 실, 와스가 입혀진 것과 입혀지지 않은 것 두 가지가 있다)도 시중에서 판매되고 있다.

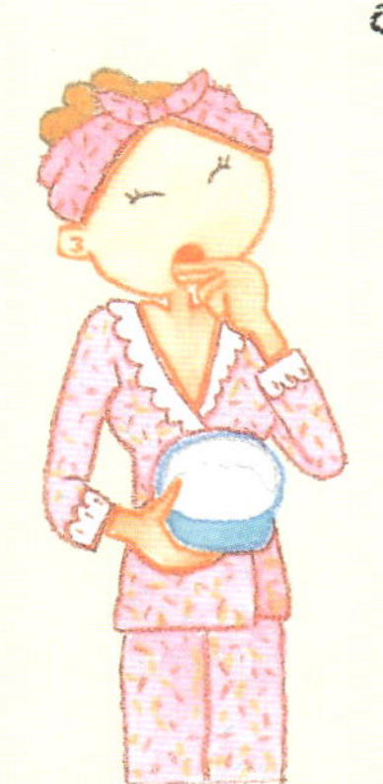

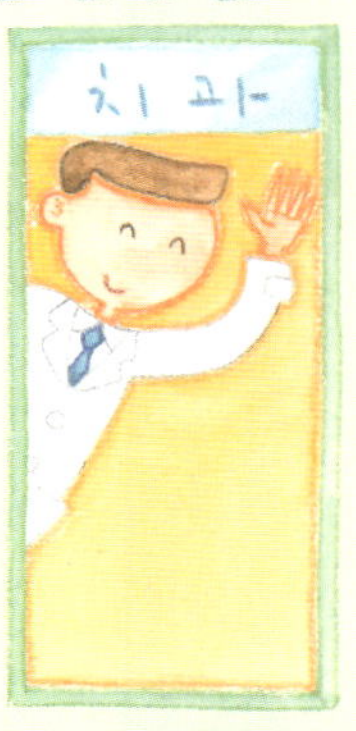

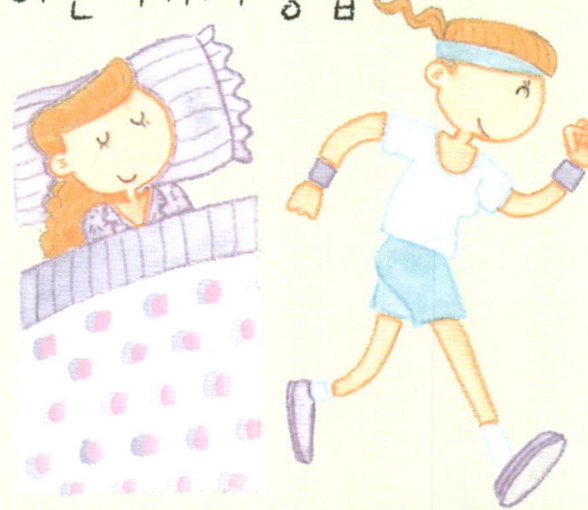

❶ 잇몸 맛사지를 한다
아침·저녁으로 이를 닦을 때 잇몸도 함께 맛사지를 해준다. 칫솔로 하는 것은 자극이 강하므로 손가락에 치약을 조금 묻혀 가볍게 맛사지해 주도록. 소금으로 맛사지를 해도 좋다.

❷ 정기검진을 받는다
이가 아프거나 잇몸에 이상이 없어도 6개월에 한 번 정도는 치과에 가서 정기검진을 받고 스케일링을 한다. 치태(프라그)와 치석만 철저히 제거하는 것만으로도 잇몸질환을 예방할 수 있다.

❸ 충분한 수면과 휴식을 취한다
몸이 피곤하면 세균에 대한 저항력이 떨어져 잇몸 염증을 일으키기 쉽다. 과로하지 말고 스트레스는 그때마다 바로 풀어 주어 피로가 쌓이지 않도록 주의한다.

❹ 운동을 생활화한다
잇몸의 염증을 예방하는 데는 잇몸 주위 모세혈관의 혈액순환을 좋게 하는 것도 매우 중요하다. 운동량이 많은 달리기나 테니스도 좋지만 온몸을 움직일 수 있는 산보나 가벼운 조깅, 맨손체조 등을 생활화하자.

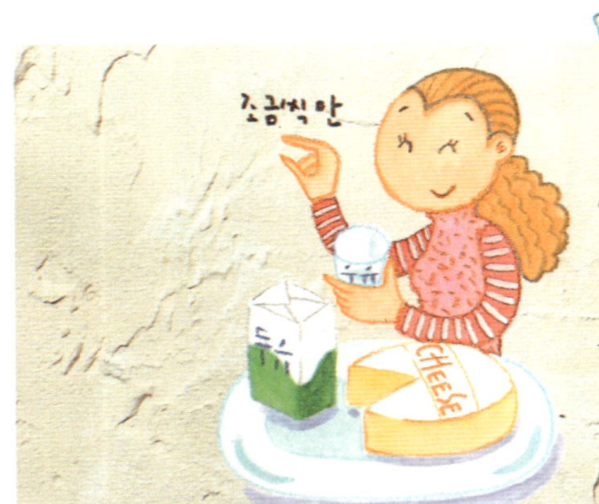

장염일 때
산사열매, 오매를 푹 달여 마시면 염증을 가라앉힌다

차조기차
정장 작용을 한다

복용하는 방법은 간단하다. 말린 차조기잎을 잘게 썰어 1작은술 정도를 찻잔에 넣고 뜨거운 물을 부어 마시거나, 차조기잎 5g 정도를 달여서 그 물을 마시면 된다.

생선이나 게 등 어패류에 의한 알레르기 반응으로서 장염 증세를 보일 때는 차조기잎을 날것으로 씹어 먹는 방법도 있다.

직접 집에서 캐어 사용할 경우에는 잎은 여름에 따서 반나절 정도 햇볕에 말린 다음 다시 그늘에서 한번 더 바짝 말려서 사용하면 되고, 열매는 가을에 채취해 그늘에서 건조시킨다.

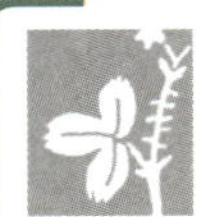

이질풀 달인 물
항균 작용이 뛰어나다

여름철에 따낸 이질풀에는 많은 양의 타닌 성분이 들어있어 설사를 멈추게 하고 항균 작용도 뛰어나다. 생것은 구하기 힘들므로 한약재 전문 시장이나 한약방에서 사는 것이 편리하다.

말린 이질풀 20g에 물 2컵 반을 붓고 물이 반으로 줄 때까지 달인다. 이것을 하루의 분량으로 삼아 3회로 나누어 따뜻할 때 마신다. 변비 증세가 있을 때는 20g을 3컵의 물에 묽게 달여 하루에 4~5회 나누어 마신다.

달인 물을 차게 식혀서 마시는 것이 변비 해소에 효과가 크다.

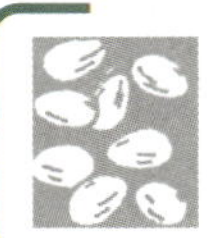

현미수프
설사가 심할 때 먹는다

현미에는 비타민과 미네랄이 들어있고 수분을 잘 흡수하며 내장을 튼튼하게 하고 혈행을 좋게

장 점막에 염증이 생겨 심한 설사나 복통, 구토, 발열 등이 나타나는 것을 급성 장염이라 한다. 대부분은 단순성 장염으로 과음이나 과식, 차거나 매운 음식을 먹었을 때 또는 특정 식품과 약물에 대해 알레르기를 일으킬 때 나타나며 대장균이나 장티푸스, 콜레라 등의 전염병으로 인해 발병하기도 한다. 설사와 탈수가 심해져서 쇼크 상태에 빠질수 있으므로 수분을 충분히 공급해 주고 영양이 풍부하고 소화흡수가 잘되는 부드러운 음식을 먹어 만성화되지 않도록 주의한다.

해주는 작용도 있어 심한 설사로 탈수증이 있거나 안색이 나쁜 사람, 체력이 떨어져 있는 사람에게 적합한 식품이다. 단, 현미는 소화흡수가 잘 안되는 단점이 있으므로 장염 환자는 밥으로 지어 먹기보다는 현미수프나 현미죽으로 조리해서 부드럽게 먹도록 한다. 잠자리에 들기 직전에 먹는 것은 피한다.(만들기 129쪽에 있음)

산사열매 달인 물
만성 장염에 좋다

약효는 열매에 있다. 한약명으로는 '산사자'라 하여 위나 장의 활동을 조절해 주고 소화흡수를 도와주어 만성화된 장염에 효과가 있다.

말린 산사 열매 5~8g을 달여서 하루 3회에 걸쳐 마시면 된다.

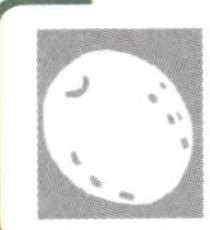

오매 달인 물
만성 설사에 잘 듣는다

매실에는 뛰어난 정장 작용이 있어 설사를 멈추게 하는데 좋은 약효를 보인다. 항균력도 매우 강해 세균성 장염에 의한 설사, 구토증에도 효과를 얻을 수 있다.

매실, 매실엑기스, 오매 등 어떤 것을 사용해도 약효는 같으므로 상관없다. 단, 푸른 매실은 중독성이 있으므로 피하도록 한다.

오매는 중국에서 약용으로 사용되는 것으로 오랜 기간 보존할 수 있어 편리하다. 물에 달여서 마시거나 갈아서 분말로

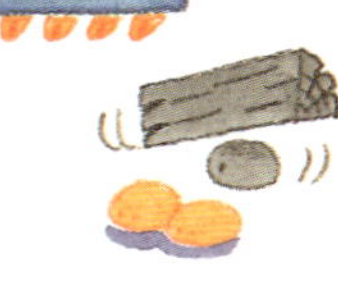

❶ 색이 선명하고 흠집이 없는 매실을 골라 물에 넣고 삶는다. 푹 삶지 말고 반 정도 익으면 불에서 내린다.

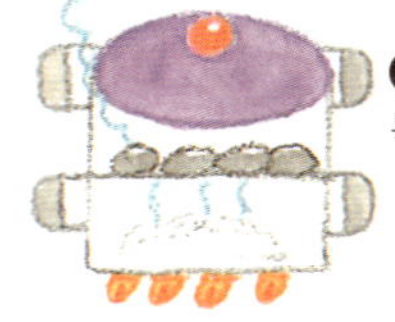

❷ 반숙된 매실은 겉껍질에 목탄을 발라 검게 만든다.

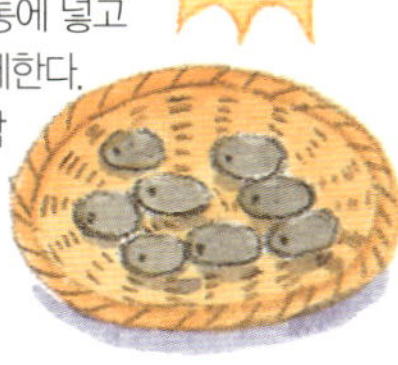

❸ 목탄을 바른 매실을 찜통에 넣고 설탕으로 24시간 정도 훈제한다. 훈제된 매실을 햇볕에 바짝 말리면 오매가 완성된다.

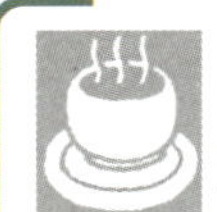

녹차
장의 염증을 가라앉힌다

녹차에는 타닌이라는 성분이 들어있어 장기에 생긴 염증을 가라앉히고 점막을 조여주는 작용을 하므로 중국에서는 설사의 예방·치료제로 널리 사용되고 있다. 특히 물 같은 설사, 탈수로 인한

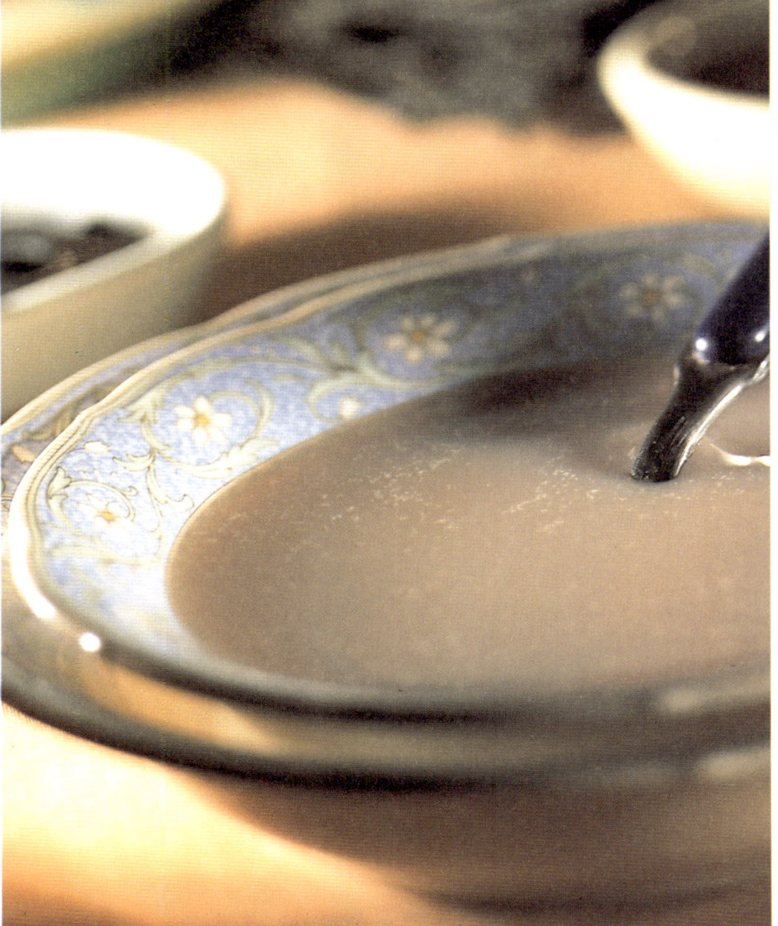

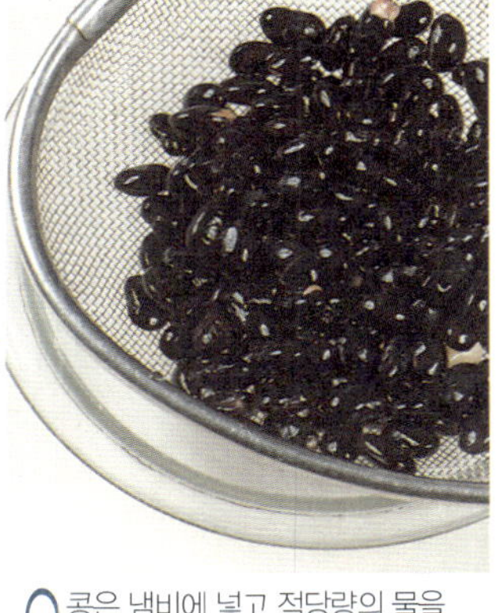

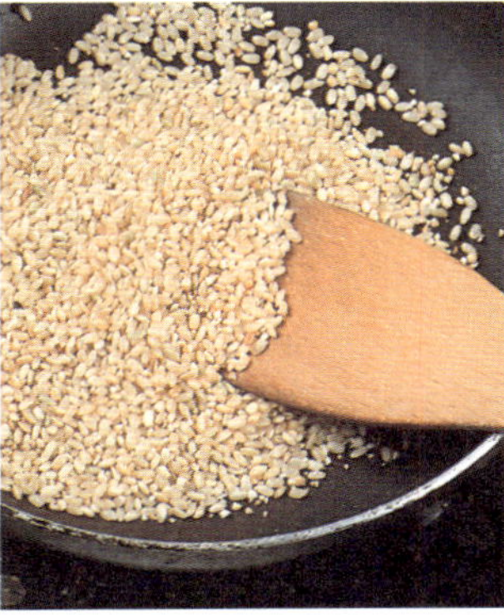

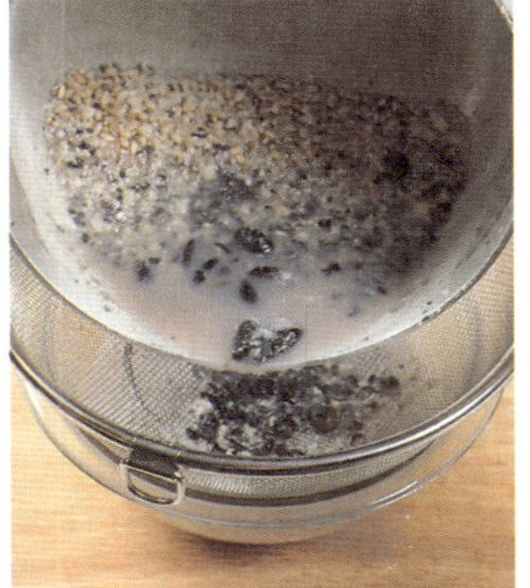

만들기의 포인트
너무 오래 끓이면 콩과 현미가 다시마 국물을 흡수해 버리므로 15분이라는 시간을 꼭 지킨다.

맛의 특징
이름은 현미수프지만 콩맛이 더 강해 고소하고 담백하다.

갈증에 효과를 나타낸다.

절식중일 때는 수분 공급을 위해 묽게 끓인 차를 마시고, 설사 방지를 위해서는 진하게 우려서 마신다. 진한 차에는 생강즙을 조금 넣고 천천히 마시도록.

료, **겨자·카레·고춧가루·후춧가루** 등의 조미료도 되도록 섭취량을 줄이고 지방 성분이 많은 베이컨·햄·소시지 등의 육류 가공품과 기름기가 많은 부위의 고기, 기름에 튀긴 음식들은 증세가 좋아질 때까지 삼가한다. 그리고 장 안에서 발효

하기 쉬운 완두콩·강낭콩 등의 콩류와 생채소는 염증을 악화시키는 작용이 있으며 우유·두유·치즈 등의 유제품은 회복 정도에 따라 조금씩 먹는다.

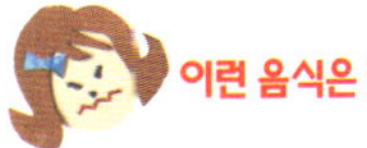

식물성 섬유와 지방식품은 장염을 악화시킨다

장염 증세로 배가 아프고 설사가 계속될 때는 식물성 섬유가 많은 다시마 등의 **해조류 우엉·당근·고구마** 등의 뿌리채소류, **셀러리·시금치** 등의 녹황색 채소류 그리고 **사과·파인애플·수박·참외** 등의 과일은 피하는 것이 좋다. 단, 삶아서 익힌 채소류나 섬유질을 걸러낸 과일주스 등은 회복에 따라 조금씩 먹도록.

그밖에 자극이 강한 **콜라·사이다** 등의 **탄산음**

그밖에 자주 나타나는 장질환

● **충수염**

일반적으로 맹장염이라고 불리는 것으로 맹장의 끝에 붙어 있는 충수에 생기는 급성 염증이다.

매우 흔한 병이지만 전형적인 증세를 보이지 않는 경우가 많아 오진이 잦은 병이다. 일단 이러한 증세를 보이면 금식을 하고, 설사약을 복용하거나 찜질은 피하며 의사에게 정확한 진단을 받아 병명이 확실하면 충수제거 수술을 받는다.

● **과민성 대장 증후군**

증세에 따라 경련성 변비형과 이완성 설사형으로 나뉘는데, 경련성 변비형은 왼쪽 윗배와 아랫배, 오른쪽 윗배에 통증과 불쾌감을 느끼게 되고 상당히 심한 변비 증세를 호소하게 된다. 이완성 설사형은 통증은 거의 없으나 아무런 이유도 없이 계속해서 설사를 하게 된다

전립선 비대증에

이뇨 작용이 뛰어난 가지가루나 동아즙을 먹는다

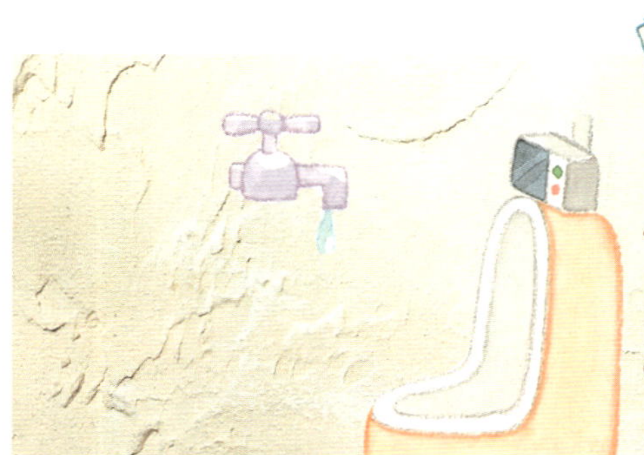

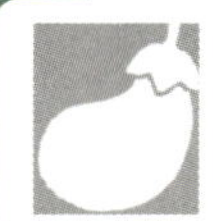 가지가루
이뇨·소염 작용이 있다

고기와 섞어 음식을 만들면 더 맛이 좋은 가지는 민간요법의 약재로도 널리 이용되고 있다. 열을 내리게 하고 혈액의 흐름을 좋게 하는 작용 외에도 진통작용·이뇨작용·소염작용이 있어 전립선 비대증의 치료에 뛰어난 약효를 보인다.

소변이 잘 나오지 않아 걱정이 될 때는 말린 가지를 가루내어 먹는다. 하루에 1회, 4g씩 따뜻한 물로 먹으면 좋다.(만들기 131쪽에 있음)

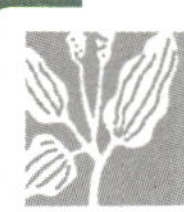 질경이 달인 물
이뇨 작용이 뛰어나다

질경이는 옛부터 즐겨 사용되던 약재로 잎과 줄기는 차전초라 하여 위장을 튼튼하게 해주고 이뇨작용이 있으며, 씨는 차전자라 하여 기침을 멎게 하는 작용을 한다.

일반적으로 전립선 비대증에는 잘 말린 잎이나 씨를 달여 마신다.

잎은 10g, 씨는 5g을 하루 분량으로 삶아 물에 푹 달여 마시면 된다.

생것도 이뇨 작용이 있으므로 잎이나 줄기, 뿌리, 씨 등을 그대로 분마기에 갈아서 따뜻한 물로 먹으면 같은 약효를 얻을 수 있다.

이렇게 만드세요!

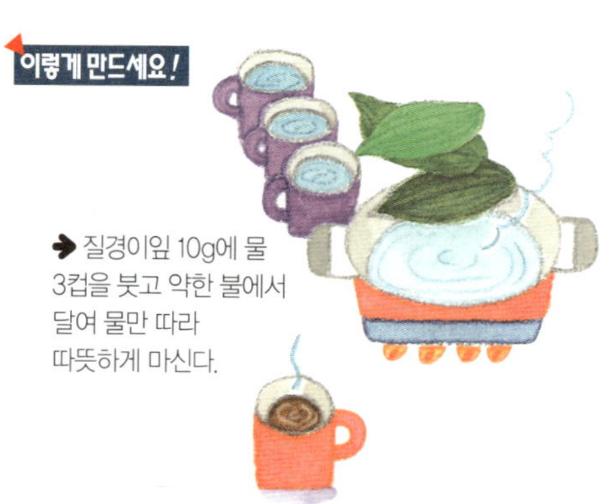

➡ 질경이잎 10g에 물 3컵을 붓고 약한 불에서 달여 물만 따라 따뜻하게 마신다.

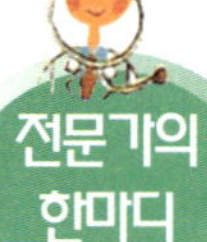 전문가의 한마디

 꿀에 잰 복숭아꽃가루
부기를 내리게 한다

봄에 하얗게 핀 복숭아꽃을 따다가 서늘한 곳에서 바짝 말려 약재로 사용한다. 흰 복숭아꽃 3~5g을 분마기에 넣고 곱게 갈아 적당량의 꿀에 개서 따뜻한 물로 먹거나 탕을 달여서 마시도록 한다.

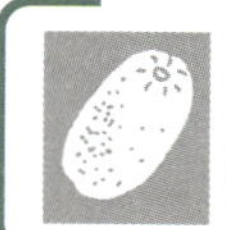 파파야
전립선 이상의 병에 좋다

파파야는 열대 과일 중에서도 비타민 A와 C, 그리고 카로틴이 풍부하게 들어있다. 또한 전립선에 발생되는 여러 가지 질병에 골고루 약효를 나타낸다 하여 하와이에서는 중·노년 남성들에게 각별한 사랑을 받고 있는 과일이다.

과육을 그대로 먹거나 주스를 만들어 마셔도 좋고, 껍질과 씨는 햇볕에서 말렸다가 가루내어 먹는다.

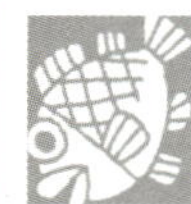 조기
배뇨통 증세가 있을 때

조기는 흰살 생선으로 소화흡수가 잘 되고 위장의 기능을 도와준다.

그러나 전립선 비대증에 약이 되는 부분은 몸쪽이 아닌 머리 부분이다.

조기의 머리를 갈라보면 그 안에 조그마한 돌이 있는데 그것을 '어뇌석(이석이라고도 함)' 이라 하여 소변 후에 통증이 따르는 증세나 소변이 잘 나오지 않을 때 약으로 사용한다.

하루에 2~3알을 그대로 먹든지 약한 불에 구워 분마기에 넣고 가루로 만들어 하루에 2회 따뜻한 물로 먹는다.

 동아즙
소변이 나오지 않을 때 좋다

동아는 오이의 일종으로 일본에서는 오래 전부터 식용이나 약용으로 사용해 왔고, 우리 나라에도 얼마 전부터 재배되기 시작했다.

동아로 즙을 내어 마시거나 탕을 달여 마시면 뛰어난 이뇨 효과를 볼 수 있고 해열 효과도 얻을 수 있다.

갑자기 소변이 전혀 나오지 않을 때는 강판이나 녹즙기에 동아를 갈아서 꿀을 섞어 마시도록 한다. 단, 빈뇨 증세가 있다면 삼가도록.

✱ 동아는 한의원이나 한약재 시장에서 구할 수 있다.

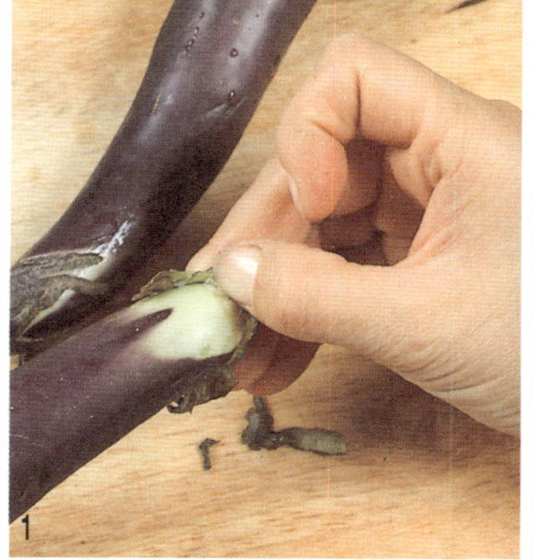
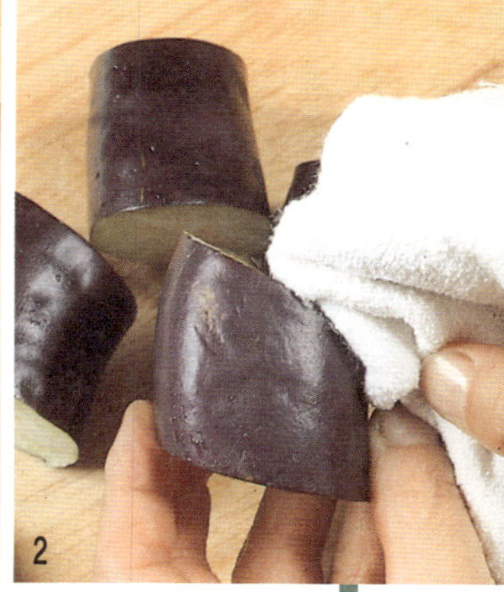

가지가루를 만들려면

재료 / 가지…1개(작은 것)

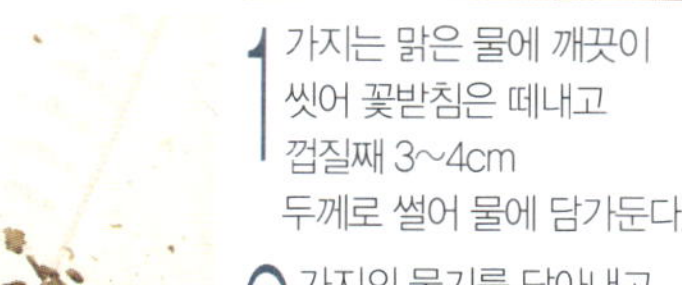

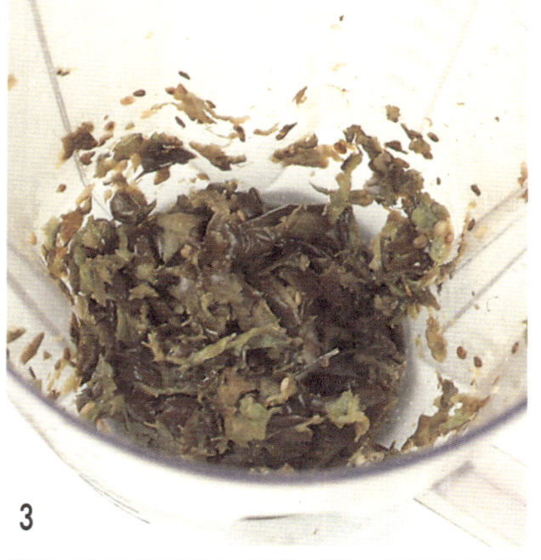

1 가지는 맑은 물에 깨끗이 씻어 꽃받침은 떼어내고 껍질째 3~4cm 두께로 썰어 물에 담가둔다.

2 가지의 물기를 닦아내고 대나무 소쿠리에 겹치지 않도록 잘 펴서 바짝 말린다.

3 말린 가지를 믹서나 분마기에 넣고 간다. 곱게 간 가루를 하루에 1회, 4g 정도씩 따뜻한 물로 마신다.

만들기의 포인트

볕이 좋고 통풍이 잘 되는 곳에서 말리지 않으면 썩기 쉬우므로 장소를 잘 선택해 말린다.

맛의 특징

조금 알싸한 맛이 감돌긴 하지만 약국에서 캡슐이나 오블라토를 구입해 이용하면 편리하다.

이런 음식은 조심!

찹쌀과 은행은 배뇨를 억제한다

전립선 비대증이 어느 정도 진행되면 소변이 잘 나오지 않아 고생을 하게 된다. 이런 증세가 보일 때는 배뇨를 억제하는 찹쌀은 피하는 것이 좋다. 찹쌀뿐만 아니라 찹쌀떡·전병·강정 등도 찹쌀가루가 첨가되어 있어 같은 작용을 하므로 먹지 않는 것이 좋다. 은행 열매·포도 등도 많이 섭취하게 되면 악영향을 준다.

초기 증세에는 빈뇨 현상이 있으므로 반대로 팥·녹두 등 이뇨작용이 있는 식품을 먹지 않도록 한다.

전립선 비대증은 그 단계마다 증세가 변화하므로 자신이 정확하게 어느 단계에 머무르고 있는지 판단하여 적당한 음식을 섭취하도록 한다. 자가진단에 자신이 없다면 의사에게 진찰을 받아 보는 것이 가장 현명한 판단이다.

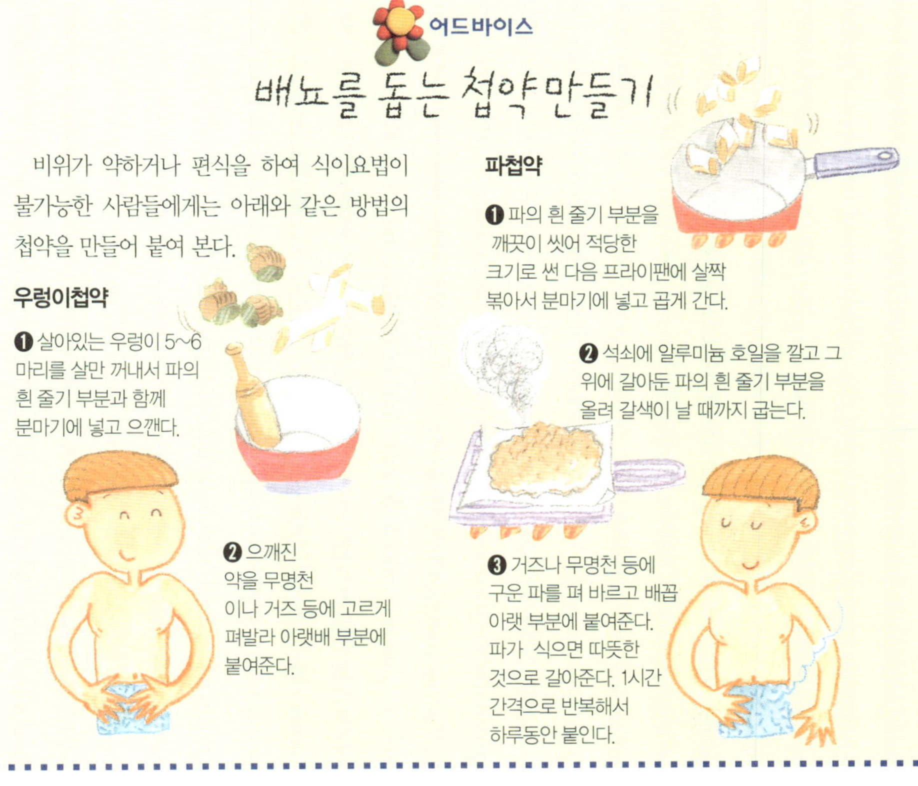

정력이 감퇴되었을 때

정력을 증진시키는 마늘, 부추 등을 먹는다

마늘엑기스
강정 효과가 뛰어나다

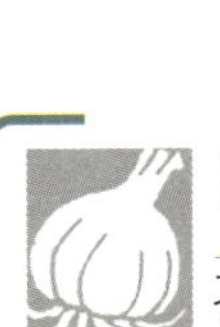

마늘은 부추와 함께 강장·강정 식품으로 알려져 있으며 양파처럼 모든 균에 대한 항균작용 또한 뛰어나다. 정력이 떨어졌다는 느낌이 들면 마늘과 청주를 섞은 마늘 엑기스를 만들어 마신다. 매일 1작은술 정도 마시면 좋은 효과를 얻을 수 있다. 마늘이 체질적으로 맞지 않는 사람은 피하는 것이 좋다.

이렇게 만드세요!

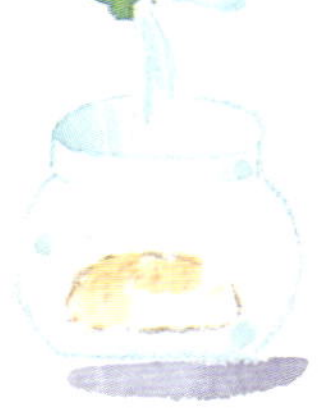

❶ 마늘은 속껍질까지 벗겨 씻은 다음 마른 행주로 물기를 닦고 강판에 곱게 간다.

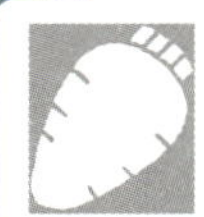

❷ 강판에 간 마늘즙을 밀폐용기에 넣고 청주를 부어 뚜껑을 꼭 닫아 서늘한 곳에 1개월 정도 두었다가 마신다.

당근·양고기찜
생식 기능을 증강시킨다

당근은 카로틴 이외에도 비타민 C를 제외한 각종 비타민, 칼슘, 칼륨 등을 골고루 함유하고 있어서 피로회복과 정력 증진에 안성맞춤이다. 위장이 차가워서 복통을 자주 일으키거나 소화 불량이 잘 되는 사람, 생식 기능이 약한 사람은 당근과 양고기를 같이 삶아 찜을 해 먹는다. 양고기는 섬유가 가늘고 조직이 단단하지 않아 소화도 잘 되고 영양면에서도 우수하다. 이 양고기에 당근을 넣고 찜을 하면 정력 증진에 더욱 효과가 있는 음식이 된다.

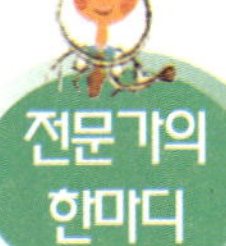

전문가의 한마디

정력이란 나이를 먹어감에 따라 체력이 떨어져 서서히 감퇴되는 것이 자연적인 현상이겠지만 체력 관리와 성격에 따라 개인차가 매우 크다.

신경이 예민한 사람이 스트레스나 피로가 쌓일 때, 어떤 질병이 있어 약을 먹었을 때, 지나친 과음과 흡연을 했을 때 등이 정력감퇴의 원인이 된다. 평소에 심신을 편안히 갖도록 노력하고 적당한 운동, 충분한 수면을 취하면서 즐거운 마음으로 생활을 하고 건강식을 병행하면 나이에 관계없이 정력을 되찾을 수 있을 것이다.

참마즙
피로·권태에 효과가 있다

참마는 산약이라 하여 옛부터 한방에서 자양강장제로 활용해 왔다.

참마에는 각종 비타민과 아미노산이 풍부하게 들어있고 참마 특유의 끈끈한 점액질인 글로불린(단백질)과 만난(당질)이라는 성분은 강장 작용을 한다. 따라서 계속 먹으면 피로·권태가 해소됨은 물론 정력 회복에도 도움을 얻게 된다.

참마즙을 차게 식혀서 마시는 것이 더욱 효과가 있다. 위가 약한 사람은 강판에 간 참마를 말려서 하루에 2~3회, 1/2큰술씩 먹는다.

참마에 포함된 디아스타제가 작용하여 소화를 도와준다.(만들기 133쪽에 있음)

구기자 달인 즙
비뇨기·생식기 강화

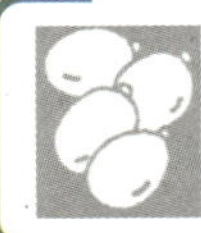

구기자잎은 순환기 계통이나 비뇨기, 생식기 계통의 작용을 활발하게 하며, 부작용이 없는 식물이어서 체질에 관계없이 먹을 수 있다. 구기자잎이나 열매를 그늘에서 말려 2컵 정도의 물에 한 줌 넣고 달인 다음 차 대신 마시면 효과가 있다. 구기자 열매에 술을 넣어 구기자주를 만들어 마셔도 좋다.

호도와 부추씨즙
혈액순환을 촉진시킨다

부추는 혈액순환을 촉진시키고 위장을 따뜻하게 해주며 강장·강정에도 뛰어난 효과를 발휘한다. 성기능이 원활하지 못할 때 부추를 꾸준히 먹으면 좋다. 부추씨는 잎보다 효과가 더 높다.

또 호도는 피로를 잘 느끼고 기운이 없을 때 양기를 보충해 주는 작용을 한다. 호도와 부추씨 달인 즙에 술을 타서 마시면 상승 작용으로 뛰어난 효과를 볼 수 있다.

이렇게 만드세요!

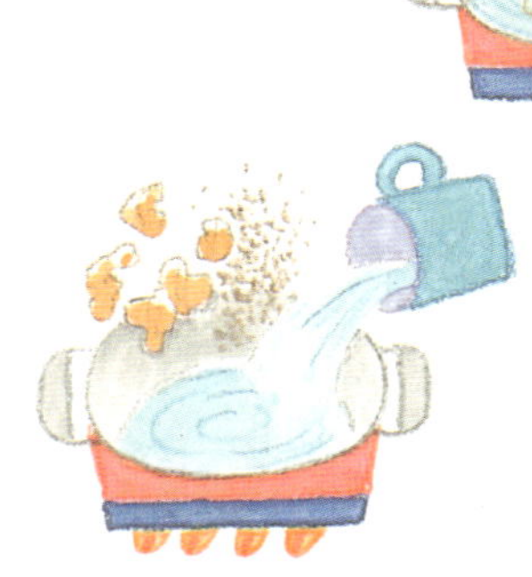

호도 1개와 부추씨 6g에 물 1컵 정도를 붓고 달여 그 물이 반으로 줄면 청주를 타서 마신다.

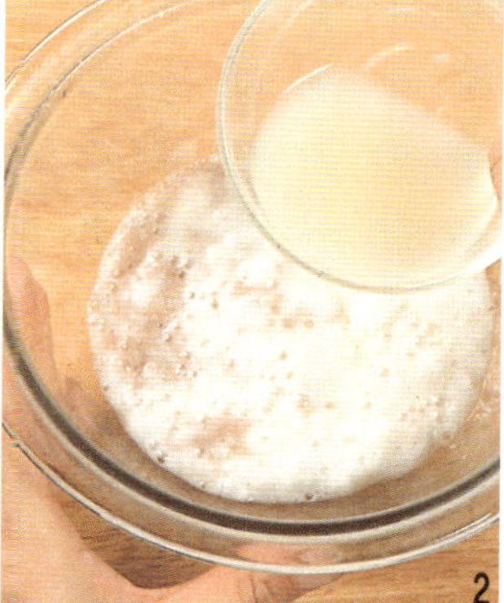
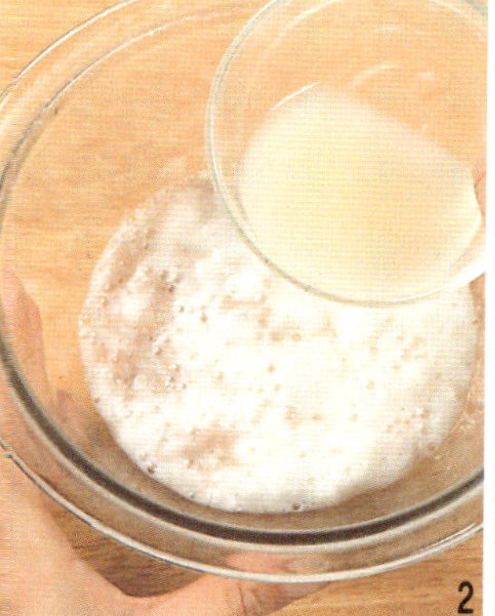
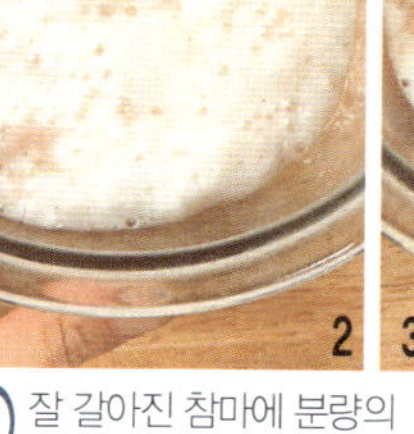

참마즙을 만들려면

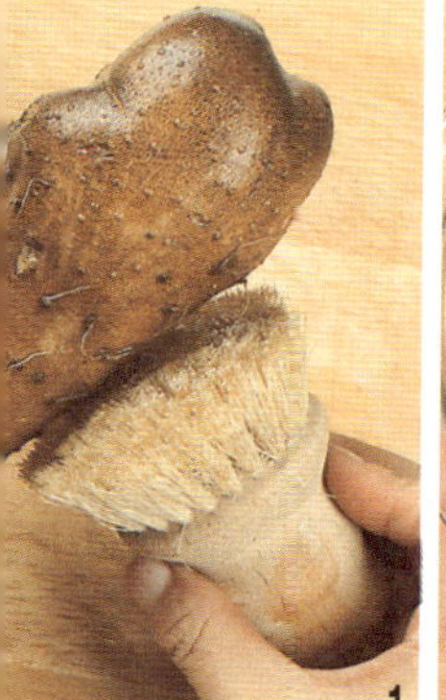

1 부드러운 솔로 문질러 씻은 참마와 마늘을 강판에 각각 간다.

2 잘 갈아진 참마에 분량의 물과 레몬즙을 넣어 섞는다.

3 섞은 참마즙에 마늘즙을 넣어 그대로 마시거나 밥에 끼얹어 먹는다.

만들기의 포인트
참마는 먼저 강판이 간 다음 분마기에 넣어 다시 쭐는다.

맛의 특징
식성에 따라 소금이나 진간장을 넣어 먹으면 맛이 더 좋다.

● 그밖에 효과가 있는 식품

감자를 깨끗이 씻어 껍질째 주사위 모양으로 썬 뒤 감자 양의 약 3배 정도 되는 물을 붓고 그 양이 반이 될 때까지 조려 감자수프를 만든다. 이것을 반컵씩 식전에 먹으면 체력 증강에 좋다.

깨의 단백질은 필수아미노산을 함유하고 있어 콩에 버금갈 정도로 높은 영양가를 지니고 있으며 강정·강장에 효과가 있다.

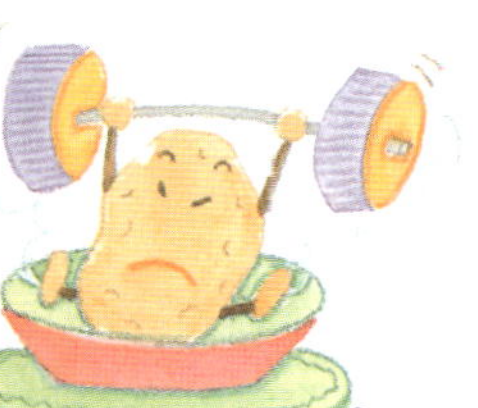

율무를 껍질째 갈아서 하루에 20g정도씩 달여 차 대신 마셔도 좋다.

정력 증진을 돕는 죽

정력이 감퇴되고 몸이 전반적으로 기운이 쇠해졌을 때는 몸에 영양을 주는 식품을 이용해 죽을 끓여 본다.

죽을 끓일 때는 멥쌀이든, 찹쌀이든 간에 물에 불린 다음 분마기에 곱게 갈아 끓여야 한다. 사용하는 재료에 따라 맛이 조금씩 다르지만 간은 소금으로 하는 것이 깔끔하다. 따뜻할 때 먹어야 효과를 높일 수 있다.

● 성기능 장애를 개선해 주는 죽

종류	효능
부추죽	●신장을 좋게 하며 양기를 증진시켜 정력을 좋게 해 준다. 소화기와 위장을 튼튼하게 한다.(멥쌀로 약간 묽게 쑤어 아침,저녁 공복에 데워 먹는다.)
참새고기죽	●음위, 조루, 허리와 무릎이 시리고 O·프거나 차고 쑤실 때 좋고 양기를 돋우어 준다. (토사자, 복분자, 구기자를 함께 넣고 달인 즙에 참새고기를 넣고 죽을 쑨다. 겨울철에 먹는 것이 좋다. 복용기간은 7일 정도)
토사자죽	●몸을 가볍게 하고 간과 신장을 강하게 해 준다. 기력을 증진시키고 살을 찌게 하는 작용도 한다. (죽이 다 끓으면 흑설탕을 넣고 한소끔 더 끓인다)
구기양신죽	●구기자잎은 근골을 보호하며 노쇠현상을 막아 주는 작용을 한다. (양의 생식기인 양신을 사용한다. 구기자잎이 없을 때는 구기자 열매를 이용해도 된다)
해삼죽	●신장을 보호하며 호르몬의 작용을 원활하게 하고 피를 만드는 작용이 있다. (하루 2번 나누어 먹는다. 위장이 약하거나 설사를 하는 사람은 먹지 않는다)

● 정력을 높여 주는 죽

종류	효능
인삼죽	●원기를 높여 주고 오장을 튼튼하게 한다. 노쇠현상을 막고 식욕부진, 만성피로 등에 좋다. (가을과 겨울철에 복용한다)
고구마죽	●비위를 튼튼하게 하고 기력을 돋우며 오장을 튼튼하게 해 준다 태음인에게 적합한 음식이다. (속이 냉하기 쉬운 소음인이나 위산과다·위궤양·당뇨병 환자는 먹지 않는다)
땅콩죽	●위장 기능을 강화하고 폐의 기능을 원활하게 한다. 기력을 돋아 주며 노인들의 변비나 체력 증진에 좋다. (설사를 하는 사람은 피한다)

스트레스가 쌓이면 정력도 떨어진다

살아가면서 알게 모르게 쌓이게 되는 스트레스는 정력에도 큰 영향을 준다.

쌓이는 스트레스는 적극적인 방법으로 해결하자. 근본적으로 스트레스를 풀어버려야 건강도 지키고 정력도 찾을 수 있다.

● 스트레스 탈출법 3R을 실천해 보자

3R이란 휴식(Rest), 기분전환(Recreation), 긴장해소(Relaxion)를 뜻한다.

쌓이는 스트레스를 휴식, 기분전환, 긴장해소의 방법으로 푸는 것이다.

목욕을 하거나 수면을 함으로써 휴식을 취하고, 삼림욕이나 음악을 듣고 여행을 함으로써 기분전환을 하며 눈을 감고 조용히 호흡하면서 여유로운 마음을 가져 긴장을 해소하는 것이다.

이런 적극적인 방법은 스트레스 해소에도 도움이 되지만 삶에 대한 새로운 의욕과 젊음을 찾는데 좋은 영향을 준다.

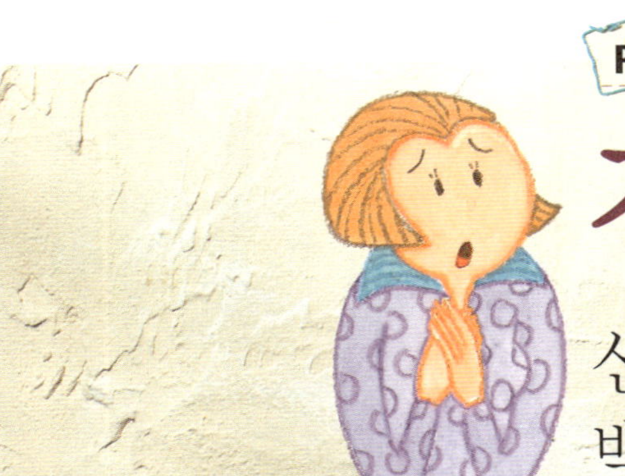

정신 장애일 때

신경불안정·초조를 가라앉히는 백합뿌리찜, 달래생즙을 마신다

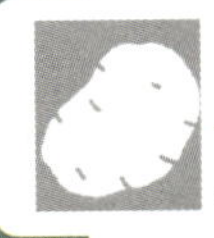

감자
스트레스를 이겨낼 수 있다

감자에는 비타민 C가 풍부해 부신이라는 장기에서 생성되는 부신피질호르몬의 생산을 촉진하는데, 이 부신피질호르몬은 우리의 몸을 스트레스로부터 지켜주는 역할을 한다. 또한, 판토텐산이라는 성분도 들어있어 부신에 비타민 C가 축적되는 것을 돕는 효과도 있다.

그 외에도 뇌의 작용을 정상적으로 지켜주는 비타민 B1도 풍부해 불안과 초조·스트레스 등에 시달리는 현대인에게 권할만한 식품이다.

감자는 열을 가해도 영양소가 파괴되지 않으므로 여러 가지 조리법을 연구해 식사 때마다 먹어도 좋다.

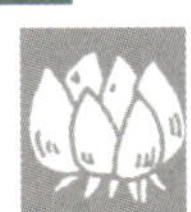

백합뿌리찜
불안, 초조를 가라앉힌다

백합은 '나리'의 생약명이다. 옛 중국에는 백합병이라는 병이 있었는데, 참나리의 뿌리가 특효약이었다고 한다. 이 백합병은 현대의 노이로제와 같은 증세를 보인다.

신경이 쇠약해지거나 극도로 흥분을 느낄 때, 불면증에 시달릴 때 참나리의 뿌리에 꿀을 넣어 찐 것이 효과적이다. 이것을 하루 2회, 특히 잠자리에 들기 전에 먹는 것이 효과적이다.

이렇게 만드세요!

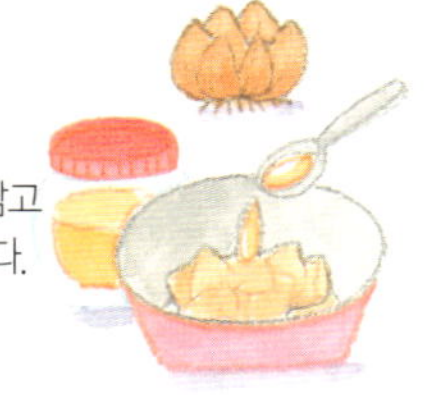

❶ 참나리뿌리 60~80g을 적당한 크기로 잘라 그릇에 담고 꿀 1큰술을 넣고 고루 버무린다.

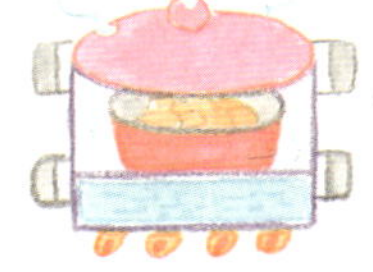

❷ 꿀에 버무린 백합뿌리를 넣어 그릇째 중불에서 푹 찐다. 잠자리에 들기 전에 먹도록.

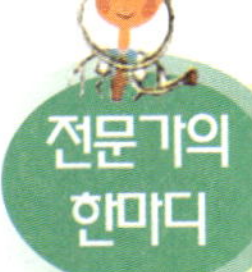

전문가의 한마디

정신장애에는 신경증, 조울증, 심신증 등이 있다. 신경증은 정신병과는 다르게 구분되며 불안신경증·히스테리 등으로 나누어진다.

공통된 증세는 불안감이 나타나며 상담 또는 항불안제 복용으로 치료한다. 조울증은 흥분과 우울 상태가 주기적으로 나타나는데 휴식과 안정이 절대적으로 필요하다. 원인은 유전·체질 등의 내적 요인과 스트레스에 의한다. 심신증은 마음의 고민으로 생기는 몸의 병이다. 내성적이거나 정서가 불안하고 신경이 예민한 사람에게서 많이 볼 수 있다.

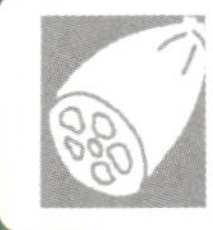

연뿌리즙
정신 장애를 예방한다

연뿌리에는 신경의 피로를 회복시키는 작용이 있으므로 너무 긴장되어 있거나 이완된 신경을 평정시켜 준다.

현대인에게 생기는 만성병의 절반 이상은 스트레스가 쌓여 불안정한 상태에서 일어나는데, 연뿌리는 이런 증세를 예방하는 작용을 한다.

신경의 불안정, 스트레스, 불면증, 자율신경 실조증에 효과를 낼 뿐만 아니라 아침에 일어났을 때 가래에 실피가 섞여 나오는 사람, 저녁이면 목이 쉬는 사람에게도 좋은 약효를 낸다.

연뿌리는 즙을 내어 마시는데 체중 1kg당 10㎖가 적당량이므로 몇 회에 나누어 먹도록 한다. 조림이나 튀김을 해서 식사 때마다 먹어도 좋다.

호도
정신불안증을 해소한다

중국에서는 피로하기 쉽고 기운이 없을 때 몸 안에 부족한 양기를 보충하는 '조양약'이라는 것을 먹는데 그 안에 호도를 포함시키고 있다. 또 연구 결과 불면증이나 노이로제에도 효과가 있다는 사실이 알려져 있다.

호도와 검은 참깨, 뽕잎을 30g씩 함께 넣어 진득진득할 때까지 간다. 곱게 갈아지면 이것을 하루 9g씩 먹는다.

간단한 복용 방법으로는 하루에 호도를 2개씩 먹는 것이다.

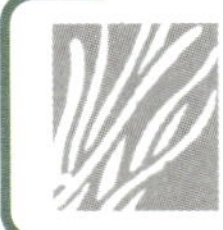

안중오즙탕
심한 긴장으로 목이 메일 때

강장식품으로 널리 알려져 있는 부추는 위장이 차거나 변비 등의 증세에 효과가 있다. 강한 냄새를 내는 유화알릴이라는 성분이 자율신경을 자극하는 작용이 있어 심한 긴장으로 인해 목이 메이는 증세를 보이는 사람에게 권한다.

부추에 생강, 배, 연근, 우유를 섞어 끓이는 안중오즙탕은 효과가 좋다.(만들기 135쪽에 있음)

두릅생즙
우울증 증세에 효과가 있다

독특한 향과 씹히는 맛이 있는 두릅은 뿌리·줄기 부분을 약용으로 사용한다.

우울증은 안정시키고, 초조감을 진정시키는 작용을 내기 위해서는 하루 3회, 1회 50㎖씩 줄기

재료/ 우유…1컵, 부추·생강…20g씩, 연근…60g, 배…40g

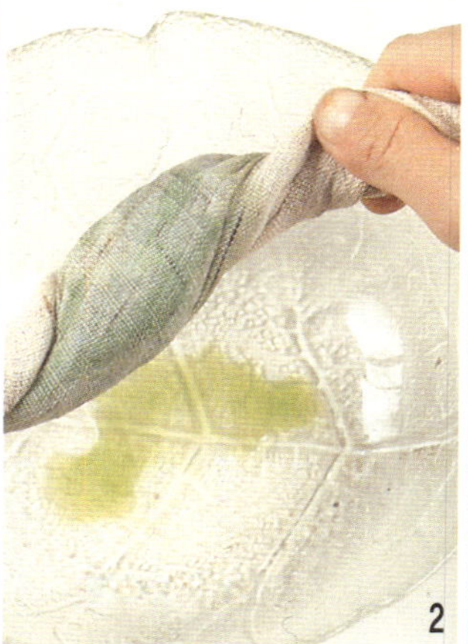
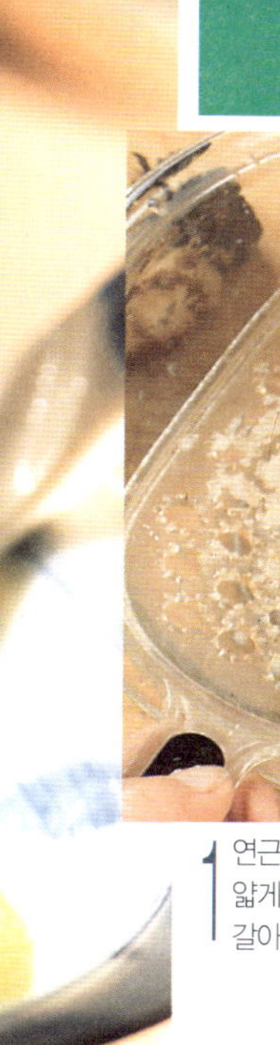
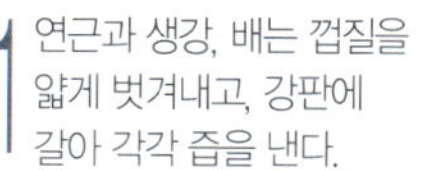
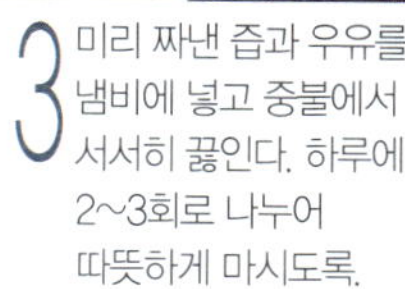

1 연근과 생강, 배는 껍질을 얇게 벗겨내고, 강판에 갈아 각각 즙을 낸다.

2 부추는 맑은 물에 씻은 다음 적당한 크기로 잘라 분마기에 넣고 곱게 간 후 거즈에 싸서 즙을 낸다.

3 미리 짜낸 즙과 우유를 냄비에 넣고 중불에서 서서히 끓인다. 하루에 2~3회로 나누어 따뜻하게 마시도록.

만들기의 포인트

연근, 부추, 생강, 배의 즙을 내는 것이 귀찮지만 조리하는 방법은 간단하다. 즙을 미리 여유있게 짜서 보관해 두었다가 끓여 마시면 편리하다.

맛의 특징

몸을 따뜻하게 해 주고 정신을 안정시킨다. 부추의 냄새가 강해 마시기에 조금 거북한 듯하면 단숨에 마신다.

나 뿌리를 생즙을 내어 마시도록 한다. 재배종보다는 산두릅의 약효가 더 뛰어나다.

달래생즙·나물
신경안정제의 역할을 한다

달래에는 비타민과 무기질이 골고루 함유되어 있으며, 특히 비타민 C와 칼슘이 풍부한 알칼리성 식품이기에 신경안정제로서 약효를 낸다.

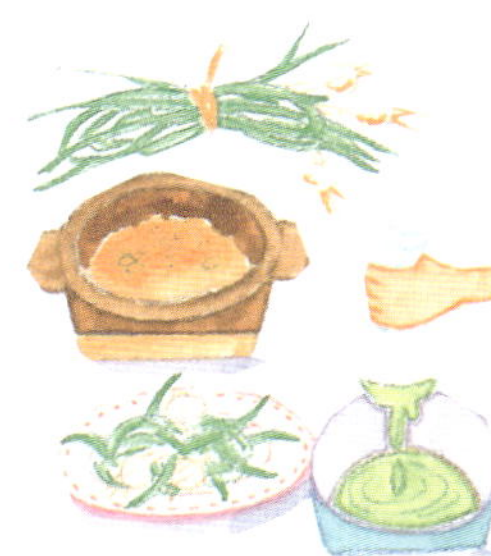

달래는 된장국을 끓이거나 나물을 무쳐 먹어도 좋고, 생즙을 내어 마시면 더욱 빠른 효과를 볼 수 있다.

● **그밖에 효과가 있는 식품**

시금치는 칼슘이 풍부한 잎채소로 초조감을 해소하고 신경을 안정시키는 효능이 있다. 현기증이나 두통이 자주 일어나는 사람은 꾸준히 먹어야 약효를 내므로 국이나 나물, 또한 샐러드로

조리해 변화 있는 식단을 차려보자.

씀바귀뿌리는 신경이나 근육의 흥분을 억제해 준다. 특별한 일이 없는데도 안정을 찾지 못해 불안·흥분 등 신경의 피로가 심할 때 씀바귀로 나물을 해 먹거나 뿌리 부분만 다듬어 중불에서 달여 그 물을 마신다.

● **스트레스로 인해 나타날 수 있는 신체의 병**

기관	나타날 수 있는 병
순환기	● 고혈압증, 저혈압증, 신경성 협심증, 심장신경증 등
호흡기	● 기관지 천식, 과호흡 증후군 등
소화기	● 위궤양, 십이지장궤양, 특발성 대장염, 신경성 구토, 신경성 식욕부진 등
내분비계	● 당뇨병, 비만증, 갑상선 기능 항진증 등
뼈·근육	● 요통, 근육통, 척추과민증, 만성 관절 류머티즘 등
신경계	● 편두통, 근육긴장성 두통, 자율신경실조증등
부인병	● 무월경, 월경 이상, 갱년기 장애 등
피부병	● 성인성 두드러기, 원형탈모증, 다한증 등

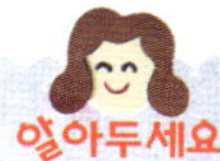

알아두세요

우유를 매일 마시면 우울증을 예방할 수 있다

칼슘은 중추신경의 기능을 촉진시키고 신경과 흥분을 진정시키는 작용이 있다. 칼슘이 부족하면 뇌의 활동이 저하되고 초조하거나 우울해지고, 사고력이 떨어지는 등의 원인이 된다. 스트레스가 많은 현대사회에 칼슘은 빼 놓을 수 없는 영양소라고 할 수 있다.

칼슘이 풍부한 식품으로는 우유, 치즈, 잎채소 등이 있다. 그 중에서도 우유는 함유량에 비해 흡수력이 매우 높고 효율성 있게 칼슘을 보충할 수 있는 식품이다. 1컵의 우유로 하루의 칼슘 필요량 600mg중의 1/5을 섭취할 수 있다.

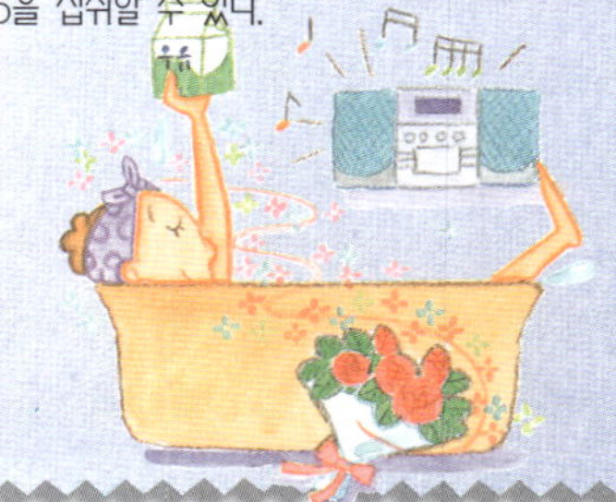

축농증일 때

질경이·대추·삼백초즙으로 체질을 개선해 주고 저항력을 길러 준다

삼백초잎 달인 즙
코막힘이 해소된다

축농증의 코막힘이나 콧물은 세균에 의한 점막 염증과 모세혈관에 혈관이 모여 있기 때문이다. 이 증세에는 삼백초 세척액이나 삼백초잎 달인 즙이 효과적이다.

삼백초의 어린 싹을 그늘에 말렸다가 진하게 달여 식힌 다음 소금을 조금 넣어 만든 세척액을 스포이드를 사용해 코 안을 씻으면 코막힘이 해소된다. 또한, 삼백초잎 달인 즙을 식사하기 30분 전에 하루 3회, 6개월 정도 마시면 효과있다.

다른 방법으로, 삼백초잎을 돌돌 말아 코 안에 넣었다가 코를 풀어도 시원하다.

이렇게 만드세요!

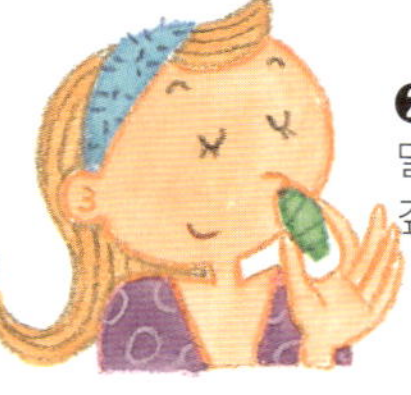

❶ 삼백초잎을 흐르는 물에 씻은 다음 손으로 비벼 부드럽게 만든다.

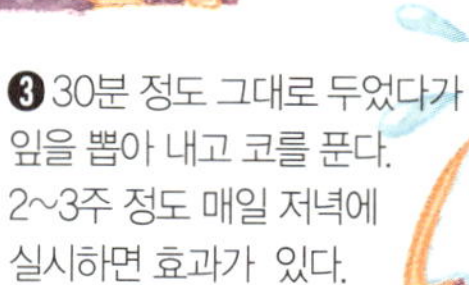

❷ 부드러워진 잎을 둥글게 말아서 콧구멍 안에 되도록 깊이 밀어 넣는다.

❸ 30분 정도 그대로 두었다가 잎을 뽑아 내고 코를 푼다. 2~3주 정도 매일 저녁에 실시하면 효과가 있다.

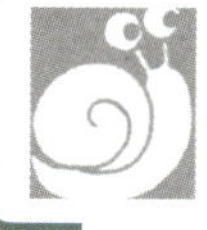

달팽이분말
축농증의 재발을 예방한다

축농증은 증세가 심하면 수술을 하더라도 재발할 가능성이 매우 높다. 재발을 예방하려면 체질을 개선하고 코의 점막에 저항력을 길러주어야 하는데 달팽이 분말이 좋은 효과를 낸다.

달팽이는 칼슘과 비타민 등이 많이 함유된 알

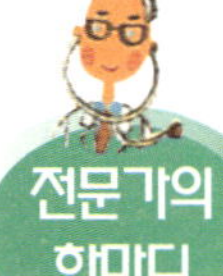

전문가의 한마디

축농증의 정확한 의학명은 '부비동염'으로 비강 주변에 있는 좌우 4쌍의 부비동에 염증이 생겨 그 개구부가 고름으로 막히는 병이다. 증세로는 진득한 고름같은 콧물이 많이 흘러 코가 막히고 후각의 저하 및 말을 할 때 콧소리를 내며 코를 많이 골고 머리가 묵직하고 아프다. 또한, 콧물이 많아져서 집중력이 떨어지고 매사에 능률도 저하된다. 가벼운 증세일 때는 식품이나 약물로 염증을 진정시키는 것이 좋다. 약물 요법은 장기 치료가 필요하고 심하면 수술을 받도록 한다.

칼리성 식품으로 피를 맑게 해 축농증에 좋다.

달팽이는 비오는 날 산 것을 잡아 삶은 다음 껍질을 벗기고 살만 햇볕에서 말린다. 살이 잘 마르면 프라이팬에 살짝 볶아 분마기에 넣고 곱게 간다. 하루 3회, 식전에 물과 함께 먹는다.

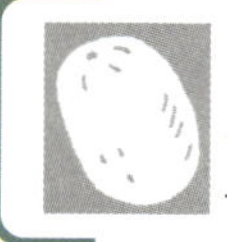

대추 달인 즙
코 점막에 저항력을 기른다

암적색으로 익은 대추를 햇볕에 바짝 말려 한 번 찐 다음 다시 햇볕에 말린다. 그대로 먹거나 달여서 그 즙을 마신다. 대추 달인 즙은 코의 점막을 강하게 해 준다

달이는 요령은 대추 10g에 물 2 1/2컵을 붓고 양이 반으로 줄 때까지 뭉근하게 달인다. 하루 3회로 나누어 식전 30분쯤에 마시도록.

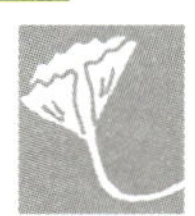

머위줄기
코막힘을 해소해 준다

머위에는 비타민 A가 풍부해 피를 맑게 하고 해독 작용이 있다

축농증으로 인한 코막힘에는 머위의 줄기를 사용하면 좋은 효과를 낸다.

이렇게 만드세요!

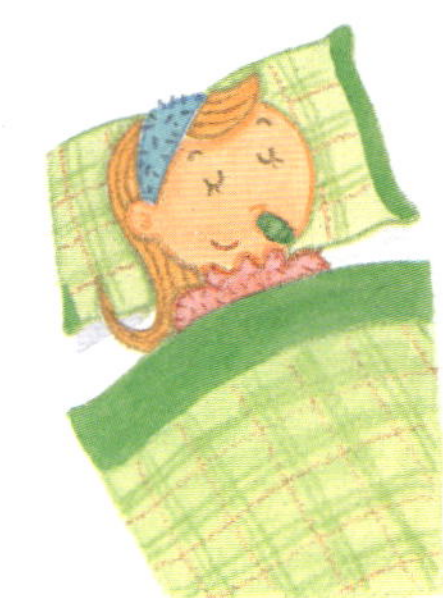

❶ 머위의 줄기를 2cm 정도의 길이로 썬다

❷ 잠자리에 들기 전에 썰어 놓은 줄기를 콧구멍에 밀어 넣는다. 숨쉬기가 힘들므로 한쪽씩 번갈아 실시하도록.

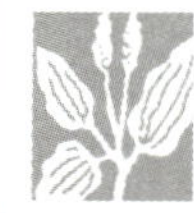

질경이 달인 즙
장기 치료에 좋은 효과

축농증의 초기 증세는 체질 개선으로 자연스럽게 고칠 수 있으나, 일반적으로 장기간에 걸친 치료가 필요하다.

이때 질경이 달인 즙을 매일 꾸준히 마시면 체질 개선에 도움을 준다. 잘 말린 어린 싹 20g을 하루 분량으로 달여서 차 대신 마신다. 축농증 외에도 두통과 기침 방지 등에 잘 듣는다.

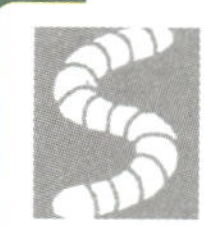

지렁이기름
고름 같은 콧물이 있을 때

감기에 걸린 것도 아닌데 고름 같은 진득한 콧물이 계속 나오면서 머리가 무겁고 아플 때는 지렁이로 기름을 만들어 사용해 본다.

잘 익은 늙은 호박을 준비하여 지렁이를 넣고

지렁이기름을 만들려면

재료/ 지렁이…10~20마리, 늙은 호박…1개

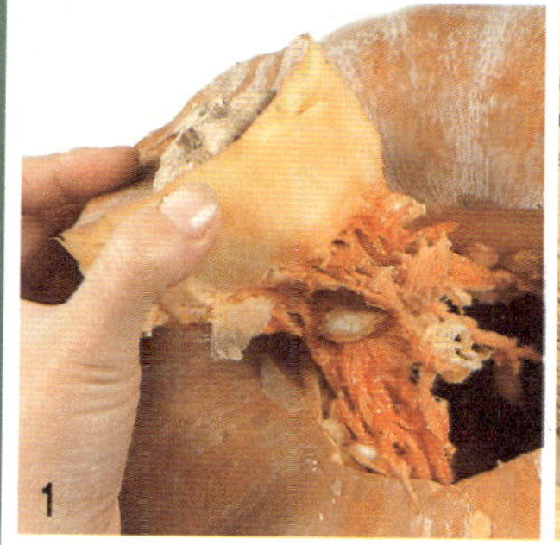

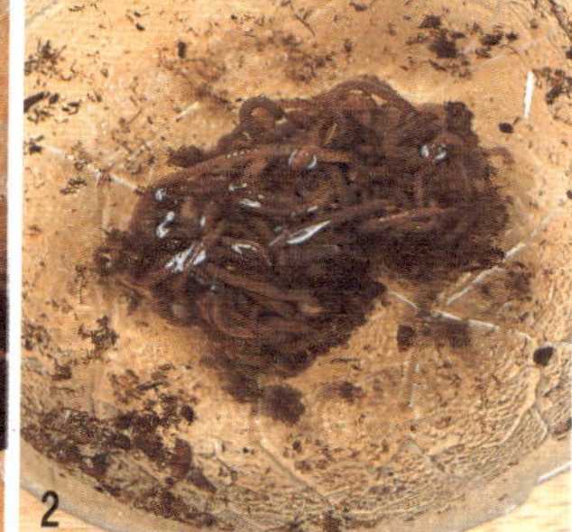

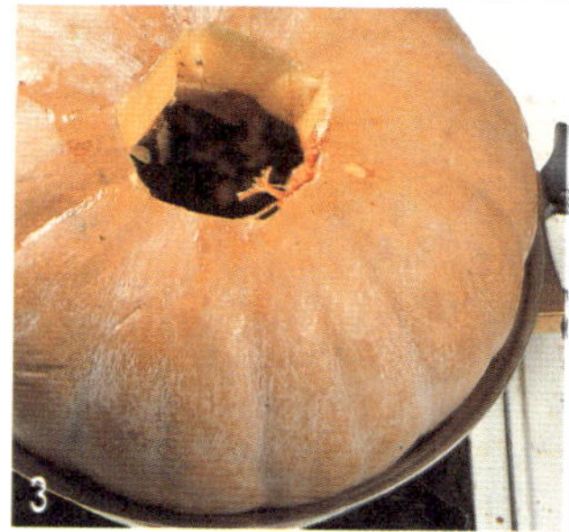

1 늙은 호박의 꼭지 부분을 둥그렇게 따낸 다음 그 안의 씨와 속살을 깨끗이 파낸다.

2 지렁이는 진흙이나 먼지 등이 남아 있지 않도록 깨끗이 씻는다.

3 손질해 놓은 늙은 호박에 지렁이를 넣고 자작할 정도로 물을 부은 후 냄비에 넣고 삶는다.

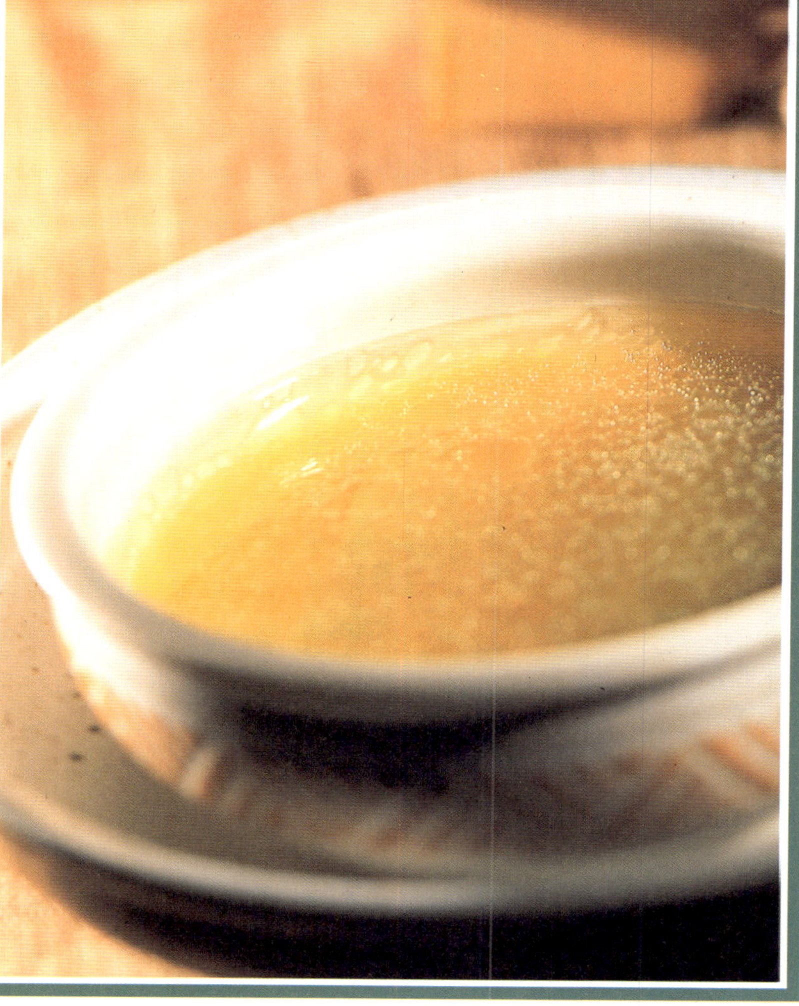

만들기의 포인트

손으로 만지기가 징그럽다고 대충 씻지 말고 비닐봉지에 가느다란 구멍을 여러 개 뚫은 다음 지렁이를 넣고 흐르는 물에 씻도록.

사용 후 느낌

콧구멍 안으로 액체를 넣으면 재채기가 나오기 쉽다. 그러나 그렇게 괴롭지는 않으므로 약효를 위해 견디도록 한다.

푹 삶으면 늙은 호박 속에 끈끈한 지렁이기름이 고인다. 이 기름을 12시간 간격으로 콧속에 1~2 방울씩 떨어뜨려 주면 좋은 효과를 볼 수 있다.

● 그밖에 효과가 있는 식품

마늘을 찧어서 짠 즙에 2배 정도의 꿀을 섞어, 그것을 면봉에 묻혀 콧구멍에 발라 준다. 임상실험한 결과 20분만에 막힌 코가 뚫렸다고 한다.

마늘즙을 코에 넣기 전에 소금물로 콧구멍을 씻어주면 약효가 더욱 빠르게 나타난다.

조기의 머리뼈도 축농증에 좋다. 머리만 떼내 깨끗이 씻어 타지 않게 잘 구운 다음 분마기에 곱게 갈아 분말을 만들어 유리병이나 밀폐용기에 보관해 두었다가 하루 3회, 1회에 2g씩 식후에 술이나 따뜻한 물에 타서 마신다.

우엉, 당근에도 염증을 가라앉히고 코의 점막을 튼튼하게 하여 바이러스에 대한 저항력을 갖게 하는 작용이 있다. 참기름에 우엉을 볶다가 반 정도 익었을 때 당근을 넣어 볶아 먹도록.

어드바이스
코를 심하게 고신다고요?

'드르렁 드르렁 쿨쿨…'

옆에서 잠을 자고 있는 남편은 세상 모르고 꿈나라 여행을 하는데, 잠귀가 밝은 부인은 통 잠을 이루지 못한 채 밤새 몸을 뒤척인다. 참다 못해 남편의 코를 비틀기도 하고 베개를 바로잡아 주기도 하지만, 효과가 없으니 남편을 바꿀 수도 없고….

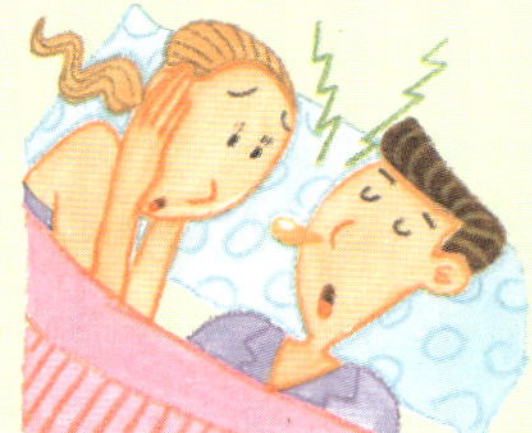

● 갑자기 코를 심하게 곤다

몸이 피곤하거나 감기에 걸려 코가 막혔을 때, 또는 술을 많이 마시고 바로 잠이 들었을 때는 건강한 사람이라도 대부분 코를 골지만 일시적인 현상이다. 그러나 아무런 원인 없이 코를 전혀 골지 않던 사람이 며칠에 걸쳐 심할 정도로 코를 골 때는 축농증이나 편도선비대증, 비염, 당뇨병 등의 동반 증세일 수 있으니 전문의의 진찰을 받아보도록 한다.

● 자세를 바로 잡고 온도와 습도를 조절해 준다

진찰을 받아본 결과 아무 이상이 없다면 잘못된 자세로 인한 가능성이 높으므로 앉을 때나 설 때나 늘 바른 자세를 유지한다. 그리고 엎드려서 책을 보거나 구부정한 자세로 오래 일하는 것을 피하고 항상 몸을 따뜻하게 유지해 주면서 실내의 습도를 적당하게 조절한다. 시간이 나는 대로 물구나무서기 운동을 하는 것도 혈액순환을 촉진하여 좋은 효과를 낸다.

➡ 갑자기 심하게 코를 골 때는 전문의의 진찰을 받는다.

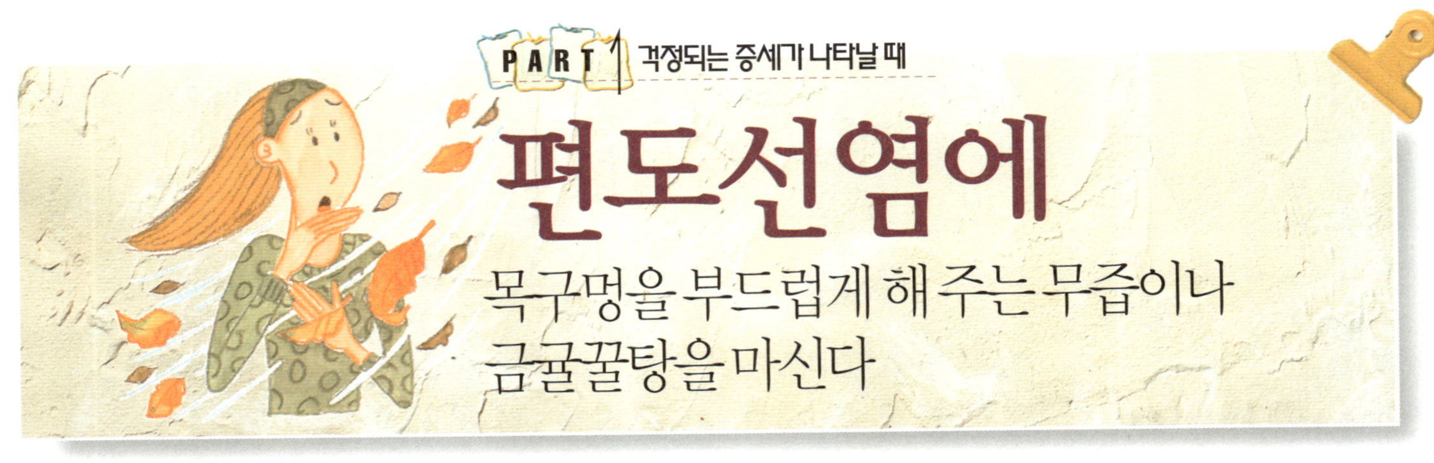

편도선염에

목구멍을 부드럽게 해 주는 무즙이나 금귤꿀탕을 마신다

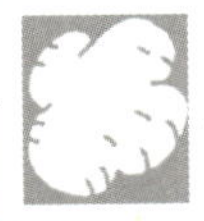

생강찜질
염증과 가래를 가라앉힌다

옛부터 자양·강장식품으로 사용되어진 생강은 몸을 따뜻하게 하고 열을 내려주는 작용 외에도 염증을 가라앉히거나 가래를 제거하는 약효가 뛰어나다.

생강만을 달여서 마셔도 좋지만 진피(귤껍질 말린 것)와 함께 달여 마시면 더욱 좋다. 생강과 진피를 달이려면 생강·진피 각 5g씩에 물 2컵을 붓고 설탕을 조금 넣어 양이 1/3로 줄 때까지 중불에서 달인다. 생강을 강판에 갈아 목 부위에 대고 찜질을 해도 좋다.

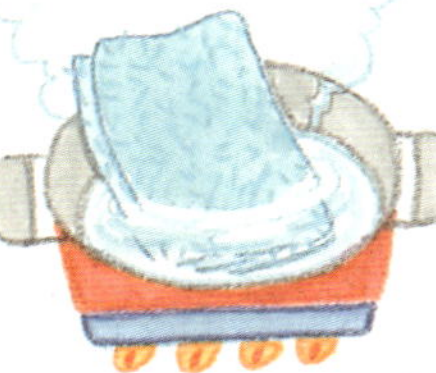

이렇게 만드세요!

❶ 생강 1쪽을 강판에 곱게 갈아 고춧가루 2큰술과 함께 냄비에 넣고 물 6컵을 부은 다음 강한 불에서 끓인다.

❷ 물이 끓어오르면 불에서 내린다. 이 물에 두툼한 수건을 적셔서 목에 감아 준다.

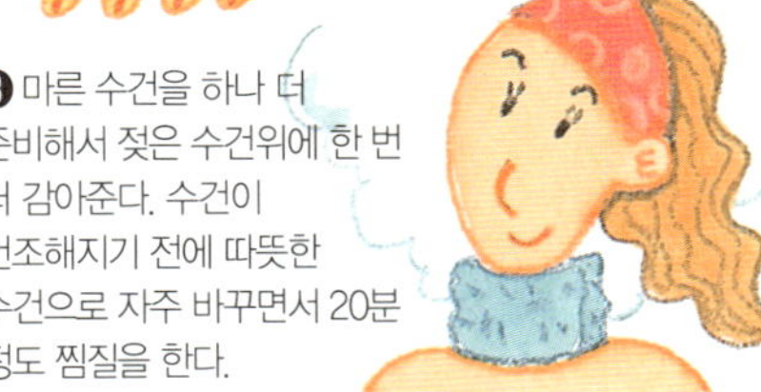

❸ 마른 수건을 하나 더 준비해서 젖은 수건위에 한 번 더 감아준다. 수건이 건조해지기 전에 따뜻한 수건으로 자주 바꾸면서 20분 정도 찜질을 한다.

금귤꿀탕
목구멍의 염증을 가라앉힌다

금귤에는 비타민과 칼슘이 풍부하게 들어있어 목구멍의 염증을 가라앉히고 감기 예방에도 좋은 약효를 낸다. 금귤의 얇은 껍질에는 비타민 C와

편도선에 세균 활동이 활발해져 일어나는 염증을 편도선염이라 한다. 감기 기운이 있거나 피로가 쌓였을 때, 기온의 변화가 심한 환절기일 때 등 우리 몸의 저항력이 떨어졌을 때 걸리기 쉽다. 편도선염에 걸렸을 때는 우선 높은 열로 인해 소모되기 쉬운 체력을 보완해 주고, 실내 온도를 따뜻하게 유지해 주며, 절대적인 안정에 힘쓴다. 목구멍의 통증으로 음식을 삼키기가 고통스러우므로 부드럽고 영양가가 높은 유동식이나 과일·채소즙 등으로 영양을 공급해 준다.

칼슘이, 알맹이에는 비타민 A·B₁·B₂·C, 칼슘 등이 들어있다.

신맛을 싫어하는 노인이나 어린아이의 약으로 사용할 때는 금귤꿀탕을 만들어 보자. 금귤의 잎에도 같은 약효가 있으므로 물에 달여 마시도록 한다.(만들기 139쪽에 있음)

도라지 달인 물
목이 붓고 염증이 있을 때

반찬으로 잘 해 먹는 도라지는 염증을 가라앉히고 가래를 진정시키며 고여 있는 고름을 흘러나오게 하는 약효가 있다.

여름철에 도라지를 캐서 흙을 털고 맑은 물에 깨끗이 씻어 햇볕에 말린 것을 약으로 사용하는데 한방에서는 이것을 '길경'이라 한다. 길경은

약효가 강해 길경만을 달여 마시면 구토가 날 수 있으므로 약으로 사용할 때는 감초와 함께 달인다. 길경 3g에 감초 2g을 냄비에 넣고, 1컵 반의 물을 부은 다음 중불에서 달여 양이 반으로 줄면 거즈에 걸러 물을 받아 놓는다. 그 물을 입에 머금고 입 안을 헹구면서 조금씩 마시면 목이 부드러워진다.

석류 달인 물
편도선염 증세에 특효약

열매 1개를 적당한 크기로 잘라 물 2컵을 붓고 중불에서 달인다. 물이 끓으면 불을 약하게 줄이고 30분 정도 더 달여 거즈에 걸러 낸다. 이 물로 하루 3~5회 양치질을 한다.

한방에서는 석류껍질 말린 것이 약효가 뛰어나다 하여 편도선염의 처방약재로 사용하고 있다. 석류잎에도 같은 약효가 있으므로 물양치질 약을 만들어서 사용한다.

석류잎 한 줌에 물 2컵을 붓고 약한 불에서 서서히 달여 양이 반으로 줄면 불에서 내린다. 달인 물은 거즈에 걸러 찌꺼기를 버리고 맑은 즙으로 양치질을 한다.

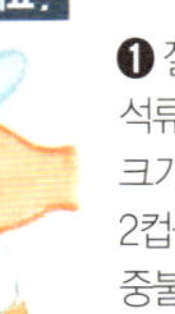

이렇게 만드세요!

❶ 잘 익은 석류열매를 적당한 크기로 잘라 물 2컵을 붓고 중불에서 달인다.

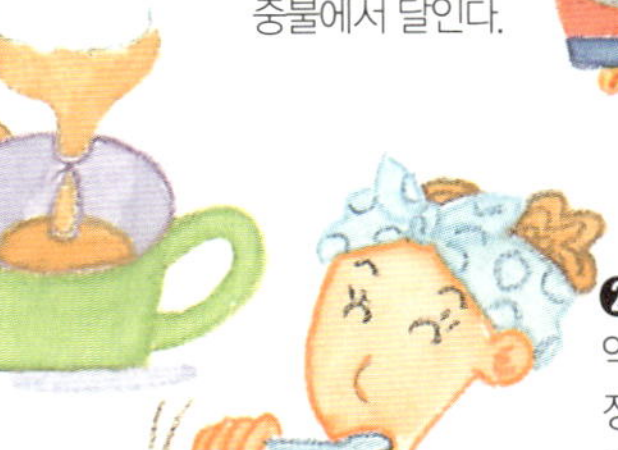

❷ 물이 끓으면 약한 불에서 30분 정도 더 달여 거즈에 거른 다음 하루 3~5회 양치질을 한다.

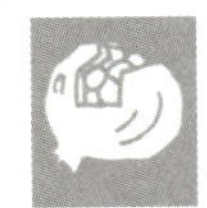

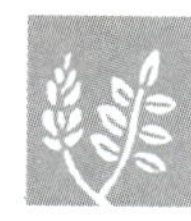

감초 달인 물
편도선이 부어 생긴 통증에

감초는 한방에서 가장 많이 이용되는 약재의 하나다. 감초 달인 물은 갑작스럽게 심해지는 목구멍의 통증을 진정시키고 염증을 내리는 효과도 뛰어나다.

편도선염으로 통증이 심할 때는 감초 6g에 물 2컵을 붓고 양이 반으로 줄 때까지 중불에서 달인다. 이것을 3등분으로 나눠 하루에 3회, 입안에 머금고 있다가 천천히 마신다. 이것을 여러번 되풀이 한다.

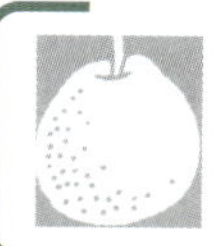

배즙
열이 심하고 목이 아플 때

배 1개를 강판에 갈아 그 즙을 천천히 마시도록 한다. 통증이 심하거나 열이 높아 즙을 삼키기가 힘들 대는 얼음을 넣은 차가운 즙을 마시면 덜 아프다.

열이 나며 몸이 떨리는 증세가 있는 사람이나 냉증이 심한 사람, 설사증에 걸린 사람은 따뜻하게 데워서 먹는다.

● 그밖에 효과가 있는 식품

치자열매 3개를 냄비에 넣고 물 1컵을 부은 다음 중불에서 서서히 달여 마신다. 달인 물을 마실 때는 한모금씩 입에 머금고 입 안을 양치질하다가 천천히 마시는 것이 요령이다.

매실에는 뛰어난 살균 작용과 소염 작용이 있어 목구멍에 염증이 있을 때 잘 듣는다.

매실차에 소금 1작은술을 넣고 그 물로 양치질을 하거나, 매실탕을 진하게 달여서 흑설탕이나 꿀을 조금 넣고 입에 머금었다가 조금씩 마신다. 이 방법을 여러 번 되풀이해야 약효가 나타난다.

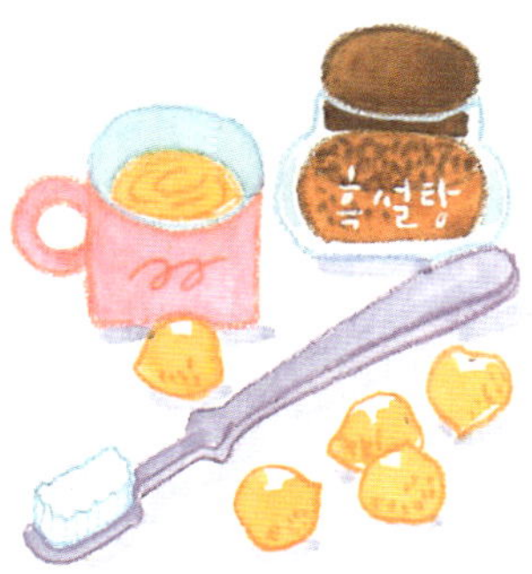

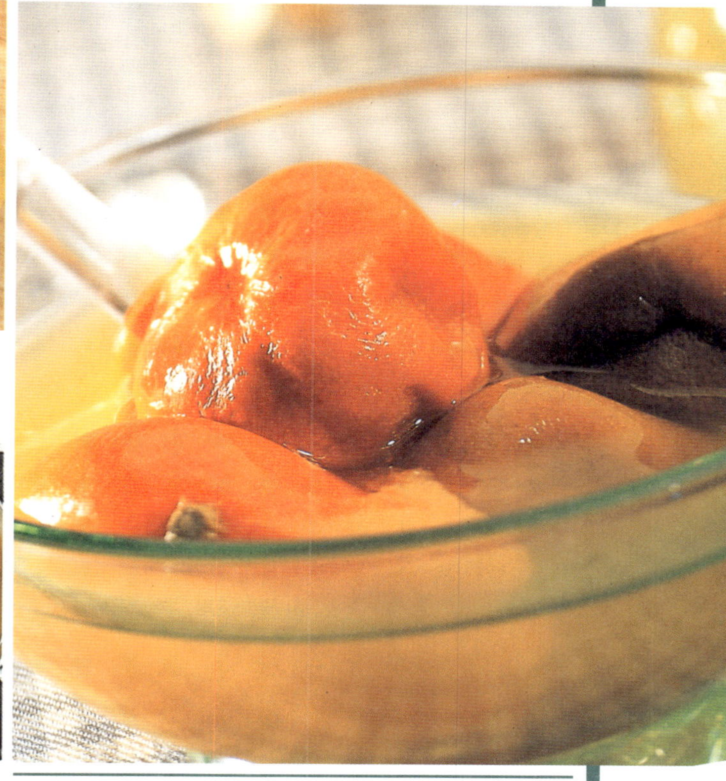

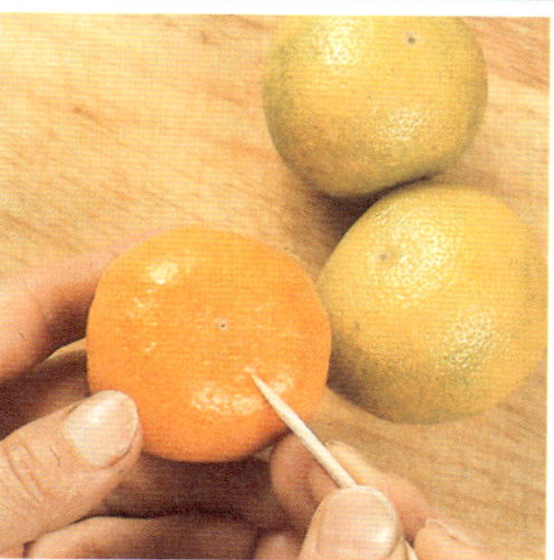

1 금귤은 흐르는 물에 깨끗이 씻은 다음 이쑤시개로 껍질 부분에 3~4개 정도의 구멍을 뚫어준다.

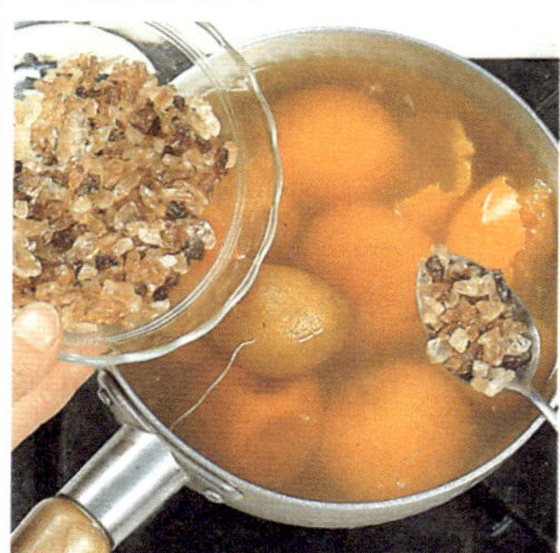

2 냄비에 금귤과 물 2컵을 넣고 중불에서 끓이다가 물이 끓어오르면 약한 불에서 껍질이 흐물거릴 때까지 달인다. 물이 연한 오렌지색을 띠면 얼음설탕을 넣고 끓인다.

만들기의 포인트
많은 양을 만들 때는 얼음설탕의 양을 금귤의 2배로 한다.

맛의 특징
금귤의 새콤달콤한 맛에 얼음설탕의 맛이 어우러져 어른, 아이 할 것 없이 누구나 잘 먹을 수 있다.

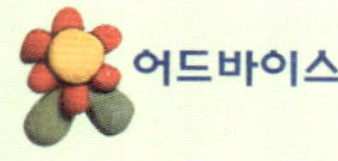

어린이의 편도선은 어른보다 큰 것이 정상이다

소아과 의사의 말을 들어 보면 상당수의 부모들이 아이들을 데리고 병원으로 찾아와서 아이의 편도선이 크다 하여 편도선비대증이 아닌지 진찰을 받는다고 한다.

그러나 정작 진찰을 해 보면 거의 대부분의 어린이들은 정상이고 소수의 어린이들만이 만성 편도선염으로 인해 편도선비대증 증세를 보인다고 한다.

전문의의 말에 의하면 사람의 편도선은 2세때부터 조금씩 자라 8~10세때 최대 크기에 이르며 반대로 10세 이후에는 점차 작아진다고 한다. 따라서 10세 정도의 어린이가 어른보다 편도선 크기가 큰 것은 정상이다.

만성 편도선염으로 편도가 커졌는지, 아니면 정상적인 현상인지 증세를 보고 구별하자.

만성 편도선염은 급성 증세가 여러 번 반복되어 생기는 증세로 어린이의 경우 39℃ 이상의 높은 열이 나는 것이 보통이고 목구멍의 통증이 심하다. 이러한 증세가 1년 사이에 여러 번 반복되면 만성 편도선염일 가능성이 높으므로 반드시 의사의 진찰을 받아보도록 한다.

폐렴에

열이 심할 때는 대나무기름을 마시고 잉어를 푹 고아 찜질한다

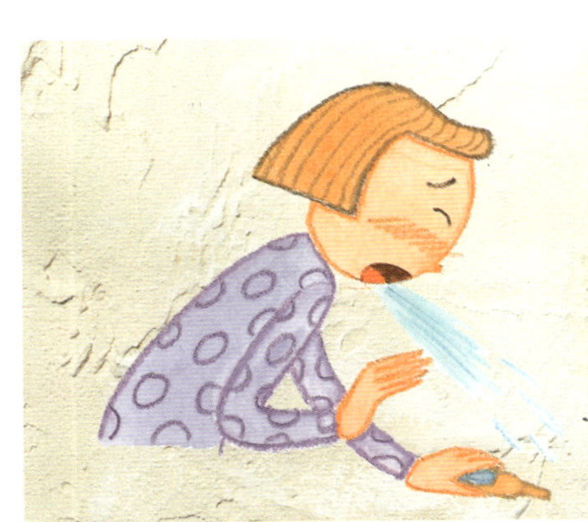

대나무기름
기침이 멎고 열이 내린다

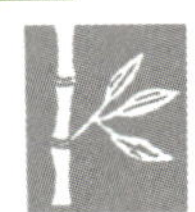

생 대나무를 불에 구워 거기서 거품처럼 나온 기름을 한방에서는 '죽력'이라 한다. 이 기름을 그릇에 받아 먼지가 있으면 거즈나 한지에 걸러서 사용한다. 여름에는 상하지 않도록 냉장고에 보관한다. 가래가 심하게 끓고, 기침이 멎지 않을 때 마신다.

폐렴에는 대나무기름에 생강즙을 함께 넣어 소주잔으로 1잔 정도 마신다. 그러면 기침이 멎고 열이 내린다.

이렇게 만드세요!

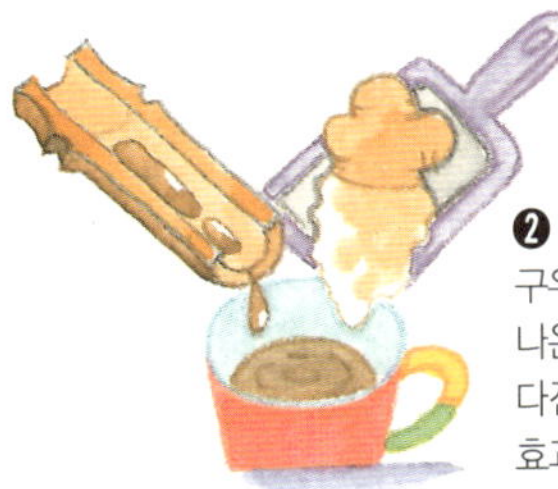

❶ 30cm 정도의 생 대나무를 구해 세로로 반을 갈라 속마디는 떼낸다.

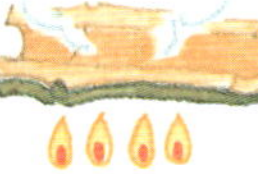

❷ 중불에서 불에 쬐듯이 구우면 속껍질에 기름이 배어 나온다. 이것을 받아 생강즙이나 다진 생강과 함께 마시면 좋은 효과를 볼 수 있다.

시금치씨가루
멈추지 않는 기침에 좋다

5~6월경에 시금치꽃에서 씨를 받아 바짝 말려 두었다가 기침이 심할 때 약으로 쓴다. 말린 씨는 프라이팬에 천천히 볶아서 누렇게 색이 변하면 분마기에 넣고 고운 가루로 만들어 하루에 2회, 1회에 5g씩 먹는다.

시금치잎에는 철분을 비롯한 비타민 A와 C가 풍부해 나물로 무쳐 먹거나 국을 끓여 먹으면 병중 영양공급에도 좋은 역할을 한다.

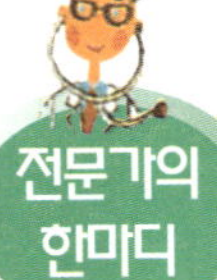

대개 폐렴균이나 감기, 기관지염에 의해 발병되고 알레르기 증세로 나타나기도 한다. 갑자기 38~40℃ 이상의 높은 열이 나면서 심한 기침과 가래를 동반한다. 가래에는 처음엔 고름과 같은 점액이 섞여 나오다가 증세가 심해지면 색이 진해져 녹색을 띠기도 한다. 몸이 허약한 사람이 오랫동안 감기를 앓고 있거나 가래의 색이 이상하면 곧바로 병원을 찾도록 한다. 평소에도 감기에 잘 걸리는 사람은 비타민 A와 C를 함유한 식품을 적극 섭취하는 것이 좋다.

잉어찜질
폐렴으로 인한 열을 내린다

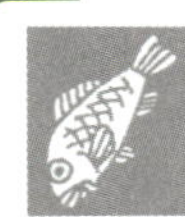

폐렴 증세로 높은 열이 내리지 않아 괴로워하는 환자에게는 잉어찜질을 한다. 싱싱한 잉어를 산채로 잡아 그 피는 마시고, 뼈를 발라낸 살은 곱게 다져 거즈에 펴바른 다음 이것을 가슴과 등, 머리와 이마 부위에 찜질한다. 잉어찜질은 강한 해열 작용을 하므로 수시로 체온을 재보아 정상체온으로 회복되면 바로 떼낸다.

단호박꿀찜
기침이 심할 때 효과 있다

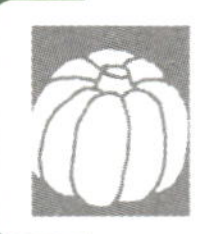

호박에는 비타민 A와 C가 풍부하게 들어 있어 목구멍과 기관지의 점막을 튼튼하게 유지해 주며, 폐렴을 예방하고 자양·강장 효과 또한 뛰어나 회복기의 영양 공급이나 체력 유지에도 도움을 준다.

기침이 심할 때는 호박과 꿀을 함께 쪄서 먹으면 효과가 있다. 열이 높고 가래가 낄 때는 잎이나 꽃을 달여 마시도록. (만들기 141쪽에 있음)

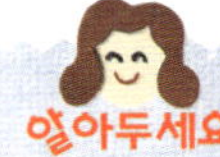

가슴의 통증을 가라앉히는 기발한 찜질약

● **오징어찜질**

마른 오징어를 검게 구워서 분마기에 넣고 가루를 낸 다음 보리밥과 함께 개어 거즈에 고루 발라 가슴과 등에 찜질을 한다. 하루에 1회씩, 찜질을 해 주면 가슴 아픈 증세가 서서히 가라앉는다.

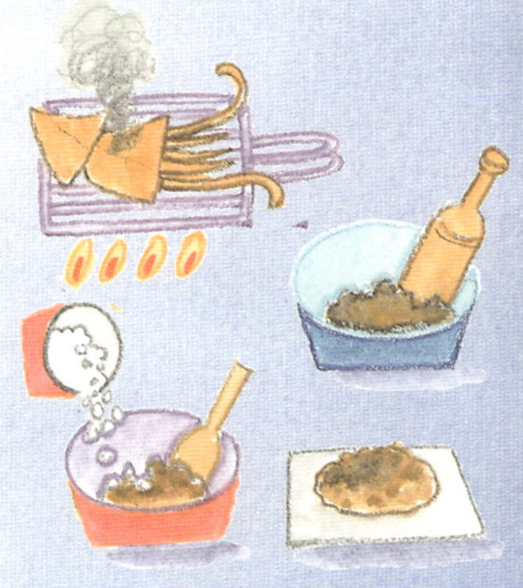

● **토란찜질**

알이 굵은 토란을 골라 껍질을 벗겨 내고 강판에 갈아서 받아 낸 즙으로 찜질을 한다. 진통 효과와 함께 해열 작용도 있으므로 체온을 재 보아 정상으로 돌아오면 찜질약을 떼낸다.

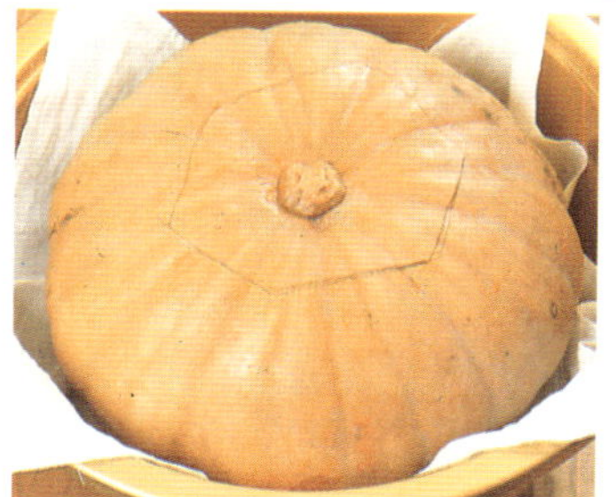

1 꼭지가 싱싱한 늙은 호박을 골라 꼭지 주위를 둥글게 도려내어 뚜껑으로 사용할 수 있도록 뗀다.

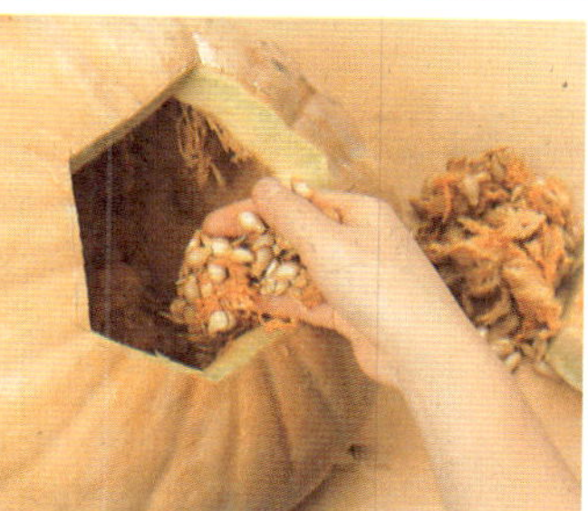

2 늙은 호박의 속과 씨를 숟갈이나, 손, 나무주걱을 이용해 모두 파낸다.

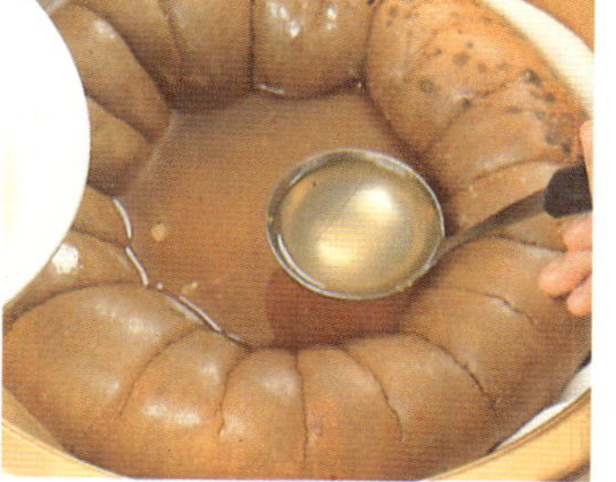

3 씨를 파낸 호박에 꿀 1컵을 붓고 떼낸 꼭지를 뚜껑 삼아 덮어 준다.

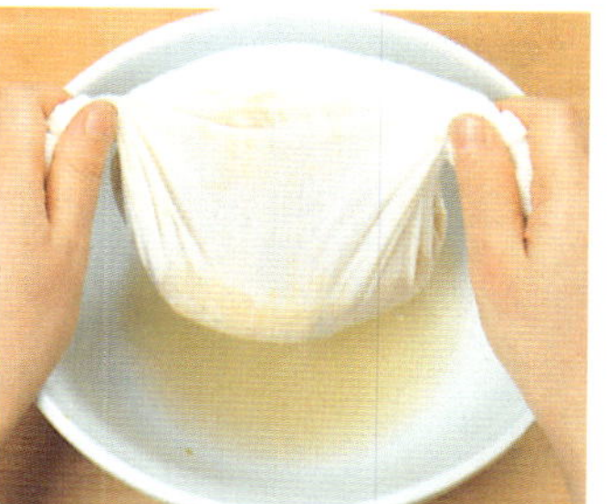

4 찜통에 베보자기를 깔고 꿀 넣은 호박을 안쳐 1시간 30분 정도 푹 쪄서 먹거나 즙을 짜서 마신다.

만들기의 포인트

호박꼭지를 뚜껑처럼 둥글게 자르기가 힘들 때는 6각형으로 자르면 편리하다.

맛의 특징

늙은 호박 자체에도 단맛이 있는 데다가 꿀맛까지 더해져 맛이 좋으며 임신부에게도 좋다.

● 그밖에 효과가 있는 식품

만성화된 폐렴으로 열이 나고 숨쉬기가 힘들 때는 생강과 연근을 갈아 마시면 좋다. 같은 양의 생강과 연근을 곱게 갈아 따뜻한 물을 붓고 소금을 조금 넣어 하루에 3회 마신다. 민간약은 양약과는 달라 며칠을 계속 먹어야 약효를 기대할 수 있으므로 끈기를 갖고 꾸준히 마신다.

뱀장어의 기름도 잘 듣는다. 살아 있는 뱀장어를 구해 뜨거운 물에 1시간 동안 담가 두었다가 그 물에 우러난 기름을 마시도록 한다.

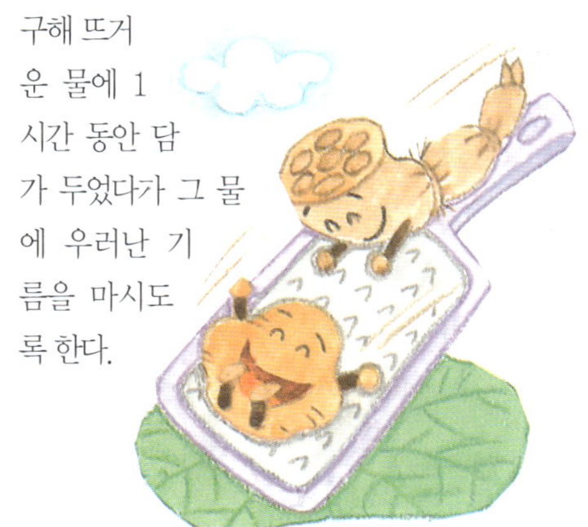

식품 핫 정보
순환기 질환에 효과가 있다는 '게'

돼지고기나 쇠고기 등의 육류보다 아미노산은 적고 콜레스테롤이 많아 성인병을 유발시키는 음식으로 여겨져 왔던 게가 각종 성인병을 예방하는데 특효를 갖고 있다는 새로운 연구결과가 일본에서 나왔다.

간장에 푹 절여져 입맛을 돋우는 게장, 쫄깃쫄깃한 맛이 으뜸인 영덕게, 별미요리 재료로 이용하는 털게 등 일품요리의 재료로 손꼽히는 게. 이 게에 함유된 타우린이 성인병을 예방하는 것으로 밝혀졌다.

타우린에는 간세포의 재생을 촉진하는 작용과 심장 등의 세포막을 안정시키는 기능이 있다고 한다. 또한 게껍질에는 셀룰로오스와 비슷한 식물성 섬유인 키산이 있는데 지혈 살균 기능이 있어 화상을 입은 곳에 가루로 만들어 뿌리면 놀라운 효능을 발휘한다.

그러나 우리 나라에는 150여 종의 게가 있어 아무 게나 많이 먹는다고 다 이같은 효과를 보는 것은 아니므로 성분을 파악한 후 먹도록.

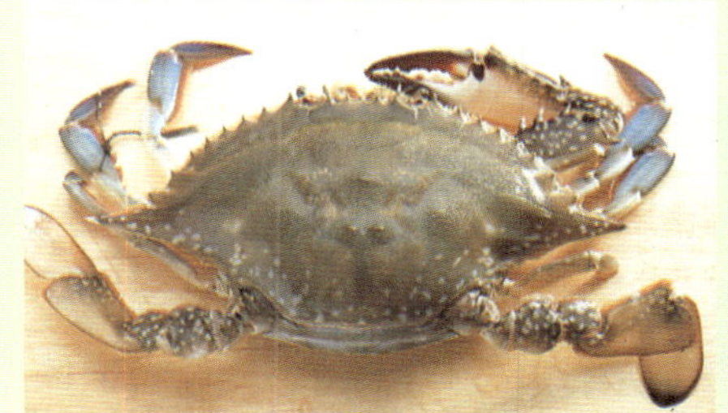

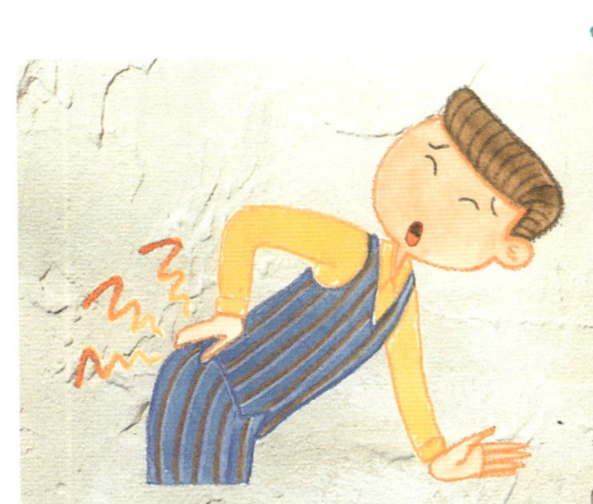

허리가 아플 때

비파잎이나 검은콩을 푹 달여 온찜질을 한다

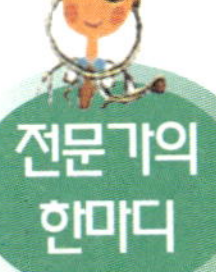

허리의 통증은 뼈나 관절의 이상에서 오는데 대개 오랫동안 똑같은 자세로 일을 하거나 운동부족 또는 비만이 원인이 되어 일어나며, 어느 순간 허리를 삐끗하여 추간판헤르니아가 일어났을 때도 허리 통증이 느껴진다.

또 중년 이후에 많은 변형성 척추증도 허리에 통증을 동반한다. 통증이 오래 지속되면 정형외과의 진단을 받아야겠지만 평소에 허리를 따뜻하게 하고 갑자기 무거운 물건을 든다든지 비만이 되지 않도록 주의한다. 자주 목욕을 해서 근육을 풀어주는 것도 통증을 가라앉히는 방법이다.

 말린 개다래 달인 물
요통·신경통에 좋다

개다래나무 열매는 그냥 먹기도 하지만 햇볕에 말려 한약재로 사용하기도 한다. 또 열매를 달여 그 물을 마시거나 술을 담가 먹으면 요통·신경통에 효과가 있다. 개다래로 담근 술은 맛이 좋을뿐만 아니라 알코올과 개다래의 특수 성분이 작용함으로써 혈액의 흐름을 좋게 하여 허리 아픈 증세를 가라앉힌다.

열매 대신 잎이나 덩굴을 햇볕에 말렸다가 목욕할 때 2~3줌 넣어도 혈액의 흐름을 도와준다.

익지 않은 열매는 소금절임을 해서 먹어도 좋다.

✱ 말린 개다래는 한약재 시장에서 구한다.

 부추술
만성 요통에 효과가 있다

부추는 몸 전체의 컨디션을 조절해 주고 혈액 순환을 좋게 해서 요통에 뛰어난 효과가 있다. 특히 만성 요통에는 부추 달인 물에 청주를 타서 마시면 몸이 따뜻해져 통증이 사라진다. 하지만 위장이 약하거나 알레르기 체질인 사람은 설사를 하기도 하므로 주의한다. (만들기 143쪽에 있음)

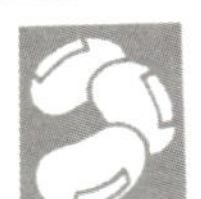 검은콩물 온찜질
체력 약한 사람 요통에 좋다

검은콩은 신장이 약해 쉽게 붓거나 피로감을 느끼는 사람, 류머티스성 질환을 앓고 있는 사람에게 효과가 있는 식품이다.

특히 콩은 신장을 강화시키는 작용을 하므로 신장이 약해서 허리가 아픈 사람에게는 권할만하다. 콩을 부드럽게 삶아 매일 조금씩 먹거나 검은콩 달인 물을 뜨거울 때 거즈에 적셔 아픈 허리에 온찜질하면 통증이 가라앉는다.

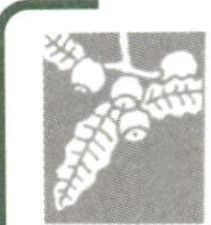 비파잎물 온찜질
염증을 진정시켜 준다

비파는 옛부터 열매, 잎, 씨 모두 여러 가지 민간약으로 이용되어 왔다. 특히 비파잎 온찜질은 요통뿐만 아니라 타박상이나 염증에도 효과가 있다.

비파잎물로 온찜질을 할 경우 잎 뒤쪽의 가느다란 털은 없애고 사용하도록.

✱ 비파잎은 한약재 시장에서 구할 수 있다.

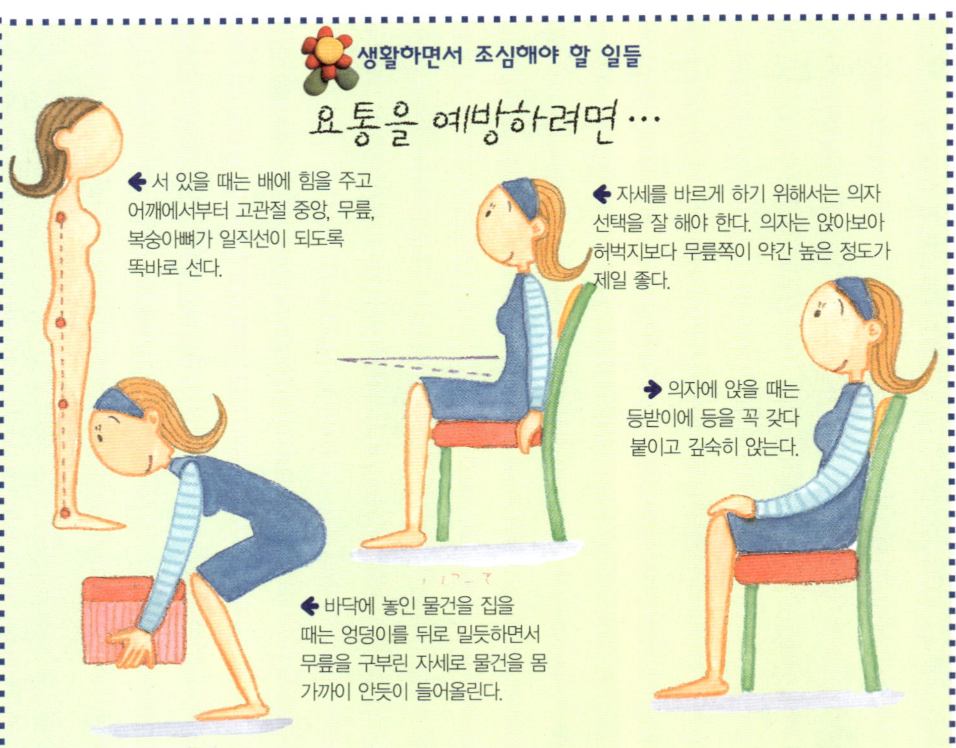

부추술을 만들려면

재료(1회분)/부추…60g, 물…10컵, 청주…1/4컵

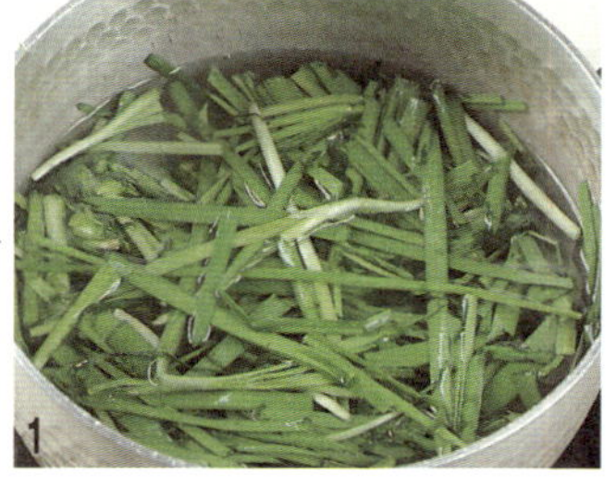
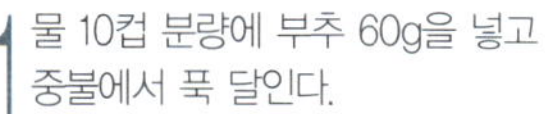
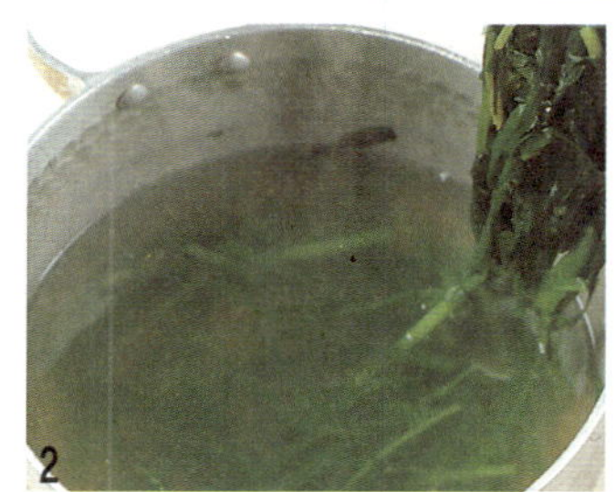

1 물 10컵 분량에 부추 60g을 넣고 중불에서 푹 달인다.

2 물이 1컵 정도로 줄면서 색이 우러나면 체로 부추를 건져 낸다.

3 부추 달인 물에 청주 1/4컵을 붓고 잘 섞어서 마신다.

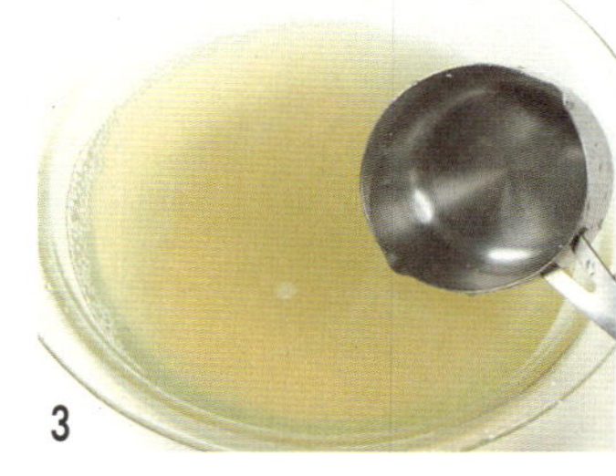

3

만들기의 포인트

부추를 달일 때는 중불에서 끓인다. 센불에서 끓이면 부드럽게 삶아지기 전에 물이 금방 줄어들기 때문이다.

맛의 특징

부추 달인 물은 매운듯하면서도 풋내가 나지만 청주를 타서 마시면 괜찮다.

● 허리가 아플 때 생각할 수 있는 병

구분	통증	원인	진단
심한 통증	갑자기 아프다	갑자기 허리를 비틀거나 무거운 것을 들어올렸을 때 허리가 삐끗하면서 격렬한 통증이 있고 움직일 수 없어진다.	허리가 삔 것
		좌우 어느 한쪽의 허리가 아프다. 앞으로 구부릴 때는 통증이 심해지며 기침이나 재채기를 해도 허리가 아프다. 20~30대의 사람들에게 특히 많다.	추간판 헤르니아
		갑자기 옆구리가 찌르듯 아프고 허리뼈 위에서부터 등, 배까지 통증이 번진다. 짙은 색의 소변이나 혈뇨가 나온다.	추간판 헤르니아
	허리에서부터 다리까지 아프다	허리에서부터 발끝까지 심한 통증이 나타난다. 앞으로 구부리면 통증이 더욱 심해진다. 추간판 헤르니아인 사람에게 많다.	좌골신경통
		정지 상태에서 움직이려고 할 때 허리에서부터 다리까지 아프다. 조금 움직이다 보면 통증이 줄어든다.	변형성 척추증
	심한 통증이 이어진다	중년 이후의 사람으로서 끈질긴 요통이 계속되고 가만히 있어도 아프다. 다리에 힘이 없고 마비나 배뇨곤란을 동반하는 수도 있다.	요추암
		청·장년기 남성으로서 심한 요통이 계속된다. 등이 판자처럼 경직되어 구부릴 수 없어진다.	강직성 척추염
가벼운 통증	허리에서부터 다리까지 아프다	허리에 둔한 통증이 있다. 똑같은 자세를 장시간 계속할 수 없다. 뼈에 이상은 없고 원인이 확실치 않다. 젊은 사람에게 많다.	요통
		오랫동안 허리 통증이 계속된다. 옆구리에도 통증이나 압박감이 있다. 머리가 무겁고 나른하다. 발열이 있고 식욕이 없어진다.	신우신염
		격렬한 운동이나 과로 등으로 허리가 아프다. 허리에 힘이 주어지지 않는다. 차가운 느낌 외에 목 아래쪽에 통증이나 마비가 일어나는 수도 있다.	척추분리증
	등 한가운데가 아프다	등이나 허리가 아프고 약한 통증이 있다. 등이 둥글게 구부러진다. 뼈가 약해져서 구부러지거나 부러지기 쉽다. 나이 많은 여성에게 많다.	골다공증
	허리에서부터 배까지 아프다	증세가 계속되거나 혹이 만져진다. 대동맥류가 커지면 척추를 압박해서 요통이 일어난다. 50~70대 남성에게 많다.	복부 대동맥류
		월경 때 허리나 하복부가 아프며 진통제가 아니면 참을 수 없다. 빈혈이 심해지고 월경 횟수가 늘어나기도 한다.	자궁근종

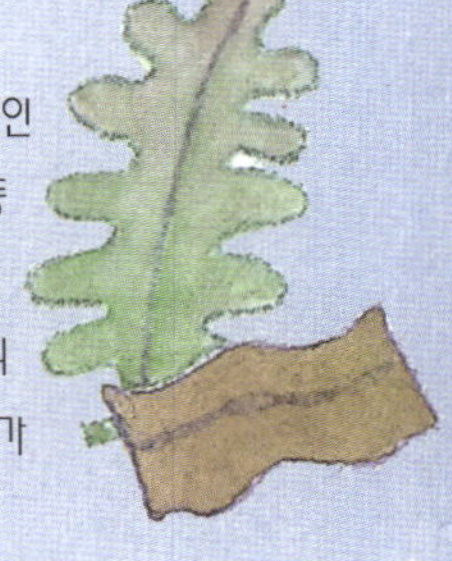

요통에는 칼슘이 최고!

인체 내 칼슘의 99%는 뼈와 치아 등에 함유되어 있다. 나머지 1%는 혈액 속에 있는데 이것이 근육의 수축과 신경의 전도 등과 같은 역할을 한다. 혈액 속에 칼슘이 부족하면 뼈가 녹아서 보충을 하게 되는데 뼈에 구멍이 숭숭 뚫리는 골다공증을 일으키게 된다. 뼈는 우리 몸을 지탱하고 있으므로 뼈 여기저기에 구멍이 뚫려서 약해지면 요통이나 골절의 원인이 된다.

요통은 주로 칼슘 부족, 운동 부족에 의한 뼈의 노화, 근육의 노화 등으로 인해 일어난다. 특히 중년층 이상은 칼슘의 흡수율이 저하되기 때문에 더더욱 칼슘 부족이 되기 쉽다. 칼슘을 충분히 섭취해야 함은 물론 칼슘의 흡수를 돕는 비타민 C·D, 그리고 단백질이 풍부한 식품도 같이 섭취해 주는 것이 좋다.

칼슘이 풍부한 대표적인 식품으로는 우유·치즈 등 유제품, 말린 새우·멸치 등 뼈째 먹는 생선, 그리고 김·미역 등의 해조류가 있다.

현기증이 날 때

갑작스런 현기증엔 털머위잎즙, 허약 체질의 현기증엔 닭찜을 먹는다

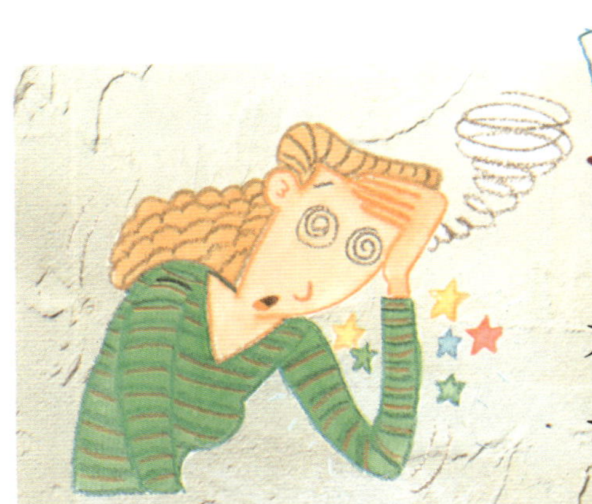

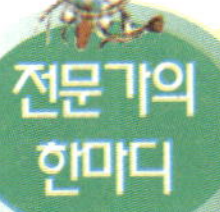

현기증의 원인은 여러 가지지만 우선 안정이 최고다. 현기증에는 눈앞이 캄캄해지는 정도의 가벼운 것에서부터 갑자기 주변의 모든 것들이 빙빙 도는 것처럼 느껴지면서 쓰러지는 것까지 여러 가지가 있다. 원인은 주로 두 가지인데 귀의 평형감각을 지배하는 기관에 이상이 온 경우와 혈압 이상으로 뇌에 보내지는 혈액 양이 감소한 경우 등이다. 또 수면 부족이나 과로, 저혈압일 때 빈혈을 일으키는 사람도 있다. 어느 경우이든 안정을 취하고 혈액을 보하는 식품을 적극 섭취하도록.

닭찜

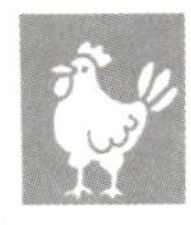

허약 체질의 현기증에 좋다

닭고기는 허약 체질이나 저혈압, 월경 불순 등이 원인이 되어 일어나는 현기증에 효과가 있다. 한방에서는 수분대사가 나빠지면 현기증이 생기는 것으로 보는데 닭고기는 이 수분대사를 좋게 하는 작용을 한다. 피를 보충하는 작용이 있는 당귀와 천궁을 넣고 쪄 먹으면 효과를 높일 수 있다.(만들기 145쪽에 있음)

사프란차

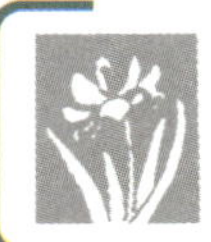

두통을 가라앉힌다

사프란은 현기증이나 두통을 가라앉혀 준다.

약효가 있는 것은 암술로서 10개 정도를 뜨거운 물 1/2컵에 넣어 물이 등자색으로 변하면 차 마시듯이 복용한다. 단, 임산부는 유산의 위험이 있으므로 피한다.
✽ 사프란은 한약재 시장에서 구할 수 있다.

은행가루

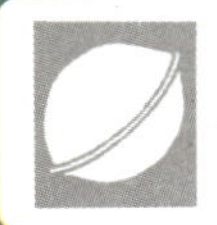

머리가 맑아진다

은행에는 단백질, 비타민, 철분 등의 영양분이 풍부하게 함유되어 있어 강장제로 많이 쓰인다. 진정 작용이 있는 대추와 함께 먹으면 현기증에 효과를 볼 수 있다.

은행을 가루로 만들어 대추 달인 물과 같이 먹으면 현기증에 효과가 있을 뿐만 아니라 머리를 맑게 해 준다.

털머위잎즙

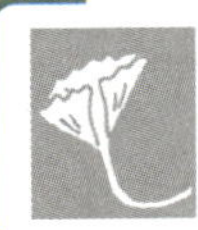

갑작스런 현기증에 효과

털머위는 특히 현기증에 좋은데 털머위잎을 깨끗이 씻어 소금에 버무리면 즙이 나온다. 그 즙을 소주잔으로 1잔 정도 마신다.
✽ 털머위는 한약재 시장에서 구할 수 있다.

● 그밖에 효과가 있는 식품

동아는 수분대사가 나빠서 일어나는 현기증에 효과를 볼 수 있다. 동아씨 15g을 2컵의 물에 넣고 그 물이 반으로 줄 때까지 달여 하루 3회로 나누어 마신다. 시금치를 삶아 참기름에 버무려 먹어도 좋다. 시금치에는 비타민이 골고루 들어 있고 칼슘과 철분, 엽산이 들어있어 발육기의 어린이나 임산부, 고혈압 환자에게도 좋은 식품.

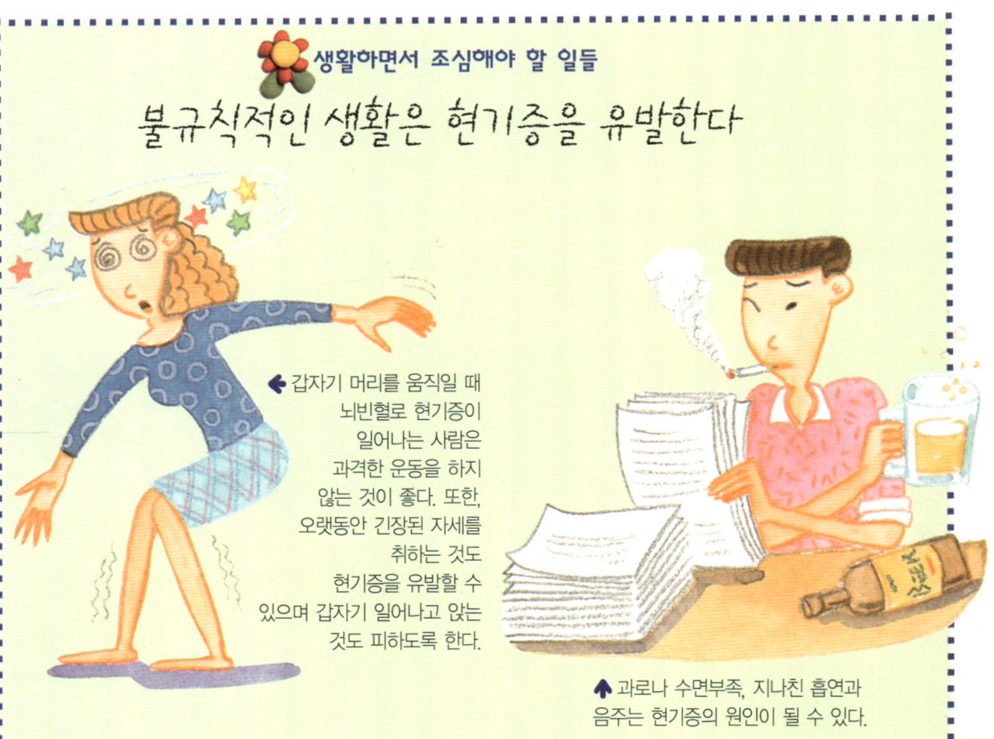

닭찜을 만들려면

재료(1인분)/ 닭고기…100g, 당귀…15g, 천궁…6g, 진간장…조금

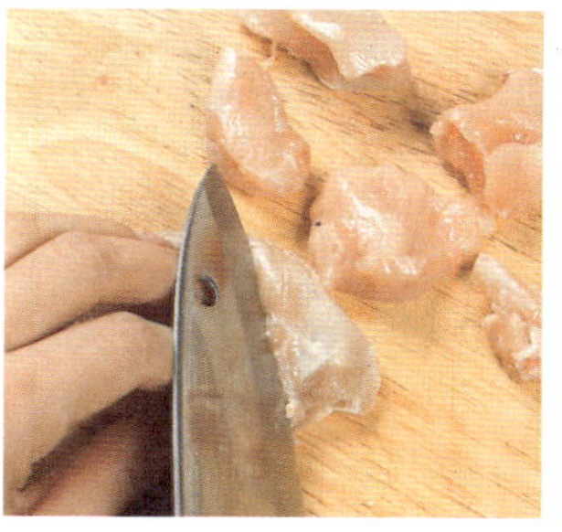

1 닭고기는 기름기와 목, 날개 등의 부위를 떼내고 살만 잘 씻어 물기를 빼고 잘게 썬다.

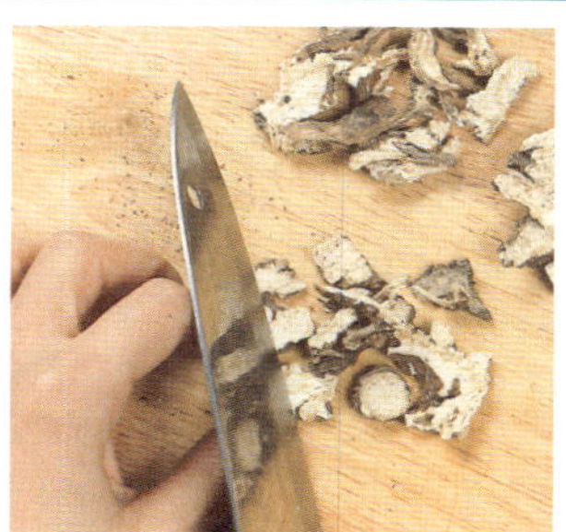

2 당귀와 천궁은 잘게 다져 준비한다.

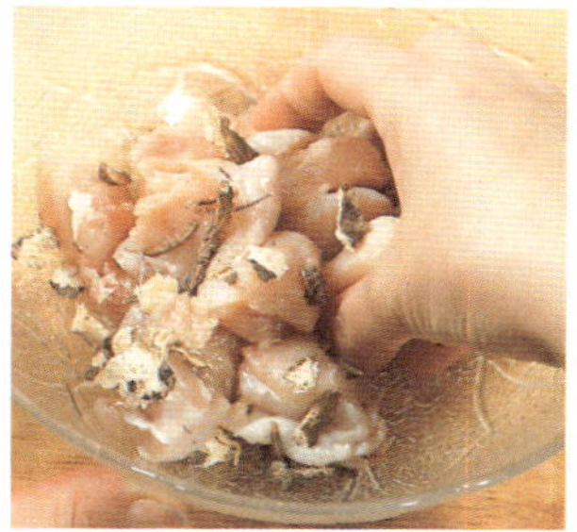

3 기름기 제거한 닭고기와 잘게 다진 당귀, 천궁을 우묵한 그릇에 꼭꼭 눌러 담는다.

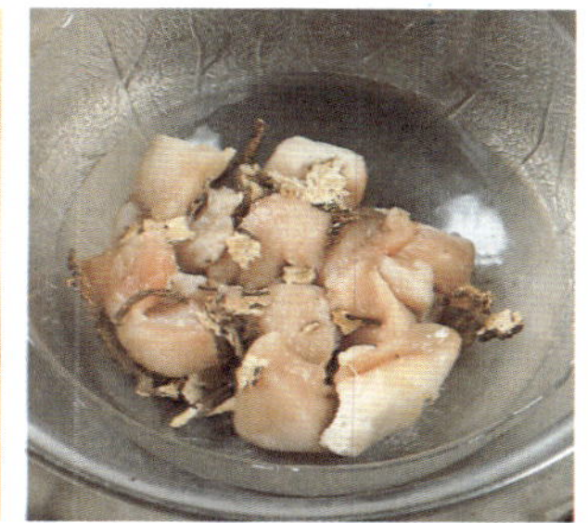

4 찜통에 물을 적당히 붓고 당귀와 천궁을 넣은 닭고기 그릇을 안친 다음 중불에서 푹 찐다.

만들기의 포인트

닭고기는 금방 익지만 당귀와 천궁은 썬 크기에 따라 익는 시간이 다르므로 썰 때 크기를 같게 하여 고르게 익히도록 한다.

맛의 특징

닭살만 골라 요리했기 때문에 부드럽다. 당귀와 천궁은 독특한 냄새가 있는데 진간장에 찍어 먹으면 냄새가 어느정도 중화된다.

● 현기증을 일으킬 수 있는 요인들

원인의 종류	현상 및 치료
귀	● 귀에 이상기 생기면 삼반규관에서 정확한 정보를 뇌간부나 소뇌에 전하지 못하게 되어 현기증이 생긴다. ● 대표적인 것이 메니에르 증후군인데 갑자기 발작적인 현기증이 오며 귀울림, 난청, 구토 등의 증세가 되풀이된다. 중이염이나 청신경의 종양으로도 생긴다. ● 메니에르 증후군의 경우 현기증의 증세는 단시간에 가라앉힐 수 있고 귀의 혈액순환을 잘 되게 하면 치료효과가 있다.
눈	● 눈에 이상이 생겨 뇌간부나 소뇌에 올바르게 전달되지 않기 때문에 생긴다. ● 안경의 돗수가 맞지 않아서도 생긴다. ● 고소공포증으로 생기는 현기증도 눈에 의한 것이다.
뇌	● 뇌간부(대뇌와 척수를 잇는 부분)에 병이 있게 되면 현기증이 생긴다. ● 초기에는 어지러움 이외에는 아무 증세가 나타나지 않지만 뇌에 이상이 생겨 어지러우면 손발이 저리거나 마비되고 눈이 머는 등의 증세도나타난다. ● 단층(CT)촬영을 해서 뇌에 종양이나 출혈을 발견해 치료하면 고칠 수 있다.
고혈압·저혈압	● 혈압이 높으면 뇌 속의 혈액순환이 나빠지는데 그로 인해 현기증이 생길 수 있다. 반대로 혈압이 낮아도 뇌의 순환 장애가 일어나 현기증이 일어난다. ● 누워 있으면 아무렇지도 않은데 일어서면 현기증이 나는 것은 기립성 저혈압이 원인이다.
저혈당	● 다이어트를 하거나 입맛이 떨어져 식사를 적게 하는 등 음식 섭취가 부족할 떠 현기증이 온다.
적혈구의 양	● 젊은 여성에게 많은데 적혈구가 적어 뇌에 산소가 충분히 공급되지 못해서 생긴다. 반대로 적혈구가 지나치게 많아도 현기증이 생긴다.
갱년기 장애	● 어깨가 뻐근하고 손발이 저리거나 차가워지며 허리가 쑤시는 증세와 함께 현기증0 온다.
심장병	● 심장에 병이 있으면 혈액순환이 제대로 되지 않아 현기증의 원인이 될 수 있다.

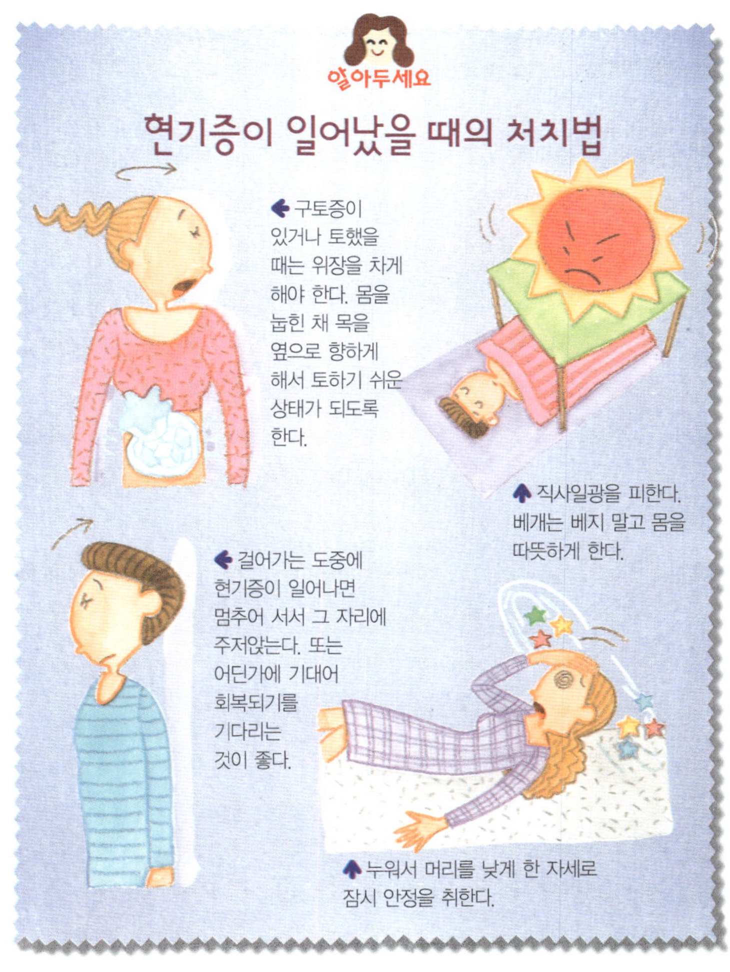

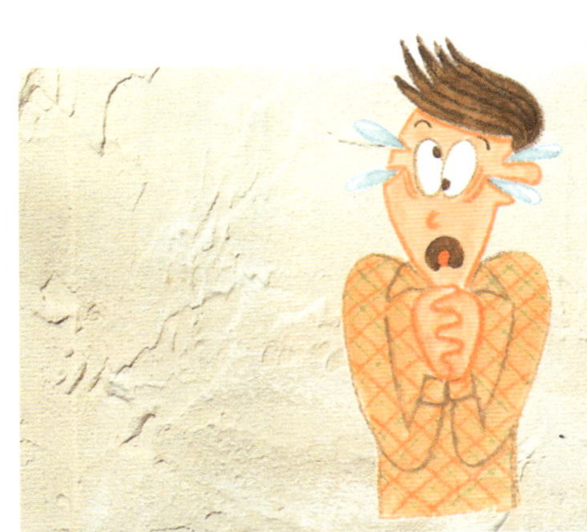

흥분·불안에

신경을 안정시켜 혈압을 낮추는
도미셀러리구이·아몬드깨조림을 먹는다

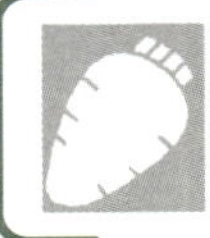

당근즙
갱년기 장애에 효과가 있다

'손발은 찬데 얼굴은 늘 붉게 상기되어 있다.' 이런 증세는 갱년기 장애나 자율신경이 원활하지 못할 때 일어난다. 이럴 때 당근을 이용해 본다. 당근에는 몸을 따뜻하게 해주는 성분과 어지럼증을 억제해 주는 성분이 들어있다. 당근을 분마기에 넣고 갈아 즙을 내어 꿀을 섞어 먹으면 효과가 있다.

당근즙은 위장이 약하거나 식욕부진, 변비가 있는 사람에게도 좋다. 변비가 원인이 되어 이런 증세가 나타나는 사람에게는 일석이조의 효과. 변비가 심할 때는 당근을 갈아서 그대로 먹는다.

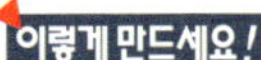

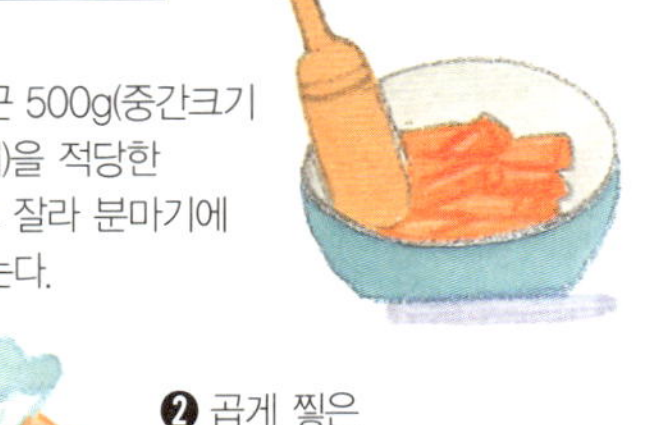

❶ 당근 500g(중간크기 3~4개)을 적당한 크기로 잘라 분마기에 잘 찧는다.

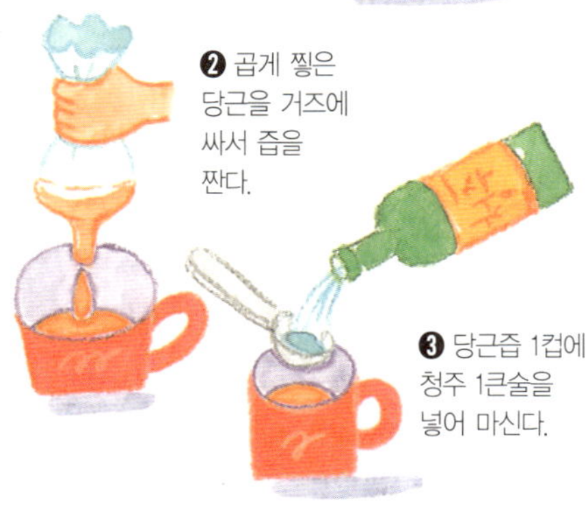

❷ 곱게 찧은 당근을 거즈에 싸서 즙을 짠다.

❸ 당근즙 1컵에 청주 1큰술을 넣어 마신다.

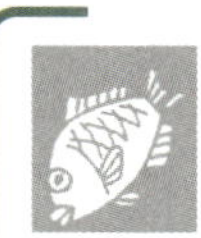

도미셀러리구이
흥분을 가라앉힌다

셀러리에는 혈압을 낮추는 성분이 있다고 알려져 있다. 고혈압으로 인한 흥분·불안 증세가 있

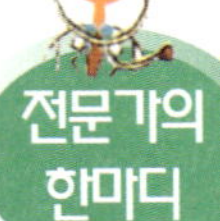

머리로 피가 몰려 현기증이 일어나는 이 증세는 자율신경실조증 또는 바세도우씨병이 원인이 될 수 있다. 이것은 피부의 혈관이 확장되어 혈액이 많아짐으로써 일어나는 현상인데 뜨거운 햇살 아래 오래 서 있다거나 뜨거운 목욕물에 오랫동안 몸을 담갔을 때, 사람들 앞에서 긴장을 할 때 등 정신적인 흥분이 있었을 때 일어나기도 한다.

이외에 비타민 결핍, 호르몬 분비 이상, 갱년기 장애 등이 원인이 될 수도 있다.

다면 늘 셀러리를 먹도록 한다. 또한 셀러리에는 피를 깨끗하게 하고 신경을 완화시키는 성분도 있다. 흥분을 잘 하거나 사소한 일로 얼굴이 붉어지는 사람은 셀러리를 많이 먹도록. 셀러리는 향이 강해 날로 먹기 어려우므로 수프나 샐러드로 만들어 먹는다.(만들기 147쪽에 있음)

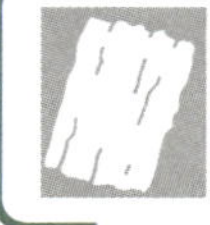

다시마 달인 물
고혈압, 바세도우씨병에

다시마에는 혈압을 낮추는 성분이 있으므로 고혈압이 원인이 되어 일어나는 흥분·불안 증세에 효과가 있다. 요오드를 많이 함유하고 있는 다시마는 갑상선 이상의 특효약으로 바세도우씨병으로 인한 증세에도 좋다.

특히 다시마 달인 물이 효과가 있다. 다시마 30g에 물 3컵을 붓고 양이 반으로 될 때까지 달

여 하루 3회로 나누어 공복에 마신다. 또 다시마 30g에 톳 15g을 넣고 물 5컵을 부어 달인 물을 마시는 것도 효과가 있다.

아몬드깨조림
갱년기 흥분·불안에 좋다

깨에는 양질의 단백질 외에 비타민 E가 풍부하게 함유되어 있으므로 노화에 의한 호르몬 분비 이상이 원인일 때 효과가 있다. 위장을 튼튼하게 하는 작용도 하므로 변비에도 효과가 있다.

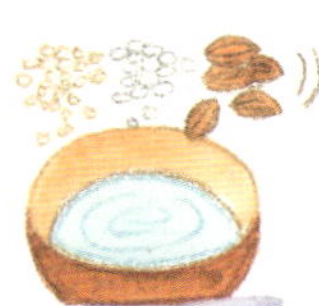

❶ 각각 60g의 깨와 쌀, 15g의 아몬드를 물에 담가 불린다.

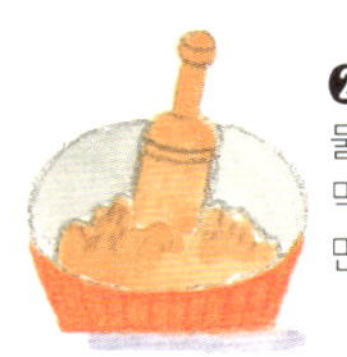

❷ 1시간 정도 담가 충분히 불었으면 물기를 빼고 쌀·깨·아몬드를 분마기나 믹서에 넣고 곱게 갈아 풀 같은 상태로 만든다.

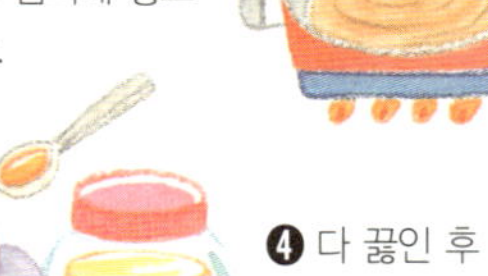

❸ 곱게 갈아 섞은 재료를 냄비에 넣고 끓인다.

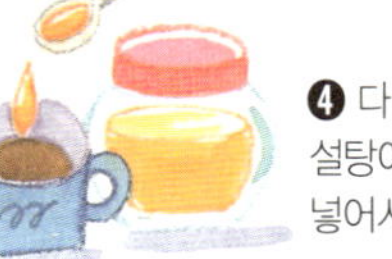

❹ 다 끓인 후 설탕이나 꿀을 넣어서 먹는다.

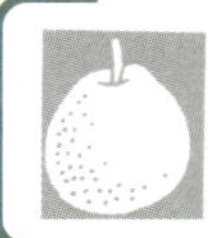

배
열을 내리게 한다

배에는 염증을 완화시키는 성분이 있으므로 미열이 있는 사람에게 잘 듣는다. 감기나 편도선염에 의한 기침, 가래, 목의 통증 또는 더위를 먹어서 목이 마를 때에도 효과가 있다. 별다른 조리를 하지 않고 식사 후 디저트로 먹는다.

도미셀러리구이를 만들려면

재료(4인분)/ 도미…400g, 셀러리…270g, 닭고기 육수…1/2컵, 녹말가루…1큰술, 맛술…1작은술, 소금·후춧가루…조금씩, 식물성기름…2큰술

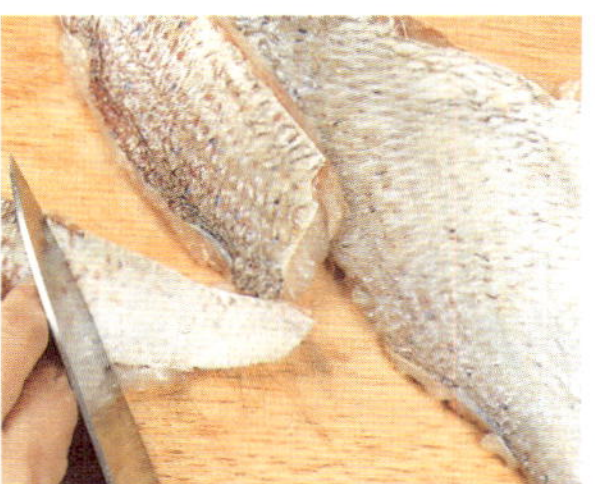

1 도미는 깨끗이 손질해 한입 크기로 썰어 녹말가루를 살짝 뿌려둔다.

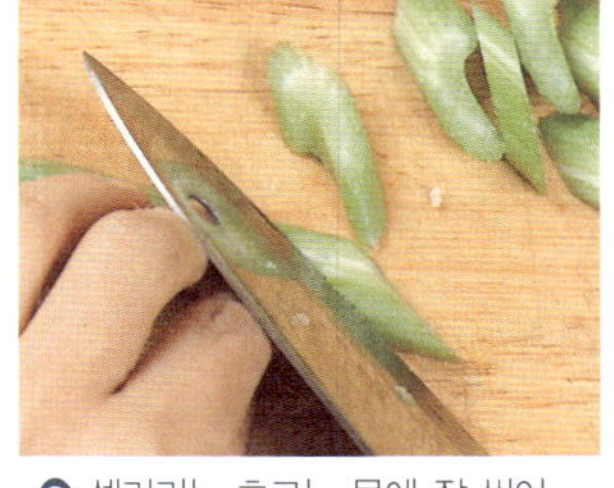

2 셀러리는 흐르는 물에 잘 씻어 억센 섬유질을 벗기고 길이가 0.5cm 정도 되게 어슷 썬다.

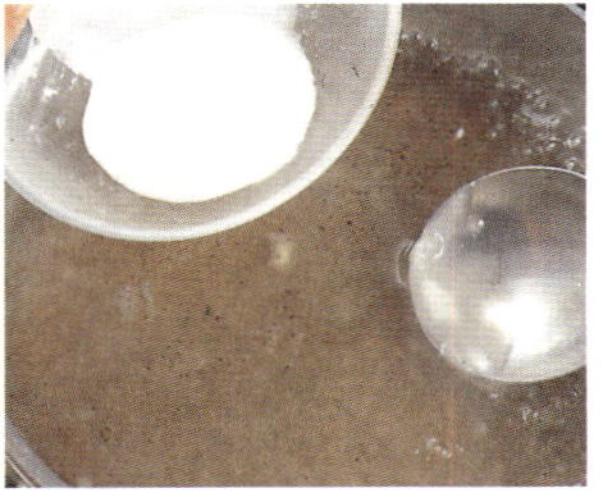

3 냄비에 닭고기 육수를 붓고 소금, 후춧가루, 식초로 맛을 내어 끓이다가 녹말가루를 풀어 걸쭉한 소스를 만든다.

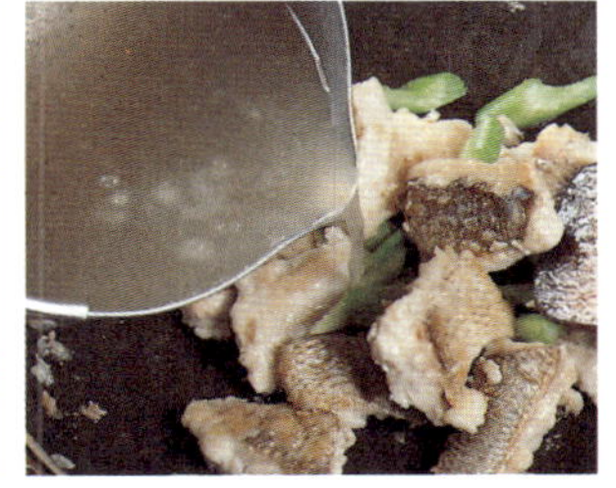

4 프라이팬에 기름을 두르고 도미가 갈색이 될 때까지 지지다가 셀러리를 넣고 볶아 소스를 끼얹는다.

만들기의 포인트
도미는 잔 가시가 많은 생선이다. 조리하기 전에 가시를 발라낸다.

맛의 특징
셀러리의 향과 담백한 도미 맛이 잘 어울리고 소스를 끼얹었기 때문에 색다른 맛을 즐길 수 있다.

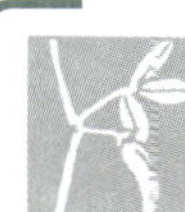

고춧잎약탕
얼굴이 화끈거릴 때 특효

얼굴은 화끈거리는데 손발이 차가울 때 효과가 있다. 말린 고춧잎을 잘게 썰어서 면주머니에 두 줌 정도 채워 40℃ 정도로 따뜻한 욕조에 넣는다. 그 물에 느긋하게 들어가 있으면 몸이 따뜻해진다. 류머티즘, 신경통, 통풍 등의 진통에도 효과가 있다.

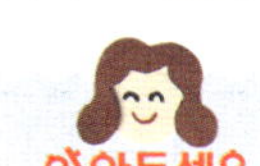

흥분·불안을 가라앉히는 응급처치

머리로 올라간 피를 아래로 내려오게 하는 것이 치료의 포인트다.

손발을 따뜻하게 하고 적절한 자극을 주어 반사적으로 피의 흐름을 원활히 조절해 주도록 한다.

손목과 발목의 끝을 뜨거운 물에 적신 수건 등으로 찜질하고 어깨와 발바닥을 수시로 지압해 준다. 손발 끝을 맛사지해도 효과를 볼 수 있다.

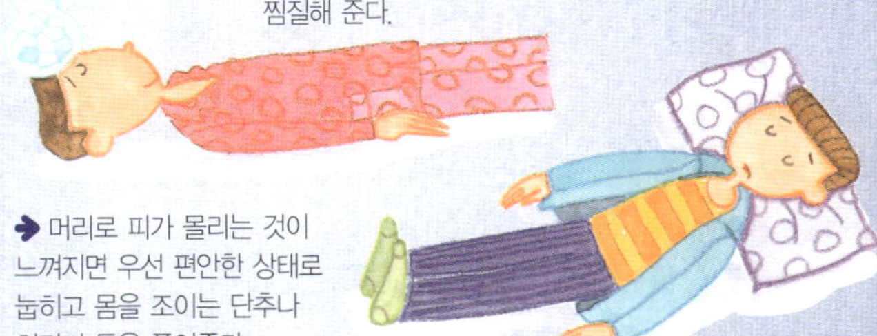

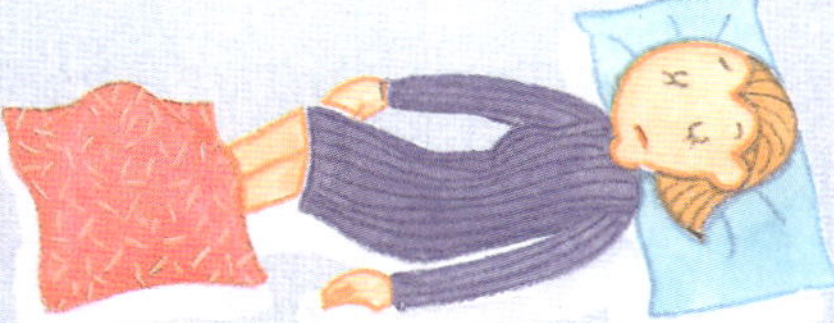

● 흥분·불안의 원인과 증세

구 분	증세 및 원인
얼굴에만 열이 나고 손발은 차갑다	● 50세 전후 여성들에게 흔히 나타난다. ● 갱년기의 호르몬 장애로 나타난다. ● 모든 내분비선과 그곳에서부터 혈액속으로 분비되는 호르몬은 몸의 활동 상황 및 바깥 온도 등에 대응해 몸을 순조롭게 움직이게 하는 기능을 갖는다. 갱년기가 되면 이런 기능을 하는 성 호르몬의 분비가 없어지기 때문에 이런 증세가 잘 나타난다. ● 어깨결림, 두통, 냉증, 현기증 등의 증세가 나타난다.
갑자기 발작적으로 증세가 나타난다	● 자율신경실조증을 생각할 수 있다. ● 일종의 혈관운동신경증이라고 할 수 있다. ● 여성에게 많다. ● 두통, 현기증, 권태감, 하반신 냉증 등을 동반한다.
언제나 온몸이 화끈거리면서 피가 몰리는 증세가 있다	● 갑상선 기능 항진증(바세도우씨병)을 생각할 수 있다. ● 고혈압일 때도 나타난다. 혈압이 내리지 않으면서 이런 증세가 계속된다거나 두통을 동반할 때는 뇌졸중의 위험도 있으므로 주의한다.

* 상태가 심각하면 의사의 진단이 필요하지만 적당한 운동을 하고 비타민이나 양질의 단백질 철분 식품을 충분히 섭취하도록 신경 쓴다.

식초의 신비
성인병·비만·변비에 특효

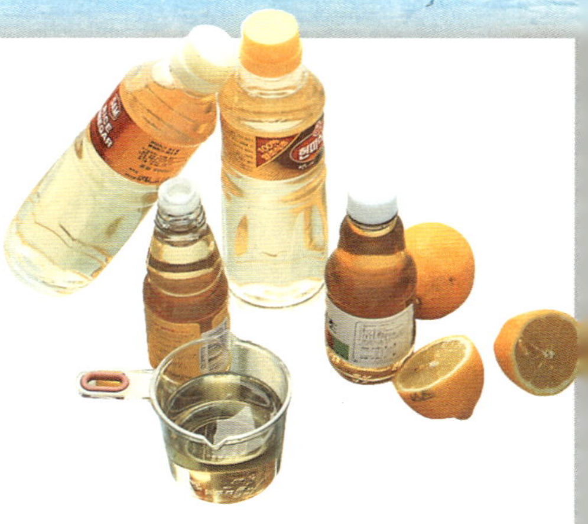

알칼리성 식품의 대표인 식초는 우리 몸 속에서 영양소의 분해를 도와 신진대사를 원활하게 해 주며 고기와 쌀밥 등으로 인해 산성화되기 쉬운 체질을 중화시켜 준다. 이밖에도 식초에는 인체의 면역 능력과 세포의 재생력을 강화시키는 기능이 있어 비만·고혈압·당뇨병 등 성인병을 예방·치료하고 위장병·요통·피부미용에도 좋은 효과를 보인다.

근육통·요통을 낫게 한다

정신노동이나 육체노동을 하고 나면 피로의 원인이 되는 젖산이 뇌세포와 근육에 쌓이게 돼 사고능력이 떨어지고 근육통이 생기게 된다. 이럴 때 식초가 효과를 발휘한다. 식초에는 젖산 분해 효소가 들어있어 뇌의 작용을 활발하게 하고 근육통·요통·어깨결림 등을 누그러뜨린다.

피로회복을 돕는다

식초 속에 함유된 초산, 구연산 등의 유기산이 인체 내 에너지대사를 원활하게 하고 우리 몸의 피로 물질인 젖산과 노폐물의 분해를 가속화시켜 피로회복을 돕는다.

고혈압을 예방·치료한다

식초는 혈중 콜레스테롤치를 낮춰주고 과산화 지질을 없애줌으로써 고혈압, 동맥경화, 고지혈 등을 개선한다.

당뇨병에 효과가 있다

식초의 초산은 인슐린의 분비를 촉진시켜 혈당치를 낮추어 주며 아울러 흥분 호르몬의 일종인 아드레날린의 분비를 억제시켜 안정을 되찾아 준다.

변비를 해소시켜 준다

식초에는 위장의 운동을 조절해 주는 작용이 있어 위장관의 심한 운동으로 인한 변비와 설사를 막아주며 대장 내 부패한 균을 없애 주므로 장염 예방의 효과도 있다

피부미용 효과가 있다

식초는 호르몬 분비를 돕는 양질의 콜레스테롤을 생성시킴으로써 신진대사를 활발하게 해 준다. 그 결과 기미와 잡티를 없애주고 피부에 탄력과 윤기를 되찾아 준다.

식초로 만드는 건강식품 2가지

초두

초두는 글자 그대로 '식초에 절인 날 콩'을 가리킨다. 콩에는 소화효소 트립신의 작용을 방해하는 트립신 인히비터라는 효소가 들어 있어 체내에서 음식물의 소화흡수를 방해하므로 적게 먹어도 만복감을 느끼게 한다. 이런 이유로 콩을 비만 방지에 효과가 있다고 하는 것이다.

하지만 트립신 인히비터는 가열하면 분해되어 효력을 상실하므로 날로 먹어야 하는데, 날콩은 비린내가 심해 그냥 먹을 수 없으므로 식초에 절인 날콩이 다이어트 식품으로 각광받고 있는 것이다.

초란

초란은 달걀에 식초를 부어 만든 것으로 식초와 콩의 여러 가지 효능 외에 정력제로서도 매우 좋다. 특히 과로로 인한 알레르기성 비염과 생리통에도 뛰어난 효과를 발휘한다.

초두

만드는법 ❶ 메주콩은 물에 씻지 말고 젖은 행주로 깨끗이 닦는다. ❷ 우묵한 그릇에 콩을 담고 식초를 부어 콩이 잠기도록 한다. ❸ 1주일 정도 두었다가 콩만 건져 하루에 7~10알 정도 먹는다.

초란

만드는법 ❶ 달걀을 깨끗이 닦아 껍질째 입이 넓은 병에 담는다. ❷ 여기에 식초를 붓고 뚜껑을 닫아 둔다. 이때 반드시 현미식초로 해야 하며 달걀 1개당 식초의 양은 1홉 정도가 적당하다. ❸ 7~10일 정도 지나면 단단한 겉껍질은 녹고 속의 얇은 막만 남기게 된다. 이를 젓가락으로 걷어 낸 다음 달걀과 식초를 휘저어 하루에 소주잔으로 1잔씩 마신다.

02

건강한 체질로 바꾸고 싶을 때

건강한 삶을 살아가려면 자신의 건강상태를 정확하게 체크하여 체질에 맞는 식품을 먹어야 한다. 체질은 선천적·후천적 영향을 동시에 받으며 선천적인 병증 체질이라 하더라도 체질을 개선해 주는 식품을 꾸준히 섭취하면서 적당한 운동을 하면 건강한 체질로 바꿀 수 있다.
평소에 즐겨 먹는 음식이 과연 자신의 체질에 맞는 음식들인지 살펴보고 문제가 있다면 식습관을 고치도록 하자.
특히 뇌졸중·동맥경화·심장병·빈혈·불임·스트레스·위장병 등을 유발할 수 있는 체질은 음식으로 체질 개선이 가능하다.

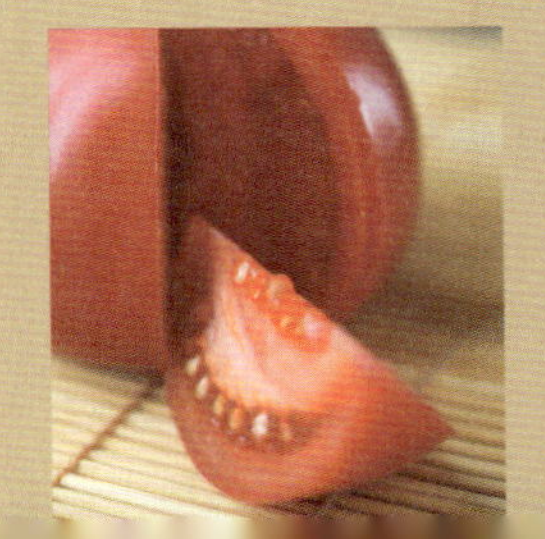

뇌졸중에 걸리기 쉬운 체질 개선

콩으로 만든 음식을 매일 먹는다

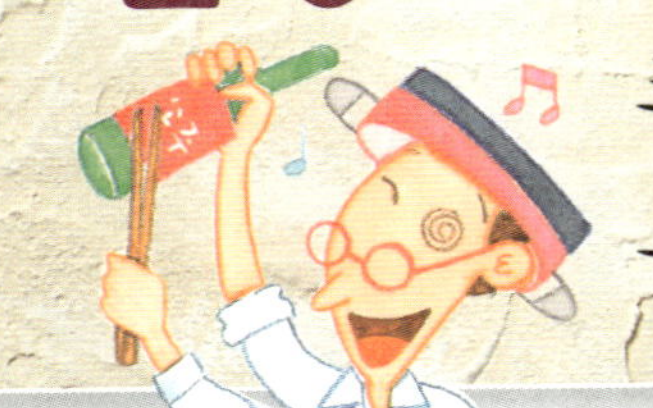

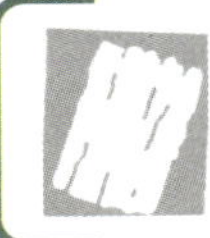

다시마 · 결명자차

혈압을 내려준다

다시마에는 글루타민산이 있어 감칠맛이 난다. 특히 칼슘과 요오드, 그밖의 알칼리성 미네랄이 많아 고혈압의 발생을 억제하는 효과가 있을 뿐만 아니라 다시마 속에 들어있는 알칼리성 아미노산인 라미닌 성분이 혈압을 내리는 작용을 한다.

다시마와 결명자를 한데 넣고 푹 끓인 다음 차로 마시면 고혈압, 동맥경화, 뇌졸중 등을 미리 예방할 수 있다. 이때 끓여낸 다시마를 버리지 말고 차를 마실 때 함께 먹으면 좋다.

이렇게 만드세요!

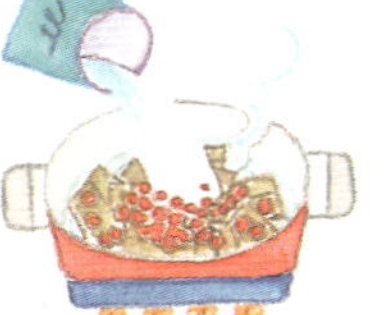

❶ 먹기 좋은 크기로 자른 다시마 20g과 결명자 15g을 냄비에 넣고 살짝 볶는다

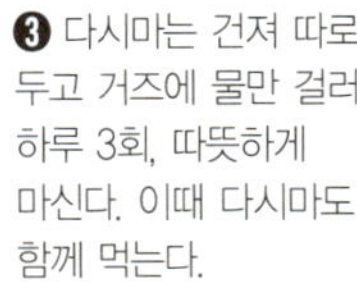

❷ 냄비에 물 1.5ℓ 를 부어 약 1시간 정도 끓인다.

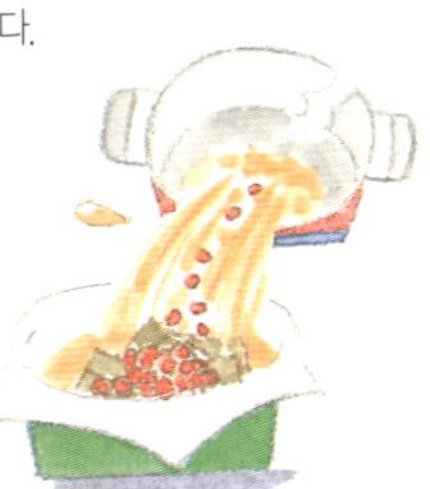

❸ 다시마는 건져 따로 두고 거즈에 물만 걸러 하루 3회, 따뜻하게 마신다. 이때 다시마도 함께 먹는다.

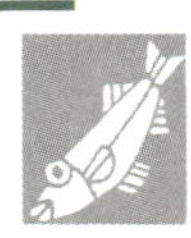

생선조림

콜레스테롤치를 낮춰 준다

생선에는 불포화지방산으로서 에이코사펜타엔산(EPA)·글루타닌노돈산·도코사핵사엔산 등이 있는데, 이것들은 혈액 속의 콜레스테롤치를 내리는 작용을 하여 동맥경화나 혈전증을 예방하는

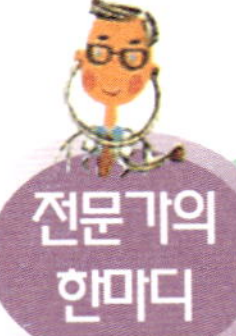

뇌졸중은 몸의 전체적인 균형에 비해 상체가 매우 비대하고 특히, 배 부분에 살이 많이 찐 체형의 40대 이후 남성이 주로 걸리기 쉽다. 우리 나라의 경우 단일 질병으로는 사망률이 가장 높은 뇌졸중은 비만·과음·과식·동물성 지방의 과다 섭취·운동부족이 주요 원인이다. 초기에는 잦은 두통·현기증·손발의 떨림 등이 나타나며 심해지면 반신불수·언어 장애 등의 발작 증세가 있다. 체질 개선을 위해서는 적당한 운동을 꾸준히 하면서 현미식·채식 위주로 식생활을 개선하도록 한다.

작용을 한다. 전갱이·고등어·꽁치 등과 같이 비교적 등푸른 생선에 에이코사펜타엔산이 많이 함유되어 있다. 그러나 에이코사펜타엔산은 불포화지방산이라서 산화되기 쉽고 한 번 산화되면 과산화지질이 되어 도리어 동맥경화의 원인이 되므로 반드시 싱싱할 때 먹어야 한다.

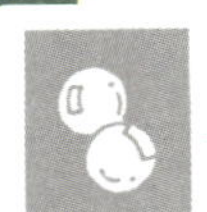

콩즙

혈관벽의 지방을 배출시킨다

콩은 '밭의 쇠고기' 라 불릴 만큼 양질의 단백질을 함유하고 있을 뿐만 아니라 콩의 비릿한 맛을 내는 사포닌 성분이 혈관에 붙어 있는 지방을 몸 밖으로 내보내 혈관의 탄력성을 유지시켜 주는 작용을 한다.

또한, 콩의 지방에는 리놀산이 많이 함유되어 있어 혈압을 내리는 작용을 하며, 많은 양의 칼륨이 나트륨을 몸 밖으로 배출시키는 작용을 하므로 고혈압·뇌졸중 예방에 큰 효과가 있다.

콩을 깨끗이 씻어 1시간 정도 담가 두었다가 물을 넉넉히 붓고 중불에서 삶는다. 삶은 콩을 체에 밭쳐 물기를 뺀 다음 믹서에 갈아 거르지 말고 그대로 마신다.

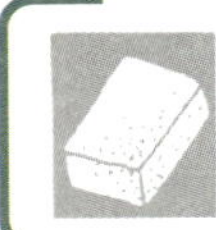

두부스테이크

성인병을 예방한다

뇌졸중에 걸리기 쉬운 체질의 사람은 일상의 식생활에서 당질과 동물성 지방의 섭취를 삼가고 두부와 콩비지 같은 식품을 먹는 것이 체질 개선에 좋다.

두부는 쇠고기 못지 않게 양질의 단백질이 들어있으며 칼슘이 풍부한 알칼리성 식품으로 콩의 영양이 그대로 살아있다. 두부 200g에는 약 18g의 단백질이 들어있는데 이것은 하루 단백질 필요량의 거의 1/4에 해당하는 양이다. 또 양질의 식물성 지방, 성인병 예방에 좋은 리놀산·비타민 E 등도 풍부하다. (만들기 151쪽에 있음)

요구르트

정장은 물론 노화를 방지한다

요구르트에는 살아있는 젖산균이 다량으로 함유되어 있어 장내에 유해한 균을 없애주고 우리 몸에 이로운 균의 발육을 도와준다. 또한 발효 과정에서 여러 가지 젖산균에 의해 비타민이 합성되고, 장내의 산도를 높이기 때문에 칼슘 섭취를 촉진시켜 준다.

뛰어난 정장 효과로 인해 소화흡수가 잘 되고 신진대사를 원활하게 해 주며 지속적으로 먹으면

두부스테이크를 만들려면

재료(2인분)/두부…1모, 식물성기름…조금

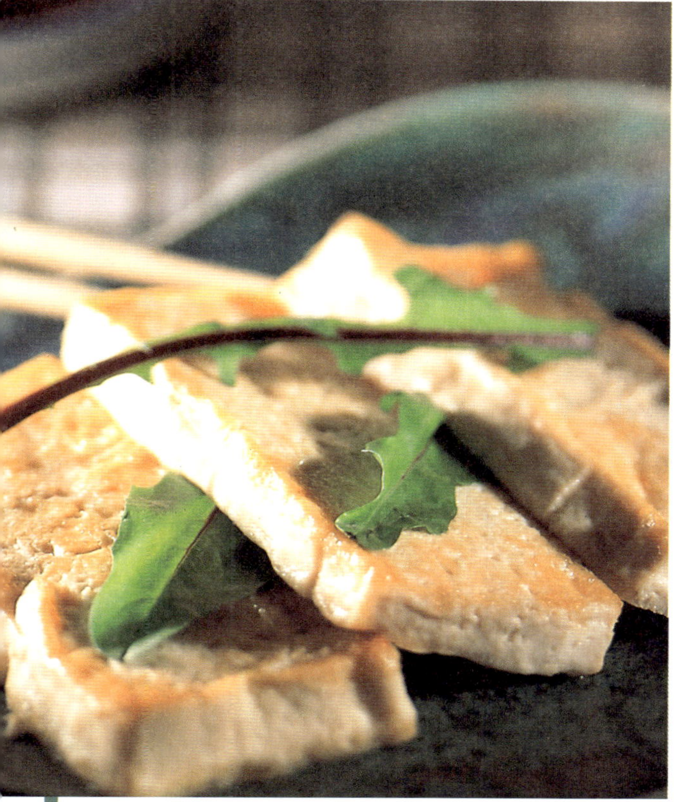

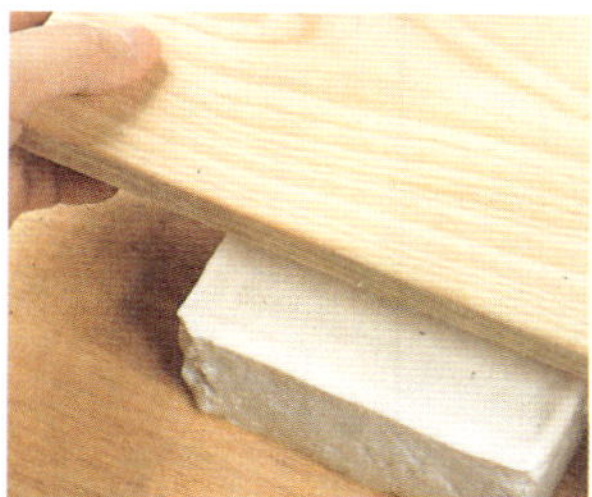

1 신선한 두부를 준비하여 흐르는 물에 깨끗이 씻은 다음 도마로 20분 정도 눌러준다.

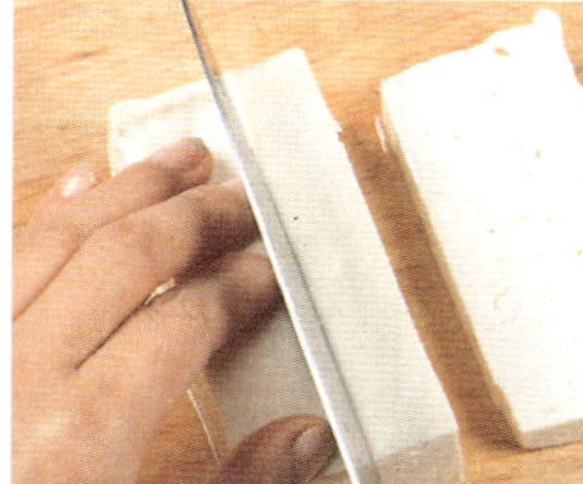

2 물기가 빠진 두부를 길이 10cm, 두께 1.5cm 정도로 모양이 부서지지 않게 썬다.

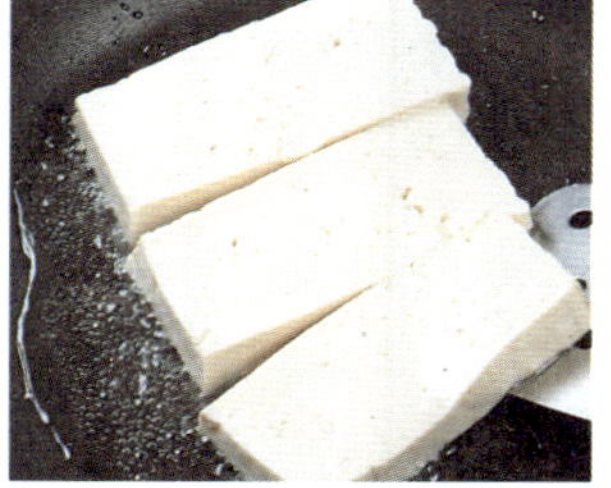

3 프라이팬에 식물성기름을 두르고 뜨겁게 달군 다음 준비한 두부를 앞뒤로 노릇노릇하게 지져 낸다.

만들기의 포인트

두부의 물기를 완전히 빼고 센불에서 재빨리 지져야 흐트러지지 않고 노릇하게 익는다.

맛의 특징

노릇노릇한 색이 입맛을 돋구어주고 두부 특유의 고소하고 담백한 맛이 있어 누구나 좋아할 수 있다.

뇌졸중의 종류와 증세

● 종류

뇌졸중은 발생의 원인에 따라 폐쇄성 뇌혈관 질환과 출혈성 뇌혈관 질환으로 나뉜다.

폐쇄성 뇌혈관 질환은 뇌경색이라고 하며 동맥경화에서 비롯된 뇌혈전증과 약해진 심장이나 폐의 조직(색전)이 혈관을 막아 생기는 뇌색전증으로 분류된다. 출혈성 뇌혈관 질환 역시 뇌출혈과 거미막하출혈의 두 형태로 나타나는데, 뇌출혈은 고혈압에 의해 뇌실 내로 혈관이 터져 발생되며 거미막하출혈은 선천성 뇌동맥류나 타박상에 의해 뇌혈관이 터져 싸고 있는 지주막 사이에 혈액이 고여 생기는 질환이다.

● 증세

뇌출혈은 뇌경색에 비해서 발병이 급격하고 휴식할 때보다 활동중에 발생하기 쉬우며 의식 장애와 두통, 경련발작, 경부강직 등이 더 많이 발생한다. 뇌출혈에는 초기에 두통, 현기증, 손발의 떨림, 혀의 마비, 흥분 등의 자각 증세가 나타나며 어깨가 뻐근하고 기억력, 보행 능력이 감퇴되는 등의 증세가 보이기도 한다.

뇌혈전의 초기 자각 증세 역시 혀의 마비, 손발의 떨림, 두통과 현기증이 가장 일반적이며 불면과 귀울림, 보행 장애, 기억력 장애를 호소하기도 한다.

이와 같은 자각 증세들이 평소 고혈압 증세가 있는 사람에게 나타나면 뇌졸중을 의심해 보고 전문의의 진단을 받는 것이 좋다.

혈압과 혈관 속의 콜레스테롤 양을 낮추는 작용을 하기 때문에 성인병 예방 및 노화방지에 효과적이다.

시중에서 판매되는 요구르트는 비교적 단맛이 많이 첨가되기 때문에 집에서 직접 만들어 매일 꾸준히 먹는 것이 좋다.

떫은 감즙
혈관을 튼튼하게 해 준다

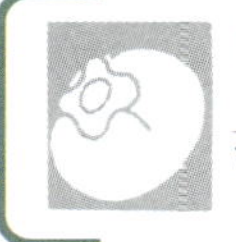

뇌졸중에는 떫은 감이 특효약이다. 감의 떫은 맛을 내는 타닌은 혈관을 튼튼하게 해 주고 탄력성이 생기게 한다. 또한, 떫은 감은 좁은 혈관의 투과성을 낮추어 고혈압, 뇌졸중을 예방하는 데 큰 도움을 준다.

떫은 맛이 진한 감을 7~8월에 따서 꽃받침을 떼내고 분마기에 넣어 곱게 찧는다. 여기에 물을 조금 섞어 거즈에 밭친 다음 즙을 받는다. 먹을 때는 감즙 1컵에 무즙 1컵을 섞어 하루에 3회로 나누어 마신다.

떫은 감은 알코올이나 따뜻한 물에 섞으면 타닌산이 철분과 화합하여 물에 녹지 않아 떫은 맛이 없어지므로 주의해야 한다.

두유
혈액의 산성화를 막아준다

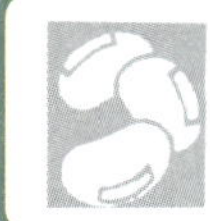

콩 가공품 중 누구에게나 좋은 것이 두유다. 두유는 콩의 유효 성분을 모두 소화되기 쉬운 형태로 추출하여 가공한 것이다. 두유에 함유된 레시틴은 동물성 지방의 과잉섭취로 인한 혈액의 산성화를 막고 콜레스테롤을 중화시킨다.

● 그밖에 효과가 있는 식품

머루는 피의 흐름을 좋게 하고 몸을 보호하여 건강을 유지시킨다. 머루열매는 그냥 먹기도 하지만 열매를 말려 꿀에 재웠다가 조려서 머루정과를 만들어 먹기도 하고 술에 담가 머루주로도 마시면 뇌졸중을 예방할 수 있다.

표고버섯에는 비타민 B와 D의 모체인 에르고스테롤이 풍부하며 독특한 감칠맛을 나타내는 구아닐산이 들어있다. 구아닐산은 혈액의 콜레스테롤을 감소시키는 작용이 있어 고혈압, 심장병 환자에게 좋은 식품이다.

오리알의 필수지방산인 리놀산과 아라키돈산 성분은 고혈압과 뇌졸중 예방에 효과가 크다.

동맥경화·심장병에 걸리기 쉬운 체질 개선

녹즙을 아침·저녁으로 꾸준하게 마신다.

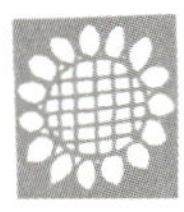

해바라기씨볶음
혈액순환을 돕는다

해바라기씨에는 칼륨, 칼슘, 철분 등의 미네랄이 많기 때문에 고혈압, 동맥경화, 신경과민증에 좋다. 특히 수용성 비타민인 콜린이 부신피질 호르몬의 분비를 촉진하여 혈액순환을 원활하게 해 주는 역할을 하며 영양소의 흡수율을 높인다.

또한, 질병에 대한 저항력을 길러주며 간에 축적된 지방을 분해하여 간 기능을 정상화시킨다.

해바라기씨에는 비타민 E와 리놀레인산이 다량 함유되어 있어서 동맥경화를 방지하는 데 대단한 효과를 낸다.

해바라기씨의 껍질을 벗기고 볶아 가루로 만든 다음 하루에 3회, 1회에 1큰술씩 먹는다.

이렇게 만드세요!

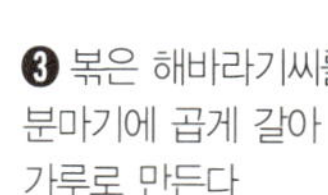

❶ 잘 익은 해바라기씨를 준비하여 껍질을 벗긴다.

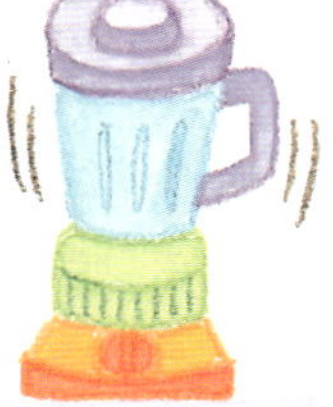

❷ 기름을 두르지 않은 프라이팬에 껍질 벗긴 해바라기씨를 볶는다.

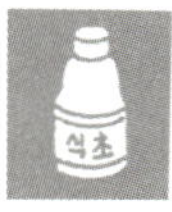

❸ 볶은 해바라기씨를 분마기에 곱게 갈아 가루로 만든다.

천연양조식초
비만 예방과 해소에 효과가 좋다

이 체질에 속하는 사람들은 대체로 기름지거나 매운 음식을 좋아하는 반면 신맛이 나는 음식은 싫어하는 것이 특징이다.

식초에 들어있는 유기산이나 아미노산은 신진

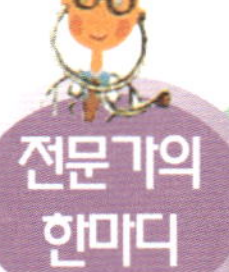

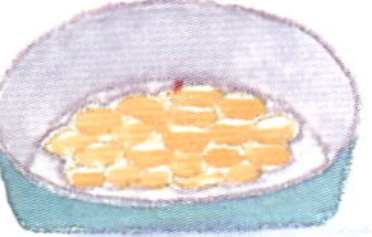

대사를 원활하게 도와주며 미각을 변화시켜 준다. 또한 알라닌, 로이신, 이소로이신 등은 항비만 아미노산으로서 체내의 지방 합성을 막아주므로 비만 예방과 해소에 효과가 좋다.

신선한 사과즙 1컵에 식초 1큰술을 타서 아침 공복에 마신다. 신맛이 강하게 느껴지면 볶은 참깨나 호도가루를 조금 섞어 마셔도 좋다.

미역국
콜레스테롤치를 낮춰 준다

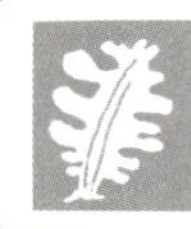

미역의 성분 중 산성 다당류 프코이딘에는 혈액의 응고를 막는 작용이 특히 강하며, 핏속의 콜레스테롤 치를 낮게 하는 프코스테롤이 함유되어 있어 동맥경화가 염려되는 중년층과 노년층에 특히 좋다.

또한, 라미닌 성분은 혈압을 내려주므로 고혈압 환자에게도 좋다.

미역의 소금기를 깨끗이 털고 마른 거즈로 닦아 바짝 말린 다음 수시로 날 것을 먹어도 효과가 있으며 섭취할 때는 미역국, 나물, 냉국, 쌈 등으로 만들어 먹는다.

녹즙
혈압을 내려 준다

녹색 채소의 식물 섬유는 물에 녹으면 강한 흡수성, 흡착성이 생기므로 혈액 속의 콜레스테롤을 흡착하여 양을 줄이고 혈압을 내리는 매우 중요한 역할을 한다. 뿐만 아니라 여러 가지 영양소가 함유되어 있어서 건강에도 좋다.

어리고 연한 감잎 6장에 당근, 쑥, 질경이를 조금씩 넣고 벌꿀·현미식초를 1큰술씩 섞은 다음 물 2컵을 부어 믹서에 간다. 이렇게 만들어진 녹즙을 아침, 저녁으로 1컵씩 마신다. 배추, 미나리, 셀러리 등을 함께 넣으면 더욱 좋다.

토마토·감자수프
지방의 소화를 돕는다

이 체질은 특히 살이 찌기 쉽다. 고기나 생선 등 기름기가 많은 음식을 먹을 때 토마토를 곁들이면 위 속에서의 소화를 촉진시키고 위의 부담을 가볍게 하며 산성 식품을 중화시키는 역할도 하므로 일거양득의 효과가 있다.

또한 토마토에는 루틴이 들어있어 혈관을 튼튼하게 하고 혈압을 내리게 하므로 고혈압·동맥경화 환자에게 적극적으로 권할만한 식품이다.

재료(2회분)/ 양배추…1/2장, 토마토·감자…1개씩, 양파·당근…1/2개씩, 다시국물…4컵, 소금·파슬리…조금씩

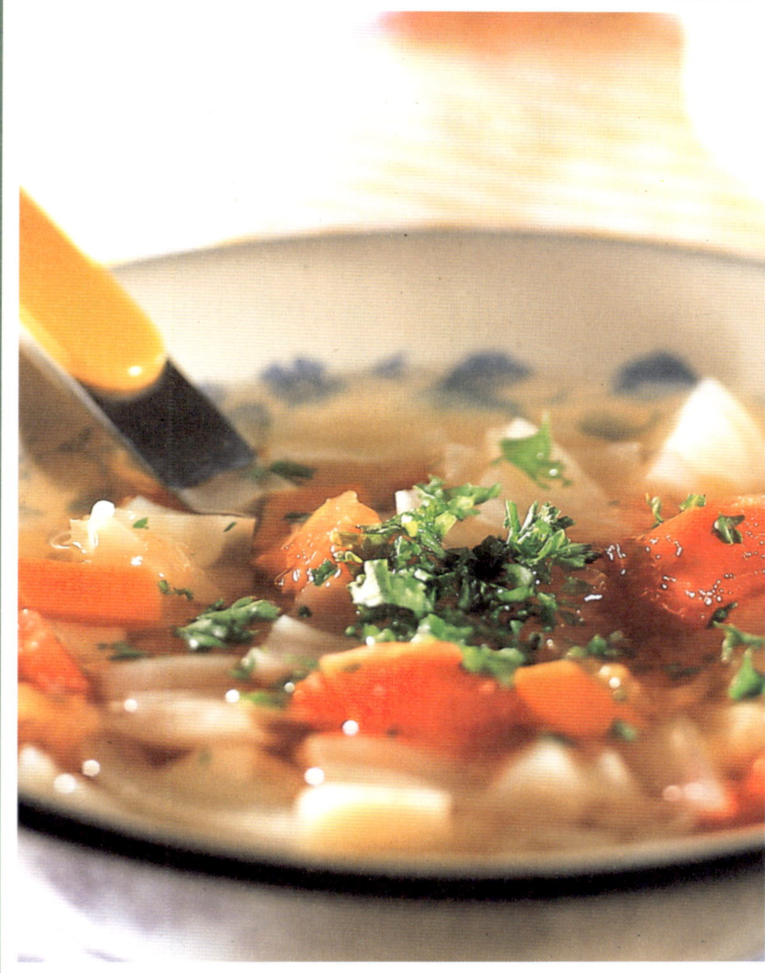

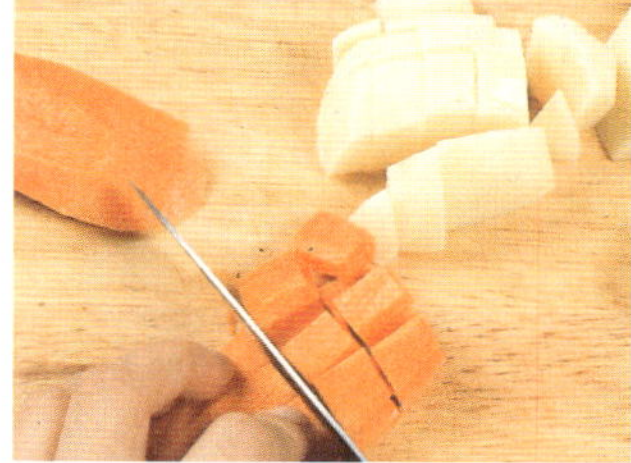

1 양배추잎과 양파는 가로·세로 1cm 정도로 네모 썰고 감자·당근은 껍질을 벗겨 가로·세로 1cm 크기로 깍뚝썬다.

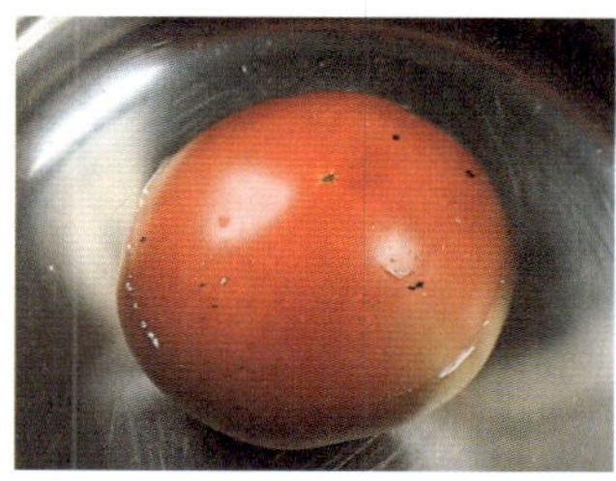

2 토마토는 끓는 소금물에 살짝 데친다.

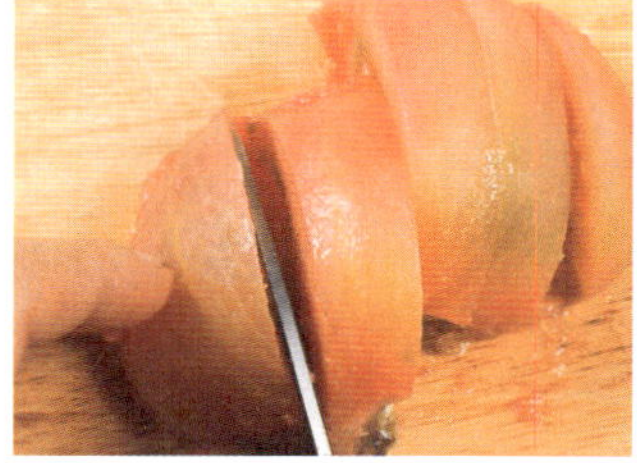

3 소금물에 데친 토마토는 껍질을 벗겨내고 가로·세로 1cm 크기로 네모 썬다.

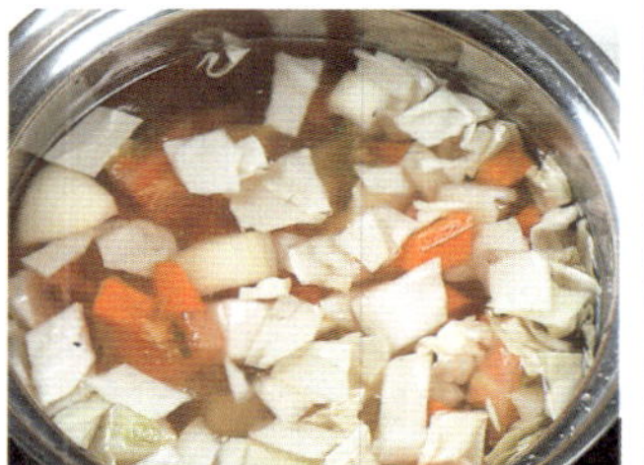

4 냄비에 다시국물 4컵을 붓고 준비한 재료들을 모두 넣어 10분 정도 끓이다가 소금으로 싱겁게 간을 한다. 먹기 직전에 다진 파슬리를 넣는다.

만들기의 포인트

하루에 먹을 수 있는 분량만 준비한다. 재료들을 너무 크게 썰면 익는 시간이 더디므로 잘게 썰어서 끓인다.

맛의 특징

서양식 수프이므로 쉽게 입맛이 당기지 않을 수도 있으나 자주 먹다 보면 부드럽고 순한 맛을 즐길 수 있다.

토마토와 감자를 이용하여 수프를 만들어 먹거나 주스를 만들어 마셔도 좋다.

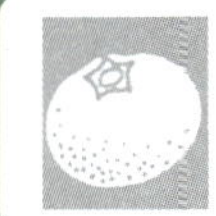

메밀국수 삶은 물·귤
혈관을 튼튼하게 해 준다

고혈압, 동맥경화 등은 혈관의 투과성이 높아졌기 때문에 일어나는 증세다. 이런 증세를 치료·예방하는 것은 플라보노이드 화합물인 헤스페리딘이다. 이 헤스페리딘(비타민P)은 혈관을 튼튼하게 하고 혈관의 탄력성을 좋게 해 주는 것으로서 비타민 C와 함께 섭취하면 효과가 매우 높다. 비타민 P, 비타민 C, 칼륨을 많이 포함하고 있는 귤과 메밀을 충분히 섭취하면 효과를 볼 수 있다.

귤은 하루에 3개 정도를 속껍질을 벗기지 말고 먹는 것이 좋으며 메밀국수를 삶아 그 물을 아침, 저녁으로 1컵씩 마신다.

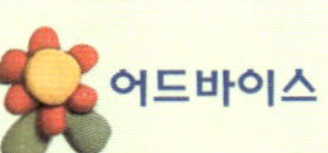

심장병 진단은 '증세'가 중요하다

심장병의 증세는 병의 치료 및 진단에 대단히 중요한 자료가 된다. 검사 결과가 여러 가지로 애매하게 나타났더라도 심장병에 해당하는 독특한 증세가 나타나면 재빨리 심장병을 치료할 수 있다.

심장병의 주요 증세는 가슴이 심하게 뛰고 두근거리는 느낌, 호흡곤란, 다리가 부어오름, 졸도, 가슴의 통증 등이다. 때로는 기침, 가래에 피가 섞여 나오기도 한다.

그러나 이런 증세들은 다른 원인 때문에도 나타날 수 있기 때문에 전문의의 진단을 받지 않고 경솔하게 자가 판단해서는 안 된다.

예를 들면, 호흡곤란의 경우 폐병이나 빈혈증, 신경과민 상태에서도 숨이 찰 수가 있기 때문이다

심장병으로 오는 호흡곤란에는 특징이 있다. 계단이나 언덕을 오를 때 숨찬 증세가 더 심해져서 중간에서 쉬어 갈 정도이고, 밤에 잠을 자다가도 숨이 차 벌떡벌떡 일어나 앉아 있게 된다. 가슴이 답답하고, 뻐근하게 아파오면서 호흡곤란이 심해진다.

또 동맥경화성 심장병으로 오는 협심증의 통증은 가슴 한복판이 3분~15분 정도 계속 뻐근하게 아프다가 가라앉는다. 또 동작을 멈추면 사라졌다가 움직이면 다시 증세가 나타나곤 한다.

빈혈·불임증이 되기 쉬운 체질 개선

인삼대추죽이나 익모초 달인 물이 좋다

인삼대추죽

몸이 나른하고 어지러운 증세에

기력이 떨어져 몸이 무겁고 나른하면서 피로감이 있거나 손·발이 차가워지는 증세가 있을 때 인삼대추죽을 먹는다.

인삼은 체력을 증진시키고 혈액순환을 도와 빈혈을 예방·치료하며 혈액 속의 헤모글로빈 생성에도 큰 역할을 한다.

대추에는 몸을 따뜻하게 해 주고 신경 안정과 보혈 작용을 하기 때문에 몸이 찬 사람이 먹으면 효과가 좋다.

인삼대추죽은 맛이 달고 부드러울 뿐만 아니라 현미를 넣어 영양도 좋다. 하루 3회, 공복에 먹도록 한다.

이렇게 만드세요!

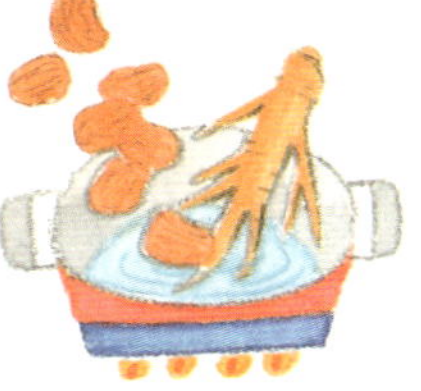

❶ 큰 냄비에 물 2ℓ, 말린 대추 15개, 인삼 6g을 넣고 중불에서 3컵 정도로 줄 때까지 달인다.

❷ 현미 100g을 깨끗이 씻어 1시간 정도 불려 둔다.

❸ 인삼·대추를 달인 물에 불린 현미를 넣어 센 불에서 30분 정도 끓이다가 약한 불로 조절하여 쌀알이 퍼지도록 끓인다. 따뜻할 때 흑설탕을 넣어 먹는다.

톳나물잡탕

철분이 풍부하여 빈혈을 예방한다

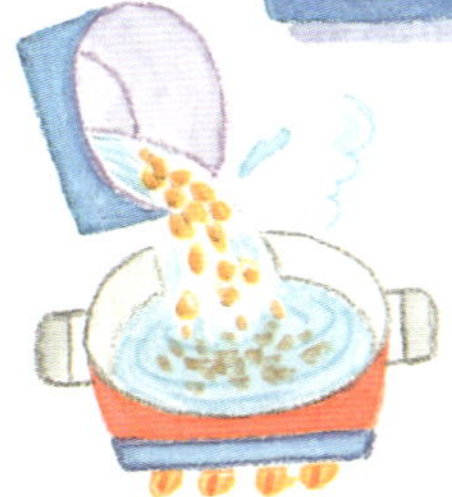
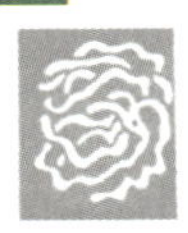

톳나물은 미네랄 중에서도 특히 철분이 많이 함유되어 있을 뿐만 아니라 비타민 E·K, 엽산이

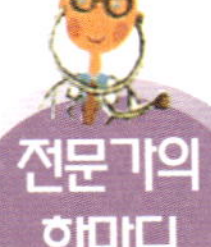

전문가의 한마디

빈혈·불임증은 비교적 몸매가 가냘프고 마른 편이면서 체질적으로 신장·생식 기능이 약한 20~40대 여성에게서 주로 나타난다. 이 체질의 여성들은 항상 얼굴색이 창백하고 피부에 탄력이 없다. 또한 손·발이 차갑고 현기증, 전신 부기, 허리·하복부의 냉증, 월경불순 및 심한 월경통의 증세가 나타난다. 체질 개선을 위해서는 양질의 단백질, 비타민, 철분이 풍부한 시금치·동물의 간 등을 꾸준히 섭취하고 증세가 심할 때는 전문 치료를 받도록 한다.

풍부하다. 또한 변비와 철결핍성 빈혈 치료에 효과적이며 카로틴이 풍부한 당근, 단백질이 많이 들어있는 유부 등을 넣고 잡탕을 끓여 먹으면 더욱 좋다.

모란뿌리껍질 달인 물

월경불순·월경통에 효과가 있다

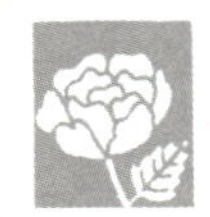

모란뿌리껍질에는 글루타민산, 타닌 등이 들어 있어 약간 쓴맛이 있다.

소염·진통·지혈·완화 작용을 하여 월경불순과 월경통 등 월경에 이상이 있을 때 좋은 효과를 낸다. 말린 모란뿌리껍질 4~8g을 물 3컵을 붓고 달여 하루 3회, 공복에 따뜻하게 마신다.

또한, 모란뿌리껍질을 삶아 그 물로 꾸준히 뒷물을 해도 좋다.

잇꽃 달인 물

여성의 성기능을 회복시킨다

철결핍성 빈혈, 생리통이 심하거나 월경불순이 있을 때는 말초혈관의 활동과 신진대사를 촉진시켜 잇꽃을 달여 마신다.

잇꽃은 국화과의 이년초로 여름에 줄기나 가지 끝에 주황색 꽃이 피며, 비타민 B·E, 칼슘, 구연산 등의 상승작용으로 혈액순환을 촉진시킨다.

잇꽃을 따서 그늘진 곳에 말렸다가 물 3컵에 10g을 넣어 중불에서 1컵 정도로 줄 때까지 은근하게 달인 다음 하루 3회, 공복시에 따뜻하게 마시면 월경불순, 월경통을 치료하고 여성의 성 기능을 회복시키는 데 도움을 준다.

결명자 달인 물

자궁을 튼튼하게 하여 유산을 막는다

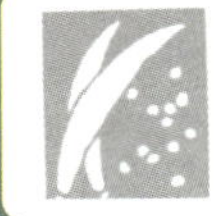

결명자는 일반적으로 간·신장 기능을 돕고 눈을 밝게 해 주는 작용이 큰 것으로 알려져 있다. 그러나 또 한 가지 주목할 사실은 변비의 예방·치료와 여성들의 자궁을 튼튼하게 하여 습관성 유산을 막아준다는 것이다.

결명자를 볶아 20~30g을 4컵의 물을 붓고 양이 반으로 줄 때까지 달인 다음 하루 2~3회로 나누어 따뜻할 때 꿀을 조금 섞어 마신다.

이렇게 만드세요!

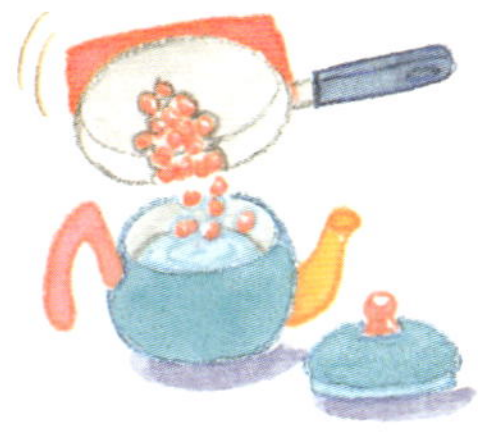

❶ 프라이팬에 결명자 20~30g을 볶는다.

❷ 주전자에 볶은 결명자를 넣고 물 4컵을 부어 달인다.

❸ 양이 반으로 줄면 체에 물만 밭쳐 꿀을 섞은 다음 따뜻하게 마신다.

톳나물잡탕을 만들려면

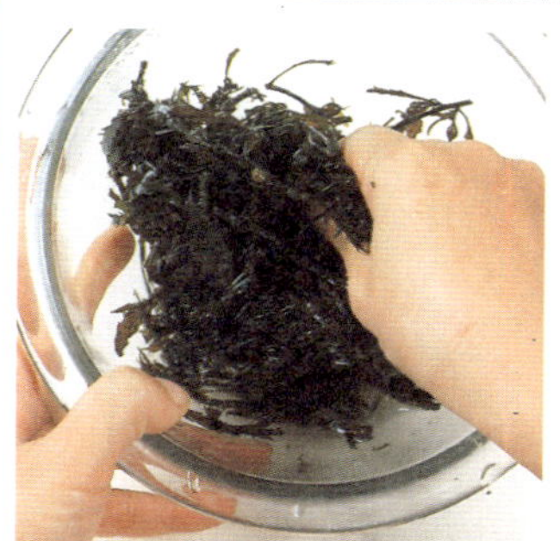

1 톳은 연한 녹색을 띠면서 잘 마른 것을 준비하여 미지근한 물에 30분 정도 담갔다가 손으로 바락바락 주물러 깨끗이 씻은 다음 물기를 빼놓는다.

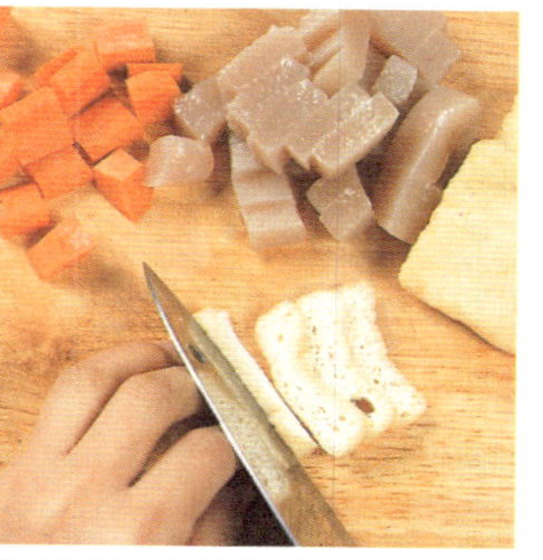

2 당근은 껍질을 벗겨 씻은 다음 가로·세로 1cm 크기로 깍뚝 썰고, 유부는 끓는 물에 데쳐 기름기를 뺀 다음 가늘게 채썬다. 곤약은 흐르는 물에 씻어 1cm 크기로 깍뚝 썬다.

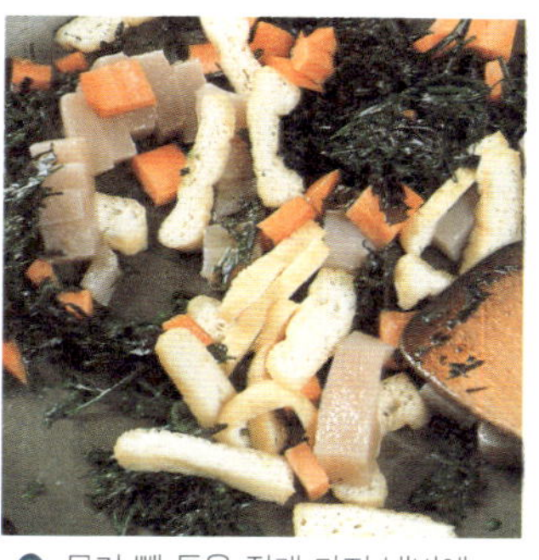

3 물기 뺀 톳을 잘게 다져 냄비에 넣고 참기름으로 살짝 볶은 다음 준비한 당근·곤약·유부를 함께 넣어 센불에서 볶는다.

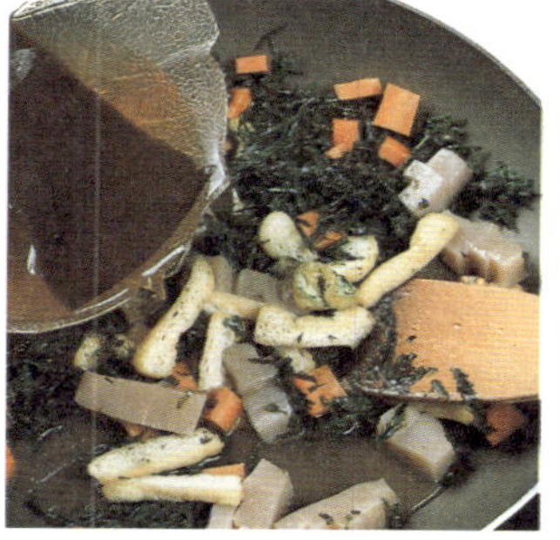

4 당근이 익으면 다시국물, 진간장, 맛술을 넣고 중불로 조절한 다음 국물이 바특하게 줄 때까지 조린다.

만들기의 포인트

당근은 잘게 썰어야 빨리 익힐 수 있다. 센불로 계속 조리하게 되면 맛이 어우러지기 전에 국물이 졸아버리므로 불조절에 유의하고 간은 싱겁게 한다.

맛의 특징

참기름으로 볶다가 끓였기 때문에 고소하고 담백하다. 현미밥이나 잡곡밥을 지어 비벼 먹으면 영양이 더욱 좋아진다. 뜨겁게 먹어야 제맛을 즐길 수 있다.

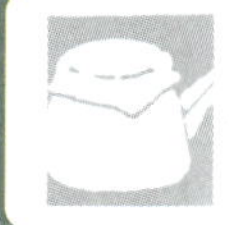

익모초 달인 물

혈액순환 촉진, 어혈을 풀어 준다

'어혈'이란 혈액순환이 좋지 않아 피가 응어리 짐으로써 신진대사가 원활하지 못한 증세를 말한다. 어혈이 생겨 풀리지 않으면 혈관 장애로 인한 무월경이 되기 쉽고 그로 인한 배란 장애와 불임증을 동반할 수 있다.

익모초는 꿀풀과의 이년초로 들에 절로 나는데, 약재로 쓰이는 것은 잎과 줄기다. 싱싱한 잎·줄기를 흐르는 물에 깨끗이 씻은 다음 30g을 3컵의 물을 부어 약한 불에서 양이 반으로 줄 때까지 달인다.

하루 3회로 나누어 따뜻하게 마시면 혈액순환이 좋아지면서 어혈이 없어져 무월경이 치료된다. 3개월 정도 꾸준히 마셔야 효과가 있다.

● 여성 생식기에 생기는 질병과 증세 및 치료법

분류	병명	원 인	증 세	치 료
질벽 이완으로 생기는 병	긴장성 요실금	● 임신·출산시 질벽이 늘어나면서 방광이 처지고 요도 주위의 바깥쪽 괄약근이 이완되거나 손상되어 생긴다.	● 기침을 하거나 웃거나 뛰는 경우, 복강 내의 압력이 증가하면서 무의식적으로 소변이 조금씩 나온다.	● 개복수술과 질을 통한 수술을 한다. 치유 효과는 약 80~90% 정도.
	질구 이완과 방광탈 직장탈	● 질구 이완은 분만시 회음부의 이완으로 생긴다. ● 방광탈은 질벽의 앞쪽 근육이 늘어나면서 방광이 늘어져 자궁 아래나 질 외부까지 빠져 나온다. ● 직장탈은 질벽 뒤쪽이 늘어나 생긴다.	● 증세가 전혀 없는 경우도 있지만, 대부분 질 부위가 아래로 빠지는 것 같으면서 허전하다. 오래 걷거나 장시간 앉아서 일을 하면 증세가 더 악화되고 하복통 요통·요실금·변비·치질을 동반한다.	● 질벽 성형수술을 한다.
자궁에 생기는 병	자궁 내막증	● 월경혈이나 난관을 통해 거꾸로 흘러 들어가거나 탐폰 사용으로 생길 수 있다	● 성교통·월경통을 느끼게 되고 대소변이 순조롭지 못하며, 불임증이 나타날 수 있다.	● 자궁 내의 부위를 전기 치료하고, 심한 경우 자궁적출수술을 받는다.
	자궁 근종	● 확실한 원인은 규명되지 않았지만 유전에 의한 발생이 많다.	● 월경과다, 월경불순, 하복부의 통증과 함께 잦은 소변과 변비가 있다.	● 악성으로 출혈, 변비, 빈뇨가 있을 때는 수술해야 한다. ● 출산을 모두 마친 경우엔 자궁적출 수술을 받는 것이 가장 안전하다. ● 임신을 해야 하는 젊은 여성의 경우 근종절제수술을 받는다.
	자궁 경부암	● 성접촉을 통한 헤르페스 바이러스, 파필로마 바이러스, 콘딜로마 바이러스 등의 감염으로 생긴다.	● 체중감소, 복부통증, 하혈, 구토 등이 있다.	● 초기에는 항암 치료 및 종양 제거수술을 한다.
난소에 생기는 병	난소 낭종	● 난소발육부진 및 월경불순으로 생길 수 있다.	● '물혹'이라고도 하며, 물이 찬 것과 딱딱한 것이 있다. 초기에는 자각 증세가 전혀 없지만 크기가 커지면 주위의 장기를 압박한다. ● 낭종이 꼬이거나 터져 복강 안에 출혈이 생긴 경우에는 심한 통증이 있다.	● 낭종 치료는 대개 수술로 제거한다. 월경을 하는 여성에게 나타나는 기능성 낭종은 크기가 작고 저절로 없어지기도 한다.
	난소암		● 악화되더라도 특별한 자각증세가 없어 초기 발견이 어렵지만, 대부분 월경과다 및 월경통, 월경불순, 하복부 통증이 있다.	● 화학요법이나 방사선치료, 수술 등으로 치료한다.

스트레스·위장병에 걸리기 쉬운 체질 개선

양배추즙, 연근즙을 계속 마신다

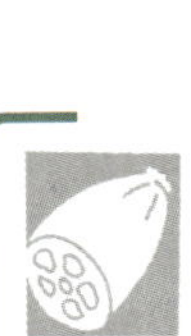

연근즙
신경의 피로를 회복시켜 준다

연뿌리에는 신경의 피로를 회복시키는 작용이 있어 너무 긴장되었거나 이완된 신경을 정상으로 조절시켜 준다.

특히 현대인이 겪고 있는 만성병의 절반 이상은 스트레스가 쌓여 신경이 불안정한 상태에서 일어난다. 이런 증세에 연뿌리를 먹으면 몸의 균형이 유지되어 병의 발생을 예방한다.

신경의 불안정, 스트레스가 끊이지 않거나 불면증, 눈의 피로로 인한 염증, 자율신경실조의 여러 증세에도 효과가 있다. 또한, 아침에 일어났을 때 가래에 실같은 피가 섞여 나오거나 저녁 무렵이면 목이 쉬는 사람에게 좋은데 이런 증세는 수면부족이나 스트레스 때문에 생기는 출혈의 한 증세이기 때문이다.

체중 1kg당 연근즙 10㎖가 적당하므로 자신의 체중에 따라 양을 정해 몇 회에 나누어 마신다. 조림, 튀김으로 조리해서 먹어도 좋다.

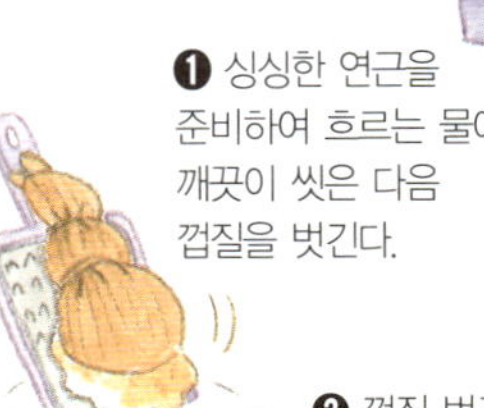

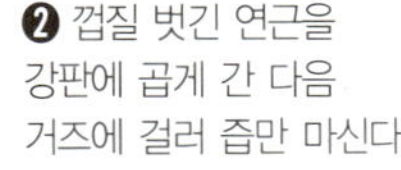

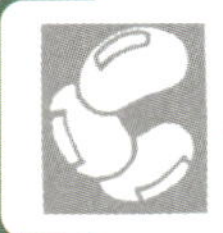

우유
위 점막을 보호한다

위궤양 환자는 속이 비면 위벽에 생긴 상처가 위산에 의한 자극으로 심한 통증을 느끼게 된다. 알칼리성 식품인 우유는 위에 들어가면 위산을

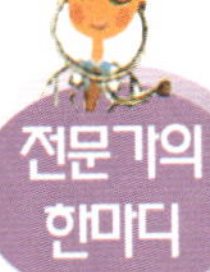

전문가의 한마디

스트레스와 위장병은 대개 마른 체형의 여성이나 긴장을 하면 근육이 쉽게 단단해지는 남성에게서 잘 나타나는 증세다. 대체적으로 신경이 예민하고 내성적이며 항상 쫓기는듯한 생활을 하는 샐러리맨이나 환경에 대한 적응력이 부족한 사람, 자신의 리듬에 맞는 생활규범을 갖지 못한 사람들이 많다. 이런 체질의 사람들은 우선 긍정적인 생활 태도와 규칙적인 식생활, 적당한 운동, 환경에 변화를 주는 취미생활 태도와 규칙적인 식생활, 적당한 운동, 환경 변화를 주는 취미생활, 자극성이 없는 음식을 규칙적으로 먹음으로써 체질을 개선할 수 있다.

중화시키고 위액을 묽게 하여 위의 점막을 보호하는 동시에 단백질, 미네랄, 비타민 등의 영양이 풍부하여 궤양을 치료할뿐만 아니라 질병에 대한 저항력을 높여 준다.

점심과 저녁식사 중간인 오후 4~5시경에 미지근하게 데워서 매일 한 잔씩 마신다.

매실차
장내 나쁜균 번식을 억제한다

매실은 위장의 기능을 촉진시키고 장 속의 나쁜 균의 번식을 억제한다. 위의 기능이 약해지면 해로운 균을 소장으로 곧바로 통과시키기 때문에 항균 작용에 약한 소장에 번식한 균으로 인해 이

질이나 장티푸스 등의 무서운 병에 걸리기 쉽다.

매실의 유기산은 장 내부를 일시적으로 산성화시켜 이질균이나 포도상구균, 장티푸스균 등의 번식을 막아주는 작용을 한다.

위가 약할 때는 매실차, 술에 담근 매실주, 매실장아찌를 먹으면 위가 튼튼해진다.

감자생즙
혈관의 노화를 방지한다

스트레스는 혈관의 노화를 촉진한다. 감자에 들어있는 비타민 C는 부신피질 호르몬의 생성을 촉진시켜 우리의 몸을 스트레스로부터 지켜준다. 또 비타민 중 판토텐산은 부신에 비타민 C의 축적을 돕는 성분이 있어서 비타민 C와 함께 섭취하는 것이 효과적이다.

즉, 비타민 C와 판토텐산을 함께 섭취할 수 있는 식품을 먹어야 하는데 그 중 하나가 감자다. 감자에는 비타민 C와 판토텐산이 많이 들어있고 또한 뇌의 작용을 정상적으로 유지시키는 비타민 B도 풍부하다. 그리고 감자에 들어있는 이 영양소들은 가열해도 파괴될 우려가 거의 없어서 더욱 좋다.

감자 껍질에는 솔라닌이라는 독소가 들어있으므로 싹이 난 곳이나 푸른 부분은 도려내고 껍질을 벗긴 다음 강판에 갈아 생즙을 공복에 1컵씩 아침·저녁으로 마신다.

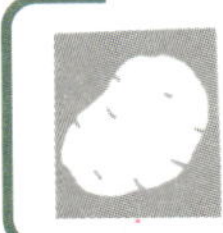

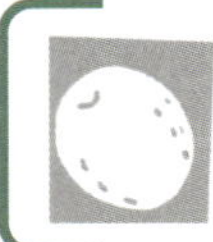
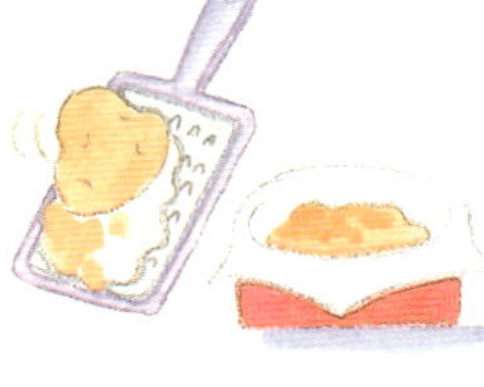

마늘된장장아찌를 만들려면

재료(3일분)/마늘…20쪽, 된장…500g

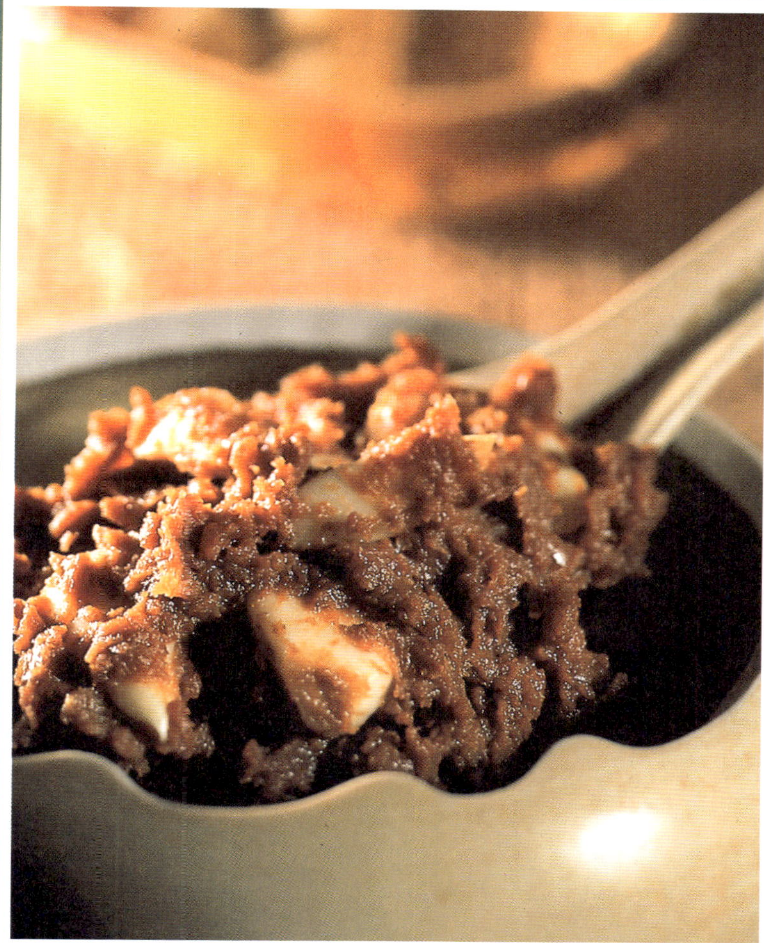

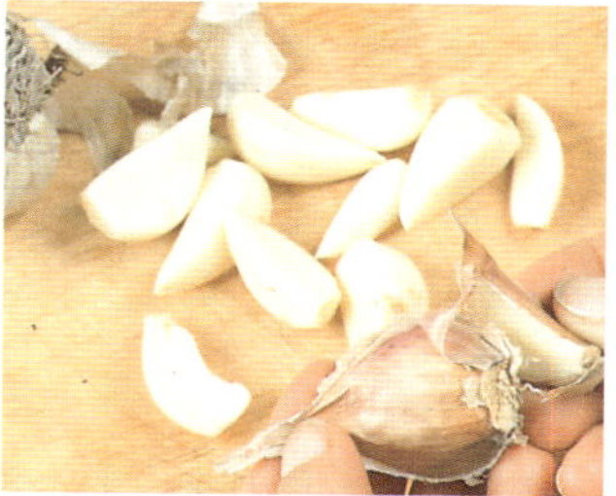

1 알이 굵고 싱싱한 마늘을 준비하여 겉껍질과 속껍질을 말끔히 벗기고 깨끗이 씻어 마른 행주로 물기를 닦는다.

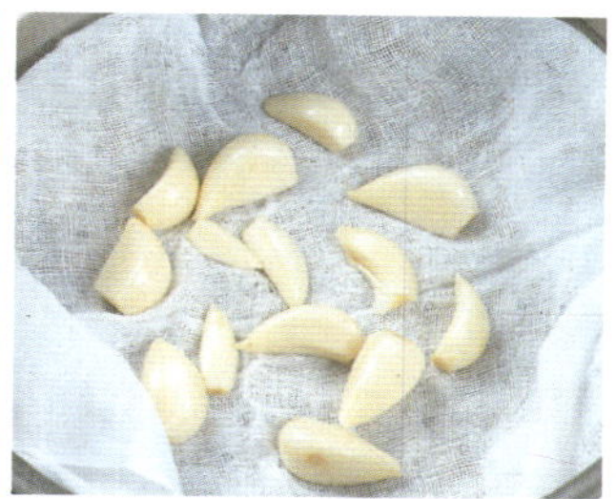

2 손질한 마늘을 찜 냄비에 넣어 15~20분 정도 찐 다음 식힌다.

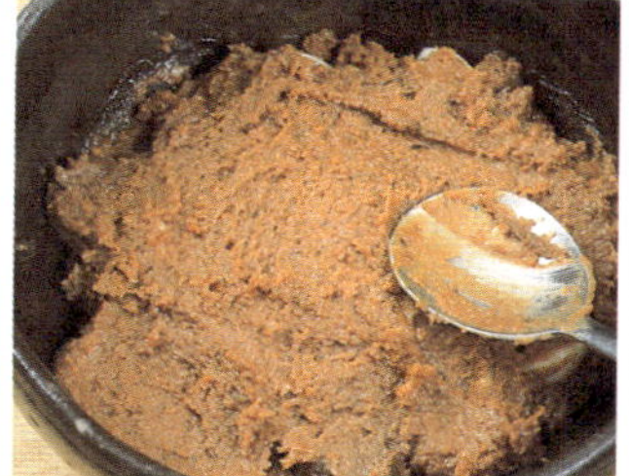

3 질그릇에 된장을 편평하게 깔고, 마늘을 안치고 위를 된장으로 덮어 꼭꼭 누른다.

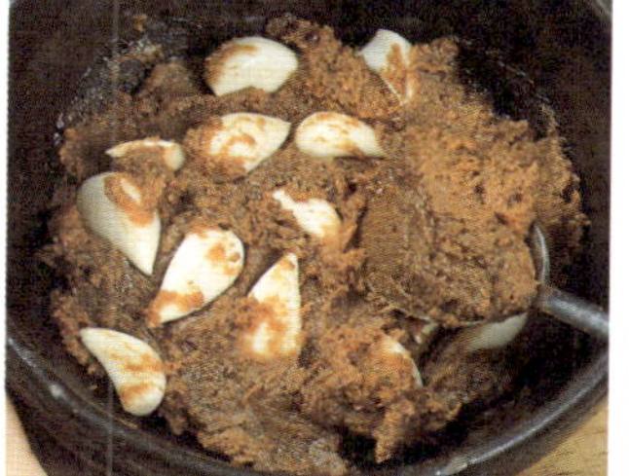

4 햇빛이 들지 않는 서늘한 곳에 4~5일 정도 두었다가 하루 6~7개씩 꺼내어 얇게 썰어 먹는다.

만들기의 포인트

된장의 맛이 잘 배들도록 속껍질을 반드시 벗기고 깨끗이 씻어 물기를 잘 닦도록. 또한 된장에 찐 마늘을 안친 다음 꼭꼭 잘 눌러 주어야 맛이 좋다.

맛의 특징

찐 마늘이라서 마늘 특유의 아린 맛이 없고 구수한 된장의 맛이 배들면 그냥 먹어도 좋고 잡곡밥과 함께 먹으면 더욱 맛있다.

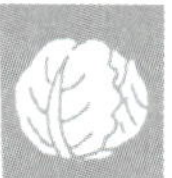

양배추즙
궤양성 위장병에 효과가 있다

위장병에 걸리기 쉬운 체질의 사람은 상복부가 좁고 위의 기능이 비교적 약하기 때문에 위장운동을 활발하게 촉진시키는 음식을 섭취해야 한다.

양배추에는 위의 점막을 보호하고 소화촉진 작용을 돕는 비타민 U가 많이 들어있다.

양배추 100g을 깨끗이 씻어 물기를 빼고 분마기에 곱게 찧은 다음 즙을 짜서 한번에 마신다. 채소즙은 1회 분량씩만 만들어 신선하게 마시도록.

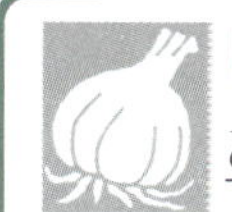

마늘된장장아찌
위장병을 예방·치료한다

마늘의 주성분인 알리신은 위장을 자극해서 소화를 촉진하고 비타민 B의 완전흡수를 도와 위장병을 예방·치료해 준다.

비타민 B_1은 쌀밥을 주식으로 하는 한국인에게는 가장 필요한 비타민이다. 비타민 B_1은 위장 기능을 좋게 하고 피부도 곱게 하는 등 몸 전체를 건강하게 유지시켜 준다.

마늘은 비타민 B_1의 흡수를 도와주므로 비타민 B_1이 많이 들어있는 돼지고기나 땅콩 등의 식품과 함께 먹으면 더욱 효과가 커진다.

마늘을 찐 다음 만들어 먹어도 좋다.

● 변비일 때의 권장 식품

분 류	권 장 식 품
육·어류	꽁치·삼치·고등어·뱀장어 등 지방이 많은 식품
콩및 콩제품	완두콩·검은콩·콩비지
우유·유제품	우유·발효유·유산균 음료
채소류	우엉·연근·부추·배추·양배추·버섯류 (송이·표고)등
과일류	사과·배·귤·파인애플·복숭아·포도·수박 등
해조류	미역·다시마·김·한천
유지류	버터·크림·마요네즈·기름에 튀긴 음식
곡류	보리밥·현미밥·흑빵·메밀국수·오트밀·콘프레이크·고구마

● 위·십이지장궤양 환자를 위한 식품 선택

분 류	허용식품	제한식품
어·육류 달걀·콩류	살코기·생선·달걀·두부	질긴 육류·오징어·낙지·문어·조개 등 소화가 안 되는 어패류
채소류	우유·유산균·음료·유당 분해 우유·두유	우유에 적응하지 못할 경우는 우유 대신 유당 분해 우유나 두유 사용
과일류	신맛이 적은 생과일이나 주스·통조림 과일	신맛이 강한 생과일과 과일 껍질·오렌지주스
우유·유제품	시금치·양상추·오이 등 식물 섬유가 적은 채소	고사리·도라지·우엉·콩나물 등 식물 섬유가 많은 채소
유지류	참기름·샐러드기름 등의 식물성 기름·버터·마가린	기름에 튀긴 음식
음료	곡류 음료	콜라·사이다 등 청량음료, 커피
향신료 및 양념	제한된 이외의 것	고춧가루·후춧가루·겨자·카레·짜고 매운 김치·파·마늘 등 양념을 많이 넣은 음식
기타		잼·마말레이드 등 너무 단음식, 과량의 술·담배

알레르기성 체질 개선

감자·양파 삶은 물을 3개월 정도 꾸준히 마신다

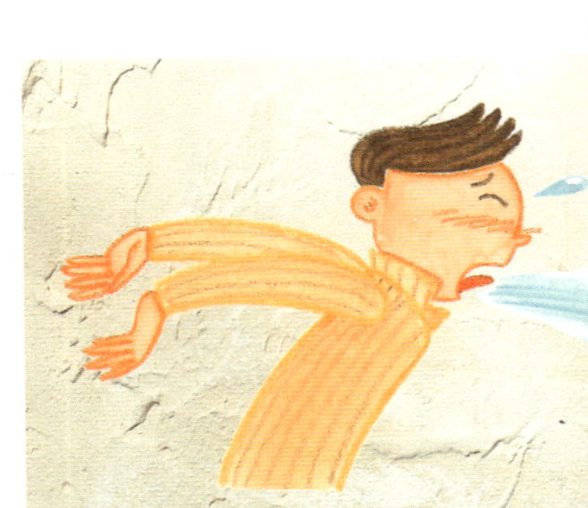

복숭아 끓인 물

복숭아 알레르기에 효과

복숭아는 여름철에 즐겨먹는 과일이지만, 복숭아에 있는 털이 알레르기 증세를 일으키는 경우가 많이 있다.

복숭아의 털을 만지거나 보기만 해도 가렵거나 붓고 또는 털을 깨끗이 닦았는데도 복숭아를 먹으면 알레르기가 생기는 특이체질이 있는데 이럴 때 잘 익은 복숭아를 달여 꾸준히 마시면 체질을 개선할 수 있다.

이렇게 만드세요!

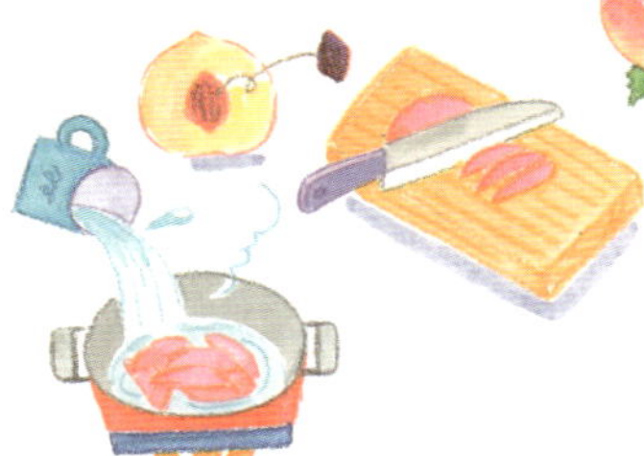

❶ 복숭아를 흐르는 물에 깨끗이 씻어 물기를 닦는다

❷ 물기를 닦은 복숭아의 씨를 빼내고 껍질째 얇게 썬 다음 물 3컵을 부어 양이 반으로 줄 때까지 중불에서 진하게 달인다.

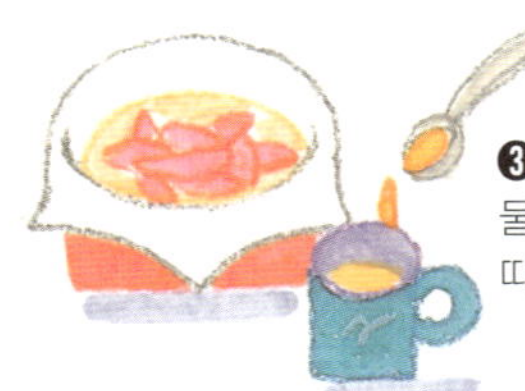

❸ 베 보자기에 복숭아 달인 물을 걸러 따뜻할 때 기호에 따라 꿀을 섞어 마신다

미나리생즙

알레르기를 치료한다

미나리는 식욕증진, 이뇨, 혈압강하, 해독 작용이 뛰어나다.

상한 생선이나 생선에 의한 알레르기 현상으로 두드러기가 나면서 가려움증이 있을 때는 미나리 생즙을 마신다.

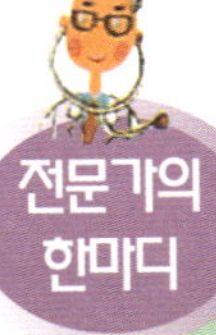

알레르기성 체질은 주로 유전에 의해 나타난다. 최근에는 특정 식품·꽃가루·약물·공기중의 오염물질 등과의 접촉 및 바이러스 감염에 의한 알레르기도 늘고 있다. 대표적인 증세는 재채기 정도로 가벼운 것에서부터 비염·천식·두드러기·습진 등이다. 알레르기성 체질을 개선하려면 알레르기를 일으키는 원인 물질을 먹거나 접촉하는 것을 피하고 미나리생즙이나 감자·양파 삶은 물 등을 꾸준히 마신다. 과다한 약물 복용은 증세를 악화시킬 수 있으므로 전문의의 진단을 받도록 한다.

신선한 미나리 한 단을 준비해 뿌리를 자르고 맑은 물에 깨끗이 씻어 물기를 완전히 뺀다. 분마기에 물기를 뺀 미나리를 짓찧어 거즈에 거른 다음 즙을 받는다. 즙을 냉장고에 차갑게 두었다가 반을 마시고, 반은 거즈에 적셔 두드러기가 난 부위에 냉찜질하면 빠른 효과를 볼 수 있다.

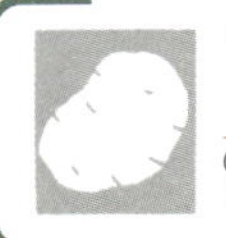

감자·양파 삶은 물

알레르기성 체질의 체액을 조절한다

알레르기성 체질인 사람들은 칼륨을 충분히 섭취해야 한다.

칼륨은 뇌세포를 자극하고 산소 호흡이 왕성하도록 돕는다. 또한, 체내에 흡수된 포도당의 분해를 촉진시켜 줄 뿐만 아니라 산성으로 기울기 쉬운 알레르기성 체질의 체액을 균형 있게 해 준다.

감자와 양파에 물을 넉넉히 붓고 약한 불에서 삶아 그 물을 하루 3회, 공복에 따뜻하게 마신다. 3개월 정도 지속적으로 마시면 체질 개선에 큰 효과를 볼 수 있다.

마늘구이

꽃가루 알레르기에 효과

봄철 공기 중에 떠다니는 꽃가루는 눈이나 코를 통해 체내로 들어가 알레르기를 일으킨다. 이때 마늘을 구워 콧속에 넣는다.

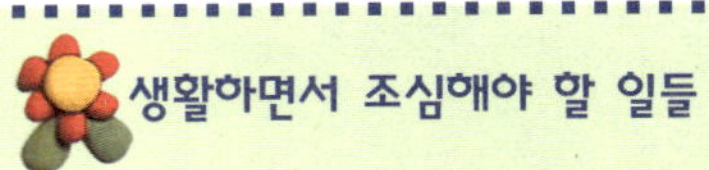

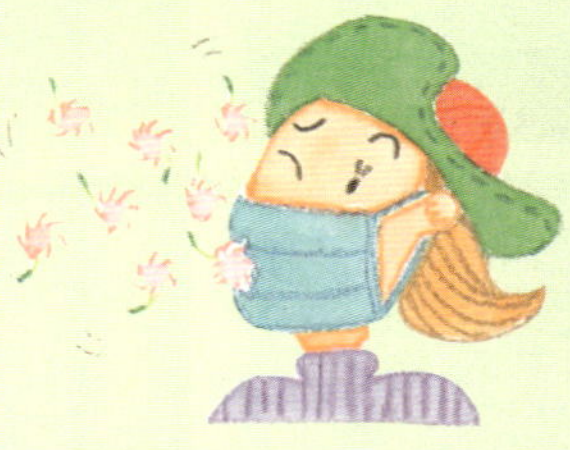

● **꽃가루·먼지 등을 조심한다**
꽃가루가 많은 봄철에 피부가 노출되지 않도록 주의하고 먼지나 오염이 심한 곳은 피한다.

● **체질에 맞게 먹는다**
자신의 체질에 맞지 않는 식품을 먹으면 알레르기를 일으켜서 두드러기와 심한 복통을 일으키게 된다. 우유·치즈·달걀 흰자·새우·게·날 생선·육류 등 자신에게 맞는 음식을 먹도록.

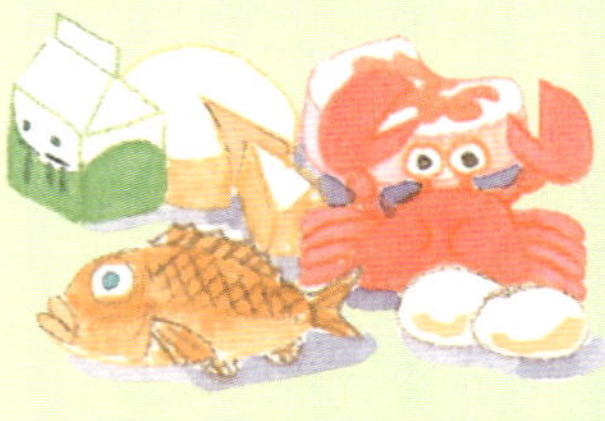

● **가려워도 긁지 않는다**
알레르기로 인해 가려움증이 나타날 때에는 함부로 긁지 말고 약초 달인 물로 냉찜질을 하거나 피부과를 찾아 전문 치료를 받는다.

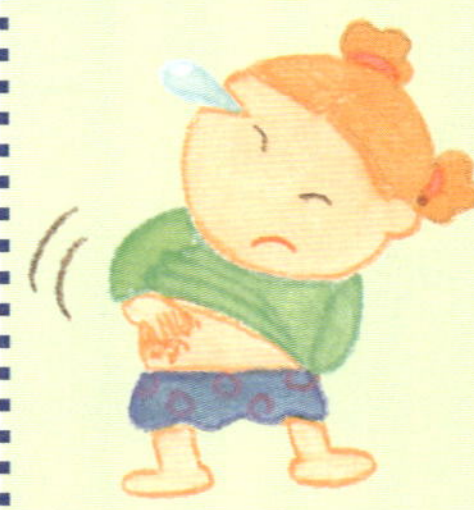

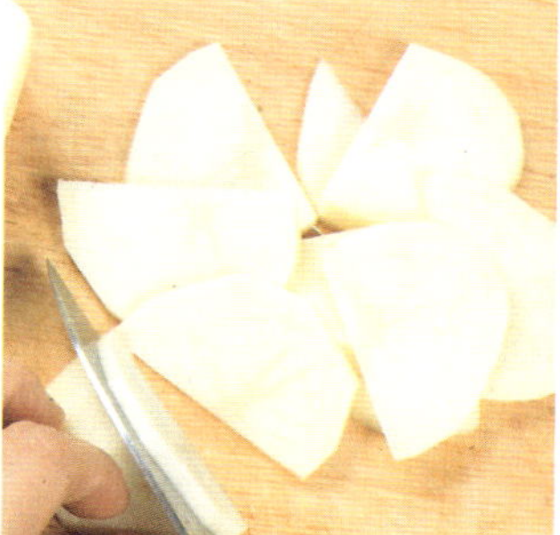

1 감자는 싹이 난 부분을 도려내고 깨끗이 씻은 다음 껍질을 벗겨 얄팍하게 반달 썬다.

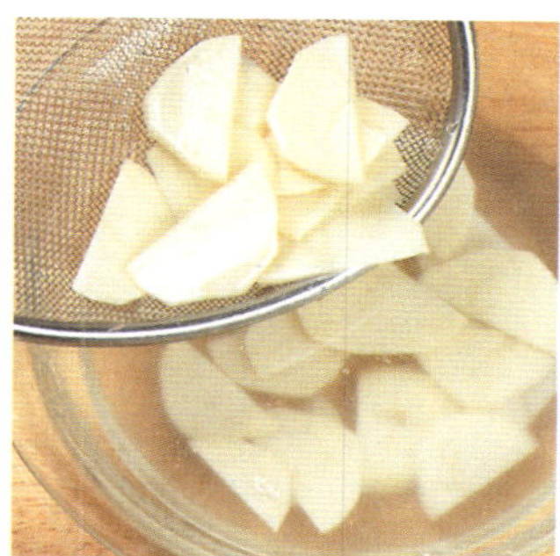

2 썬 감자를 맑은 물에 10분 정도 담가 두었다가 체에 건져 물기를 뺀다. 양파는 껍질을 벗기고 씻어 얇게 썬다.

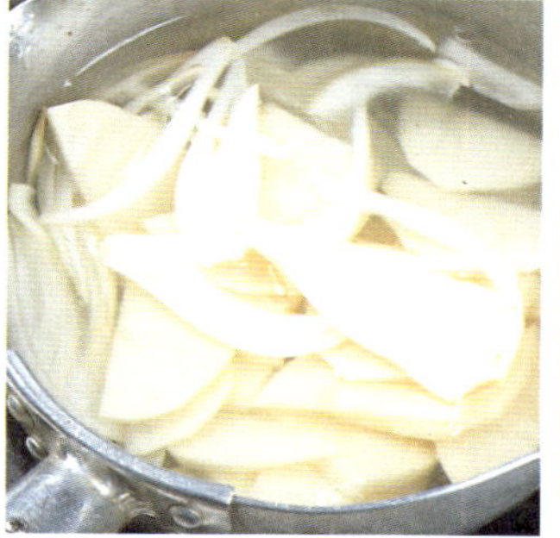

3 얇게 썬 감자와 양파를 냄비에 담고 물 3컵을 부어 약한 불에서 뭉근하게 삶는다.

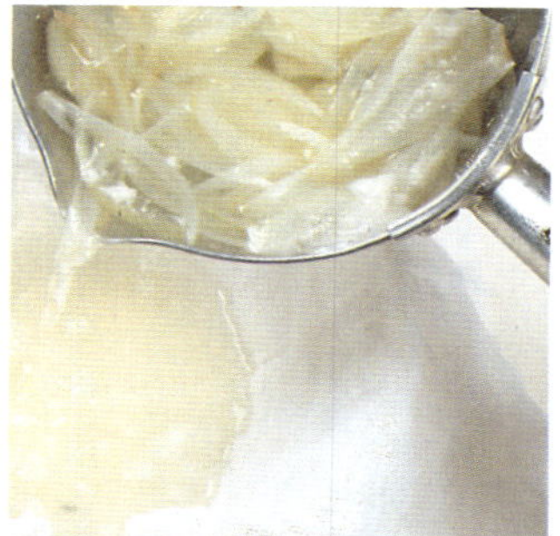

4 감자·양파가 완전히 익으면서 물이 반으로 줄면 거즈에 걸러 하루 3회, 공복에 따뜻하게 마신다.

만들기의 포인트

감자를 얇게 썰어야 쉽게 삶아지면서 감자 맛이 충분히 우러난다. 센불에서 삶으면 물이 금방 줄고 감자도 완전히 삶아지지 않으므로 약한 불로 삶도록.

맛의 특징

우리 입맛에 친숙한 감자와 양파를 얇게 썰어 삶아낸 물이라 달착지근하고 부드럽다. 삶은 건지를 함께 먹어도 좋다.

속껍질까지 깨끗하게 벗긴 마늘을 콧속에 들어 갈 수 있는 크기로 자른 다음 기름을 두르지 않은 프라이팬에 타지 않게 굽는다. 마늘이 구워지면 따뜻한 정도로 식혀 코에 1분 정도 넣어 두었다가 빼는 것을 수시로 되풀이한다. 하루에 3~4회, 1회에 1분씩 3일 정도 계속한다.

● 그밖의 효과가 있는 식품

식물성 기름은 알레르기성 비염 증세의 악화를 막아 준다. 현대 의학에서는 알레르기성 비염 치료를 위해 항스테로이드제를 사용하는데, 이 약은 오래 복용하면 오히려 증세를 악화시키게 된다. 식물성 기름을 콧속에 바르면 코의 점막을 보호하여 알레르기성 비염 치료에 도움을 준다.

진피·탱자·문어를 각각 타지 않게 구워 가루로 만든 다음 함께 섞어 식후에 1큰술씩 먹어도 알레르기성 체질을 개선할 수 있다.

말린 해바라기줄기를 약한 불에서 달인 다음 거즈에 걸러 하루 3회, 공복시에 1컵씩 마시면 알레르기로 인한 가려움 증을 가라앉힐 수 있다.

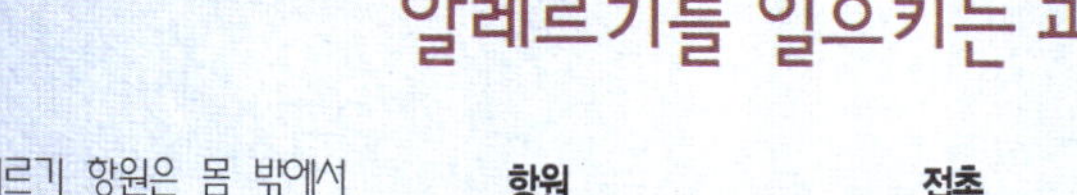

알레르기를 일으키는 과정

알레르기 항원은 몸 밖에서 들어온 물질로 동물의 털이나 꽃가루, 음식물 등이 있다.

이것들은 대개 코나 입, 어떤 종류는 피부를 통해 몸 속에 들어온다. 그리고 코나 후두, 호흡기와 소화기의 점막으로 들어가서 이 부위에 있는 면역 글로불린 E와 결합한다. 이때 비만 세포에서는 재채기나 천명, 두드러기, 복통, 가려움 증세, 구토 등의 증세가 나타나도록 자극하는 물질인 히스타민과 아민 등을 분비한다.

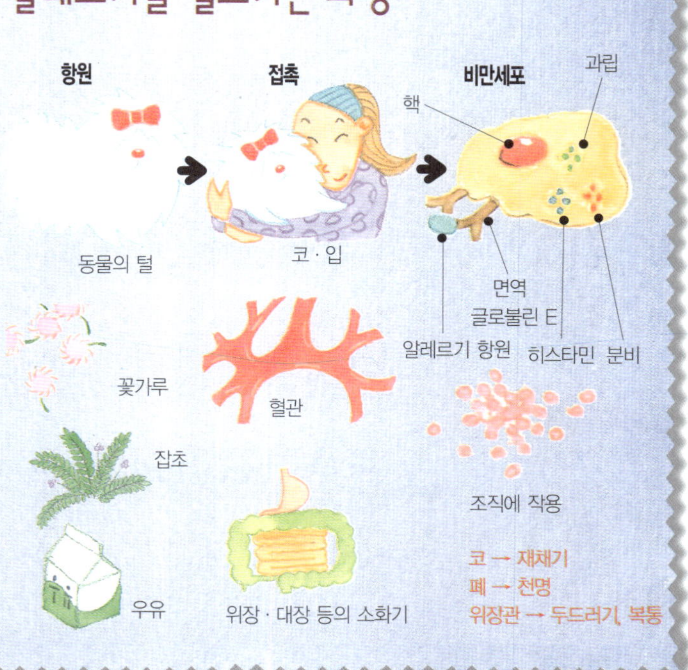

체질에 따라 건강을 지킨다

자신의 체질을 정확하게 알고 있으면 질병으로부터 자신을 보호하고 예방할 수 있으며, 설령 질병에 걸렸다 하더라도 손쉽게 치료할 수 있다. 자신의 체질을 진단해 보고 체질에 따라 발병하기 쉬운 질병, 이로운 식품·해로운 식품을 알아 본다.

체질이란 무엇인가

체질이란 사람마다 개인적으로 가지고 있는 신체의 개성이다. 사람은 각각 외모뿐만이 아니라 체내의 구조와 기능 혹은 정신 상태나 기질 등 모두 제나름대로의 특징이 있다. 폐의 기능이 좋은 대신 간 기능이 약한 사람이 있는가 하면, 상체가 튼튼한 반면 하체가 허약한 사람도 있다. 또 더위나 추위에 유난히 약한 체질이 있는가 하면 특정 식품이나 꽃가루 등에 과민한 반응을 보이는 체질도 있다.

서양 의학에서는 히포크라테스의 사체액설을 시발점으로 현재는 기질에 따라 다혈질·우울질·담즙질·점액질 등으로 구분하고 있으며, 동양의학에서는 태양인·태음인·소양인·소음인 등의 사상체질로 분류한다.

체질 따라 달리 찾아오는 질병

● **태양인 (담즙질) 체질** 간장이 약해 간장 질환에 걸릴 확률이 높다. 그리고 맵고 뜨거운 음식을 좋아하여 소화불량·식도 경련증·식도협착증 등에 잘 걸린다. 여성의 경우, 자궁발육부진으로 불임증이 되기 쉽다.

● **태음인 (점액질) 체질** 체질적으로 비대한 사람이 많고 선천적으로 폐와 심장의 기능이 약하기 때문에 심장병·고혈압·뇌졸증 등과 기관지염·천식·폐렴 등의 호흡기 질환에 잘 걸린다. 또한 습진·종기·두드러기·알레르기와 같은 피부 질환, 치질·변비, 노이로제 증세도 흔히 볼 수 있다.

● **소양인 (다혈질) 체질** 신장이 약한 체질이므로 비뇨, 생식기가 약하고 정력부족이 많다. 그러므로 신장염·방광염·요도염·조루증·불임증 등이 나타나며 신장과 밀접한 관련이 있는 심장 기능의 악화로 협심증·심근경색 등에 걸리기 쉽다.

● **소음인 (우울질) 체질** 비장과 위장이 선천적으로 약하기 때문에 소화불량성 위염·위하수, 위산과다증, 급·만성 위장병에 잘 걸린다. 또한, 더위에 약하고 수족냉증, 우울증, 신경성 질환 환자가 많다.

체질에 따라 맞는 식품과 해로운 식품

구분	맞는 식품	해로운 식품
태양인	새우, 방게, 붕어, 조개류, 포도, 감, 앵두, 다래, 모과, 순채나물, 각종 채소류, 쌀, 메밀, 냉면, 송화가루	쇠고기, 돼지고기, 콩, 우유, 밤, 은행, 밀가루, 수수, 설탕, 버터, 들기름, 참기름, 마늘, 고추, 커피, 술, 잣, 호도,
태음인	쇠고기, 곰탕, 설렁탕, 간유, 명란, 우렁이, 콩, 콩비지, 두부, 우유, 치즈, 배, 밤, 은행, 자두, 매실, 들깨, 뽕나무열매, 살구, 무, 도라지, 더덕, 연근, 고사리, 버섯, 미역, 다시마, 콩나물, 김, 쌀, 밀, 율무, 수수, 고구마, 옥수수, 마, 토란, 설탕, 버터, 호도, 잣, 땅콩	닭고기, 개고기, 돼지고기, 조개류, 생굴, 새우, 게, 포도, 곶감, 앵두
소양인	돼지고기, 햄, 달걀, 조개류, 생굴, 해삼, 새우, 오리고기, 게, 가재, 전복, 오징어, 전갱이, 청어, 가자미, 복어, 잉어, 가물치, 자라, 팥, 녹두, 수박, 참외, 오이, 호박, 가지, 배추, 상추, 우엉, 딸기, 산딸기, 바나나, 숙주나물, 쌀, 보리, 청포묵, 참깨	닭고기, 개고기, 노루고기, 조기, 양젓, 사과, 파, 미역, 복숭아, 귤, 찹쌀, 차조, 고구마, 벌꿀, 감자, 참기름, 겨자
소음인	닭, 양, 염소, 노루, 꿩, 참새, 비둘기, 개고기, 명태, 조기, 고등어, 대구, 삼치, 뱀장어, 미꾸라지, 민어, 은어, 메뚜기, 도미, 뱅어, 양젓, 멸치, 사과, 귤, 복숭아, 토마토, 레몬, 시금치, 쑥갓, 마늘, 부추, 쌀, 찹쌀, 차조, 감자, 벌꿀, 엿, 마늘, 고추, 겨자, 생강, 파	돼지고기, 생굴, 게, 오징어, 전갱이, 팥, 참외, 오이, 바나나, 배추, 밤, 딸기, 대추, 보리, 메밀, 밀가루, 고구마, 맥주, 얼음

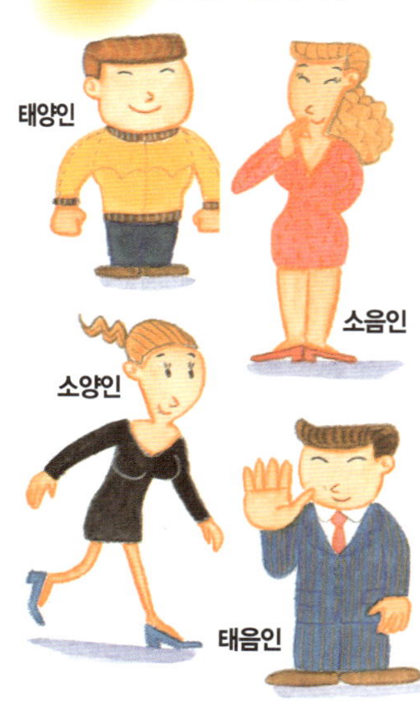

그림으로 보는 체질의 특성

● 체질 진단을 위한 분류표 ●

구분	태양인 (담즙질)	태음인 (점액질)	소양인 (다혈질)	소음인 (우울질)
얼굴형	머리가 크며 둥근 편이다. 특히 목덜미와 뒷머리가 발달하였으며 하관이 빠르고 눈이 작다	원형 또는 타원형이다. 눈, 코, 입, 귀가 크고 입술은 대체로 두터운 편이다.	머리가 앞뒤로 나오거나 둥근편이며 표정이 밝다. 턱은 뾰족하고, 입술은 얇다. 눈매가 날카롭다.	용모가 오밀조밀 잘 짜여져 있다. 눈, 코, 입이 그다지 크지 않고 입술은 얇다. 눈에 정기가 없다.
체형의 특징	체구가 단정한 편이나 상체에 비해 하체와 허리가 약해 보인다 대체로 몸은 마른 편, 깔끔한 인상, 눈에 광채가 있다.	체격이 큰 편이고 근육과 골격이 발달. 키가 크고 비대한 사람이 많다. 특히 손발이 크다. 허리가 굵은 편이고 상체보다는 하체가 더 튼튼하다.	상체에 비해 하체가 약하며, 특히 다리가 가늘다. 살이 찐 사람은 드물다. 가슴 주위가 발달, 경쾌해 보이나 가벼워 보이는 인상.	상체에 비해 하체가 발달. 살과 근육이 비교적 적으나 골격은 굵은 편. 키와 몸집은 대체로 작은 편이지만, 몸매에 균형이 잡혀 있고 얌전·온화하다.
체질적 특징	폐의 기능이 좋고 간의 기능이 약하다. 오래 앉아 있거나 오래 걷지를 못한다. 소변이 많다 청각이 특히 발달. 여자 중에는 몸이 건강해도 아이를 잘 낳지 못하는 경우가 많다	간의 기능이 좋고 폐, 심장, 대장, 피부 등의 기능이 약하다. 땀을 많이 흘리는 편이다. 그러나 땀이 많이 나는 것이 좋다. 후각이 특히 발달. 여자는 겨울에 손발이 잘 튼다.	비위의 기능이 좋고 신장의 기능이 약하다. 몸에 열이 많다. 소화력이 왕성하다. 땀이 별로 없고 시각이 특히 발달. 남자는 정력부족인 경우가 많다.	신장 기능이 좋고 비위 기능이 약하다. 허약·냉성 체질. 땀이 별로 없고 땀을 많이 흘리지 않는 것이 좋다. 미각이 특히 발달. 피부가 부드럽고 여자는 겨울철에 손발이 잘 트지 않는다.

03

성인병 일 때

중년기 이후에 나타나는 병을 통틀어 성인병이라 한다.
이 시기에는 생리적으로 쇠퇴해지고 장년의 만성적인 피로나
스트레스가 쌓이게 되며 또한 식생활의 고급화, 그런 가운데
운동부족까지 겹쳐 병에 걸릴 확률이 높다.
건강하게 살아가기 위한 조심은 젊었을 때부터 실천해야겠지만
중년을 지나면서부터는 적극적으로 자신을 지켜야 한다.
영양제 등 약에 의존하기보다는 식생활을 개선하고 규칙적인 운동,
절제된 생활태도로 병이 생기지 않도록 주의한다.

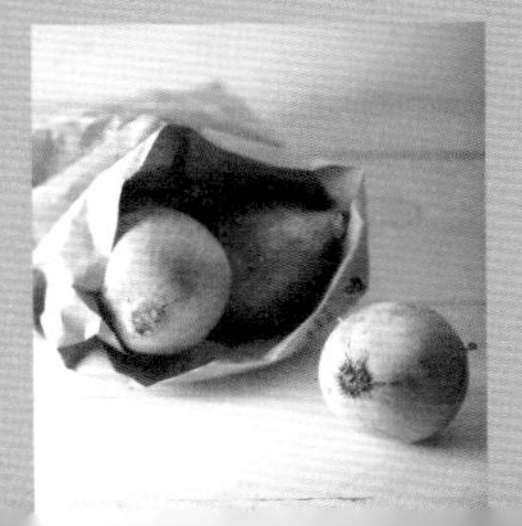

간장병일 때

간기능을 회복시켜 주는 바지락엑기스, 순무 달인 물을 마신다

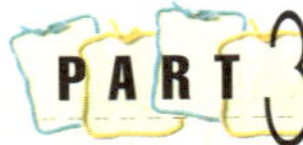

미꾸라지탕

간기능 회복에 좋다

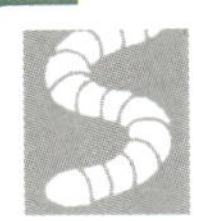

독특한 흙냄새와 미끌미끌한 감촉이 싫어서 꺼리는 사람이 많으나 철분, 비타민 $B_1 \cdot B_2$, 칼슘, 양질의 단백질 등을 많이 함유하고 있는 우수한 식품이다.

이뇨·해독 작용이 있으며 황달이나 숙취에도 좋다. 자양·강장식품으로 옛부터 애용되어 왔고, 간 기능 회복에 특히 좋은 식품이다.

미꾸라지는 살아있는 것을 구입해 2~3일 정도 물에 담가 두었다가 조리하면 흙냄새를 없앨 수 있다.

이렇게 만드세요!

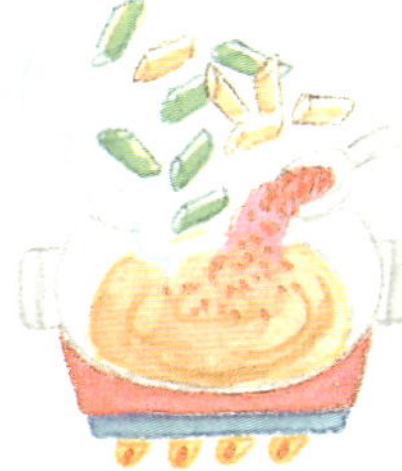

❶ 냄비에 다시마 국물 4컵을 붓고 청주 2큰술, 진간장 1큰술, 된장 2큰술을 풀어 불에 올린다.

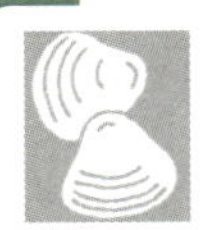

❷ 국물이 끓어오르면 두부 2모를 작게 네모썰고, 물에 2~3일 담가 두었던 미꾸라지 400g을 함께 넣어 끓인다.

❸ 젓가락으로 찔러보아 미꾸라지가 다 익으면 불에서 내리기 전에 송송 썬 파와 고춧가루를 넣고 잠시 더 끓인다.

바지락엑기스

간 기능을 활발하게 해 준다

양질의 단백질을 함유하고 있으며 피를 만들어 내는 비타민 B_{12}를 비롯해서 비타민 B_2, 칼슘, 철분도 풍부하여 간 기능 향상에 효과가 있다. 바지락은 1년내내 먹을 수 있는 식품으로 된장찌개에 넣어 먹든지 국의 재료로 사용해도 좋다. 음식을 만들 때는 되도록 싱겁게 간을 하고 기름에

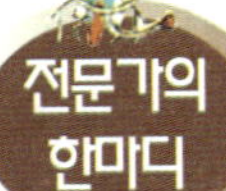

간장병은 급성 간염, 만성 간염, 지방간, 간경변 등으로 분류한다. 급성 간염은 바이러스가 원인이 되어 발생되고 만성 간염은 급성 간염이 6개월 이상 계속되는 상태다. 또 지방간은 간 세포에 중성지방이 쌓이는 것으로 간장이 비대해져 간기능이 저하된 상태다. 원인의 70%는 비만과 알코올이며 알코올성 간염이 악화되면 간경변이 된다. 급성 간염, 만성 간염 모두 고단백의 식사와 충분한 안정을 취하는 것이 중요하다. 염증을 일으키거나 알코올로 인해 파괴된 간 세포의 재생을 위해 단백질을 계속 공급해야 한다.

볶거나 튀기는 조리법은 피한다.

냉이, 호박 등과 함께 넣고 끓이면 맛도 구수하고 영양가도 높아진다. 바지락엑기스를 만들어 마시면 간염치료에 효과가 있고 숙취도 풀어준다.(만들기 163쪽에 있음)

사철쑥 달인 물

황달을 동반하는 간염에

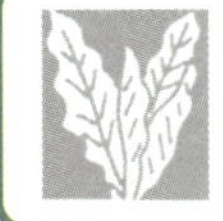

잎, 줄기, 꽃에 이뇨 작용과 해열 작용을 하는 성분이 들어있어 발열성 황달에도 잘 듣는다. 최근에는 항균 작용이나 염증 진정, 간 기능 회복에 효과가 있다는 연구자료가 발표되어 더욱 주목받고 있다.

꽃이 피었을 때 줄기에서 따내어 그늘진 곳에

서 말린 것을 달여 마신다. 사철쑥 8g에 치자열매 3g, 대황 1g을 함께 넣고, 물 2컵 반을 부어 달인다. 물이 1컵 정도로 줄어들면 불에서 내려 따뜻하게 마신다.

복숭아

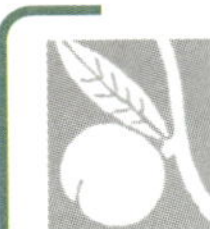

간 기능을 활발하게 한다

묵은 피를 내몰고 간장의 기능을 활발하게 해 주는 작용이 있어 숙취로 인한 갈증, 간장병으로 인한 복수(배에 물이 차는 증세)에 효과가 있다.

무엇보다도 싱싱한 복숭아를 고르는 것이 중요하며 몸이 찬 사람은 과식을 피한다.

순무 달인 물

간장의 기능을 높인다

꽃이나 씨를 달여 마시면 간장의 활동을 돕고, 간염이나 황달을 진정시켜 준다.

봄철에 딴 순무의 꽃을 그늘에 말린 다음 잘게 채썰어 사용한다. 말린 순무꽃 10~15g에 3컵의 물을 붓고 그 물이 반으로 줄 때까지 달여 하루 3회로 나누어 마신다.

순무씨는 말리지 말고 날 것을 분마기에 곱게 갈아 하루에 10g을 3컵의 물에 달여 3회로 나누어 마신다. 꼭 따뜻하게 데워서 마시도록.

녹두와 대추 달인 물

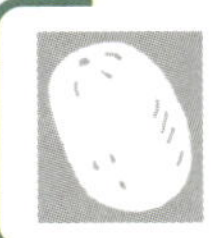

배에 물이 차는 증세에

녹두는 몸의 열을 내려 주고 해독·해열·이뇨·갈증 해소에 효과가 있다.

간경변으로 인해 배에 물이 찰 때는 녹두 30g과 대추 20g에 물 2컵을 붓고 반으로 줄어들 때까지 끓여 싱겁게 간을 해서 하루 2회씩 마신다.

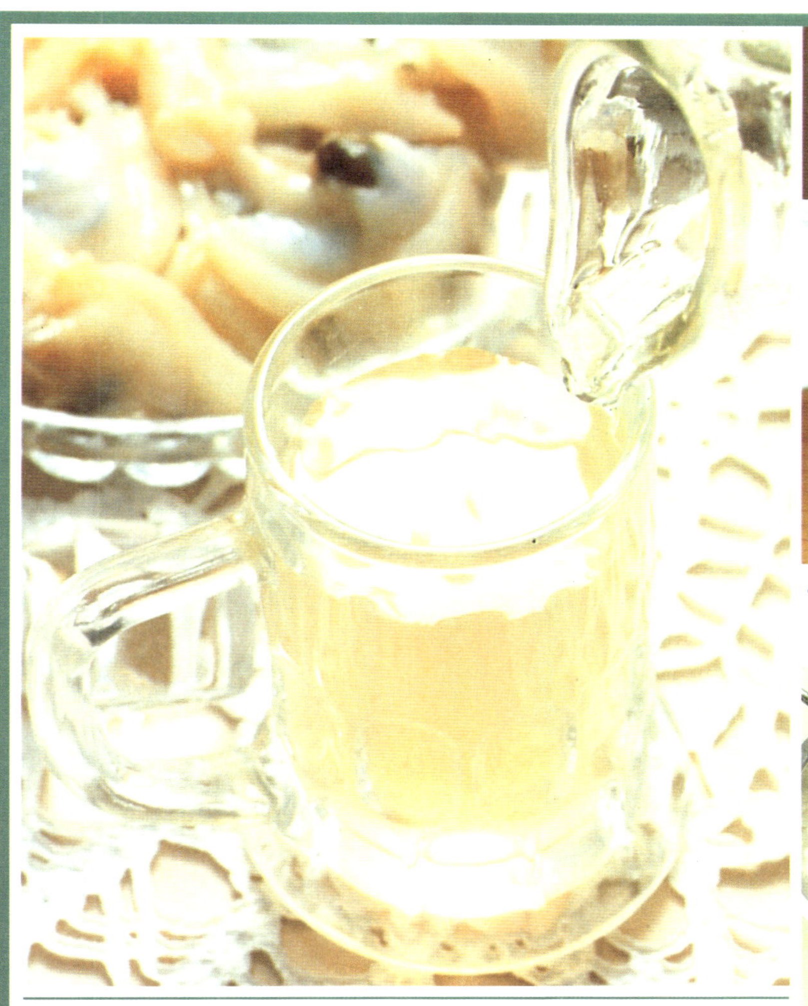

재료(6잔분)/ 바지락…700g

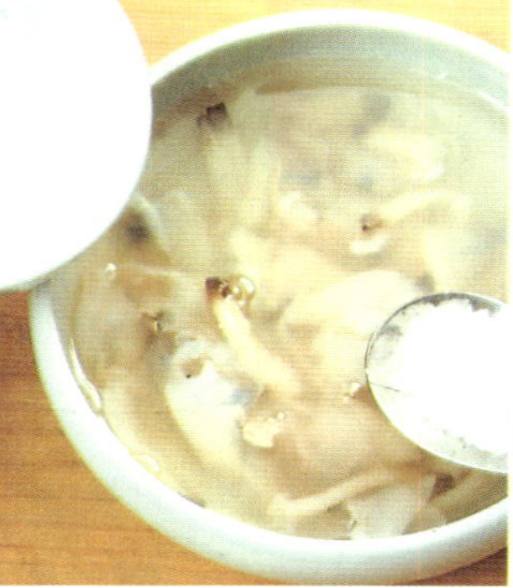

1 싱싱한 바지락을 골라 엷은 소금물에 하룻밤 정도 담가 모래나 흙을 토해 내도록 해감시킨다.

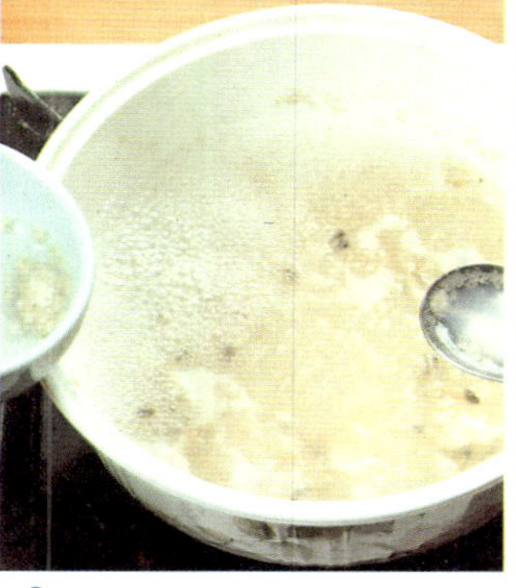

2 바지락을 냄비에 넣고 물을 부어 약한 불에서 국물이 뽀얗게 우러나올 때까지 서서히 끓인다.

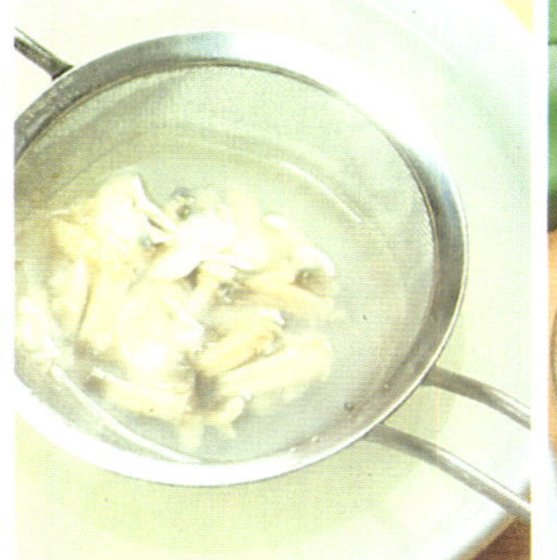

3 뽀얀 바지락 국물이 1/3 정도로 줄어들면 불을 끄고 바지락은 건져낸 다음 식힌다.

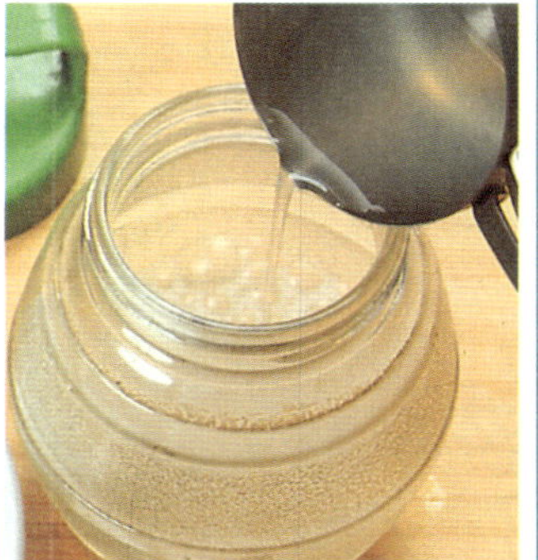

4 유리병이나 밀폐용기에 옮겨 냉장고에 보관해 두었다가 식전에 소주잔으로 한 잔씩 마신다.

만들기의 포인트
바지락은 묽은 소금물에 씻어야 뽀얀 국물이 우러난다.

맛의 특징
조개류 특유의 비린내가 있지만 조개류를 좋아한다면 맛있게 마실 수 있다.

사과꿀즙
황달을 빨리 고쳐준다

황달기가 나타났을 때 사과를 강판에 갈아서 꿀을 넣어 먹으면 효과가 있다.

사과 1개를 강판이 갈아 적당량의 꿀을 타서 바로 먹는다. 이것을 1회 분량으로 해서 하루에 5회 먹도록 한다. 사과꿀즙을 마실 때는 다른 음식을 피하는 것이 좋다.

배식초절임
황달기가 있을 때 좋은 효과

간장의 염증으로 인해 생기는 황달 증세에 효과가 있다.

감기나 편도선염, 기침, 가래, 당뇨병 그리고 더위 먹은 초기 증세를 잡아주는 역할을 하지만, 몸을 식히는 작용을 하므로 오한이 있거나 몸이 떨리는 등 한기가 있는 사람, 출산기에 있는 임

산부는 과식을 피한다.

배의 생즙이나 배 달인 물, 배꿀단지 등을 민간 요법으로 많이 사용하는데, 황달에는 배를 깎아 식촛물에 며칠 담가 만드는 배식초절임이 잘 듣는다.

이렇게 만드세요!

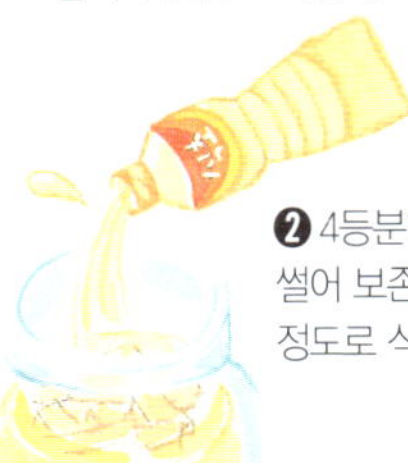

❶ 배 1개의 껍질을 얇게 벗겨 4등분한 다음 씨가 있는 심지 부분은 도려낸다.

❷ 4등분한 배는 1cm 두께로 얇게 썰어 보존용기에 넣고 배가 잠길 정도로 식초를 붓는다.

❸ 서늘한 곳에 하룻동안 절여 두었다가 하루 3회, 1회에 20g 정도씩 먹는다.

● 그밖에 효과가 있는 식품

한방에서는 간장병을 4가지 증세로 나누어 그 증세에 따라 효과가 있는 식품을 권하고 있다.

간 기능이 약해져서 현기증이 일어나고 피로로 쉽게 느껴지는 간혈부족증에는 구기열매 수프, 동물의 간, 로열젤리 등 피를 만들어주는 식품이 좋고, 흡연과 음주가 심하고 비만인 사람에게 흔히 나타나는 발열, 변비, 귀울림 증세(간화상염)에는 표고버섯, 무, 감, 미나리, 수박 등을 권한다.

또한, 식용국화를 달여 먹어도 효과가 있다. 또 정신적인 스트레스에서 오는 가슴 쓰림, 불면, 구토증세(간기울혈)에는 금귤, 대추, 녹두, 꿀 등이 좋고 현미, 녹두, 대추로 죽을 끓여 먹는 것도 몸의 컨디션을 좋게 하는 효과가 있다.

간경변 증세가 있을 때는 녹두나 대추를 달여 마시고 바지락, 은어, 해삼, 자라 등으로 음식을 만들어 먹는다. 그밖에 황달에는 논우렁으로 술을 담그거나 미나리를 달여 마셔도 좋고 생미나리즙도 효과가 있다.

고혈압일 때

혈압을 정상으로 내려주는 쑥갓생즙, 양파 달인 물을 마신다

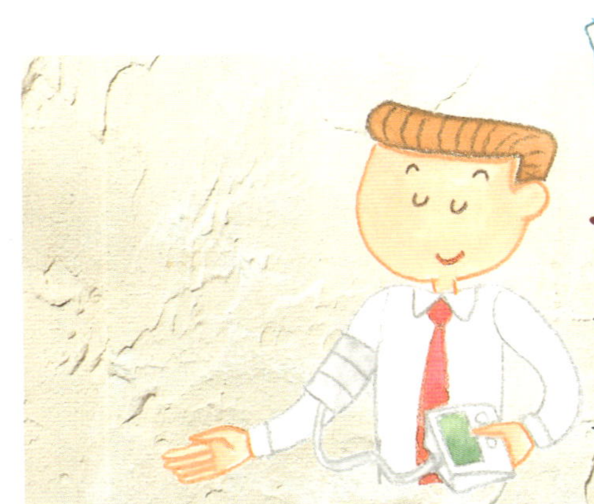

감즙우유
혈압이 갑자기 높아졌을 때

감의 떫은 맛을 내는 타닌이라는 성분에는 혈압을 내리는 작용이 있는데, 이 타닌 성분은 잎에도 함유되어 있다.

적극적으로 혈압을 내리게 하려면 감잎차를 마시고, 혈압이 갑자기 높아졌을 때는 감즙우유를 마신다.

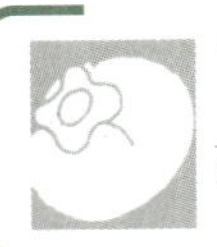

이렇게 만드세요!

❶ 말랑말랑한 감 1개를 껍질을 벗겨 적당한 크기로 자른 다음 거즈에 싸서 힘껏 눌러 즙을 낸다.

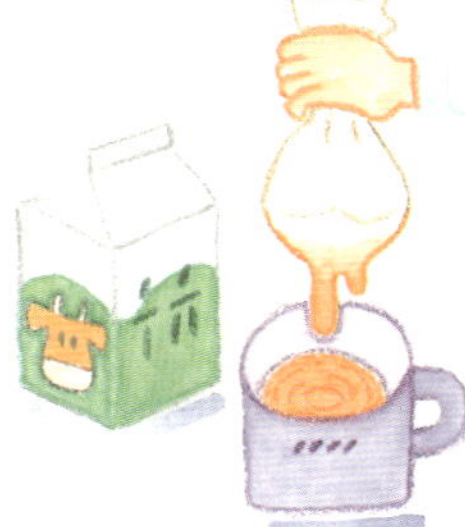

❷ 받아낸 즙을 컵에 담고 같은 분량의 우유를 섞어서 마신다.

양파 달인 물
혈압 내리고 동맥경화 예방

식생활 습관의 변화로 인해 육류의 섭취가 점점 많아지고 있다. 양파는 육류의 과다 섭취로 인한 콜레스테롤을 저하시키는 데 뛰어난 효과를 보인다.

고혈압 동맥경화의 예방과 치료를 겸해 약용으로 사용할 때는 담홍색으로 건조된 겉껍질을 달여 마신다.

하루의 분량은 겉껍질 5g 정도. 여기에 3컵의 물을 붓고 반으로 줄 때까지 달여 찌꺼기는 걸어내고 3번에 걸쳐 나누어 마신다. 매끼 식사 후에 따뜻하게 데워 마시는 것이 효과가 있다.

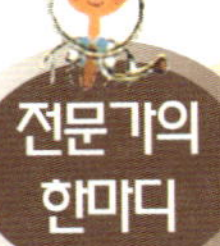

고혈압은 증세가 거의 없거나 약하여 모르고 지내는 경우가 많다. 그러나 오랜 기간에 걸쳐 병이 진행되면 뒷머리가 무겁고, 목이 뻣뻣해지며 간간이 머리가 아프거나 어지러운 증세를 보인다. 이러한 증세 외에도 혈관에 악영향을 주어 동맥경화증이 일어나고, 나아가 혈액의 흐름에 장애가 일어나 뇌졸중, 협심증, 심근경색, 신장염, 요독증 등 무서운 합병증을 일으킨다. 비만이나 당뇨가 있는 사람, 술·담배를 즐기는 사람, 가족 중에 고혈압 환자가 있는 사람은 병에 걸릴 가능성이 많으므로 특히 주의가 필요하다.

쑥갓생즙
흥분 가라앉히고 혈압 내린다

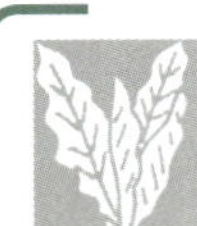

쑥갓에는 모세혈관을 넓히고 혈압을 내려주는 마그네슘 성분이 풍부하다. 또한 한방에서는 그 독특한 쓴맛에 심장의 활동을 돕는 작용이 있다고 한다. 약효 성분을 완전히 섭취하려면 생즙을 마시는 것이 효과적이다. 즙은 가열하지 말고 만든 즉시 마시도록.

삶은 완두콩즙
이뇨 작용을 돕는다

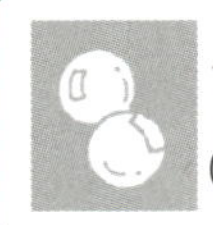

완두콩에는 콜레스테롤 대사에 관계하는 콜린이라는 비타민이 들어있는데, 우리 몸에 콜린이 부족하게 되면 간에 지방이 쌓이게 되어 간경변을 일으키게 된다. 그밖에도 혈액의 흐름을 좋게 하고 이뇨 작용을 도와주므로 고혈압, 심장병에 효과가 있다.

고혈압에는 삶은 완두콩을 즙으로 짜서 하루 2회, 한 번에 반 잔 정도를 따뜻하게 데워서 마신다. 이뇨 작용을 원할 때는 소금을 조금 넣고 삶거나 수프로 끓여 마셔도 좋다.

다시마가루
성인병을 예방해 준다

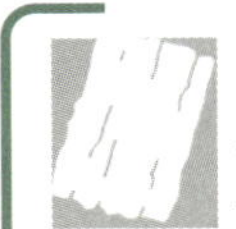

칼슘과 칼륨이 풍부하고 고혈압에 효과를 보이며 최근에는 혈중 콜레스테롤치를 내린다는 사실이 밝혀져 더욱 주목받고 있다.

염장 다시마에는 소금기가 많으므로 다시마차나 다시마가루를 손수 만들어 먹도록 하자.

가루로 만들려면 다시마를 검게 구워 분마기에 넣고 갈든지 믹서기에 곱게 간다. 충분히 건조된 다시마는 굽지 않고 그대로 믹서에 갈아도 된다. 하루에 3회, 1회에 3g씩 복용한다.

이렇게 만드세요!

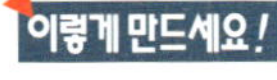

❶ 다시마를 네모지게 썰어 알루미늄 호일에 싼다.

❷ 프라이팬이나 석쇠를 이용해 검게 굽는다. 햇볕에 바짝 말린 것은 그대로 사용해도 좋다.

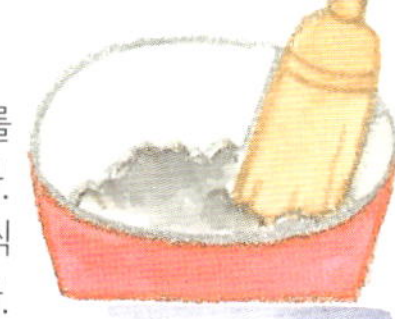

❸ 잘 구워진 다시마를 분마기에 넣고 곱게 빻는다. 하루에 3회, 1회 3g 정도씩 따뜻한 물로 마신다.

당근우유주스를 만들려면

재료(1회분)/ 당근(중간 것)…1개, 우유…1컵

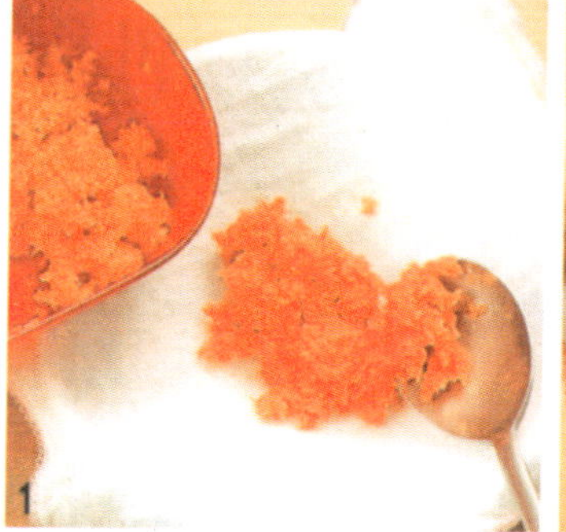

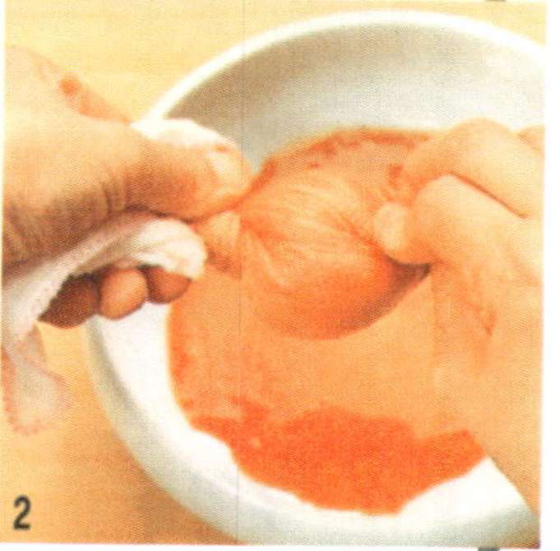

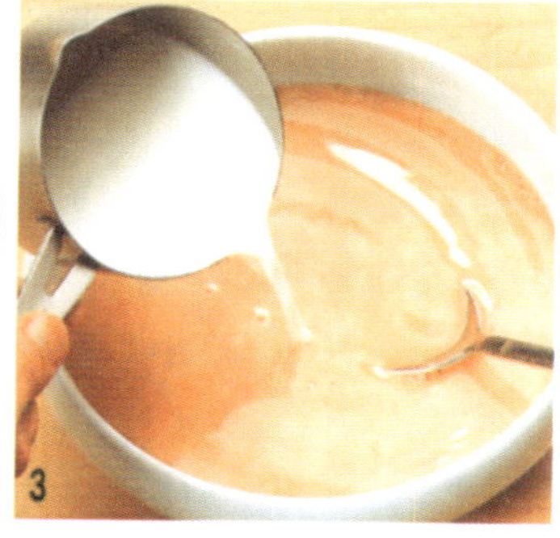

1 당근을 깨끗이 씻어 물기를 닦아낸 후 강판에 곱게 갈거나 잘게 썰어 믹서기에 간다.

2 곱게 간 당근을 거즈에 싸서 꼭 짠 다음 즙만 받아 놓는다. 많이 준비하지 말고 1회분씩만 만든다.

3 당근즙에 준비해 둔 우유를 붓고 한 방향으로 잘 휘저어 마신다. 꿀이나 설탕을 넣어 마시면 좋다.

만들기의 포인트
당근은 즙이 많이 나올 수 있도록 싱싱하고 흠이 없는 것으로 고른다. 강판에 가는 것이 불편하면 녹즙기나 믹서를 이용해도 된다.

맛의 특징
당근의 향이 부드러운 맛에 더해 마시기 쉽다. 우유를 넣어 고소하다. 단것을 좋아한다면 설탕이나 꿀을 넣어 마셔도 된다.

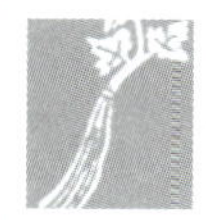

셀러리생즙

혈압을 진정시킨다

한방에서는 혈압을 내리고 경련을 진정시키며 이뇨, 정혈작용이 있어 널리 이용되어 왔다.

고혈압 증세가 있을 때는 싱싱한 셀러리로 즙을 내어 같은 분량의 꿀을 섞어 1회 2컵씩 하루에 3회 복용을 한다. 대추를 넣고 수프를 끓여 마셔도 좋고, 샐러드로 먹는 것도 좋은 방법이다.

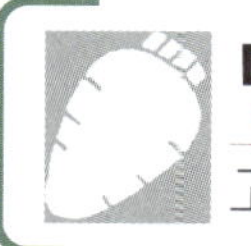

당근우유주스

고혈압을 촉진하는 변비에

당근은 비타민 A 결핍으로 인한 만성피로, 눈의 건조, 거친 살결 등에 효과가 있는 것 외에도 혈압을 내려 주는 역할을 한다.

고혈압일 때는 200g 정도를 생즙으로 만들어 하루 3번 마시고, 고혈압을 촉진시키는 변비에는 꿀을 조금 타거나 우유를 넣어 주스를 만들어 마시면 효과가 있다.

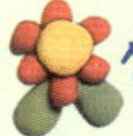

생활하면서 조심해야 할 일들

혈압을 내리게 하는 운동과 목욕법

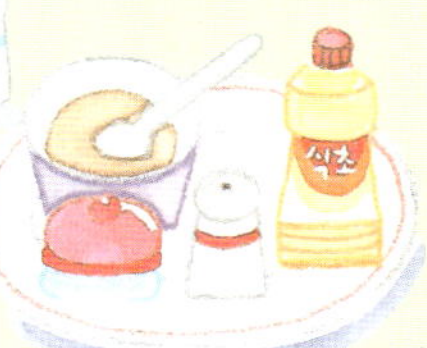

⬆ 염분은 하루에 6~8g으로 제한하고 다시마 국물, 식초, 향신료 등을 잘 배합해서 싱겁게 먹는다.

⬆ 칼륨과 칼슘을 충분히 섭취한다. 이 영양소들은 염분에 의한 혈압 상승을 억제한다. 감자류, 버섯류, 우유, 유제품을 많이 먹는다.

⬆ 동물성 지방을 많이 먹는 것은 금물. 지방에는 콜레스테롤이 많아 피하는 것이 좋다.

⬆ 변비 증세가 있으면 혈압이 올라간다. 변비 예방을 위해 식물성 섬유가 많은 식품을 많이 먹는다.

➡ 어깨나 목에 울혈이 있으면 혈압이 올라간다. 목을 좌우로 흔들거나 팔을 상하로 움직여 긴장된 근육을 풀어주고 손목, 발목을 돌려 피로감을 풀어준다.

⬇ 날마다 계속할 수 있는 운동을 한다. 가벼운 산책, 맨손체조가 좋다. 심한 운동은 피하도록.

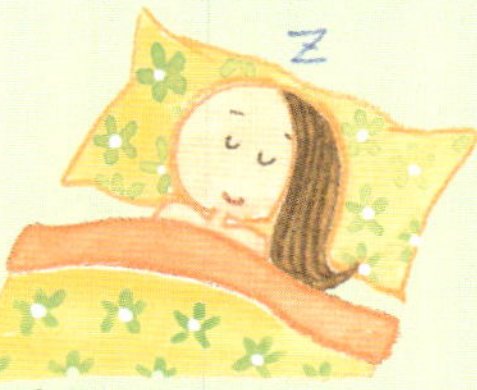

⬆ 반듯하게 누워 쉬는 것만으로도 혈압은 내려간다. 체내의 리듬은 오전 1~6시 사이가 혈압이 제일 낮은 때이므로 이 시간에는 충분히 수면을 취하도록 한다.

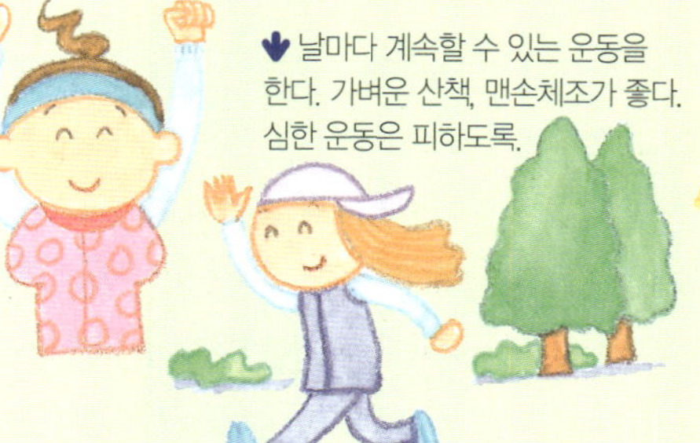

뇌졸중일 때

혈관을 튼튼하게 해주는
우엉죽·무말랭이 삶은 물을 마신다

우엉죽
혈액순환을 좋게 한다

우엉에 들어있는 이눌린 성분이 신장의 기능을 도와 몸에 쌓여 있는 노폐물의 배설을 순조롭게 한다. 그 외에도 풍부한 식물성 섬유가 많이 들어있어 혈압을 높이는 변비 증세를 해소한다. 이런 성분들의 작용으로 우리 몸의 신진대사가 활발해지고 혈액순환도 좋아져 뇌졸중에 효과가 매우 높다. 무엇보다 꾸준히 먹는 것이 중요하다.(만들기 167쪽에 있음)

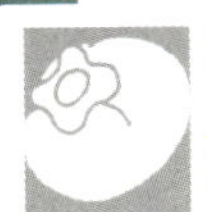

떫은 감즙
타닌이 풍부해 뇌졸중 예방

감의 떫은 맛을 내는 타닌이라는 성분은 비타민 P와 비슷한 화학구조를 가지고 있어 혈관을 튼튼하고 탄력있게 해 준다. 또한 혈압을 낮추어 고혈압으로 인한 뇌졸중을 예방한다. 7~8월에 떫은 감을 따서 1컵 정도 되게 즙을 내고, 거기에 1컵 분량의 무즙을 섞어 하루에 3회, 1주일 동안 마신다. 효과는 천천히 나타나므로 조급해 하지 말고 1주일쯤 쉬었다가 다시 되풀이한다.

이렇게 만드세요!

❶ 떫은 맛이 강한 푸른색 감을 골라 꽃받침을 떼내고 분마기에 넣어 간다. 금속제 분마기는 피하도록.

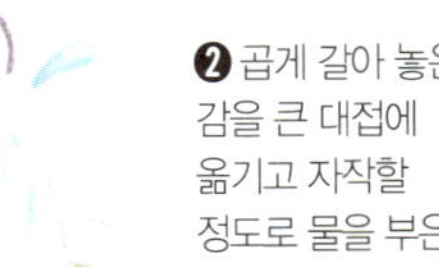

❷ 곱게 갈아 놓은 감을 큰 대접에 옮기고 자작할 정도로 물을 부은 다음 5~6일 정도 그대로 둔다.

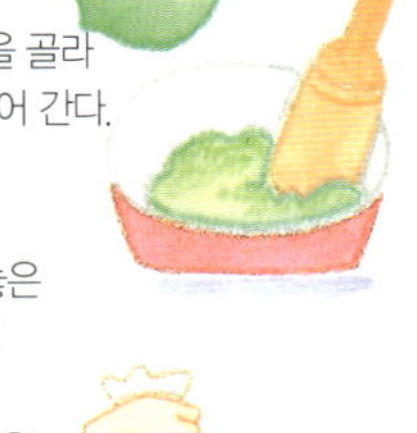

❸ 불린 감을 거즈에 싸서 꼭 짠다. 즙은 밀폐용기에 담아 6개월 동안 서늘한 곳에 두었다가 마신다.

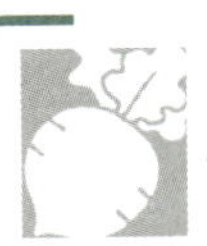

뇌혈관의 손상으로 인한 뇌출혈이나 뇌혈관이 막혀 혈액이 흐르지 않는 뇌경색 상태를 '뇌졸중'이라 한다. 뇌졸중을 예방하려면 우선 고혈압과 동맥경화에 걸리지 않도록 조심해야 한다. 그러기 위해서는 염분 섭취를 줄이고 식물성 섬유를 적극 섭취한다. 단백질 부족도 뇌졸중의 원인이 될 수 있으므로 양질의 단백질을 섭취하도록. 흔히 콜레스테롤치를 염려한 끝에 지나치게 동물성 단백질을 제한하는 사람이 있으나 이는 잘못된 생각이다. 동물성과 생선류, 식물성 단백질을 골고루 섭취하는 것이 이상적이다.

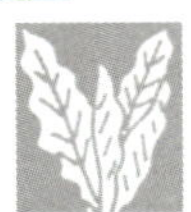

쑥 달인 즙
손발이 저리는 증세에 효과

쑥은 약용·식용으로 어떤 나물보다 우리에게 친숙한 산채로 어린 새순은 쑥밥이나 떡으로, 잎은 튀김으로 사용된다. 약효는 산이나 논밭에서 자라난 것보다 바닷가나 섬에서 자란 것이 더 좋고 잎과 뿌리를 주로 사용한다.

뿌리는 신선한 것을 사용하고, 잎은 6~7월경에 약간 쇤듯한 것을 따서 햇볕에 말렸다가 사용한다. 손발이 저리거나 경련이 있을 때는 말린 잎을 달여 마시거나 술을 담가 마시면 좋은 효과를 볼 수 있다. 1회 사용량은 쑥 12g이 적당하고, 쑥이 없을 때는 뽕잎 20g을 달여 마셔도 된다.

무말랭이 삶은 물
혈관을 튼튼하게 한다

무의 껍질에는 모세혈관을 강하게 하는 비타민 B가 들어있어 혈관을 튼튼하게 만들어 준다. 옛부터 뇌졸중으로 반신마비가 왔을 때는 무밥을 해 먹는 민간요법이 전해지고 있으며, 무와 생강을 강판에 갈아 함께 먹거나 무말랭이 삶은 물을 마셔도 효과가 있다.

이렇게 만드세요!

❶ 냄비에 무말랭이 한 줌을 넣고 물 2컵을 부어 물이 반으로 줄 때까지 푹 끓인다.

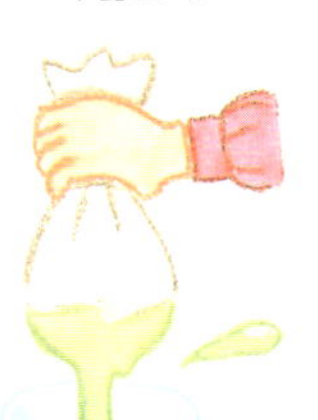

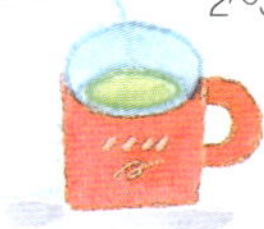

❷ 물이 줄면 거즈로 짜서 그 물을 받아 하루에 2~3회로 나누어 마신다.

삶은 콩
뇌졸중으로 쓰러졌을 때

콩에 풍부하게 들어있는 양질의 단백질과 사포닌이 혈관에 붙어있는 지방을 몸 밖으로 배출시켜 혈관의 탄력성을 유지해 준다. 또한 콩에 포함된 지방에는 리놀레산이 많이 들어있어 혈압을 내리게 하고 뇌졸중을 예방해 준다.

콩을 죽이 될 정도로 푹 삶아서 꾸준히 먹으면 뇌의 혈관을 재생시키고, 뇌졸중으로 쓰러져 말을 못하는 환자에게도 효과가 있다.

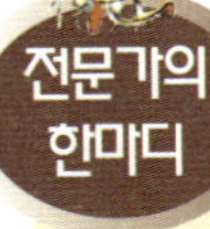

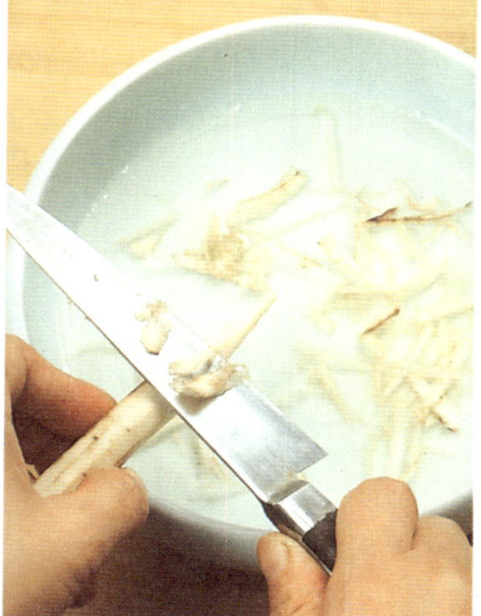
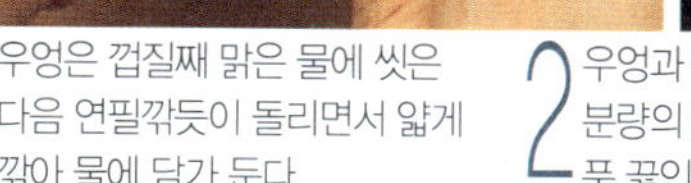
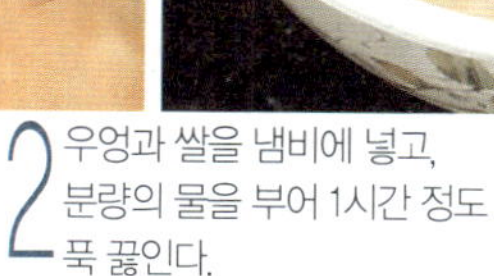

우엉죽을 만들려면

재료(4인분)/ 우엉…50g, 쌀…1컵, 물…4컵, 대추…1개

1 우엉은 껍질째 맑은 물에 씻은 다음 연필깎듯이 돌리면서 얇게 깎아 물에 담가 둔다.

2 우엉과 쌀을 냄비에 넣고, 분량의 물을 부어 1시간 정도 푹 끓인다.

만들기의 포인트

쌀을 미리 물에 불렸다가 끓이면 죽이 잘 퍼진다. 국물이 끓어넘치지 않도록 쌀알이 퍼지면 중불에서 약한 불로 조절해 뭉근하게 끓인다.

맛의 특징

우엉에 들어있는 떫은 맛으로 인해 조금 쌉쌀한 맛이 있긴 하지만 소금으로 간을 해서 먹으면 부드럽고, 비위가 약한 사람도 먹기가 좋다.

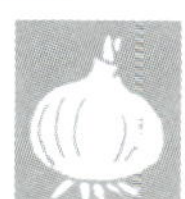

양파 달인 물

혈전을 예방·치료한다

양파에는 고혈압을 막아주고 혈전을 예방하거나 이미 발생된 혈전을 녹여주는 성분이 들어있다. 양파는 또 양질의 콜레스테롤을 증가시키는 역할도 하며, 혈관을 강화시켜 주는 비타민 C도 많이 들어있어 뇌경색이나 심근경색 예방에도 도움을 준다. 우리가 흔히 벗겨버리는 엷은 갈색 껍질에는 고혈압이나 동맥경화를 방지하는 성분이 들어있으므로 달여 마시면 좋은 효과를 볼 수 있다.

알아두세요

양파의 효능

프랑스에서는 옛부터 심장병이 있는 사람이나 다리의 혈관이 막혀 마비 증세를 보이는 말에게 양파를 많이 먹여 치료를 했다. 이러한 사실에 착안해 미국의 모 대학 교수가 실험을 한 결과 다음과 같은 사실을 알게 되었다.

● 양파에는 혈전의 발생을 막아주는 작용과 이미 발생된 혈전을 녹이는 작용이 있다. (날것이나 삶은 것, 모두 약효가 있다)

● 생양파를 매일 반개씩 먹으면 양질의 콜레스테롤치가 높아진다. 양파의 강한 냄새가 싫어 못 먹는 사람은 양파샐러드나 주스를 만들어 먹는다.

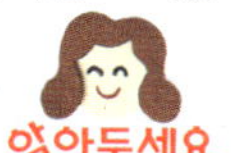

➡ 양파샐러드

양파를 잘게 썬다. 썰어 놓은 양파에 간장, 참기름, 멸치가루를 넣고 버무려 먹는다.

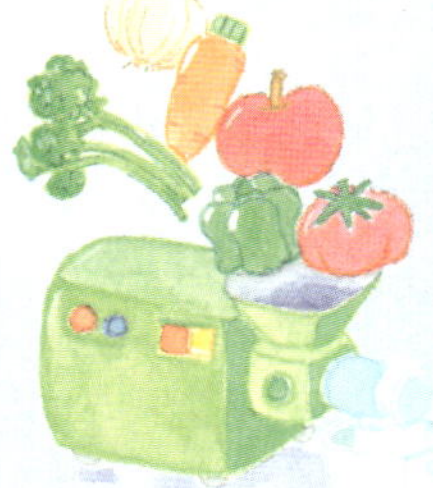

⬅ 양파주스

양파는 물에 씻지 말고 적당한 크기로 썬다. 셀러리, 피망, 사과, 토마토를 손질해 양파와 함께 녹즙기에 갈아 즙을 마신다.

생활하면서 조심해야 할 일들

갑작스런 온도 변화에 주의한다

뇌졸중은 뇌혈관에 이상이 생겨 갑자기 쓰러지거나 의식 장애·몸의 마비 등의 증세를 나타내는 것으로 특히 온도 변화가 심하거나 혈압이 급속도로 올라갔을 때 자주 일어난다. 이런 경우를 예방하기 위해 실내의 온도는 18~22℃ 정도의 적정온도를 유지하고 외출할 때는 옷차림에 각별히 신경을 쓴다. 만일 뇌졸중으로 갑자기 쓰러졌다면 긴장하지 말고 침착하게 머리가 흔들리지 않도록 편안한 곳으로 옮긴 후 가까운 병원에 연락한다.

구급차가 오는 동안 환자가 안정을 취할 수 있도록 해주며 구토를 했을 때는 토한 것이 기도를 막지 않도록 옆으로 눕힌다. 이때 마비 증세가 있다면 마비되지 않은 쪽을 밑으로 해서 눕힌다. 베개는 호흡에 어려움이 없도록 낮은 것을 사용한다.

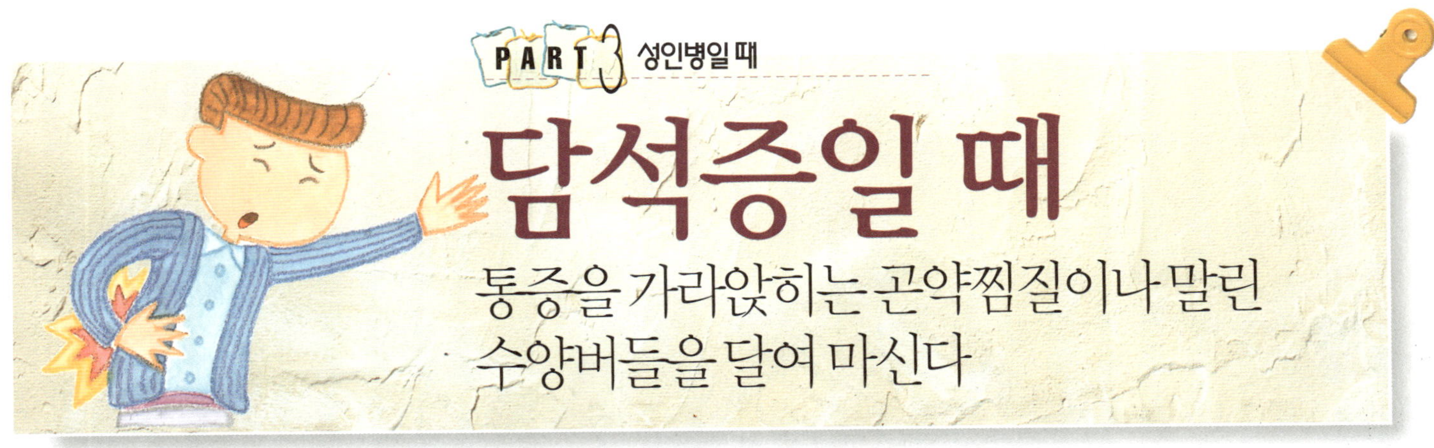

담석증일 때
통증을 가라앉히는 곤약찜질이나 말린 수양버들을 달여 마신다

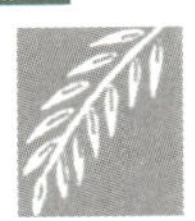

수양버들 달인 물
담의 결석을 녹인다

수양버들에는 이뇨 작용과 완화 작용이 있는 외에도 타닌을 포함하고 있어 담의 결석을 녹여 주고 황달에도 약효를 낸다. 생약명으로 '편축'이라 한다. 약으로 쓰이는 어린 싹 부분은 6~7월경에 채취하여 물에 깨끗이 씻은 다음 햇볕에서 말린다.

말린 수양버들 5~15g에 3컵의 물을 붓고 반으로 줄어들 때까지 달여 하루 2~3회 복용한다.

이렇게 만드세요!

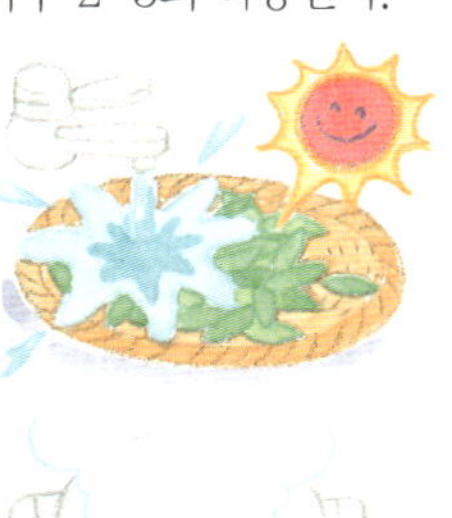

❶ 수양버들잎을 흐르는 물에 씻어 소쿠리에 담아 햇볕에 잘 말린다.
❷ 말린 수양버들 5~15g 정도를 냄비에 담고 물 3컵을 부어 반으로 줄어들 때까지 달인다.

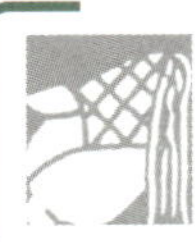

옥수수 수염 달인 물
담낭의 기능을 돕는다

옥수수 수염에는 담즙의 분비를 돕는 작용과 혈액 속의 지방량을 줄이는 약효가 있다.

담낭염이나 담석증에는 말린 옥수수 수염 30g에 물 3컵을 붓고, 물이 반으로 줄 때까지 달여 하루 3회씩 꾸준히 복용하도록 한다.

옥수수 수염 20g에 민들레 뿌리와 사철쑥 9g을 함께 넣고 달여 마셔도 좋은 효과를 낸다.

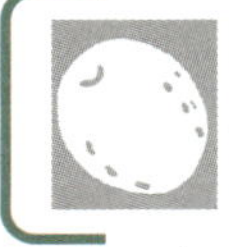

매실차
발작시의 통증을 완화시킨다

매실에는 담즙의 분비를 활성화시키고, 담낭을

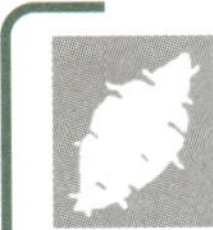

담낭 속의 담즙 성분이 덩어리로 뭉쳐 담낭관을 막는 병이 담석증이다. 담석은 여러 물질에 의해 생기는데, 육식 위주의 서양인은 콜레스테롤 결석이 많고 우리 나라 사람은 칼슘과 비릴빈에 의한 결석이 대부분이다. 증세는 명치로부터 오른쪽 늑골 아랫부분에 칼로 찌르는 듯한 심한 통증이 나타나며 오래 계속되는 것이 특징이다. 그러나 대부분의 사람들은 담석이 있더라도 별다른 통증 없이 일생을 보내기도 한다. 병세에 따라 담낭절제수술이나 약물요법으로 치료한다.

수축시키는 작용이 있어 담석이 생기거나 커지는 것을 막는 효과가 있다. 매실·오매 등의 약효는 비슷하지만, 담즙의 분비를 촉진하는 데는 오매의 효력이 특히 뛰어나다.

오매는 탕으로 달여 하루 1회 따뜻하게 마시면 담석증을 예방해 주고, 매실은 차로 끓여 마시면 담석증의 격심한 고통을 부드럽게 진정시킨다. (만들기 169쪽에 있음)

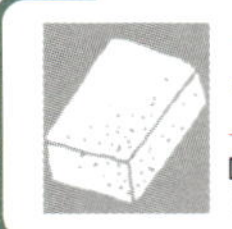

곤약찜질
담석증을 예방해 준다

곤약의 성분 중 70%가 수분이므로 이것을 섭취하게 되면 대장에서 그 수분이 한 번에 방출되어 뛰어난 이뇨 효과를 낸다. 또한, 글루코만난이라는 식물성 섬유가 들어있어 몸에 해로운 콜레스테롤을 흡착하고, 장을 자극해 변비 증세를 해소하므로 담석증의 예방에 효과적이다.

담석증으로 인한 심한 복통에는 곤약으로 따뜻한 찜질약을 만들어 아픈 부위에 올려 놓으면 통증이 서서히 가라앉는다.

삶은 고구마
담석증의 발작을 예방한다

비타민 A의 근원이 되는 카로틴과 비타민 B, 비타민 C, 미네랄 등이 풍부해 좋은 약효를 낸다. 식물성 섬유는 감자의 2배나 들어있어 담석증의 발작 원인이 되는 변비를 다스리고 비만증에도 도움을 준다. 그러나 아무리 좋은 식품이라도 과식을 하게 되면 독이 되듯이 배에 가스차고 소화불량을 일으킬 수 있으니 하루에 200g 정도로 제한한다.

입맛에 맞게 삶거나 쪄서 먹는데 삶은 것은 황달에 잘 듣고, 찐 것은 피로회복과 식욕증진에 효과가 있다.

● 그밖에 효과가 있는 식품

담석증을 예방하려면 고단백, 저지방으로 식물성 섬유가 풍부한 식품을 적극 섭취하도록.

단백질을 많이 함유하고 있는 식품으로는 **도미, 넙치, 가자미** 등의 흰살 생선과 **탈지 분유, 치즈** 등의 유제품을 들 수 있다.

채소류로는 **시금치, 당근, 호박, 브로콜리** 등 녹황색 채소와 **콩류, 뿌리채소**에도 풍부하다.

곡류로는 **현미나 배아미, 오트밀** 등에 풍부하고, **율무**는 껍질째 달여 마신다.

양파에는 담의 결석을 예방·치료하는 효과가 있다. 특히 육류를 즐겨 혈액이 산성화되어 있는 사람은 생양파를 자주 먹도록.

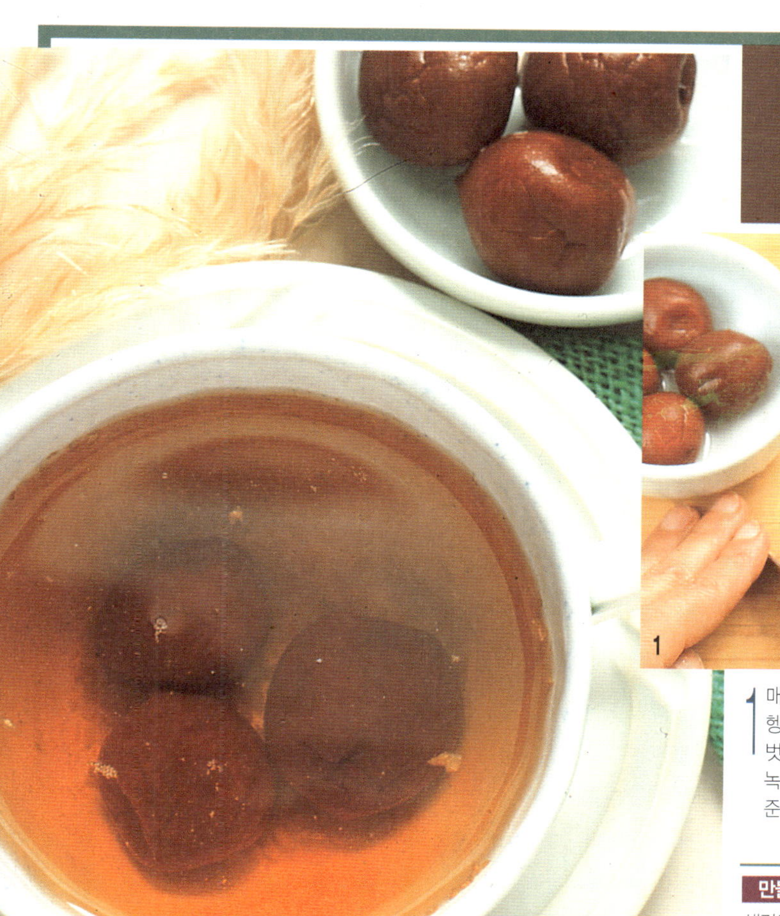

매실차를 만들려면

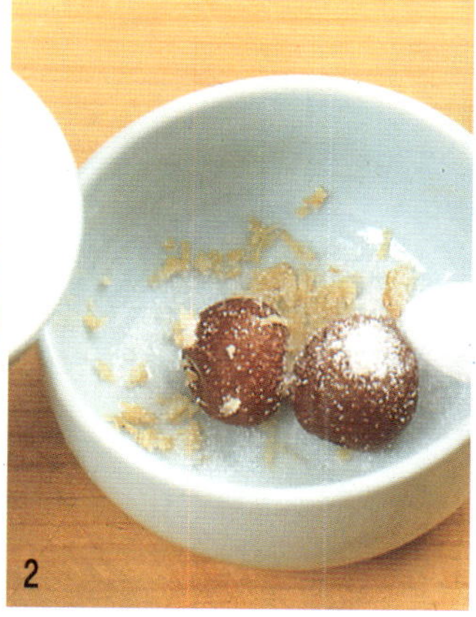

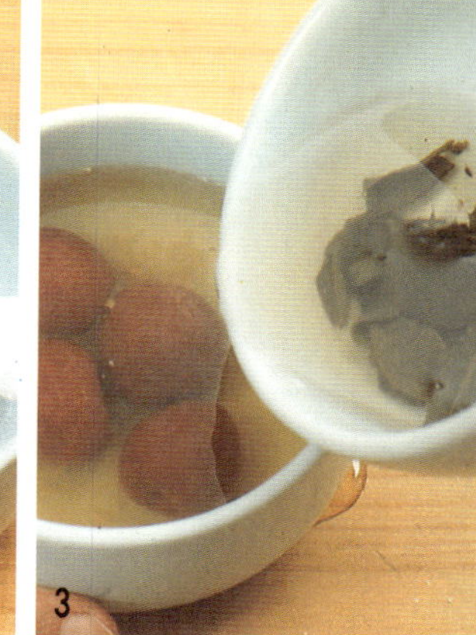

1 매실장아찌는 찬물에 살짝 헹구고 생강은 씻어 껍질을 벗겨 곱게 채썰 듯 다진다. 녹차는 진하게 우려 준비한다.

2 매실장아찌를 넓은 그릇에 담고 다진 생강과 설탕을 넣어 매실장아찌에 맛이 배들도록 고루 섞는다.

3 고루 섞은 매실장아찌에 진하게 우러난 녹차를 붓고 다시 한 번 휘저어 매실맛이 우러나게 한다.

만들기의 포인트

생강을 미리 갈아 비닐랩에 잘 싼 다음 냉동실에 보관했다가 조금씩 녹여 쓴다.

맛의 특징

생강의 효능으로 인해 몸이 따뜻해진다. 신맛이 싫은 사람은 설탕을 넉넉히 넣는다.

알아두세요

발작으로 인한 심한 통증에는 겨자찜질을 해 준다

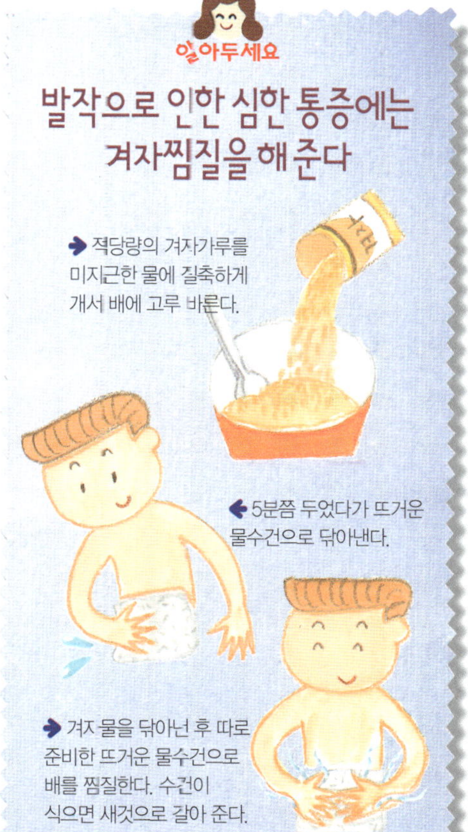

➤ 적당량의 겨자가루를 미지근한 물에 질축하게 개서 배에 고루 바른다.

◀ 5분쯤 두었다가 뜨거운 물수건으로 닦아낸다.

➤ 겨자 물을 닦아낸 후 따로 준비한 뜨거운 물수건으로 배를 찜질한다. 수건이 식으면 새것으로 갈아 준다.

생활하면서 조심해야 할 일들

담석증을 예방하는 식이요법

● **콜레스테롤의 섭취를 억제한다**

콜레스테롤을 많이 섭취하면 담석증에 걸릴 위험이 높아진다. 달걀, 버터, 새우, 동물의 간 등 동물성 지방이 많이 들어있는 식품은 되도록 삼간다.

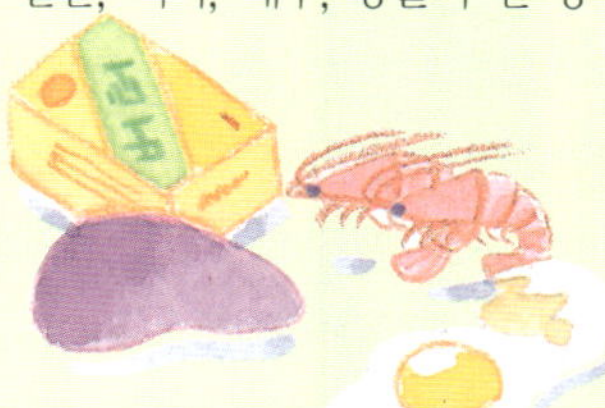

● **식물성 섬유를 많이 먹는다**

현미나 배아미, 콩, 채소, 해조류에 함유되어 있는 식물성 섬유는 혈중 콜레스테롤치를 내려주는 작용이 있으므로 적극 섭취한다.

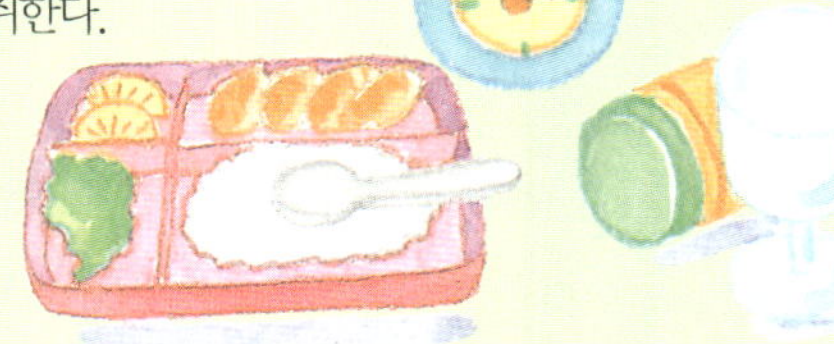

● **하루 세끼, 제시간에 식사한다**

담석증의 발작을 예방하는 데는 규칙적인 식생활이 매우 중요하다. 매일 아침·점심·저녁 세 끼를 꼬박꼬박 챙겨 먹도록 하고, 가능하면 제시간에 먹는다. 불규칙한 식사습관은 담관이나 담낭에 담즙이 고이게 해 발작의 원인이 된다.

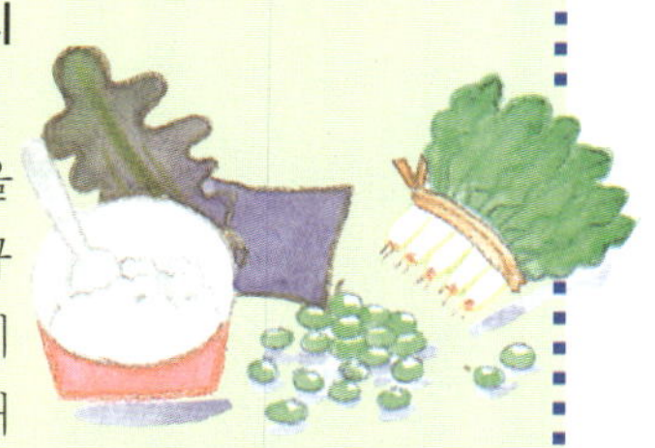

● **자극성이 강한 식품은 피한다**

자극이 강한 향신료, 탄산음료, 커피, 알코올 등 갑작스럽게 위액 분비를 촉진하는 식품은 삼간다. 위액으로 인해 담낭이 수축하여 심한 발작을 일으킬 수 있다.

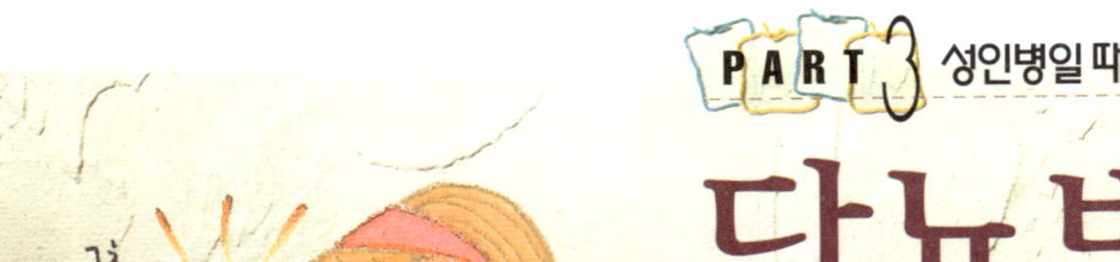

당뇨병일 때

두릅뿌리 껍질이나 옥수수 수염을 달여 마시면 혈당이 내린다

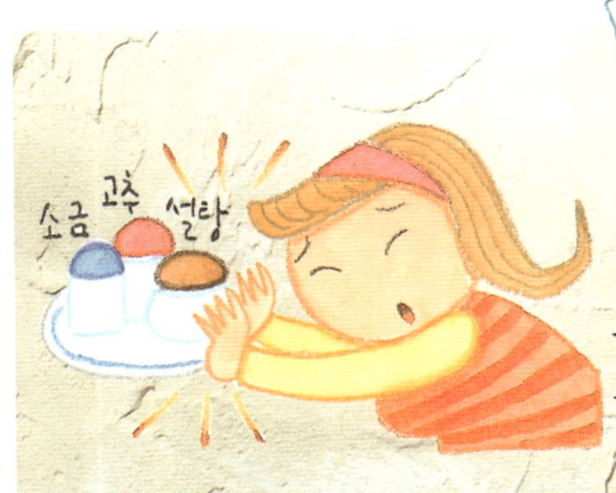

시금치수프
비타민 A공급과 갈증 해소

시금치에는 비타민 A·B·C와 철분이 풍부하고 식물성 섬유도 다량 함유되어 잎채소 중에서도 으뜸으로 꼽힌다.

매일 100g 정도씩 섭취하면 비타민 A의 하루 필요량을 공급받을 수 있을 뿐 아니라 당뇨로 인해 발생하는 끊임없는 갈증에도 효과가 있다. 하루 3회 시금치수프로 만들어 먹으면 편리하다.

이렇게 만드세요!

❶ 시금치 100g을 흐르는 물에 깨끗이 씻어 잘게 썬다.
❷ 닭똥집 15g을 깨끗이 손질하여 잘게 썬 다음 준비한 시금치와 함께 냄비에 넣고 물 3컵을 부어 끓인다.

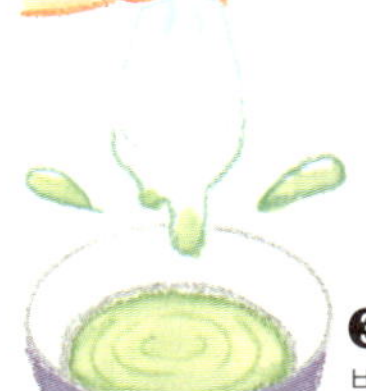

❸ 중불에서 뭉근하게 익혀 물이 반으로 줄면 거즈에 걸러 하루 3번으로 나누어 마신다.

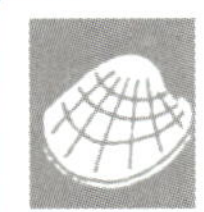

모시조개수프
당뇨병으로 인한 갈증에

당뇨병이 있는 사람은 목이 자주 말라 물을 많이 마시게 되는데, 이러한 증세가 있을 때 모시조개를 먹어 보자. 된장찌개나 탕으로 끓일 때는 싱겁게 간을 하고 피로가 느껴질 때는 강장효과가 있는 부추를 함께 넣어 수프요리를 해 본다. 그밖에 미나리와 함께 넣어 요리를 하면 고혈압 증세가 있는 당뇨병 환자에게 특히 좋다.

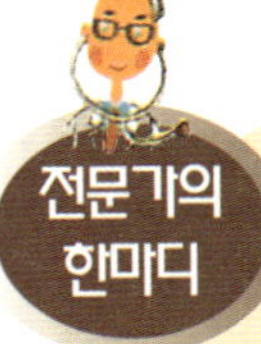

당뇨병은 췌장에서 분비되는 인슐린의 양이 부족하거나 충분한 활동을 하지 못할 때 발생한다. 대부분 40대를 전후한 중년 성인에게 많이 나타나는데 최근에는 어린이나 청·장년층에서도 많이 발병하고 있다. 당뇨병은 비만인 사람에게 많이 나타나므로 식이요법과 적당한 운동으로 몸무게를 줄이고 너무 달거나 매운 음식 등의 자극성 식품과 소금을 제한하도록. 당뇨병에서 가장 위험한 것은 역시 합병증. 당뇨병이 있는 사람은 면역력·자연치유력이 떨어져 고혈압·동맥경화 등에 걸리기 쉬우므로 주의한다.

두릅뿌리껍질 달인 물
혈당을 내려 준다

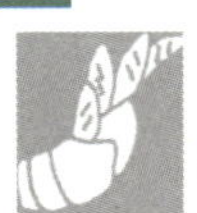

두릅은 흔히 볼 수 있는 낙엽수로 싹에서부터 가지, 나무의 껍질, 뿌리의 껍질에 이르기까지 모든 부분에 혈당을 내려주는 약효를 지니고 있다. 그 중에서도 뿌리의 껍질 달인 물을 하루에 3회씩 마신다.

봄철에 싹이 나기 전의 뿌리를 캐서 잘 씻은 다음 두릅뿌리껍질 50g을 물 2컵 반을 붓고 달여 양이 반으로 줄면 불에서 내린다. 이것을 하루분으로 삼아 따뜻하게 마시도록.

시중에 나와 있는 것은 대개 줄기의 말린 껍질로 한방에서는 '총목' 이라 부른다.

두릅은 모든 부분에 고루 약효가 있으므로 약재를 달이기가 번거로울 때는 두릅을 이용한 나물이나 튀김요리 등을 연구해 반찬으로 먹는다.

완두콩수프
사포닌 성분이 비만을 예방

콩속에 들어 있는 사포닌 성분이 장의 융모가 커지는 것을 억제시켜 주어(융모가 커지면 음식의 흡수 능력이 향상되어 비만을 일으킨다), 비만으로 인해 혈당치가 높아져 발생되는 비만을 예방·치료해 준다. 날콩을 물에 불려 믹서에 갈아서 마셔도 좋고, 검정콩·땅콩·솔잎을 함께 갈아 물과 함께 먹어도 좋은 효과를 낸다.

완두콩을 삶아 수프를 끓여 마셔도 당뇨병의 원인이 되는 비만을 예방한다. 완두콩은 단백질이 21%, 전분이 60% 가량 들어있어 콩 다음으로 많은 단백질을 지니고 있다. 밥에 섞어 먹거나 볶아서 반찬을 만들어 먹으면 당뇨병 환자에게 필요한 단백질을 원활하게 공급할 수 있다.(만들기 171쪽에 있음)

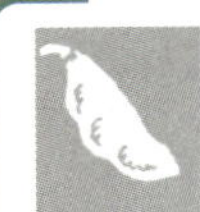

옥수수 수염·
돼지 췌장탕
혈당을 저하, 췌장 기능강화

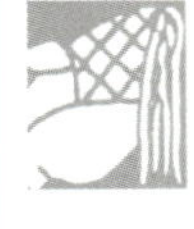

돼지 췌장은 신장의 움직임을 좋게 해 노폐물을 여과하는 작용을 활발히 함으로써 소변에 당이 섞여 나오는 당뇨병에 효과를 낸다. 여기에 혈당을 내려주는 옥수수 수염을 함께 달여 탕으로 마시면 당뇨병에 치료 효과를 낸다.

돼지 췌장 1개에 옥수수 수염 30g을 넣고 푹 삶아서 먹는다. 이것을 중국에서는 '저이탕' 이라 하여 옛부터 이용해 오고 있다.

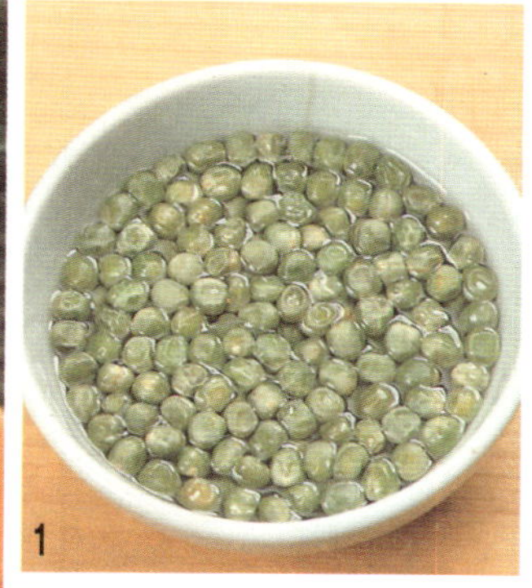
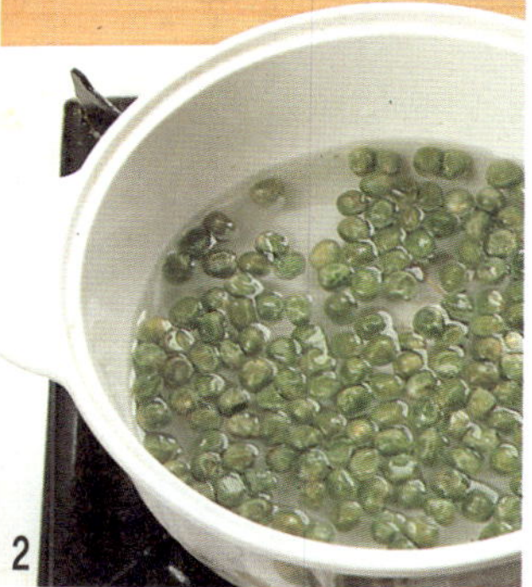
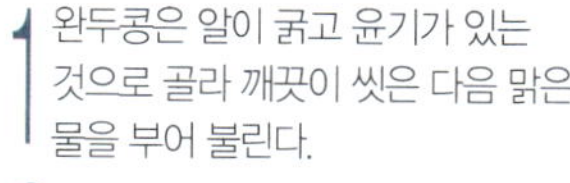
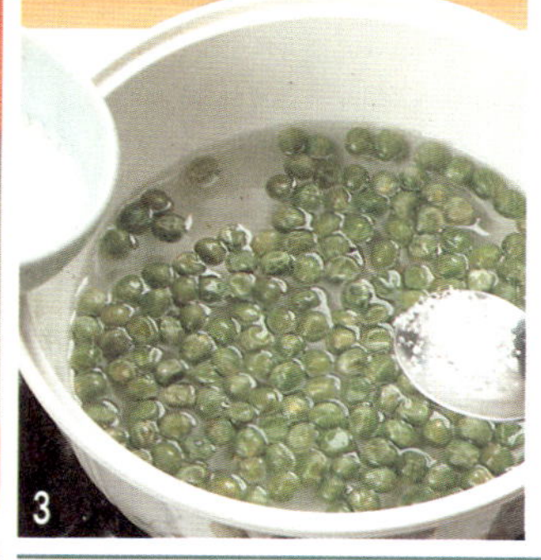

완두콩수프를 만들려면

재료(2회분)/ 완두콩…1/2컵, 굵은 소금…1작은술

1 완두콩은 알이 굵고 윤기가 있는 것으로 골라 깨끗이 씻은 다음 맑은 물을 부어 불린다.

2 완두콩을 불린 물과 함께 냄비에 붓고 센불에서 팔팔 끓이다가 물이 좀 줄어 들면 불을 약하게 줄인다.

3 물이 반으로 줄어 들면 소금을 넣어 다시 한 번 끓이다가 불에서 내린다. 조금 식혀서 믹서기에 넣어 곱게 간다.

만들기의 포인트

콩을 불릴 때는 미지근한 물에서 불려야 시간을 절약할 수 있다. 콩을 삶을 때 뚜껑을 너무 자주 여닫지 않도록 한다.

맛의 특징

콩의 구수한 맛이 좋다. 따뜻할 때 먹어야 제맛을 즐길 수 있다. 다진 파슬리를 얹어 먹으면 더욱 좋다.

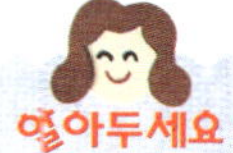

당뇨병의 주된 증세

● **식욕이 증가해도 자꾸 살이 빠진다**

음식을 많이 먹어도 당질을 충분히 활용하지 못해 체내에 축적되어 있던 지방을 소비하게 되므로 이유없이 계속 살이 빠진다.

● **화장실 출입이 잦아진다**

목이 자주 마르고 물을 많이 마시게 되므로 소변의 양이 급격하게 늘어나게 된다.

● **피곤하다**

어떤 일에도 의욕을 내지 못하고 심한 피로감이 몰려오며 나른하다.

● **목이 자주 마른다**

혈액 속의 당질이 계속해서 소변으로 배출되기 때문에 많은 양의 수분이 필요해진다.

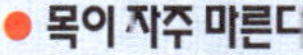

당뇨병의 치료는 건강관리부터

당뇨병은 정확한 원인이 밝혀져 있지 않아 완치가 힘들지만, 철저한 건강관리를 통해 증세가 악화되는 것은 방지할 수 있다.

먼저 의사에게 정확한 진단을 받아 자신에게 맞는 하루 필요 칼로리를 정확하게 계산해 양을 엄격히 지키도록 한다. 그리고 매일매일 적당한 운동을 하는 것도 중요하다. 격렬한 운동보다는 다소 땀이 날 정도로 산책이나 맨손체조 등을 하는 것이 좋다. 마지막으로 지켜야 할 일은 혈당치의 관리. 개인용 혈당측정기로 체크하도록 한다.

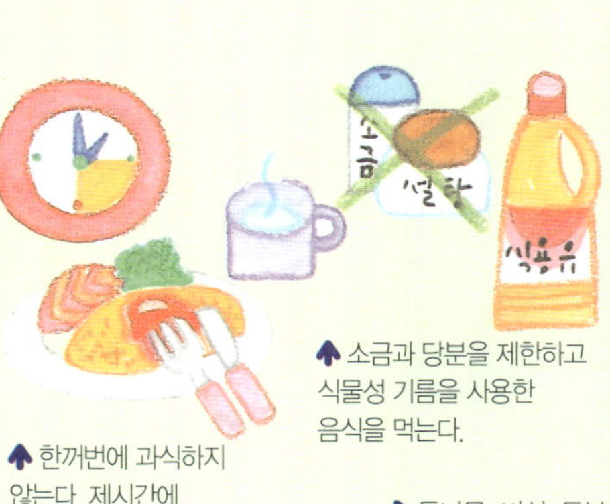

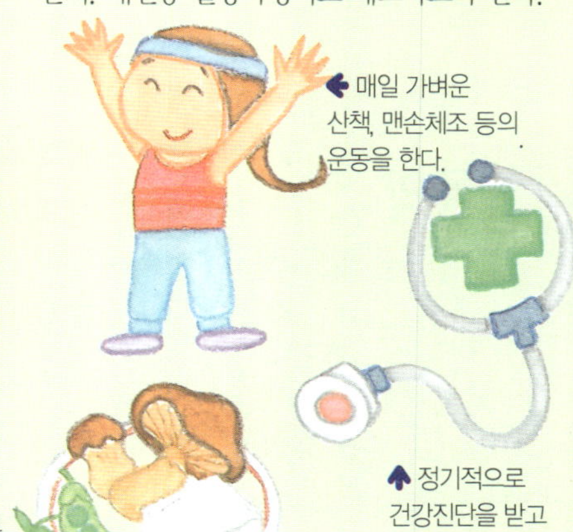

↑ 한꺼번에 과식하지 않는다. 제시간에 규칙적인 식사를 한다.

↑ 소금과 당분을 제한하고 식물성 기름을 사용한 음식을 먹는다.

↓ 콩나물·버섯·두부 및 콩을 먹는다.

↑ 매일 가벼운 산책, 맨손체조 등의 운동을 한다.

↑ 정기적으로 건강진단을 받고 혈당치를 검사한다.

동맥경화증일 때

콜레스테롤치를 내려 주는 정어리, 말린 표고버섯, 곤약을 먹는다

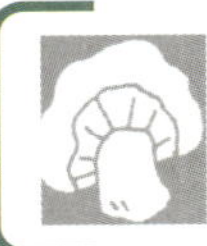

말린 표고버섯
콜레스테롤치를 감소시킨다

표고버섯에 함유되어 있는 성분 중에는 콜레스테롤을 억제하는 작용이 있다.

생표고버섯보다는 말린 것이 약효가 더 뛰어나므로, 생표고버섯을 구입했을 경우에는 사용하기 전에 햇볕에 말려서 먹도록 한다.

동맥경화증의 약으로 사용할 때는 말린 표고버섯으로 탕을 달여 마시거나 약한 불에서 살짝 구워 분마기에 곱게 갈아 뜨거운 물에 타서 마시면 효과적이다.

이렇게 만드세요!

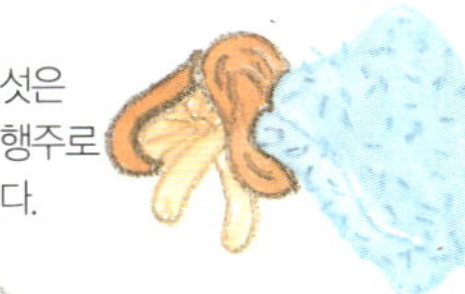

❶ 말린 표고버섯은 씻지말고 젖은 행주로 깨끗이 닦아 준다.

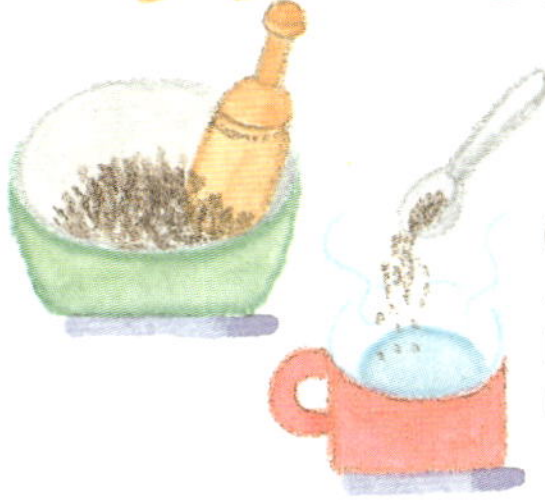

❷ 손질한 표고버섯을 프라이팬에 넣고 약한 불에서 살짝 구운 후 분마기에 곱게 간다.

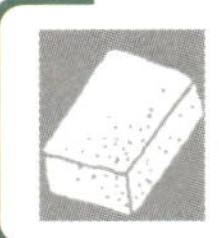

❸ 갈아낸 표고버섯 가루는 뜨거운 물에 타서 따뜻할 때 마신다.

곤약
혈중 콜레스테롤치를 내린다

곤약은 구약나물을 가리키는 것으로 먹는 부분은 뿌리다. 곤약에 함유되어 있는 탄수화물의 주성분은 글루코만난으로 이 물질은 물에서 녹는 수용성 식물성 섬유다. 장에 오래 머물러 장 속의 콜레스테롤을 흡수·제거하기 때문에 혈중 콜레스테롤치를 내리는 효과가 있다.

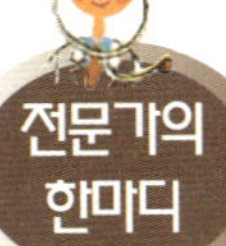

동맥의 혈관 내벽에 콜레스테롤이나 석회질이 굳어져 혈관이 두터워지고 탄력성을 잃어 약해지는 상태를 동맥경화증이라 한다. 동맥경화가 심해지면 협심증이나 심근경색, 뇌졸중 등을 일으킬 위험이 있다. 동맥경화는 고혈압, 고지혈증, 비만, 당뇨, 운동부족, 스트레스 등이 원인인 경우가 많은데 싱겁게 먹고 동물성 지방·알코올을 피하고 채식을 하는 것이 좋다. 콜레스테롤치가 높은 사람은 콜레스테롤의 배설을 촉진시켜 주는 리놀산이 많이 함유된 식물성 섬유 식품이나 혈액순환에 도움이 되는 식품을 먹는다.

콩
혈관 벽의 콜레스테롤 제거

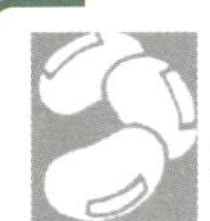

콩에는 많은 양의 단백질과 식물성기름인 리놀산·레시틴 등이 포함되어 있어 혈관 벽에 붙어 있는 콜레스테롤을 제거하고 혈관을 유연하게 해 준다.

레시틴은 콜레스테롤을 선별해 몸에 해로운 종류는 배설시키고 양질의 것은 증가시키는 작용이 있어 동맥경화증의 예방에는 그만이다.

리놀산은 몸에 들어오면 쉽게 산화되어 버리는 결점이 있지만, 콩에는 산화를 막는 비타민 E와 사포닌도 함유되어 안심하고 먹을 수 있다.

콩은 날것으로 먹을 수 없으므로 삶거나 볶아서 조리를 해 먹도록 한다. 번거롭게 조리하기

싫다면 콩의 가공식품인 두부나 유부, 콩비지 등을 이용해도 좋다.

정어리완자국
중성지방치를 낮춰준다

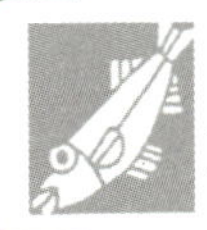

정어리에는 풍부한 양의 불포화지방산이 들어 있어 혈액에 콜레스테롤과 중성지방이 쌓이는 것을 막아 준다.

그러나 불포화지방산은 쉽게 산화되는 단점이 있으므로 항산화 작용이 있는 비타민 E가 함유된 식품을 함께 먹도록 한다. 정어리를 이용한 경단국은 비타민 E와 불포화지방산을 이상적으로 배합시킨 영양요리다.(만들기 173쪽에 있음)

해바라기씨
혈액순환을 좋게 한다

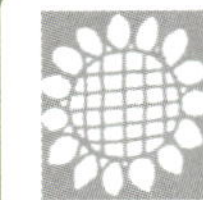

해바라기씨에는 칼륨, 칼슘, 철분 등의 무기질이 풍부해 고혈압과 신경과민증이 원인이 되는 동맥경화에 좋은 약효를 보인다. 또한 수용성 비타민인 콜린이 들어있어 혈액순환을 원활하게 해 주며, 영양소가 몸에 흡수되는 것을 도와 질병에 대한 저항력을 높여주어 간기능을 정상화시키는 작용도 한다.

해바라기씨는 별다른 처방없이 간식으로 공복에 조금씩 먹거나 살짝 볶아서 가루를 내어 1작은술씩 먹으면 된다.

토마토
모세혈관을 튼튼하게 한다

토마토에는 루틴이라는 성분이 들어 있어 모세혈관을 튼튼하게 하고 혈압을 내려 준다. 또한 쇠고기나 돼지고기와 곁들여 조리를 하면 소화를

정어리완자국을 만들려면

재료(3인분)/ 정어리…2마리, 다진생강…10g, 파…10g, 청주·참기름…1작은술씩, 다시다…10cm×10cm 1장, 진간장…1큰술, 소금…조금

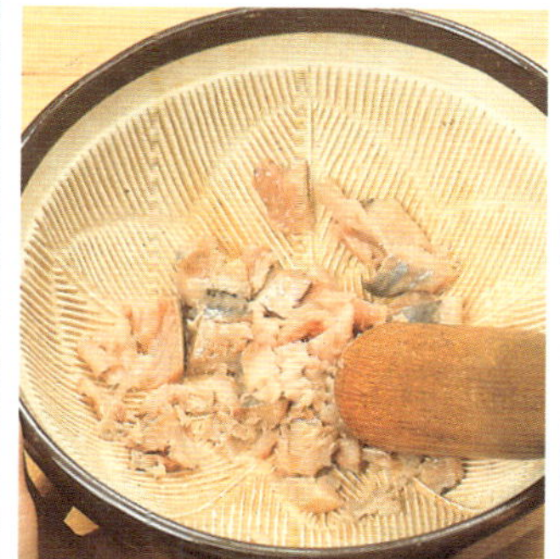

1 정어리는 껍질을 벗기고 내장을 뺀 후 작게 토막쳐 썬 다음 분마기에 넣어 곱게 간다.

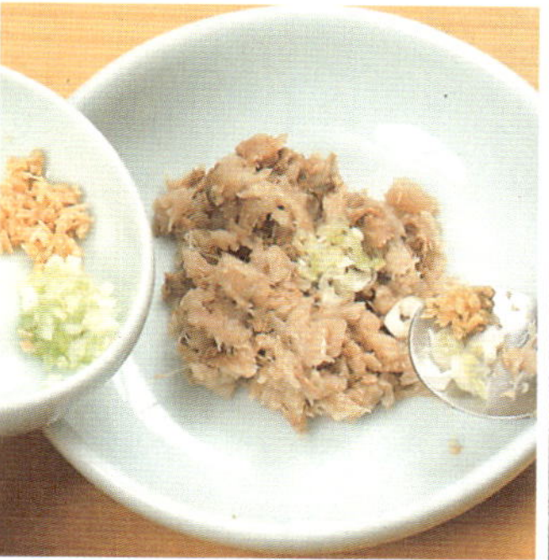

2 곱게 간 정어리, 다진 생강과 손질해 송송 썬 파, 참기름을 넣고 잘 섞은 후 지름 1cm 정도 크기로 완자를 빚는다.

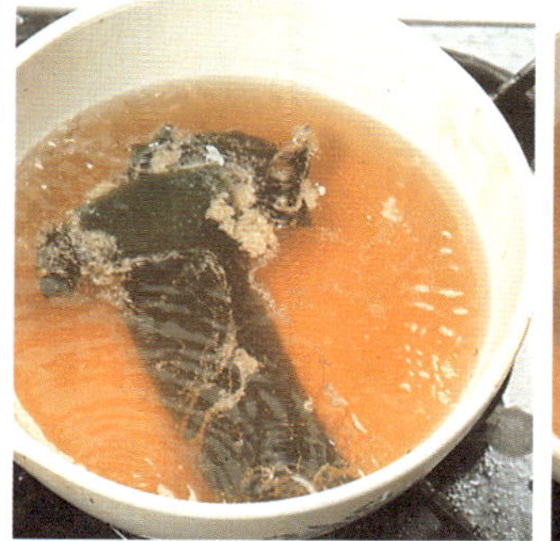

3 냄비에 물과 다시가를 넣어 센불에서 끓이다가 팔팔 끓으면 불을 낮춰 국물이 진하게 될 때까지 끓인다.

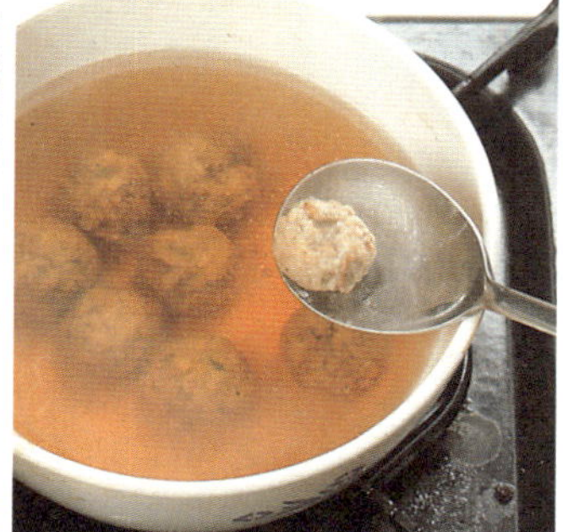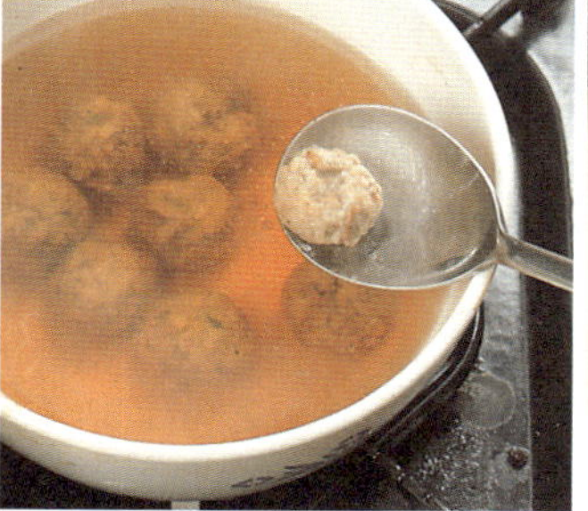

4 국물이 우러나면 다시마를 건져내고 진간장을 넣어 한소끔 끓인 후 완자 넣어 끓이다가 소금으로 간한다.

만들기의 포인트

정어리는 뼈째 곱게 갈아야 완자를 빚기도 쉽고 영양도 좋다. 다시마국물에 밀가루나 찹쌀가루를 1큰술 정도 넣어서 끓이면 훨씬 감칠맛이 있다.

맛의 특징

생선완자국이라도 청주, 마늘, 생강으로 간을 해 비린맛이 거의 없다. 게다가 맑은 다시마 국물이 식욕을 돋구어 준다.

촉진시키고 산성을 중화시키는 작용을 한다. 칼륨 성분 역시 풍부해 고혈압증 예방에도 효과를 낸다.

토마토는 날것으로 먹거나 주스로 갈아서 먹으면 뛰어난 효능을 내고 먹기도 쉬워 샐러리맨의 식이요법으로도 권할 만한 식품이다.

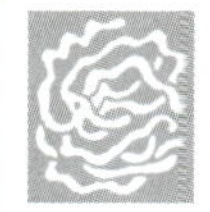

톳나물
혈전을 예방해 준다

녹미채라고도 하는 톳나물은 옛부터 건강보조 식품으로 널리 사용되어 왔다.

톳나물어는 혈액을 응고시키는 동맥경화증이나 혈전을 막아주는 작용이 있고, 혈압과 혈중 콜레스테롤치를 내려주는 효과가 있어 성인병 예방에 뛰어난 약효를 낸다.

그밖에 칼로리가 거의 없어 비만증이 걱정되는 사람에게 권하고 싶은 식품이다.

독특한 향이 있으므로 날것으로 먹기보다는 싱겁게 간을 하여 반찬으로 만들어 먹도록 한다.

단, 톳나물의 성분 중에는 몸을 차게 하는 작용이 있으므로 위장이 약한 사람은 과식을 피한다.

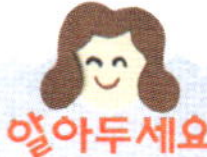

알아두세요

콜레스테롤치를 내리기 위한 단백질 필요량은?

콩을 먹으면 콜레스테롤치를 내린다는 사실은 이미 알려져 있지만, 정확히 어느 정도 먹어야 하는지는 모르고 있는 사람이 많다. 이탈리아의 한 유명한 학자의 최근 발표에 의하면 콜레스테롤치를 내리기 위한 단백질 필요량은 1일 160g, 즉 유부 3장에 해당한다고 한다.

다시 말해서 하루에 유부 3장씩을 꾸준히 먹는다면 동맥경화증 예방에 도움이 된다. 두부를 양념하지 않고 먹거나 양념장에 찍어 먹는 것도 단백질을 섭취하는 좋은 방법이다.

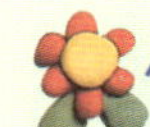

생활하면서 조심해야 할 일들

카페인과 알코올을 금한다

우리가 무심코 여러 잔씩 마시게 되는 커피나 홍차에는 카페인 성분이 들어있어 하루에 6잔 이상 마시면 혈관이 수축되고 중성지방의 양도 늘어나게 되므로 심근경색에 걸릴 위험이 보통사람의 2배나 된다.

과음과 흡연 역시 혈관을 수축시키고 혈압을 높이는 작용이 있으며, 혈액을 응고시키고 혈전을 생기게 하는 등 나쁜 영향을 준다.

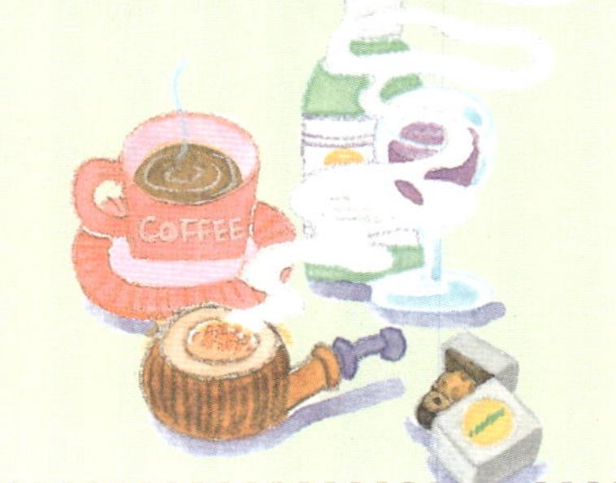

콜레스테롤치를 낮추는 식생활을 한다

고지혈증, 그 자체는 무서운 병이 아니다. 그러나 그대로 방치해 두면 동맥경화를 일으킬 위험이 따르므로 조심해야 한다.
동맥경화가 심장에서 일어나면 심근경색, 뇌에 일어나면 뇌경색이 된다.
고지혈증은 이러한 병을 예고해 주는 '주의 신호'라고 할 수 있다.

슬기롭게 먹어야 할 식품

고기 양을 줄이고 채소를 곁들이자

쇠고기·돼지고기·닭고기 등 우리가 즐겨 먹는 모든 고기류에는 양질의 단백질이 들어있으며 동시에 비타민과 미네랄도 포함하고 있다. 따라서 고기류는 우리 몸의 근육·혈액 등 몸 전체를 형성하는 데 없어서는 안 될 영양소를 갖춘 우수한 식품이다.

그러나 문제가 되는 것은 고기에 들어있는 지방이다. 이 지방은 포화지방산으로 이것이 혈액 속의 콜레스테롤을 증가시키는 원인이 된다. 그러므로 고기를 많이 먹으면 혈액 속에 콜레스테롤치가 높아지게 된다.

매일 매끼, 고기류가 상에 오르지 않으면 식사하기가 힘들 정도의 육식가라면 이제부터 서서히 고기의 양을 줄이도록 하자.

생선을 즐겨 먹자

생선은 우리들에게 중요한 단백질을 제공해 주는 우수한 식품이다. 생선이 요즘 와서 새삼 재평가를 받는 이유는 생선의 지방 속에 들어있는 EPA(에이코사페타엔산)와 DHA(드리코사헤커사엔산)의 작용이 혈액 속의 트리글리셀리드를 감소시키고 혈소판의 응결을 가로막아 혈전 생성을 예방한다는 연구 결과 때문이다. 즉 EPA나 DHA의 다가불포화지방산이 관상동맥에 일어나는 동맥경화를 예방하는 작용을 한다는 것이다.

특히 콜레스테롤이 높은 사람인 경우, 하루에 한끼는 생선 반찬을 만들어 먹자. 적어도 하루에 80~100g 정도는 섭취하는 것이 좋다.

콩이나 콩가공품을 가까이 하자

콩으로 만든 식품 중에서 대표적인 것이 두부다. 두부는 요즘 미국이나 유럽에서도 각광을 받고 있는 식품이다. 그 이유는 두부가 양질의 단백질을 함유한 저에너지 식품이라는 점 때문이다. 또한 두부의 지방이 식물성이며 리놀레산을 함유하고 있다는 점도 인기의 주

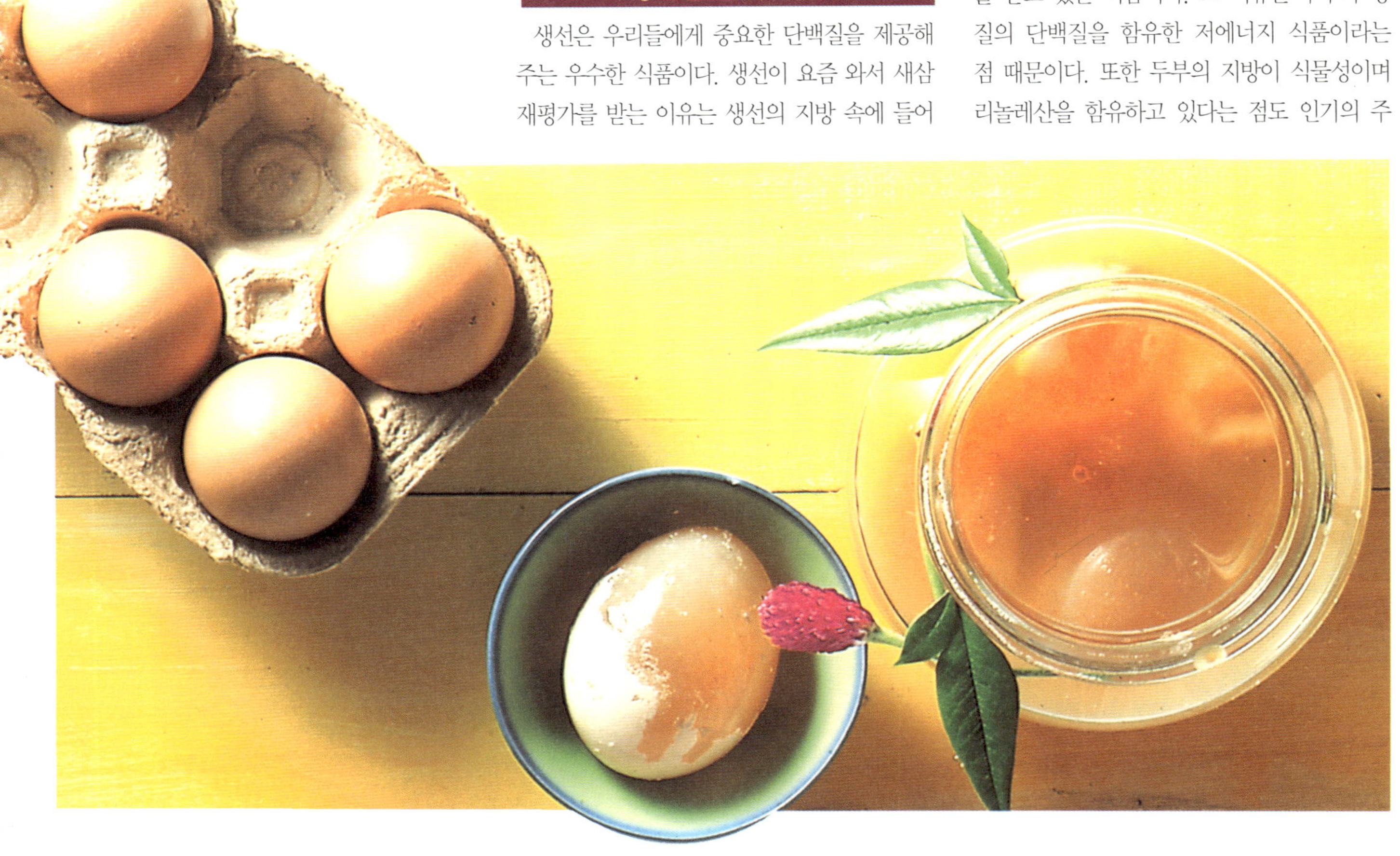

원인이 된 겻 같다.

리놀레산의 다가불포화지방산은 혈액 속의 콜레스테롤치를 낮추는 효과가 있으며 두부 속에 포함된 시토스테롤 등의 식물 스테롤은 장관으로부터 나오는 콜레스테롤 흡수를 억제한다고 한다. 콩의 시토스테롤은 탈 콜레스테롤제로서 약품으로도 만들어지고 있을 정도다.

또한, 콩어 많이 포함되어 있는 비타민 E나 레시틴에도 혈액 속의 지방을 개선하는 효과가 있다고 알려져 있다.

우리나라 사람들은 옛날부터 콩을 두부나 비지, 콩나물 등으로 식생활에 지혜롭게 활용해 왔다. 고콜레스테롤혈증인 사람은 콩이나 콩가공품을 늘 가까이 하도록.

닫걀도 주저하지 말자

콜레스테롤이라는 말은 누구나 알고 있다. 그러나 콜리스테롤이 우리 몸에 없어서는 안 될 플러스적인 면이 있다는 것을 모르는 사람은 많다.

콜레스테롤은 인간의 생명을 유지하고 인간이 성장하는 데 없어서는 안 될 물질이다. 즉, 우리 몸을 구성하는 수많은 세포막에 콜레스테롤이 포함되어 있다는 것이다. 세포막은 세포의 생명 활동에 없어서는 안 되는 것으로 날마다 새로 만들어져서 교체되고 있으므로 그 재료인 콜리스테롤은 필요불가결한 것이다. 콜레스테롤은 뇌나 신경조직, 간장 등에 특히 많고 전신에 100~120g 정도 들어있다. 여러 가지 호르몬이나 담즙산 등의 원료로서도 사용되고 있다.

그러므로 콜레스티롤이 부족하면 여러 가지 장애가 일어나게 된다.

닫걀에는 100g 중에 약 470mg의 콜레스테롤이 들어있어서 다른 식품에 비해 분명히 콜레스테롤이 많다. 그러나 균형있는 식사를 위해 적당한 양을 섭취하는 것이 바람직하다.

우유를 피하지 말자

고콜레스테롤혈 증에는 동물성 지방이 좋지 않다. 동물성 지방에는 포화지방산이 많아 너무 많이 섭취하면 혈중 콜레스테롤의 처리를 방해한다.

그런 점에서 볼 때 우유는 동물성 지방인 유지방을 3.4%가량 포함하고 있어 우유 한 컵당 지방을 6.8g정도 포함하고 있는 셈이다.

그러나 우유에는 양질의 단백질을 비롯해서 비타민과 미네랄을 균형있게 포함하고 있어 식사의 영양 균형이 좋아진다는 특징이 있다.

특히 우리 몸에 부족되기 쉬운 칼슘이 100㎖당 100mg이나 포함되어 있어 하루에 한 병 마시면 하루 섭취 필요량의 1/3정도는 섭취하는 셈이다.

노년기에 흔한 골다공증의 예방을 위해서는 양질의 단백질과 칼슘을 섭취해야 하는데 그런 뜻에서 우유는 우리에게 꼭 필요한 음료이므로 매일 거르지 말고 마시도록.

그러나 이미 혈액 속의 콜레스테롤치가 상당히 높아 동맥경화의 염려가 있는 사람은 우유에 든 유지방도 제한할 필요가 있으므로 저지방 우유나 탈지우유를 마시도록 한다. 이런 우유는 보통 우유에 비해 맛이 없으므로 커피나 녹차, 페퍼민트 등을 첨가해서 맛있게 마시는 방법을 연구한다.

채소를 즐겨 먹자

채소는 비타민과 미네랄의 공급원이며 체내 장기의 기능을 원활하게 해 준다.

채소 중에서도 양배추, 양상추, 셀러리 등 담색채소보다는 시금치, 쑥갓, 브로콜리, 호박, 당근 등 녹황색 채소가 더 좋다.

채소 섭취량을 늘리려면 데치거나 삶아 먹는 것이 효과적이다.

또 고기·생선 등과 함께 먹으면 흡수율이 더 좋아진다. 예를 들어 시금치의 철분 함유량은 100g 중 3.7mg으로 쇠고기와 맞먹는데 시금치 한 가지만 먹으면 쇠고기의 1/10밖에 섭취되지 않는다. 쇠고기와 시금치를 함께 먹으면 단백질 속의 분해된 아미노산과 철분이 결합하여 흡수율이 훨씬 높아진다.

채소 섭취량의 기준은 하루에 300g 정도이며 그 중 100g은 반드시 녹황색 채소를 섭취하도록. 녹황색 채소에는 비타민 A가 풍부하고 또 기름에 용해되는 성질이 있어 육류와 잘 배합되고 흡수도 잘 된다.

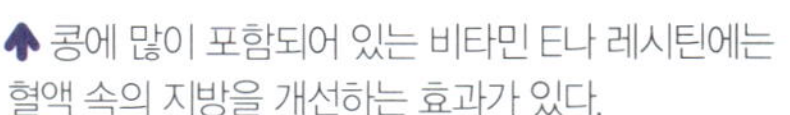

↑ 콩에 많이 포함되어 있는 비타민 E나 레시틴에는 혈액 속의 지방을 개선하는 효과가 있다.

또한 채소는 저에너지 식품이다. 아무리 먹어도 콜레스테롤 걱정이 없다. 뿐만 아니라 채소의 섬유질이 콜레스테롤의 흡수를 막아주므로 고혈압인 사람에게도 더없이 좋다.

식품별 · 조리별 칼로리 조건표

식품명		요리명	칼로리
콩 및 콩가공품	80 ~ 100g	두부찜	110kcal
		두부튀김	180kcal
		강낭콩조림	110kcal
		냉동두부찜	105kcal
달걀류	1/2개	알찜	55kcal
		달걀탕	45kca
		달걀두부	40kcal
		부추달걀전	110kcal
	1개	오믈렛	110kcal
		스크램블드에그	130kcal
		달걀프라이	110kcal
		찐달걀샐러드	130kcal
채소류	80 ~ 100g	채소샐러드	75kca
		익힌 채소샐러드	80kca
		시금치나물	20kcal
		쑥갓나물	70kcal
		양배추수프	45kcal
		단호박찜	95kcal
육류	60 ~ 80g	돼지고기생강구이	125kcal
		닭고기튀김	165kcal
		햄버거스테이크	190kcal
		비프스테이크	135kcal
		돼지고기장조림	135kcal
생선류	80 ~ 100g	모듬회	110kcal
		삼치소금구이	105kcal
		연어구이	150kcal
		가자미튀김	175kcal
		고등어튀김	265kcal

조심해야 할 식품과 식습관

새우, 게, 오징어를 극단적으로
피하는 것은 바람직하지 않다

건강한 사람이 동맥경화증을 두려워한 나머지 콜레스테롤이 많다는 새우, 게, 오징어를 극단적으로 피하는 경우가 있다. 그러나 그것은 바람직하지 않다. 최근에 발표한 바에 의하면 조개류에는 콜레스테롤과 아주 닮은 스테롤류가 많이 들어있다는 사실이 밝혀졌다.

스테롤류는 콜레스테롤이 장관에 흡수되는 흡수력을 방해한다고 한다. 그래서 장관의 콜레스테롤 흡수 저지제로 만들어 동맥경화증의 치료약으로도 사용하고 있다.

또 문어, 오징어, 새우, 조개류에 많이 들어 있는 타우린은 일종의 아미노산으로 이것의 주된 작용은 혈압을 정상상태로 유지해 주는 것이다. 혈압을 정상으로 유지하는 것은 심근경색이나 뇌경색 등 순환기 계통의 병을 예방하는데 결정적인 구실을 한다.

또한, 타우린은 혈액 속의 콜레스테롤이나 중성지방의 증가를 억제하는 작용도 있다고 한다. 이러한 사실로 보아 새우, 게, 오징어 등이 가진 콜레스테롤은 그다지 염려하지 않아도 된다. 다만 너무 많이 먹는 것은 피하자. 1주일에 1~2회 정도는 안심하고 먹어도 좋다.

식물성 기름을 이용한다

유지식품은 동물성과 식물성 두 가지로 나뉘어진다. 동물성 기름은 돼지기름, 쇠기름, 버터 등이고 식물성기름은 샐러드기름이나 참기름, 들기름, 튀김용 식용유(옥수수기름·콩기름)다. 마가린도 더러는 생선기름으로 만들어지고 있으나 대개는 식물성으로 만들어진다. 이 유지식품을 섭취하는 방법이 고지혈증에 걸린 사람에게는 영향을 많이 주므로 기름을 사용하기 전에 선택을 잘 해야 한다.

즉, 동물성 기름은 포화지방산을 많이 포함하고 있어 혈액 속의 콜레스테롤치를 높이는 작용을 한다. 반대로 불포화지방산을 포함하고 있는 식품성 기름은 콜레스테롤치를 내리는 구실을 해 준다.

특히 식물성기름 안에 있는 불포화지방산의

한 가지인 리놀레산은 혈액 속의 콜레스테롤치를 내려 줄 뿐만 아니라 필수지방산으로서 몸에 유익한 구실을 한다. 물론 식물성기름도 동물성기름과 같이 1g당 9kcal의 에너지를 가지고 있다. 그러므로 비만과 고지혈증이 염려되는 사람은 과잉섭취를 피하는 것이 안전하다. 하루에 동물성 : 식물성 지방 섭취는 1:1 비율로 아니면 식물성기름을 조금 많이 먹도록 하는 것이 바람직하다.

육류의 기름은 과감히 잘라 낸다

'고기맛의 진수는 지방살에 있다' 고 할 정도로 쇠고기든 돼지고기든 기름기가 적당히 있는 것이 맛이 좋다. 하지만 고지혈증인 사람이나 고지혈증이 걱정되는 사람은 고기를 먹을 때 반드시 하얀 기름 부분은 떼내고 먹도록 한다. 고기의 기름층은 고지혈증을 진행시켜 동맥경화를 일으킬 염려가 있기 때문이다.

흔히 고기는 포화지방산이 많고 콜레스테롤이 많다고 해서 일체 입에 대지 않는 사람도 있다. 하지만 이런 극단적인 사고는 좀 곤란하다. 동물성 식품에는 양질의 단백질이 듬뿍 들어있을 뿐 아니라 각종 비타민과 미네랄이 비교적 조화있게 함유되어 있어 고지혈증에  걸려 있는 사람도 1주일에 한 번 정도는 적당량을 먹는 것이 좋다. 다만 지방 섭취를 줄일 수 있는 조리법을 연구해 섭취하도록 한다.

예를 들어, 고기를 구울 때 생긴 기름기나 고았을 때 물 위에 뜬 기름을 걷어 내는 것을 잊지 말자. 더욱 적극적인 방법으로는 지방질이 적은 부위를 골라 식물성 기름으로 조리해 먹으면 콜레스테롤에 대한 염려를 훨씬 줄일 수 있다.

짜고 맵고 단 음식은 피한다

양식이든 한식이든 식당에 가서 음식이 나오면 곧 조미료로 손이 가는 사람이 있다. 이런 사람의 대부분은 진한 맛에 길들여져 있는 상태다. 짠 음식은 아주 짜게, 매운 음식은 아주 맵게, 또 단 음식은 아주 달게 먹는데 익숙해져 있기 때문에 자연히 소금이나 설탕으로 손이 가고 과잉섭취하게 되는 것이다.

설탕을 많이 섭취하면 중성지방으로 변하고 짜게 먹으면 식염과다가 되어 혈압에 영향을 준다. 또 짜고 맵게 먹으면 자연히 밥이나 빵 등 주식을 많이 먹게 되어 에너지 과잉으로 비만의 원인이 될 수 있다.

흔히 비만을 예방하기 위해 먹는 양을 절제해 소비 에너지보다 섭취에너지를 줄이는 경우가 많은데 이에는 위험효소가 따른다. 영양의 균형을 잃기 쉽고 공복감과의 싸움으로 괴로움을 겪어야 하기 때문이다. 오히려 식성을 바꾸어 저에너지 식사에 길들게 하는 것이 바람직하다.

그러기 위해서는 될 수 있는 대로 싱겁게, 또 신맛이 강하게, 자연의 맛을 살려 음식을 만들고 그 맛에 적응할 수 있도록 식습관을 개선하자.

이러한 변화가 뜻밖에 비만이나 고지혈증, 고혈압 등 성인병의 위험인자를 극복할 수 있는 지름길이 될 수 있다.

고칼로리 음식을 조심한다

신진대사가 활발하고 몸을 움직일 기회가 많은 젊은 시절에는 섭취에너지보다 소비에너지가 높아 하루에 2500~3000kcal 정도 섭취해도 그렇게 문제가 되지 않는다.

그러나 나이가 많아짐에 따라 몸을 움직일 기회가 줄어들게 되고 따라서 소비에너지도 적어지게 되면 섭취에너지 과잉으로 중년비대증이 된다.

성년이 되면 식생활 패턴을 재점검, 살이 찌지 않도록 식사 대책을 세워야 한다. 우선 지방분이 많은 고기요리나 튀김 같은 것은 삼가고 식사의 양도 줄이는 것이 안전하다.

중년의 비대로 고지혈증인 사람은 비만을 해소함으로써 고지혈증을 개선할 수 있다.

살을 빼기 위해서는 채소나 저에너지 식품을 적극적으로 섭취하자. 해조류, 버섯류, 곤약 등 칼로리가 적은 식품을 활용하는 것이 효과적이다.

조리법으로는 국, 무침, 초절임 등이 좋고 채소는 비타민과 미네랄의 중요한 공급원이므로 끼니마다 듬뿍 먹도록 한다.

외식을 많이 하면 채소 부족이 된다

외식은 전반적으로 맛이 진한 것이 특징이다. 고기도 지방질이 많은 것을 사용하는 예가 많고 튀김기름도 돼지기름이나 쇠기름 같은 동물성 기름을 사용하는 경우가 많다. 따라서 지방질이나 당질의 섭취가 많아지고 자연히 고칼로리 식사가 된다. 대개 한끼에 900kcal 전후라고 한다. 특히 짜장면, 라면, 고기덮밥 등 단일 메뉴일 때는 비타민이나 미네랄을 섭취하지 못해 더욱 문제가 된다. 하루 중 의식적으로 채소음식을 많이 먹도록 하자. 또 식사 시간을 충분히 잡아 여유있게 식사를 하도록.

비만증인 사람은 대체로 식사를 빨리 하는 습관이 있다. 그것은 뇌가 만족감을 느끼기도 전에 음식을 먹기 때문이다. 이런 식습관을 고쳐야 고지혈증을 개선할 수 있다.

아침 식사를 거르지 말자

아침, 점심, 저녁 식사의 밸런스는 3:3:3 정도가 이상적이다. 그러나 현실적으로는 아침 식사를 아주 가볍게 하는 경우가 많다. 그 중에는 아예 아침 식사를 거르고 출근하는 사람도 있다. 그러나 그것은 잘못된 식습관이다.

하루의 활동이 시작되는 아침 식사가 충분하지 않으면 활기 있는 생활을 기대하기 어렵다. 아침 식사는 든든히 먹고 여유 있게 출발하는 식습관을 기르도록 하자.

아침 식사는 즉시 활동 에너지로 사용되기 때문에 다소 많이 먹어도 체지방으로 축적되지 않는다. 또한 아침에 든든히 먹어두면 저녁에 많이 먹는 습관도 없어지고 밤늦게 무엇인가 먹고 싶은 충동도 사라진다.

아침 식사를 든든히 하는 습관 한 가지만이라도 실천하면 비만이나 고지혈증이 개선된다.

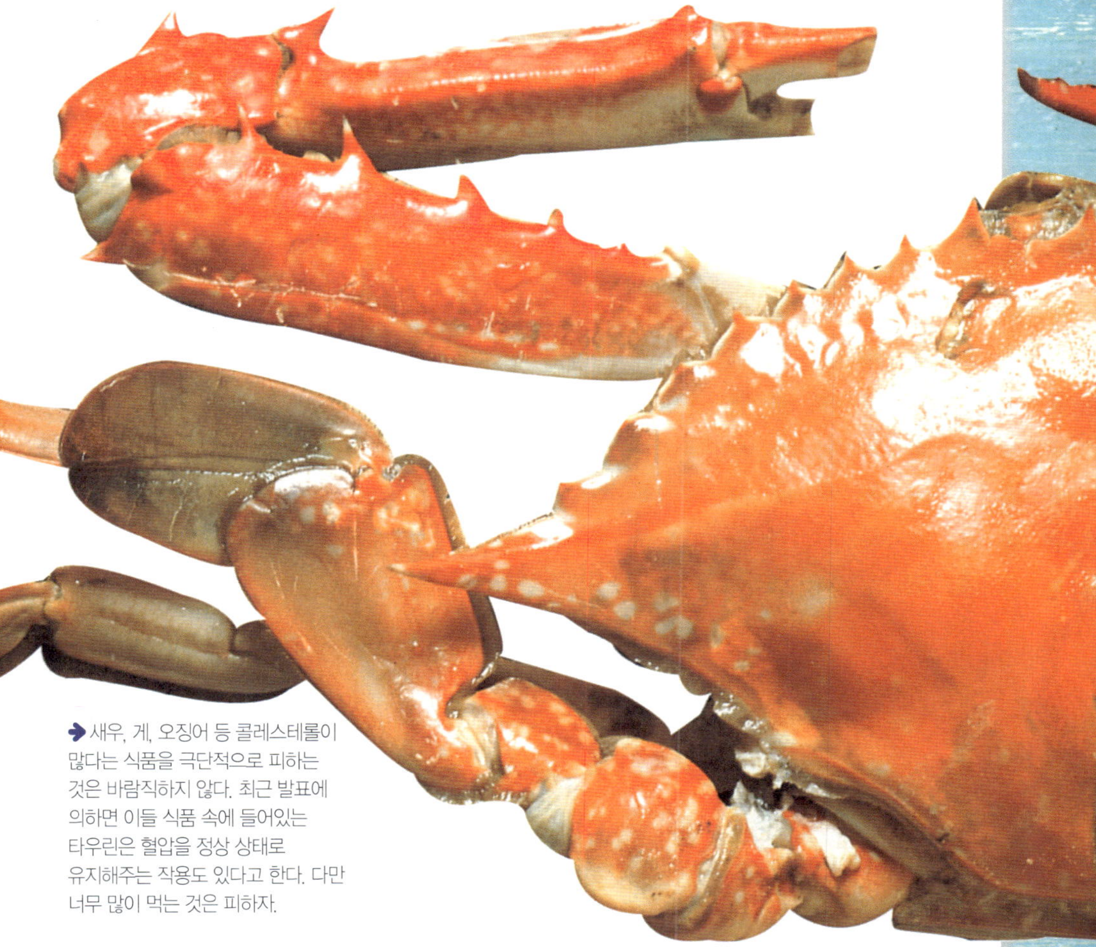

➔ 새우, 게, 오징어 등 콜레스테롤이 많다는 식품을 극단적으로 피하는 것은 바람직하지 않다. 최근 발표에 의하면 이들 식품 속에 들어있는 타우린은 혈압을 정상 상태로 유지해주는 작용도 있다고 한다. 다만 너무 많이 먹는 것은 피하자.

과식하면 해로운 식품

청량음료를 조심한다

커피에 프림과 설탕을 넣고 마셨을 때의 에너지는 50kcal 정도다. 하루에 3회 마신다면 150kcal의 에너지를 섭취하는 셈이다. 그러나 커피나 홍차라도 녹차나 곡차처럼 설탕이나 프림을 넣지 않고 마시는 경우라면 에너지가 없으므로 염려하지 않아도 된다. 그러나 사람의 입맛은 달고 고소한 맛을 따라가게 되므로 조심해야 한다.

또 물 대신 청량음료를 마시는 사람도 있는데 이것도 잘못된 습관이다. 청량음료는 에너지가 매우 높기 때문이다. 목이 마르고 땀을 흘렸다고 해서 그때마다 음료수를 마시면 자기도 모르는 사이에 에너지 과잉이 되어 버린다. 최근에는 칼로리가 전혀 없는 음료도 많이 나와 있다. 이런 음료도 많이 마시는 것은 좋지 않으므로 반드시 체크하도록.

콜라나 사이다·주스 1캔(250ml)에는 당분으로 환산해서 약 20g에 해당하는 에너지가 함유되어 있다. 비만으로 고지혈증인 사람은 식

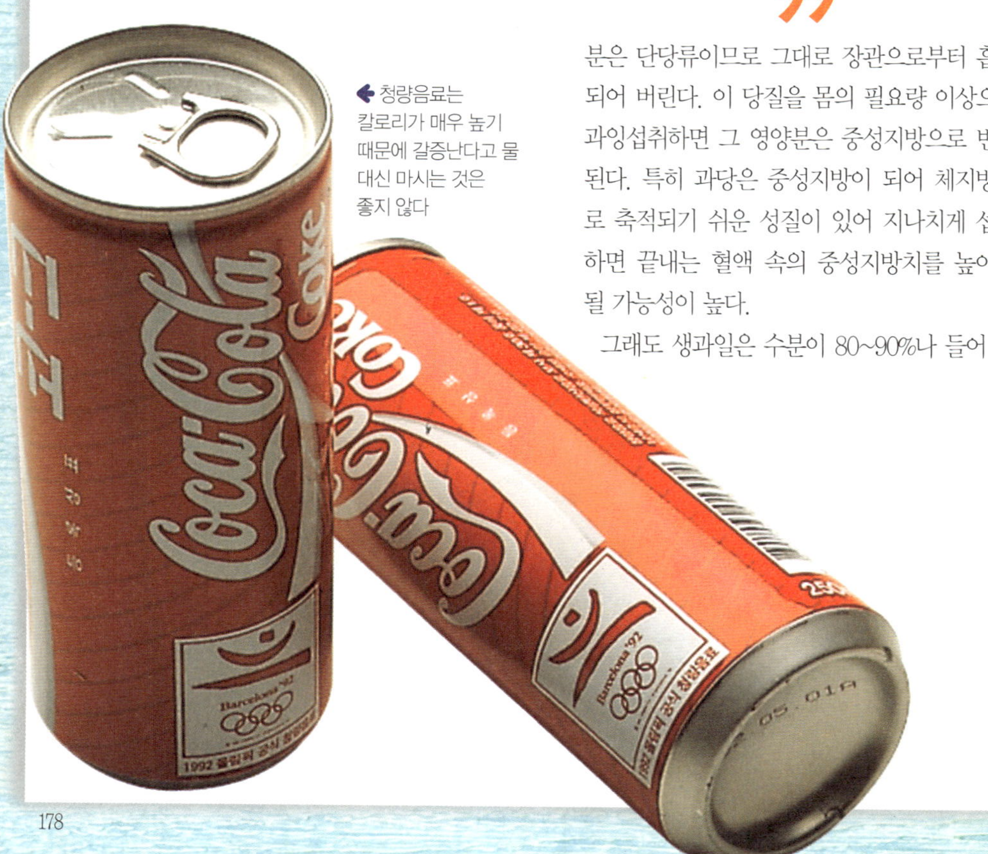

청량음료는 칼로리가 매우 높기 때문에 갈증난다고 물 대신 마시는 것은 좋지 않다

사 이외의 음식으로 에너지를 과잉섭취하지 않도록 조심하자.

과일도 많이 먹으면 악영향

비타민 C는 우리가 매일 섭취해야 하는 꼭 필요한 영양소이다. 그러나 그것도 정도 문제. 대개 비타민 C는 사과나 귤, 딸기, 포도 등 과일류에 많이 들어있는데 과일에 들어있는 당

고지혈증이라는 진단 결과가 나오면 빨리 대응책을 강구해야 한다. 그 대응책의 하나가 식생활 개선이다. 여기에 소개하는 「슬기롭게 먹어야 할 식품」 「과식하면 해로운 식품」 「조심해야 할 식품」들을 참고하여 식습관을 재검토하고 자신의 식생활에 잘못된 점을 체크, 편식을 개선하고 소중한 건강을 스스로 지키자.

분은 단당류이므로 그대로 장관으로부터 흡수되어 버린다. 이 당질을 몸의 필요량 이상으로 과잉섭취하면 그 영양분은 중성지방으로 변화된다. 특히 과당은 중성지방이 되어 체지방으로 축적되기 쉬운 성질이 있어 지나치게 섭취하면 끝내는 혈액 속의 중성지방치를 높이게 될 가능성이 높다.

그래도 생과일은 수분이 80~90%나 들어 있

어 조금 안심은 되지만 말린 과일이나 캔에 들어있는 과일은 감미가 강한 데다가 고에너지이기 때문에 한꺼번에 많이 먹으면 비만이 될 수 있다.

생선알·동물의 내장식품을 조심

콜레스테롤은 동물성 식품에 많이 포함되어 있다. 그중에서도 생선알이나 동물의 내장에는 콜레스테롤의 더 많다. 명란, 대구알, 연어알 등 생선알에 많고 동물의 내장, 즉 간·염통 등에 많다. 그러나 이런 것들은 자주 먹는 식품이 아니므로 크게 걱정하지 않아도 된다.

단, 이러한 식품은 술안주로나 특별한 반찬으로 먹는 경우가 많아서 이 음식을 좋아하는 사람은 술을 마실 때마다 찾는 수가 있다. 또 식도락가일수록 어란이나 내장을 즐겨 먹는 경우가 있다. 이 경우에 에너지 과잉과 콜레스테롤 과다섭취로 고지혈증이 되기 쉽다.

간식, 또는 과자를 멀리한다

과자의 주재료는 밀가루인데 거기에 생크림, 버터, 초콜릿 등 고에너지 식품이 첨가되어 있고 또 설탕이 많이 들어있어 살이 찌게 된다. 그밖에 감자를 튀긴 짭짤한 포테이토칩도 살이 찌는 간식이다. 또 '양과자' 보다 우리 고유의 '떡' 이 에너지가 적어서 괜찮다는 사람도 있으나 하루에 몇 개를 먹느냐에 따라 에너지가 오버될 수도 있다.

사람의 몸은 에너지 외에 단백질이나 비타민, 미네랄이 필요한데 이러한 영양소는 과자에서 얻을 수가 없으므로 식사를 줄이게 되면 영양의 균형을 잃게 된다. 과자는 간식으로 조금씩만 먹고 아침, 점심, 저녁 3끼를 꼬박꼬박 챙겨 먹어 영양의 균형이 잡힌 식사가 되도록 한다.

알코올은 엄격하게 끊는다

고지혈증이라는 것은 혈액 속에 지방이 많아져 있는 상태를 말한다. 혈중 지방의 대표적인 것이 콜레스테롤과 중성 지방으로 이 두 가지가 모두 많아지거나 어느 한 가지만 많아져도 동맥경화를 일으키는 원인이 된다. 대부분의 사람들이 콜레스테롤은 걱정하면서도 중성지방이 많아지는 것은 무시하는 경향이 있다. 과

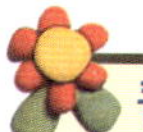

콜레스테롤과 고지혈증과의 관계

콜레스테롤은 우리 몸 속 무수한 세포의 막을 구성하는 성분으로 혈액 속 뿐만 아니라 몸 안 전체에 고루 분포되어 있다.

그 양은 사람에 따라 다르긴 하지만 대략 100~150g 정도. 비만인 사람일수록 몸 속에 콜레스테롤이 많은데, 그것은 지방조직에 매우 많은 콜레스테롤이 포함되어 있기 때문.

콜리스테롤은 지방조직 외에 뇌, 척수, 혈액 또는 근육, 피부 등에도 들어있고 간이나 심장, 신장, 동맥벽에도 존재한다.

그런데 이 콜레스테롤이 지나치게 많으면 문제가 된다. 예를 들어 심장에 콜레스테롤이 많으면 심장병 뇌에 많으면 뇌졸중, 동맥벽에 많으면 동맥경화증이 일어나기 쉽다. 마찬가지로 콜레스테롤이 혈액 속에 많이 분포되어 있으면 고지 혈증이 된다.

이처럼 성인병의 주범으로 알려져 있는 콜레스테롤은 그러나 우리 몸에서 아주 중요한 기능을 담당한다.

첫째로 인체 내 무수한 세포를 구성하는 재료가 되며, 둘째로 부신피질 호르몬과 성호르몬, 그리고 소화·흡수에 중요한 역할을 하는 담즙산을 합성해 주는 재료가 된다는 것이다.

그런데 이 콜레스테롤은 간장을 통해 70%가 합성되므로 간장과 콜레스테롤과의 관계는 아주 밀접하다고 할 수 있다.

이렇게 우리 몸에서 빼놓을 수 없는 중요한 물질인 콜레스테롤이 어떻게 고지혈증을 일으키게 될까? 그 이유는 인체 내 지방질을 운반하는 리포단백의 대사 이상 때문이다.

리포단백이란 콜레스테롤을 감싸고 있는 단백질 막으로, 콜레스테롤이 그 자체로는 혈액 속에 존재할 수 없기 때문에 이 같은 형태를 취하는 것이며, 종류로는 저밀도 리포단백(LDL)과 고밀도 리포단백(HDL)이 있다. LDL, 즉 저밀도 리포단백은 입자가 큰 콜레스테롤 덩어리로서 혈관벽에 붙어 버리기 쉬운 반면, HDL 즉 고밀도 리포단백은 작은 입자로 되어 있어 혈액 속을 떠다니며 혈관벽의 콜레스테롤 덩어리를 떼어내는 역할을 한다. 따라서 HDL을 양질의 콜레스테롤이라고도 한다.

리포단백의 대사 이상이란 바로 LDL과 HDL의 비율에 이상이 생긴 것을 말하는데, HDL에 비해 LDL이 현저히 많아지는 현상이 바로 고지혈증이다.

짠 음식을 피한다

고지혈증으로 비만인 사람은 동시에 고혈압인 케이스가 많다. 고혈압은 혈관에 부담을 주어 동맥경화를 촉진시킨다. 그리고 동맥경화로 탄력성을 잃은 혈관은 고혈압에 악영향을 미친다. 고혈압과 동맥경화의 악순환이 끝내는 심장병이나 뇌졸중을 일으키게 된다고 알려져 있다. 그러므로 고혈압 예방은 역시 식생활이 중심이 된다. 고혈압의 최대 원인은 염분의 과다섭취다. 우리는 예로부터 짠 음식에 익숙해진 민족이다. 채소나 생선 모두 절인 것을 즐겨 먹었고 된장, 간장, 고추장 등 모두 염분 투성이다.

건강한 성인은 10g 이하가, 혈압이 높은 사람은 6~8g 이하가 염분 섭취량의 기준이다. 일부에서는 이보다 더 줄여야 한다는 주장도 있다. 특히 고혈압인 사람은 더욱 노력해야 한다.

짠 음식을 피하는 방법으로 음식에 신맛을 강조한다든지 재료 자체가 지닌 특별한 향과 맛을 살려 그 맛에 익숙해지도록 연구해 본다.

술을 마실 때도 가급적 싱거운 안주를 먹도록 하자.

음하는 사람에게는 중성지방이 많으므로 고지혈증인 사람들은 알코올을 조심해야 한다. 자칫 알코올은 살이 찌지 않는다고 부정하려는 사람이 있으나 그것은 잘못된 생각이다. 알코올은 1g당 7kcal의 에너지를 가지고 있어 알코올을 과잉섭취하면 음식으로부터 섭취한 지방이나 당질이 대부분 체지방으로 축적되어 살이 찌게 된다.

곡물의 양을 줄인다

주식은 밥을 비롯해서 빵·국수·메밀·스파게티 등 주로 전분식품이다. 전분이 소화되어 체내에 흡수될 때는 포도당이나 과당 등 단당류에 의해 분해되는데 이것은 에너지원으로 쓰이게 된다. 그러나 에너지원으로 쓰이고 남은 여분의 당질이 문제다. 그 당질은 중성지방으로 변하여 체지방으로 축적되고 이것이 바로 비만으로 연결되어 혈액 속에 중성지방을 증가시키는 원인을 만든다.

고지혈증인 사람은 혈액 속에 지방이 많으므로 지방 섭취만 피하면 된다는 생각을 하기 쉽지만 그것은 잘못된 생각이다. 우리가 매일 매끼마다 먹고 있는 전분식품인 곡물들이 체내에 흡수되면 당질로 변하여 중성지방이 되고 그것이 체내에 남게 되기 때문이다.

물론 우리가 주식으로 먹는 밥이나 빵이 해롭다는 것은 아니다. 문제가 되는 것은 과식이다. 과식을 피하기 위해서는 반찬을 많이 먹고 채식을 많이 하는 것이 바람직하다. 또 고기나 생선도 가리지 말고 균형있게 섭취하도록.

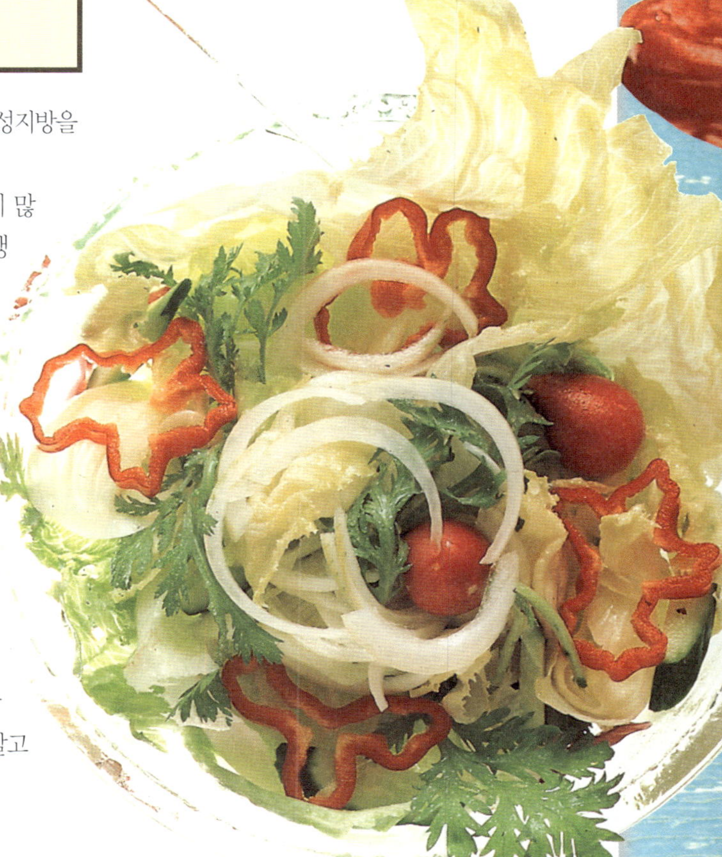

류머티즘일 때

율무팥죽과 우유는 관절의 통증을 가라앉힌다

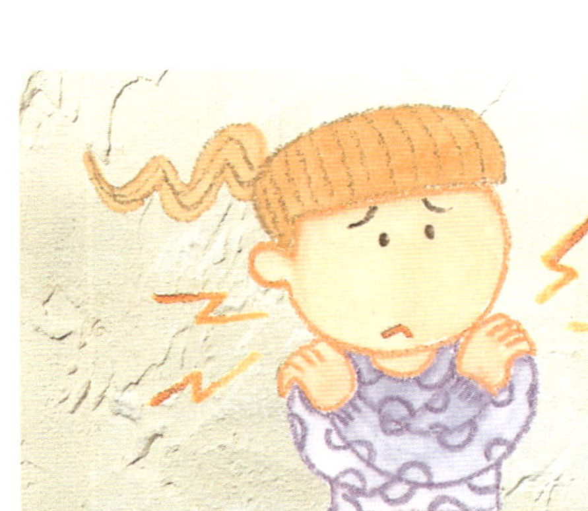

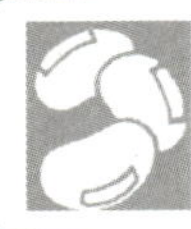 검은콩술
진통 효과가 뛰어나다

검은콩(흑태)에는 신장의 활동을 돕는 보신 작용과 이뇨 작용 외에도 류머티즘 질환으로 인한 부기나 통증을 가라앉히는 효과가 있다. 검은콩으로 술을 담가 마시면 관절의 통증을 가라앉혀 류머티즘이나 관절염 증세에 효과를 볼 수 있다.

이렇게 만드세요!

❶ 검은콩 360g을 씻지 말고 프라이팬에 볶은 다음 껍질을 벗긴다.

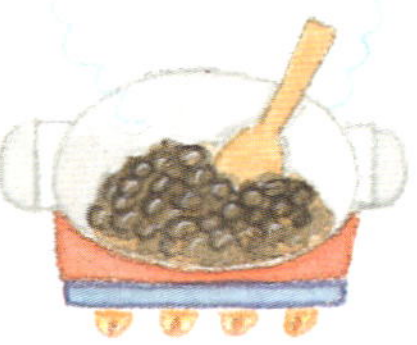

❷ 껍질을 벗긴 검은콩을 밀폐용기에 넣고 소주 1.8ℓ 를 부어 2~3개월 동안 서늘한 곳에서 발효시킨다.

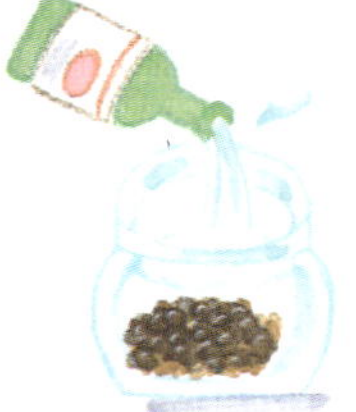

❸ 발효된 술은 거즈에 걸러 병에 담아 둔다. 하루에 3번 소주잔으로 1~2잔씩 마신다. 과음은 피하도록.

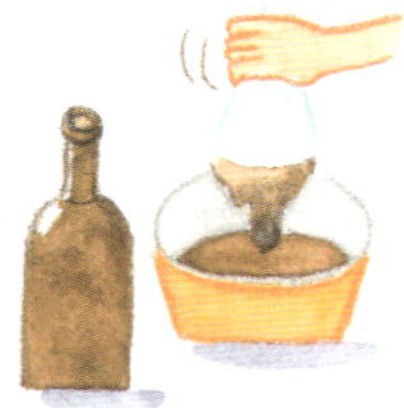

우유
관절과 뼈의 노화를 해소

우유 한 컵에는 약 200mg의 칼슘이 포함되어 있어 하루에 두 컵만 마셔도 하루 필요량은 충당된다. 특히 여성은 갱년기에 접어들면 칼슘대사에 관계가 있는 호르몬이 줄어들어 갑자기 뼈가 물러지거나 골다공증에 걸릴 위험이 많으므로 단백질과 칼슘을 충분히 섭취하도록 하자. 단, 우유를 마시면 설사를 하는 사람이 있는데, 이럴 경우에는 억지로 우유를 마시지 말고 치즈나 요구르트 등으로 대신한다.

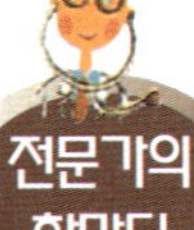

전문가의 한마디

류머티즘은 관절내막으로 둘러싸인 관절 어디에서나 발생할 수 있는 전신질병으로, 남성에 비해 여성에게서 발병률이 높고 주로 30~50대에 나타난다. 염증을 일으킨 관절은 특히 이른 아침에 뻣뻣하게 불편한 증세를 보이고 병이 오래도록 지속되면 체중감소, 무력감, 빈혈 등을 수반하기도 한다. 류머티즘일 때는 휴식과 안정을 취하고 몸을 따뜻하게 해 주며 통증이 심하더라도 하루에 2~3회씩은 가볍게 관절을 움직여 주어 관절이 굳어지거나 변형되는 것을 막는다.

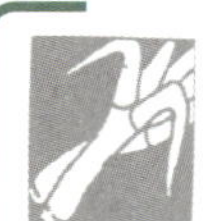 파·겨자찜질
통증을 완화시킨다

류머티즘성 질환으로 나타나는 통증에는 파와 겨자로 찜질약을 만들어 환부에 붙이고 그 부위를 따뜻하게 해 준다.

겨자가루 반 공기를 미지근한 물로 개는데 덩어리가 생기지 않도록 빠르게 저어 흐르지 않을 정도로 반죽을 한다. 겨자의 자극적인 냄새에 약효가 있으므로 갠 즉시 파를 섞어 사용한다. 파는 흰 부분을 2cm 길이로 가늘게 썰어 개어 놓은 겨자에 섞는다.

바르는 방법은 걸쭉한 파·겨자 반죽을 환부에 바른 다음 그 위에 거즈나 한지를 붙여 둔다. 10~15분 정도 지나면 환부가 붉어지면서 화끈거리는데 너무 심하게 붉어지기 전에 떼내고, 미지근한 물로 깨끗이 씻어 낸다.

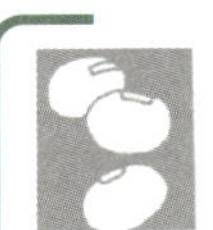 율무팥죽
만성화된 류머티즘 증세에

율무에는 소염과 진통 작용이 있어 류머티즘으로 인한 관절의 부기나 통증을 가라앉힌다. 율무를 갈아 더운 물에 타서 차로 마시거나 율무와 팥을 함께 넣어 끓인 죽을 먹으면 효과가 좋아진다. (만들기 181쪽에 있음)

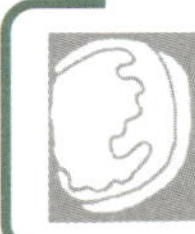 양고기
신경통·류머티즘 증세에

양고기를 얇게 썰어 신경통이나 류머티즘 증세가 있는 관절 부위에 붙이면 열이 내리고 통증도 가라앉는다. 환부에 붙이는 요법과 함께 지방분이 많은 부위의 양고기를 골라 부드럽게 다져서 요리를 해 먹으면 치료에 도움이 된다.

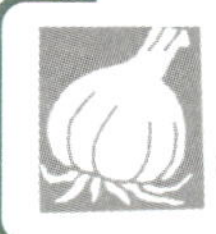 마늘·달걀가루
염증있는 류머티즘에 효과

마늘 특유의 자극 성분이 체내에서 비타민 B_1과 결합되어 소화흡수가 잘 되며 병으로 지친 몸에 활력을 준다. 또한 강력한 항균 작용도 있어 염증이 있는 류머티즘 증세에 잘 듣는다.

마늘 30쪽을 믹서에 갈아 냄비에 넣고 20~30분 정도 조리면 진득진득해진다. 여기에 달걀 3개를 깨뜨려 넣고 고루 저으면서 볶는다. 재료가 다갈색으로 변하고 포슬포슬해지면 불에서 내리고 분마기에 넣어 가루로 만든다. 이것을 매일 잠자리에 들기 전에 1큰술씩 먹도록 한다.

율무팥죽을 만들려면

재료(4인분)/팥·콩…⅓컵, 율무…40g, 현미…85g, 닭…1마리, 산마…100g, 다진파·미나리·소금·후춧가루…조금씩

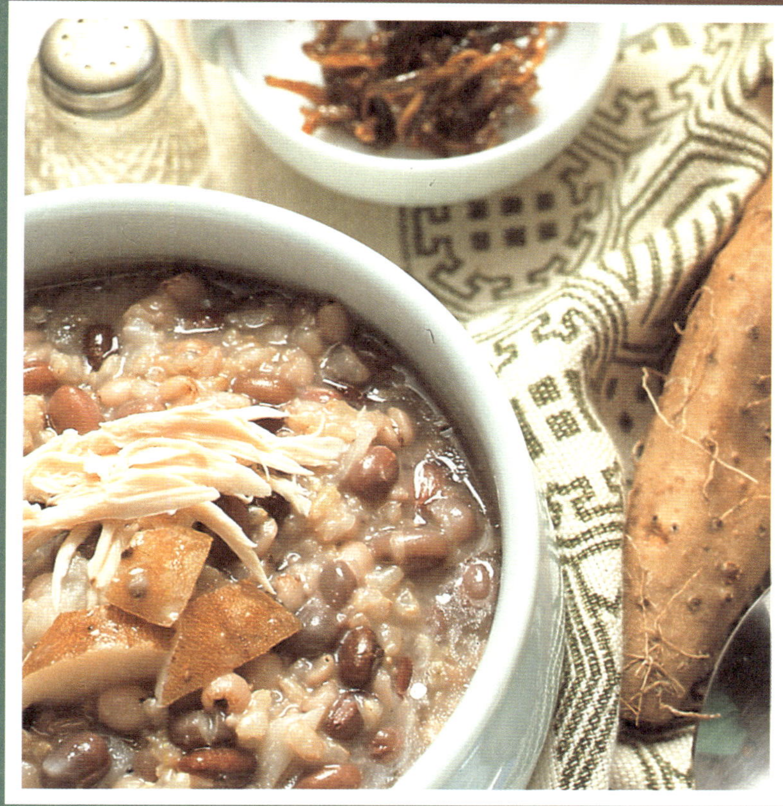

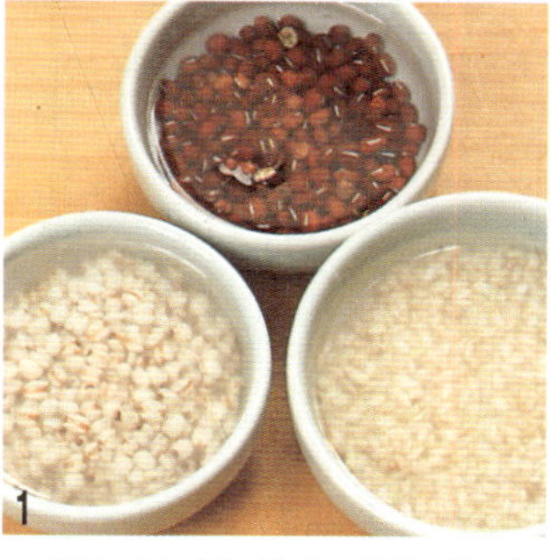

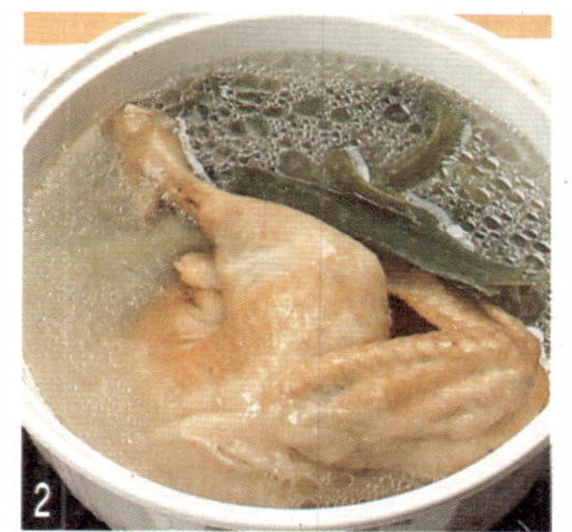

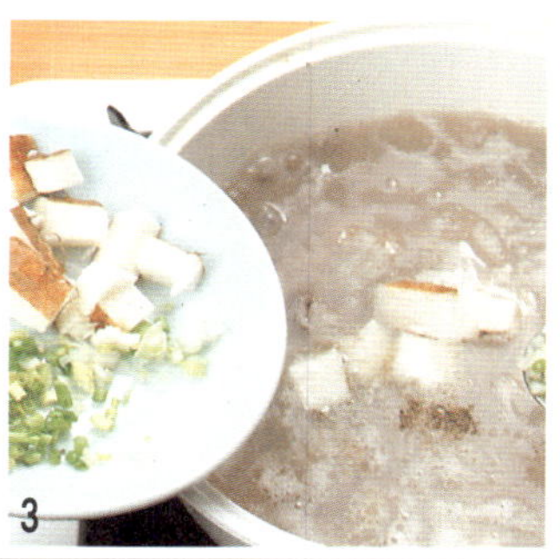

1 율무·팥·콩·현미는 각각 깨끗이 씻어 하룻밤 정도 물에 불리고 산마는 껍질째 구워 잘게 썬다.

2 닭은 푹 고아 익힌 뒤 뼈를 발라 내고 살은 잘게 찢어 놓는다. 국물은 거즈에 걸러 육수를 받아 둔다.

3 닭 육수에 불린 재료들을 넣어 10분 정도 끓여 간을 맞춰 닭살을 얹는다.

만들기의 포인트

여러 종류의 곡류가 들어있어 익는 시간에 차이가 나므로 불을 잘 조절한다.

맛의 특징

부드럽고 구수하며 닭 육수를 이용해 영양이 풍부하므로 주식 대용으로도 좋다.

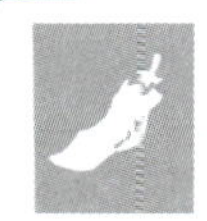

마른 고추 달인 물
혈액순환을 돕는다

고추에는 매운맛을 내는 성분에 살균 작용과 진통 작용, 그리고 혈액순환을 돕는 약효가 들어있다.

마른 고추를 달여 그 물을 관절 부위에 바르면 좋은 약효를 내므로 사용해 보도록. 단, 피부가 민감한 사람은 식물성기름을 환부에 한 번 발라 준 후 사용하는 것이 좋다.

● 그밖에 효과가 있는 식품

유자 1~2개를 레몬 자르듯이 둥글게 썰어 목욕물에 띄워 목욕을 한다. 혈액의 흐름을 도와주고 통증을 가라앉히는 효과가 있다.

산초, 미나리, 차조기 등의 잎이나 시래기도 같은 작용이 있다.

돼지족도 좋은 약효를 내는데, 류머티즘에 걸리면 식욕이 떨어지고 체력이 약해지므로 동물성 단백질과 적당량의 지방이 필요하다. 돼지족을 푹 고아 국물을 마시거나 등심이나 안심 등을 넣어 곰국으로 끓여 먹으면 좋다.

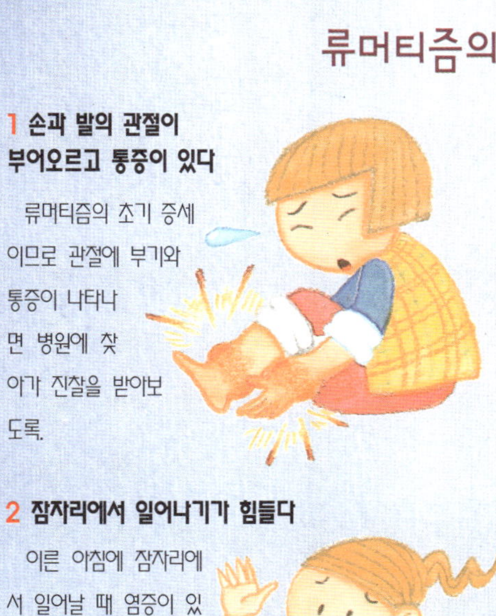

류머티즘의 주요 증세

1 손과 발의 관절이 부어오르고 통증이 있다

류머티즘의 초기 증세이므로 관절에 부기와 통증이 나타나면 병원에 찾아가 진찰을 받아보도록.

2 잠자리에서 일어나기가 힘들다

이른 아침에 잠자리에서 일어날 때 염증이 있는 관절에 심한 통증을 느끼게 되고 몸을 자연스럽게 움직이지 못한다. 무리하지 말고 천천히 움직이면 서서히 풀린다.

3 몸에 응어리 같은 것이 만져진다

무릎, 팔꿈치, 뒷머리, 손가락 등 압박받기 쉬운 곳에 응어리가 생긴다. 통증은 없다.

4 온몸에 증세가 나타난다.

류머티즘 증세는 특정한 관절에서 나타나기도 하지만 대부분 여러 관절에 동시 또는 번갈아 나타난다. 증세가 진전되어 만성화되면 심장이나 폐, 눈, 신경계에 영향을 미칠수 있으므로 조기 치료에 힘쓴다.

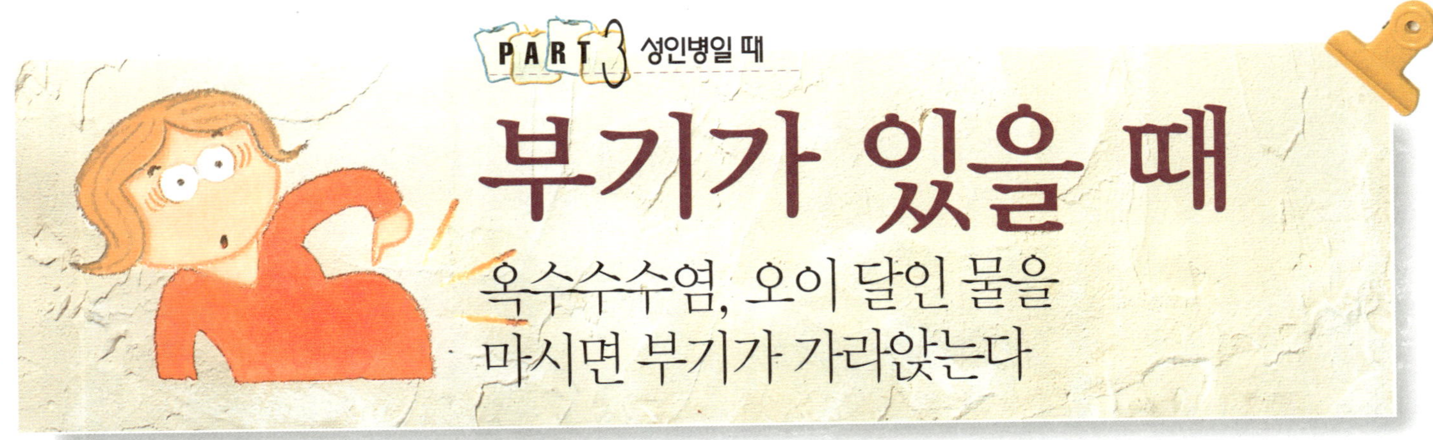

부기가 있을 때
옥수수수염, 오이 달인 물을 마시면 부기가 가라앉는다

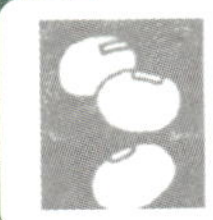

팥탕즙
이뇨 작용이 뛰어나다

팥에는 강력한 이뇨 작용이 있어 여러 가지 원인으로 발생되는 부기에 골고루 효과를 낸다.

약으로 사용할 때는 간을 하지 말고 생팥을 그대로 삶아서 밥 대신 주식으로 먹으면 부기가 가라앉는다. 이 방법은 영양실조에 의한 부기에도 좋은 효과를 낸다.

복용 방법은 깨끗이 씻은 팥 2~3큰술에 적당량의 물을 붓고 팥이 퍼질 때까지 끓여 그 즙을 마신다. (만들기 183쪽에 있음)

수박·수박씨가루 탕
신장병으로 생기는 부기에 효과

수박에는 시트룰린과 칼륨이 많이 들어있어 이뇨 작용을 원활하게 해 신장병으로 인한 부기 뿐만 아니라 방광염, 임신중독증에도 좋은 효과를 낸다. 몸 안에 칼륨이 모자라면 신장의 기능이 현저하게 떨어져서 소변이 잘 나오지 않게 되는데, 수박에는 94%의 수분과 칼륨이 들어있어 신장의 기능을 도와 수분을 몸 밖으로 내보낼 수 있게 한다.

여름철에는 수박을 흔하게 구할 수 있으므로 수시로 싱싱한 것을 구입해 먹도록 하고, 다른 계절에는 수박씨를 모아서 말려 두었다가 가루를 내어 따뜻한 물에 타서 마시거나 탕을 달여 하루 3회씩 공복시에 마셔도 같은 약효를 낸다.

구운 사과가루
하반신이 붓는 증세에 좋다

별다른 이유도 없이 하반신이 부어오르는 증세가 있을 때는 사과를 권한다.

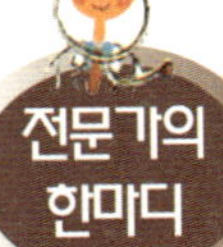

몸 안에 수분이 배설되지 않고 계속 고이는 증세를 '부기'라고 한다. 신장이나 심장에 이상이 생겨 발생하는 경우가 대부분이고 그밖에는 간장병으로 인해 배에 물이 차거나 단백질 부족에 의한 영양실조, 갱년기 장애와 같은 호르몬 이상으로 붓기도 한다. 부기가 있을 때는 수분과 염분의 섭취를 줄이고 소변의 배설을 돕는 이뇨 식품을 먹도록 한다. 증세가 심하고 좀처럼 가라앉지 않을 때는 의사의 진단을 받도록 한다. 전문의의 처방없이 함부로 약을 먹으면 부작용을 일으키기 쉽다.

사과 1개를 1cm 두께로 얇게 썰어 알루미늄 호일에 싸서 프라이팬에 검게 구운 다음 분마기에 갈아 가루로 만든다. 하루 3회, 1회 5~6g을 더운물에 타서 마신다.

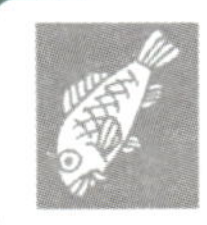

잉어탕
임신부의 부기를 가라앉힌다

잉어는 예로부터 귀한 생선류로 여겨져 한방에서는 이뇨제와 유즙 분비 촉진제로 쓰인다.

특히 약을 쓸 수 없는 임신부의 부기를 가라앉히고, 불필요한 수분을 몸 밖으로 배출시켜 임신중독증이나 양수과다증의 치료약으로 사용한다.

잉어는 비늘과 내장을 깨끗이 손질한 다음 끓는 물에 넣어 1시간 정도 끓인다. 이 국물을 아침에 일어나자마자 단숨에 마신다. 여기에 삶은 팥을 함께 넣어 끓이면 더욱 좋은 약효가 있다.

↓ 중국에서 전해온 신비한 방법 한가지 - 수박흙상

수박의 꼭지 부분을 잘라 속을 모두 파낸 다음에 통모양의 껍질 안에 마늘을 가득 넣는다. 마늘을 다 채웠으면 잘라낸 꼭지 부분을 뚜껑삼아 덮고, 한지로 싸서 그 위에 진흙을 바른다. 이것을 뜨거운 기운이 남은 잿속에 하루 정도 묻어 두었다가 건조된 것을 꺼내 곱게 갈아서 약으로 쓴다. 아침·저녁으로 1.5g씩 더운물에 타서 마시면 부기가 가라앉는다. 중국에서 민간요법으로 널리 사용되어지고 있는 수박흙상은 약한 불의 잿속에서 굽는 것이 포인트.

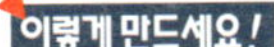

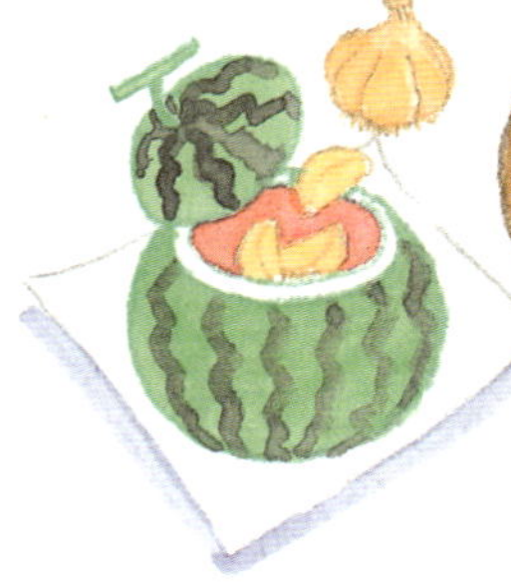

↑ 수박의 속을 파내고 마늘을 넣은 다음 한지에 싸서 뜨거운 잿속에 묻어 둔다.

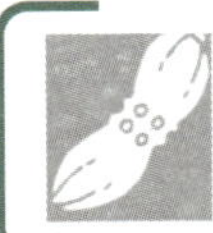

오이 달인 물·오이즙
부기의 초기 증세에 효과

잘 익은 오이를 골라, 씨를 뺀 것 300g을 물에 달여 하루 2~3회씩 나누어 마시면 부기의 초기 증세에 효과가 있다.

생것으로 먹을 경우에는 신선한 것을 골라 강판이나 녹즙기에 갈아서 그 즙을 마신다.

오이에는 몸을 차게 하는 작용이 있으므로 위장이 약한 사람은 피하도록 한다.

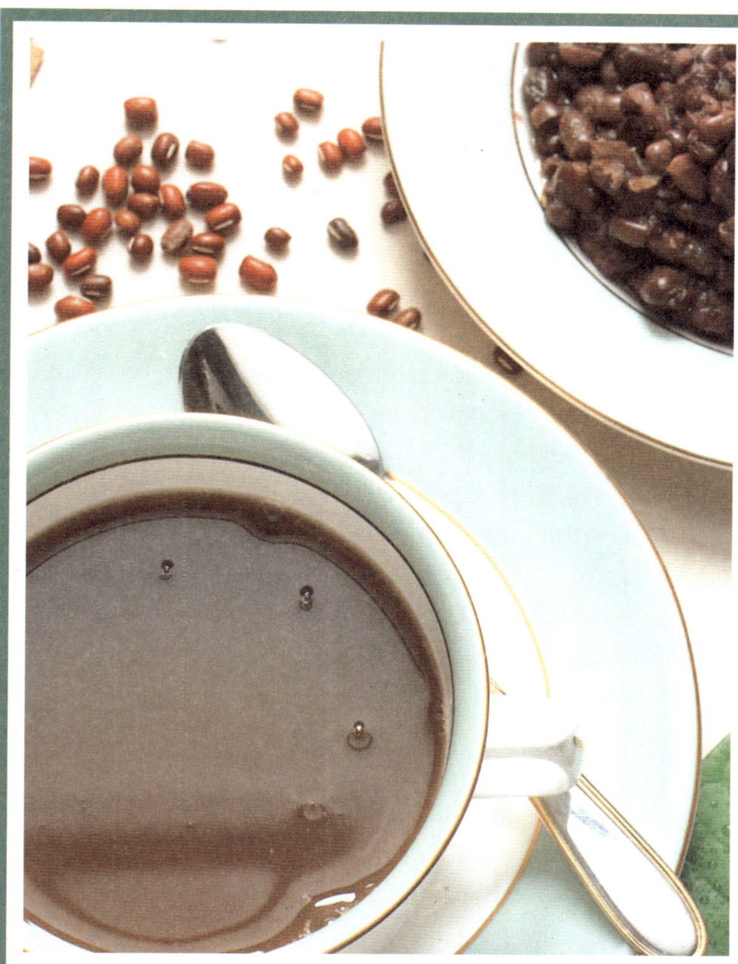

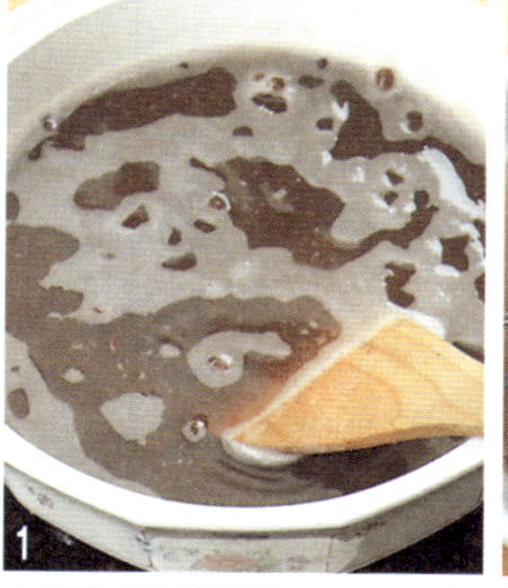
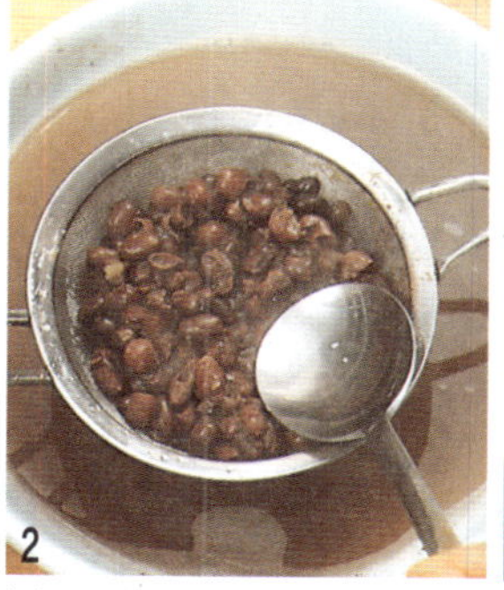
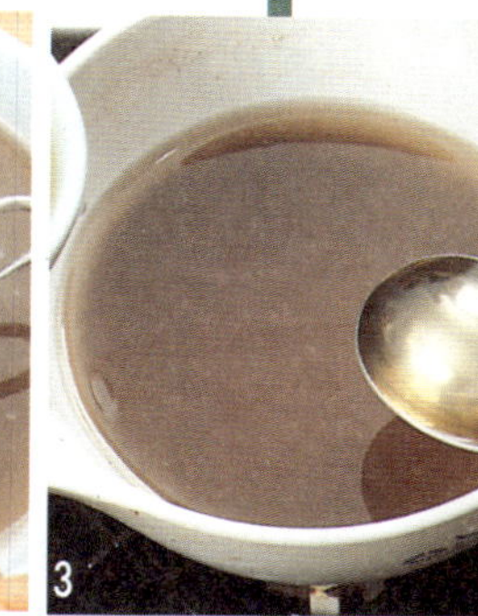

1 팥을 깨끗이 씻어 냄비에 담고 물을 부어 약한 불에 은근히 끓인다. 팔팔 끓기 시작하면 주걱으로 휘저어준다.

2 팥이 푹 퍼질 정도로 익고 팥물이 우러났으면 불을 끄고 체에 밭쳐 팥즙을 받는다.

3 체에 밭친 팥즙을 냄비에 담고 다시 한번 살짝 데우면서 준비한 꿀을 넣고 잘 휘저어 준다.

만들기의 포인트

팥을 씻지 않고 마른 행주로 먼지만 깨끗이 닦아도 된다. 넘치지 않도록 주의만 한다면 매우 쉽게 만들 수 있다.

맛의 특징

전혀 간을 하지 않은 팥즙이라 단맛은 없다. 팥냄새가 싫은 사람은 뜨거울 때보다 식혀서 마시면 냄새가 덜하다.

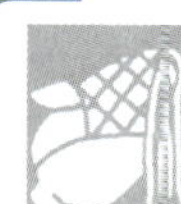

옥수수 수염 달인 물

부기를 내려준다

옥수수 수염에는 무기질과 질산칼슘 등이 많이 들어있어서 신장이 나빠져 몸이 붓는 증세를 호전시켜 준다.

옥수수 수염 15g에 물 3컵을 붓고 반으로 줄 때까지 달여 식사 전에 공복 상태로 마신다.

● 그밖에 효과가 있는 식품

모시조개 · 논고동(우렁)을 모래와 흙을 토하도록 해감한 다음 깨끗이 씻어 국이나 수프로 조리해서 먹는다.

완두콩 · 흑태(검은콩) 등을 삶아서 먹거나 탕으로 달여서 마시면 심한 부기도 가라앉는다.

민들레를 달여서 먹는 방법도 있다. 말린 잎이나 뿌리는 10g, 생잎이면 30g을 물 3컵에 달여 물이 반으로 줄면 약수건으로 짜내 그 즙을 하루 3회, 공복시에 마시도록 한다. 자주 붓는 증세가 있는 사람은 민들레잎으로 샐러드나 나물 반찬을 해서 먹어도 좋다.

부기가 있을 때 지켜야 할 사항

❶ 생활 주변에 습기가 많아지면 몸이 무거워지고, 이 유없이 이곳저곳이 아픈 경우가 있다. 특히 갑자기 땀을 흘렸거나 찬 비를 맞았을 때에는 바로 물기를 닦아낼 것.

❷ 한겨울에는 혈액순환이 나빠지기가 쉬우므로 몸을 차게 하지 말자. 목욕탕이나 화장실에도 되도록 실온을 유지하도록.

❸ 부기가 심할 때는 휴식과 안정을 취하도록 한다. 내장에도 수분이 많아지면 심장이나 신장에 부담을 주는 경우가 있으므로 무리는 금물이다.

❹ 수분의 과다섭취를 피한다. 수분의 섭취 기준으로는 전날의 소변량을 참고하여 그 이상으로 물을 마시지 않도록 한다. 배뇨횟수나 소변의 양이 많은 경우에도 수분섭취를 줄인다.

❺ 염분의 섭취량은 하루에 3~5g 이하로 제한한다. 된장, 간장에는 염분이 많으므로 사용량에 주의가 필요하다.

❻ 항상 피부를 청결하게 유지한다. 부기가 있을 때는 피부의 저항력이 약해지므로 염증이 생기거나 상처가 나기 쉬운 팔꿈치나 어깨, 허리, 발뒤꿈치는 특히 청결하게 다루도록 한다.

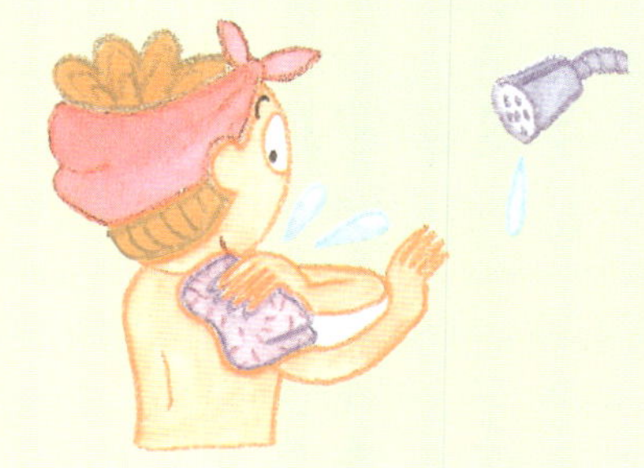

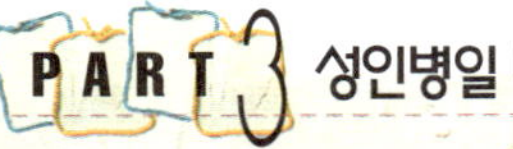

신경통에

율무로 만든 술이나 여름밀감술을 꾸준히 마시면 통증이 가라앉는다

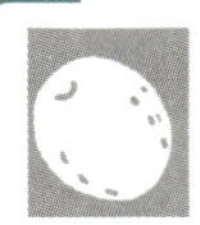

매실술찜질
통증을 가라앉힌다

심한 통증이 일어나면 몸과 마음의 안정을 취하고 매실로 술을 담가 찜질을 해서 통증을 완화시키도록 한다.

매실술찜질은 신경통뿐만 아니라 류머티즘이나 관절염·부기 등의 통증, 편도선염이나 기관지염으로 인한 목구멍의 통증, 가슴의 통증 등에도 잘 듣는다.

단, 매실술을 외용약으로 사용할 때는 얼음설탕을 넣지 않도록 주의하고, 매실술을 내복약으로 복용할 때는 한 번에 1큰술씩, 하루에 2~3회 마신다.

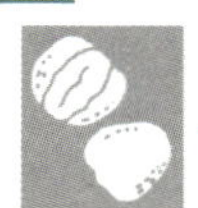

율무술
근육의 긴장이나 신경통에 좋다

신경계의 질환이 있는 사람은 수분대사가 잘 되지 않아 몸이 자주 붓고 땀을 많이 흘리는 것이 특징이다.

율무는 뛰어난 이뇨 작용이 있고 근육의 긴장을 풀어주며 신경통에 좋은 약효를 내므로 신경통 환자에게 권할만한 식품이다.

율무 300g에 소주 1.8ℓ를 넣고 술을 담그거나, 율무의 껍질을 벗겨 탕을 달여 마시면 좋은 약효를 낸다. 시중에서 판매되는 율무차를 음료수 대신 자주 마셔도 같은 효과를 얻을 수 있다.

호박찜질약
늑간신경통의 통증에 좋다

늑간신경통의 증세로 가슴이 아플 때는 진통·소염 작용이 있는 호박찜질이 좋다.

호박을 찜통에 넣고 푹 찐 다음 분마기에 넣고

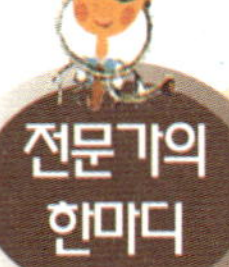

일정한 신경의 경로를 따라 발작적으로 심한 통증이 나타나며 말초신경의 분포와 흐름에 따라 삼차신경통·좌골신경통·늑간신경통·경완신경통으로 나뉜다. 삼차신경통은 흔히 안면신경통이라고도 한다. 신경계의 병은 대체적으로 원인이 분명하지 않고 오래도록 지속되는 특징이 있다. 먼저 신경통의 증세를 느낀 즉시 전문의의 진단을 받고 올바른 자세와 안정을 취하면서 비타민이 풍부한 음식을 많이 먹도록. 증세가 심할 때는 물리치료를 꾸준히 받는다.

으깨서 따뜻할 때 거즈에 발라 통증을 느끼는 부위에 바른다. 거즈가 식으면 따뜻한 것으로 바꿔주고, 이 방법을 하루 2~3회 반복하면 통증이 서서히 가라앉는다. (만들기 185쪽에 있음)

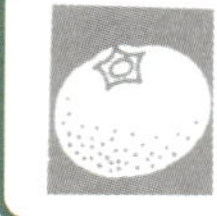

여름밀감술
근육통·좌골신경통 증세에

허리에서 허벅지에 걸쳐 나타나는 좌골신경통 증세나 근육통으로 오래도록 시달린 사람에게는 여름밀감술이 좋다.

여름밀감 4개를 껍질째 잘 씻은 다음 레몬을 썰듯이 둥글게 썰어 술 1.8ℓ와 꿀을 조금 넣고 서늘한 곳에서 4개월 정도 보관한다. 술이 익으면 거즈에 걸러 찌꺼기는 버리고 그 술을 잠자리에 들기 전에 1큰술씩 6개월 정도 마시면 좋은 약효를 낸다.

수세미탕
통증을 진정시킨다

수세미줄기에서 뽑아낸 즙은 옛부터 미용효과가 있다 하여 화장수로 사용되어 왔지만, 그밖에 신경통이나 두통, 복통, 류머티즘, 오십견(50대의 견비통) 등에도 폭넓은 약효를 낸다.

특히 신경통에는 수세미탕이 잘 듣는다. 가을에 추출해 낸 수세미액에 얼음설탕을 넣고 함께 달여서 하루에 3회, 공복시에 소주잔으로 1~2잔씩 마시면 모든 통증을 가라앉히는 강한 진통 효과가 있다.

이렇게 만드세요!

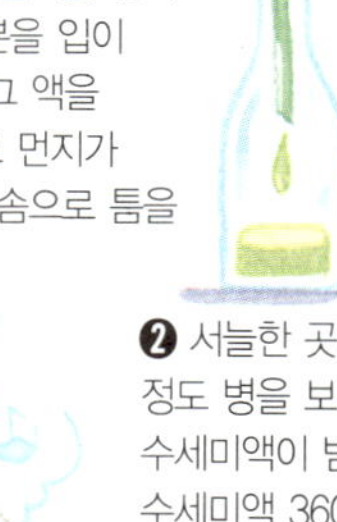

❶ 뿌리 부분에서 60cm 정도 높게 자란 수세미줄기를 잘라 자른 줄기 끝 부분을 입이 좁은 병에 넣고, 그 액을 받는다. 병 입구로 먼지가 들어가지 않도록 솜으로 틈을 막는다.

❷ 서늘한 곳에 2~3일 정도 병을 보관하면 수세미액이 받아지는데, 수세미액 360㎖당 얼음설탕 200g을 넣고 냄비나 약탕기에 달여 반으로 줄면 불에서 내린다.

개다래나무가루
진통·보온 효과가 뛰어나다

개다래나무의 말린 열매는 생약명으로 '목천료'라 하여 한약방에서 쉽게 구입할 수 있다.

신경통·요통에는 건조시킨 열매를 분마기에 갈아서 하루에 3회 따뜻한 물에 마신다. 나무껍질에도 약효가 있어 건조시킨 것을 물에 달여 하루에 3회 데워서 마셔도 좋다. 건조시킨 덩굴이나 잎을 무명주머니에 넣어 입욕제로 사용하면

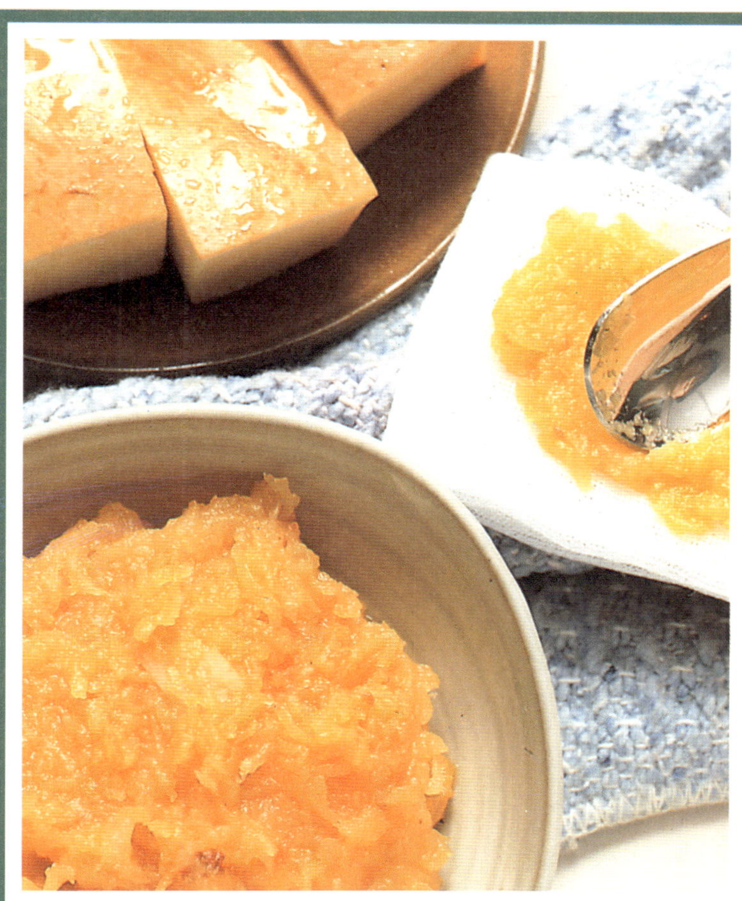

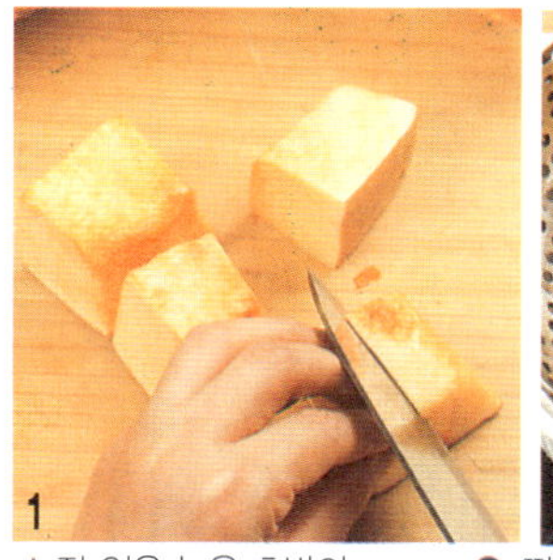

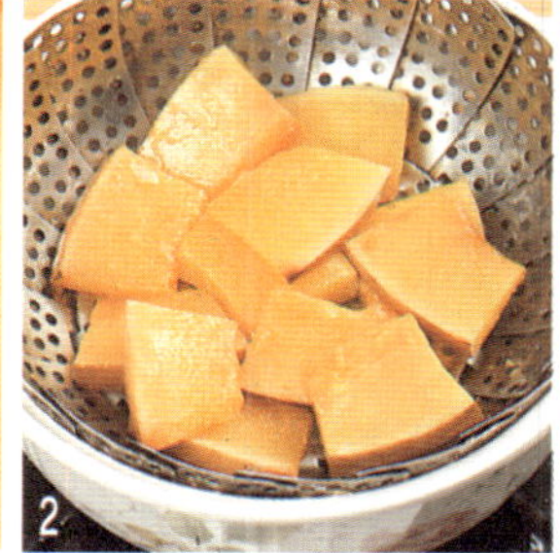

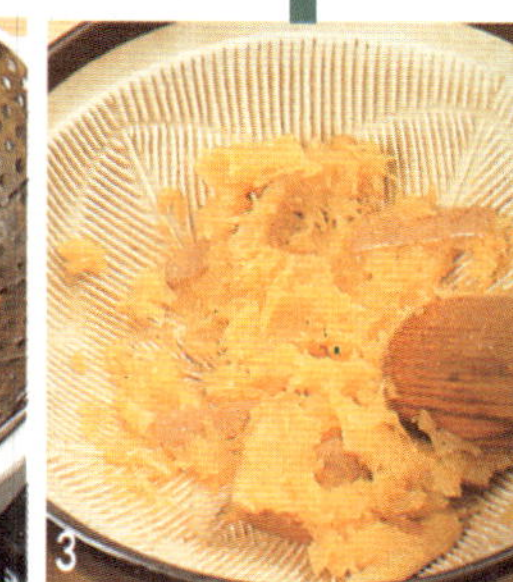

호박찜질약을 만들려면

재료(3회분)/늙은 호박…5조각(5×5cm 크기)

1 잘 익은 늙은 호박의 속을 파낸 다음 깨끗이 씻어서 물기를 닦고 껍질째 익기 쉬운 크기로 토막썬다.

2 찜기에 물을 붓고 준비한 호박을 안쳐서 호박이 푹 익어서 노랗게 될 때까지 찐다.

3 젓가락으로 눌러 보아 무르게 쪄졌으면 불에서 내린 다음 분마기에 넣고 껍질째 잘 으깬다.

만들기의 포인트

호박을 빨리 익히려면 되도록 얇게 썰도록. 익힐 때는 물을 넉넉히 붓고 센불에서 푹 익히도록 한다.

사용 후 느낌

신경통이 있는 부위에 직접 바르지 말고 거즈나 한지에 발라 따뜻할 때 붙인다. 찜질약을 붙이고 나면 따뜻한 기운이 은근하게 퍼져 아픈 증세가 가라앉는 것 같은 느낌이 든다.

온몸의 통증을 가라앉히고 보온 효과도 얻을 수 있다.

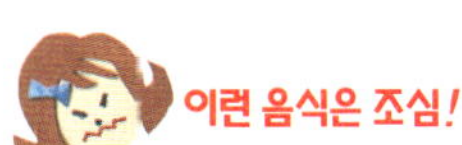

몸을 차갑게 하는 식품은 피한다

신경통이 만성화되면 혈관에 영향을 미쳐 피가 잘 흐르지 못하게 된다. 이럴 때는 피를 탁하게 하는 새우, 게, 문어 등의 어패류와 떫은 맛이 나는 산채나물은 피하는 것이 좋다.

그리고 몸을 차갑게 하는 작용이 있는 식품도 금한다. 녹즙이나 샐러드, 과일 등도 과식을 피한다. 흑설탕은 양을 줄이며, 물도 많이 마시면 체온을 낮추는 원인이 되므로 주의한다.

● 그밖에 효과가 있는 식품

산마 15g에 물 2컵을 부어 그 물이 반으로 줄어들 때까지 달여서 밥 먹기 30분 전에 따뜻하게 마신다.

뽕나무의 작은 가지 40g과 쑥 40g에 물 2컵 반을 붓고 달여 하루에 3회로 나누어 마신다. 1개월 정도 꾸준히 마시면 약효가 나타난다

묵은 생강 1쪽을 강판에 갈아서 무명보자기나 거즈에 싸서 냄비에 넣고 물을 적당히 부은 다음 생강탕을 끓인다. 이 탕을 두터운 수건에 적셔 물기를 꼭 짠 다음 통증이 있는 부위에 올려 놓으면 혈액순환을 촉진하고 열을 내리는 작용을 해 다음 날이면 통증이 가라앉는다.

그리고 식초에 절인 콩도 뛰어난 효과를 발휘한다. 콩을 깨끗이 씻어 물기를 뺀 다음 사과식초나 양조식초에 3일 정도 재웠다가 하루에 5~6알씩 먹으면 신경통으로 인해 움직이기 불편하던 부위를 풀 수 있다. 단, 3개월 이상 꾸준히 먹어야 약효를 낸다.

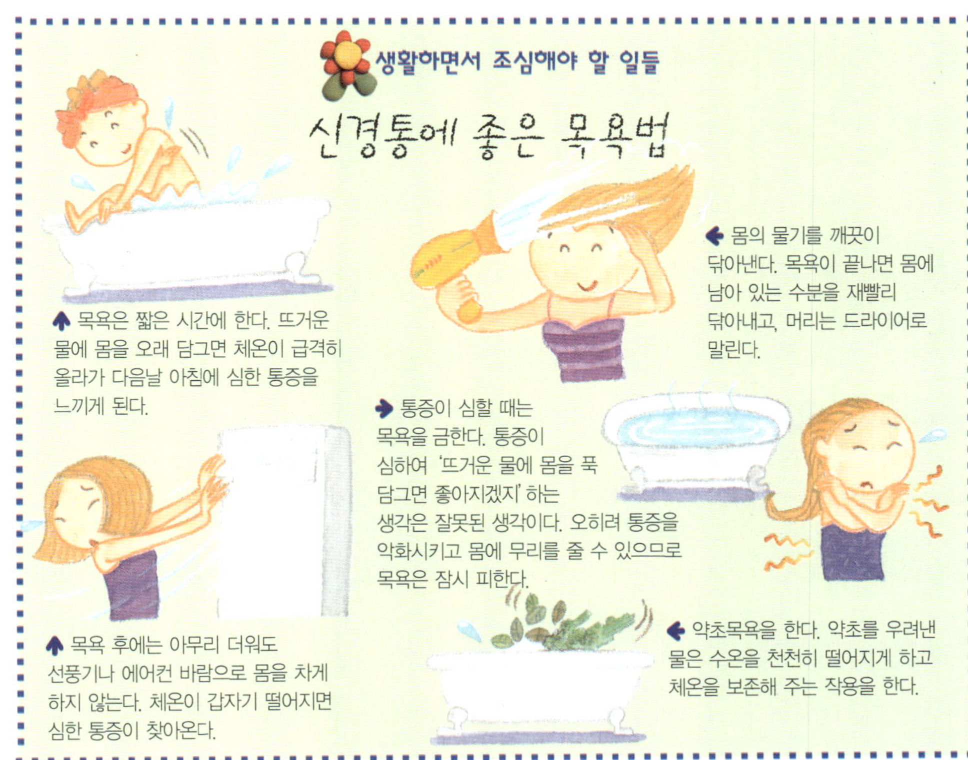

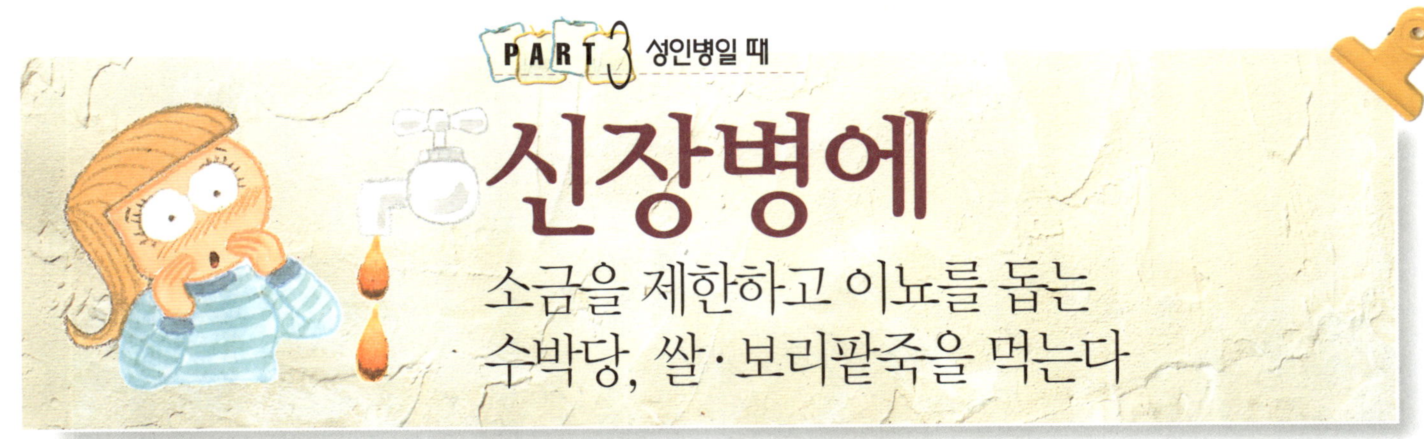

신장병에

소금을 제한하고 이뇨를 돕는 수박당, 쌀·보리팥죽을 먹는다

쌀·보리팥죽
부기를 가라앉힌다

팥에는 뛰어난 이뇨 작용이 있어 부기가 수반되는 신장병에는 더없이 이상적인 식품이다. 부기가 심할 때는 깨끗이 씻은 팥 10g에 물 3컵을 붓고 물이 반으로 줄 때까지 달여 하루 3회로 나누어 공복에 마신다. 팥·쌀·보리 등을 함께 넣어 끓인 죽도 같은 약효를 낸다. 주식 대용으로 하루에 2회 먹도록. 단, 설탕이나 다른 감미료는 사용하지 않는 것이 좋다.

이렇게 만드세요!

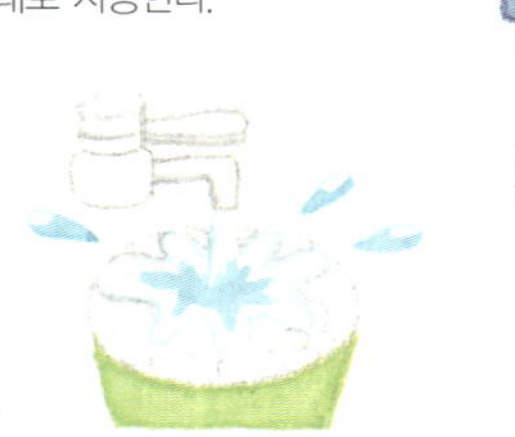
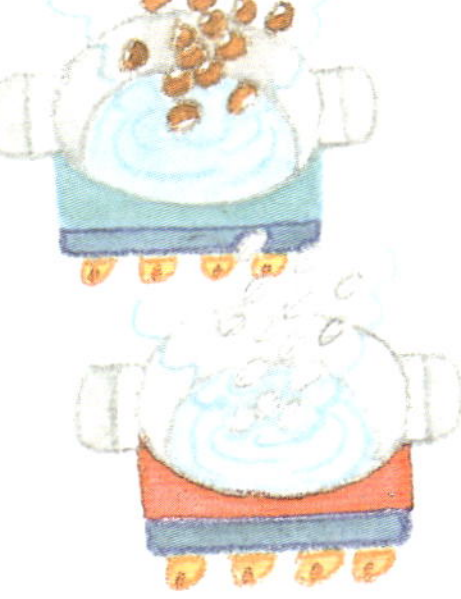

❶ 팥과 보리는 깨끗이 씻은 다음, 각기 다른 냄비에 넣고 한번 삶아 낸다. 쌀은 씻어서 그대로 사용한다.

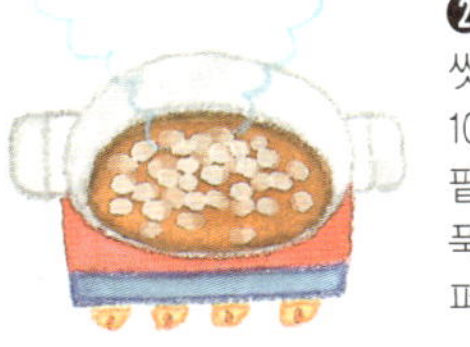

❷ 삶아 낸 팥과 보리, 그리고 씻어 둔 쌀을 냄비에 넣고 10배 정도의 물을 부은 다음 팥을 삶아 낸 물도 함께 넣어 푹 끓인다. 쌀알이 완전히 퍼지면 불에서 내린다.

수박당
부기를 가라앉힌다

수박에는 신장의 기능을 활발하게 하고 요독증을 예방하는 작용이 있다. 그밖에 몸이 자주 부어 걱정인 사람이나 신장염으로 몸에 열이 나고 소변이 잘 나오지 않는 사람에게도 아주 좋다.

여름철에는 싱싱한 것을 그때그때 구입해 그대로 먹거나 수박화채, 수박주스 등으로 변화를 주

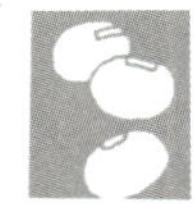

신장은 혈액을 여과시키고 노폐물이나 독성이 있는 물질을 소변으로 배설하며, 소변의 양을 조절해서 몸 안의 수분을 일정하게 유지시킨다. 신장병은 얼굴·눈꺼풀·전신 등이 붓고 소변의 양이 현저히 줄거나 소변의 색이 검붉어지기도 하여 단백질이 섞여 나오는 증세를 보이기도 한다. 발병 초기에는 절대 안정을 취하고 소금과 수분을 제한하도록 한다. 또한, 짜지 않은 단백질 식품을 섭취하고 소변에 단백질이 많이 배출될 때는 입원 치료를 받는 것이 좋다.

어 자주 먹도록 한다. 몸을 차게 하는 성질이 있으므로 냉증이 있는 사람은 과식을 피한다. 다른 계절에는 여름철에 만들어 둔 수박당을 먹도록 한다. 냉증이 걱정되는 사람은 따뜻한 물에 섞어 마시도록. (만들기 187쪽에 있음)

옥수수 수염 달인 물
만성 신장염에 특효

쓰레기통에 버려지기 쉬운 옥수수 수염에는 많은 약효 성분이 있는데, 특히 이뇨 작용이 뛰어나 부기를 가라앉히고 신장염에 효과가 있으므로 한방에서는 '남만모' 라 하여 취급하고 있다. 옥수수 수염 50g에 물 3컵을 붓고 중불에서 양이 반으로 줄 때까지 달인다. 그 물을 하루에 1~2회 공복시에 마시면 뛰어난 이뇨 작용으로 부기가

가라앉고 단백뇨 증세도 좋아져 급성 신장염은 물론, 만성 신장염의 치료에도 도움이 된다. 중독성이 없으므로 장기 복용도 가능하다.

강낭콩 달인 물
혈압을 내려준다

3년 이상 건조시킨 강낭콩에는 부기를 가라앉히고 혈압을 진정시키는 약효가 있다 하여 신장병의 특효약으로 사용되어 왔다. 강낭콩 5g에 물 3컵을 붓고 물이 반으로 줄 때까지 달여 그 물을 하루 3회로 나누어 공복에 마신다.

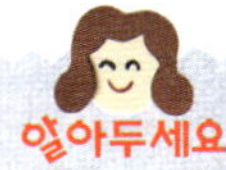

신장병의 주요 증세

● 몸이 자주 붓는다

신장에 이상이 생기면 소변이 잘 안 나오므로 얼굴이나 눈꺼풀이 붓고 머리가 무거운 느낌이 든다. 증세가 심해짐에 따라 부기는 손, 발, 배 등 전신으로 퍼져 간다.

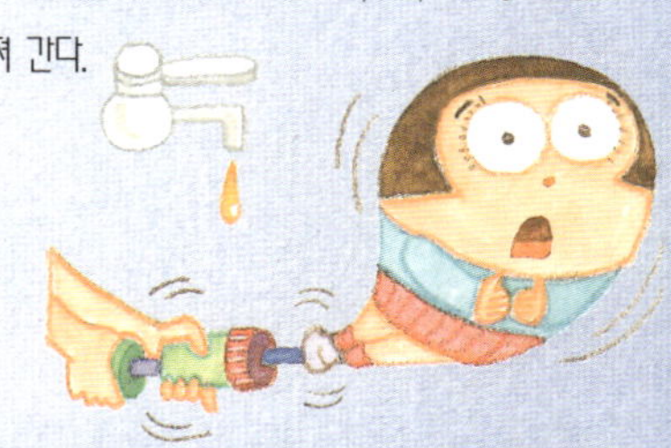

● 소변에 이상이 생긴다

왠지 소변의 색이 자꾸 탁해지는 것 같고 가끔 혈뇨가 나타난다. 단백뇨가 아닌지 반드시 검사를 받아 보도록.

● 혈압이 높아진다

신장병의 초기 증세로 혈압이 높아지고, 콜레스테롤 치가 올라가 두통, 현기증, 구토, 숨가쁨 등의 증세를 동반하게 된다.

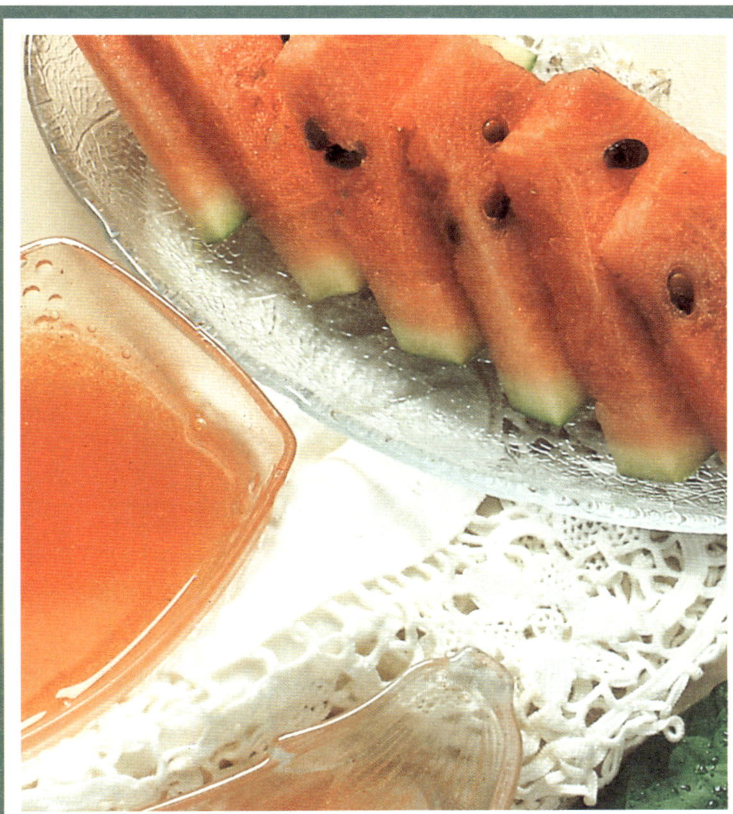

재료/수박…450g

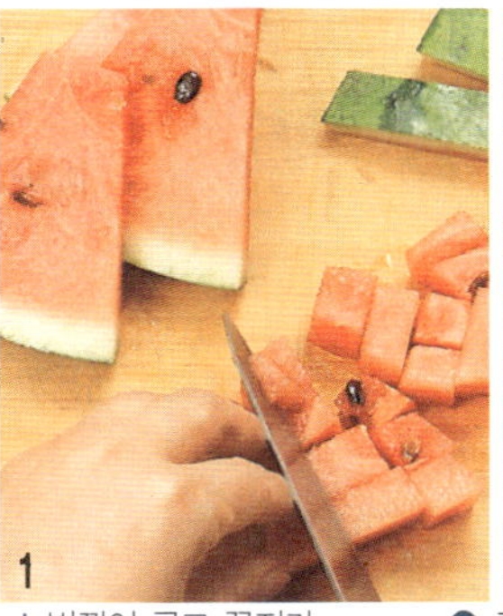

1 빛깔이 곱고 꼭지가 싱싱한 수박을 준비하여 껍질을 깎아 내고 속만 잘게 네모썬다.

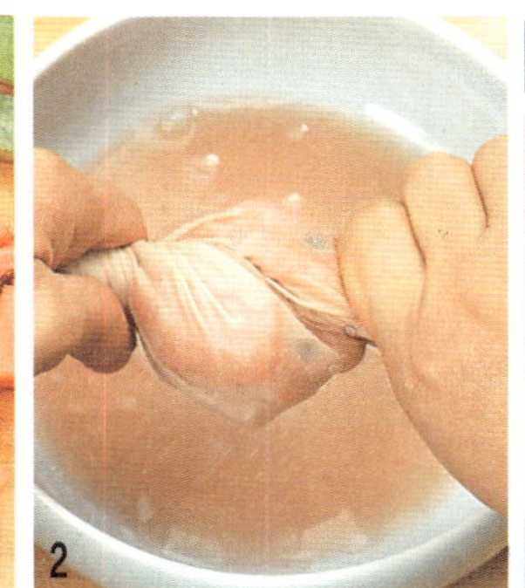

2 잘게 썬 수박은 거즈나 무명천에 싸서 양쪽 끝을 잡고 꼭 비틀어 짠 다음 즙을 받는다.

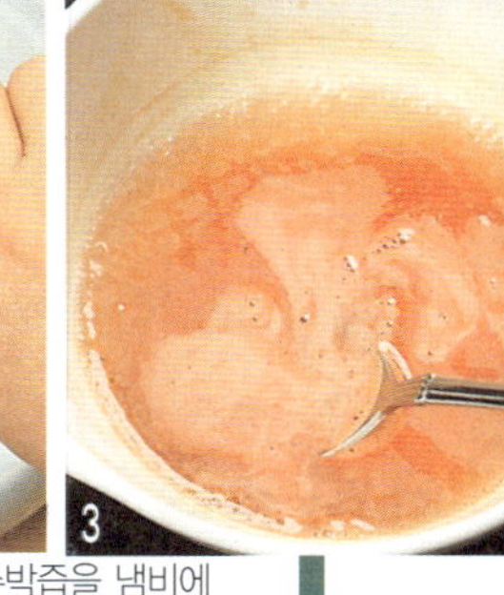

3 수박즙을 냄비에 담아 약한 불에서 끓인다. 붉은 색의 찌꺼기가 떠오르면 걷어 내도록.

만들기의 포인트
수박당은 냉장고에 1년 정도 보관이 가능하므로 수박이 많은 여름철에 만들어 두면 좋다.

맛의 특징
설탕을 넣지 않아도 달콤하고 맛이 좋아 아이들도 쉽게 먹을 수 있다. 수박당은 하루 3회, 1회 1큰술씩 식전에 먹는다.

강낭콩껍질에도 뛰어난 약효가 있으며 보존 기간도 긴 편이므로 강낭콩껍질을 미리 달여 놓았다가 하루에 3회, 1회에 소주잔으로 반 잔 정도씩 마시면 효과적이다.

구운 식용 달팽이
신장의 기능을 돕는다

프랑스의 일품요리로 꼽히는 달팽이는 강장식품으로 널리 알려져 있지만 칼슘의 함량도 풍부해 신장의 기능이 원활해지도록 해 준다.

살아있는 달팽이를 그대로 불에 구워 대꼬치로 살만 꺼내 먹는다. 단, 양념을 하는 것은 약효를 떨어지게 하므로 피하도록.

양념을 하지 않은 채 그대로 먹는 것이 싫으면 구운 살을 햇볕에 바짝 말렸다가 탕이나 수프를 끓여 마시는 것도 좋은 방법이다.

● 그밖에 효과가 있는 식품

동아는 수박과 같은 옹이과에 속하는 식품으로 수분이 많다 이뇨 작용을 도우므로 신장병 치료제로 아주 좋다. 날 것을 그대로 먹는 것도 좋지만 수프나 반찬으로 조리를 하면 냉증이 걱정되는 사람도 안심하고 먹을 수 있다.

오이 · 감도 이뇨 작용이 뛰어나 마찬가지의 효과를 볼 수 있으므로 신장병으로 고생하는 사람에게 권할 만하다.

단, 오이나 감에는 몸을 차게 하는 성질이 있으므로 과식은 피하는 것이 좋다.

녹두도 팥과 더불어 이뇨 작용이 뛰어나다. 30g씩 달여 하루 3회로 나누어 마시도록.

흑태(검은콩)도 삶아서 반찬으로 조리해 먹으면 좋다.

달여서 마시는 탕즙으로는 율무 · 질경이 등을 권한다. 율무는 껍질을 벗겨 30g씩 달여서 차 대신 마시면 부기를 가라앉히고, 질경이는 그늘에 말려 잎은 10g, 씨는 5g을 하루분으로 달여 3회에 걸쳐 마시도록 한다. 공복시에 마시는 것이 효과적이다. 질경이는 뿌리째 갈아서 더운물이나 따뜻하게 데운 청주에 타 마셔도 좋다.

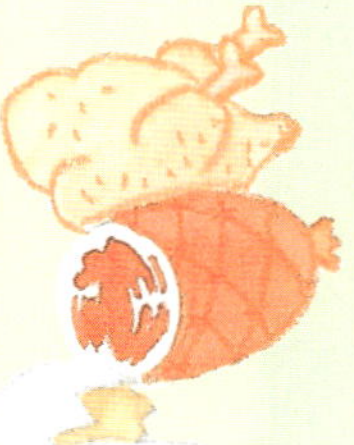

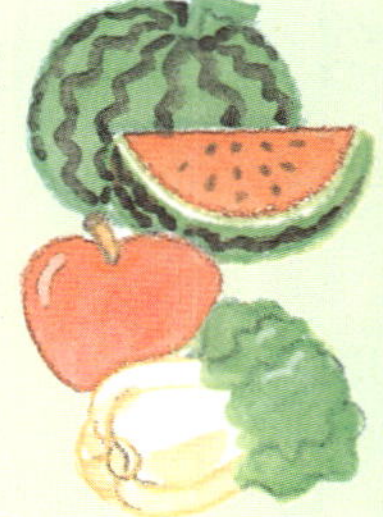

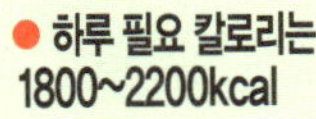

심장병에

달걀노른자 기름, 굴껍질수프 등을 먹으면 증세가 좋아진다

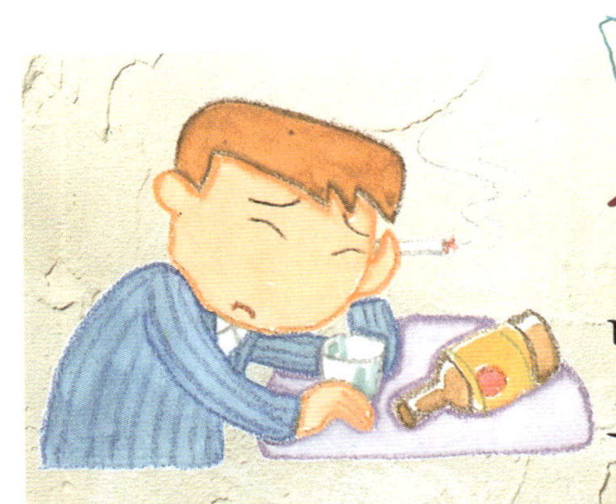

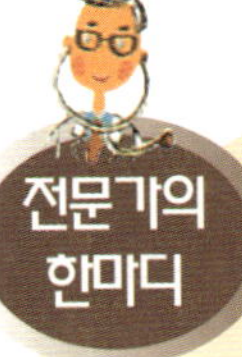

심장은 동맥으로 피를 보내 몸 구석구석까지 산소와 영양소를 공급하고 조직으로부터 탄산가스와 노폐물을 거두어 들인다. 심장이 이러한 활동을 잘 해내기 위해서는 관상동맥이 튼튼해야 한다. 즉, 관상동맥에 이상이 생기면 여러 가지 심장병을 일으키는데 협심증, 심근경색 등을 들 수 있다. 심장병을 예방하려면 콜레스테롤과 칼로리가 높은 식품을 피하고 적당한 운동을 꾸준히 하면서 질좋은 단백질, 조개 및 해조류, 신선한 채소를 섭취한다. 또한 스트레스, 흡연, 과로 등을 조심한다.

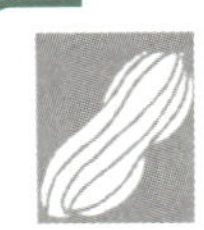

땅콩 식초 절인 물
협심증에 잘 듣는다

가슴 왼쪽에서 명치, 또는 팔에 걸쳐서 통증이 나타나는 협심증에는 땅콩 식초 절인 물이 좋다. 땅콩을 속껍질째 유리병에 1/3정도 넣고 그 땅콩이 잠길만큼 현미식초를 붓는다. 땅콩이 불어나면 식초를 더 넣고 15일 정도 두었다가 하루에 소주잔으로 1~2잔씩 마신다.

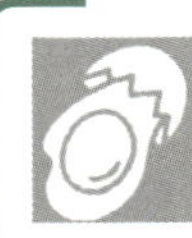

달걀 노른자 기름
가슴이 울렁거리는 증세에 특효

달걀의 노른자 부분을 한방에서는 혈액이나 체액을 보충하는 작용이 강하다 해서 심장병의 특효약으로 처방한다.

특히 달걀 노른자 기름(난유)은 민간요법으로도 널리 알려져 있다. 가정에서도 만들기 쉽고 장기 보존도 가능해 미리 만들어 두었다가 1/3작은술씩 아침·저녁으로 꾸준히 먹으면 좋은 효과를 낸다. (만들기 189쪽에 있음)

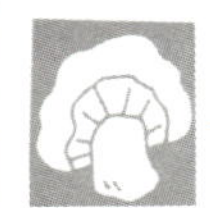

표고버섯탕·분말
혈압 진정시켜 발작 예방

콜레스테롤의 치수를 낮추어 주는 작용이 밝혀져 주목받고 있는 표고버섯은 꾸준히 복용하면 혈당과 혈압을 내려주고 고혈압, 고지혈, 동맥경화 등을 예방한다.

칼로리도 거의 없어 다이어트가 필요한 사람과 심장질환 환자에게 꼭 맞는 건강식품.

생표고버섯보다는 말린 표고버섯에 약효가 높으므로 말린 것을 이용해 탕을 달이거나 분말로 만들어 더운 물에 타서 마시도록 한다.

이렇게 만드세요!

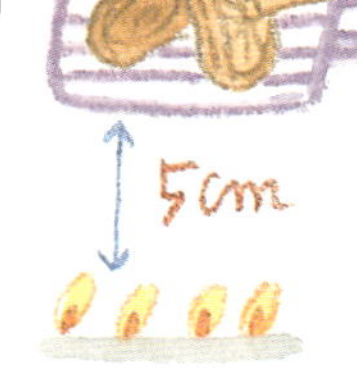

❶ 마른 표고버섯을 약한 불에서 굽는다. 직접 불에 굽지 말고 불에서 5cm정도 떨어져 쬐듯이 굽는 것이 요령.

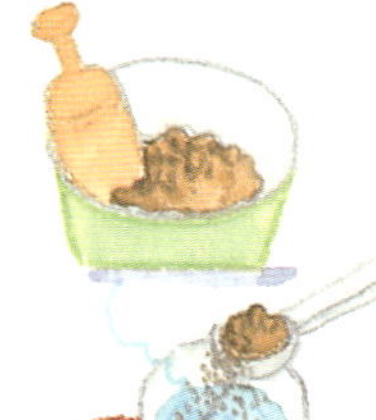

❷ 잘 구운 표고버섯을 분마기에 갈아서 분말로 만들어 1일 3회, 1큰술씩 더운 물에 타서 마신다.

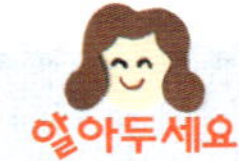

협심증·심근경색증에 알맞는 식이요법

● 적게 먹는 습관을 생활화한다

심장병 증세가 있을 때는 심장에 부담을 주지 않는 것이 제일 중요한다. 식사를 할 때도 8할 정도만 먹고 되도록 적게 먹는 습관을 기른다. 그것으로는 도저히 견딜 수 없다고 생각되면 소량씩 여러 번 먹는 습관을 생활화한다. 비만은 성인병의 주원인이 되므로 표준체중을 유지하는 것이 중요하다.

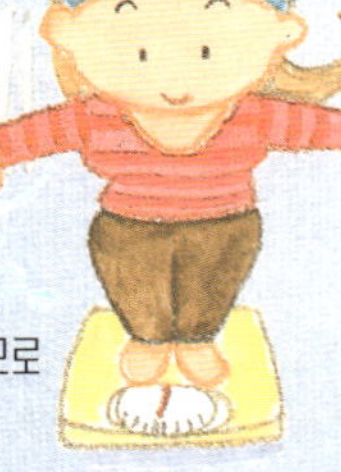

● 식물성 섬유를 충분히 먹는다

식물성 섬유질은 콜레스테롤을 몸 밖으로 배출시키는 작용을 한다. 그리고 심장발작의 원인이 되는 변비도 예방한다. 흰쌀보다는 현미에 식물성 섬유가 훨씬 많이 들어있고, 잎채소나 감자, 버섯류, 해조류에도 풍부하므로 계획성 있는 식단을 작성해 식물성 섬유를 보충하도록 한다.

● 식물성 기름으로 조리한다

식물성 기름에는 콜레스테롤치를 떨어뜨리는 성분이 들어있으므로 볶음요리나 튀김요리를 할 때는 꼭 식물성 기름을 사용하도록 한다. 참기름, 콩기름, 옥수수기름 등이 대표적인 식물성 기름이고, 버터나 쇼트닝은 동물성 기름이다.

달걀 노른자 기름을 만들려면

재료(10회분)/달걀…8개

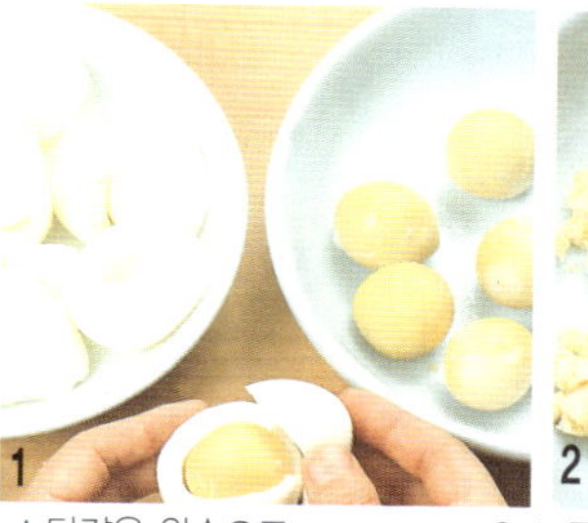

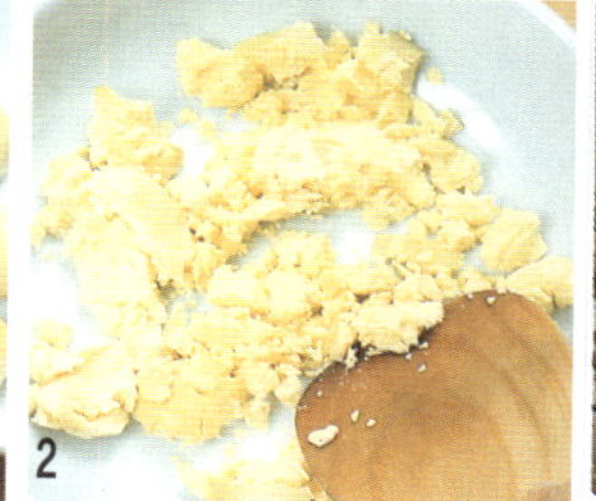

1 달걀은 완숙으로 삶아서 찬물에 식힌 다음 껍질을 벗겨 노른자만 골라서 놓는다.

2 노른자를 넓은 그릇에 담고 주걱으로 으깬다. 힘주어 치대지 말고 나무주걱을 세워서 가볍게 살살 으깬다.

3 곱게 으깬 달걀 노른자를 프라이팬에 넣어 새까맣게 될 때까지 볶아 거즈에 싸서 기름을 받는다.

만들기의 포인트

탄 냄새가 심하게 나고 연기도 많이 일어나므로 환풍기를 돌리면서 창문도 열어 놓도록 한다. 상하지 않으므로 한번에 많이 만들어 두어도 좋다. 보존 가능 기간은 4~5년.

맛의 특징

독특한 냄새가 있어 마시기가 좀 어렵다. 약국에서 오블라토나 캡슐을 구입해 그 안에 넣어서 먹으면 편리하다.

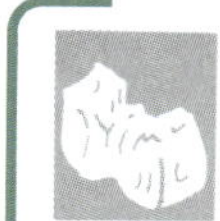

돼지 염통수프
심장이 약한 사람에게 좋다

약한 장기를 강하게 만들기 위해 동물의 같은 장기를 먹는 방법은 옛부터 민간요법으로 사용되어져 왔다.

이런 원리로 심장이 약한 사람에게는 돼지의 염통 즉, 심장을 권한다.

돼지 염통은 맑은 물에 잘 씻어 지방이나 심줄은 떼어내고 큼직하게 두세 토막으로 잘라 소쿠리에 넣은 다음 흐르는 물에 핏기를 씻어 낸다.

손질한 돼지 염통에 표고버섯이나 목이버섯 등을 함께 넣어 국이나 수프 등으로 만들어 먹으면 효과가 있다.

염통은 닭이나 염소, 소 등의 것으로 대치해도 같은 효과를 낸다.

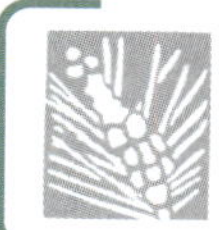

솔잎
혈관 벽을 강화시켜 준다

1년 내내 푸르름을 자랑하는 소나무의 잎에는 혈관벽을 강화시켜 주는 작용이 있어 심장 발작의 원인이 되는 고혈압증에 잘 듣는다.

생잎을 씹어서 그 진액을 조금씩 먹는 것만으로도 좋은 약효를 얻을 수 있으며 술을 담가 마셔도 좋다.

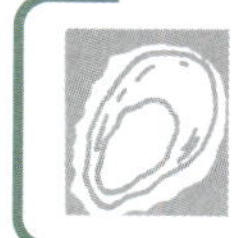

굴껍질수프
혈전을 예방해 준다

굴에는 타우린이라는 떫은 맛을 내는 아미노산이 풍부하게 들어있어 심장의 이상흥분 증세를 진정시키고, 혈전을 예방하는 작용을 한다. 갑자기 일어나는 심장 발작이 걱정되어 늘 불안한 사람에게는 굴껍질을 권한다.

약용으로 사용할 때는 주로 고운 분말로 갈아서 사용하는데 이 방법보다는 굴껍질을 깨끗이 씻어 수프를 끓여서 마시는 것이 방법도 간단하고 약효도 좋다.

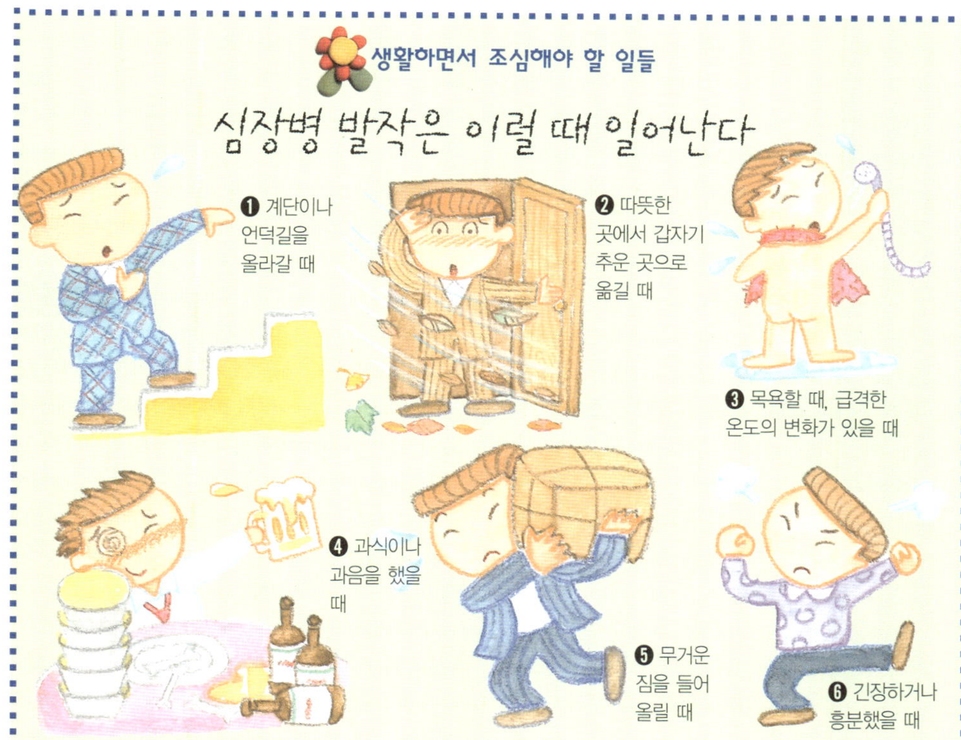

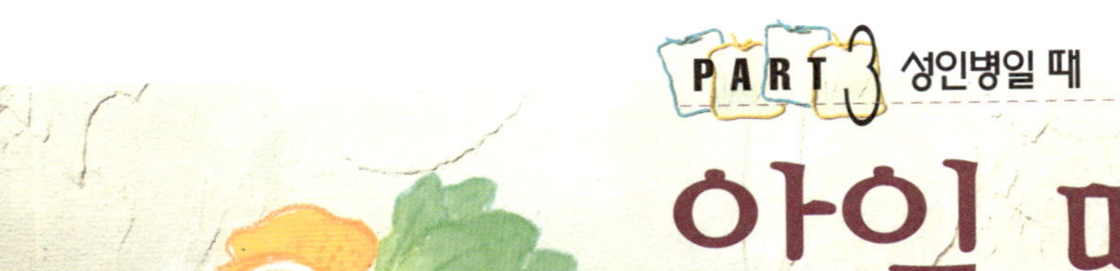

암일 때

예방·치료에 효과가 있는
표고버섯·다시마·살구씨 등을 먹는다

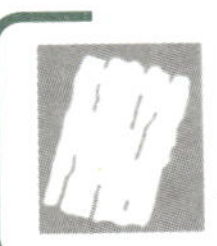

다시마부각
섬유질 풍부해 대장암 치료

옛날부터 다시마는 암을 다스리는 식품으로 널리 알려져 왔다. 다시마에는 다당류란 섬유질이 풍부하게 들어있는데, 다당류는 대장의 운동을 도와 음식물을 청소하는 역할을 함으로써 음식이 장에 머무르는 시간을 짧게 하고 장 안의 발암물질과 유해물질을 배설해 버리게 한다. 또 다시마는 암에 대한 면역력을 높이는 작용도 한다.

가정에서는 가족들의 건강을 위해 다시마를 이용한 여러 가지 조리법을 연구해 본다. 다시마를 바짝 말려 가루를 내어 먹든지 다시 국물을 만들어 국물 음식에 이용하는 것도 좋은 방법이다. 또 밑반찬으로 다시마부각을 만들어 밀봉해 놓고 도시락 반찬으로 이용해도 좋다.

이렇게 만드세요!

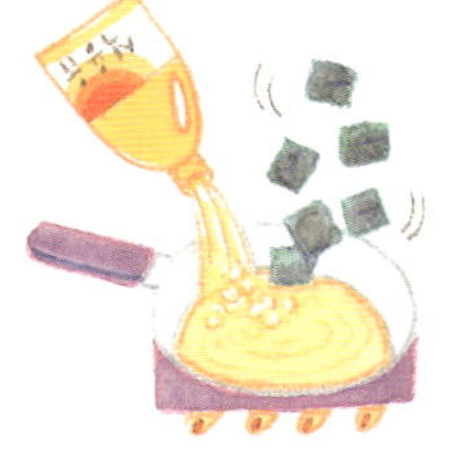

❶ 말린 다시마를 구입해 젖은 행주로 깨끗이 닦아 내고 한 입 크기로 썬다.

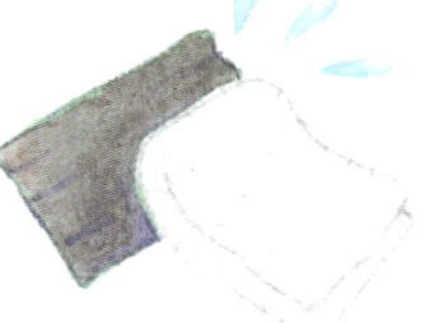

❷ 프라이팬에 식물성 기름 3컵을 붓고 180℃ 정도로 뜨겁게 달군 다음 다시마를 튀겨낸다.

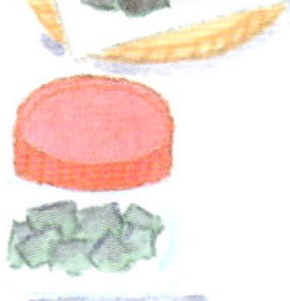

❸ 튀긴 부각은 한지를 깐 소쿠리나 망에 놓아 기름기를 빼고 밀폐용기에 담아 놓는다.

표고버섯 달인 물
위암과 장암을 예방·치료

표고버섯에는 식품 속에 들어있는 발암물질을 분해하는 작용이 있어 위암과 장암의 예방은 물

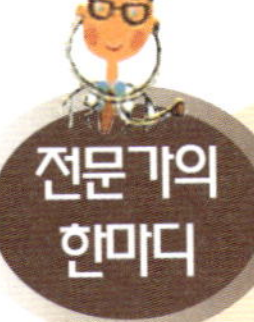

암이란 세포에 발생하여 점점 다른 부위로 전이되는 악성 종양으로 폐·간·위·장·자궁 등의 부위에서 잘 나타난다. 정확한 원인은 밝혀지지 않았지만 유전적인 요인과 음주·흡연·잘못된 식습관·주변 환경 등이 복합적으로 작용하여 발생하는 것으로 전해지고 있다. 암은 예방과 조기 발견이 치료의 가능성에 크게 작용하므로 1년에 한두 번은 꼭 건강체크를 하고 암을 예방하는 비타민 A·C·E와 식물성 섬유를 함유한 식품을 적극 섭취하여 암에 대한 저항력을 기르도록 한다.

론 치료의 효과를 낸다.

말린 표고버섯 25g과 송이버섯 25g을 10컵의 물에 넣고 약한 불에서 2시간 정도 뭉근하게 달여 2~3일에 나누어 마신다. 표고버섯 달인 물은 부패하기 쉬우므로 반드시 냉장고에 넣어 보관하도록.

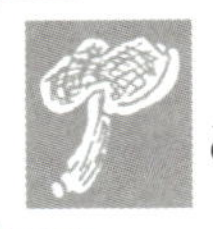

영지버섯 달인 물
암세포의 증식을 막는다

영지버섯은 제암제로 효과가 있다 하여 옛날부터 신비의 묘약으로 알려져 왔다. 영지버섯은 표고버섯과 같은 방법으로 송이버섯과 함께 달여 그 물을 마셔도 좋고, 영지만을 달여 마셔도 효과를 볼 수 있다. 냉장고에 보관하는 것을 잊지 말도록.

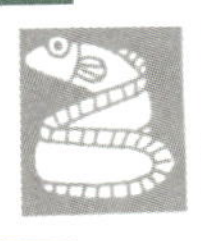

장어조림
폐암을 예방한다

강장·강정식품으로 널리 알려진 장어는 암을 예방하는 식품으로도 알려져 있다. 특히 장어에 들어있는 비타민 A는 비타민 C·E와 함께 항산화제로 작용하여 암을 유발하는 니트로소아민이 생겨나는 것을 방지한다.

또한 비타민 A의 전신인 β-카로틴을 풍부하게 지니고 있어 담배에 들어있는 암 촉진 인자를 억제하여 폐암을 예방한다고 한다.

파·마늘·생강·진간장 등으로 만든 양념장을 장어에 발라 구워 먹어도 좋고, 우엉·달걀·쑥을 함께 넣어 조림으로 만들어 먹어도 맛이 새롭다. (만들기 191쪽에 있음)

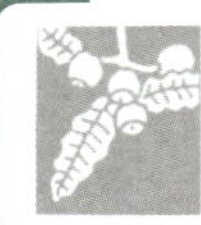

비파잎차
전립선암 증세에 효과

암은 혈액이 극도로 탁해져서 세포가 정상적인 생리기능을 잃어버려 생기는 병인데 비파잎은 탁한 피를 맑게 하고 온몸의 신진대사를 촉진하는 기능이 있어 암을 예방한다. 또한 뛰어난 진통 효과가 있어 통증이 심한 전립선암에 치료 효과가 있다.

싱싱한 비파잎을 젖은 행주로 닦아내고 분마기에 갈아 거즈에 밭쳐 즙을 짠다. 따뜻한 물에 타서 차로 마시거나, 비파잎을 불에 쬐어 뜨거울 때 환부에 문질러 주는 방법도 효과가 있다.

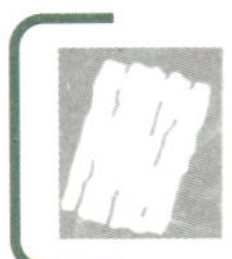

해조류
유방암을 예방한다

다시마에서 뽑아낸 프코이딘, 미역의 알기닌, 김의 폴피란 등의 성분에는 정도의 차이는 있지

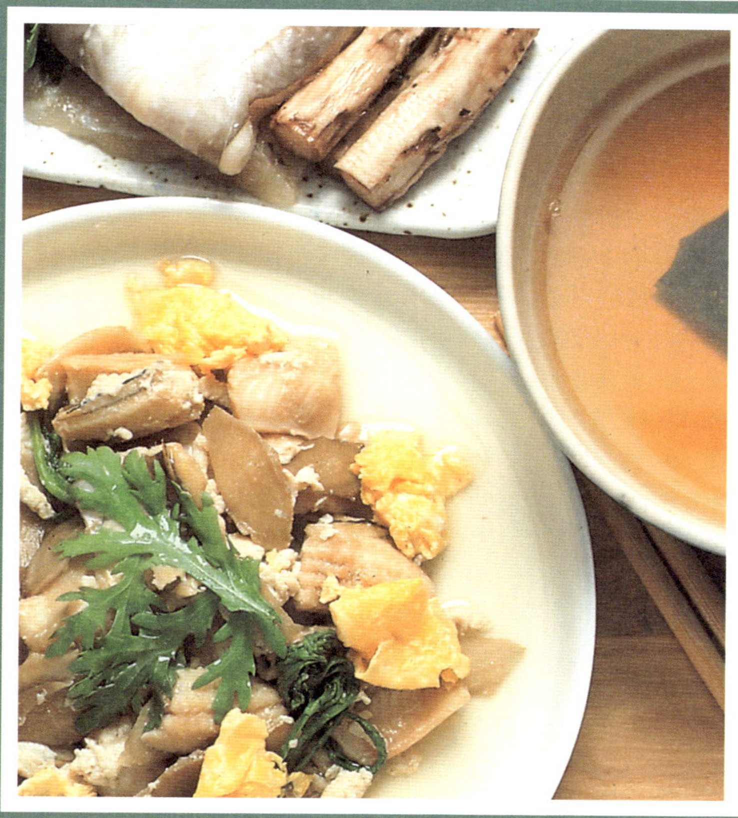

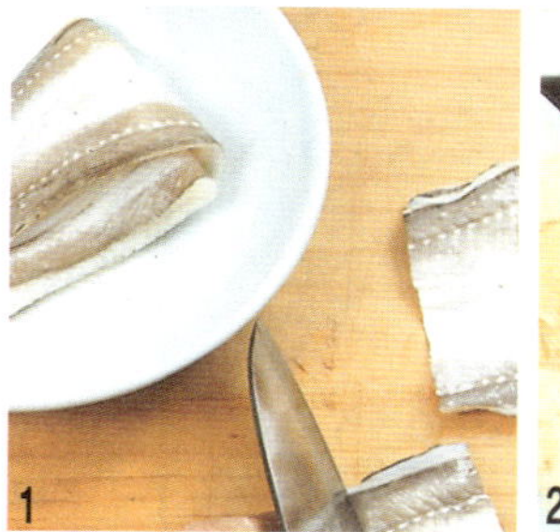

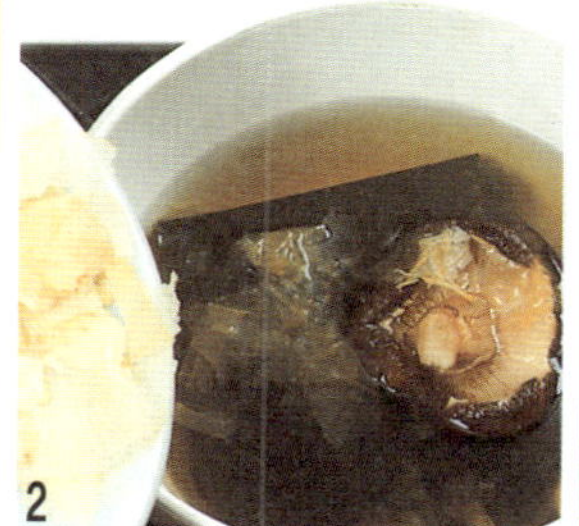

장어조림을 만들려면

재료(4인분)/ 장어…150g, 우엉…120g, 표고버섯·달걀…1개씩, 다시마(10×5cm)…2장, 쑥갓·가다랑어·진간장·맛술…조금씩

1 장어를 손질한 다음 3~4cm 크기로 자르고 쑥갓도 씻어 놓는다. 우엉은 흐르는 물에 깨끗이 씻어 어슷썬다.

2 물과 다시마를 넣고 불려진 표고버섯을 넣어 국물이 진하게 우러날 때까지 푹 끓이다가 가다랑어를 넣는다.

3 국물만 걸러 장어를 넣고 끓이다가 준비한 양념을 모두 넣어 끓으면 달걀을 풀어 줄알을 치고 쑥갓을 얹는다.

■ 만들기의 포인트

장어는 살이 연해 뜨거운 국물에 잠깐만 끓여도 오그라들 수 있으므로 빨리 조리한다.

■ 맛의 특징

씹히는 맛이 부드럽고 다시 국물과 진간장, 맛술로 간을 해 비린맛도 거의 없다.

만 암에 대한 면역작용을 2~3배로 높이는 약효가 있다. 또한 이 성분은 바이러스의 활동을 억제하고 자궁암을 치료하며 발암물질인 스트론튬의 피해로부터 인체를 보호한다. 또한 요오드 결핍으로 인한 유방암을 예방한다.

그밖에도 해조류는 인체에 도움을 주는 성분이 들어있을 뿐만 아니라 암을 예방·치료하므로 반찬이나 국으로 조리해 매일 먹는 것이 좋으며, 물에 달여 그 물만 마시는 것도 약효가 있다.

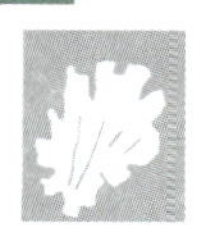 김무침
담배로 인한 폐암에 좋다

담배를 피우면 폐 점막에 손상을 입혀 폐암에 걸리기 쉽다. 이것을 막기 위해서는 폐 점막을 보호하고, 이미 손상된 점막 재생에 힘써야 한다. 김에 많이 들어있는 비타민 A는 점막 보호와 재생에 큰 도움이 된다. 또한 김에 들어있는 메릴메티오닌은 담배의 니코틴을 해독시켜 주므로 폐암 예방에 좋은 약효를 낸다.

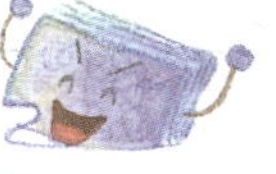

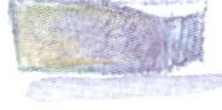

➜ 김에 든 비타민 A는 담배에 든 니코틴을 해독시켜 폐암을 예방할 수 있는 음식이다.

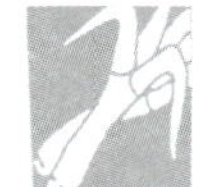 파·마늘
암에 대한 면역력 높인다

마늘과 파에는 셀렌이란 성분이 들어있어 꾸준히 먹으면 신체의 면역력을 높여 준다. 따라서 암의 발생은 물론 진행을 막아주고 해독 작용 또한 뛰어나 이미 몸에 쌓인 발암물질을 분해하는 효과도 있다고 한다. 그러나 셀렌은 가열을 하면 증발해 버리는 특징이 있으므로 날것으로 먹거나 살짝 익혀 먹도록 한다.

셀렌을 함유하고 있는 식품으로는 다랑어, 방어, 조개류, 콩나물, 두부, 과일 등이 있다.

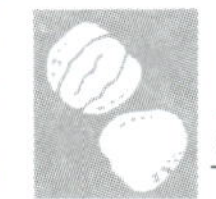 율무수프
유방암·자궁암에 효과

율무에는 세포의 이상 발달을 억제하고 신진대사를 촉진하여 체질을 개선하는 약효가 있어 암의 예방과 치료에 좋은 효과를 낸다. 또한 율무에는 비만을 치료하는 특성까지 있어, 영양 과다인 여성에게 자주 나타나는 유방암·자궁암 예방식품으로 좋다.

율무 10g에 무즙 100g을 섞어 우묵한 그릇에 담고, 찜통에 그릇째 넣어 1시간 정도 찌면 수프처럼 진한 탕이 된다. 이렇게 쪄낸 탕을 건지째 마시거나, 거즈에 걸러 받아낸 미음을 마신다. 단, 율무수프는 약효가 강하므로 임신부는 피하는 것이 좋고 사상체질에서 태양인에 속하는 사람은 먹지 않는 것이 좋다. 그러나 비만체질, 냉증, 혈압이 낮은 사람에게 좋은 효과를 보인다.

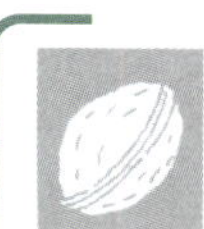 살구씨
암의 재발을 막는다

살구씨에 포함되어 있는 아미그달린은 암세포를 분해시키는 작용이 있어 암의 예방은 물론 재발을 억제한다.

껍질 벗긴 살구씨는 생약명으로 '행인'이라 하여 한의원이나 한약재시장 등에서 구입할 수 있다. 살구씨 20g에 3컵의 물을 붓고 그 물이 반으로 줄 때까지 달여 그 물을 마시거나 행인을 가루내어 조금씩 먹어도 좋다.

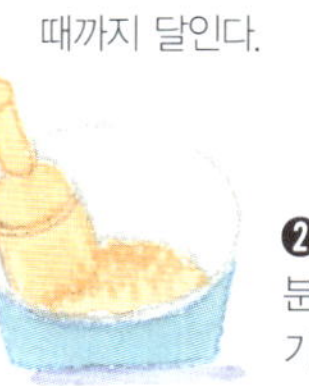

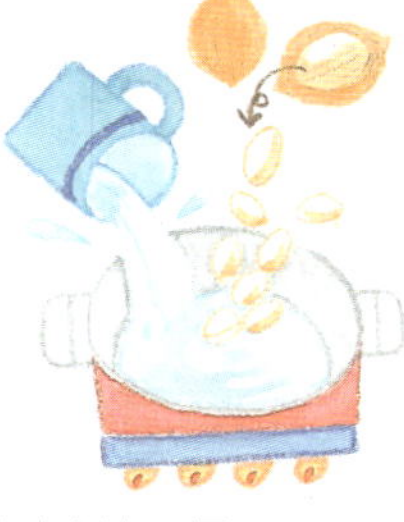

❶ 껍질 벗긴 살구씨 20g을 냄비에 담고 물 3컵을 부어 반으로 될 때까지 달인다.

❷ 껍질 벗긴 살구씨를 분마기에 넣고 곱게 갈아 가루로 만든다.

무화과 열매
유두종·선암·육종에 효과

무화과열매에서 뽑아낸 벤즈알데히드라는 성분에는 암세포를 정상세포로 회복시키는 작용이 있어 암의 예방과 치료에 좋은 효과를 낸다. 이 성분은 특히 유두종, 선암, 편평 상피암, 육종 등의 환자에게는 뛰어난 약효를 내므로 열매를 생것으로 먹거나 줄기와 잎으로 즙을 내어 마신다.

톳 달인 물
대장암을 예방한다

톳은 해조류의 일종으로 식물성 섬유질이 주성분이다. 이 톳은 첫째, 음식물이 장을 통과하는 시간을 촉진시켜 독소가 생길 여유를 주지 않고 둘째, 수분을 빨아들이는 능력이 있어 장 속에서 팽창하므로 발암물질이 장 점막에 닿을 기회를 적게 하며 셋째, 섬유질 자체의 수분으로 독소를 묽게 하거나 내부로 빨아들여 대변으로 배설시켜 주기 때문에 대장암의 예방에 큰 효과를 볼 수 있다.

톳에 물을 붓고 중불에서 뭉근하게 달여 그 물을 차처럼 매일 마신다. 살짝 데쳐 초간장에 새콤하게 무쳐 먹어도 밥 반찬으로 훌륭하다.

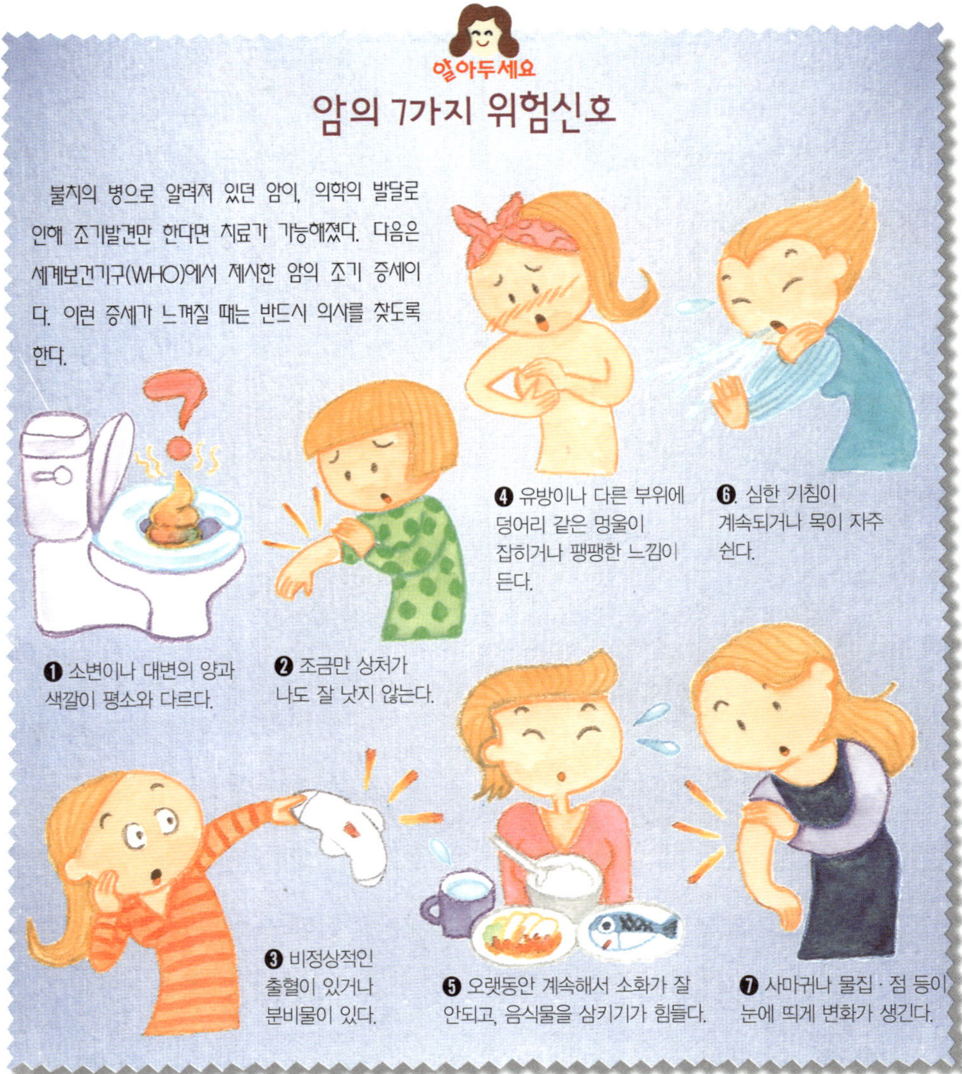

● 이럴 때는 이런 병을 조심하세요

연령	겨울		봄			여름			가을			겨울
	1월	2월	3월	4월	5월	6월	7월	8월	9월	10월	11월	12월
0~12세	홍역·볼거리·소아마비예방접종					일본뇌염예방접종				독감예방접종		
	독감·폐렴			지루성피부염		무균성뇌막염						독감·폐렴
	아토피성피부염			장티푸스예방접종			유행성안질			급성위장염		
	바이러스장염	수족구병					농가진·땀띠	급성장염			바이러스장염	
	결핵예방접종					장티푸스·이질·콜레라				리케차		
13~20세	B형간염예방접종					일본뇌염예방접종						
	호흡기병		알레르기성비염·결막염				아폴로눈병					호흡기병
		적응장애								우울증·정서장애		
	아토피성피부염				기생충질환			일사병			비만	
	갑상선기능저하증			결핵			여드름					갑상선기능저하증
21~39세			건강검진									
	호흡기병		위·십이지장궤양				햇빛화상			위궤양		호흡기병
			성병	약물중독		교통·행락사고						
	동상		과민성대장증후군				무좀			원형탈모증		동상
						만성간염		냉방병	담석증			
40~59세			암검사						건강검진			
	심혈관질환자조심		재발성 위·십이지장궤양			관절염			비만			급사
	당뇨병·통풍		녹내장·백내장		갱년기장애	식중독				탈모		통풍
	뇌졸중		자궁근종·유방암									급성간염
	안면신경마비		신경성질환			농약중독			성인병			안면신경마비
60세 이후			암검사						건강검진	독감예방접종		
	독감·폐렴		각종유행병							피부건조증·소양증		독감·폐렴
			치매				신경통·근육통			노인성백내장		급사
	골절					일사병				골다공증		골절
	연탄가스중독		정서불안·우울증			노쇠사망			우울증·건강염려증			연탄가스중독

암을 예방하는 식생활 가이드

암세포의 발전 과정이 밝혀짐에 따라 우리가 평상시에 섭취하는 식품과 암의 관계가 밀접하다는 것이 알려져 흥미를 끌고 있다. 그렇다면 어떤 식품이 암을 예방하고, 어떤 식품이 암을 촉진하는지, 그리고 암 예방에 효과적이라는 비타민 A·C·E, 식물성 섬유, 비피더스균 등의 효능이 무엇인지 등 암 예방에 필요한 모든 식생활의 지식을 알아본다.

암 예방에 효과가 있는 영양

비타민 A는 암의 증식을 방지한다

암은 내장의 점막이나 피부 등 몸의 상피세포에도 나타난다. 이때 점막이 건강하면 암세포의 증식이 어려우나, 점막이 약하면 증식이 촉진된다. 비타민 A는 바로 이 당지질이 합성될 때 빼놓을 수 없는 영양소이다.

당근이나 시금치, 호박 등의 녹황색 채소에는 체내에서 비타민 A로 변화하는 카로틴이 풍부하므로 조리법에 변화를 주어 적극 섭취하도록 한다. 카로틴은 기름에 잘 용해되는 성질이 있어 기름에 볶거나 튀겨먹으면 흡수율이 훨씬 좋아진다.

기름은 옥수수 기름이나 콩기름 등 식물성 기름을 사용하도록. 식물성 기름 속에 포함된 비타민 E가 비타민 A의 산화를 막아주기 때문이다.

비타민 E, 카로틴의 흡수를 돕는다

비타민 C와 같이 비타민 E에도 항산화작용이 있어 발암물질의 생성을 억제하고, 카로틴과 함께 먹으면 흡수율을 높여 암 예방에 효과가 있다.

또한 비타민 E에는 유성종양·복강종양·피하육종 등의 각종 종양의 발생을 방지하는 작용이 있다고 하며, 동맥경화나 뇌졸중 등의 성인병 예방에도 좋은 영향을 미친다.

비타민 E는 주로 콩이나 참깨·옥수수 등에서 뽑아낸 식물성 기름에 많이 함유되어 있으며, 소·돼지 등의 간, 달걀 노른자, 녹황색 채소 등에도 들어있다.

비타민 C는 위암·식도암을 예방

비타민 C에는 산화반응을 억제하는 작용이 있어, 발암물질의 생성을 예방한다. 비타민 C가 부족하면 스트레스에 대한 저항력이 떨어지거나 결합조직이 약화되어 암 증세가 촉진된다. 비타민 C는 한 번에 많이 섭취해도 하루 필요량 이상의 여분은 소변으로 배출되므로 조금씩 매일 먹는 것이 바람직하다.

약재로 섭취하는 것보다 자연물에서 섭취하는 것이 더욱 효과가 크다. 우리가 쉽게 먹을 수 있는 귤이나 사과, 레몬 또는 녹황색 채소에 많이 들어있으므로 많이 먹도록. 단, 비타민 C는 가열하면 파괴되므로 조리법에 신경을 쓴다.

식물성 섬유는 대장암을 예방한다

식물성 섬유는 대장에서 분해되는 특성을 가지고 있어 장내의 유익한 세균을 증가시키고, 대장의 운동을 촉진시키는 작용을 하여 대변을 순조롭게 한다. 대변이 순조로우면 발암물질이 들어있는 음식을 체내에 섭취하더라도 장의 운동이 활발하기 때문에 대장점막과 접촉하는 시간이 짧아져 암이 발생할 가능

● 암을 예방하는 식품과 조심해야 할 식습관 ●

암의 종류	암을 촉진하는 식품·식습관	암을 예방하는 식품	주의해야 할 식습관·생활습관
식도암	알코올류, 단백질·비타민·미네랄 부족, 뜨거운 음료	녹황색 채소, 과일, 양질의 단백질·비타민·미네랄	뜨거운 국이나 음료 등을 식히지 않고 그대로 마시는 습관
폐암	흡연, 대기오염, 먼지, 콜레스테롤	녹황색채소, 비타민 A와 카로틴이 풍부한 식품	흡연을 하고, 육식을 많이 하며, 녹황색 채소를 싫어하는 습관
유방암	지방이 많고, 칼로리가 높은 식사	곡류, 비타민 A를 다량 함유한 식품	유선염에 걸린 경험이 있거나, 고령 초산인 사람
위암	많은 양의 곡류 섭취(곡류 주식의 식생활), 염분의 과다 섭취, 자극이 강한 음식을 즐기는 식생활, 불규칙한 식사습관, 지나치게 뜨거운 음식이나 음료의 섭취, 흡연	우유·치즈 등의 유제품, 생야채(싱싱한 것), 제철 과일	식습관이 불규칙하고, 음식을 빨리 먹거나, 밤에 먹는 것을 즐기는 경우, 알코올류를 즐기는 습관은 더욱 위험하다
대장암	지방을 많이 섭취하고 섬유질은 부족한 식사, 양질의 콜레스테롤이 적고 동물성 식품에 함유된 비타민 A가 부족한 식사	식물성 섬유가 풍부한 곡류나 콩류, 뿌리채소, 양질의 단백이 들어 있는 우유·치즈·생선 등. 장내 유익한 세균을 증가시키는 요구르트 등의 유제품	습관성 변비 증세가 있거나, 변비가 심한 경우, 육식을 중심으로 한 식생활을 하는 경우. 녹황색 채소나 고구마, 감자 등의 뿌리 채소를 거의 먹지 않는 식습관

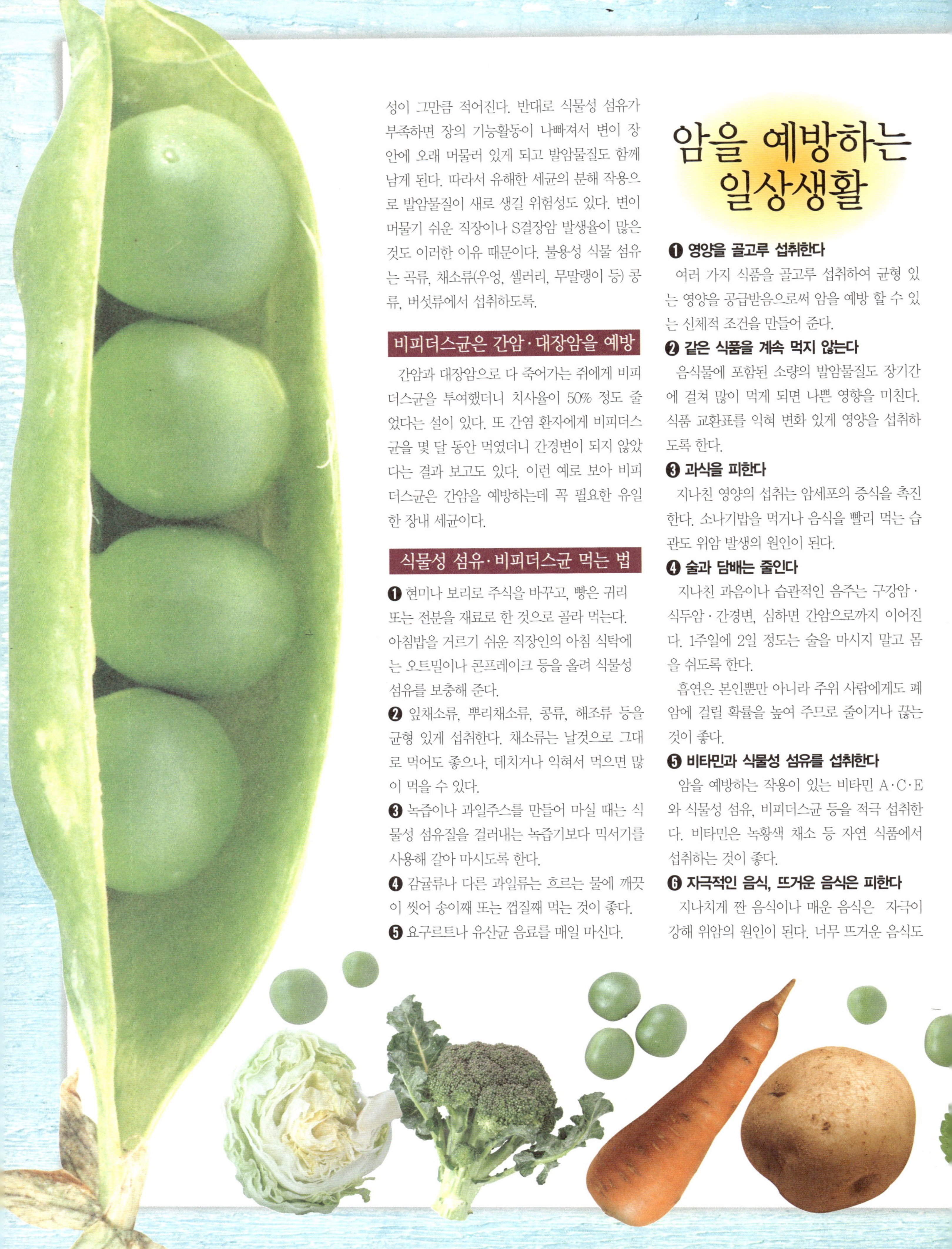

성이 그만큼 적어진다. 반대로 식물성 섬유가 부족하면 장의 기능활동이 나빠져서 변이 장 안에 오래 머물러 있게 되고 발암물질도 함께 남게 된다. 따라서 유해한 세균의 분해 작용으로 발암물질이 새로 생길 위험성도 있다. 변이 머물기 쉬운 직장이나 S결장암 발생율이 많은 것도 이러한 이유 때문이다. 불용성 식물 섬유는 곡류, 채소류(우엉, 셀러리, 무말랭이 등) 콩류, 버섯류에서 섭취하도록.

비피더스균은 간암·대장암을 예방

간암과 대장암으로 다 죽어가는 쥐에게 비피더스균을 투여했더니 치사율이 50% 정도 줄었다는 설이 있다. 또 간염 환자에게 비피더스균을 몇 달 동안 먹였더니 간경변이 되지 않았다는 결과 보고도 있다. 이런 예로 보아 비피더스균은 간암을 예방하는데 꼭 필요한 유일한 장내 세균이다.

식물성 섬유·비피더스균 먹는 법

❶ 현미나 보리로 주식을 바꾸고, 빵은 귀리 또는 전분을 재료로 한 것으로 골라 먹는다. 아침밥을 거르기 쉬운 직장인의 아침 식탁에는 오트밀이나 콘프레이크 등을 올려 식물성 섬유를 보충해 준다.

❷ 잎채소류, 뿌리채소류, 콩류, 해조류 등을 균형 있게 섭취한다. 채소류는 날것으로 그대로 먹어도 좋으나, 데치거나 익혀서 먹으면 많이 먹을 수 있다.

❸ 녹즙이나 과일주스를 만들어 마실 때는 식물성 섬유질을 걸러내는 녹즙기보다 믹서기를 사용해 갈아 마시도록 한다.

❹ 감귤류나 다른 과일류는 흐르는 물에 깨끗이 씻어 송이째 또는 껍질째 먹는 것이 좋다.

❺ 요구르트나 유산균 음료를 매일 마신다.

암을 예방하는 일상생활

❶ 영양을 골고루 섭취한다

여러 가지 식품을 골고루 섭취하여 균형 있는 영양을 공급받음으로써 암을 예방 할 수 있는 신체적 조건을 만들어 준다.

❷ 같은 식품을 계속 먹지 않는다

음식물에 포함된 소량의 발암물질도 장기간에 걸쳐 많이 먹게 되면 나쁜 영향을 미친다. 식품 교환표를 익혀 변화 있게 영양을 섭취하도록 한다.

❸ 과식을 피한다

지나친 영양의 섭취는 암세포의 증식을 촉진한다. 소나기밥을 먹거나 음식을 빨리 먹는 습관도 위암 발생의 원인이 된다.

❹ 술과 담배는 줄인다

지나친 과음이나 습관적인 음주는 구강암·식두암·간경변, 심하면 간암으로까지 이어진다. 1주일에 2일 정도는 술을 마시지 말고 몸을 쉬도록 한다.

흡연은 본인뿐만 아니라 주위 사람에게도 폐암에 걸릴 확률을 높여 주므로 줄이거나 끊는 것이 좋다.

❺ 비타민과 식물성 섬유를 섭취한다

암을 예방하는 작용이 있는 비타민 A·C·E와 식물성 섬유, 비피더스균 등을 적극 섭취한다. 비타민은 녹황색 채소 등 자연 식품에서 섭취하는 것이 좋다.

❻ 자극적인 음식, 뜨거운 음식은 피한다

지나치게 짠 음식이나 매운 음식은 자극이 강해 위암의 원인이 된다. 너무 뜨거운 음식도 위와 식도를 자극하므로 식혀서 먹도록.

❼ 탄 부분은 먹지 않는다

고기나 생선류를 불에 직접 구우면 가장자리가 타기 쉽다. 이렇게 탄 부분에는 발암물질이 발생되므로 먹지 않는다.

❽ 곰팡이가 난 음식은 버린다

땅콩류나 옥수수의 곰팡이는 특히 치명적이므로 미련을 갖지 말고 버린다. 떡에 곰팡이가 피었을 때도 버리든지 곰팡이가 난 부분을 넓게 잘라 나고 먹도록 한다.

❾ 지방의 섭취를 줄인다

동물성 지방의 고다섭취는 유방암과 대장암을 촉진시킨다.

❿ 자외선의 과다 노출을 피한다

자외선에 오래도록 노출이 되면 피부세포의 유전자에 이상이 생겨 피부암을 일으킬 가능성이 높다.

⓫ 적당한 운동을 한다

몸을 움직이고 단련함으로써 저항력을 높이고, 병을 이겨낼 수 있는 체력을 다진다.

⓬ 몸을 청결히 한다

외출을 하고 돌아오면 손·발을 깨끗이 씻고, 가능하면 매일 샤워를 한다. 피부암이나 음경암, 자궁암 등을 예방할 수 있다.

발암이니시에이터란?

암 유전자를 자극하여 암을 유발시키는 여러 가지 유해물질을 일컫는 전문 용어로, 대표적인 것으로는 담배·자외선·B형 간염의 바이러스·백혈병 바이러스 등이 있다.

발암프로모터란?

암세포의 증식을 촉진시키는 유해물질을 말한다. 대표적인 것으로는 담배, 성 호르몬, 알코올, 담즙산, 사카린, 농약의 한 성분인 DDT, BHC 단열재의 성분인 PCB 등이 있다.

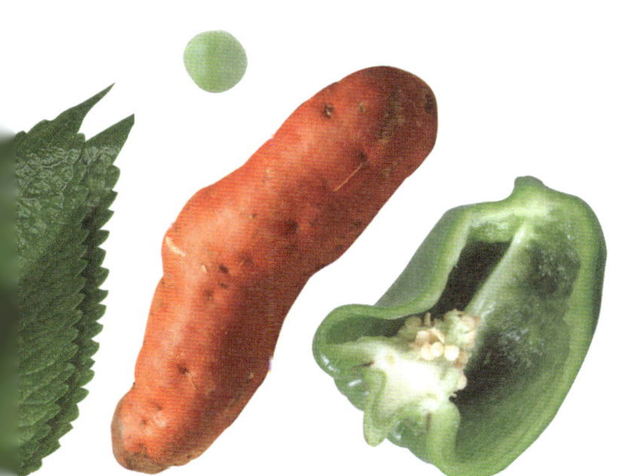

암을 예방하는 조리법

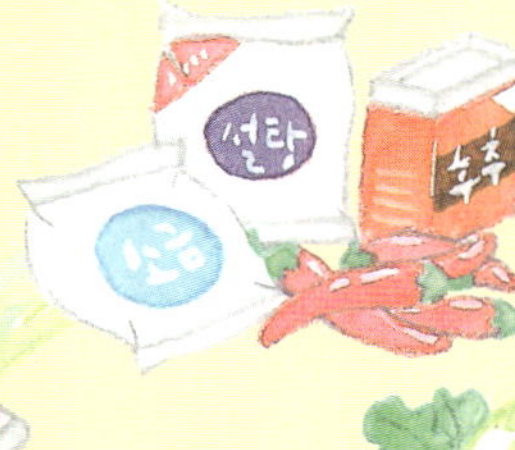

← 맵고, 짜고, 달콤한 맛을 내는 양념류는 위에 부담을 주어 위암을 발생시키기 쉽다. 싱거운 맛을 길들여 양념류의 양을 줄인다.

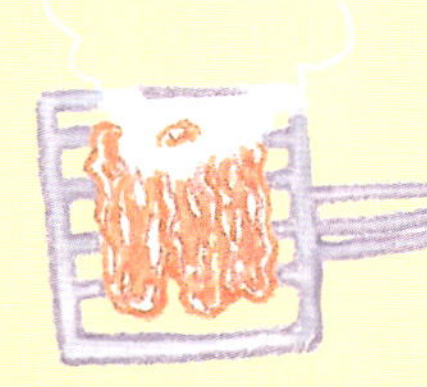

↑ 채소는 삶거나 볶아서 먹는다. 채소를 날 것으로 먹는 것보다 많은 양을 섭취할 수 있어 좋다.

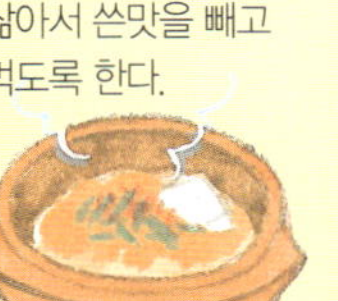

← 결석을 예방하거나 신장 장애를 방지하기 위해 산나물이나 잎채소 등은 데치거나 삶아서 쓴맛을 빼고 먹도록 한다.

↑ 육류를 먹을 때는 반드시 비타민이나 식물성 섬유가 풍부한 채소를 곁들여서 먹도록 한다. 단, 샐러드에 동물성 드레싱을 지나치게 많이 치는 것은 금물.

↑ 육류를 구울 때는 기름에 굽기보다 석쇠나 돌판에 얹어 직접 불에 구워서 여분의 기름을 빼고 먹는다.

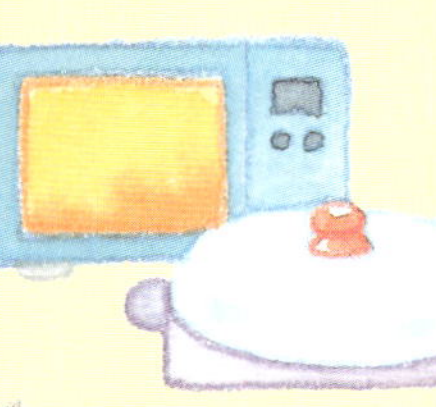

↑ 콩을 발효시켜 만든 된장에는 암을 예방하는 효과가 있다. 된장을 이용한 여러 가지 요리를 개발해 매일 식탁에 올리도록 한다. 단, 시중에서 판매되고 있는 된장에는 염분이 많으므로 직접 담가 먹는 것이 좋다.

➜ 햄이나 소시지 등 식품 첨가물이 많이 들어간 가공식품류는 되도록 피하는 것이 좋다.

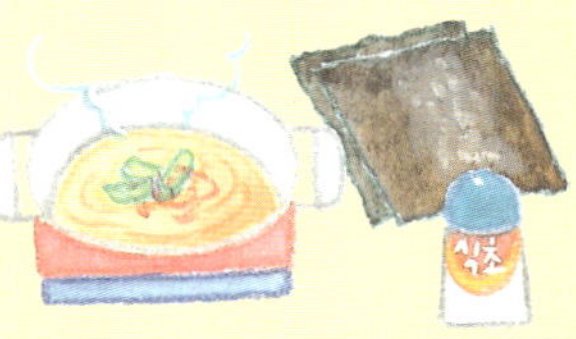

← 생선은 태우지 않도록 전자레인지나 프라이팬에 굽고, 삶거나 쪄서 먹도록 한다.

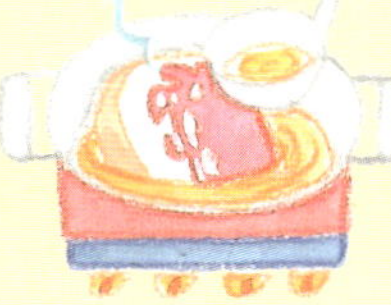

➜ 염분을 줄이기 위해서는 소금에 절여서 만든 젓갈이나 장아찌 등의 저장식품의 과식을 피한다.

← 음식의 간이 싱거울 때는 소금을 사용하지 말고, 다시마로 우려낸 국물이나 식초 등으로 맛을 낸다.

↑ 육류는 동물성 지방의 과다 섭취를 방지하기 위해 굽거나 삶아서, 기름기를 빼고 섭취하도록. 국물을 마실 때는 국을 식혀 기름기를 걷어낸 후 마시도록.

이런 사람이 암에 걸리기 쉽다

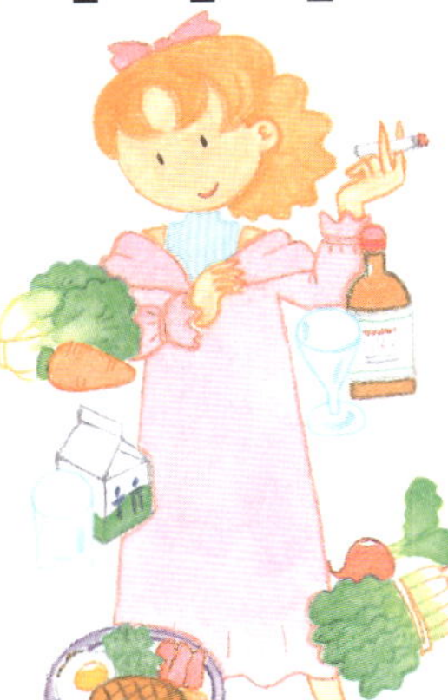

❶ 녹황색채소를 먹지 않는다.
녹황색 채소에 포함된 암예방 성분인 카로틴이 부족하게 된다.

❷ 우유를 마시지 않는다.
위벽을 튼튼히 하지 못해 위암에 걸리기 쉽다.

❸ 육류 중심의 식사를 한다.
동물성 지방의 과잉섭취로 대장암이나 위암에 걸리기 쉽다.

❹ 담배를 피운다.
폐암을 비롯해 호흡기 계통에 암이 생길 위험성이 증가한다.

❺ 과음을 한다.
소화기 계통의 암이나 간암에 걸리기 쉽다.

❻ 채소를 먹지 않는다.
식물성 섬유나 비타민군의 부족으로, 암에 걸리기 쉬운 체질이 된다.

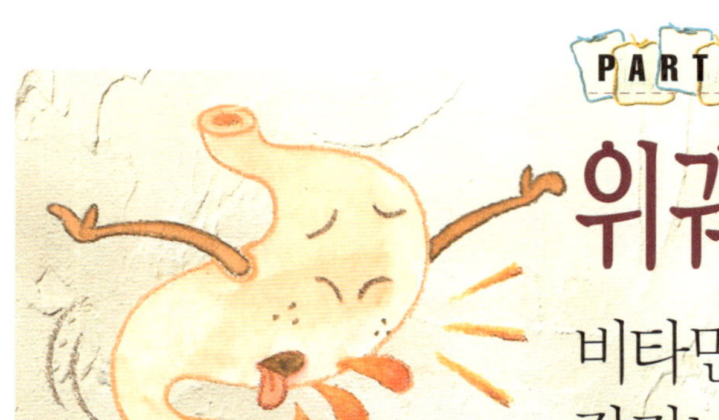

위궤양·십이지장궤양에

비타민 C가 풍부한 감자나 호박이 좋다

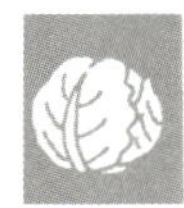

양배추즙
위의 점막을 재생시켜 준다

양배추에는 위나 십이지장의 헐은 점막을 재생시켜 주고 궤양 치료에 효과가 있는 비타민 K와 U가 많이 들어있다.

샐러드로 만들어 먹거나 다양하게 조리를 해서 먹으면 위·십이지장궤양 치료에 좋다. 단, 비타민 U는 삶거나 찌면 파괴되는 단점이 있으므로 궤양의 치료를 위해 약용으로 사용할 때는 생것을 그대로 먹거나 살짝 가열해서 섭취하도록 한다.

분마기나 믹서기 등에 갈아낸 생즙을 따뜻하게 데워 10일 정도 계속해서 식전에 마시면 가벼운 궤양 증세에 좋은 효과를 나타낸다. 증세가 심하면 복용기간을 조금 더 늘리도록 한다.

이렇게 만드세요!

❶ 양배추를 가늘게 채썰어 분마기나 믹서기에 갈아서 거즈에 밭쳐 즙을 짜낸다.

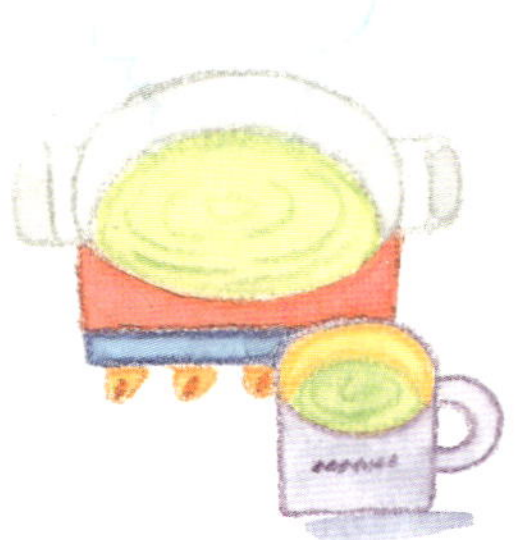

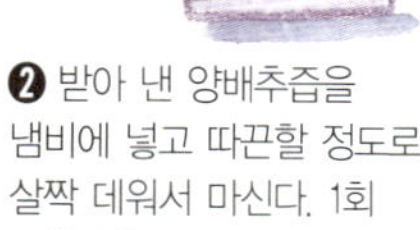

❷ 받아 낸 양배추즙을 냄비에 넣고 따끈할 정도로 살짝 데워서 마신다. 1회 복용량은 1컵 정도.

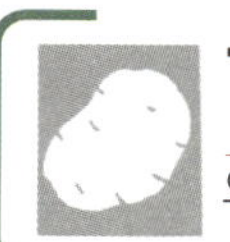

감자구이
위벽을 튼튼하게 해 준다

감자에는 가열을 해도 파괴되지 않는 비타민 C와 칼슘·칼륨 등이 풍부해 위와 십이지장의 점막을 튼튼하게 해 주는 작용을 한다.

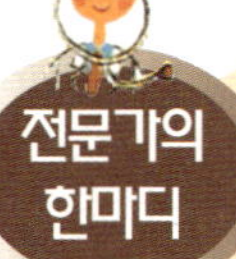

전문가의 한마디

위액의 분비가 정상보다 많아지거나 위의 점막이 약해져 위·십이지장의 안쪽에 상처가 났을 때 생기는 병이다. 주요 원인은 불규칙한 식사와 생활, 스트레스 등이고, 상복부에 쥐어짜는듯한 통증이나 타는듯한 느낌이 오며 공복시나 한밤중에 증세가 더욱 심하다. 궤양이 진행되면 피를 토하거나 혈변을 보는 등의 출혈 증세가 나타나기도 하는데 출혈 현상이 있으면 다른 합병증이 생길 가능성이 높으므로 전문의의 정확한 진단을 받는 것이 바람직하다.

생감자로 즙을 만들어 마셔도 좋고 입맛에 맞게 조리를 하거나 검게 구워서 먹어도 효과가 있다. 감자를 이용한 다양한 요리로 지루하지 않게 식단을 바꾸는 것도 요령이다.

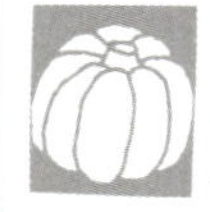

호박죽
오래된 궤양에 효과가 있다

호박은 과육뿐만 아니라 꽃, 잎, 씨앗에도 풍부한 비타민 C와 카로틴이 들어있어 궤양으로 오랫동안 시달린 사람에게 이상적인 채소다.

호박에는 전분질도 함유되어 있으므로 조리를 하더라도 비타민 C가 파괴되지 않는 특성이 있다. 약용으로 사용할 때는 호박죽이나 찜으로 요리한다. 호박죽을 계속 먹으면 위장이 약해 계속되는 설사를 멈추게 한다. (만들기 197쪽에 있음)

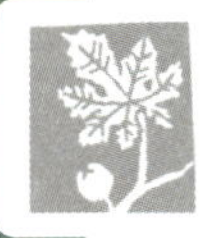

무화과가루
궤양 증세를 가라앉힌다

말린 무화과열매를 잘게 썰어 프라이팬에 넣고 검게 구운 다음 따뜻한 물에 타서 마시면 궤양 치료는 물론 위장을 튼튼하게 해 주는 효과가 있다. 무화과가루는 미리 만들어 놓고 그때 그때 물에 타서 먹는 것이 편리하다.

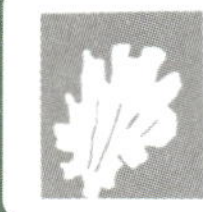

파래가루
궤양을 예방·치료한다

파래의 독특한 맛을 내는 성분에는 위궤양이나 십이지장궤양을 예방하고 진정시켜 주는 작용이 있으며 소화기관 전체에도 좋은 영향을 미친다.

살짝 볶아낸 멸치, 참깨나 들깨, 파래를 분마기에 넣고 함께 갈아서 밥 위에 얹어 먹으면 약효가 뛰어나고 맛도 고소하다.

녹차·홍차
장기의 점막을 보호해 준다

녹차와 홍차의 떫은 맛을 내는 타닌에는 장 속의 해로운 독소로부터 점막을 보호하고 소화를 돕는 작용이 있어 궤양의 치료와 예방에 효과가 있다. 녹차가 홍차보다 떫은 맛이 강한데, 그 이유는 타닌의 함량이 많기 때문이 아니라 차 잎의 종류와 처리법의 차이 때문이다.

엄밀히 따져보면 홍차의 타닌 함량이 녹차보다 10~20% 가량 높지만 떫은 맛은 약해 별 부작용 없이 소화기 내벽의 단백질을 보호해 준다.

단, 차에는 카페인 성분이 들어있어 너무 많이 마시면 부작용을 초래한다. 불면증이 있거나 저혈압 증세가 있는 사람은 피하도록.

호박죽을 만들려면

재료(2회분) / 늙은 호박…1/4쪽(중간 것), 밥…1공기, 우유…1컵

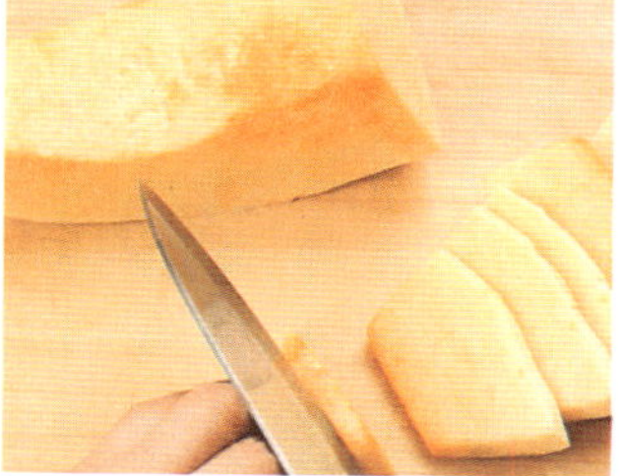

1 호박은 깨끗이 씻어 물기를 닦은 다음 속을 파내고 껍질을 벗겨 얄팍하고 잘게 썬다.

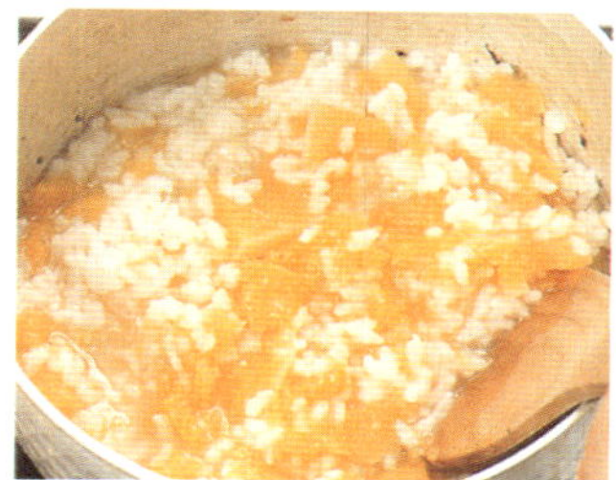

2 냄비에 준비한 밥, 호박, 물을 넣고 센불에서 끓이다가 한소끔 끓어오르면 불을 낮춰 은근히 끓인다.

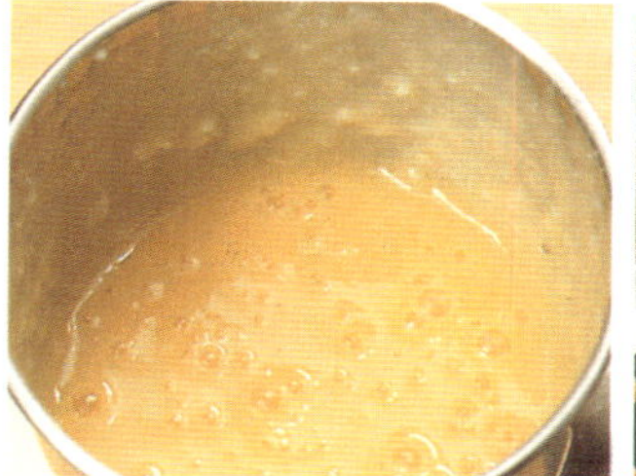

3 물이 줄면서 호박이 완전히 익고 밥이 푹 퍼졌으면 불에서 내려 믹서기에 넣고 곱게 간다.

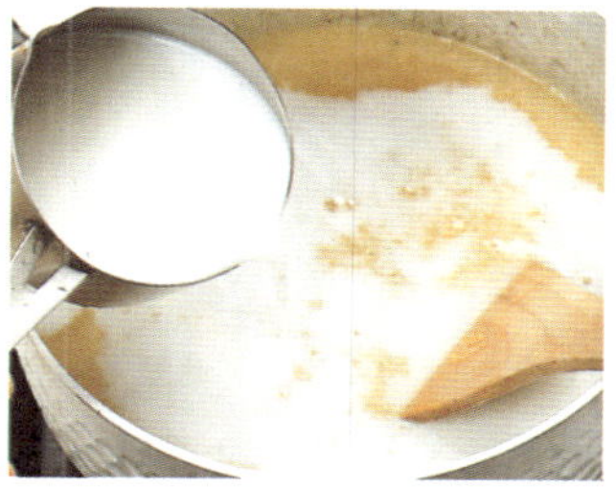

4 곱게 간 호박죽을 냄비에 담고 약한 불에서 은근히 끓이다가 불을 끈 뒤 우유를 넣어 잘 휘젓는다.

만들기의 포인트
호박껍질을 벗길 떠 두껍게 깎아야 손쉽다.

맛의 특징
호박의 달콤한 맛과 우유의 고소한 맛이 좋다.

● 그밖에 효과가 있는 식품

위의 점액과 비슷한 성질을 가진 순채는 미끈미끈한 성분 중에 위벽을 보호해 주는 약효가 있어 위궤양의 예방과 치료에 효과가 있다. 주전자에 순채를 넣고 같은 양의 물을 부어 약한 불에서 푹 달인 다음 그 물을 하루에 2~3회, 소주잔으로 1잔씩 마신다.

궤양이 심해져 피를 토하는 증세가 나타나면 연근을 갈아 그 즙을 짜서 조금 마신다. 연근에는 강한 지혈 작용이 있어 가벼운 출혈은 곧 멎게 해 준다.

우리 나라의 꽃인 무궁화도 약으로 사용된다. 꽃이 피기 직전에 약간 벌어진 꽃봉오리를 따서 햇볕에 바짝 말렸다가 달여 마시면 위출혈이나 설사 증세가 가라앉는다.

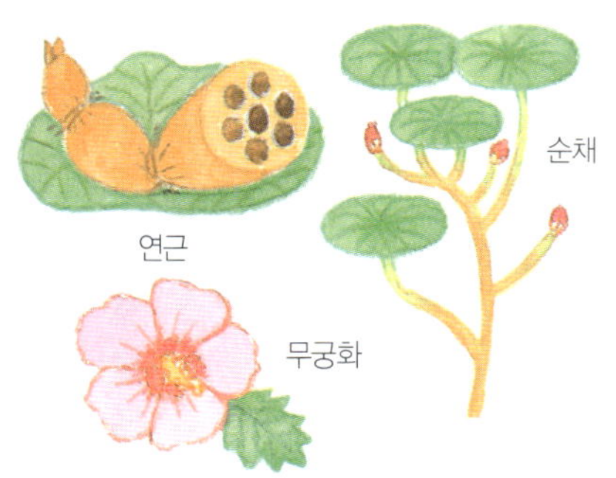

연근

순채

무궁화

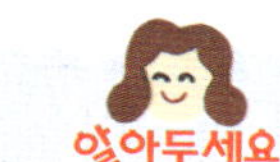

알아두세요

직장인에게 권할만한 외식 메뉴

직장생활을 하는 샐러리맨들에게 위궤양이나 십이지장궤양 등의 증세가 있으면 여간 고생스럽지 않다. 점심 메뉴 한 번 잘못 선택하면 오후 내내 통증이 심해져 일은 커녕 앉아 있기도 불편해진다. 이런 문제로 고민하는 분들이 있다면 아래와 같은 메뉴를 선택하도록 한다. 더 이상 점심 시간에 고민을 할 필요가 없을 것이다.

궤양 증세가 있을 때는 우선 위 점막을 자극하는 식품을 피하고 충분한 영양을 공급해 줄 것.

예를 들어 라면이나 메밀국수, 스파게티, 짜장면 등은 간단하게 먹을 수 있는 식품이다. 그러나 주성분은 탄수화물이고 소화흡수력이 좋지 않으므로 피하는 것이 좋다. 그밖에 기름진 중국요리, 튀김요리, 김밥 등도 되도록 먹지 않는 것이 후회가 없을 것이다.

권할만한 메뉴로는 갖은 반찬이 풍부하게 차려지는 백반, 따끈한 된장찌개와 순두부찌개, 약간 되직하게 끓인 야채죽 등과 중국요리로는 완탕, 계란탕 등이 있고 샐러드를 곁들인 스테이크 요리도 괜찮다.

어떤 음식을 먹든지 소식을 기본으로 하고 편안한 마음으로 천천히 그리고 꼭꼭 씹어 먹도록 한다. 너무 찬 음식이나 뜨거운 것은 식혀 먹거나 살짝 데워서 먹도록 한다.

● 피해야 할 식품

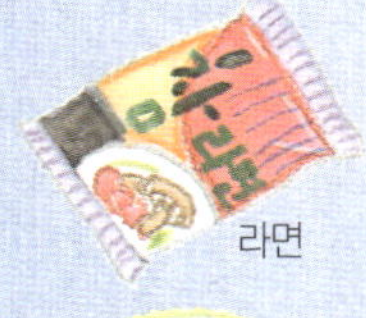

라면

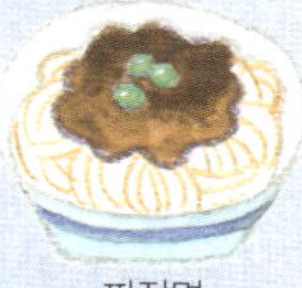

짜장면

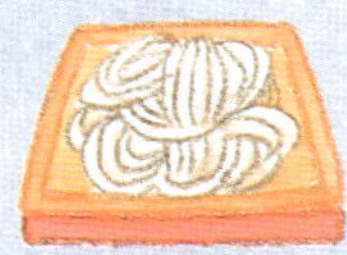

스파게티

모밀국수

● 권할만 한 식품

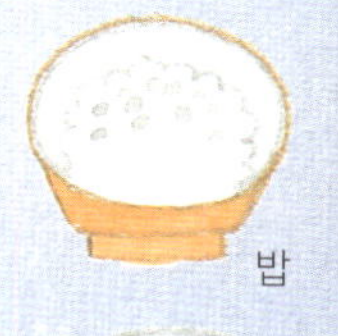

밥

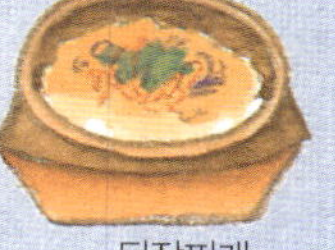

된장찌개

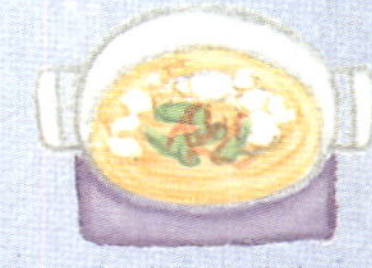

순두부찌개

채소죽

신비한 포도요법

체질 개선은 1주일, 성인병 치료는 3주일, 하루에 1kg씩 5번에 나누어 먹는다

생수와 포도만으로 각종 암을 고칠 수 있다는 '포도요법'을 소개한다. 1주일에서 3주일까지 정해진 양을 정해진 방법대로 계속 먹으면 효과를 볼 수 있다는 이 포도요법은 포도에 많이 든 유기산과 구연산이 우리 몸의 독소를 분해하고 몸 밖으로 배출하는 작용을 이용한 것. 이 요법은 반드시 식생활을 개선해야 효과를 볼 수 있다고 한다.

Step1

생수 마시며 2~3일 동안 단식

장에 쌓인 숙변을 없애기 위해 단식을 해야 한다. 숙변이 장에 남아 있는 상태에서는 아무 효과가 없다. 또한 단식은 체질 개선에도 도움이 된다.

아침에 일어나면 우선 생수 1~2컵을 마셔 장의 운동기능을 활성화시켜 주고 휴식을 취하면서 30분마다 생수를 1컵씩 계속 마신다.

생수를 넉넉히 마셔야 탈진을 막을 수 있다. 보리차를 마시는 것은 효과가 없다. 직장생활을 하는 사람도 술과 담배를 끊고 무리한 활동을 하지 않는다면 이 방법을 충분히 실시할 수가 있다.

Step2

레몬즙으로 관장을 한다

단식을 마쳤으면 레몬즙을 섞은 물로 관장을 한다. 약국에서 파는 관장약을 사용해서 무리하게 관장을 하는 것은 바람직하지 않다.

레몬즙 대신 따뜻한 물을 이용하기도 하지만 레몬은 배변을 촉진시키고 소독 작용도 하므로 권할만하다. 관장기는 일반 의료기 상점에서 6~7천원 정도면 구입할 수 있다.

Step3

1주에서 3주까지 포도만 먹는다

레몬물로 관장을 하면서 포도를 먹을 준비를 한다. 포도는 8월 중순부터 나오기 시작하는 거봉류나 청포도류가 껍질이 얇고 당도가 높아 좋다.

포도에는 유기산과 구연산이 많이 들어있는데, 이것이 세포를 죽이는 것으로 알려져 있다.

유기농법으로 재배한 저공해 포도를 구하기가 어려우면 활성탄을 이용해 본다. 활성탄은 숯의 일종으로 이 활성탄을 물에 풀어 포도를 담그고 충분히 씻어 내면 된다.

미니인터뷰

관장 요령

❶ 레몬 2개의 즙을 짜서 따뜻하게 데운 생수 약 7컵 반 정도를 레몬즙과 섞는다.

❷ 관장기를 깨끗이 소독해 따뜻하게 데운 레몬물 5컵을 병처럼 생긴 주둥이에 넣어 화장실의 수건 거는 막대의 높이 정도에 매달아 놓는다. 나머지 물은 관장하기 전에 천천히 마신다.

❸ 화장실 바닥에 비닐과 큰 수건을 깐 다음 관장기 끝에 달린 호스의 끝부분 7~10cm 길이에 바셀린을 바르고 항문에도 적당히 바른다. 바셀린은 윤활 작용을 해 변이 나오기 쉽게 해 준다.

❹ 호스를 삽입하기 좋게 준비된 자리에 왼쪽 몸이 바닥에 닿도록 옆으로 누워 양다리를 배와 가슴쪽으로 꼭 붙인 후 호스를 항문에 7~10cm 정도 삽입한다.

❺ 레몬물이 조금씩 들어가도록 조절해서 약 5분 정도 주입한다.

❻ 레몬물 5컵이 다 들어갔으면 장에 공기가 들어가지 않도록 호스를 조심스럽게 뺀 다음 오른쪽으로 돌아누워 될 수 있는 대로 변을 오래 참는다. 도저히 참을 수 없는 상태가 되면 배변을 시작한다.

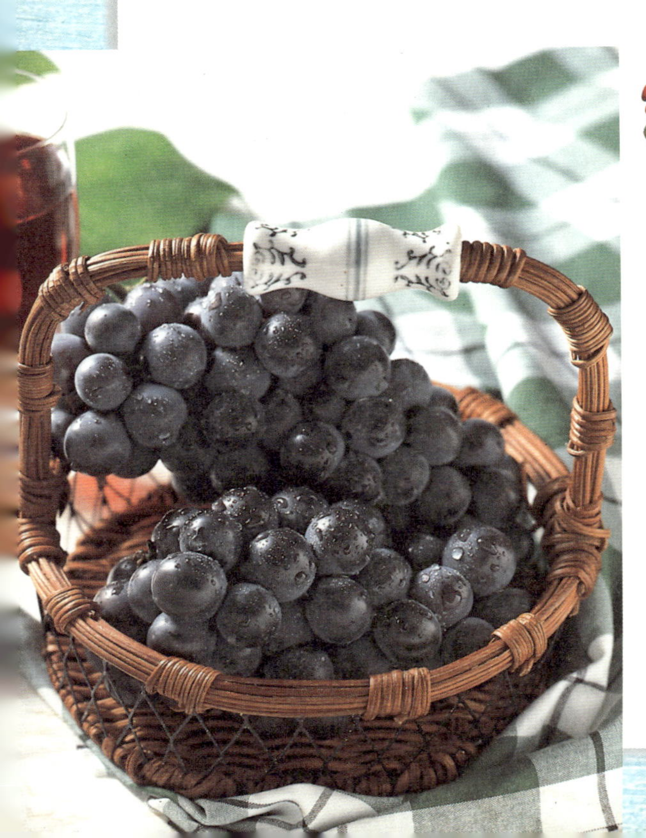

포도를 먹는 기간은 보통 1주
에서 3주까지. 단순히 체질 개선
만을 목표르 하는 사람이라면 1주
정도면 충분한 효과가 있고 암환
자는 3주 정도로 몸의 상태를 보
아가며 먹는다.

먹는 양은 1주만 할 때는 하루에
600g, 2주는 800g, 3주는 1kg씩을 먹는다. 이
양을 하루 5등분으로 나누어 먹는 것이 좋다.

만약 암환자가 3주를 계획하고 있을 때는 하
루 1kg을 다섯 번에 나누어 한번에 200g씩 먹
어야 한다. 아침에 일어나자마자 생수를 마시
고 30분 후에 첫 번째 포도를 먹는다. 시간 간
격은 3시간에 한번씩. 그 중간 중간에 생수를
1컵~2컵 정도 마신다. 만약 직장생활을 하는
사람이라면 하루 기준량으로 세 번에 나누어
먹고, 중간에 생수 3~4컵을 마시도록 한다.

포도는 밥을 먹듯이 천천히 씹는다. 씨는 뱉고
껍질은 절반 정도를 먹어 섬유질을 섭취한다.
위장 장애가 있는 사람은 즙을 내어 마신다.

포도 먹는 것이 물려 몸 안에서 거부반응이
있을 때는 조직 안에 독성분이 있다는 것을 뜻
하므로 먹지 않는 것이 좋다. 뭐든 억지로 하
면 부작용이 생긴다.

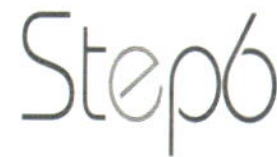

Step4

포도와 다른 과일을 함께 먹는다

정해진 기간이 끝났으면 2~3일 동안 포도와
함께 다른 과일을 먹는다. 예를 들어 포도 두
번, 다른 과일 세 번의 비율로 먹는다. 다른 과
일(자신이 좋아하는 과일도 괜찮다)의 양은 포
도와 같은 양으로 한다.

Step5

미음으로 음식 먹을 준비를 한다

2~3일 동안 포드와 다른 과일을 함께 먹고
난 다음에는 다시 음식을 먹기 위한 준비 과정
으로 미음을 만들어 먹는다. 미음은 메조, 현
미, 율무 등으로 아주 묽게 쑤는데 하루 3끼,
2~3일 먹는다. 미음을 먹을 때 양배추, 오이,
당근 등 채소를 한 가지 정도 같이 먹어도 된
다. 저녁은 포도나 과일을 먹는다.

Step6

미음 다음에는 죽을 먹는다

2~3일 동안 미음을 먹고 난 다
음에는 죽을 먹는다. 현미, 율무, 보
리, 콩 등을 갈아서 죽을 끓인다. 찐감자, 통밀
빵, 두유 등을 곁들일 수 있다. 이때 조심할 것
은 소금이나 간장으로 간을 해서는 안 된다는
것이다.

철저하게 무염식으로 해야 한다. 심하게 비
위가 상할 때는 죽염을 조금 넣어 먹도록.

Step7

자연식으로 들어간다

죽을 먹어 어느 정도 정상적인 식사가 가능
할 정도로 몸 상태가 만들어졌다고 판단되면
본격적으로 자연식으로 들어간다. 현미잡곡밥,
익힌 채소, 두유, 찐감자, 통밀빵, 현미빵, 생채
소, 견과류(땅콩, 아몬드, 포도, 잣 등)등을 조
금씩 먹는다. 이때에도 하루에 한 끼는 과일로
만 식사하는 것이 좋다

이 자연식은 병이 나았다 하더라도 꾸준히
실시하면 건강 상태가 좋아지고 잔병치레는
거의 하지 않게 된다고 한다. 암환자는 물론
일반인들도 해 볼 만한 건강요법이다.

▲ 거봉과 청포도는
껍질이 얇고 당도가 높아
포도요법을 하기에
적합하다.

포도요법을 하기 전에 꼭알아 둘 일

포도요법을 실시하다 보면, 처음에는 몸에 열이
많아지고 속이 메슥거리며 어지러움증이 일어나기 쉽
다. 그래도 당황하지 말 것. 이는 신체반응의 증세이
므로 참고 계속하도록.

또 단식 후 포도만을 먹으면서 관장을 할 때 변의
양이 적으면 '관장을 하지 않아도 되겠지' 하고 생각
하기 쉽지만 그렇게 되면 효과를 바랄 수 없다. 좀
번거롭더라도 2~3일에 한 번 정도는 꼭 관장을 해
준다.

또 포도만을 먹을 때도 관장을 해야 한다. 관장을
제대로 하지 않거나 변비가 있는 상태에서 관장을 하
면 신체 균형에 문제가 생긴다.

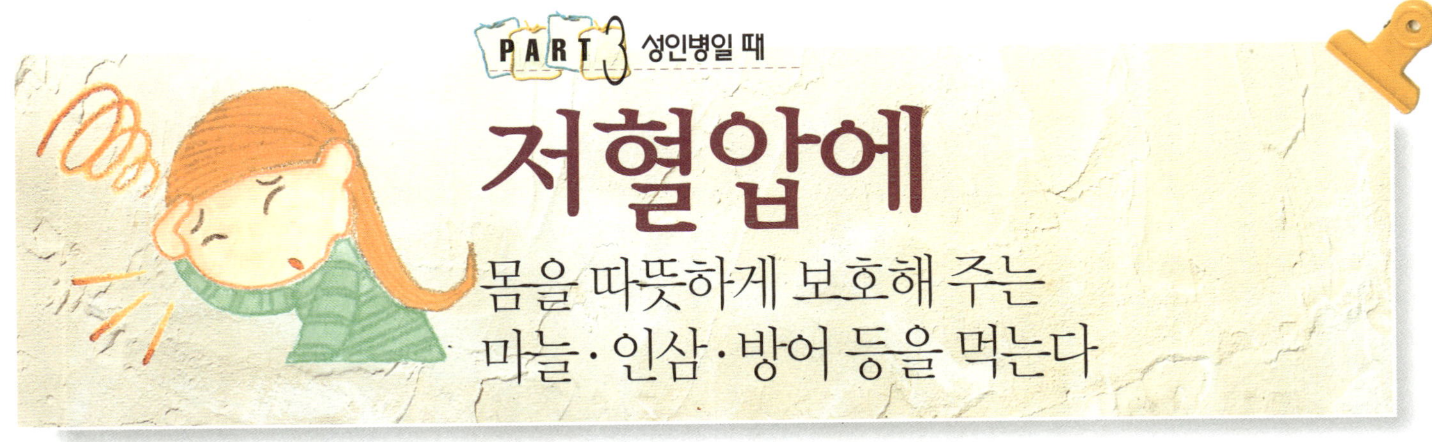

저혈압에

몸을 따뜻하게 보호해 주는 마늘·인삼·방어 등을 먹는다

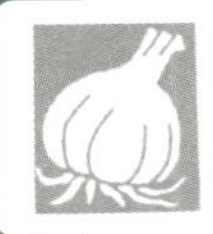

마늘꿀환
혈액순환을 돕는다

마늘에는 내장을 따뜻하게 해주고 신진대사를 활발하게 촉진시키는 성분이 있어 저혈압 증세를 자주 나타내는 허약 체질을 개선해 준다. 조금씩이라도 매일 먹으면 컨디션을 조절해 주고 병에 대한 면역력도 높여주는 강장·강정 식품으로도 손꼽는다. 단, 눈병에 걸렸거나 위궤양, 십이지장 궤양 증세가 있을 때는 과식하지 않도록 한다. 몸이 허약하고 손발이 찬 증세가 나타나는 사람은 마늘을 껍질째 끓는 물에 15분 정도 끓여서 하루 1회, 식사 전에 2쪽씩 먹는다. 또 마늘 초절임이나 마늘꿀환을 먹는다. (만들기 201쪽에 있음)

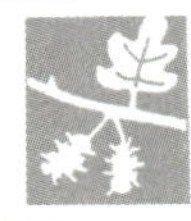

뽕잎 달인 물
혈압을 정상적으로 높여 준다

옛부터 불로장수의 명약으로 알려진 뽕나무의 잎으로는 차를, 열매로는 술을 담가 마신다. 차를 만들 때는 새봄에 돋아나는 어린 잎을 따서 햇볕에 바짝 말려 사용하는 것이 좋고, 열매는 6~7월에 따낸 것이 약효가 뛰어나다.

말린 뽕잎 10g에 물 3컵을 붓고 양이 반으로 줄 때까지 푹 달여 거른다. 걸러 낸 맑은 물을 차 대신 마신다.

열매는 포도주나 매실주를 담그듯이 적당량의 소주로 발효시켜 조금씩 마신다.

이질풀 달인 물
몸을 따뜻하게 해 준다

이질과 설사에 잘 듣는 이질풀은 산이나 들에서 흔히 볼 수 있는 다년초로 몸을 따뜻하게 해 주는 약효가 있어 저혈압증에도 좋다.

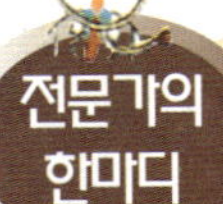

저혈압은 최고 혈압이 100 이하이면서 최저 혈압도 65 또는 그 이하일 경우를 말한다. 일반적으로 저혈압은 피로하기 쉽고, 몸이 나른하거나 머리가 무겁고, 손발이 차고, 현기증이 있으며 변비, 식욕부진 등의 증세를 나타낸다. 저혈압증은 체질적인 것이 많기 때문에 식사, 운동, 수면 등 일상생활의 개선이 치료의 중심이 된다. 영양가가 높고 균형 잡힌 식사를 규칙적으로 하는 식생활을 익히도록 하자.

꽃이 피는 8~9월에 잎·줄기·뿌리 등의 풀 포기 전체를 채취해서 햇볕에 말렸다가 결명자와 함께 하루에 10g씩 3컵의 물을 붓고 양이 반으로 줄 때까지 달여 3회로 나누어 마신다. 식후 30분~1시간 쯤에 복용하도록.

같은 양의 말린 쑥과 섞어 목욕물에 우려 내어 목욕을 해도 같은 약효를 얻을 수 있다.

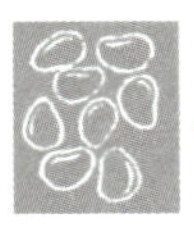

들깨인삼죽
피를 만들어 낸다

빈혈이나 영양실조 등으로 인해 저혈압 증세가 있을 때는 피를 만들어내는 작용이 뛰어난 들깨와 몸을 따뜻하게 해주는 인삼, 영양가가 풍부한 땅콩과 잣 등을 넣고 죽을 끓여 먹는다. 흰쌀 1/2컵을 물에 한나절 정도 불려 놓았다가 곱게 간 들깨·땅콩·잣을 냄비에 함께 넣고 물을 넉넉히 부은 다음 끓인다.

죽이 끓기 시작하면 얇게 어슷썬 인삼을 넣고 다시 끓인다. 이것을 하루에 2회, 공복에 먹는다. 체질을 개선하기 위해서는 장기적으로 복용하는 것이 좋다.

방어산초새순구이
빈혈 증세에 효과 있다

방어는 혈액순환을 돕고 체력을 회복시켜 주는 약효를 내는 생선이다.

신선한 방어회를 먹어도 좋지만, 지방질이 많아 소화가 잘 안 되거나 위장이 약한 사람이 많이 먹으면 열이 나거나 구토를 일으킬 수 있으므로 삶거나 익혀서 먹도록 한다.

위장이 약하고 몸이 찬 증세가 있는 저혈압 환자에게는 방어산초새순구이를 권한다.

이렇게 만드세요!

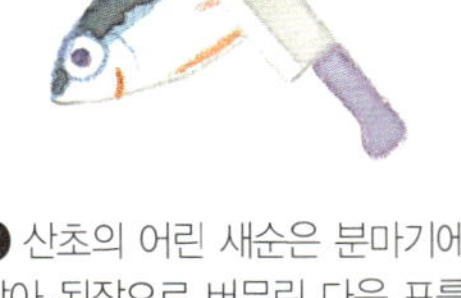

❶ 방어는 내장을 손질하고 얇게 포를 뜬다.

❷ 산초의 어린 새순은 분마기에 갈아 된장으로 버무린 다음 포를 떠 놓은 방어를 넣어 1시간 가량 재워 둔다.

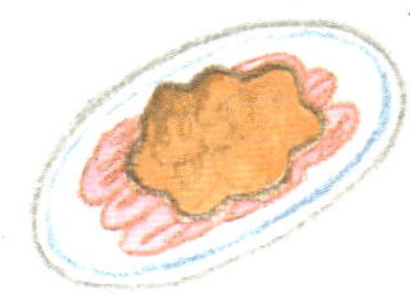

❸ 방어가 잘 절여지면 석쇠에 올려 중불에서 구워 먹는다.

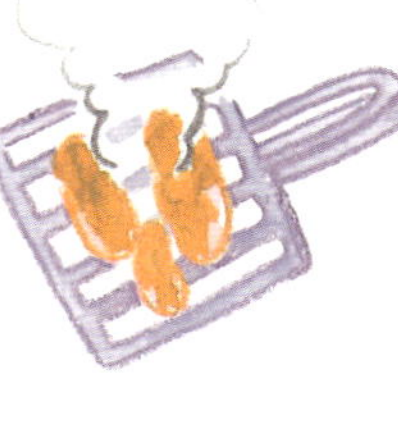

● **그밖에 효과가 있는 식품**

빈혈 증세를 동반하는 저혈압에는 1주일에 1~2회 정도 동물의 간을 조리해서 먹도록 한다.

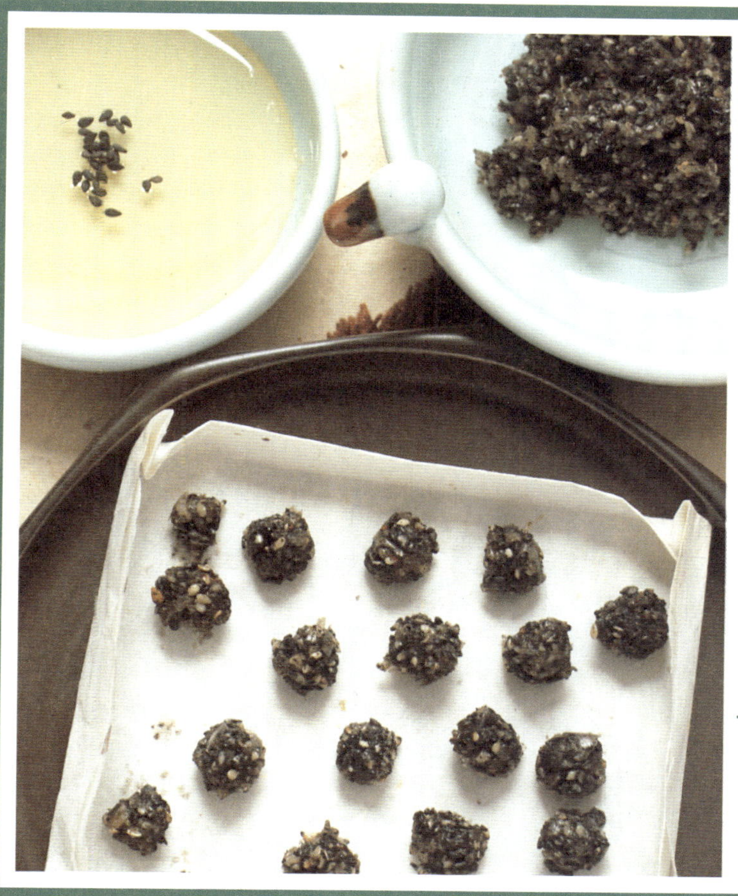

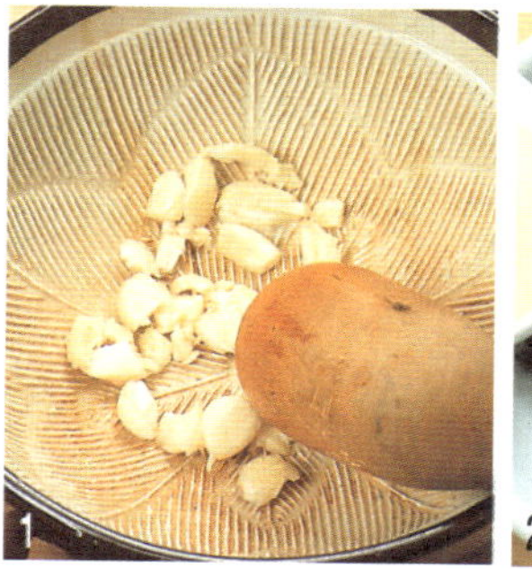
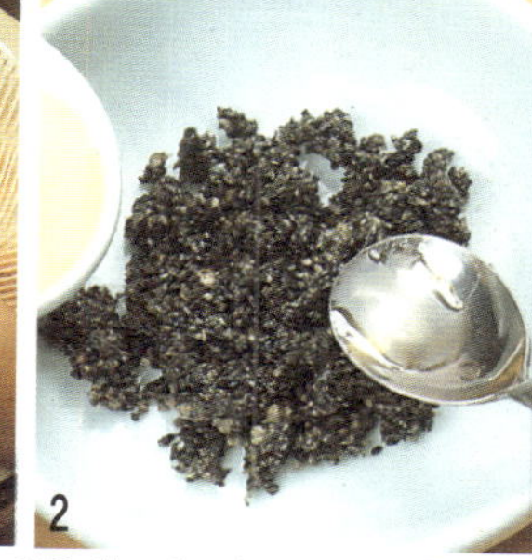
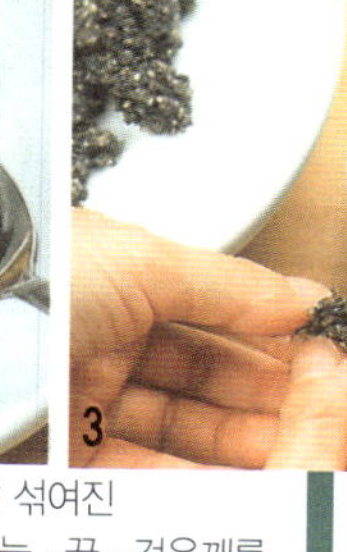

1 마늘은 속껍질까지 깨끗이 벗겨 씻은 다음 마른 행주로 물기를 닦아 분마기에 으깨듯이 곱게 간다.

2 검은깨는 깨끗이 씻은 다음 물기를 빼고 타지 않게 잘 볶은 다음 마늘·꿀을 넣고 골고루 섞어 잘 엉기도록 한다.

3 잘 섞여진 마늘·꿀·검은깨를 손톱크기만하게 환을 빚어 겹치지 않게 펴서 서늘한 곳에 1개월 정도 보관한다.

만들기의 포인트

꿀과 검은깨·마늘이 골고루 섞이지 않으면 환을 빚기 어렵다. 환을 잘 빚으려면 시원한 곳에 며칠 두었다가 빚으면 된다.

맛의 특징

마늘 냄새가 코를 자극하고 맛 또한 매콤해서 먹기가 쉽지 않지만 먹는 즉시 몸이 따뜻해진다.

싱싱한 **오이**를 골라 칼등으로 껍질에 돋아난 가시를 떼내고 맑은 물에 깨끗이 씻은 다음 강판에 갈아 즙을 내어 식후에 한 잔씩 마시면 혈액순환을 돕는다.

대추나 **사프란**(마늘 모양의 뿌리를 가진 온대식물)으로 술을 담가 잠자리에 들기 전에 소주잔으로 1잔씩 마시면 혈액순환을 돕고 숙면을 취하는 데도 좋다.

쉽게 피로해지고 생기가 없을 때는 **알로에**의 잎을 잘라 가시는 떼내고 적당한 크기로 썰어 잎의 2~3배 정도의 굴에 달여 차 대신 수시로 마시면 좋다.

당근을 깨끗이 씻어 가늘게 채썬 다음 1회에 15g씩 따뜻한 밥에 얹어 진간장으로 간을 한 다음 비벼 먹는다. 메끼니마다 먹는 것이 좋으며 간은 싱겁게 하도록.

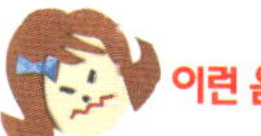

몸을 차게 하는 음식은 피한다

저혈압 증세를 나타내는 사람은 대부분 몸이 찬 특징이 있어 위장 장애를 수반하기가 쉽다. 이런 이유로 소화흡수가 잘 안 되거나 몸을 차게 만드는 **두·양배추·토마토·가지·동아** 등의 채소

류와 **감·배·수박·바나나** 등의 과일류, **메밀·율무·찹쌀** 등의 곡류, 그리고 **바지락·다시마·우렁** 등은 피하도록 한다.

쇠고기·돼지고기 등의 육류와 지방질이 많은 방어 같은 생선류도 소화력을 돕기 위해 수프나 죽 등의 유동식으로 조리해서 먹는 것이 좋다.

생활하면서 조심해야 할 일들

1 표준체중을 유지한다

저혈압은 허약 체질이나 빈혈 등의 증세로 인해 발생되는 경우가 많으므로 영양가가 높은 음식을 섭취하는 것이 중요하다. 마른 체질의 사람은 표준체중을 유지할 수 있도록 살이 찌는 음식을 먹도록 한다.

2 미네랄·비타민· 철분·단백질을 보급한다

빈혈을 해소하고 정상적인 컨디션을 되찾기 위해서는 몸에 활력을 줄 수 있는 각종 비타민과 단백질·철분 등의 영양소가 필요하다. 되도록 천연식품에서 섭취하도록 노력하고 불가피

할 경우에는 종합 비타민제를 먹어도 좋다.

3 매일 적당한 운동을 한다

가벼운 산책이나 맨손체조 등으로 기초체력을 단련한다. 적당한 운동은 혈액순환을 촉진시키고 생활에 활력을 주므로 무기력해지기 쉬운 저혈압 환자에게는 꼭 필요하다.

4 매일 샤워를 한다

따뜻한 물로 매일 샤워를 해 주면 숙면을 취할 수 있고 혈액순환도 좋아지며 피로회복제 역할도 한다. 너무 뜨거운 물로 샤워를 하면 오히려 불면증을 일으키게 되며 장시간의 목욕은 체력 소모가 많으므로 피한다.

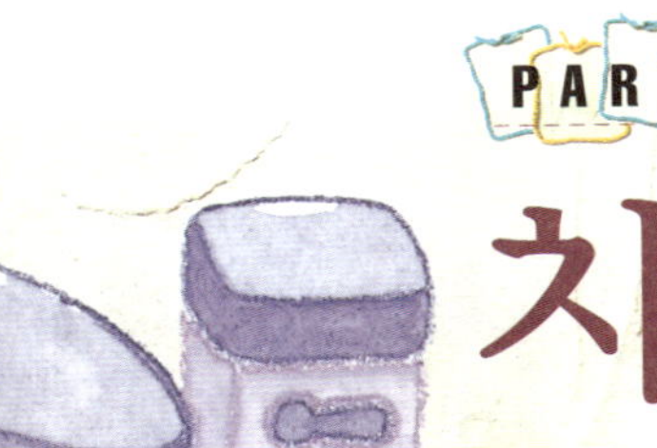

치질 · 탈항에

항상 청결하게 씻어 주고 마늘을 구워 찜질한다

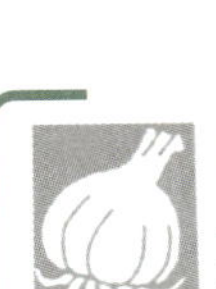

마늘구이찜질
치질로 인한 통증에

치질로 인한 통증에는 마늘을 구워 항문 주위를 찜질한다. 마늘을 한쪽씩 떼어내어 속껍질은 벗기지 말고 알루미늄 호일에 싸서 프라이팬이나 오븐에 굽는다.

부드럽게 익으면 얇은 속껍질을 벗기고 거즈에 싸서 통증이 있는 환부에 찜질을 한다. 잠자리에 들기 전에 찜질을 하면 더욱 효과적이다.

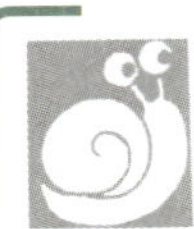

달팽이조림
치질과 탈항에 효과

달팽이에는 우수한 단백질과 칼슘 등이 많이 들어있어 한방에서는 치질이나, 탈항, 탈장 등의 약재로 사용한다.

탈항이 되어 제자리로 들어가지 않을 때는 민달팽이(집이 없는 달팽이)에 설탕을 뿌려 거즈로 두툼하게 싼 다음 손으로 고루 주무른다. 그리고 거즈를 항문에 밀어 넣는다. 또한, 달팽이를 불에 굽거나 조려서 항문에 발라도 좋다.

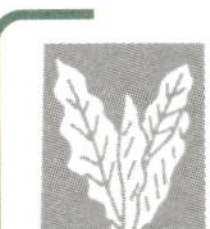

쑥가루
출혈을 멎게 해 준다

딱딱하게 굳어진 대변이 항문을 빠져나올 때 상처가 생겨 출혈이 심해지면 분마기에 쑥을 곱게 갈아 항문에 고루 바른다.

감잎차
치질에 의한 출혈에 약효를 낸다

싱싱하고 상처가 없는 어린 잎을 준비해 그늘진 곳에서 말린 다음 감잎차를 만들어 마시면 이

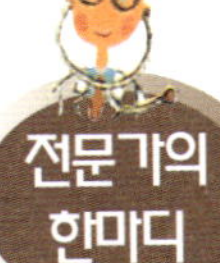

치질은 크게 치핵, 열항, 치루, 탈항 등으로 나뉜다. 변비 등으로 인해 항문 주위의 정맥에 피가 뭉쳐서 혹이 된 것이 치핵, 항문 주위의 피부나 점막에 상처가 생기는 것이 열항, 치질이 심해져서 고름이 나오고 심한 통증과 발열 증세까지 보이는 것이 치루이다. 탈항은 여성에게 많은데 변비나 출산 등으로 치핵이 항문 밖으로 빠져 나온 상태를 말한다. 치질을 예방·치료하려면 부드럽고 소화가 잘 되는 음식을 먹어 쾌변을 보도록 하고 청결을 유지한다. 증세가 심할 경우 약물요법과 수술이 필요하다.

뇨·해열·지혈 등의 효과가 있고 치질에 의한 출혈에도 좋은 약효를 낸다. (만들기 203쪽에 있음)

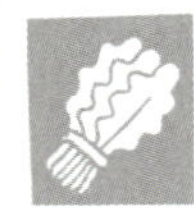

시금치
장속의 열을 내려 준다

시금치에는 식물성 섬유가 풍부하고 장의 운동을 활발하게 해 주는 작용이 있어 변비 치료에 효과적이다.

한방에서는 치질의 원인을 '장의 습열'이라 진단하는데, 시금치에는 장 속의 열을 내려주는 약효가 있어 그 효능이 더욱 기대된다.

변비에 잘 듣는 검은깨와 함께 먹으면 효과가 더욱 뛰어나다.

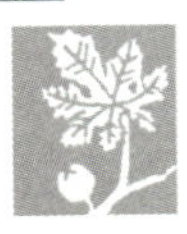

무화과즙
정장 작용이 뛰어나다

무화과는 대장의 벽을 자극하는 정장 작용이 있어 변을 잘 나오게 하기 때문에 변비에 좋은 과일이다. 또한 무화과에는 단백질을 분해하는 효소가 들어있어 근육을 부드럽게 해주는 작용도 한다.

먹는 방법은 빨갛게 익은 무화과를 하루에 4~5개 정도 먹거나 과육과 잎에서 흰 즙을 짜내 항문에 바르도록 한다. 출혈이 있을 때는 입욕제로 사용하도록.

이렇게 만드세요!

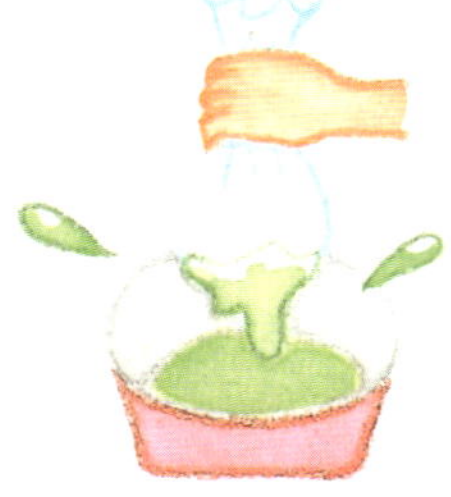

❶ 무화과잎과 열매를 강판에 간다.

❷ 짜낸 즙을 거즈에 걸러 항문에 바른다.

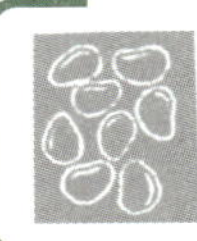

꿀에 재운 검은깨
치핵을 예방한다

자양·강장, 노화방지 등에 약효를 내는 검은깨는 변비에도 좋은 작용을 한다. 특히 정맥의 울혈을 방지하는 효과가 있어 치핵의 예방에 좋다. 약용으로 할 때는 흰깨보다 검은깨를 사용하도록 한다.

내복약으로 처방할 때는 검은깨를 프라이팬에 볶아 꿀과 함께 먹도록 하고, 외용약으로 사용할 때는 검은깨에 물을 붓고 달여 그 물로 항문을 씻어 준다.

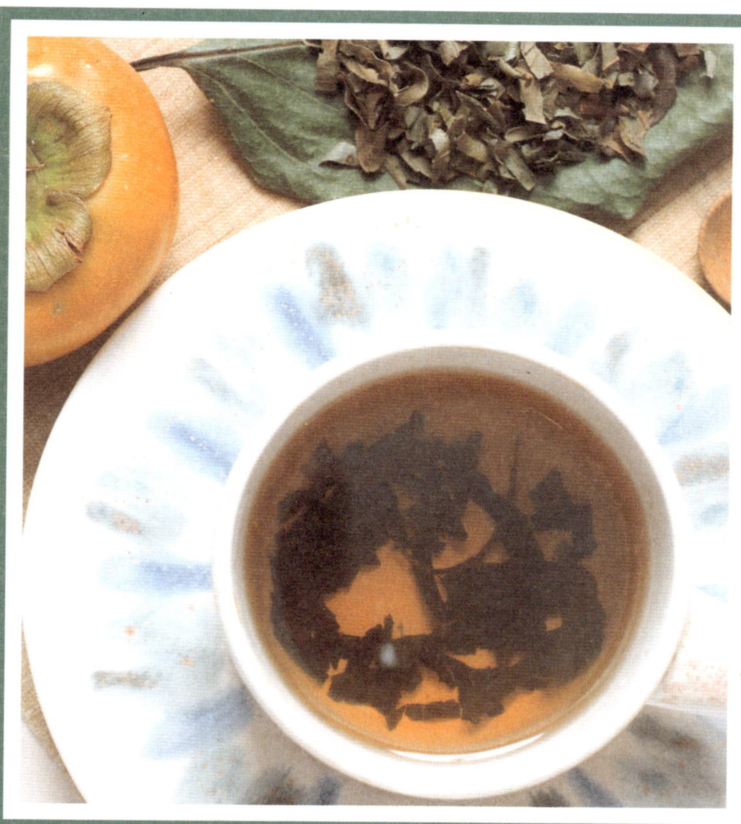

재료/감잎...적당량

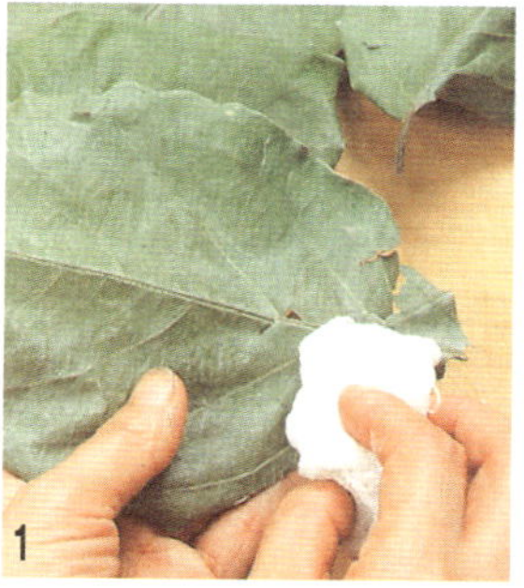

1 싱싱하고 어린 감잎을 따서 거즈로 먼지를 깨끗이 닦아낸 다음 물에 씻어 물기를 뺀다.

2 물기가 빠진 감잎을 찜통에 넣고 2~3분 가량 찐 다음 식혀서 0.3cm폭으로 잘게 썬다.

3 썰어놓은 감잎을 양지에서 바짝 말린 다음 밀폐용기에 넣어서 보관한다.

만들기의 포인트

잎을 말리기가 번거로울 때는 전자레인지에 넣고 30초 가량 가열한 후 사용하도록.

맛의 특징

향긋한 맛이 있어 차 대신 마셔도 손색이 없다. 비타민 C의 함량이 높은데도 신맛은 거의 없다.

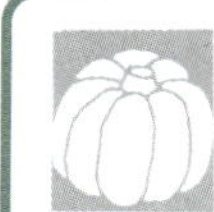

호박씨 달인 물
가벼운 치핵 증세에

호박에는 비타민 C와 카로틴·식물성 섬유가 풍부하게 함유되어 변비를 해소시켜 주는 좋은 식품이다.

항문 안쪽에 생기는 치핵 증세에는 껍질 벗긴 호박씨를 달인 물로 그 주위를 씻는 것이 좋다. 호박씨 300g에 물 5컵을 붓고 물이 반으로 줄 때까지 달여서 하루에 2회, 항문을 깨끗이 씻어 주도록 한다.

● **그밖에 효과가 있는 식품**

치질로 인해 출혈이 있을 때 **목이버섯 달인 물**을 마시면 효과적이다. 냄비에 검은색 목이버섯 30g과 설탕 60g을 넣고 물 1컵을 부어 진하게 달여 마시면 좋다.

땅콩의 얇은 껍질에도 지혈 작용이 있으므로 땅콩껍질을 푹 달여 마신다.

삼백초잎을 갈아서 거즈나 무명천에 발라 항문 부위에 찜질을 해도 좋다.

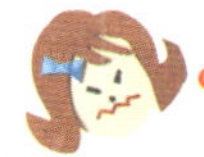
치질에 해가 되는 식품

고추, **생강**, **후추**, **카레** 등의 향신료와 **커피**, **초콜릿** 등의 과식은 변비를 유발시켜 치질을 악화시킨다. **술이나 담배** 역시 피하는 것이 좋다. **죽순이나 게·새우** 등도 염증을 촉진시키므로 피하도록 한다. 설사 증세도 치질에 나쁜 영향을 준다. 소화흡수가 잘 되지 않는 식품, 찬 음식은 가급적 피하도록.

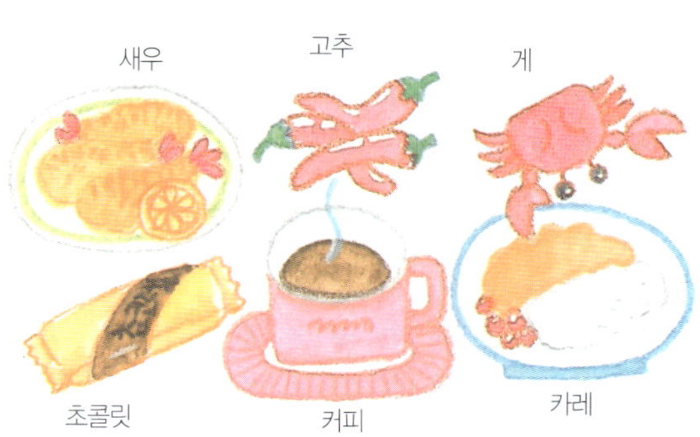

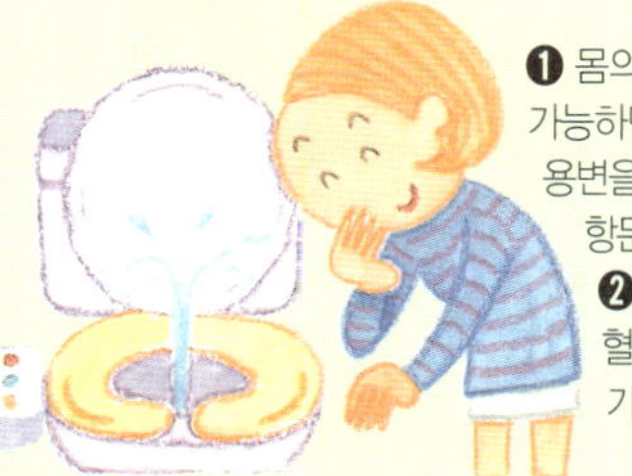

❶ 몸의 청결을 유지하기 위해 가능하면 매일 목욕을 하고 용변을 본 후에는 따뜻한 물로 항문을 깨끗이 씻어 준다.

❷ 목욕 후에는 엉덩이의 혈행을 좋게 하기 위해 가벼운 맛사지를 한다.

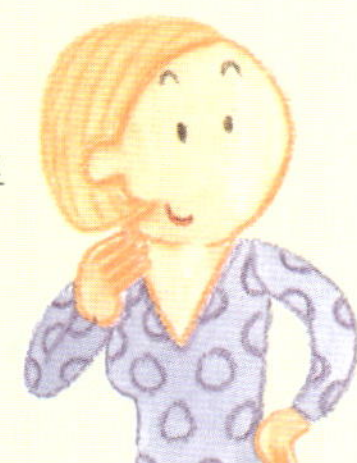

❸ 몸이 차면 통증의 원인이 되므로 겨울철에는 특히 두꺼운 속옷을 입어 보온하도록.

❹ 재래식 변기를 사용하고 있다면 치질을 악화시킬 수 있으므로 좌변기로 교체한다.

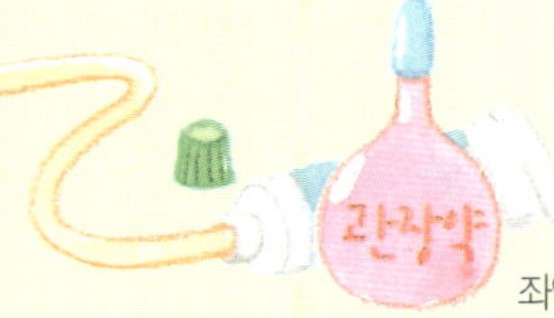

❺ 배변 전에 통증을 느끼는 부위에 연고를 발라주거나 좌약을 사용해 변이 부드럽게 나오도록 한다.

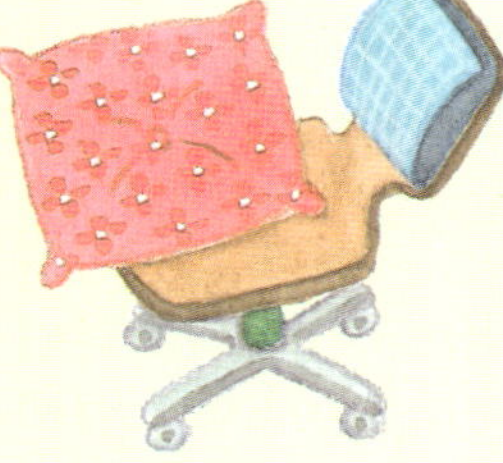

❼ 사무실 의자에는 푹신한 방석을 깔아 편안하게 해 준다.

❽ 엉덩이의 울혈을 방지하기 위해 가벼운 운동을 한다. 단, 통증이 심할 때는 삼가도록.

❻ 변비 증세가 있다면 굳이 애써서 변을 보려고 하지 말고 관장약을 사용하는 것이 오히려 더 좋다.

통풍에

통증과 부기를 가라앉히는
치자팥죽, 인동덩굴 달인 물을 마신다

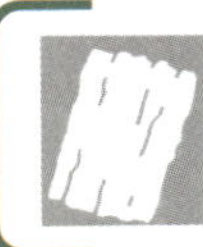

다시마가루
어깨결림을 풀어 준다

다시마에 들어있는 미끈미끈한 요오드 성분이 인체 내의 신진대사를 촉진하고 피의 흐름을 좋게 하여 어깨나 관절 부위가 결리고 뭉친 것을 풀어준다. 뿐만 아니라 정장 작용도 뛰어나 변비 증세를 해소해 주고 비만을 방지해 주므로 통풍 예방에는 그만이다.

다시마를 마른 행주로 깨끗이 닦아 석쇠에 검게 구운 다음 분마기에 넣고 곱게 갈아서 하루에 여러 차례 나누어 먹으면 통풍과 변비, 비만의 예방·치료에 효과가 있다. 반찬으로 조리해서 먹어도 마찬가지의 효과를 볼 수 있다.

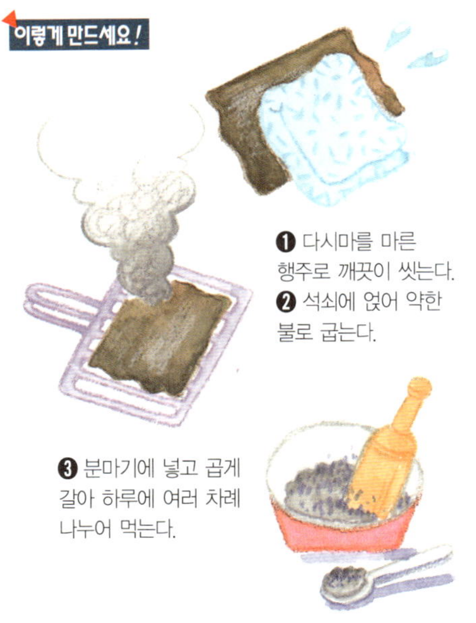

❶ 다시마를 마른 행주로 깨끗이 씻는다.
❷ 석쇠에 얹어 약한 불로 굽는다.

❸ 분마기에 넣고 곱게 갈아 하루에 여러 차례 나누어 먹는다.

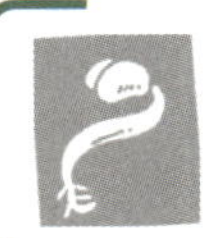

콩나물
통풍 치료를 위한 다이어트식

통풍을 치료하기 위해 다이어트를 할 때는 양질의 단백질과 칼슘·철분이 풍부한 콩나물이 좋다. 콩나물의 싹이 나는 부분에는 다른 두류에서

혈액 속에 요산의 함량이 증가하여 관절에 침착되면서 염증이 일어나는 증세를 '통풍'이라 한다. 비만 증세가 있는 사람에게 주로 발생되며 40대 후반의 남성이 환자의 대부분을 차지한다. 주요 증세로는 한밤중에 갑자기 엄지발가락, 복사뼈 등이 붉게 부어오르면서 심한 통증이 나타나는데 이 증세를 급성 통풍 발작이라 한다. 대개 3~10일이면 없어지지만 이런 증세가 되풀이되다 보면 만성화되어 관절의 기형으로 이어지기가 쉽다. 병세가 진전되기 전에 철저한 식사 계획이 필요하다.

얻기 힘든 비타민 C의 함량도 높아 감량으로 인해 몸이 지쳐 있거나 쉽게 피로해질 때 활력을 되찾아준다.

콩나물은 날것으로 먹을 수 없으므로 삶아서 나물로 무쳐 먹거나 국을 끓여서 먹는다. 단, 콩나물을 삶을 때 구리로 된 그릇을 사용하면 비타민 C가 파괴되므로 피하도록 한다.

콩나물은 통풍 치료시의 영양공급 외에 저혈압이나 피부미용 등에도 좋은 효과를 낸다.

치자팥죽
통증을 가라앉히고 부기를 내린다

급성 통풍발작으로 인한 심한 통증을 가라앉히

는 데는 치자열매를 검게 구워 사용한다. 마른 치자열매를 알루미늄 호일에 싸서 프라이팬에 검게 구워 가루 낸 것을 하루에 1~2g씩 먹는다. 외용약으로 사용할 때는 마른 열매 50g을 곱게 갈아 밀가루와 식초를 적당량 넣고 묽게 갠 다음 거즈에 발라 통증이 있는 부위에 붙인다.

또한 치자와 팥을 함께 넣어서 죽을 끓여 먹으면 통증을 가라앉히고 부기를 내려주며 발작도 예방해 준다.(만들기 205쪽에 있음)

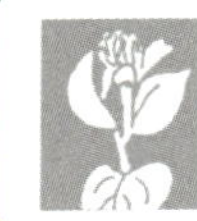

인동덩굴 달인 물
부기와 염증을 가라앉힌다

겨울이 되어도 잎이 마르지 않고 남아 있어 이름 붙여졌다. 생약명으로 '인동'이라 불리는 잎과 줄기, '금은화'라 불리는 꽃 부분이 약재로 사용된다.

인동덩굴에 소주를 부어 만든 인동주로 염증이 있는 부위를 씻어 주면 부기가 내리고 염증이 가라앉는다.

말린 인동덩굴과 접골목을 10g씩 넣고 물 3컵을 부어 반으로 줄 때까지 약한 불에서 푹 달여 마시거나 목욕물에 타서 목욕을 해도 좋다.

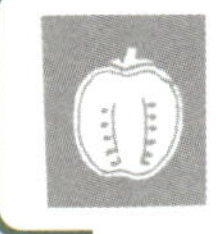

개다래나무열매술
뛰어난 이뇨 작용이 있다

통풍은 요산의 생성이 비정상적으로 높거나 신장에서 요산이 충분히 배설되지 않아서, 혈액 속에 요산의 농도가 높아져 생기는 병이다. 그렇기 때문에 수분을 충분히 공급해 주고 이뇨 작용이 뛰어난 식품을 먹어 체내에서 요산을 배출시키는 것이 가장 좋다.

개다래나무의 열매에는 뛰어난 이뇨 작용과 진통 작통이 있어 통풍 증세에 잘 듣는다. 싱싱한 열매를 따서 소주에 2~6개월 정도 담가 두었다

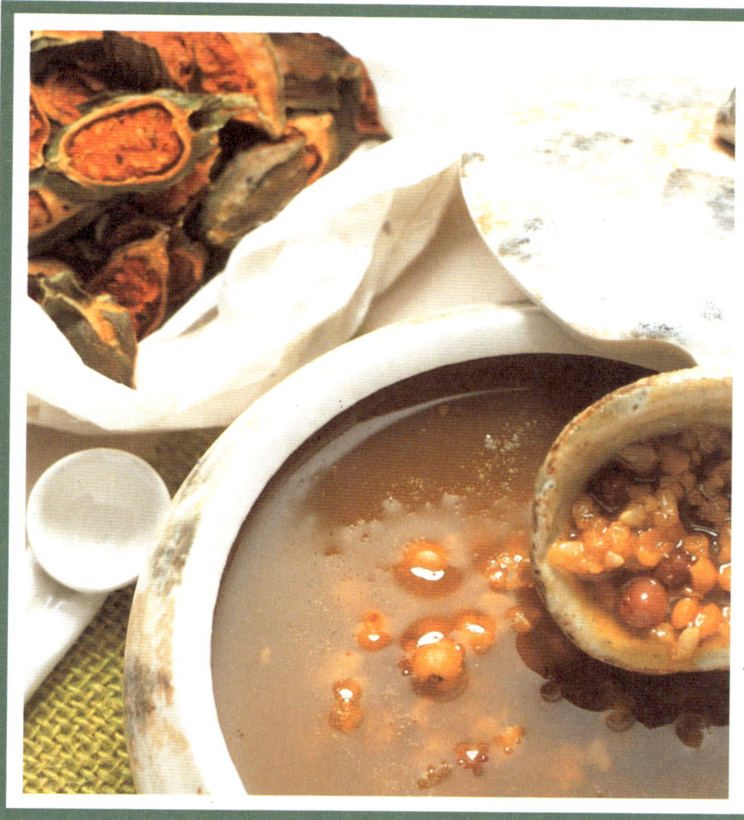

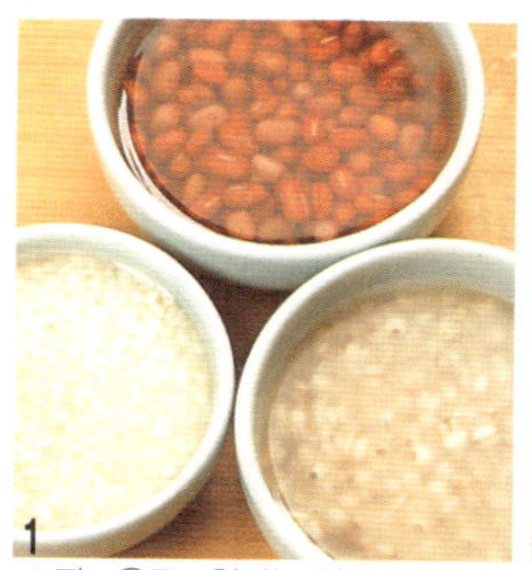
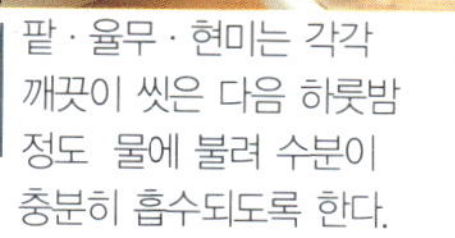
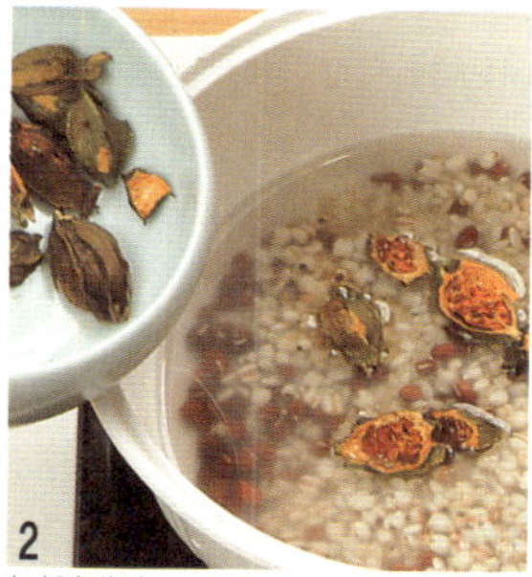
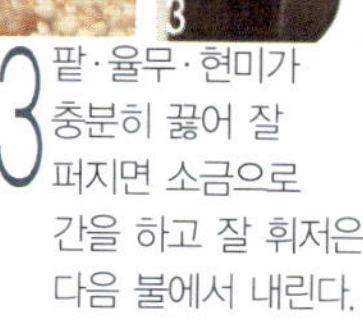

치자팥죽을 만들려면

재료(4인분)/ 팥…40g, 율무…40g, 현미…80g, 치자열매…5g, 소금…조금, 물…10컵

1 팥·율무·현미는 각각 깨끗이 씻은 다음 하룻밤 정도 물에 불려 수분이 충분히 흡수되도록 한다.

2 치자열매와 팥·율무·현미 등을 냄비에 넣고 물을 부어 센불에서 끓이다 약한 불에서 1시간 정도 더 끓인다.

3 팥·율무·현미가 충분히 끓어 잘 퍼지면 소금으로 간을 하고 잘 휘저은 다음 불에서 내린다.

만들기의 포인트

센불에서 끓어오르면 바로 불을 줄여서 국물이 넘치지 않도록 약한 불에서 뭉근하게 끓인다.

맛의 특징

맑은 황색을 띠는 산뜻한 맛의 죽이다. 죽이 식으면 치자의 쓴맛이 우러나오므로 따뜻할 때 먹는다.

가 하루에 아침·저녁으로 2회, 소주잔으로 1잔씩 마신다. 개다래는 한약재 시장에서 구한다.

● 그밖에 효과가 있는 식품

콩이나 팥 등 두류는 풍부한 단백질을 함유하고 있고 요산의 농도와 콜레스테롤치를 내려주는 작용이 있어 통풍 증세가 있는 사람에게 좋은 식품이다.

그밖에 쌀·국수·밀가루·스파게티·옥수수 등의 곡류, 감자·고구마·토란 등의 뿌리채소, 양배추·당근·쑥갓·토마토·순무·호박·배추·가지 등의 채소류와 우유·버터·치즈·요구르트 등의 유제품, 김·다시마·미역 등의 해조류에는 요산을 증가시키는 성분이 없거나 거의 들어 있지 않아 식이요법중인 환자도 걱정 없이 먹을 수 있다.

그리고 심장이나 신장에 이상이 없는 사람은 이뇨 작용이 뛰어난 팥·수박·동아 등을 적극 섭취하도록 한다. 물푸레나무껍질 1~3g을 따뜻한 물에 우려 마셔도 좋은 효과를 낸다.

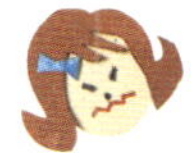

요산 분비를 자극하는 식품

통풍은 과다한 요산으로 인해 발생되는 병이므로 요산의 분비를 촉진시키는 동물성 지방·단백질 등의 섭취를 피해야 한다.

닭이나 돼지고기의 지방분이 많은 부위, 베이컨, 소·돼지의 등심 부분, 젓어리, 오징어, 새우, 게 등은 조금만 먹는다.

알코올류는 체내의 요산 배출을 억제하는 작용이 있으므로 당장 끊도록.

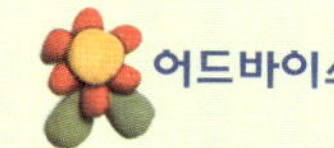

통풍 발작을 예방하려면

비만을 해소한다

통풍을 딜으키는 가장 큰 원인 중의 하나가 비만. 거울을 보아 몸매에 자신이 없다면 지금 다이어트를 시작한다. 목표는 표준체중에서 도 5% 정도 더 내려간 정도로 잡는다. 철저한 식이요법과 계획 있는 운동으로 비만을 해소하자.

물을 많이 마신다

신장의 결석을 예방하는 가장 손쉬운 방법은 소변의 양을 늘리는 것. 보통 때보다 수분의 섭취를 배로 늘리고 소변이 마렵지 않더라도 2시간마다 화장실에 가는 습관을 들여서 배뇨를 촉진시킨다. 단, 주류는 절대 금물.

발작을 예방하는 식품을 먹는다

생강의 줄기와 잎을 그늘에서 말려 잘게 썬 다음 이것을 달여 마시거나 목욕물에 넣고 목욕을 한다.

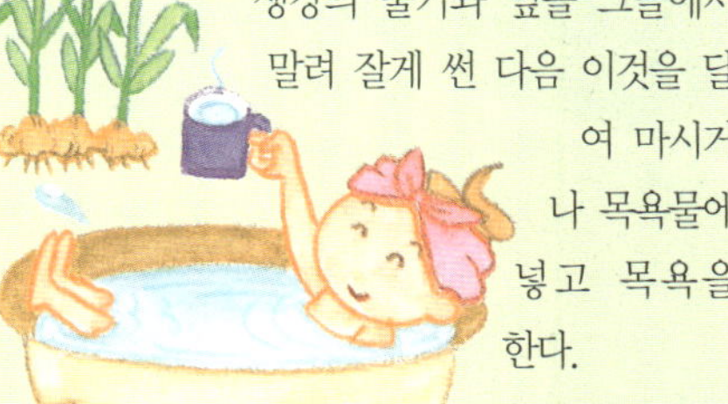

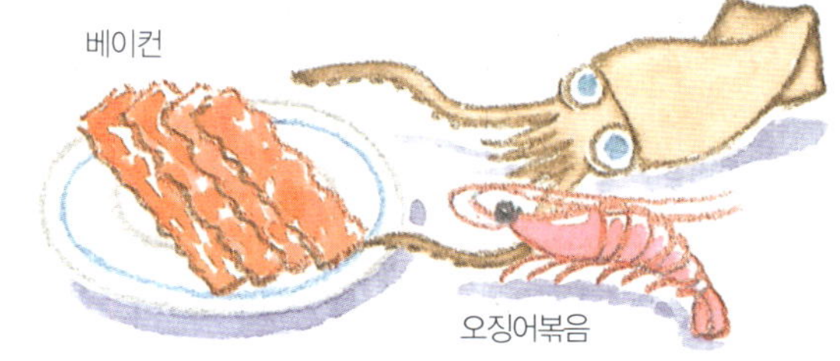

약효를 100% 살리려면…

민간약은 장기간 먹는 동안 체질이 개선됨으로써 지속적인 치료 효과를 얻을 수 있다. 약효를 100% 살리기 위해서는 달이는 그릇과 시간, 먹는 방법, 바르는 법을 잘 알아 두어야 하며 분량과 만들기를 정확히 익혀 지시대로 실천해야 한다. 약재를 구입할 때는 전문시장을 이용하고 단골을 정해 놓는 것이 안전하다.

조상대대로 내려오면서 경험에 의해 얻어진 산물이 민간약 또는 민간요법이다. 양약과는 달리 즉효성이 없어 얼마 동안 꾸준히 복용해야 하지만 부작용이 없다는 것이 커다란 장점이다. 그러나 민간약은 개개인의 체질에 따라 치료 효과가 달라질 수 있으므로 자신에게 맞는 약재와 치료법을 찾는 것이 무엇보다 중요하다. 민간약의 약효를 제대로 살려 보다 효율적으로 이용하기 위해서는 약을 만드는 기구의 선택에서부터 달이는 시간과 먹는 시간, 먹는 법, 보관법 등을 잘 알아 두어야 한다.

또 이용 방법도 여러 가지인데, 달여서 마시는 방법, 생즙으로 만들어 마시거나 바르는 방법, 차와 술로 만들어 마시는 방법, 외용약으로 만들어 붙이는 방법, 입욕제로 사용하는 방법 등이 있다. 차와 술로 만들어 마시는 방법은 별도 페이지에 소개한다.(338~350쪽 참조)

달이는 약

민간약재를 이용하는 방법 중에서 가장 일반적인 것이 물을 붓고 달이는 방법이다. 이것은 만들기 쉽고 먹기 편할 뿐 아니라, 수용액 상태여서 위장에 부담을 주지 않고 흡수가 잘 돼 빠른 효과를 볼 수 있다.

질그릇·내열 유리그릇에 달인다

약을 달일 때는 그릇을 잘 선택해야 한다. 그릇에 따라 약효가 감소되기도 하고 증가되기

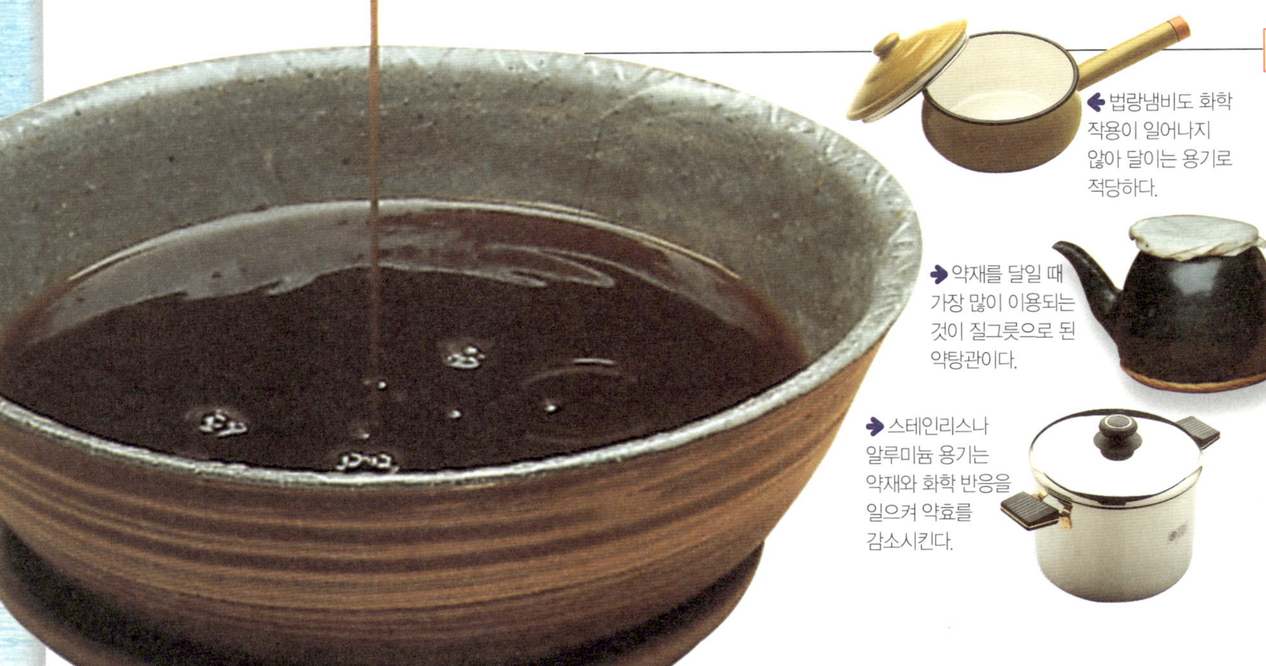

● 약재를 달일 때는?

❶ 질그릇으로 된 약탕관이나 내열유리에 하루 분량의 약재를 넣고 필요한 양의 물을 부어 잘 섞은 다음 20~30분 동안 그대로 둔다.

❷ 약한 불에서 1시간 정도 달여서 물이 절반으로 줄어들면 불을 끈다.

❸ 베보자기나 거즈, 또는 체에 받쳐 찌꺼기를 거른다. 찌꺼기를 걸러 내지 않고 그대로 방치해 두면 약 성분이 찌꺼기에 도로 흡수되고 만다.

❹ 병이나 밀폐용기에 담아 냉장고에 보관한다.

도 하기 때문이다. 대개는 질그릇으로 된 약탕
관을 많이 쓰는데 이것은 물의 양을 측정하기
힘들다는 단점이 있다.

그밖에 법랑이나 내열유리도 달이는 용기로
적당하다. 내열유리로 된 약탕기는 눈금이 그
어져 있어 물의 양을 측정하기가 쉽고 달이는
동안 약물이 줄어드는 상태가 보이므로 약을
태울 염려가 없다.

스테인리스나 알루미늄 용기는 달이는 과정
에서 화학 반응을 일으켜 약효를 감소시킨다.
그 중에서도 약재에 함유된 성분은 철제 그릇
과 작용해서 산화철을 만들며 인삼, 도라지,
더덕 등은 철제 그릇에 닿으면 약효가 쉽게 변
질된다.

약한 불에서 1~2시간 정도 달인다

약재에 따라 달이는 시간도 달라진다. 진피
와 같이 향이 강한 약재나 꽃, 잎 등은 약한 불
에서 30분~1시간 정도가 적당하며 나무나 나
무껍질, 뿌리 등은 2~3시간 정도 달이는 것이
좋다. 무엇이든지 오래 달이는 것이 좋다고 생
각하여 오히려 약효를 감소시키는 일은 없어
야 할 것이다.

불의 세기는, 처음에 중불로 하다가 끓어오
르면 약한 불로 줄여 달인다. 센불에서 짧은
시간에 달이게 되면 약효가 충분히 우러나지
못하거나 약효 성분에 변화가 일어날 수 있다.

물의 양은 약재의 3~4배가 적당

달이는 양은 원칙적으로 1일 사용량을 기본
으로 한다. 달인 물을 하루 이상 실온에 그냥
두면 변질될 우려가 있으므로 되도록 그 날 먹
을 분량만 만들도록 한다.

약재의 종류나 각개인의 체질, 병의 정도에
따라 하루 분량에 조금씩 차이가 있기는 하지
만, 대개 말린 잎일 경우는 10~20g, 생잎일 경
우는 50~100g 정도가 적당하다.

물의 양은 약재의 3~4배, 하루분의 약재
10~20g을 기준으로 할 때 2컵 반~3컵 정도의
물이면 적당하다. 이렇게 해서 물이 반으로 줄
어들 때까지 달이는 것이 적당하다.

달인 후 ⇒ 재빨리 걸러 낸다

불에서 내리면 재빨리 찌꺼기를 걸러낸다.

찌꺼기를 그대로 담가두면, 약이 식어감
에 따라 모처럼 우려낸 약 성분이 다
시 찌꺼기로 흡수되기 때문이다.

찌꺼기를 거를 때는 베보자기
나 거즈 같은 것에 꼭 싸서
짜도록 한다. 한방울도 남
김없이 짜기 위해서는
양쪽 귀퉁이에 한약
짜는 막대기를 끼우고 돌
려가며 비틀어 짜도록 한다.

하루 3회, 식사 사이에 먹는다

약재 달인 물은 하루에 3회, 따뜻하게 해서
마시는 것이 기본이다. 보통은 매끼 식사 사이
나 식사하기 30분 전 빈 속에 먹는 것이 좋은
데, 그 이유는 약의 흡수가 빠르고 쉽기 때문
이다. 하지만 병에 따라서 먹는 시간이 달라진
다. 즉 팔이나 다리·머리의 병일 때는 공복에
마시는 것이 좋고, 위나 간·심장·폐에 생긴
병일 때는 식후에, 콩팥이나 방광·자궁 등의
병일 때는 식전에 마시는 것이 좋다.

달인 약은 2~3일안에 먹는다

약재를 달인 즙은 성분이 변화되기 쉬우므로
장시간 실온에 방치해 두면 부패되어 버리고
만다. 특히 여름철과 같이 온도가 높을 때는
부패가 더 잘 되므로, 뜨겁게 달인 물을 일단
식힌 뒤 밀폐용기에 담아서 냉장고에 보관하
는 것이 가장 안전하다.

그러나 냉장고에 보관했다고 해도 2~3일 지
나면 약효가 떨어지므로 그날 그날 만들어 냉
장고에 넣어 두었다가 1회분씩 따뜻하게 데워
마시는 것이 좋다. 다만 메스꺼움이 심하거나
몸에 열이 많은 사람은 차게 마셔도 좋다.

생즙

약초나 채소, 열매 등 자연식품이 갖고 있는
뛰어난 약효 성분을 최대한으로 손실을 적게
하여 몸 속에서 흡수가 가장 잘 되게 하는 것
이 생즙을 만들어 이용하는 방법이다. 이들 생
즙이 함유하고 있는 특정 성분은 우리 몸 속에
들어가서 특별한 증세에 효과를 발휘할 뿐만
아니라, 비타민, 미네랄, 효소 등의 영양소가
우리 몸에 활력을 주고 건강을 유지시켜 준다.

생즙은 질병의 종류나 약재의 종류에 따라
마시기도 하고 바르기도 한다.

생즙을 내는 방법

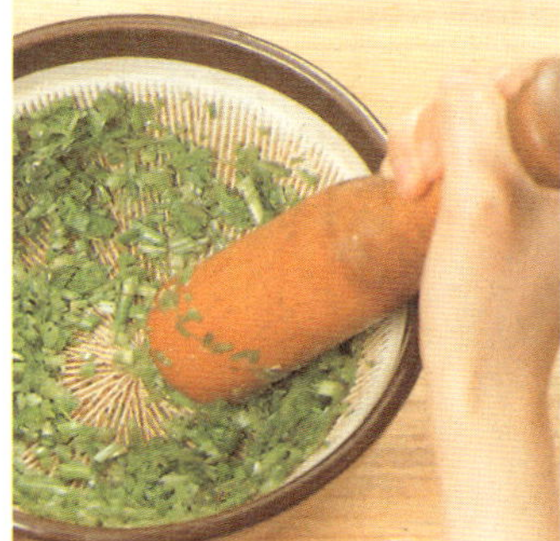

❶ 분마기에 찧는다.

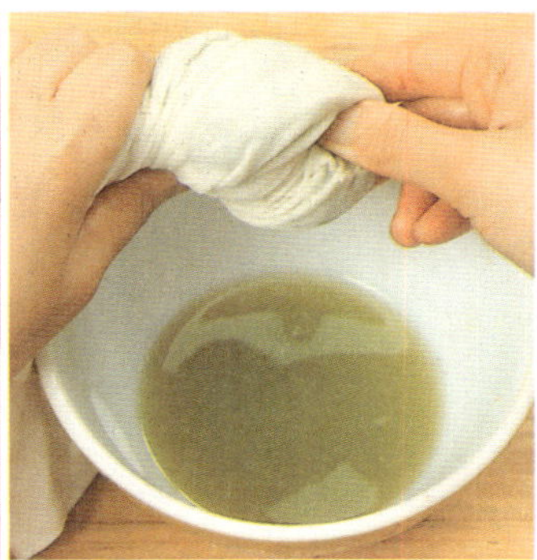

❷ 거즈에 밭쳐 즙을 짠다.

즙을 낼 때는?

❶ 신선한 잎을 흐르는 물에
잘 씻어 흙이나 먼지가 깨끗이
씻겨 나가도록 한다.
❷ 씻은 잎을 도마에 놓고
잘게 썰어 믹서에 간다.
이것을 분마기에 갈거나
강판에 갈아도 되는데, 강판은
금속제보다는 플라스틱제가
좋다.
❸ 잘 갈아지면 무명천이나
거즈에 밭쳐 즙을 짠다.

짜는 법 ⇒ 분마기에 갈아서 거즈에 밭친다

생즙을 만들려면 먼저 생약초나 채소, 열매를 깨끗이 씻은 다음 소쿠리에 건져 완전히 물기를 뺀다. 물기가 다 빠지면 믹서나 분마기에 넣고 간다. 이것을 그대로 먹거나 바를 수 있으며, 거즈에 밭쳐 즙을 짠 뒤 그 즙만 받아 마시거나 바를 수도 있다.

마시는 법 ⇒ 즙을 짜서 곧바로 마신다

생즙은 짜서 곧바로 마시는 것이 효과적이다. 생즙은 시간이 지남에 따라 영양소의 신선도와 약으로서의 효력이 반감되기 때문이다.

처음에 마실 때는 소량부터 시작해서 서서히 양을 늘려 나가는 것이 좋다. 그대로 마시기가 어려울 때는 꿀이나 레몬, 사과 등을 넣고 함께 섞으면 마시기가 한결 쉬워진다.

비린내가 날 때는 귤을 넣으면 좋다.

생즙은 외용약으로도 이용되는데, 예를 들어 알로에의 미끈미끈한 젤리질은 화상에 좋고 석결명즙은 벌레 물린 데 좋다.

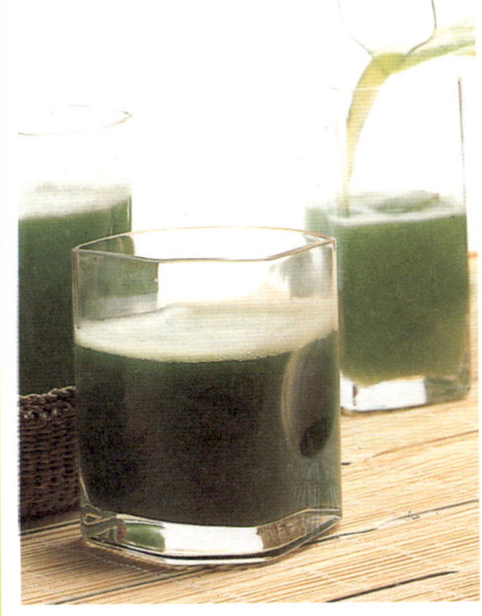

● 알로에 생즙내기 ●

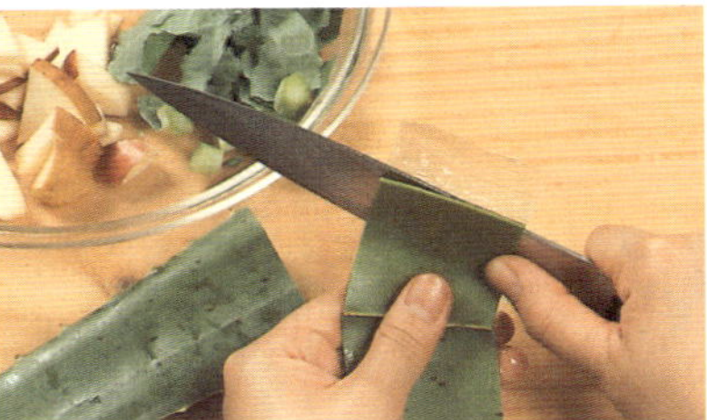

❶ 껍질을 벗겨 잘게 썬다.

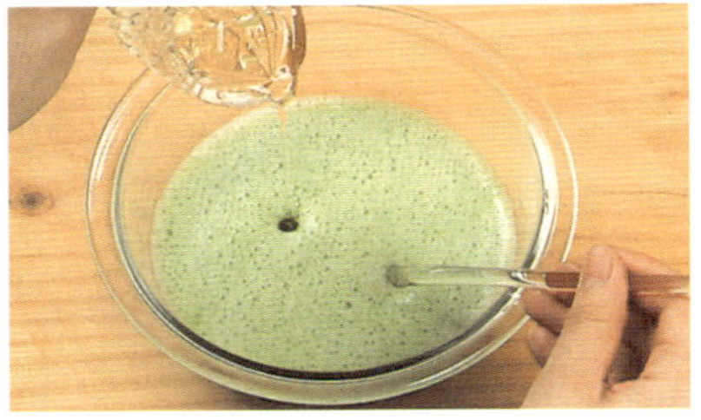

❷ 녹즙기에 갈아 즙을 낸 다음 꿀을 넣는다.

외용약

소화 · 진통 · 해독 작용이 있는 약초를 환부에 바르거나 붙이는 방법으로 약효 성분이 피부를 통해 흡수되기 때문에 피부병이나 타박상, 찰과상, 근육통 등에 대단히 효과가 있다.

사용법 ⇒ 거즈에 펴발라 상처 부위에 붙인다

약초를 흐르는 물에 깨끗이 씻어 물기를 뺀 다음 분마기에 넣고 갈거나 짓이긴다. 말린 약초일 경우는 씻지 말고 그대로 분마기에 넣고 갈면 되는데, 이 경우 가루상태로 되어 접착력이 없다면 달걀 흰자나 식초를 적당량 넣고 잘 개어서 바르면 좋다.

만드는 법 ⇒ 약재를 분마기에 갈아 밀가루로 반죽한다

먼저 상처 부위를 깨끗이 닦아내는 것이 중요하다. 그리고 나서 진득진득한 약을 무명천이나 거즈, 창호지 같은 것에 얇게 펴발라 아픈 부위에 붙인다. 그리고 그 위를 랩 또는 기름종이로 덮고 움직이지 않도록 붕대로 감거나 반창고로 고정시킨다.

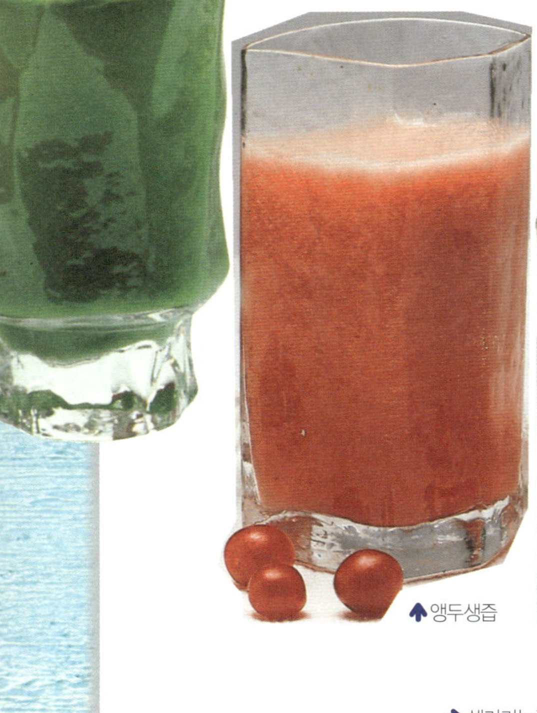

◀ 순무녹즙

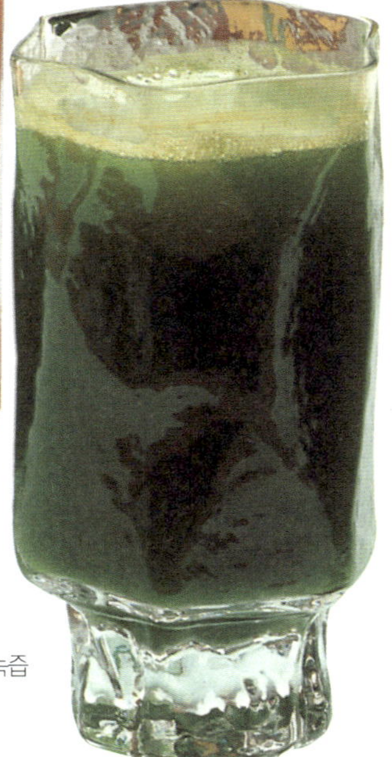

▲ 앵두생즙

◀ 셀러리녹즙

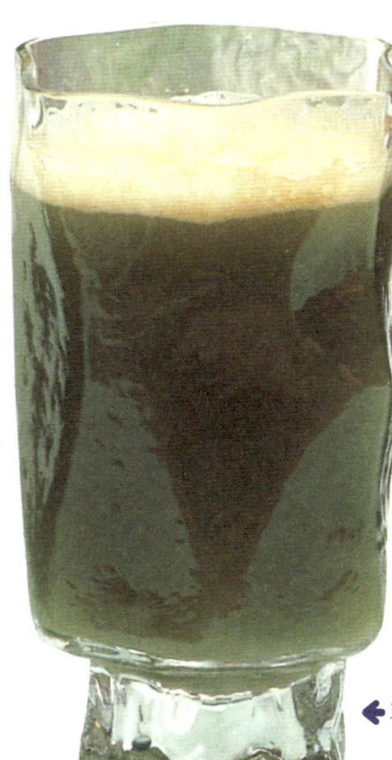

◀ 피망녹즙

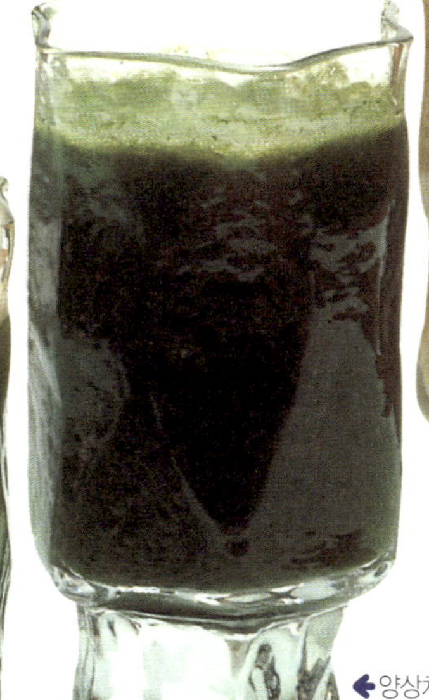

▶ 토마토녹즙

◀ 양상치녹즙

04

아이가 아플 때

아이들은 갑자기 아픈 경우가 많다. 잠자다가 느닷없이 운다든지
낮에는 잘 놀았는데 한밤중에 갑자기 열이 오르고 기침을 한다든지,
두통이나 복통을 호소하는 등 크고 작은 증세로 부모들을
당황하게 한다. 이럴 때 쉽게 구할 수 있는 여러 가지 식품으로
아픈 증세를 달랠 수 있는 방법을 소개한다.
평소에도 아이들의 성향과 체질에 맞는 식품을 가려 음식으로 만들고
즙을 내어 먹이면 가벼운 증세는 충분히 다스릴 수 있다.

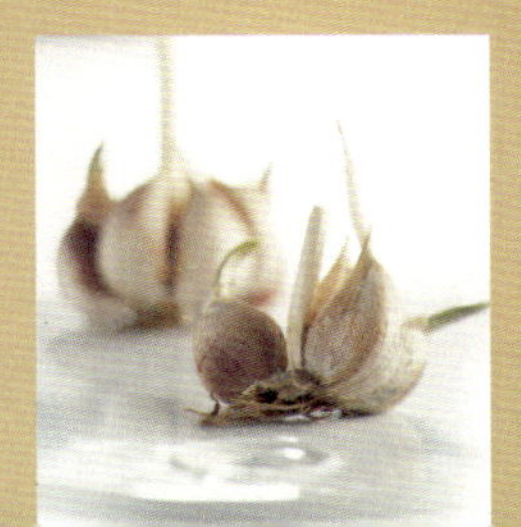

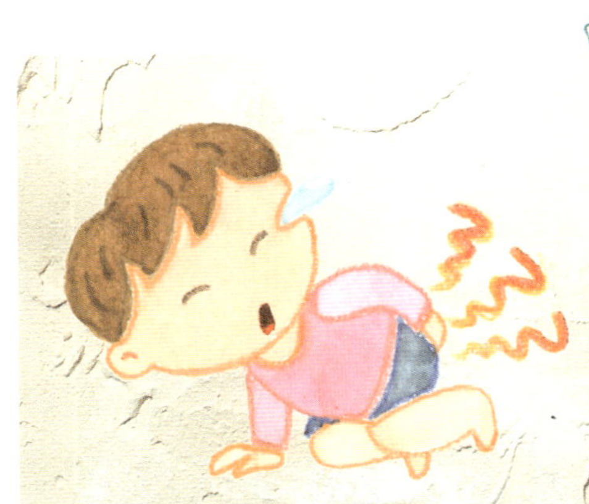

기생충이 있을 때

메밀가루나 호박, 마늘즙을 먹이면 기생충이 없어진다

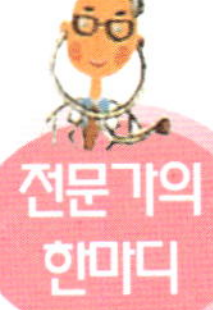

아이들이 복통이나 설사를 계속하거나 엉덩이를 긁으면서 밤에 계속 울면 우선 항문을 살펴보고 진찰을 받도록 한다. 기생충이 있다는 것이 확인되면 끈기 있게 치료를 받아 완전히 기생충을 없애도록. 기생충이 생기기 전에 예방하려면 돼지고기·쇠고기를 비롯해서 민물고기는 꼭 익혀 먹이도록 하고 채소도 잘 씻어서 조리해 준다. 집에서 동물을 기를 경우에는 그 변에 손이 직접 닿지 않도록 주의한다. 또 손톱을 짧게 깎아주고 손을 자주 씻는 습관을 길러 주도록 한다.

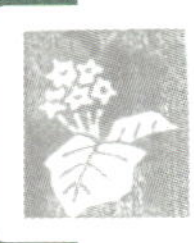

메밀가루

열 내리고 기생충 제거

메밀가루의 가장 큰 약효는 열을 내려주고 독을 제거해 주는 것이다. 메밀가루는 생으로 먹이면 기생충을 없애는 데 뛰어난 효과를 발휘한다.

단, 몸을 차갑게 하는 작용이 강하기 때문에 평소 몸이 찬 아이나 위장 상태가 별로 좋지 않은 아이에게는 먹이지 않도록 한다. 또한 알레르기성 체질을 가진 아이에게도 맞지 않는다.

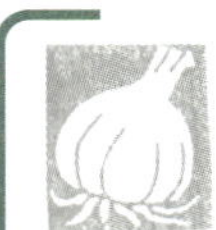

마늘즙

항균작용이 있다

마늘 특유의 자극적인 냄새는 알리신이라는 성분에서 나온다. 알리신에는 티푸스균, 콜레라균, 결핵균, 대장균 등 갖가지 세균에 대한 강력한 항균 작용이 있다. 이것이 구충 효과를 발휘하는 것이다.

아이들에게는 생마늘을 갈아서 오블라토(녹말질로 만든 종이 모양의 투명한 막으로, 가루약이나 알사탕을 싸서 먹는데 씀)에 싸서 먹인다. 단, 설사를 자주 하는 아이나 눈병을 앓고 있는 아이는 오히려 악화될 위험이 있으므로 전문가와 상의하는 것이 안전하다.

호박

생으로 먹이면 구충 효과

호박의 뛰어난 해독작용이나 구충 효과는 옛날부터 널리 알려져 구충이나 약물중독 치료에 이용해 왔다.

호박을 이용한 구충방법은 생으로 먹어서 가벼운 설사를 함과 동시에 설사로 체내의 기생충을 배출시키는 것이다. 얄팍하게 잘라서 조금씩 먹이도록 한다.

회충을 없앨 때는 호박씨 한 줌을 진하게 달여 그 탕을 마시게 해도 효과가 있다.

● 그밖에 효과가 있는 식품

옛날에는 구충제나 벌레 물린 데 쓰는 약으로 산초나무껍질이나 잎을 달인 즙이 이용되었다.

가을에, 익은 비자나무열매를 식사하기 1시간 전에 생으로 먹이거나 껍질을 벗겨 말린 것 20~40알을 하루 양으로 삼아 달여 먹이도록 한다.

벚나무뿌리 12~20g을 달여서 마시면 회충이나 요충을 없애는데 도움이 된다.

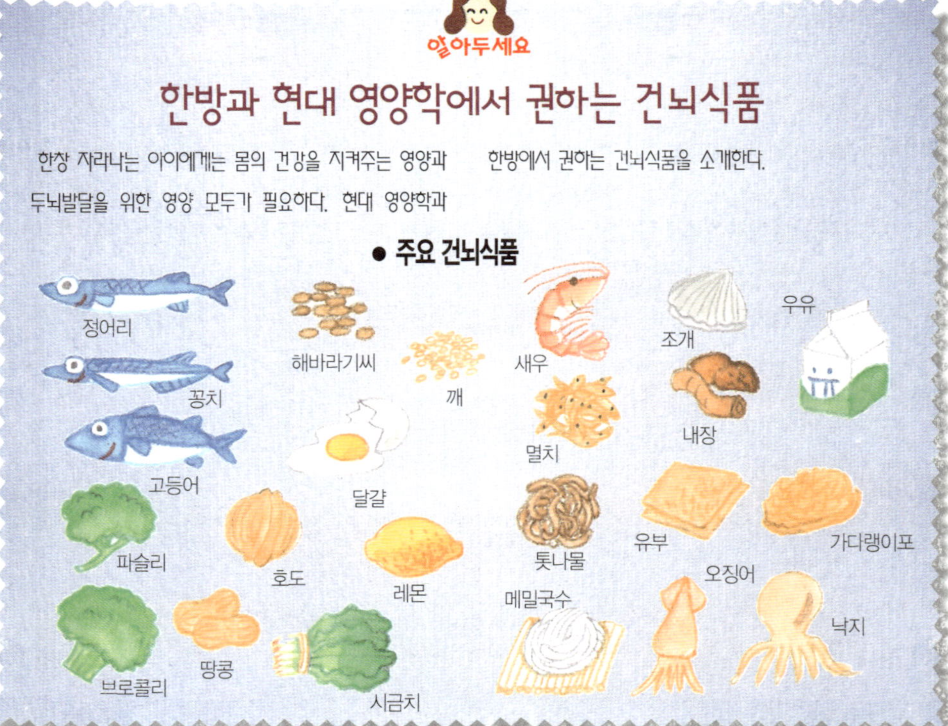

한방과 현대 영양학에서 권하는 건뇌식품

한창 자라나는 아이에게는 몸의 건강을 지켜주는 영양과 두뇌발달을 위한 영양 모두가 필요하다. 현대 영양학과 한방에서 권하는 건뇌식품을 소개한다.

● 주요 건뇌식품

신비한 마늘요법

교통사고를 제외한 모든 질병을 치료할 수 있다는 마늘 치료법.

값싸고 간편하다는 점에서 더욱 관심이 가는 이 마늘요법은 일본의 마늘 연구가 가토요시오에 의해 개발, 소문이 난 치료법이다.

마늘은 원래 살균작용은 물론 강장, 강정 등에 효과가 있다고 알려져온 식품이고 인체에 활력을 주는 건강식품으로 우리 조상들도 그렇게 일컬어왔다.

그래서 한방에서도 이뇨·건위·구충 이외에 완하제·신경질환·장내의 살균에 많이 사용하고 있다.

마늘의 효능과 먹고 바르는 방법을 쉽게 정리한 가토요시오의 자료를 참고, 그가 특별하게 개발한 마늘장아찌 담그는 법과 어떤 병에 어떤 방법으로 치료를 하는 것이 효과가 있는지 도표로 정리했다.(도표 참조)

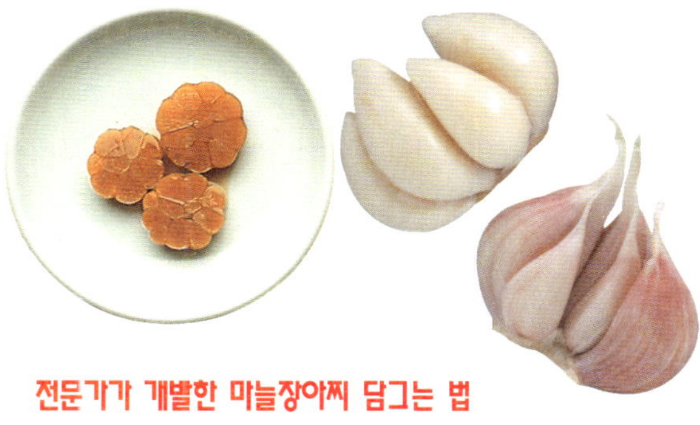

전문가가 개발한 마늘장아찌 담그는 법

❶ 먼저 적당한 분량의 통마늘을 쪽마늘로 쪼갠다.
❷ 마늘 껍질을 벗겨 그 양끝을 칼로 자른다.
❸ 끝을 잘라낸 쪽마늘을 소쿠리에 담아서 물로 씻은 다음 그늘에서 한나절 말린다.
❹ 5ℓ 용량 크기 정도의 유리병이나 플라스틱 용기에 손질한 마늘을 담는다.
❺ 용기의 절반을 100%로 치고 그 60%를 된장, 40%를 진간장의 비율로 용기 속에 넣어서 잘 섞는다.
❻ ❺에 말린 마늘을 넣는다. 이때 용기에 담은 마늘의 윗부분이 된장과 진간장 혼합액의 위로 올라오지 않도록 한다. 마늘이 혼합액 수면에서 5㎜ 정도 가라앉아 있도록 해야 한다.
❼ 내용물 전체가 용기 속에 가득차지 않도록 한다. 용기 상단에서 내용물까지 15% 정도 빈 공간을 유지시키도록 한다. 이렇게 담근 마늘을 밀봉해서 8개월 동안 저장 후 매끼 두세쪽씩 얇게 썰어 먹는다.

저장기간동안 2가지 사항을 염두에 두어야 한다. 첫째, 혼합액 표면에 곰팡이가 생길 수가 있다. 이때는 곰팡이만 걷어낸다. 곰팡이를 걷어낼 때 줄어드는 된장은 그만큼 보충해 주어야 한다.

둘째, 발효작용으로 발생하는 가스를 한달에 한 번 뽑아주어야 한다. 뚜껑을 열고 주걱이나 손으로 휘저어 가스를 빼준다.

반드시 명심해야 할 것은 절대로 마늘이 용기 속의 공기 중에 노출되지 않도록 해야 한다는 점이다. 가스가 생기면 마늘이 혼합액 수면 위로 떠서 썩게 되기 때문이다.

병의 종류	복용 방법 및 주의 사항	효과
위궤양	❶ 마늘 1~2쪽을 갈아서 오블라토에 싸서 마신다. ❷ 반드시 식후에 마셔야 한다. ❸ 물 2컵과 같이 마셔야 속이 쓰리지 않는다. ❹ 3주 정도만 실행하면 위궤양이 심한 사람도 좋은 효과를 볼 수 있다. ❺ 8개월간 숙성시킨 마늘장아찌도 같이 먹는다.	● 짓무른 위 내부의 상처와 통증을 멎게 한다. ● 보혈작용을 하며 혈액의 순환을 원활하게 하므로 위에 몰려있는 피를 분산시킨다.
신장·방광염	❶ 마늘 1~2쪽을 갈아서 오블라토에 싸서 마신다. ❷ 마늘장아찌도 함께 먹는다. ❸ ❷의 방법을 병행하면서 허리까지 차는 더운물에 30분간 몸을 담근다. ❹ 양발바닥과 발끝 부분을 비누 묻힌 솔로 100번씩 문지른다.	● 방광의 수축을 원활하게 한다. ● 몸을 따뜻하게 해 주는 마늘의 성분으로 냉한 방광을 따뜻하게 해준다.
당뇨병	❶ 마늘 1쪽이나 2쪽을 갈아서 오블라토에 싸서 마신다. ❷ 여러 가지 채소를 사용한 채소샐러드를 먹는다. ❸ 채소샐러드에는 소스나 간장, 소금 등을 절대로 사용하지 않는다. ❹ 하루 한끼 정도는 채소샐러드만 먹는다.	● 채소를 하루에 한끼씩 먹으므로 당뇨병의 식이요법에 도움을 준다. ● 당뇨병 예방에도 도움이 된다.
간염·간경변	❶ 마늘 1~2쪽을 갈아서 오블라토에 싸서 먹는다. ❷ 마늘장아찌를 같이 먹는다. ❸ 끈기 있게 오랜 시간 병행해야 한다	● 간장의 해독기능을 원활하게 해 준다. ● 간장의 염증을 가라앉힌다.
편도선염	❶ 마늘 한쪽 반을 갈아서 그 즙을 내어 물 1컵에 타서 마늘주스를 만든다. ❷ 마늘주스를 12~13회로 나누어 입안을 가셔 낸다. ❸ 너무 많이 입안에 머금으면 목구멍 속까지 가서 내기가 어려우므로 조금씩 나누어 한다. ❹ 상체를 충분히 뒤로 젖히고 목을 좌우로 흔들어 마늘주스가 목 안 전체에 퍼지도록 한다. ❺ 마지막에는 맑은 물로 입 안을 헹군다.	● 증세에 따라 차이가 있지만 1주일이면 완치된다. ● 편도선의 염증을 가라앉히고 열을 내리게 해준다.
치통	❶ 충치를 찾아내 염증을 일으키는 구멍을 확인한다. ❷ 치아에 낀 음식물의 찌꺼기를 찾아 꺼낸 후 깨끗이 닦는다. ❸ 강판에 간 마늘을 충치 구멍에 채운다. 이때는 성냥개비를 구부려 사용하면 편리하다. ❹ 1분 후 입안을 씻어낸다.	● 단 한번으로 통증이 사라진다 ● 마늘에 들어있는 유화알릴의 살균력이 균을 없애준다.
종기	❶ 간 마늘을 종기의 맨 꼭지 부위에 5mm 두께로 아랫부분에는 2mm 정도의 두께로 쑥뜸하듯 얹는다. ❷ 그 위에 기름종이를 얹고 2~4분간 두어 화끈거리면 마늘을 걷어내고 물로 깨끗이 씻는다. ❸ 하루에 1~2회 치료한다. ✱ 종기가 작을 때는 마늘을 잘라 그 잘린 면으로 문질러 준다.	● 마늘의 유화알릴이라는 살균력이 종기의 균을 없애준다.
대머리	❶ 마늘 한통 반을 까서 강판에 갈아 냉장고에 넣어둔다. ❷ 거즈로 솜뭉치를 싸서 둥글게 만들어 놓는다. ❸ 욕조 속에 들어가 몸을 푹 담가 몸을 따뜻하게 하면서 머리가 벗겨진 부분을 욕조물에 적신 타월로 뜨겁게 찜질한다. ❹ 몸이 충분히 따뜻해지면 대야에 1/3 정도로 물을 담아, 갈아놓은 마늘을 넣고 잘 휘저어, 만들어 놓은 솜뭉치를 적셔서 머리가 빠진 부위의 모근을 문지른다. ❺ 3분 정도 문지르고 3분 정도 바람을 쏘인다. ❻ 찬물에 비누를 사용해 머리를 깨끗이 씻는다.	● 머리에 발랐을 때 따뜻하게 느껴지는 경우가 가장 적당한 농도이다. ● 혈액순환을 원활하게 해 주는 작용을 한다.
무좀	❶ 마늘 1통을 강판에 갈고 무좀이 난 부위를 뜨거운 물로 깨끗이 씻는다. ❷ 무좀이 난 부위만 마늘이 닿도록 하고 그외 부위에는 바셀린을 바른다. ❸ 강판에 간 마늘을 무좀이 난 부위에 얹고 기름종이를 감는다. ❹ 기름종이가 위에 탈지면을 대고 타월로 감싼다. ❺ 증상이 심하면 1mm, 아주 가벼운 곳은 3mm 정도로 얹는다. ❻ 시간은 가벼운 경우 10~16분, 수포 증세에는 15~29분, 건조한 상태에서 가려우면 25~40분이 적당. ❼ 마늘을 얹은 후 환부가 더워지고 그에 따라 통증이 심해지다가 조금 더 지나면 통증을 느낄 수가 없다. 이때 무좀균이 살균된 것이다.	● 마늘의 살균력으로 무좀균을 죽이는 작용을 이용한 것이다. ● 다른 부위에 마늘이 닿지 않도록 무좀이 생기지 않은 부위에는 바셀린을 바른다.
피부미용	❶ 마늘 한 통을 강판에 갈아 세면기의 1/3정도 물을 담아 간 마늘을 푼다. ❷ 그 마늘물로 2분간 25회 세수를 한 다음 1~2분간 공기 중에 얼굴을 내놓는다. ❸ 그 다음 비누를 사용해 수돗물로 세수를 한다. ❹ 1주일에 한 번 정도만 해도 효과를 볼 수 있다. ❺ 가렵거나 피부가 헐면 사용을 중지한다.	● 피부가 고와짐은 물론 잔주름도 없앨 수 있다. ● 마늘 세안 전에는 목욕을 하거나 비누로 얼굴을 씻어서는 안된다. 모공이 넓어져 마늘 성분이 닿으면 아프기 때문.

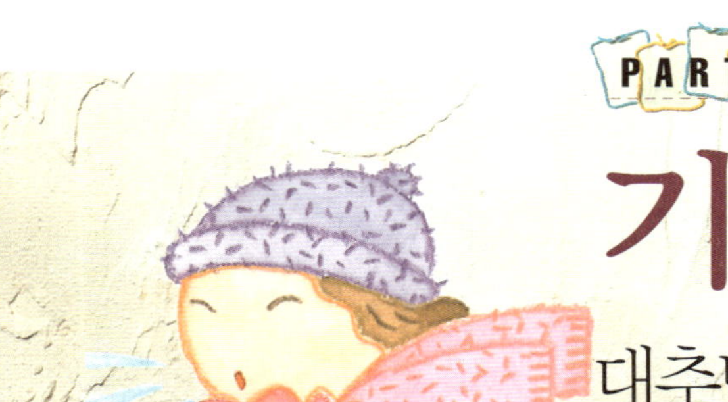

기침을 할 때

대추당근즙, 모과설탕조림 등을 먹여 증세를 가라앉힌다

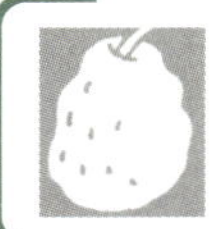

모과설탕조림
심한 기침에 효과가 있다

모과는 옛부터 만성화된 기침에 효험이 있다고 전해지고 있다. 피로회복에도 뛰어난 효과가 있으므로 평소에 체력이 약하고 조금만 피곤하면 천식발작을 일으키는 아이에게는 예방을 위해서도 꾸준히 먹이는 것이 좋다. 모과는 떫으면서 신맛이 나고 딱딱해 아이들이 먹기에는 무리가 따르므로 얇게 썰어 황설탕에 재워 두었다가 한두 조각씩 먹인다. (만들기 213쪽에 있음)

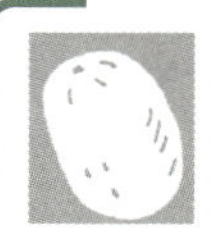

대추당근즙
백일해를 다스려준다

당근은 허약체질인 아이들이 계속 먹을 경우 체질 개선에 도움이 되며, 말린 대추는 자양이나 강장제로 이용된다. 아이들의 백일해는 대추와 당근을 넣어서 달인 즙을 마시게 한다.

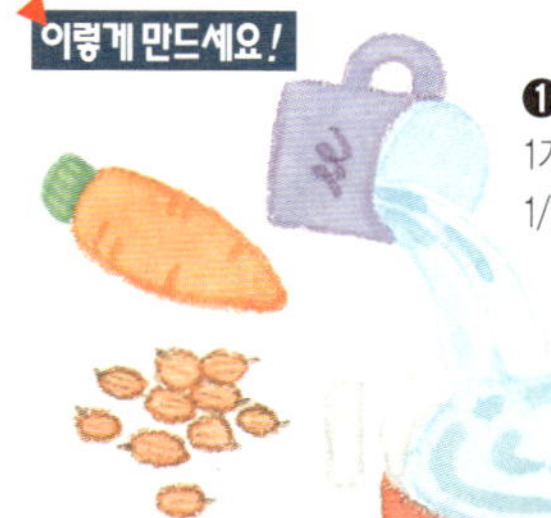

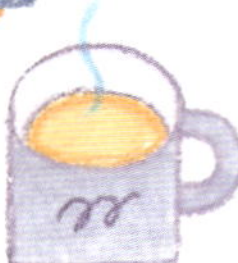

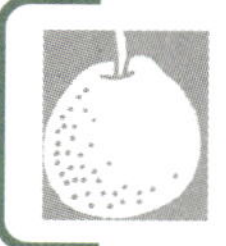

배꿀찜
천식 발작을 예방한다

천식 발작이 일어나기 전에는 가래가 나오면서

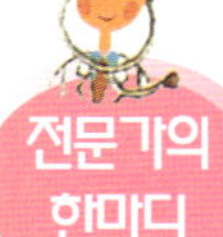

아이들의 기침은 감기, 기관지염, 소아 천식 외에 유아폐렴, 소아결핵, 백일해 등의 병 증세로 나타난다. 기침에 이어 발열, 구토, 경련, 관절통, 근육통 등의 증세로 발전하기도 하는데 어떤 병이든 기침과 발열은 초기 증세이므로 잘 관찰하여 원인이 무엇인지를 파악하는 것이 우선이다. 발작은 밤에 잘 일어나므로 평소에 방이 건조하지 않도록 주의하고 혈액순환이 잘 되도록 마른 수건으로 피부를 잘 문질러 준다든지 기침을 가라앉힐 수 있는 생즙이나 음식을 만들어 두었다가 먹이도록 한다.

기침을 하는 경우가 많다. 이 단계에서 기침이나 가래를 진정시킬 수 있으면 발작을 예방할 수 있다. 배는 옛날부터 감기나 편도선염에 의한 갈증이나 통증을 진정시키는데 이용되어 왔다.

천식 발작 예방에는 배에 꿀을 채워서 찌는 방법이 있고 프라이팬에 구워서 먹는 방법도 있다. 강판에 곱게 간 배즙도 기침 예방이나 가래를 없애는데 도움이 된다.

호박씨 조린 물
목이 아플 때 잘 듣는다

호박은 꽃, 잎, 씨, 열매가 모두 뛰어난 약효를 지니고 있다. 열을 내려주고 설사를 멎게 해 주는 등의 약효를 비롯해서 체내에 남아있는 수분을 제거하는 이뇨 작용도 뛰어나다.

그 중에서도 씨 부분은 백일해의 묘약으로 이용된다. 목이 아플 때는 말린 호박씨에 얼음설탕을 넣고 조려서 마시면 통증이 가라앉는다.

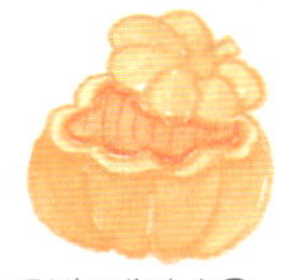

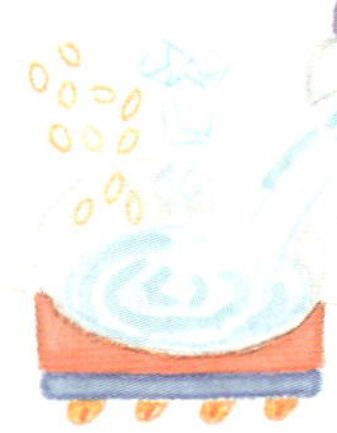

● 그밖에 효과가 있는 식품

은행을 볶아 조린 것에 꿀을 타서 먹인다. 많이 먹일 경우 중독이 될 수 있으므로 아이들일 경우에는 하루 5개 이내로 제한해야 한다.

또한 가래를 없애려면 우엉즙이 좋다. 껍질을 벗기고 갈아서 즙을 짜 따뜻한 물에 타서 먹이도록 한다.

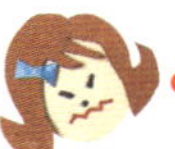

기침 · 가래를 일으키기 쉬운 식품

버섯은 천식을 악화시키므로 피해야 한다. 찹쌀로 만든 음식은 기침이나 천식이 심할 때는 금해야 한다. 또 천식이 있는 아이가 귤을 많이 먹으면 가래나 기침이 나오기 쉬우므로 주의한다.

콩은 알레르기의 원인이 되는 경우도 있으므로 알레르기성 천식인 아이는 주의가 필요하다. 소금도 되도록 섭취하지 않도록 한다.

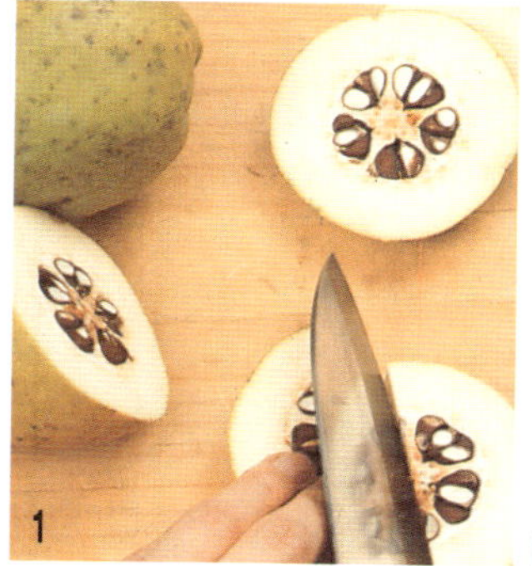
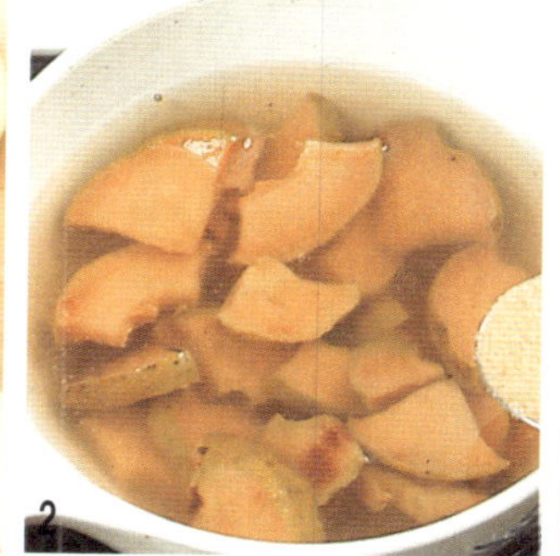
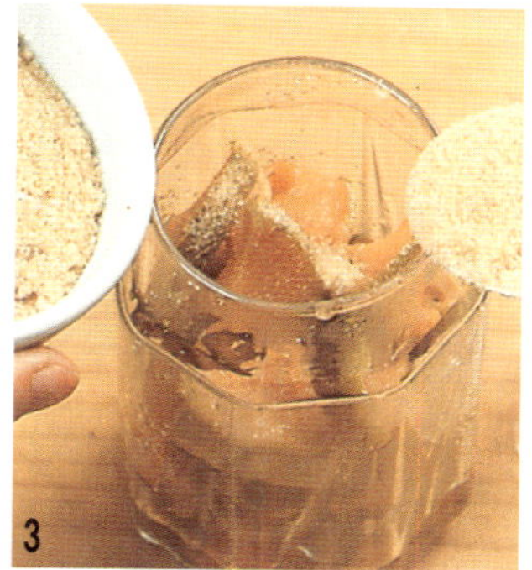
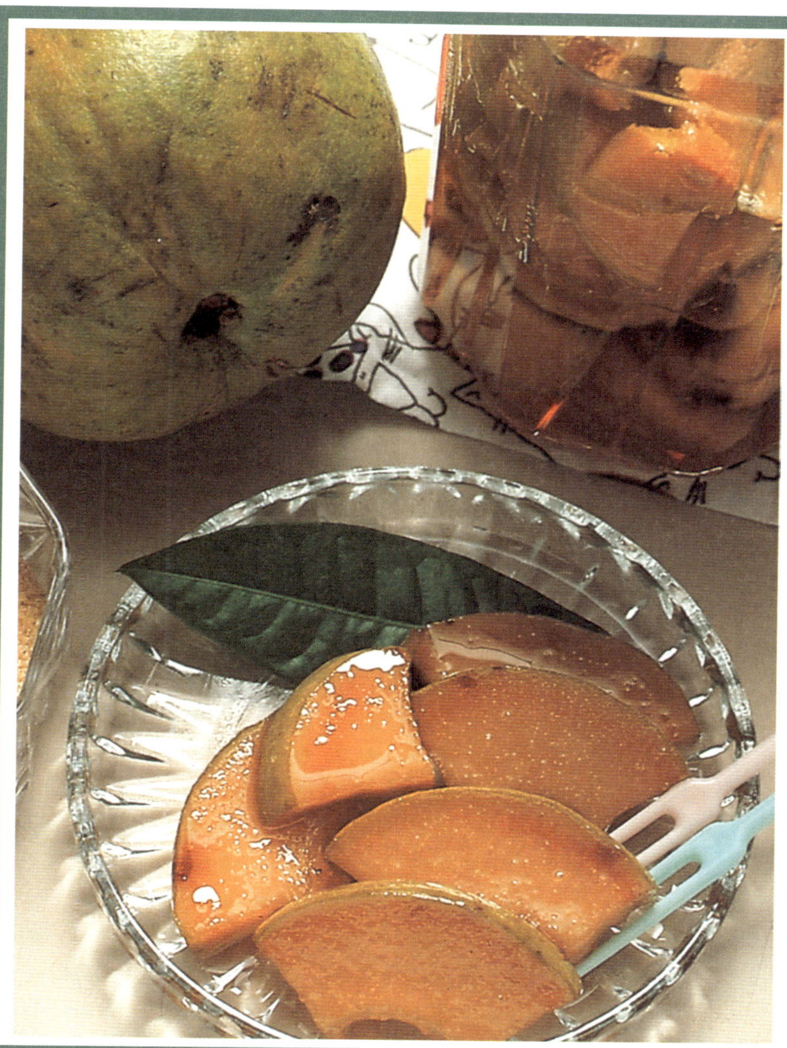

모과설탕조림을 만들려면

재료(20일분)/ 모과…2개, 황설탕…300g, 물…4컵

1 모과를 깨끗이 씻어 1cm 두께로 둥글게 썬 다음 다시 부채꼴로 4등분하여 씨를 도려 낸다.

2 모과가 잠길 정도로 물을 부어 부드러워질 때까지 끓인 다음 황설탕 200g을 넣고 다시 조린다.

3 불을 끄고 식혀서 병이나 뚜껑이 있는 그릇에 넣어 다시 100g의 황설탕을 뿌린 다음 뚜껑을 꼭 닫아 놓는다.

만들기의 포인트
모과는 되도록 얇게 썰어야 설탕에 조릴 때 단맛이 잘 배어든다.

맛의 특징
그냥 씹어 먹어도 되지만 뜨거운 물에 2~3조각을 넣어 한참을 우린 후 물과 모과를 함께 먹어도 좋다.

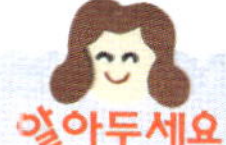

기침이 날 때 생각할 수 있는 병

감기, 기관지염, 소아 천식 외에 기침이 날 때는 다음과 같은 병들을 생각해 볼 수 있다.

유아폐렴 … 식욕부진, 고열, 기침, 설사, 구토, 경련 등의 증세를 보인다. 반드시 의사에게 보이고 가정에서는 안정을 시키며 소화가 잘 되면서도 영양가가 높은 식사와 충분한 수분을 공급해 준다. 입 안을 청결하게 하고 가래를 뱉어내게 하는 등의 주의를 한다.

소아결핵 … 초기에는 특별한 증세가 없을 경우가 많은데 투베르쿨린 반응에서 양성이 되었을 경우에는 곧 치료를 받도록 한다. 조치가 늦어지면 결핵성 수막염 등을 일으킬 수 있으므로 주의한다. 집안에 결핵을 앓았던 사람이 있을 경우에는 생후 2~3개월 이내에 투베르쿨린 반응 검사를 받아 보도록 한다.

백일해 … 감기 비슷한 증세가 있은 다음에 경련을 일으키는 기침 발작이 이어지며 차츰 횟수가 늘어난다. 격렬한 기침 때문에 얼굴이 부어오르기도 한다.

천식을 피하는 예방 대책

◀ 비타민 A를 섭취하게 한다
비타민 A는 피부와 점막의 저항력을 강하게 해 준다.

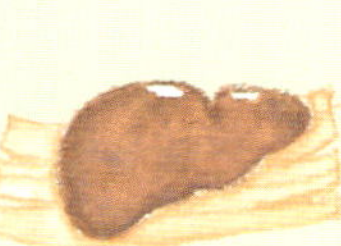

◀ 영양을 골고루 섭취한다
편식을 하지 않도록 해서 조화있는 식사를 하도록 세심한 주의를 기울인다.

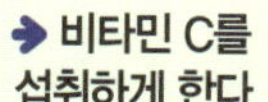

▶ 비타민 C를 섭취하게 한다
신진대사를 활발하게 하고 염증을 가라앉히는 작용이 있다. 딸기나 귤 같은 과일류나 브로콜리, 토마토, 시금치 같은 것들을 먹인다.

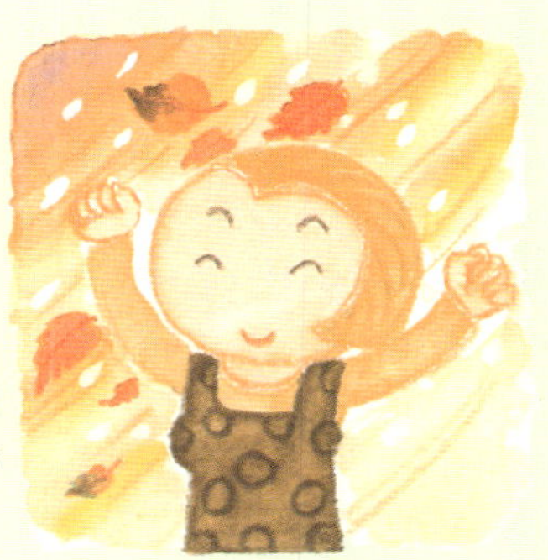

▶ 얇게 입는 것에 익숙하도록 한다
날씨가 차가워진다고 금방 두꺼운 옷을 입히는 것은 오히려 역효과이다. 옷을 얇게 입혀 피부를 단련시켜서 저항력을 기르도록 한다.

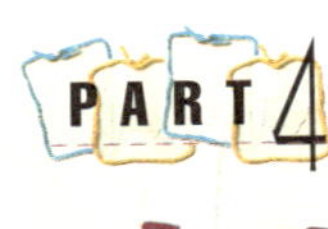
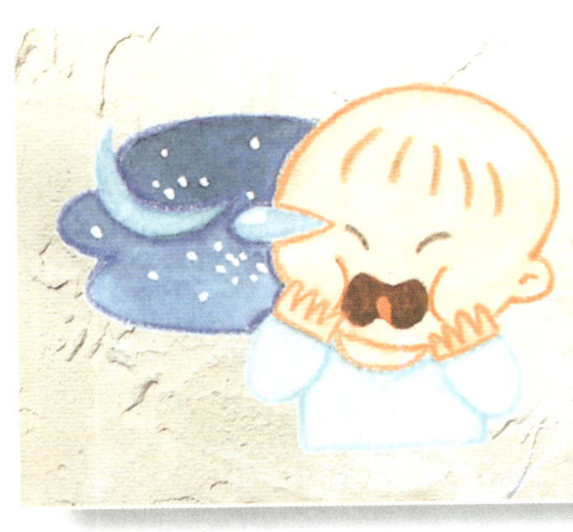

밤에 울고 짜증낼 때

백합뿌리·달걀 노른자로 만든 수프를 먹여 안정시킨다

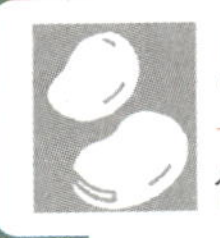

두유

신경질적으로 울 때 효과가 있다

콩은 단백질과 지방이 풍부한 영양식품으로 세포활동을 지배하는 레시틴이 풍부하게 들어있다. 특히 레시틴은 뇌에 30%나 들어있어 신경질적이고 짜증을 잘 내는 아이의 안정을 위해 필요한 식품이다.

콩을 이용해 콩의 유효성분을 모두 소화되기 쉬운 모양으로 만든 것이 두유다. 이 두유를 미지근하게 데워 잠자기 전에 마시게 하면 잠을 쉽게 잘 수 있다.

이렇게 만드세요!

❶ 메주콩을 물에 담가 하루 정도 불린다.

❷ 잘 불려진 콩을 냄비에 넣고 콩 불린 물을 부어 푹 삶는다.

❸ 푹 삶아진 콩을 믹서기에 넣고 곱게 갈아 마신다.

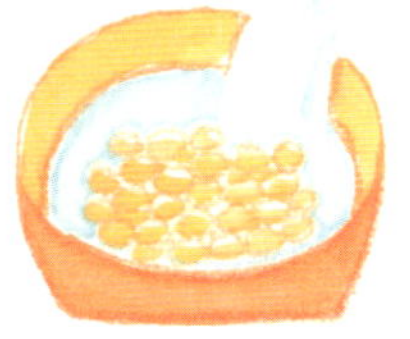
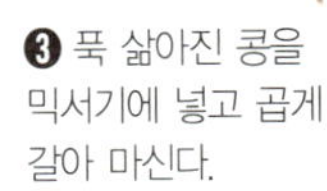
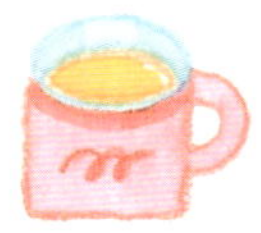
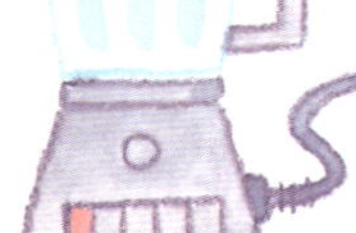
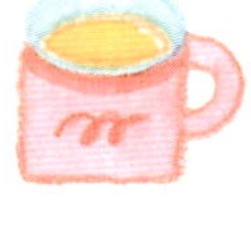

백합뿌리·난황수프

밤에 짜증스럽게 울 때 먹인다

백합뿌리는 적당하게 단맛이 있고 불 위에 올리면 곧 부드러워지기 때문에 먹기가 쉽다.

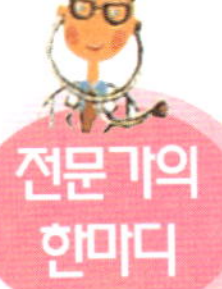

짜증을 부리는 것은 아이의 정신상태가 불안정해서 신경이 날카로워지기 때문이다. 밤에 우는 것도 짜증이 많은 아이에게서 잘 나타난다. 예방을 하려면 우선 부모가 편안해져야 한다. 낮 동안에는 마음껏 놀게 하고 밤에 충분한 수면을 취할 수 있도록 생활리듬을 만들어 준다. 또 방 안의 온도 조절이 잘 되지 않아 갑갑해서 우는 경우도 있다. 잠자기 전에 미지근한 물로 씻겨 긴장을 풀게 한 다음 방 안 온도가 습하거나 덥지 않도록 적당하게 조절한 뒤 재우도록 한다.

아기에게는 백합뿌리 1개에 꿀을 넣고 찐 것을 경단 모양으로 만들어 하루에 2번으로 나누어 1/2개 정도씩 먹이면 된다.

또는 백합뿌리에 달걀 노른자를 넣고 수프를 끓여서 마시게 하면 짜증이나 밤에 우는 것을 진정시킬 수 있다. (만들기 215쪽에 있음)

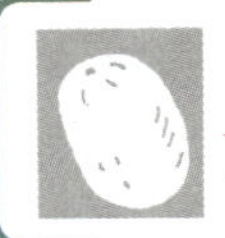

대추 달인 물

신경을 안정시킨다

대추는 한약에서 자양·강장제로 사용되는 식품으로 찐 대추를 말렸다가 달여 먹으면 열을 내리게 하고 변을 묽게 하여 변비를 없애며 기침도 멎게 하는 것으로 알려졌다.

정신 안정제로도 효과가 있는데 대추 5알을 냄비에 담고 2컵의 물을 부어 물이 반으로 줄어들 때까지 약한 불로 은근히 달인다. 이 물을 잠자기 전에 마시면 신경안정에 도움을 받을 수 있다.

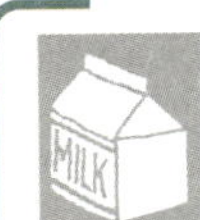

흑설탕을 넣은 우유

쉽게 잠들지 못할 때 먹인다

흰설탕을 넣은 과자를 과식하면 그것을 소화 흡수하기 위해 비타민이나 칼슘이 많이 필요하게 된다. 그래서 정신적인 불안감이나 초조감을 일으키게 된다.

이에 비해 흑설탕은 칼슘을 비롯한 미네랄이 듬뿍 들어있어서 뇌나 신경의 흥분을 진정시키고 안정시켜 주는 작용을 한다. 밤에 우는 아이나 짜증이 심한 아이, 쉽게 잠들지 못하는 아이는 자기 전에 체온 정도로 따뜻하게 데운 우유에 흑설탕을 조금 넣어 마시게 한다.

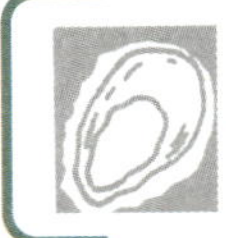

굴껍질즙

짜증을 잘 내는 아이에게 좋다

굴은 바다의 우유라고 일컬어질 정도로 영양이 높은 식품이다. 굴껍질은 한방에서 히스테리, 초조감, 불안감 등을 진정시켜 주고 긴장을 풀어주는 데에 뛰어난 효과가 있는 것으로 널리 알려져 있다.

굴껍질 5g을 하루 먹을 분량으로 삼아서 2컵의 물을 부어 그 양이 반으로 줄어들 때까지 달인다. 이 즙을 3회로 나누어서 공복일 때에 마시게 하면 좋다.

또한 굴은 껍질뿐만 아니라 굴 자체에도 많은 영양소가 들어있어 신선할 때 많이 먹이는 것이 좋다.

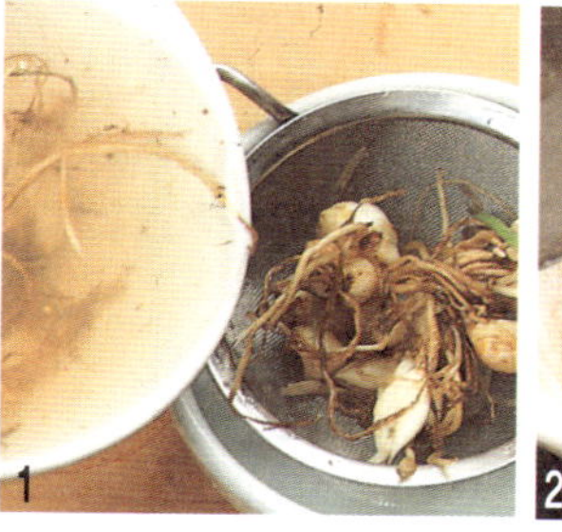
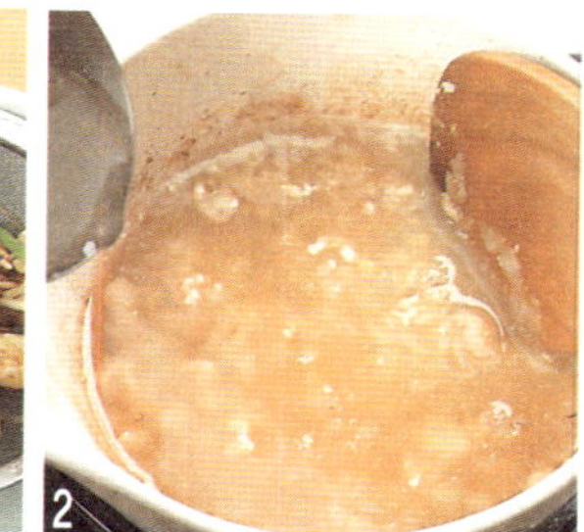
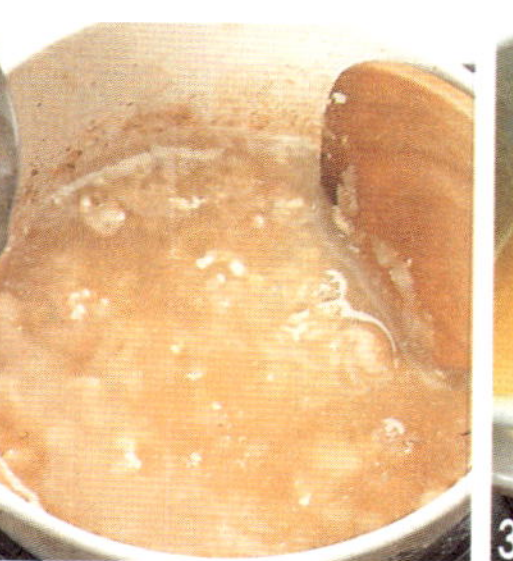

백합뿌리와 난황수프

재료(2회분)/백합뿌리…180g, 달걀 노른자…1개, 물…1컵, 소금…조금

1 백합뿌리는 흙을 털어낸 뒤 깨끗이 씻어서 물 1컵을 붓고 백합뿌리의 물이 우러나도록 하룻밤 담가둔다.

2 우러난 물과 같이 백합뿌리를 냄비에 안치고 물이 반으로 줄 때까지 달여 체에 받친 뒤 약한 불에 다시 데운다.

3 달걀 노른자에 소금간을 해서 백합뿌리 달인 물에 풀어 넣고 곧바로 불을 끈다.

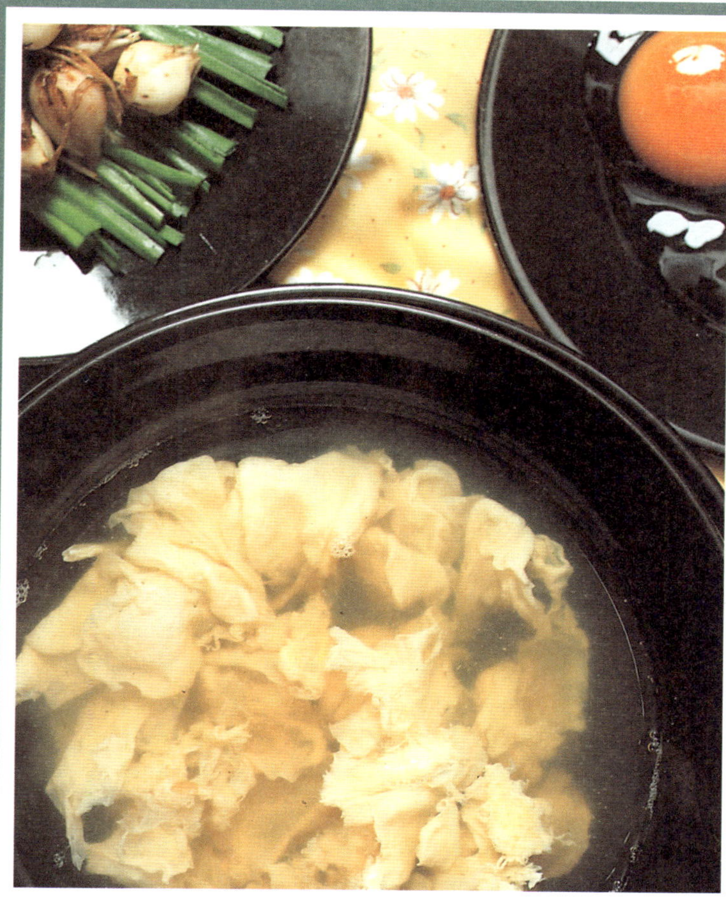

만들기의 포인트

백합뿌리는 끓이면 부드러워진다. 달걀 노른자를 넣은 다음 곧 불을 끈다. 백합뿌리는 화훼단지에서 구입하거나 경동시장에서 구입할 수 있다.

맛의 특징

젖먹이 아기들도 먹기 쉽다. 달걀 노른자가 들어가므로 영양면에서도 좋다. 약간 쌀쌀한 맛이 감돌지만 따뜻할 때 먹으면 그 맛이 약하게 느껴진다. 백합뿌리에 든 영양소는 국물에 충분히 우러나왔기 때문에 굳이 아이에게 먹이려 강요하지 않아도 된다.

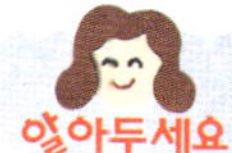

알아두세요

한밤중에 울 때는 아이의 상태를 자세히 살핀다

한밤중에 울고 짜증을 내는 원인에는 여러 가지가 있다. 덥다, 춥다, 목이 마르다, 가렵다, 또는 무엇인가에 살이 찔리거나 짓눌려 우는 경우도 있다.

안아달라고 보채는 버릇이 있는 아기가 밤에 눈을 뜨고 우는 경우도 있다. 어떤 경우이든 대체로 한밤중의 울음은 품에 안고 몸을 약간 흔들어 주면 곧 그친다.

그러나 보통 때는 울지 않던 아기가 함밤중에 갑자기 울기 시작한다면 역시 뭔가 원인이 있는 것. 열은 없는지, 안색은 좋은지, 몸에 다른 이상은 없는지 살펴보아야 한다.

아기가 울 때 엄마는 우선 모유나 우유를 주어 본다. 또 열이 없는지 체온을 재 보고 안색을 살펴 이상이 없으면 옷을 벗기고 온몸을 구석구석 살펴본다. 이상한 데가 없는데도 심하게 울면 관장을 해본다.

그러나 안색이 나쁘고 토하려고 하거나 관장을 했더니 혈변과 점액이 나왔거나 열이 있을 때는 병원으로 데려가야 한다.

생활하면서 조심해야 할 일들

밤에 울거나 짜증이 심할 때 어떻게 예방할까?

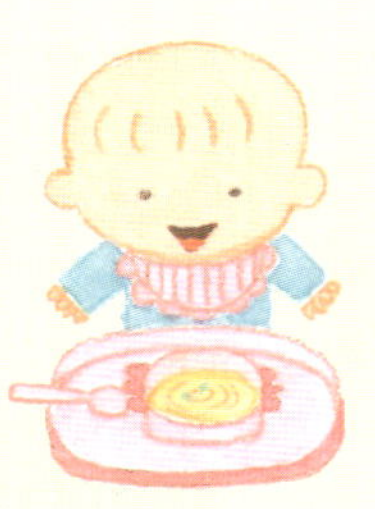

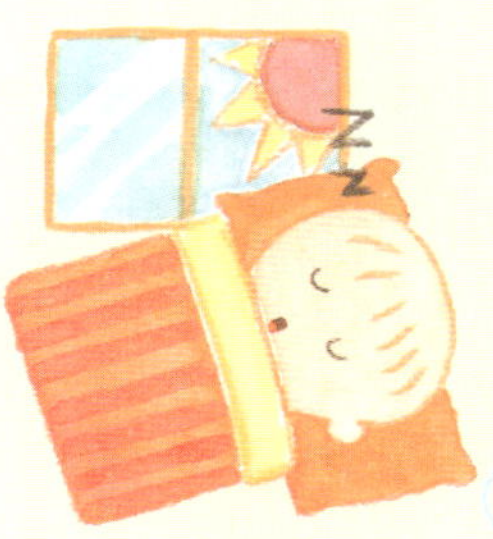

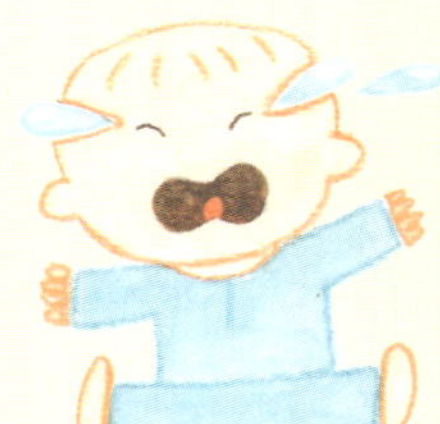
잠옷이 너무 끼거나 춥거나 더우면 잠을 안 자고 우는 수도 있으므로 옷을 바꿔 입혀 보도록 한다.

배가 고파서 울 때는 우유를 먹게 한다. 이유식 시기라면 자기 전에 배가 든든해질만한 것을 먹이도록 한다. 낮잠을 많이 자고 나면 밤이 되어도 잠을 자지 못한다. 낮잠은 시간을 정해서 재우고 계속해서 몇시간이고 자는 일이 없도록 한다.

잠들기 전에 따뜻한 물에서 느긋하게 목욕을 시키면 낮동안의 흥분도 가라앉고 기분이 안정되어 푹 잘 수 있다.

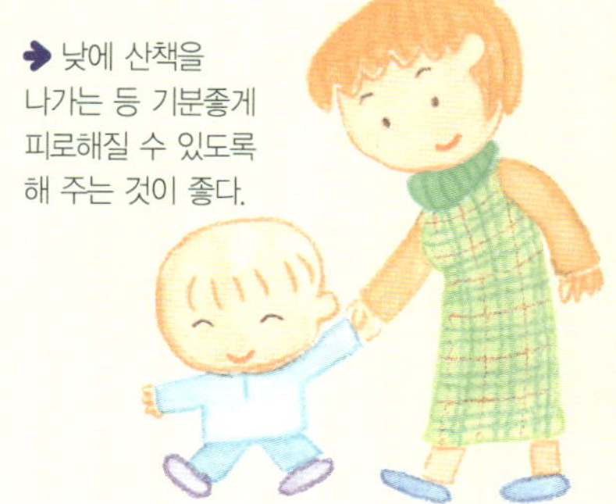
낮에 산책을 나가는 등 기분좋게 피로해질 수 있도록 해 주는 것이 좋다.

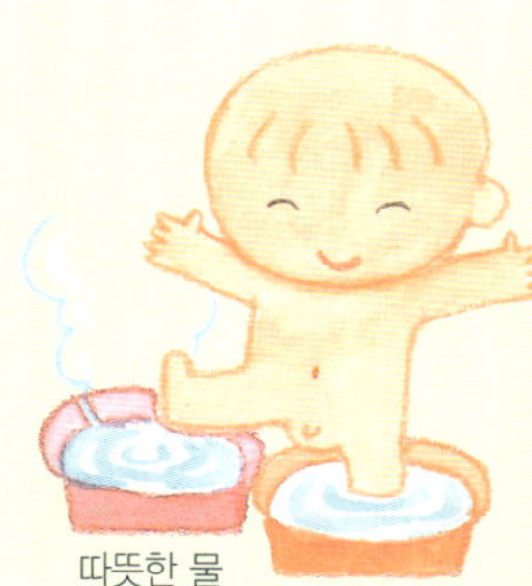

조금 뜨거운 듯한 느낌의 물과 찬물을 준비해서 무릎 아래를 따뜻한 물에서 15분, 미지근한 물에서 15초씩 번갈아 담그게 한다. 몇 번 되풀이하는 사이에 기분이 안정되어 잠을 푹 잘 수 있게 된다.

먹기를 싫어할 때

위장의 활동을 촉진시키는
대추드링크, 무화과설탕조림을 먹인다

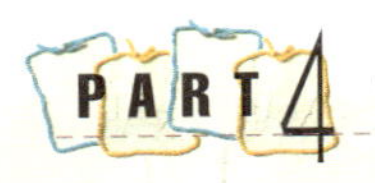

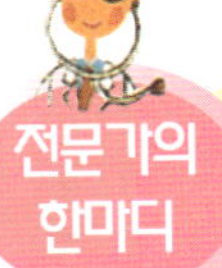

아이들의 식욕은 개인차가 심하다. 먹기를 싫어해도 아프지 않고 건강하게 잘 자란다면 걱정할 필요는 없다. 조금밖에 먹지 않는 것처럼 보여도 아이 자신은 정말로 배가 부를 때도 있기 때문이다. 문제는 편식을 하거나 식욕부진으로 입맛을 되찾지 못하는 경우이다. 이럴 때는 되도록 청량음료나 인스턴트 식품은 주지 않도록 하고 아이가 잘 먹을 수 있는 조리법을 다양하게 연구하여 모든 음식을 균형 있고 영양이 풍부하게 만들어 즐겁게 먹을 수 있도록 해 주는 것이 좋다.

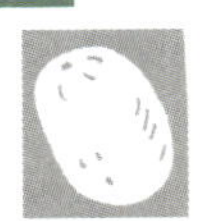

대추드링크
위장의 활동을 촉진시킨다

대추는 한방약으로서 위장을 튼튼하게 해 주고 자양, 강장 효과가 있는 것으로 알려져 왔다. 먹을 때는 생으로 먹기도 하고 설탕에 조려서 먹기도 한다.

마르지 않은 날대추에는 비타민 C가 60mg이나 들어있어 허약체질의 어린이에게 꾸준히 먹이면 좋다.

또 대추를 많이 먹이면 신경이 안정되지만 지나치게 많이 먹으면 살이 찔 위험이 있다. 대추씨를 잘 뺀 다음 볶아 차를 만들어 마시면 입맛을 돋게 하는 효과를 볼 수 있다.

어린아이의 식욕을 돋구기 위해서는 대추와 구기자를 끓인 다음에 귤껍질을 넣어 드링크제로 만들어 먹인다.

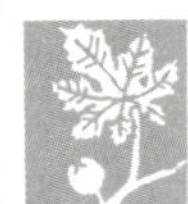

무화과설탕조림
식욕이 없고 설사를 할 때 좋다

무화과는 위장을 튼튼하게 해 주고 변통을 좋게 한다. 식욕이 없고 평소 설사와 변비를 거듭하는 아이에게 권할 만하다.

무화과설탕조림은 위장이 약한 아이에게도 위에 부담을 주지 않고 먹을 수 있도록 너무 달지 않게 만드는 것이 포인트. (만들기 217쪽에 있음)

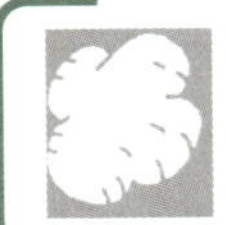

꿀 넣은 생강탕
식욕을 돋구어 준다

꿀을 넣은 생강탕은 옛날부터 식욕이 없고 몸이 약한 아이의 민간약으로 널리 이용되어 왔다.

❶ 생강 10g을 강판에 곱게 간다.

❷ 곱게 간 즙을 짜서 물을 조금 섞고 꿀을 넣는다.

생강 10g을 강판에 곱게 갈아 즙만 짜낸 다음 물을 조금 섞고 흑설탕이나 꿀을 넣어 마시게 하면 식욕이 돋는다.

생강을 싫어하는 아이라면 고기나 생선요리를 할 때 생강을 이용하는 방법도 괜찮다. 단, 충혈성 안질이 있을 때는 많이 먹이지 않도록 한다.

대추드링크를 만들려면

재료(2회분) / 대추…5개, 구기자…1작은술, 물…3컵, 말린 귤껍질…조금

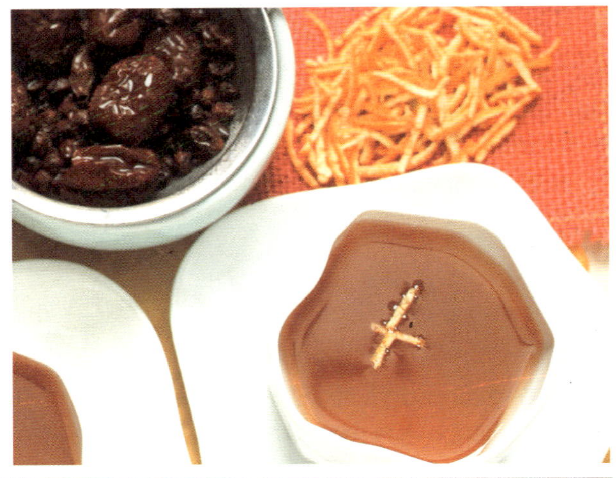

1 대추와 구기자는 마른 행주로 깨끗이 닦아 준비한다.

2 냄비에 대추와 구기자를 담고 물을 부어 센불에서 끓이다가 한소끔 팔팔 끓으면 불을 약하게 조절하여 국물이 진하게 우러나도록 은근하게 달인다.

3 대추와 구기자 달인 물을 식힌다.

4 말린 귤껍질을 가늘게 채썰어 0.5cm 길이로 잘라 적당히 식혀진 대추드링크에 띄워 마신다.

만들기의 포인트

약한 불에서 은근히 달여야 국물이 진하다.

맛의 특징

대추와 구기자의 단맛이 어우러져 우러났기 때문에 맛이 좋다.

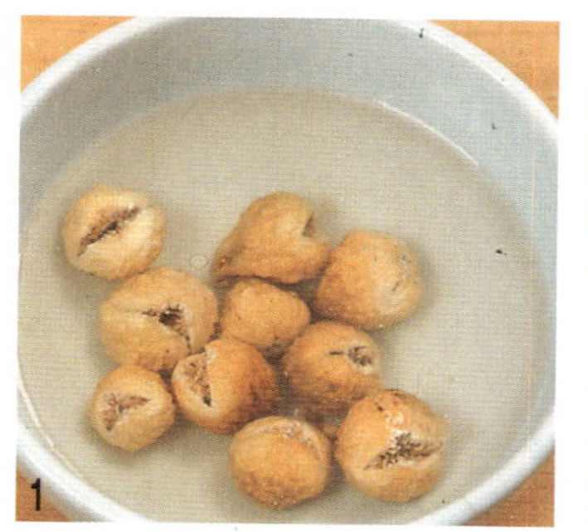
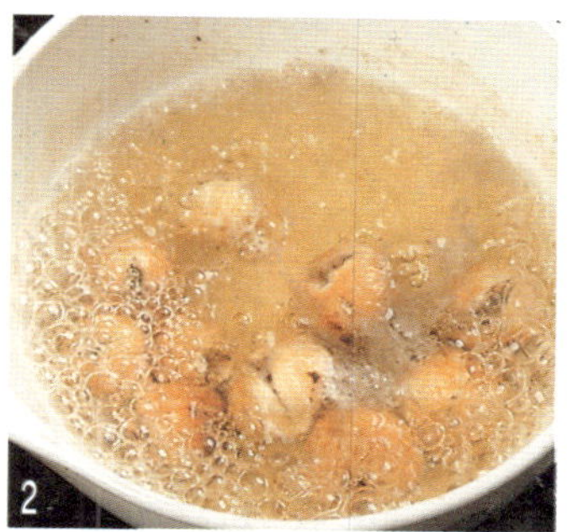
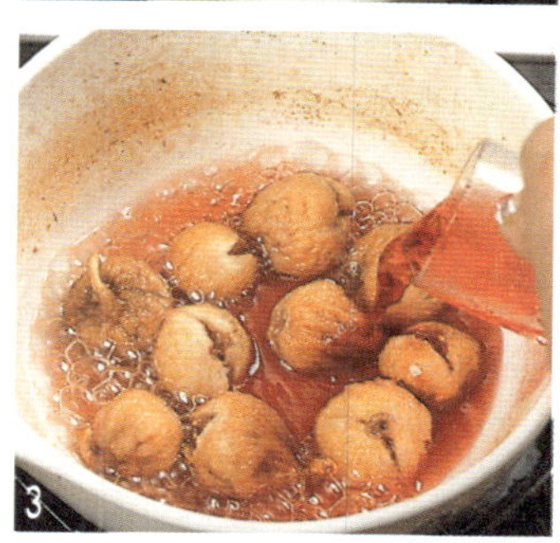

무화과설탕조림을 만들려면

재료(2회분)/ 말린 무화과…10개, 꿀…1큰술, 포도주…1/2컵, 물…1/2컵

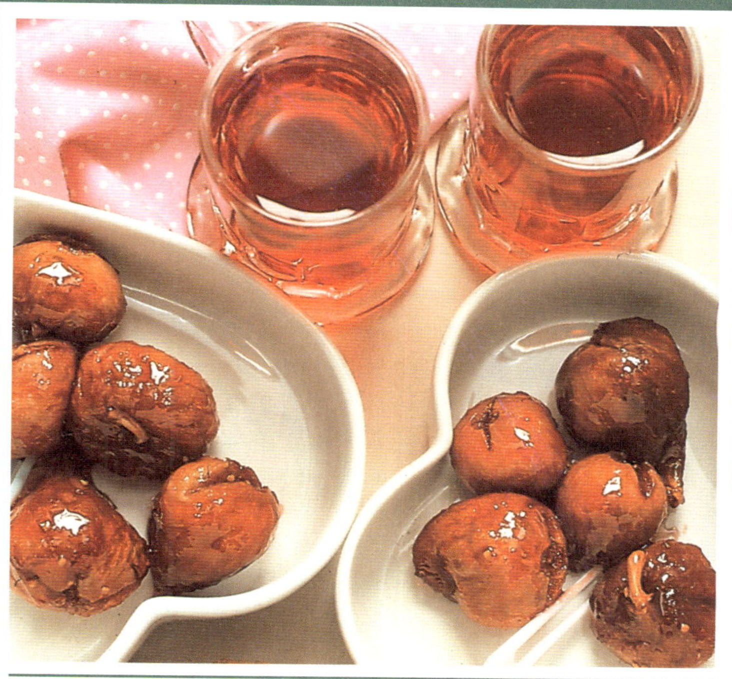

1 잘 말려진 무화과를 미지근한 물에 담가 딱딱한 것이 풀어지도록 불린다. 생무화과도 괜찮다.

2 잘 불려진 무화과를 냄비에 담고 물을 부어 센불에서 팔팔 끓이다가 불을 낮춰 조린 다음 꿀을 넣는다.

3 꿀을 넣어 끈끈해진 무화과에 포도주를 넣고 국물이 없어질 때까지 약한 불에서 타지 않게 조린다.

만들기의 포인트

무화과를 불릴 때는 반드시 미지근한 물에서 불려야 한다. 차가운 물에서는 잘 불려지지 않는다.

맛의 특징

달착지근한 맛이 입안에 가득 찬다. 색깔도 예뻐 식욕을 저절로 돋군다.

● 그밖에 효과가 있는 식품

카레라이스, 짜장밥 같은 종류는 약간 자극적이긴 하지만 과일이나 닭튀김 1조각 등을 보충하여 식탁을 차리면 아이들이 좋아할 것이다. 물론 이런 음식으로 매일 식탁을 채워서는 안되지만 잃어버린 입맛을 다시 찾은 뒤에 고른 영양을 보충해도 된다.

🌸 생활하면서 조심해야 할 일들

억지로 먹이려 하지 말자

먹기 싫어하는 어린이들 대부분은 허약체질인 경우가 많다. 이런 어린이를 둔 가정은 특히 영양의 벌런스를 꾀해야 한다.

어린이가 원하는 음식 한 가지와 부모가 권하는 음식 한 가지를 식탁에 차리고 엄마가 권하는 음식 한 번, 어린이가 좋아하는 음식 한 번 등을 번갈아가며 먹을 수 있도록 음식을 준비한다.

대신 너무 윽박지르거나 꾸중을 하면 먹기 싫다는 감정이 악화될 뿐이므로 아이의 의견을 충분히 수렴하는 것이 좋다.

걱정이 되면 어린이 종합 영양제를 먹여보는 것도 괜찮다.

😊 알아두세요

편식·식욕부진을 고치는 방법

● 아이의 기호에 맞게 조리법을 선택하고 간을 맞춘다

냄새가 심하게 나는 생선이나 고기, 피망, 당근, 양파 같은 것은 카레를 섞는다거나 케첩으로 간을 한다. 다른 조리법으로 볶거나 튀기는 편이 먹기에 쉽다.

● 먹음직스럽고 먹기 쉽게 한다

장식을 요란하게 할 것이 아니라 꼬치에 예쁘게 꽂거나 모양을 바꿔 본다. 담는 접시를 바꿔 보는 것도 한 방법이다.

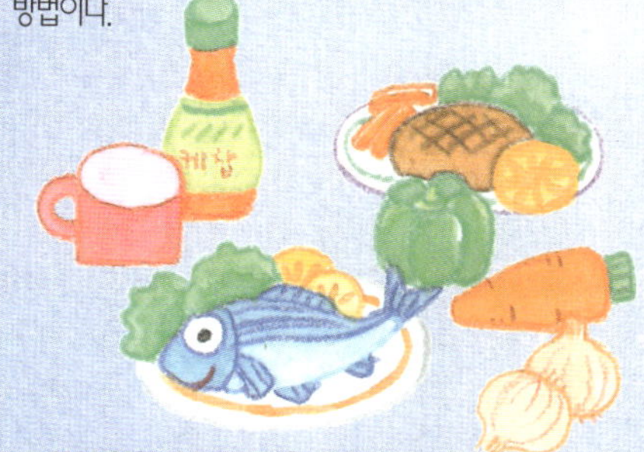

● 아이 취향에 맞게 간을 맞춘다

쓴 것이나 신 것은 자라면서 자연스럽게 먹을 수 있게 되는 경우가 많다. 아이가 어릴 때는 아이 취향대로 간을 맞춰서 되도록 먹기 쉽게 해 준다.

● 한꺼번에 많이 먹이지 않는다

아이는 한 번에 먹는 식사량이 적게 마련이다. 한꺼번에 많이 먹이려고 강요하지 말자. 간식도 1회의 식사 내용이나 양을 고려해서 달걀이나 우유, 과일을 이용하여 영양의 균형을 맞춘다.

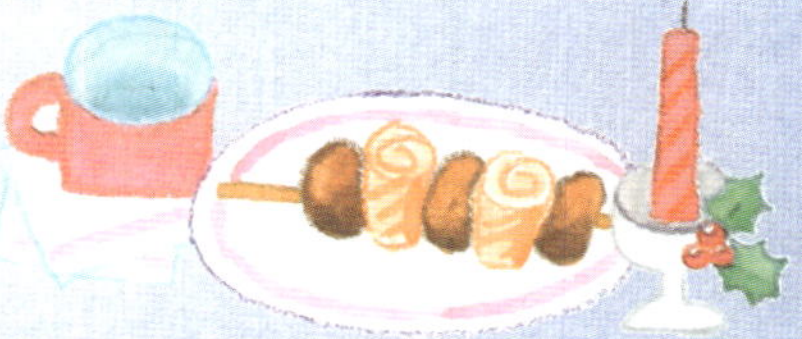

● 식사 중에는 야단을 치지 않는다

식사하는 것이 즐겁지 않으면 점점 더 먹기 싫어한다. 가족들이 모두 모여서 즐거운 식사를 하도록 하면 자연스럽게 잘 먹을 수 있다.

● 가족들이 모두 같이 편식을 고친다

특히 형제들의 편식 습관을 모두 같이 고쳐주지 않으면 서로서로 흉내를 내서 좀처럼 고치기 어렵다. 이것은 물론 부모에게도 해당되는 말이다.

배 아파하고 토할 때

미나리수프나 은행달걀찜, 오이를 익혀서 먹인다

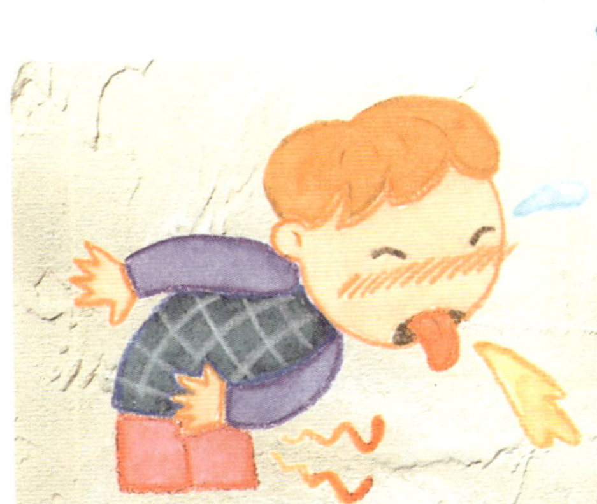

사과즙
소화불량성 설사에 좋다

사과즙은 자극이 적고 소화가 잘 되기 때문에 이유식이나 환자식으로 적합한 과일이다. 사과에 풍부하게 함유되어 있는 펙틴은 장 속에서 유산균의 발효를 돕고 대장균 등의 번식을 억제하는 작용이 있으므로 설사를 멎게 하는 데 뛰어난 효과를 기대할 수 있다. 소화불량 등으로 인해 설사를 할 때에는 사과즙을 먹이도록 하자. 다만, 가스가 쉽게 차는 아이에게는 너무 많이 먹이지 말도록 한다.

이렇게 만드세요!

➡ 사과 1/2개를 준비하여 껍질을 깎은 다음 강판에 곱게 간다.

매실죽
세균성 설사에 효과가 있다

매실은 옛부터 갖가지 민간약으로 사용되어 왔다. 매실의 가장 큰 특징은 항균 작용, 정장 작용이 강하다는 것이다. 때문에 만성 설사를 비롯해서 세균성 설사, 음식이나 약물에 의한 중독 등에 아주 좋다. 매실죽을 끓여 먹으면 소화가 잘 되면서 영양가도 높다.

은행달걀찜
어린이 설사에 잘 듣는다

어린이의 설사 특효약으로 알려져 있는 것이 은행이다. 은행 20~30개를 잘 볶아서 분마기에 넣고 곱게 다진다. 달걀 껍질에 작은 구멍을 뚫어 흰자와 노른자를 모두 꺼낸 다음 이 구멍으로

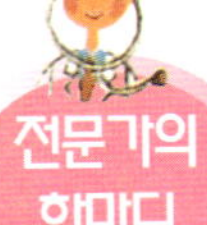

배가 아파하며 토할 때는 우선 변의 색깔과 상태를 체크한다. 변이 묽지는 않은지, 설사를 하지는 않는지, 냄새가 여느 때와 다르지 않는지를 잘 살펴보아 아이의 건강 상태를 점검하고 세균이나 바이러스에 의한 유행성 감염증이 원인이라면 위에 부담을 주지 않고 소화가 잘 되는 음식을 상태를 보아 가며 먹이면서 안정을 취하게 한다. 단, 심하게 아파하거나 구토증이 멈추지 않고 설사를 계속할 때 또 온몸이 축 처져 있을 때는 병원을 찾도록.

찧은 은행을 넣어 알루미늄 호일로 구멍을 막고 쪄서 먹으면 대단한 효과를 보인다.

단, 은행은 날로 먹어서는 안 된다. 어린이일 경우 은행알을 날로 5~10개만 먹어도 호흡이 곤란해지고 얼굴이 창백해지며 체온이 높아져 의식을 잃는 경우도 있으므로 주의해야 한다. (만들기 219쪽에 있음)

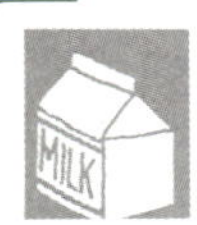

설탕을 섞은 우유
젖먹이 아이의 변비에 좋다

아기의 변비라는 것은 하루에 한 번씩 변이 나온다 하더라도 그 변이 단단해서 변을 볼 때마다 괴로운듯이 보일 때를 말한다. 이럴 때는 우유에 설탕을 조금 넣어서 먹이면 좋다. 설탕이 장안에서 발효되어 하제로서의 작용을 하기 때문에 변을 부드럽게 만들어 변비를 낮게 해 준다.

또한 우유를 먹는 양이 적으면 변비를 일으키기 쉬우므로 과즙 같은 것을 주도록 한다.

젖을 뗀 아기의 변비에는 바나나가 좋다. 바나나는 장을 부드럽게 만들어주는 작용이 있으므로 날마다 하나씩 먹이면 변비가 낫게 된다.

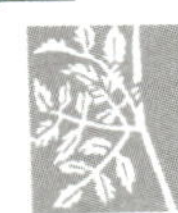

미나리수프
토하고 설사할 때 먹인다

미나리는 열이 나는 기침이나 가래를 가라앉힌다. 설사가 계속되어 영양상태가 나쁘고 발육이 잘 되지 않는 만성 소화불량의 젖먹이 아이는 평소에도 얼굴색이 나쁘고 젖을 잘 토하면서 물 같은 변을 보는 것이 특징이다.

어린 아이에게 미나리를 고아 만든 수프를 먹이면 효과가 있다. 단, 미나리는 혈액순환을 빠르게 하는 작용이 있으므로 알레르기 체질인 아이에게는 먹이지 않는 편이 좋다.

이렇게 만드세요!

❶ 미나리 5줄기를 뿌리째 깨끗이 씻는다.

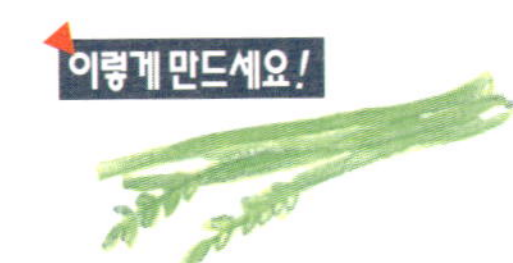

❷ 깨끗이 씻은 미나리를 2~3cm 길이로 잘라 2컵의 물을 붓고 반으로 줄 때까지 달여 체에 걸러 즙만 받는다.

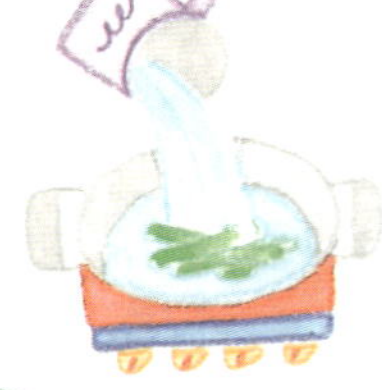

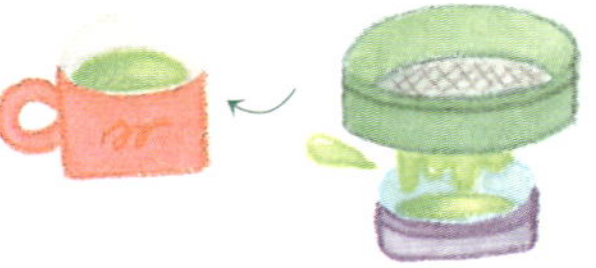

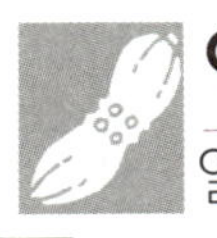

익힌 오이
열이 나면서 설사를 할 때

오이를 생으로 먹으면 여분의 열을 식혀 주므로 열이 있어서 목이 마를 때라든지 더위를 먹을 때 아주 효과적이다. 또 익혀서 먹으면 뛰어

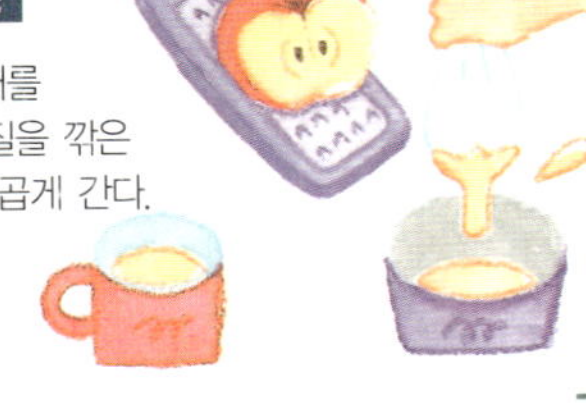

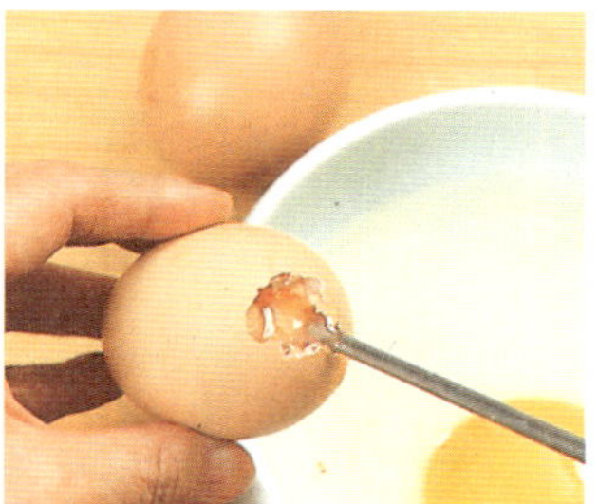

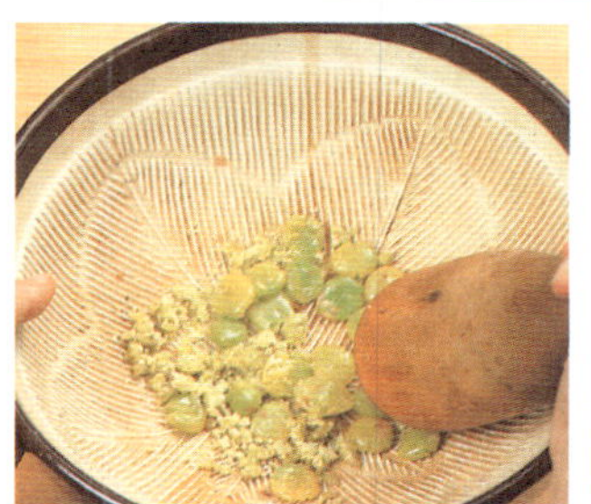

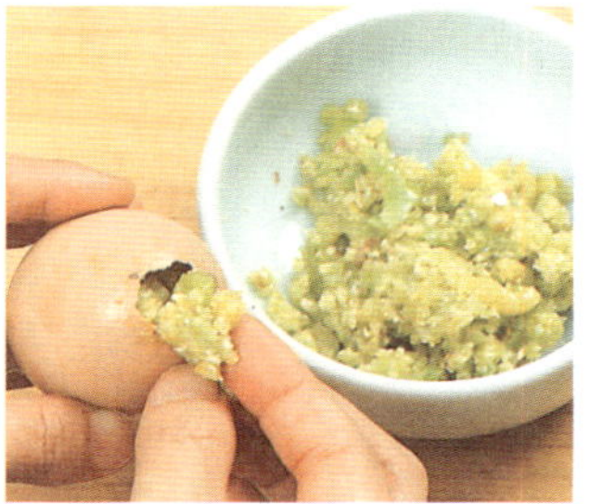

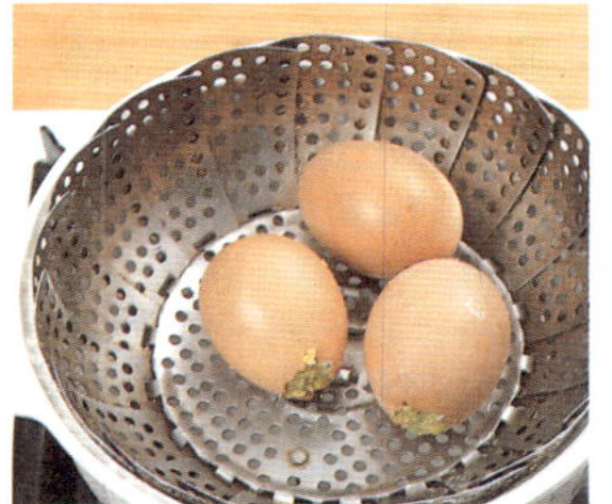

만들기의 포인트

달걀에 구멍을 뚫을 때 젓가락 끝으로 가볍게 두드려 깨서 속을 조심히 빼내야 한다. 달걀 껍질을 깨끗이 씻은 후 구멍을 뚫는다.

맛의 특징

은행의 아린 맛이 느껴지지만 맛이 있다. 달걀 껍질을 조심히 깬다.

난 이뇨 효과, 해독 효과를 기대할 수 있다.

열이 나는 아이의 설사에는 부드러울 정도로 익힌 오이에 꿀을 발라 먹이면 좋다. 단, 오이는 몸을 차게 하는 작용이 강한 만큼 너무 많이 먹여서 지나치게 배를 차게 하면 오히려 역효과가 나게 되므로 주의한다.

● 그밖에 효과가 있는 식품

몸을 차게 해서 배가 아플 때는 찹쌀중탕을 먹인다. 찹쌀 1큰술에 말린 생강 3g을 섞어서 물을 부은 후 중탕을 시켜 푹 익힌다.

토할 때는 생강즙을 물에 타서 먹인다. 그밖에 비피더스균이 들어있는 요구르트를 먹이는 것도 좋은 방법이다.

그리고 끓여서 식힌 물이나 보리차를 먹이면 속이 가라앉고 편안해진다.

토하고 난 후에는 묽은 쌀죽을 먹여도 좋다. 너무 되지 않게 끓여서 소금으로 간을 하고 식힌 다음 한숟가락씩 천천히 먹인다.

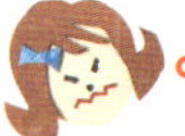

이런 음식은 조심!

몸을 차게 하거나 차가운 음식은 피한다

설사나 구토 증세가 있을 때는 아이가 아이스크림이나 차가운 주스를 달라고 해도 주어서는 안 된다. 식사는 자극이 적으면서 소화가 잘 되는 것을 조금씩 먹이고 몸을 차게 하는 작용을 하는 식품은 되도록 피하는 것이 좋다.

토마토·우엉·시금치·오이·가지·셀러리·버섯·무 등의 채소류, 조개·굴·바지락 등의 조개류, 수박·감·멜론·참외 등의 과일류 외에 곤약, 율무 등도 몸을 차갑게 하는 식품이므로 피하고 수분을 충분히 공급해 주도록 한다.

● 배 아파하고 토할 때의 증세와 조치

증 세	변의 상태	생각할 수 있는 질병	취해야 할 조치
토하는 것보다 설사가 더 심하다	● 물같은 변이 나온다. ● 열은 그다지 없다.	소화불량증	● 감기에 의한 설사일 수도 있다.
심하게 토한다	● 뿌연 설사를 한다.	백색변성설사증	● 소화불량의 일종으로 수분을 공급해 주고 구토증이 심하므로 조금 안정된 다음에 소화가 잘 되는 음식을 먹인다.
처음에는 명치 부근의 아픔을 호소한다	● 복통과 함께 물처럼 묽은 변이 나온다.	식중독	● 설사·구토가 심할 때는 수분을 공급하고 유동식을 준다. ● 먹지 않으려 할 때는 병원에서 수액을 받는다.
젖먹이 아이가 분수처럼 토한다	● 복통, 설사는 없고, 토하고 난 다음에도 그다지 괴로워하지 않는다.	유문협착증	● 생후 2~3주일 사이에 많이 일어난다. 꼭 병원으로 가야 한다.
괴로운듯이 토한다	● 설사나 열은 없다. ● 축 처져서 기운이 없다.	장중첩증	● 서둘러서 병원으로 가야 한다. 수술이 필요할 수도 있다.
	● 윗배에서부터 아랫배에 걸쳐 부기나 탈장이 나타나며 아파 한다.	헤르니아	● 서둘러서 병원으로 간다.
하루에 몇 번씩이나 갑자기 토한다	● 복통이 함께 있으며 축 처져서 괴로워 한다.	아세톤혈성구토증 (자가 중독)	● 수분을 공급해 주면서 상태를 살핀다. 신경질적인 아이에게 많은 증세.

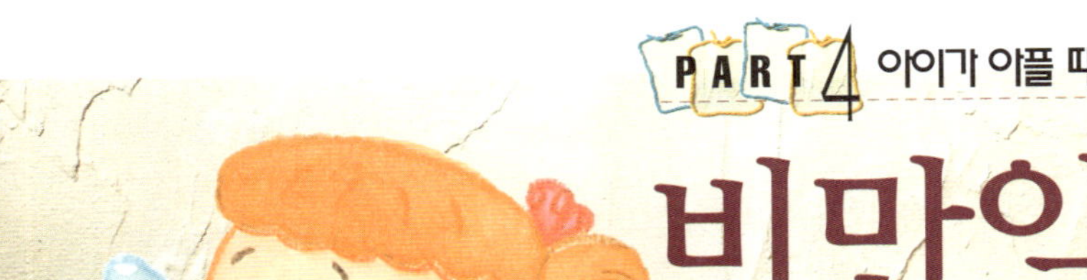

비만일 때

사과식초꿀차, 콩가공품을 섭취하여 지방이 쌓이지 않게 한다

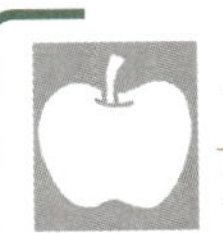

사과식초꿀차
지방이 쌓이지 않게 한다

천연양조식초에는 20여종에 이르는 아미노산이 함유되어 있다. 이 아미노산은 에너지 대사를 활발하게 해서 지방이 쌓이지 않게 하는 작용을 한다.

평소에 짜고 단 음식을 좋아해서 비만이 걱정인 아이에게 사과식초꿀차를 만들어 마시게 한다. 간식 시간이나 공복일 때 주스 대신 이 차를 마시게 하면 비만을 예방할 수 있다.

또 짠 음식 대신 천연양조식초로 맛을 낸 새콤한 음식을 권하며 과식을 피하도록 한다. 간이 진하면 과식하게 되고 자연히 비만아가 된다.

이렇게 만드세요!

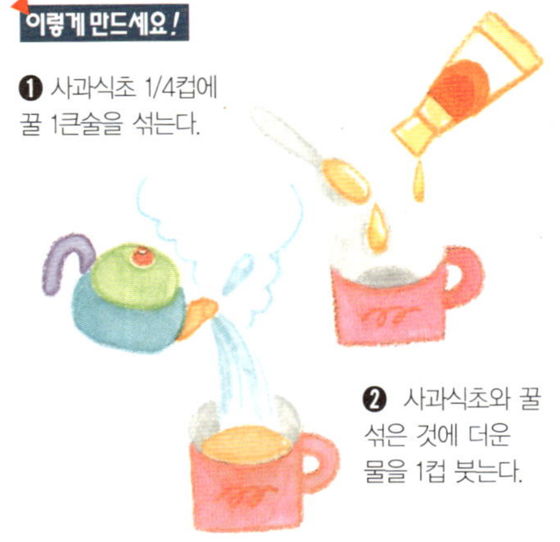

❶ 사과식초 1/4컵에 꿀 1큰술을 섞는다.

❷ 사과식초와 꿀 섞은 것에 더운 물을 1컵 붓는다.

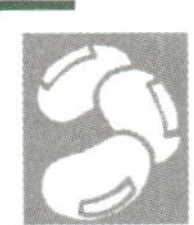

콩가공품
비만을 예방한다

어린이 비만을 예방하려면 콩으로 만든 음식을 적극 섭취하도록 한다. 콩에 함유되어 있는 사포닌에는 지방을 줄이는 성분이 있다. 콩 자체를 싫어하는 아이에게는 두부 같은 가공식품을 먹이도록 한다.

또 콩류에 들어있는 지질에는 육류에 들어있지

어린이 비만은 식습관과 생활 습관을 개선해 줌으로써 얼마든지 해소할 수 있다. 평소에 당질을 너무 많이 섭취하지 않는지, 간식을 너무 자주 먹는 것은 아닌지, 밤에 먹는 습관은 없는지 식생활 패턴을 살펴보고 칼로리가 낮으면서 영양가가 있는 식사를 할 수 있도록 신경 쓴다. 또한 식사 리듬을 일정하게 하고 잘 씹어 먹도록 하며, 적당한 운동으로 체내에 지방이 쌓이지 않도록 신경을 쓴다. 아이들에게 극단적인 감량이나 무리한 운동을 강요하는 것은 좋지 않다.

않은 리놀산이 듬뿍 들어있으며 콜레스테롤치를 낮춰주는 효과가 있다. 또한 칼슘, 비타민 B_1·E도 풍부하다. 소아 성인병의 예방이 되기도 하므로 아이들이 좋아할만한 메뉴를 생각해서 식탁에 올리도록 하자.

또 양질의 단백질을 섭취하고 대사를 원활하게 해 주는 녹황색 채소, 유제품, 과일, 해조류, 버섯류 등 비타민이나 무기질을 듬뿍 섭취하도록 해 준다.

오렌지푸딩
열량 낮고 영양은 풍부하다

어린이에게 있어서 간식은 중요한 즐거움 중의 하나다. 살이 쪘다고 먹이지 않는 것보다는 먹어도 괜찮은 음식을 만들어 주자.

시판되는 과자 종류는 거의 대부분 칼로리가 높은 데다가 첨가물도 많이 들어 있으므로 되도록 손수 만들어서 주는 것이 좋다. 단, 세끼 식사를 섭취하는 데에 지장이 없을 정도의 에너지 양으로 제한한다.

오렌지 등 과일로 푸딩을 만들거나 요구르트에 과일을 갈아 넣어 요구르트를 만들면 칼로리가 낮을 뿐만 아니라 아이들도 좋아한다. (만들기 221쪽에 있음)

얼린 요구르트
식욕을 떨어뜨려 과식을 막는다

요구르트는 장의 활동에 특히 좋은 역할을 하는데 단맛이 강한 것은 설탕이 많이 들어간 것이므로 달지 않은 떠먹는 요구르트가 좋다.

떠먹는 요구르트라면 그대로 냉동실에 넣어 먹어도 되지만 딸기나 바나나와 함께 갈아 냉동실에 얼려서 먹는다.

이렇게 만드세요!

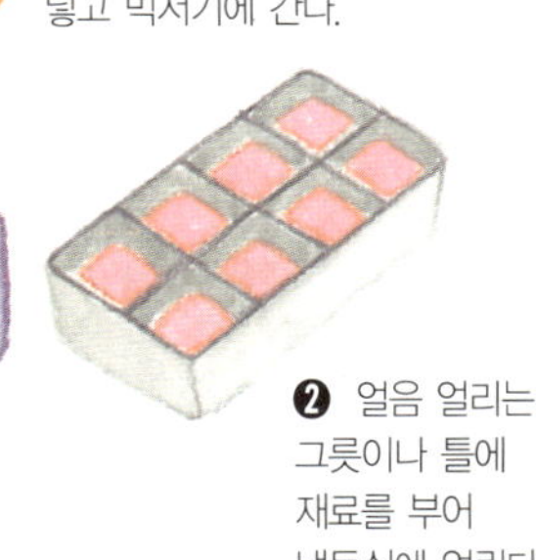

❶ 요구르트를 2등분해서 각각의 딸기와 바나나를 넣고 믹서기에 간다.

❷ 얼음 얼리는 그릇이나 틀에 재료를 부어 냉동실에 얼린다.

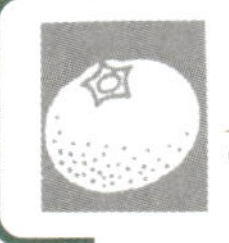

오렌지푸딩을 만들려면

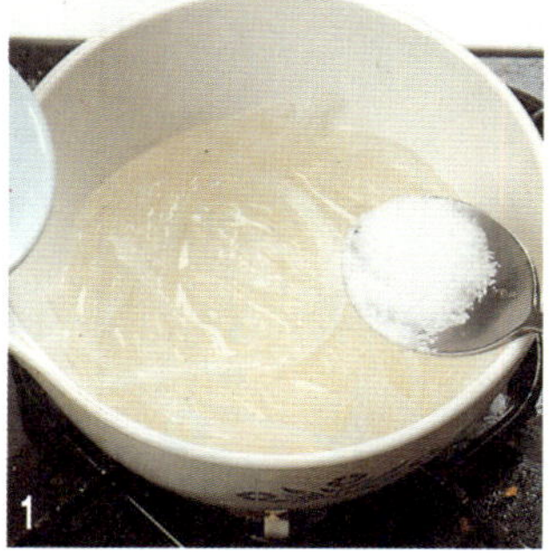
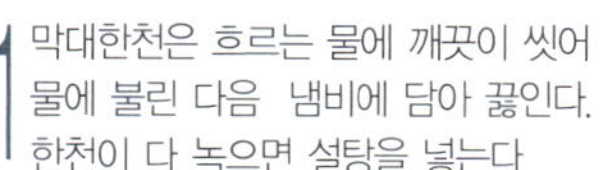
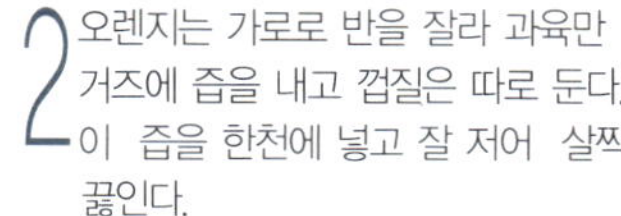
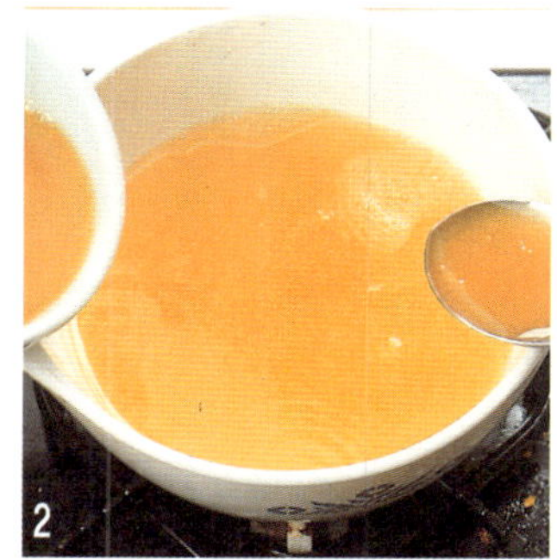
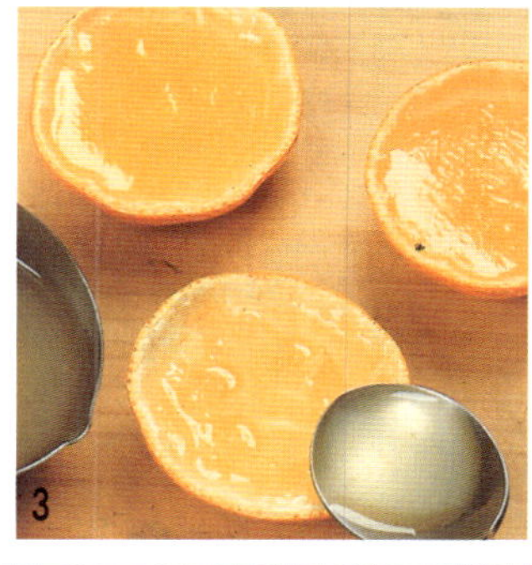

1 막대한천은 흐르는 물에 깨끗이 씻어 물에 불린 다음 냄비에 담아 끓인다. 한천이 다 녹으면 설탕을 넣는다.

2 오렌지는 가로로 반을 잘라 과육만 거즈에 즙을 내고 껍질은 따로 둔다. 이 즙을 한천에 넣고 잘 저어 살짝 끓인다.

3 반으로 잘라 놓은 오렌지 껍질을 깨끗이 정리한 후 오렌지즙을 넣어 끓인 한천물을 떠넣어 굳힌다.

만들기의 포인트

막대한천을 불릴 때는 약간 미지근한 물이 좋다. 오렌지는 상처가 없고 싱싱한 것으로 고른다.

맛의 특징

오렌지맛이 강한 푸딩으로 입안에서 부드럽게 씹히는 맛이 색다르다. 많이 먹어도 살찌지 않는다.

 식품 핫 정보

인스턴트 식품은 각종 성인병을 부른다

인스턴트 식품에 함유된 각종 화학 첨가물은 동맥경화, 암, 고혈압 등과 같은 성인병을 부른다.

최근 식생활의 변화로 인해 인스턴트 식품이 우리네 식탁에 오르는 횟수가 많아졌다.

이런 이유로 인해 50대 이후에나 생기는 각종 성인병이 30대부터 발생하는 일이 많아지고 심지어 10대 어린이에게조차 고혈압, 당뇨, 비만, 그리고 각기병과 같은 병들이 발생하는 일이 너무나 많아지그 있다.

얼마 전 루이지에나 주립대 윌리엄 뉴먼 교수가 7세어서 24세 사이에 사망한 35명을 대상으로 조사한 결과에 따르면 그 중 20명이 동맥경화증으로 사망한 것으로 밝혀졌다. 이는 인스턴트 식품에 다량 함유된 콜레스테롤이 동맥경화를 촉진한 것으로 나타났다.

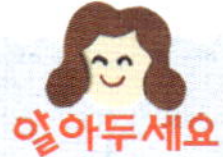 알아두세요

어린이 비만은 어른의 비만보다 개선되기 어렵다

❋ 카우프 지수로 비만도를 계산해 본다.

$$\frac{체중(g)}{신장 \times 신장(cm)} \times 10$$

체중을 신장의 제곱으로 나눈 숫자에 10을 곱한다.

카우프 지수 15~18은 정상

18 이상은 비만, 15 이하는 마른 것임

어린이 비만은 체내의 지방 세포 그 자체의 숫자가 늘어나 그 안에 중성지방이 들어가 살이 찌는 것이다. 따라서 늘어난 지방 세포의 숫자를 줄여야 비만을 개선할 수 있기 때문에 상당한 시간이 걸린다.

어린이 비만은 성인 비만으로 이어지기 쉬운데 비만아의 60~80%가 성인 비만이 된다고 한다. 뚱뚱한 어린이는 성인병의 위험이 크고 고콜레스테롤혈증이나 당뇨병·고혈압·심장질환 등을 일으킬 수 있다. 그렇다고 어려서부터 다이어트를 시키는 것은 스트레스의 원인이 될 뿐만 아니라 병을 일으키므로 각별히 조심하도록 한다.

비만은 초등학교 무렵부터 많이 볼 수 있지만 유아기에 당분이나 요구르트를 지나치게 많이 먹임으로써 그렇게 되는 수가 많으므로 사전에 조심하자.

카우프 지수가 18 이상이라 하더라도 대부분은 단순성 비만이므로 음식으로 체질을 개선해주고 과식, 운동부족이 되지 않도록 늘 체크한다.

호르몬의 이상이나 질병에 의한 증후성 비만이 있을 수 있으나 극히 드물다.

야뇨증일 때

감씨가루, 볶은 은행 등
배뇨를 억제하는 식품을 먹인다

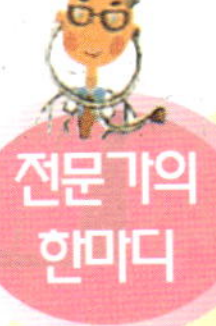

야뇨증은 말 그대로 밤에 오줌을 싸는 것으로, 대부분의 경우 5세가 되면 자연히 낫는다. 5세가 지난 다음에도 낫지 않는 야뇨증은 일반적으로 정신적인 원인에서 오는 것일 때가 많다. 엄마의 애정 부족이나 가족 간의 갈등 같은 것들도 큰 영향을 준다. 낮에도 오줌을 싼다거나 정신적으로 문제가 없는데도 낫지 않을 때는 신장이나 방광의 기능 발달이 늦어져서 생길 수도 있으므로 검사를 받아보도록 한다. 가벼운 증세일 때는 수분을 많이 먹이지 말고 잠들기 전에 긴장을 풀어주도록 한다.

은행 넣은 참마젤리
몸을 따뜻하게 해 준다

참마는 허약체질이 원인인 야뇨증에 효과가 있다. 몸이 찬 아이는 수프나 죽에 넣거나 생선살과 섞어서 튀김으로 만들어 먹이면 좋다.

간식으로는 은행을 넣은 참마젤리를 권한다. (만들기 223쪽에 있음)

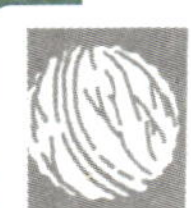

호도드링크
신장기능을 강화시킨다

호도는 하체를 따뜻하게 하는 작용이 있어 허리와 무릎을 보호해 주며 설사와 변비 증세에 모두 효과를 발휘한다.

뿐만 아니라 호도는 신장 기능을 강화시켜 비뇨기 질환의 증세를 개선시킨다. 따라서 오줌을 자주 누는 아이에게 호도드링크를 만들어 주면 마시기도 쉽고 효과도 뛰어나다.

코피를 잘 흘리는 아이에게는 좋지 않다.

감씨가루
야뇨증을 치료한다

감꼭지 15g에 물 2컵을 붓고 반으로 줄어들 때까지 달인 물이나 감씨를 프라이팬에 볶아 분마기에 넣고 빻아 가루로 만든 것을 하루에 1회, 식전에 먹인다.

볶은 은행
배뇨 작용을 억제한다

은행은 배뇨를 억제하는 작용이 있어 옛날부터 야뇨증에 사용했다. 단, 은행을 생으로 먹거나 과식하면 중독 증세를 일으키므로 반드시 볶아서 하루에 5알 정도 먹이도록 한다.

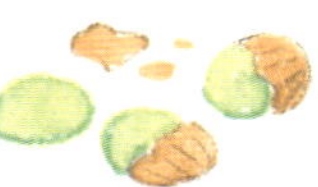

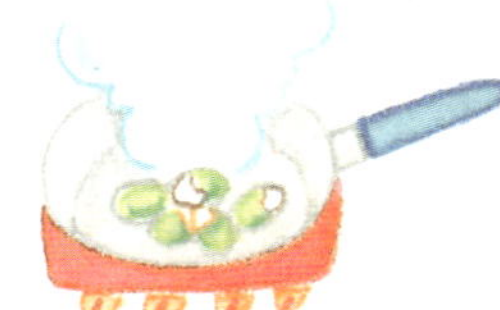

❶ 은행은 단단한 겉껍질을 벗겨 놓는다.

❷ 잘 달구어진 프라이팬에 넣어 파랗게 될 때까지 볶는다.

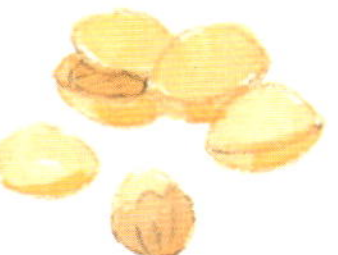

❸ 잘 볶아진 은행알을 뚜껑 있는 그릇에 담고 하루 5알씩 먹는다.

● 그밖에 효과가 있는 식품

찹쌀에는 배뇨를 억제하는 작용이 있으므로 자기 전에 찹쌀떡 1~2개를 구워 먹는다.

당근 껍질을 갈색이 될 때까지 구워 먹이는 것도 좋다. 중간 정도 크기의 것을 3회분으로 나누어 먹이면 된다.

털을 없애고 말린 비파잎을 2~4g 볶아서 식사 1시간 전에 먹인다.

생활하면서 조심해야 할 일들

이뇨작용이 있는 식품은 피하고
수분의 과잉섭취에 주의한다

귤을 지나치게 많이 먹으면 몸이 차가워져서 오줌을 자주 누게 되므로 야뇨증의 원인이 된다. 그 외에 오이, 율무, 콩, 팥도 이뇨작용이 강하므로 과식하지 않도록 주의한다.

야뇨증일 때는 저녁식사 이후부터 수분섭취를 삼가한다. 잠들기 전 뿐만 아니라 낮에도 아이스크림이나 주스처럼 몸을 차게 하는 음식은 조심한다.

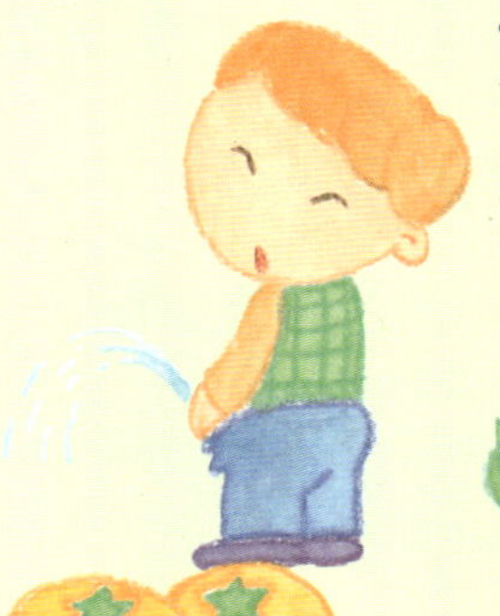

← 야뇨증이 있는 아이는 수분섭취도 줄이고 주스나 아이스크림과 같은 음식도 조심한다.

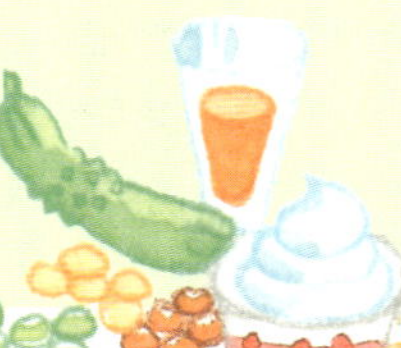

은행 넣은 참마젤리를 만들려면

재료(4~5인분)/참마…200g, 은행…20알, 막대한천…1/2개, 용안육…20개, 꿀…4큰술, 물…2컵

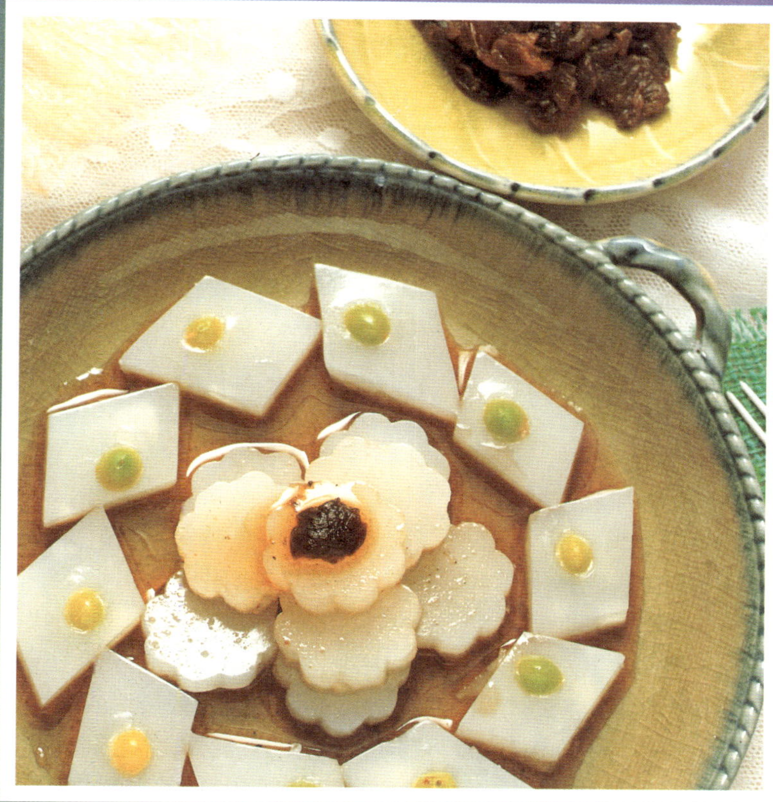

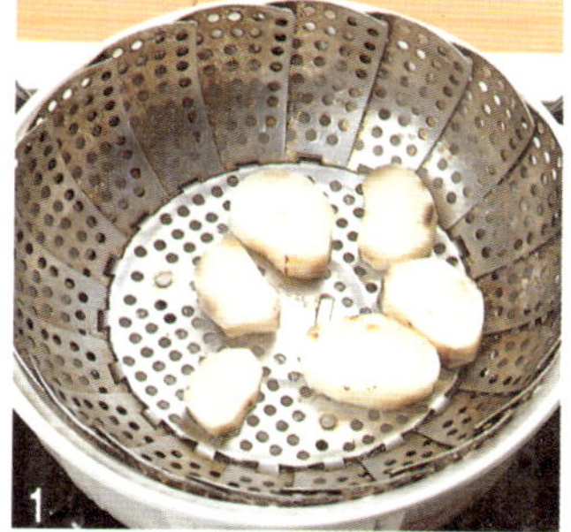

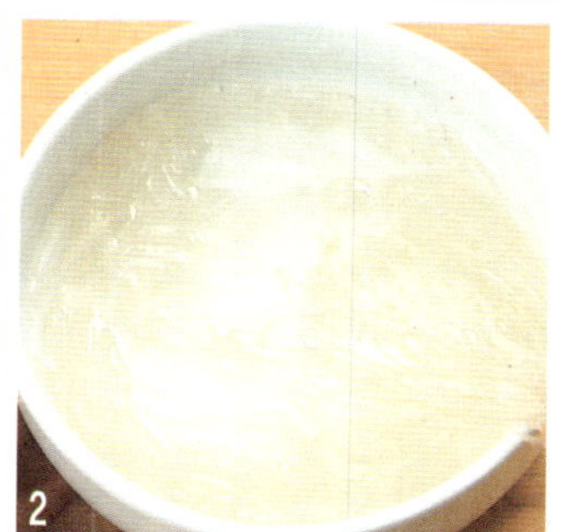

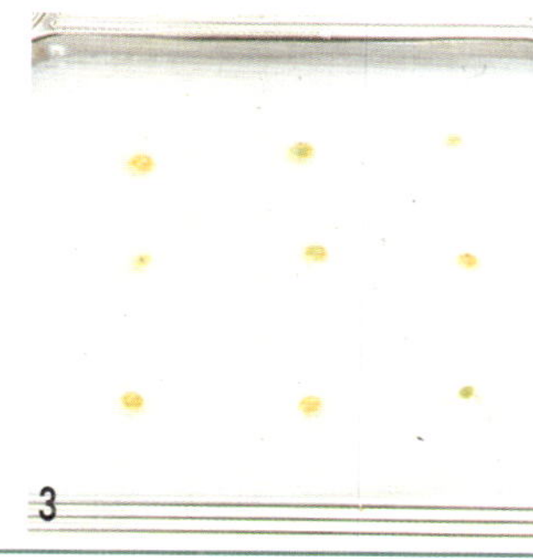

1 참마는 깨끗이 씻어 껍질을 벗기고 적당한 크기로 썰어서 찜통에 찐 다음 분마기에 넣고 곱게 간다.

2 막대한천은 흐르는 물에 깨끗이 씻어 불린 다음 냄비에 넣고 2컵의 물을 부어 중불에서 끓인다.

3 끓인 한천에 간 참마와 꿀을 넣고 충분히 끓여 굳기 시작하면 은행알을 얹고 용안육 시럽을 끼얹는다.

만들기의 포인트

용안육 시럽은 용안육이 잠길 정도로 물을 붓고 체에 밭쳐 꿀 1큰술을 넣어 조리면 된다.

맛의 특징

젤리처럼 쫄깃한 맛은 아니지만 한알씩 박힌 은행알의 씹히는 맛이 좋다.

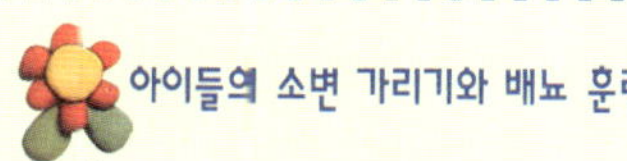

생후 18개월이 지나면 신호를 보낸다

생후 13개월이 지나면 대부분의 아기들은 방광이 찬 것을 느끼게 되고 엄마에게 말을 하거나 특별한 신호를 보낸다.

처음에는 오줌을 싸고 난 다음에야 '쉬' 라고 말을 하는데 이때의 아기로선 그 정도로 충분하다. "싼 다음에 말을 하면 어떡하니?" 하고 꾸짖으면 아기에게서 표현의 의욕만 뺏을 뿐이다. 격려를 해 주다 보면 얼마 안 있어 곧 '쉬' 를 하겠다고 행동을 멈추고 머뭇거리는 등 어떤 표시를 하게 된다.

밤에 오줌 싸는 것을 지나치게 걱정하면 깊이 잠들 수가 없다. 이럴 때는 저녁 식사 때 수분을 조절하여, 아기가 잠들기 직전과 잠든 지 1~2시간 후 그리고 엄마가 잠들기 전에 한 번씩 오줌을 뉘고 아침까지 깊이 자도록 버릇을 길러 준다.

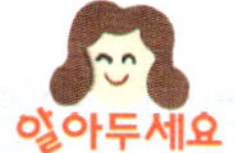

야뇨증이 있는 아이 돌보기

야뇨증은 1년 이상 전혀 소변을 가리지 못한 경우(1차적 야뇨증)와 적어도 1년 이상 소변을 가리다가 다시 야뇨를 보이는 경우(2차적 야뇨증)가 있다.

1차적 야뇨증의 원인으로는 방광 보조 근육이 발달하지 않거나 방광 내 수압 변화에 따른 조절 기능 장애 등 여러 가지 생리적인 원인 때문인 경우가 많다.

2차적 야뇨증은 정신적 스트레스나 심리적 갈등, 특히 억압된 분노 등 심리적인 면이 중요한 원인이다. 즉 부모에 대한 불만, 분노의 감정이 억압되었다가 야뇨증이라는 복수의 형태로 나타나는 것이다.

1차적 야뇨증은 단순한 생리적 기능의 이상으로 올 수 있지만 이것이 계속되는 동안 부모와의 관계가 나빠질 수 있으므로 자신감을 잃고 친구들로부터 소외당한 피해 의식 때문에 1차적으로 정서적 장애가 함께 오게 된다.

따라서 전문가의 도움을 얻어 아이가 밤에 오줌을 쌌을 때 심한 벌이나 창피를 주지 말고, 오줌을 싸지 않았을 때 칭찬하고 격려하는 태도를 취하면서 약물 치료를 한다.

그러나 심리적 갈등이 주원인인 경우에는 약물만으로 충분하지 못하며 정신요법, 놀이요법, 부모 상담 등이 필요하다.

특히 부부 관계의 문제가 원인일 경우 부부치료가 필요하다. 한편 아이에게 신체적인 질병이 있어서 야뇨증이 생기는 경우는 극히 드물기는 하지만 대개 혈액·소변검사와 진찰로 알아낼 수 있다.

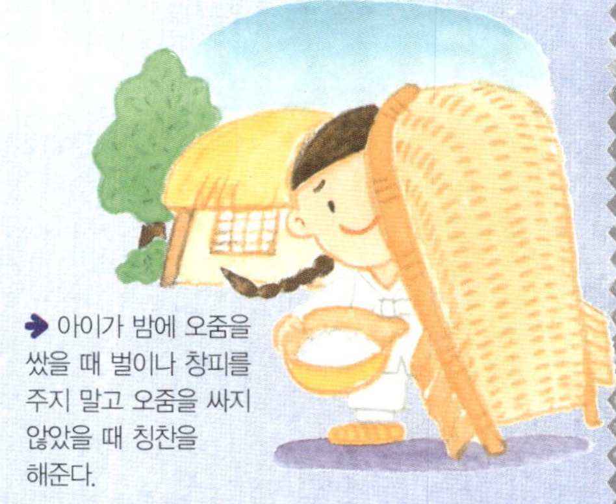

➡ 아이가 밤에 오줌을 쌌을 때 벌이나 창피를 주지 말고 오줌을 싸지 않았을 때 칭찬을 해준다.

열이 날 때

금귤즙·매실차를 먹이고 두부와 메밀가루로 찜질한다

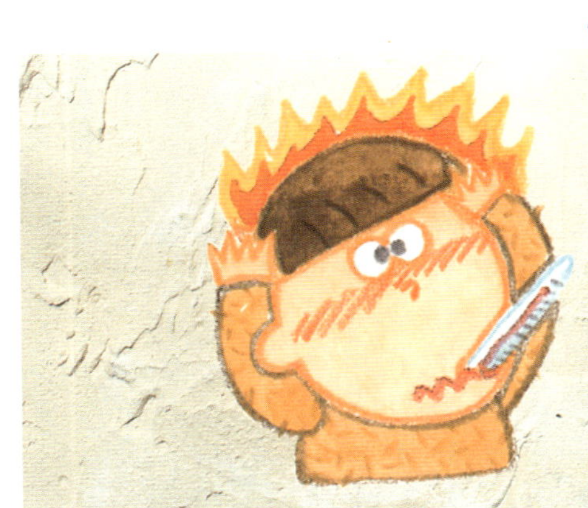

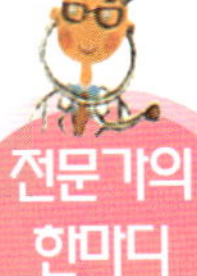

전문가의 한마디

열이 있어도 아이의 기분이 좋고 기운이 있는 것 같으면 크게 걱정하지 않아도 된다. 토하거나 심한 설사를 하지 않으면 소화가 잘 되는 수프나 죽 같은 것을 조금씩 먹이고 몸을 따뜻하게 해 준 다음, 푹 쉬면서 안정을 취하도록 한다. 열이 나면 탈수 증세가 나타나기 쉬우므로 따뜻한 보리차를 마시게 해서 수분을 충분히 공급해 주는 것이 중요하다. 또 신진대사를 촉진시키기 위해 비타민·미네랄·양질의 단백질을 듬뿍 섭취하여 체력이 떨어지지 않게 배려한다.

두부찜질
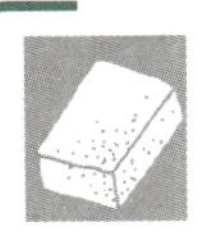
염증으로 인한 열을 내려준다

두부는 얼음보다 더 효과적으로 열을 내려주며 염증을 가라앉히는 찜질약이다.

두부찜질약을 만들려면 우선 두부를 헝겊으로 싸서 물기를 꼭 짠다. 물기를 뺀 두부는 곱게 으깬 다음 밀가루를 넣고 고루 치댄다. 잘 치댄 두부 반죽을 1cm 정도의 두께로 펴서 거즈에 싼 뒤 이마에 댄다. 3시간마다 갈아주면 열이 조금씩 내린다.

금귤즙
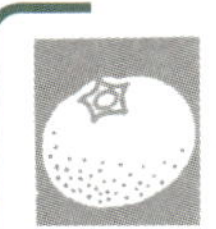
홍역의 열을 내려 준다

금귤에는 가래를 없애주고 기침을 진정시켜주는 성분이 있다. 금귤에 풍부하게 들어있는 비타민 A와 C는 점막을 강하게 하고 목의 통증을 부드럽게 완화시켜주어 저항력을 기르는데도 도움이 된다.

금귤에 설탕을 넣고 물을 부어서 조리면 걸쭉한 즙이 생기는데 이 즙을 조금씩 먹이면 홍역으로 인한 열이 내린다. (만들기 225쪽에 있음)

꿀 넣은 갈근탕

해열에 효과가 뛰어나다

갈근(칡뿌리)은 해열·발한 작용이 뛰어나서 감기 초기의 열을 내려주는 데 효과가 크다. 또한 몸을 보호하고 기력을 더해주는 작용도 하기 때문에 체력을 보충하면서 열을 내려 준다.

아이에게는 갈근탕에 꿀을 넣어주면 먹기가 쉽다. 먹이는 분량이나 갈근탕의 농도는 아이의 나이나 입맛에 맞추어서 조절한다. 식욕이 없으면서 설사를 할 때는 매실 1/2개를 같이 먹인다.

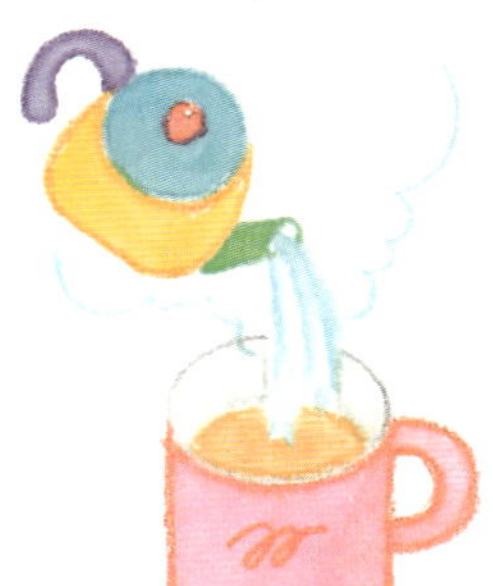
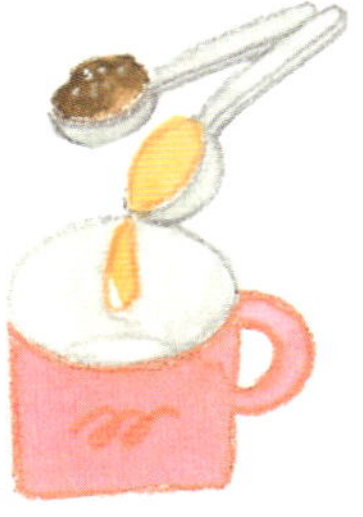

매실차
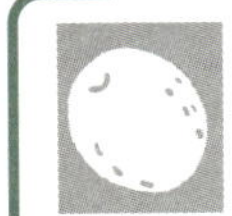
감기로 인한 열을 내려 준다

매실즙은 설사, 구토, 복통에 효과가 있다. 또한 멀미가 날 때 매실을 입에 물고 있으면 가라앉는다.

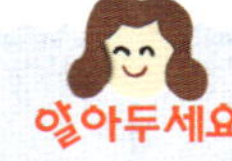

열이 날 때는 영양가가 높은 음식을 먹인다

위장에 부담이 가지 않고 영양가도 높은 음료로는 밀크쉐이크가 이상적. 달걀이나 우유가 들어가므로 영양이 풍부하다. 열이 나서 목이 마를 때 마시면 효과가 있다.

고열이 계속되면 비타민 A가 손실된다. 비타민 A는 코나 목의 점막을 튼튼하게 하는 작용을 하므로 감기에 걸렸을 때 반드시 보충해야 할 영양소이다. 따라서 비타민 A를 풍부하게 함유한 당근으로 죽을 끓여 먹이는 것도 좋은 방법이다.

피로회복에 도움이 되는 비타민 B₁을 함유하고 있는 닭고기도 열이 날 때 권할 만한 식품이다.

열 때문에 생긴 탈수 증세를 예방하려면 우유를 넣고 끓인 옥수수죽이 좋다. 우유에 들어있는 양질의 단백질과 옥수수의 비타민 A·C가 체력 회복에 도움이 된다.

과일을 주재료로 사용한 샐러드도 비타민 보충에 바람직한 음식. 요구르트를 넣으면 더 많은 단백질을 섭취할 수 있다.

여름철 더위를 먹거나 따가운 햇빛을 받아서 메스꺼워하거나 토하려고 할 때 수박즙을 먹이면 효과가 있다. 수박에는 해열·해독 작용이 있어 열을 내리게 한다.

그 외에 손쉽게 이용할 수 있고 영양가도 높은 달걀은 감기에 대한 저항력을 길러 준다. 반숙한 것이 소화에 부담이 없다.

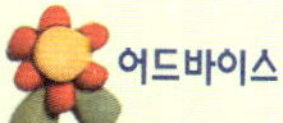

아이가 경련을 일으킬 때는 당황하지 말고 안정시킨다

경련은 영·유아에게 비교적 자주 일어나는 증세이다. 특히 고열이 날 때 경련을 일으키게 되는데 이렇게 열이 나서 일어나는 경련을 '열성 경련'이라고 한다. 또 신경질적인 아이일수록 경련을 잘 일으킨다.

경련의 증세는 갑자기 눈의 흰자위를 드러내면서 온몸을 떠는 것이다. 그러나 대부분 몇 분 이내에 진정이 되므로 부모가 침착해야 한다. 놀라서 소리를 지른다거나 아이의 몸을 흔들지 말고 아이의 안정을 우선적으로 고려하도록 한다. 단, 경련이 반복되거나 일시적으로 호흡이 멎는다거나 하면 급히 병원으로 가야 한다.

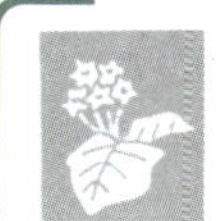

→ 경련을 일으켜도 혀를 깨무는 일은 없으므로 입 안에는 아무 것도 넣지 않도록 한다.

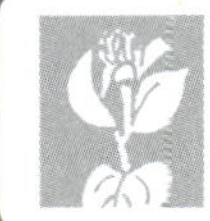

→ 발작이 일어나면 상처를 입는 일이 없도록 주위의 물건들을 치워 준다. 옷을 느슨하게 풀어주고 숨쉬기 편안하도록 자리에 눕힌다.

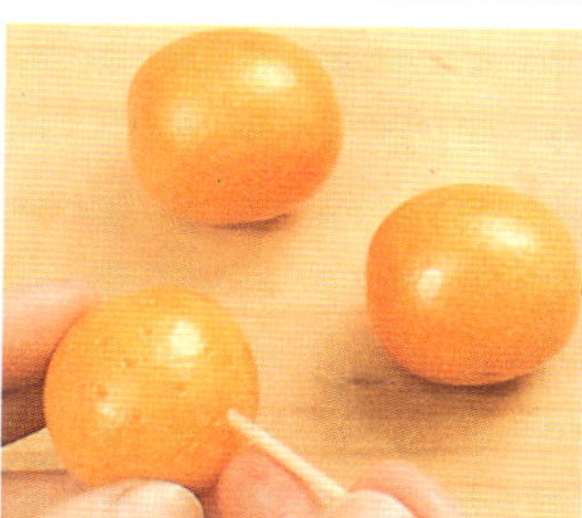

1 금귤은 깨끗하게 씻은 뒤 대꼬치로 껍질에 군데군데 구멍을 내 준다. 얕게 칼집을 넣어도 좋다.

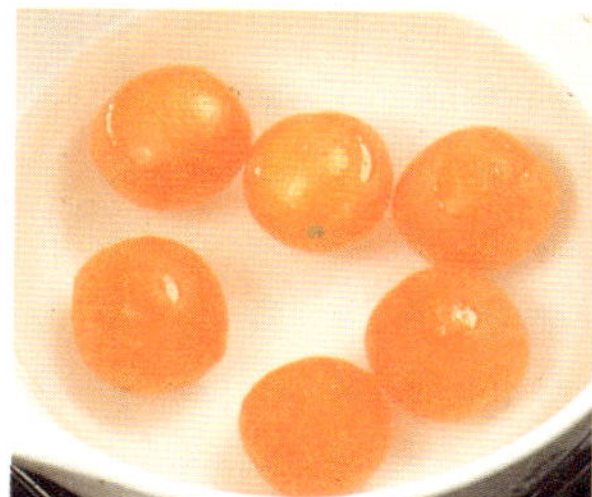

2 냄비에 구멍낸 금귤을 넣고 물 3 1/2컵을 부어 물이 반으로 줄 때까지 약한 불에서 은근히 끓인다.

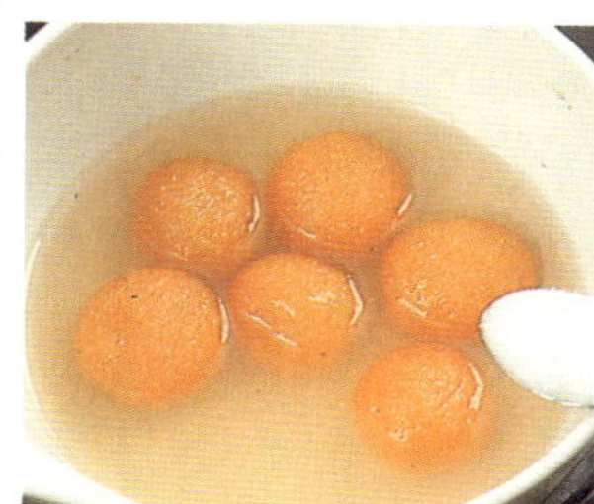

3 껍질이 부드러워지면 얼음설탕을 넣어서 조린다. 설탕이 녹아 금귤에 윤기가 나면 불을 끈다.

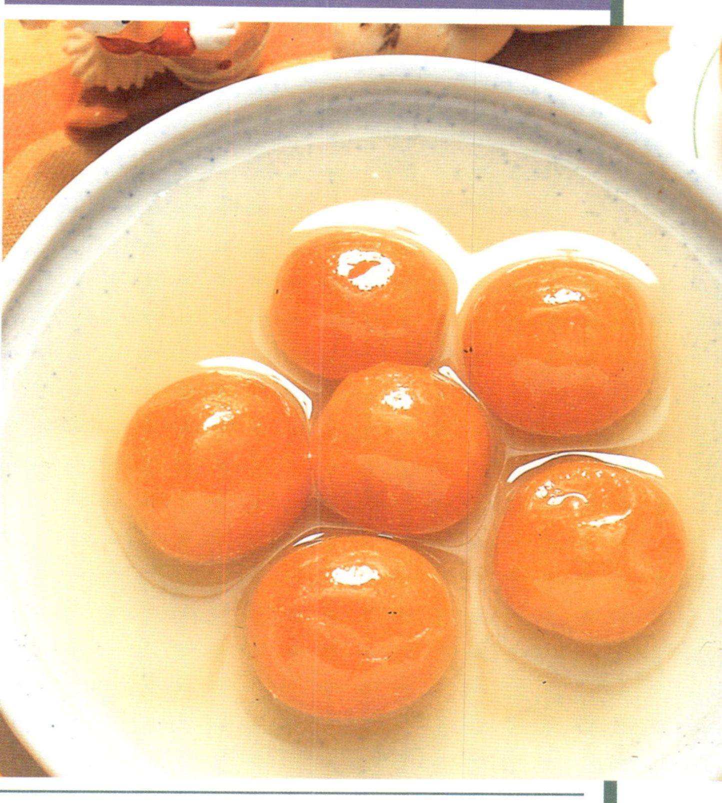

금귤즙을 만들려면

재료(3~4회분)/ 금귤…10개, 얼음설탕…20g, 물…3 1/3컵

만들기의 포인트
약한 불에서 은근하게 조려야 금귤의 즙을 충분히 얻을 수 있다.

맛의 특징
금귤의 새콤한 향과 진득하게 조려진 달콤한 맛 때문에 아이들이 좋아한다.

감기 때문에 열이 날 때 매실차를 마시면 몸이 따뜻해지면서 열이 내린다.

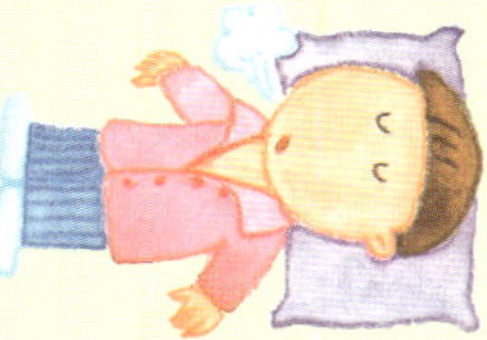

메밀가루찜질
통증을 가라앉힌다

메밀에는 몸을 차게 하는 성분이 있다. 타박상이나 화상을 입었을 때 메밀가루를 바르면 열이 내리고 부기나 통증이 가라앉는다.

유행성 이하선염으로 귓볼이 붓고 아플 때 미지근한 물에 메밀가루를 녹여 아픈 부분에 발라 주면 통증이 가라앉는다. 단, 메밀 알레르기가 있는 아이에게는 사용하지 않도록 한다.

인동덩굴즙
유행성 이하선염으로 열이 날 때

열이 나고 목에 염증이 생기며 눈이 충혈되고 입안에 흰 반점이 생기는 유행성 이하선염 증세는 감기와 아주 비슷하다.

유행성 이하선염으로 인한 열에는 인동덩굴즙이 좋다. 인동덩굴 20g에 물 2컵을 부어 반으로 줄 때까지 달인 것을 먹이는데 이것이 1회 분량이다.

✽ 인동덩굴은 한약재 시장에서 구할 수 있다.

● 그밖에 효과가 있는 식품

열이 있으면서 몸이 축 처질 때는 현미 45g을 갈색이 될 때까지 볶아 말린 귤껍질(진피) 1/2개와 말린 감 1개를 넣고 약 2컵 반 정도의 물을 부어 그 양이 반이 될 때까지 달인다. 이것을 하루에 다 먹이도록 한다.

● 열이 날 때 생각할 수 있는 병과 조치

구 분	구체적인 증세	생각할 수 있는 병	취해야 할 응급조치
갑자기 열이 난다	목이 빨갛게 부어 있다. 콧물이 나거나 기침을 하며 설사를 하는 수도 있다.	감기	머리를 차게 해 주면서 안정되게 눕힌다. 수분을 보충해 주고 소화가 잘 되는 것을 먹이도록 한다.
	목이 빨갛게 부어서 아파한다. 식욕이 없다.	편도염	목이 아프므로 목으로 넘기기 쉬운 것을 먹이도록 한다. 고열이 되기 쉬우므로 해열제를 먹인다.
	귀를 만지면 아파한다. 귀에서 고름이 나오기도 한다.	중이염	특히 유아일 경우에는 그냥 울기만 하므로 원인을 알기 어렵다. 다른 증세가 없을 때는 귀를 살펴본다.
3일 정도 열만 계속된다	감기와 비슷한 증세. 발열이 시작된 지 사흘 정도째부터 얼굴에 붉은 발진이 나타난다.	홍역	기침, 눈곱에 주의한다. 발진이 나타나면 병원으로 데리고 간다.
갑자기 고열이 난다	의식은 있지만 축 처져서 기운이 없다.	일사병	수분을 충분히 보충해 주고 시원한 곳에서 안정을 취하면서 눕도록 해 준다. 머리를 차게 식혀 준다.

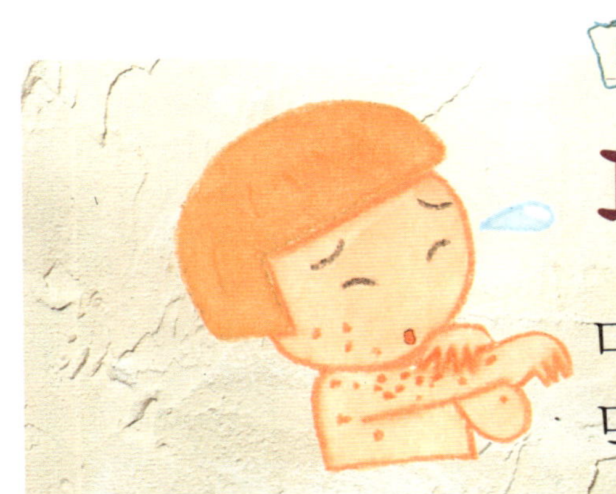

피부에 열꽃이 필 때

마늘드링크, 오이즙 등을 먹이면 열꽃이 가라앉는다

 순무즙찜질
해독 작용을 한다

순무는 해독·소염 작용이 강해 피부에 이상이 있을 때 묘약으로 쓰인다. 순무와 그 잎을 갈아서 섞은 다음 소금을 조금 넣고 잘 찧는다. 이 무즙을 거즈에 적셔서 하루 3회 아픈 부위에 발라 주도록 한다. 소금에는 피부나 점막을 단단하게 만들어 주는 작용이 있으므로 소금을 넣으면 효과가 더욱 높아진다.

음부에 무엇이 났을 때는 소금 대신 양조식초를 조금 섞어서 사용하도록 한다.

이렇게 만드세요!

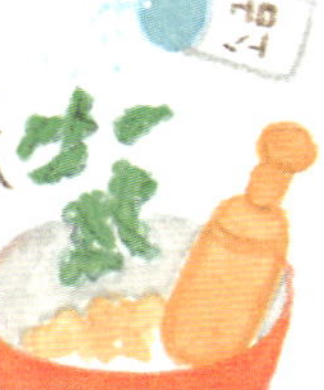

❶ 순무는 껍질을 벗겨 강판에 갈고 잎은 잘게 썰어 분마기에 간다.

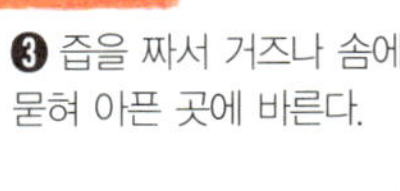

❷ 곱게 간 순무와 잘게 썬 잎을 분마기에 함께 섞어 소금을 조금 넣고 잘 찧는다.

❸ 즙을 짜서 거즈나 솜에 묻혀 아픈 곳에 바른다.

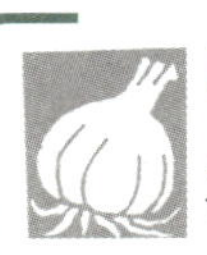

마늘드링크
감염성 피부병에 좋다

마늘은 강력한 살균작용을 하기 때문에 고름이 생겼을 경우 민간약으로 이용된다. 마늘즙을 거즈에 묻혀서 아픈 부위에 바르면 포도상구균이나 연쇄상구균 등의 감염성 농가진에 효과적이다. 마늘즙에 꿀, 청주를 섞은 마늘드링크를 아침·

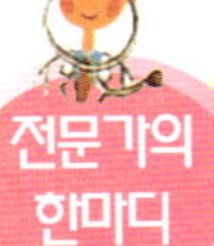

어린이 피부병 중에서 가장 흔한 것이 땀띠. 기저귀 발진, 습진에 의한 것이다. 특별히 걱정할 필요는 없지만 그냥 두면 악화되므로 심하지 않을 때 손을 쓰는 것이 좋다. 특히 주의가 필요한 것은 홍역, 수두, 풍진, 성홍열 등 전염성 질병으로 피부에 돋는 좁쌀 같은 종기(발진)다. 모두 다 고열이 나는 것이 특징인데 이런 경우에는 빨리 의사의 진찰을 받아야 한다. 발진으로 인해 가려움증을 호소할 때는 긁지 않도록 손톱을 깨끗이 잘 라주고 몸을 청결하게 유지시킨다.

저녁으로 1작은술씩 따뜻한 물에 타서 마시게 하거나 알루미늄 호일에 싸서 오븐에 구운 마늘을 하루 1~2개씩 먹인다. (만들기 227쪽에 있음)

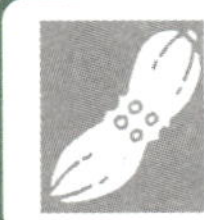 오이즙
땀띠를 낫게 한다

오이는 날로 먹으면 열을 식혀 주고 여분의 열을 없애 줄 뿐만 아니라 해독 작용도 뛰어나다. 오이잎은 더위를 먹었을 때 이용되며 줄기 부분은 부었을 때 부기를 가라앉히는 데에도 한 몫을 한다.

증세가 가벼운 땀띠에는 손쉽게 이용할 수 있는 오이즙을 권할만하다.

오이를 소금으로 비벼 흐르는 물에 씻은 다음 강판에 갈아서 그 즙을 거즈나 솜에 적셔 땀띠가 난

부위에 가볍게 대고 두드리듯 발라주는 것이다.

오이가 피부 표면의 열을 없애 땀이 나는 것을 억제함으로써 땀띠를 낫게 해 준다.

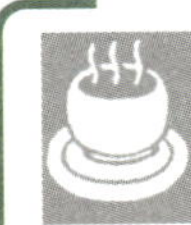 녹차 우린 물
기저귀 발진에 효과가 있다

녹차잎에는 강력한 살균 작용이 있다. 차에 많이 들어있는 타닌에는 분비물을 억제하고 염증을 악화시키며 점막 조직을 탄탄하게 하고 피부를 건조시키는 등의 약효가 있다.

아기가 기저귀 발진을 일으켰을 때는 녹차를 진하게 우려서 그 물로 엉덩이를 씻어주면 효과적이다. 씻어준 다음에는 엉덩이를 잘 말려서 기저귀를 채운다. 일광욕을 겸해서 직접 엉덩이에 햇볕을 쬐어 가면서 말려 준다면 한층 더 효과가 있다.

이렇게 만드세요!

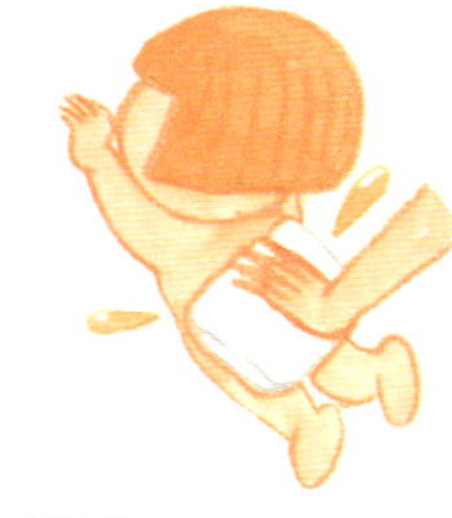

❶ 찻물을 진하게 우려서 미지근하게 식힌 다음 거즈에 흠뻑 적신다.

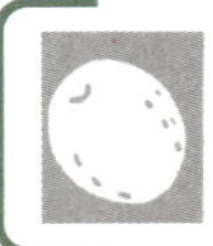

❷ 적신 거즈로 엉덩이를 여러 번 씻긴 다음 마른 거즈로 가볍게 두드리듯 닦는다.

매실찜질
심한 땀띠에 효과가 있다

매실이 지닌 가장 뛰어난 약효는 뭐니뭐니 해도 강력한 항균 작용일 것이다. 민간요법에서도 화농성 종기에는 매실찜질이 좋다고 알려져 왔

입 안에 반점이 생겼을 때는?

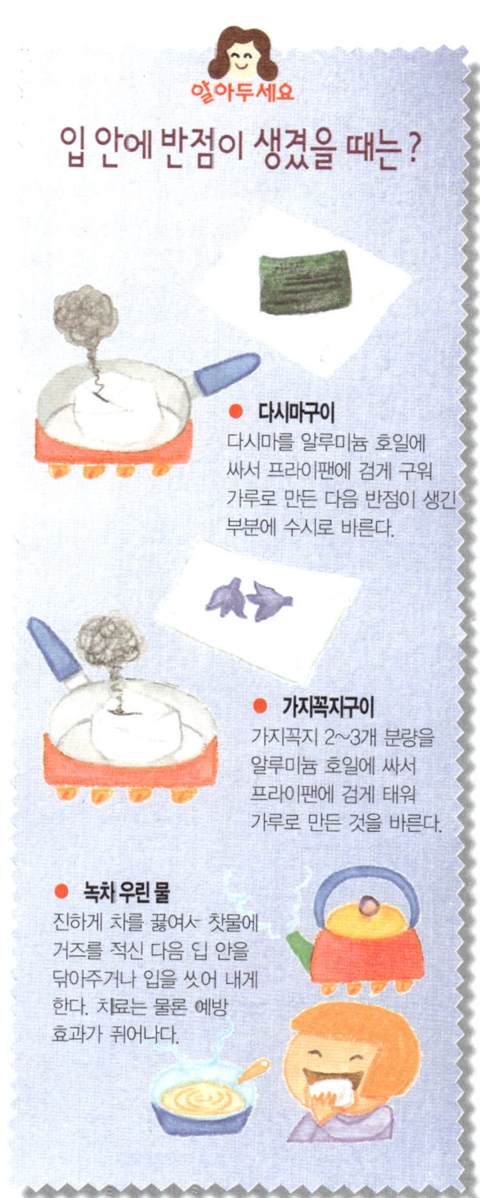

● **다시마구이**
다시마를 알루미늄 호일에
싸서 프라이팬에 검게 구워
가루로 만든 다음 반점이 생긴
부분에 수시로 바른다.

● **가지꼭지구이**
가지꼭지 2~3개 분량을
알루미늄 호일에 싸서
프라이팬에 검게 태워
가루로 만든 것을 바른다.

● **녹차 우린 물**
진하게 차를 끓여서 찻물에
거즈를 적신 다음 입 안을
닦아주거나 입을 씻어 내게
한다. 치료는 물론 예방
효과가 뛰어나다.

다. 너무 곪아서 고름이 생긴 땀띠에는 매실을
짓이겨 바르면 뛰어난 효과를 발휘한다.

매실의 물기가 없어지면 자주 갈아 주도록. 이
렇게 몇 번 반복하면 자연히 고름이 나오게 되고
심한 땀띠도 낫게 된다.

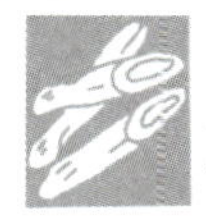

우엉즙찜질
종기의 고름을 없애준다

우엉에는 열을 내리고 고름을 없애는 작용이
있으므로 종기가 났을 때 민간약으로서 많이 쓰
여 왔다. 종기가 났을 때는 우엉잎이나 뿌리를
갈아서 만든 즙으로 종기가 난 곳에 자주 찜질해
주도록 한다.

또 종기가 곪아 고름이 생겼는데도 고름이 나
오지 않아 계속 아파할 경우에는 우엉씨를 분마
기에 갈아 물에 녹인 다음 거즈나 무명천에 적셔
찜질해 준다.

마늘드링크를 만들려면
재료(10컵 분량)/ 마늘…60g, 꿀…90g, 청주…1컵

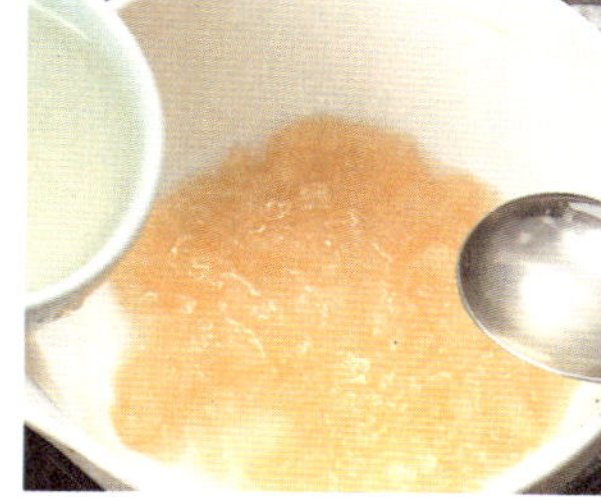

1 알이 굵고 싱싱한 마늘을 골라
속껍질까지 벗겨내고 강판에 곱게
간다.

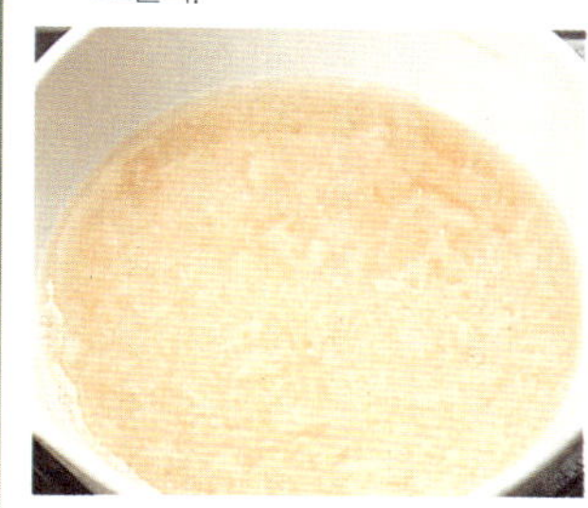

2 냄비에 곱게 간 마늘과 꿀,
청주를 넣고 알코올을
증발시키기 위해 약한 불에서
조린다.

3 양이 절반으로 줄면 불을 끈다.
이것을 밀폐용기에 담아
두었다가 따뜻한 물에 1작은술씩
타서 마신다.

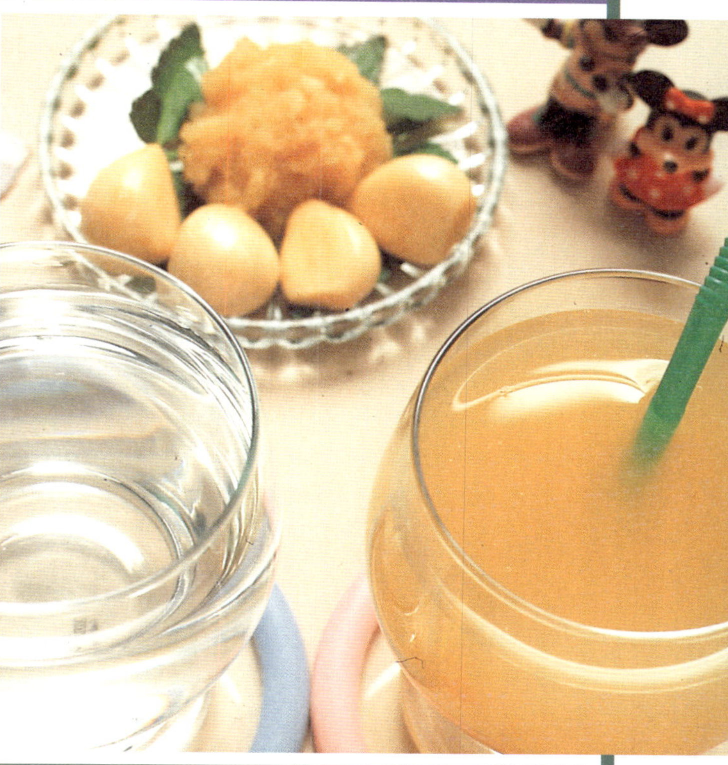

만들기의 포인트

마늘은 되도록 알이 굵은 것을 사용한다. 그래야 강판에 갈기 쉽다.

맛의 특징

마늘의 알싸한 맛이 술로 인해 다소 중화되어 먹기에 부담이 없다. 빈 속에
먹이지 않도록.

● 피부 발진이 있을 때 생각할 수 있는 질병과 조치

발진 상태	구체적인 증세	생각할 수 있는 병	취해야 할 조치
쌀알 크기의 붉은 발진이 얼굴에 나타난 다음 전신으로 퍼진다	● 발진이 나타나기 전에 사흘 정도 열이 난다. 눈곱이 많이 끼거나 기침, 재채기를 한다.	홍역	● 수분을 충분히 공급해 준다. 음식은 소화가 잘 되는 것을 준다. ● 가족과는 격리시켜서 따뜻하게 해 주고 안정을 취하게 한다.
쌀알 크기에서부터 좁쌀 크기 정도의 옅은 붉은색 발진이 온몸에 나타난다	● 열이 나면서 발진이 나타난다. 사흘 정도가 지나면 열은 내린다.	풍진	● 열이 많을 때는 머리를 차게 식히면서 편안하게 눕힌다. 수분을 보충해 주고 소화가 잘 되는 음식을 먹인다.
좁쌀만한 발진이 온몸에 나타난다	● 사흘 정도 열이 나다가 열이 내릴 때 발진이 나타난다. 높은 열 때문에 경련을 일으키는 수도 있다.	돌발성 발진	● 생후 6개월~1년 정도의 어린아이에게 많다. 감기와 같이 치료하는데 고열로 인한 탈수증세를 방지하기 위해 수분을 충분히 공급해 준다.
쌀알 크기의 붉은 반점이 물집으로 된다	● 발진은 가슴, 등에서부터 나타나기 시작해서 온몸으로 퍼진다. 발진이 나타나기 전에 열이 난다.	수두	● 물집이 터지면 점점 번져서 감염을 일으킨다. 가족과는 격리시킨다. 마구 긁어대는 일이 없도록 손톱을 짧게 깎아 준다.
벌레에 물린 것 같은 붉은 발진이 생겼다가 물집으로 된다	● 열이 나지 않는다. 가려움증이 아주 심하다.	스트로플루스	● 전염은 되지 않는다. 가려움증을 덜 느끼게 하는 약을 발라 준다.
얇은 막을 가진 물집이 생기고 물집을 건드리면 번진다	● 열이 나지 않는다. 물집이 곪아 터지기 쉽다.	농가진	● 물집이 터져서 그 액체가 묻으면 점점 번져나간다. 물집이 터졌을 때는 곧 닦아준다.

허약체질일 때

밤설탕조림·당근수프를 먹여 근육과 뼈를 튼튼하게 한다

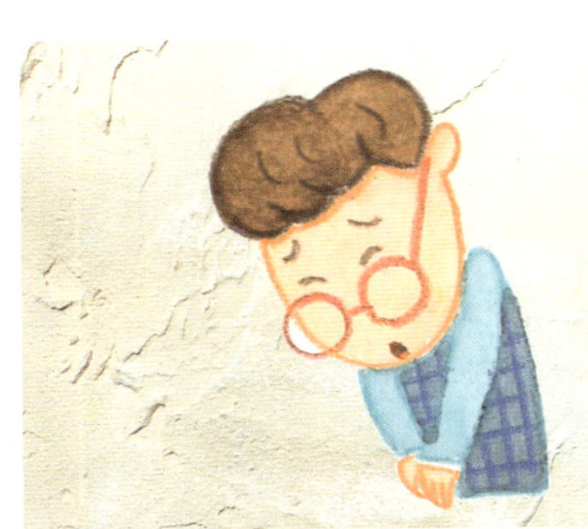

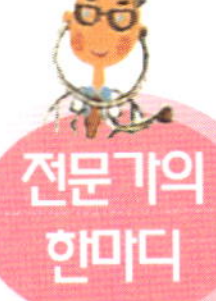

일반적으로 '허약아'라고 부르는 아이들에게서는 다음과 같은 증세를 흔히 볼 수 있다. 감기에 쉽게 걸리고 잘 낫지 않는다. 두통이나 복통을 자주 호소한다. 평소에 안색이 나쁘고 쉽게 피로를 느낀다. 겨울에는 추위를 잘 타고 여름에는 축 처지면서 잦은 설사를 한다. 발육이 늦고 빈혈 증세를 보인다. 신경질적이며 환경 변화에 예민하게 반응한다.

물론 만성 질병이 있을 때는 치료를 해야겠지만 심리적인 것도 크게 작용하므로 편식하지 않도록 주의하고 신경질적이 되지 않도록 배려한다.

당근은 위를 비롯한 내장을 따뜻하게 해 주고 몸을 튼튼하게 해 주는 작용을 한다. 체력이 약하고 추위를 타며 평소에 조금이라도 추우면 밖으로 나가려 하지 않는 아이에게는 날마다 먹이는 것이 좋다.

당근은 생으로 먹어도 좋고 익혀서 먹어도 좋지만 그보다는 수프로 만들어 먹는 것이 가장 효과적이다.

밤설탕조림

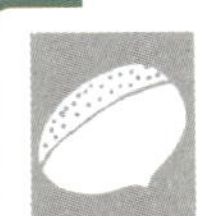

근육과 뼈를 튼튼하게 한다

밤은 생기를 갖게 하고 근육이나 뼈를 튼튼하게 해 주는 식품으로 걸을 때가 됐는데도 전혀 걸음마를 하지 않는 아기나 발육이 늦은 아이에게 도움이 된다.

밤을 조리할 때 당분이 많으면 칼슘의 흡수를 방해하고 위장을 약하게 하므로 되도록 흰설탕보다는 흑설탕을 사용해 단맛을 약하게 한다.

단, 밤은 소화가 잘 되지 않으므로 위장이 약한 아이에게는 너무 많이 먹이지 않도록.

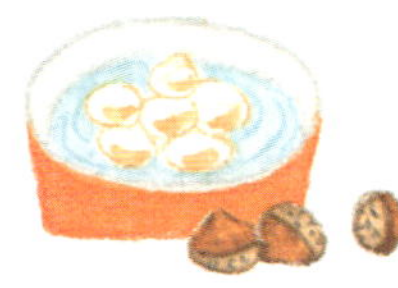

❶ 밤 20~30개를 껍질 벗겨 하룻밤 물에 담근다.

❷ 밤 분량의 1.5배 정도되는 물을 부어 부드러워질 때까지 삶는다.

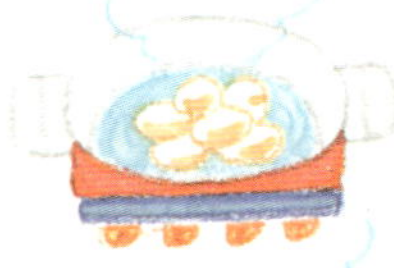

❸ 익힌 밤은 밤의 1.2배 정도 되는 흑설탕액(농도는 물 1, 흑설탕 0.5의 비율에 넣어 약한 불에서 뭉근하게 20분간 조린다.

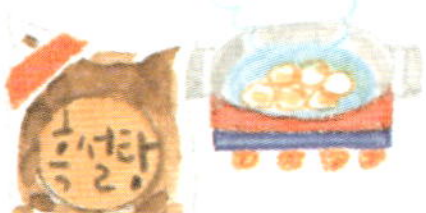

❸ 불을 끄고 하룻밤 정도 그대로 두어 맛이 배게 한다.

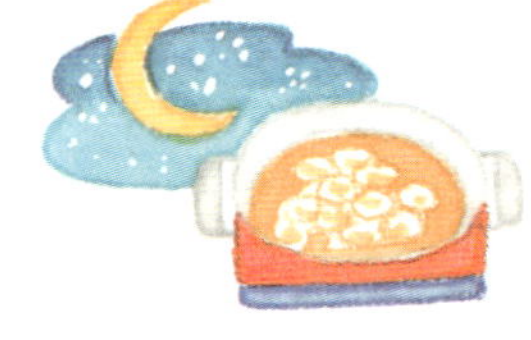

쌀겨탕

창백한 아이에게 효과

빈혈이 있어서 얼굴색이 창백한 아이에게 영양을 보충해 주려면 철, 각종 비타민류가 풍부한 쌀겨를 이용하는 것이 좋다.

철분뿐만 아니라 비타민 B_1도 보충해 주고 싶을 때는 뜨거운 물보다 미지근하거나 찬물에 타서 먹이는 것이 바람직하다.

쌀겨 1큰술에 물 1컵을 부어 잠시 두었다가 윗물만 가만히 따라 마신다.

당근수프

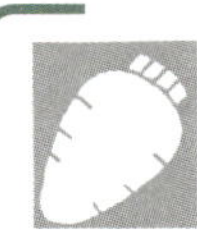

유난히 추위를 많이 탈 때

당근수프를 만들려면

재료/당근…100g(작은 것 1개), 쌀…1/2컵, 닭고기육수…3컵, 소금·후춧가루…조금씩

1 쌀은 깨끗이 씻어 물에 담가 불리고, 당근은 껍질을 벗겨 잘게 썬다.

2 잘 불려진 쌀과 썬 당근에 준비해 둔 닭고기 육수를 붓는다.

3 닭고기 육수를 부은 재료를 믹서기에 넣고 곱게 간다.

4 갈아진 재료를 냄비에 안치고 중불에서 걸쭉한 상태가 될 때까지 나무주걱으로 고루 저으면서 끓이다가 수프가 끓으면 불을 약하게 줄인 다음 소금과 후춧가루로 조금 싱거운 듯하게 간을 맞춘다.

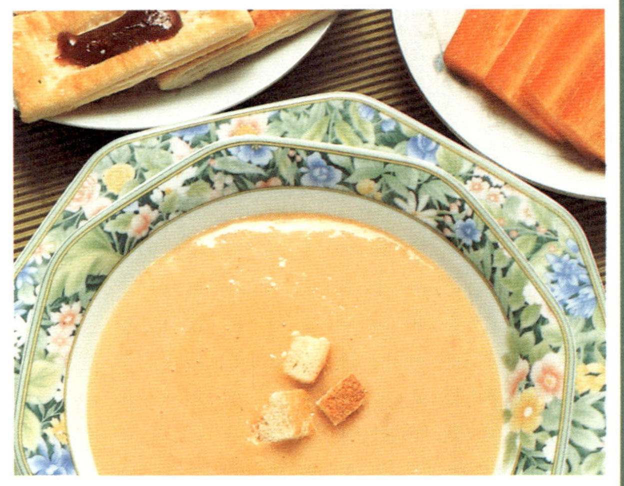

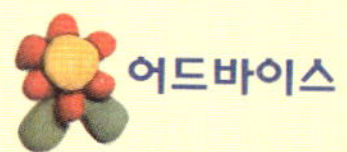

이유기 때부터 식습관을 잘 들여야 허약 체질을 예방한다

어렸을 때의 영양 섭취는 어른이 된 후의 건강이나 체력, 지적 능력, 작업 능력 등에 밀접한 영향을 미친다.

특히 영유아기 때의 식생활, 즉 우유나 엄마젖에서 씹을 수 있는 음식으로 바뀌는 시기인 이유기의 이유식이 중요한 부분을 차지한다.

젖 떼는 시기와 이유식의 내용과 분량에 따라 아기들의 신체적·지적 성장이 좌우된다고 한다. 과연 어떤 이유식을 해야 건강하게 자라고, 음식에 대한 거부감이 생기지 않는지 알아 본다.

이유식을 제대로 하려면 엄마의 정성이 필요하다

첫돌이 지났는데도 여전히 엄마젖을 물고 있거나 우윳병만 찾는 아기들이 있다.

특히 엄마젖을 먹던 아기는 더 심한데 엄마는 아기가 이유식을 먹지 않으려고 울거나 엄마젖만 달라고 떼쓰면 마음이 약해져 젖을 물린다.

그러나 이런 식이 되풀이되면 궁극적으로 아기의 영양은 엉망이 되고 편식아로 자라게 된다.

이유식을 싫어하더라도 단계를 정해 하루 세 번의 이유식을 규칙적으로 먹이면서 식사 습관을 올바로 잡아주어야 한다.

이유가 진행되고 있을 때는 모유보다 우유를 먹인다

3개월에서 6개월부터 이유식을 시작하는 것이 보통인데 엄마젖을 먹는 아기의 경우 우유와 엄마젖을 병행한다. 우유를 줄 때는 우윳병보다는 빨대를 끼워주거나 컵으로 마시게 하는 것도 이유식과 가까워지게 하는 방법이다.

한 살이 넘은 아기의 경우, 낮에는 정상적인 이유식이 진행되는 것처럼 보이지만 밤만 되면 엄마젖이나 우유를 찾는 아기가 있다.

이런 경우에는 장난감 젖꼭지를 이용해 본다. 또 낮잠을 재우지 말고 마음껏 놀게 해 아기가 피곤해져 엄마젖 없이도 잘 자도록 유도한다.

이유식은 너무 달지 않게, 엄마가 직접 만들어 준다

아기에게 이유식을 먹일 때 지나치게 달고 짠 음식은 피한다.

어린시절의 식습관은 평생의 식습관을 좌우하므로 너무 달게 먹이면 드문 경우이긴 하지만 아기에게도 당뇨병이 생기기 쉽다.

또한 단음식은 소아비만의 원인이 된다.

편식되지 않고 고른 음식 섭취는 영양과잉이나 영양실조를 미리 예방하므로 엄마의 주의가 필요하다.

이유식을 제때 제대로 못하면 철결핍성 빈혈이 된다

아기의 빈혈 중에 이유기에 나타나는 빈혈로 철결핍성 빈혈이 있다. 철결핍성 빈혈은 우유나 모유만 먹고 이유식을 제대로 하지 못해 영양소 중 특히 철분이 부족해서 생기는 현상이다.

철분이 부족하면 성장발육이 늦어지고 병에 대한 저항력도 낮아지므로 특히 신경을 써야 한다.

철결핍성 빈혈은 철분제를 계속 투여하면 낫지만 투약보다 중요한 것이 식사이다. 달걀, 동물의 간, 시금치, 녹황색 채소 등 철분이나 단백질이 많이 든 식품을 골고루 섭취하도록 식단표를 잘 짠다.

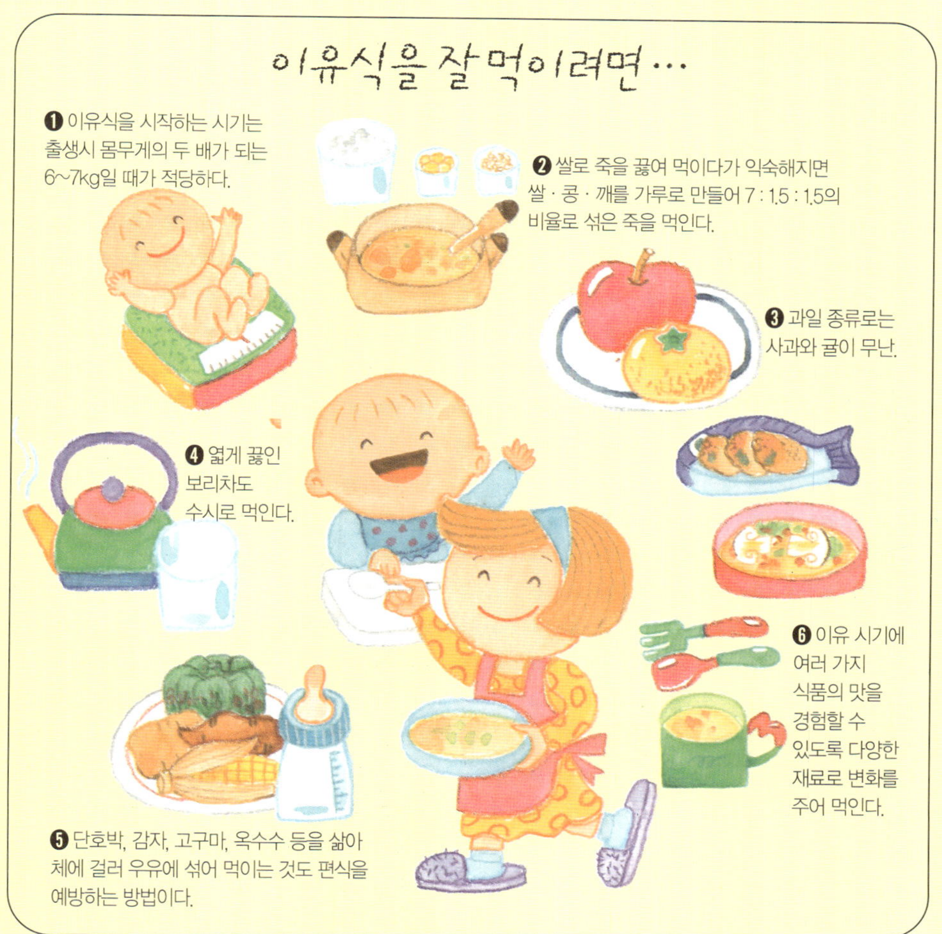

충치를 예방하는 음식

젖니에서 영구치로 바뀌는 무렵은 이에 아주 중요한 시기이다. 이 시기에 충치가 되면 성인이 된 다음에도 영향을 받는다. 건강한 이를 만들기 위해 중요한 영양을 식사에서 보급하도록 하자.

젖니를 '어차피 빠질 이'로 생각해서는 안 된다

젖니가 영구치로 바뀌는 것은 일반적으로 6세 무렵부터이다. 젖니는 '어차피 빠질 이'로 생각해 버리기 쉽지만 사실 건강한 영구치를 만들기 위해 아주 중요한 단계가 되는 것이다.

우선 젖니는 영구치가 옳은 장소를 확보하는 기초 자리가 되기 때문에 너무 빨리 빠질 경우 치열에 나쁜 영향을 주게 된다.

또 젖니가 충치가 되면 음식을 씹는 데에 문제가 생기는 것은 물론이고 딱딱한 것, 씹기 어려운 것을 싫어하게 되어 편식을 하거나 입맛이 없어지게 된다. 따라서 영양 있는 식생활을 할 수 없게 되어 영구치도 결국 약하게 되고 만다.

또한 젖니 시기에 음식을 잘 씹음으로써 턱의 근육이나 뼈를 튼튼하게 할 수 있다.

치아가 튼튼하려면 비타민 A·C·D, 칼슘이 필요하다

어린 아이들에게는 앞으로 나게 될 영구치를 위해 필요한 영양소를 균형 있게 먹이는 것이 중요하다.

비타민 A는 이의 에나멜질, 비타민 C는 상아질을 만든다. 비타민 C가 부족하면 잇몸이 약해져서 출혈이 되기 쉬워진다.

이의 석회질에는 비타민 D, 칼슘, 인이 필요하다. 어린아이의 간식거리로 꼭 공급해 주어야 할 것은 칼슘, 단백질, 미네랄이 풍부한 식품이다.

이들 영양소가 풍부하게 들어있는 우유와 완전식품으로 알려진 달걀도 권할만하다. 또 우유에 칼슘, 철, 인을 비롯해 풍부한 미네랄이 들어있는 셀러리를 곁들여 수프로 만들어 주어도 이를 튼튼히 하는 데에 좋다.

치아를 깨끗하게 해 주는 식물성 섬유

당분은 충치균에 의해 입안에서 발효되어 에나멜질을 녹일뿐만 아니라 칼슘이 정착되는 것을 막기 때문에 절대로 피하는 것이 좋다.

간식 역시 충치의 큰 적이다. 간식을 먹으면 이의 표면이 언제나 산성 상태로 되어 충치를 악화시키고 만다.

간식으로는 사과가 적합하다. 식물성 섬유인 펙틴이 많은 데다가 잘 씹지 않으면 삼키기 어렵기 때문에 자연히 이와 턱을 강하게 한다.

아울러 주의해야 할 것은 식물성 섬유가 풍부한 과일이나 채소류를 듬뿍 섭취하는 것이다.

식물성섬유는 침을 많이 나오게 하고 입이나 이에 붙어있는 음식 찌꺼기를 청소해 주는 작용을 한다.

레터스는 식물성 섬유가 풍부해서 이에 붙은 음식 찌꺼기를 없애주는 역할을 한다.

치아를 튼튼하게 하는 음식

잔생선류…잔 새우, 까나리. 문절망둥이, 멸치, 뱅어

해조류…곤포, 미역, 김, 톳

채소류…무잎, 순무잎

유제품…우유, 탈지분유, 치즈

기타…완두, 강낭콩, 깨, 두부

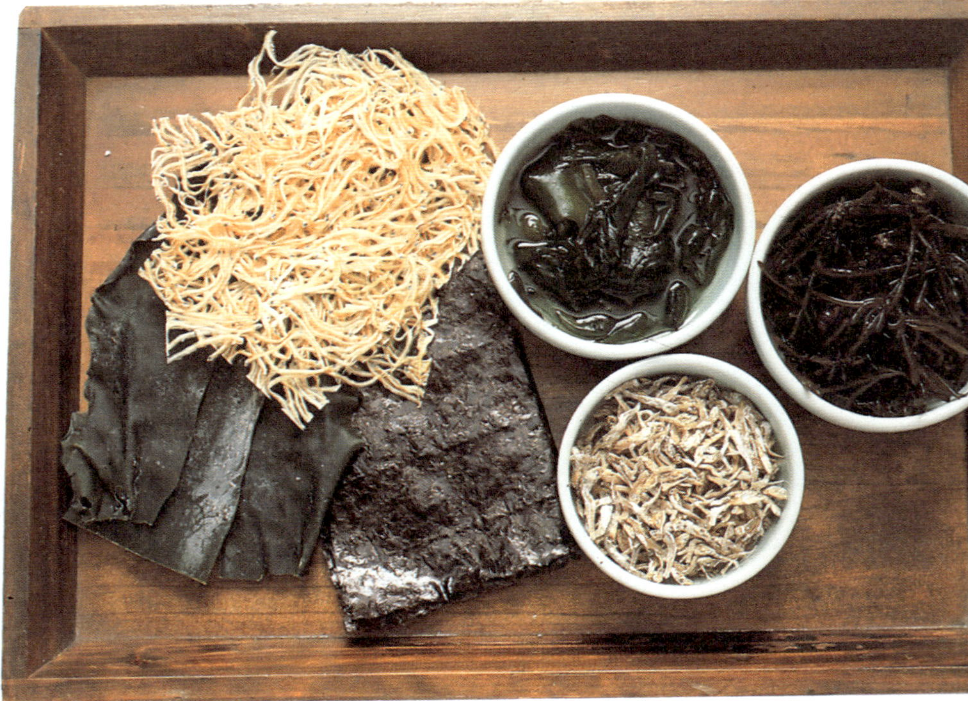

🔽 치아를 튼튼하게 하는 음식

멸치참깨가루를 먹인다

재료(1회분)/ 멸치·볶은 참깨…100g, 김·가다랭이포·귤껍질·소금…조금씩

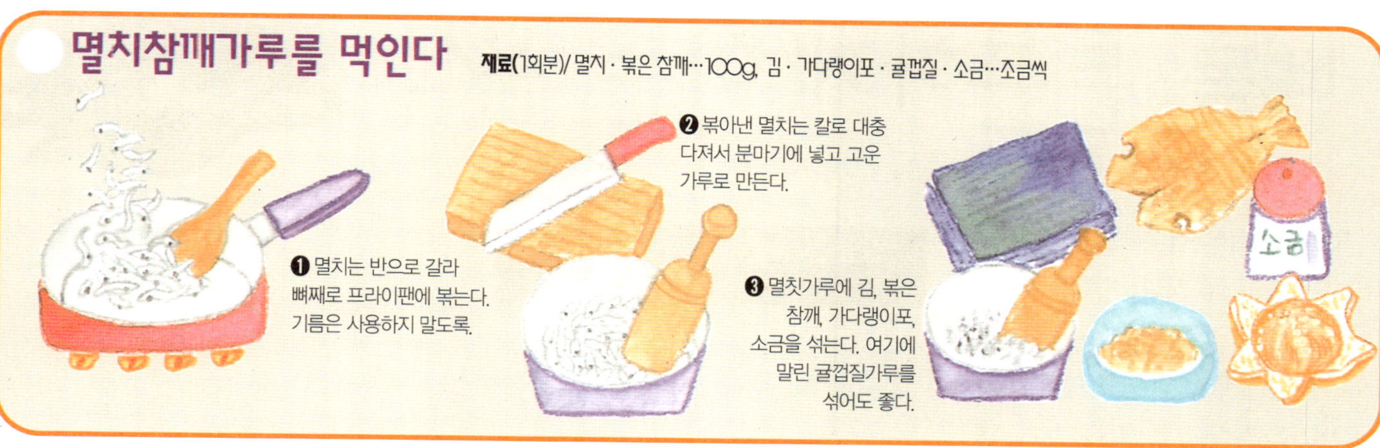

생선뼈튀김을 먹인다

재료(1회분)/ 정어리나 작은 전갱이의 등뼈…5~6마리분, 진간장…3큰술, 생강즙…1큰술, 소금·식물성기름…조금씩

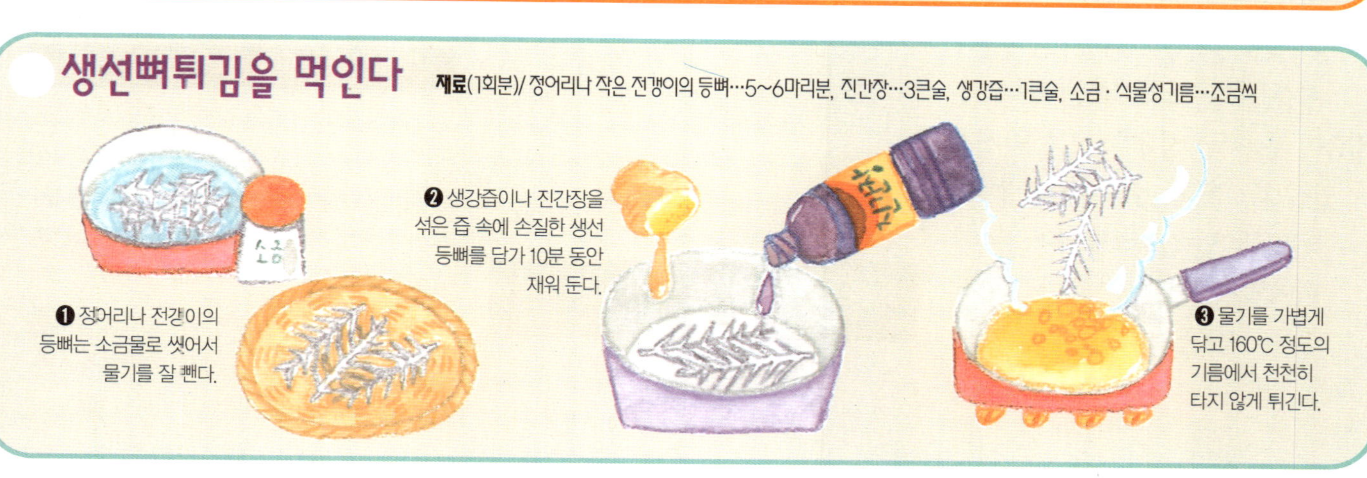

녹즙을 먹인다

재료(1회분)/ 순무잎…100g, 파슬리…30g, 무화과…1개, 사과(중간 것)…1개, 레몬즙…조금

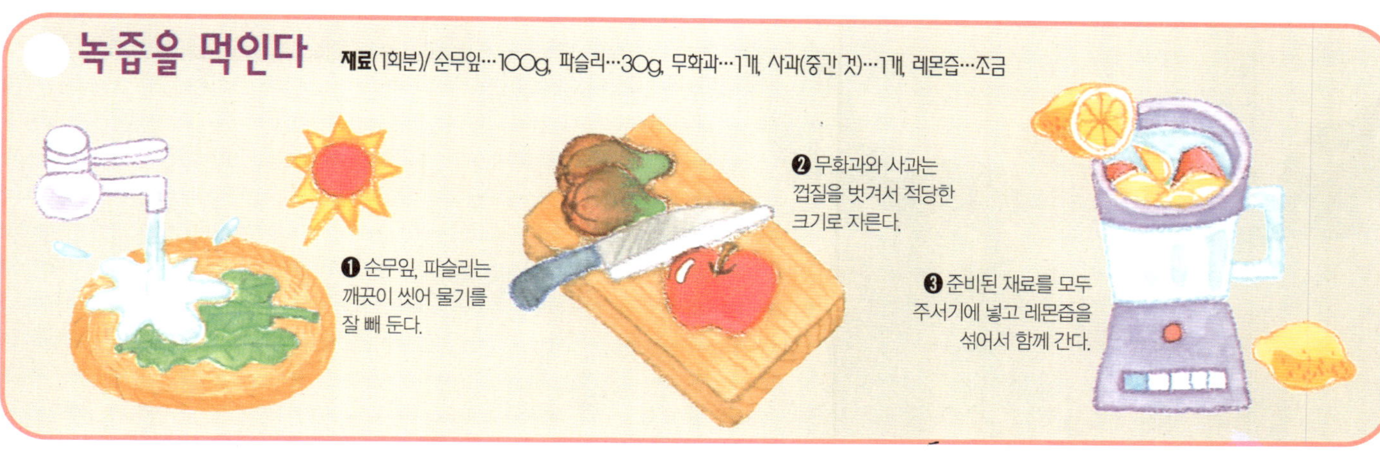

참깨·복숭아우유를 먹인다

재료(1회분)/ 복숭아…1/2개, 참깨…1큰술, 우유…3/4컵, 레몬…1/4개, 꿀…2작은술, 얼음…조금

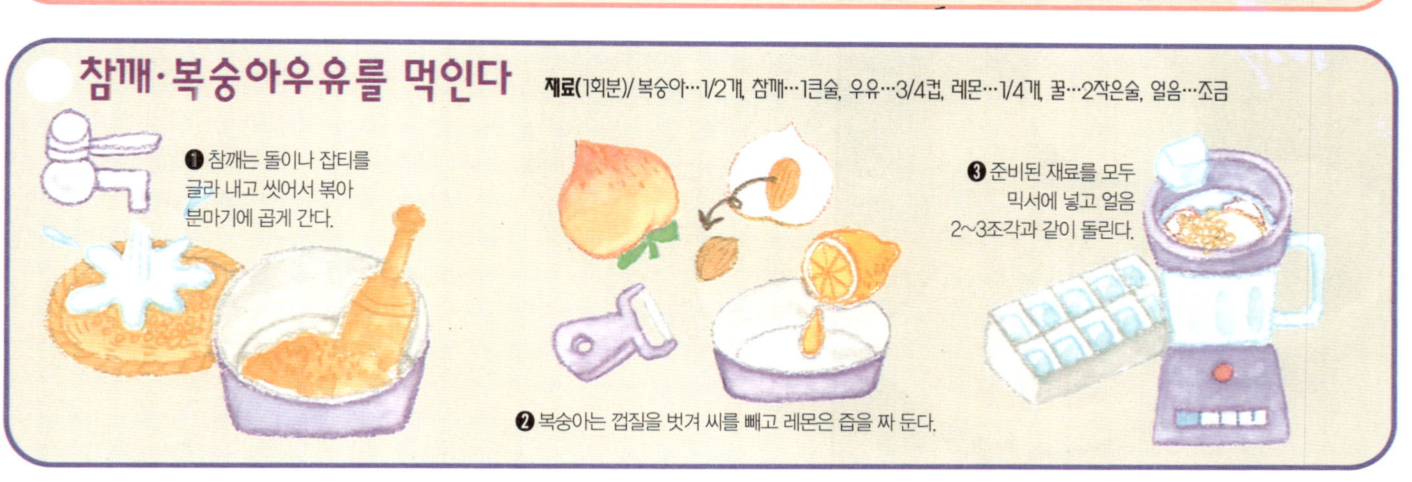

뼈를 튼튼하게 하는 음식

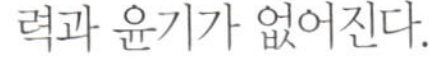

요즘 아이들은 걸핏하면 골절을 당해 부모들을 당황하게 한다. 그것은 칼슘 부족과 당질이 많은 간식을 너무 많이 먹기 때문에 일어나는 현상이다. 뼈를 강하게 하고 정상적인 발육을 위해서는 무엇보다 칼슘을 적극적으로 섭취해야 한다. 칼슘이 부족하면 성장발육은 물론 신경안정에도 영향을 주고 머리카락이나 피부도 탄력을 잃게 되어 건강한 아이로 성장하기가 어렵다. 칼슘은 식품을 통해 섭취하는 것이 가장 이상적이다.

칼슘을 충분히 섭취하면 뼈가 강해진다

뼈는 몸을 지탱하고 있으면서 동시에 각종 미네랄을 저장했다가 필요에 따라 혈액 속으로 보내준다. 특히 칼슘을 흡수하여 뼈를 석회화시켜 단단하고 강하게 만들어주는 역할을 한다.

식품에서 섭취하는 칼슘이 적으면 뼈에 흡수된 칼슘이 혈액 속으로 들어가 버리게 되어 그만큼 뼈가 약해지게 된다.

칼슘이 부족하면 뼈가 약해지고 화를 잘 낸다

칼슘이 부족하면 안절부절 못하고 신경안정이 되지 않아 화를 잘 내게 되고 쉽게 피로를 타며 나른함이 남아서 피로회복이 더뎌진다. 잇몸에서 피가 나기도 하고 머리카락이 빠지기도 한다. 또 피부가 건조해져서 탄력과 윤기가 없어진다.

이밖에도 칼슘이 부족하면 동맥경화를 일으켜 심장병이나 고혈압 등 소아 성인병의 원인이 되기가 쉬우므로 적극적으로 섭취하도록. 항상 혈액 속의 칼슘 농도가 일정해지도록 충분한 칼슘 보급이 필요하다.

'우유'는 가장 좋은 칼슘 식품

손쉽게 먹을 수 있는 칼슘 식품으로 우유를 들 수 있다.

우유는 칼슘이 많이 함유되어 있는 데다가 우유 속에 들어있는 유당이 칼슘의 흡수율을 높여준다.

한창 자라는 아이들은 매일 2컵의 우유를 마시도록 해 준다. 또한 요구르트, 치즈 같은 유제품도 간식으로 충분히 먹이도록 한다.

양질의 단백질과 비타민 C·D를 함께 먹는다

칼슘의 보급원으로서는 뼈째 먹는 생선이나 달걀, 콩, 두부·순두부 등의 콩가공품, 해조류나 채소도 권할만하다.

단, 칼슘은 그다지 흡수가 잘 되지 않는다는 결점을 갖고 있다. 이런 결점을 보충하려면 양질의 단백질이나 비타민 C·D를 풍부하게 함유하고 있는 식품과 같이 먹을 필요가 있다.

양질의 단백질은 칼슘의 흡수율을 높여줄 뿐만 아니라 일단 흡수된 칼슘과 결합해서 한층 영양가를 높여준다. 비타민 C·D도 칼슘의 흡수를 촉진시켜 주는데 특히 비타민 C는 칼슘을 뼈에 정착시키는 작용을 한다.

칼슘이 풍부한 음식으로는 말린 새우, 멸치, 김, 미역 등이 있다. 이유식 전의 아기일 경우에는 탈지분유, 흑설탕 같은 것들이 도움이 된다.

흰설탕을 사용한 과자 종류는 칼슘의 침착을 방해하고 뼈를 약하게 만들므로 평소에 되도록이면 먹지 않도록 하는 것이 좋다.

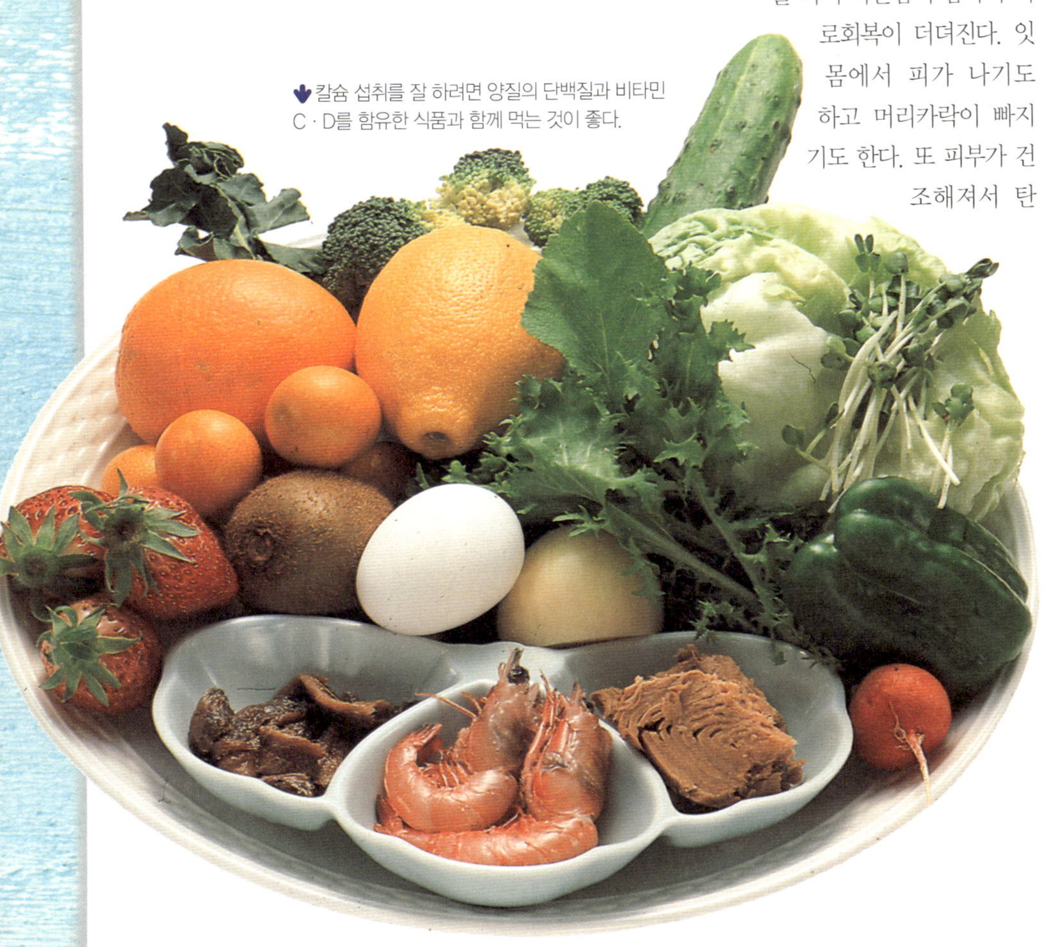

칼슘 섭취를 잘 하려면 양질의 단백질과 비타민 C·D를 함유한 식품과 함께 먹는 것이 좋다.

05

여성이
아플 때

여성들은 결혼을 하고 아이를 낳으면서 조금씩 신체 기능이 떨어지고
호르몬의 변화로 뜻밖의 장애를 겪게 된다. 냉증이 심해지고 피부가
거칠어지며 머리카락이 빠지고 윤기도 없어진다. 또 여드름, 기미·
주근깨가 생기는가 하면 월경주기가 고르지 않아 고민하는 경우도 있다.
이런 여러 가지 증세들을 우리가 늘 먹는 식품으로 즙도 짜고 찜질약도
만들어 집에서 다스려보자. 또 식품으로 만든 샴푸, 린스, 로션 등이
그동안 사용했던 것들보다 훨씬 효과가 있다는 것을 체험하게 될 것이다.

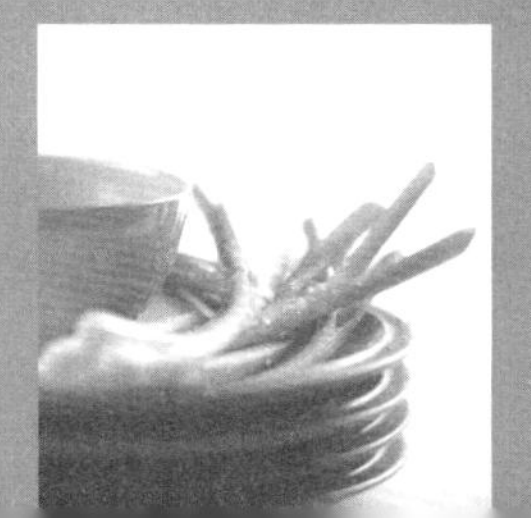

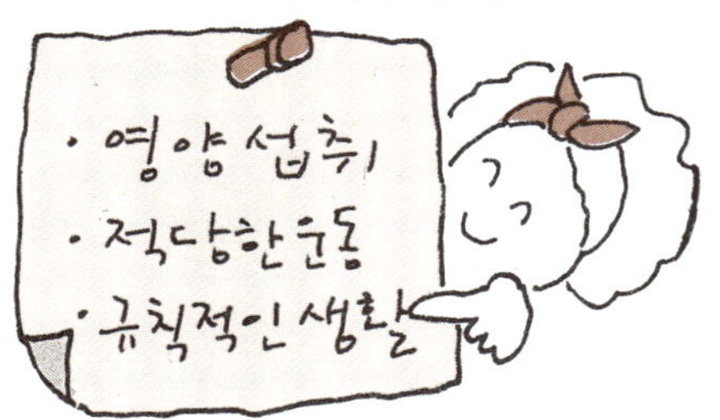

갱년기라는 것은 성숙기에서부터 노년기로 옮겨가는 시기를 말한다. 여성의 경우 갱년기는 폐경 전후인 45~55세 사이에 2~3년 동안 자율신경의 장애로 인해 신체에 여러 가지 증세가 나타난다.

갱년기가 되면 난소의 활동이 저하되어 자율신경실조증까지 일으키게 되고 두통·요통·어깨결림·현기증·냉증·식욕부진·정신 불안·초조감·불면증 등의 증세가 주로 나타나는데 개인차가 있을 수 있다. 마음을 편안하게 가지면서 충분한 수면과 적당한 운동, 규칙적인 식사를 하도록 한다.

갱년기 장애일 때

질경이 달인 즙을 마시고
사프란차를 꾸준히 마신다

질경이 달인 즙
신진대사를 원활하게 도와준다

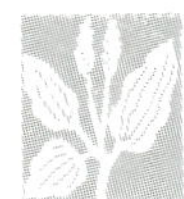

질경이는 길가나 들 여기저기에 많이 자라는 다년초로 가을에 작은 열매를 맺는데 한약재로는 '차전초'라 불린다.

질경이는 체내 분비 신경을 자극·흥분시켜 기관이나 기관지의 점액, 소화액의 분비를 촉진시켜 신진대사를 원활하게 해 준다.

잘 말린 질경이를 달여 즙을 마시면 갱년기 장애로 인한 신체 기능의 저하를 막고 장이나 자궁 근육의 운동을 활발하게 한다.

이렇게 만드세요 !

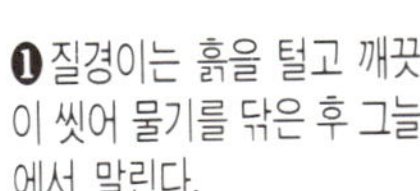

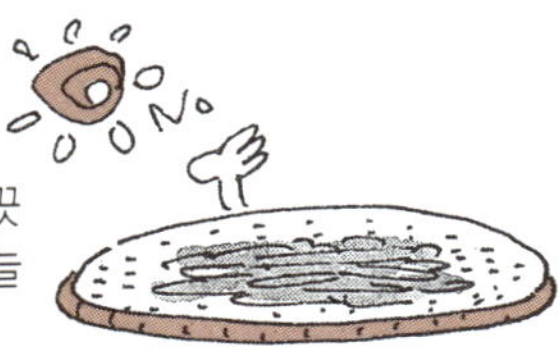

❶ 질경이는 흙을 털고 깨끗이 씻어 물기를 닦은 후 그늘에서 말린다.

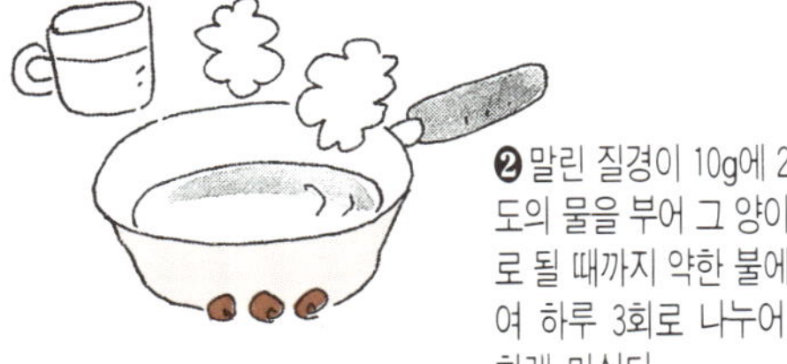

❷ 말린 질경이 10g에 2컵 정도의 물을 부어 그 양이 반으로 될 때까지 약한 불에서 달여 하루 3회로 나누어 따뜻하게 마신다.

차조기잎수프
정신 불안 증세를 진정시킨다

차조기는 마음을 평온하게 가라앉히는 작용을 한다. 신경 증세가 강한 히스테리에 사용되기도

하는데 갱년기 장애로 나타나는 정신 불안에도 좋은 효과를 낸다.

체내에서 비타민 B_1군의 흡수를 높여주는 파를 넣어 차조기잎수프를 끓여 마시면 특별한 이유없이 나타나는 불안한 증세를 가라앉혀 기분이 안정된다.

크림수프에 차조기잎과 파를 송송 썰어 함께 얹어 먹어도 좋다.

사프란차
불안·불면증이 계속 될 때 마신다

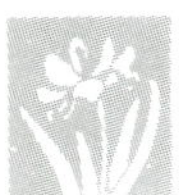

사프란은 유럽과 남부 아시아가 원산지인 식물이다. 이 꽃의 암술을 말린 것을 유럽에서는 옛부터 요리 재료로 이용해 왔다. 사프란은 불안감, 불면증에 효과를 내며 생리통이나 생리불순, 두통 등에도 좋은 효과가 있어 부인병의 묘약이라고 알려졌다. 사프란의 암술을 물에 넣어 색이 우러나면 그 물을 마시면 된다(만드는 법 p. 235 참조).

연근즙
초조감·흥분을 가라앉힌다

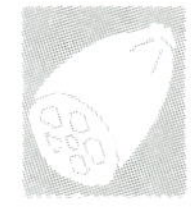

연근은 신경의 흥분을 진정시키는 진정 작용을 하고 혈관의 탄력성을 강화시켜 혈액순환을 촉진시켜 준다. 또 연근에 들어 있는 타닌에는 수렴 작용이 있으므로 지혈효과도 볼 수 있다. 이런 작용으로 갱년기의 월경불순에도 효과적이

다. 폐경기의 부정출혈이나 안절부절 못하는 사람은 연근을 늘 먹는 것이 좋다. 연근을 갈아 즙을 내어 소금을 조금 넣어 마시면 효과가 있다.

결명자차
가슴이 뛰고 식은땀이 날 때 좋다

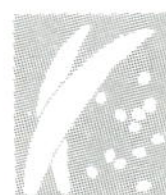

결명자는 강장·건위·정장·완화·이뇨 등에 좋은 성분이 들어 있어 갱년기 장애에 효과가 있다. 특히 가슴이 뛰고 식은땀이 나거나 어깨가 결리고 현기증이 나는 사람에게 적당하다. 결명자 5g에 물 3컵을 부어 끓여서 물 대신 마시면 고혈압과 변비도 예방할 수 있다.

이렇게 만드세요 !

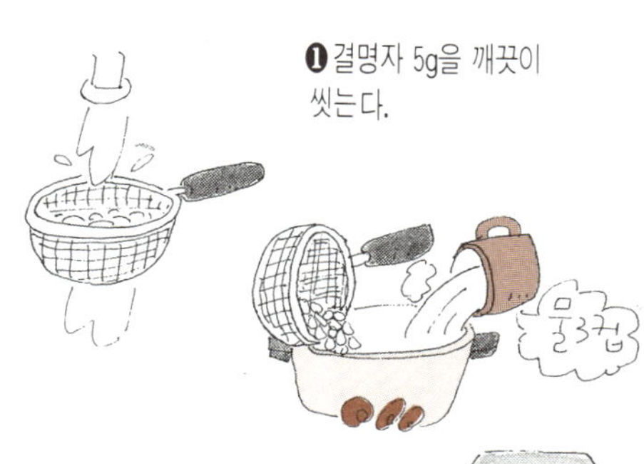

❶ 결명자 5g을 깨끗이 씻는다.

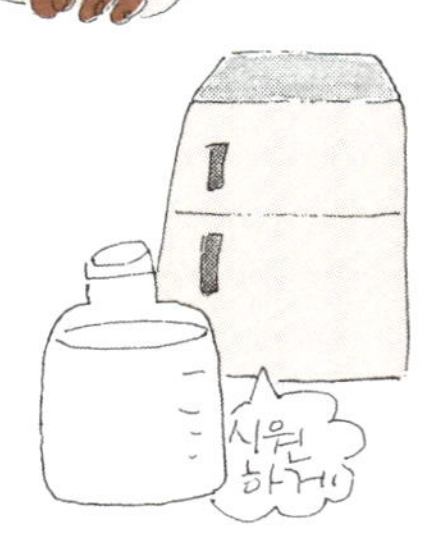

❷ 냄비에 결명자를 담고 물 3컵을 붓는다.

❸ 색이 붉게 우러나면 불을 끄고 식힌 다음 냉장고에 넣어 차게 해서 마신다.

사프란차를 만들려면

재료(1회분)/사프란 암술…10개, 물…1컵

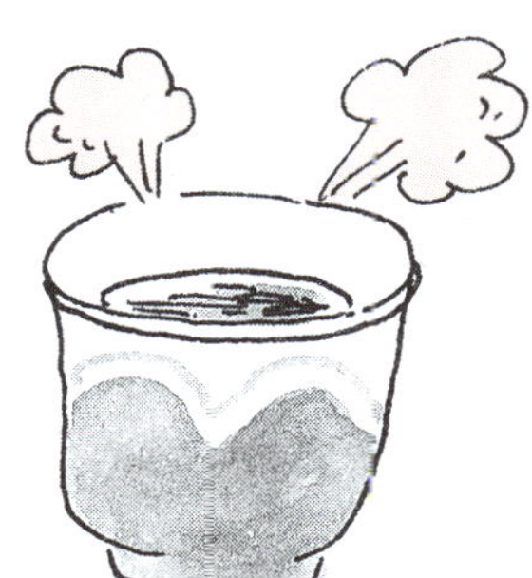

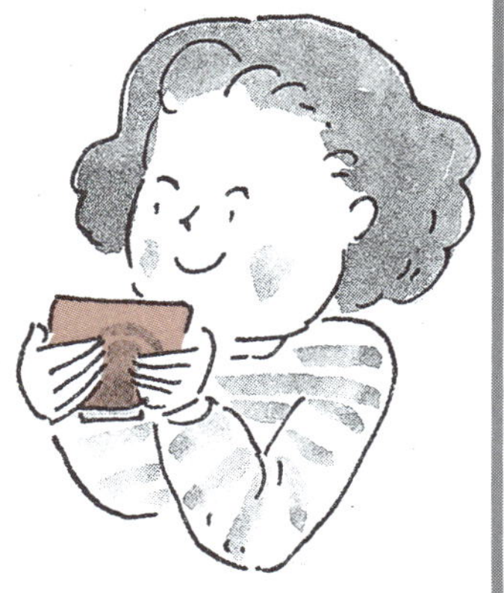

❶ 사프란의 암술 10개를 뜨거운 물 1컵에 넣어 노란색이나 담홍색으로 우러날 때까지 둔다.

❷ 색이 우러나면 차갑게 식힌 후 웃물만 마신다. 한번 색을 우린 사프란이라도 계속 몇 번이고 우려도 된다.

● **만들기의 포인트** 반드시 뜨거운 물에서 우려야 한다. 그렇지 않으면 색이 우러나는 시간이 오래 걸린다.

● **맛의 특징** 약간 쌉쌀하지만 거부감은 느껴지지 않는다. 차갑게 식혀 마시면 쌉쌀한 맛도 덜하다.

● 그밖에 효과가 있는 식품들

폐경기 이후의 여성이 특히 섭취해야 할 것은 칼슘이다. 여성 호르몬의 분비량이 줄어들 경우 어느 날 갑자기 뼈가 부러지거나 약해지기 때문이다.

우유나 치즈를 비롯해 잔뼈생선이나 해조류 등을 먹어 골다공증을 예방한다.

시금치는 칼슘을 함유하고 있는 외에 갱년기에 의한 고혈압, 변비, 현기증에도 효과적이다. 백합뿌리도 정신불안을 비롯한 여러 증세에 좋은데 백합뿌리 7거를 물에 하룻밤 정도 담갔다가 그 물을 붓고 달여 1컵 정도로 줄면 달걀 노른자를 넣어 마신다.

얼룩조릿대 엑기스는 호르몬의 밸런스를 유지해 주는 작용이 있어 마일 마시면 좋다.

이런 음식은 조심!

자극성이 강한 음식은 피한다

갱년기에는 음식에 특히 신경을 써야 한다. 커피나 홍차처럼 카페인이 든 것이나 고춧가루나 후춧가루처럼 자극성이 강한 향신료도 많이 먹는 것을 피한다.

또 피를 탁하게 만드는 식품도 피해야 한다. 새우, 게, 조개 등. 그 외에 버섯류도 많이 먹는 것은 피한다.

소화에 무리가 가는 음식도 절제해야 한다. 꼭 먹고 싶을 때는 조리법을 달리해 소화되기 쉽도록 한다. 특히 기름기가 많은 육류 등은 기름기를 모두 없앤 후 둔근히 끓이거나 조려서 먹도록. 체하기 쉽기 때문에 식사할 때는 꼭꼭 씹어서 먹는 습관을 들이도록 한다.

알아두세요!

불감증도 갱년기의 증세, 치료하려면?

갱년기에 이르면 성적 욕구가 줄어들 뿐만 아니라 성적 흥분도 느끼지 못하게 된다. 이럴 때 은행조림을 해 먹거나 목욕 후 귀 마사지를 꾸준히 하면 개선될 수도 있다.

은행조림

은행은 강장·강정 효과가 강한 것으로 달콤하게 조려 하루 6~7개정도 먹으면 여성은 불감증을 극복할 수 있고, 남성은 정력증진에 좋다.

만들기/ ❶ 은행 15알을 껍질째 뜨거운 물에 넣어 삶아 껍질을 벗긴다. ❷ 껍질 벗긴 은행을 냄비에 담고 설탕 2큰술을 넣어 졸인다.

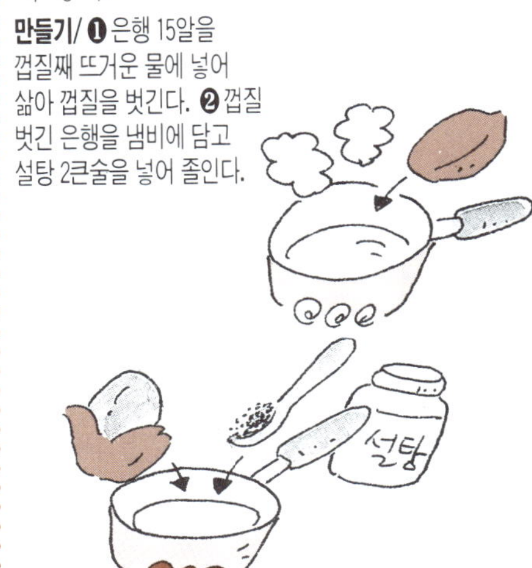

목욕 후 귀 마사지법

귀에는 여성 성기의 기능을 항진시키는 경락이 모여 있다. 목욕을 하고 난 후 느긋한 기분일 때 귀를 마사지하면 불감증이 점점 치료될 수도 있다.

갱년기 장애를 예방하려면?

갱년기 장애는 본인의 성격이나 정신상태, 주위 환경 등에 의해서 크게 영향을 받는다. 똑같은 갱년기라도 사람에 따라 그 정도가 다른 것은 삶에 대한 가치관이 다르기 때문.

갱년기 장애를 예방하려면 우선 삶의 보람을 찾아야 한다. 일이건 취미건 상관없다. 목적을 갖고 열심히 하면서 자기 존재의 가치를 발견해 낼 수 있는 일을 갖도록 한다.

또 충분한 수면이나 적당한 운동도 중요하다. 식사를 준비할 때는 정신을 안정시켜 주는 비타민 B_1이나 칼슘, 피의 흐름을 좋게 하는 바티민 E를 충분히 활용한다.

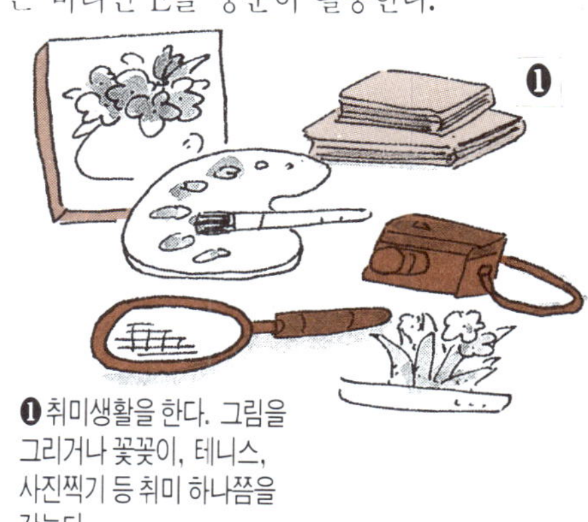

❶ 취미생활을 한다. 그림을 그리거나 꽃꽂이, 테니스, 사진찍기 등 취미 하나쯤은 갖는다.

❷ 두통, 불면, 가슴 두근거림이 심할 때는 의사를 찾는다.

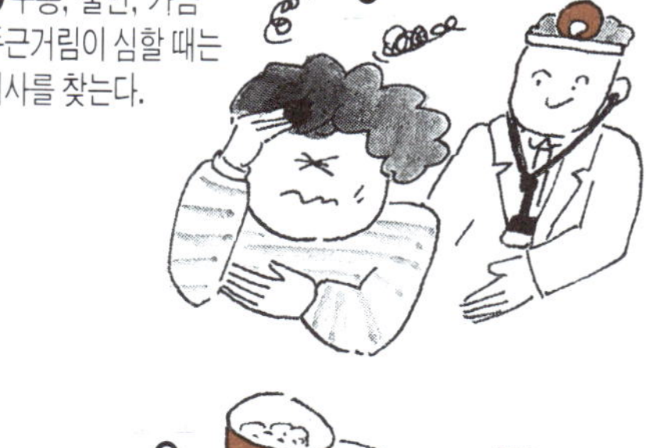

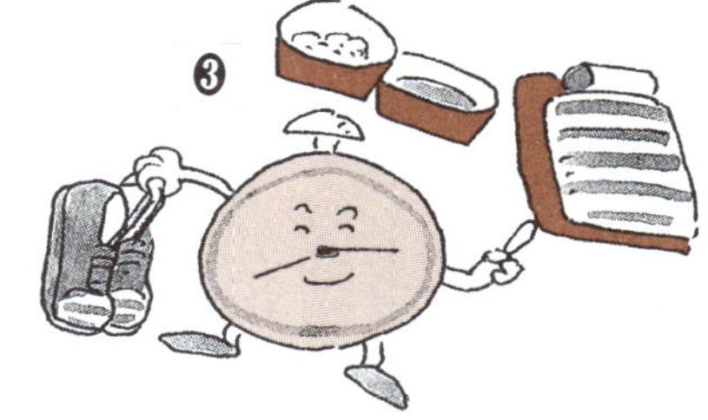

❸ 규칙적인 생활 리듬을 갖는다. 식사는 3회로, 수면 시간은 충분히 갖고 적당한 운동을 한다.

❹ 여행·하이킹·조깅 등을 적극적으로 한다.

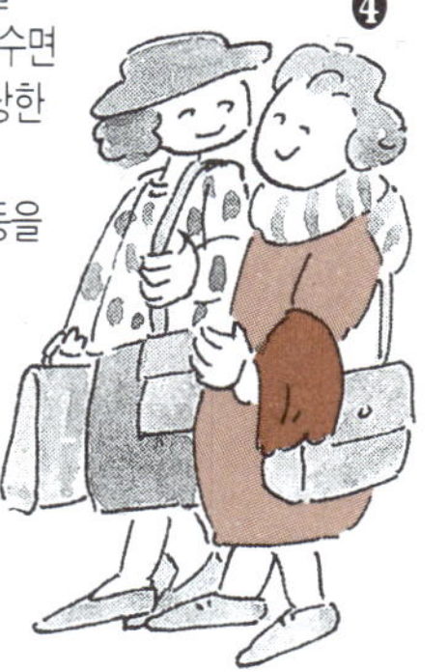

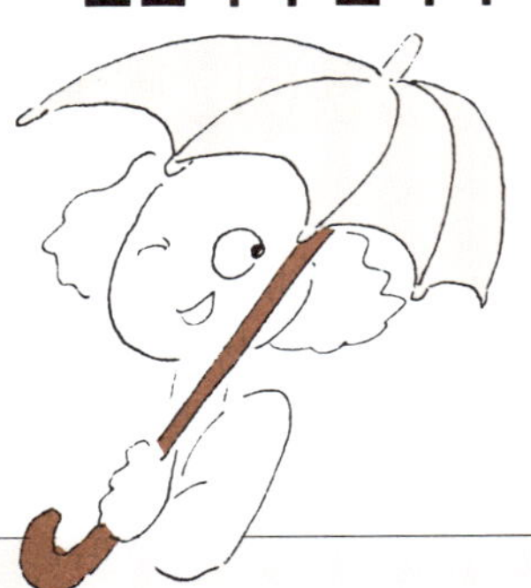

기미는 멜라닌 색소가 짙어지면서 눈 아랫부분이나 뺨 등에 엷은 갈색의 색소가 침착되어 나타나며 대개 30세 이후의 여성에게서 주로 볼 수 있다. 기미·주근깨 모두 피부의 멜라닌 색소가 증가해 생기는 현상인데 아직 확실한 원인은 밝혀지지 않고 있다. 기미·주근깨를 예방하려면 오랜 시간 동안 강한 햇볕을 쐬지 않도록 하고 외출시는 자외선 차단 크림 등을 발라 준다. 또한 비타민 C가 풍부한 과일이나 채소를 많이 먹도록 한다. 주근깨가 갑자기 심해지면 위장·간장·신장 등의 이상 유무를 체크하도록.

기미·주근깨가 있을 때

달걀식초드링크를 마시고 복숭아꽃팩을 자주 한다

 김구이
멜라닌 색소가 짙어지는 것을 막는다

미네랄과 비타민 C가 많이 든 김은 기미와 주근깨의 원인인 멜라닌 색소가 짙어지는 것을 막아 준다. 또한 김에 들어 있는 비타민 A는 피부에 윤기를 준다. 그리고 비타민 B_1, B_2처럼 간장의 활동을 개선하여 혈액순환을 좋게 하는 성분도 들어 있어 김구이나 김무침 등으로 조리해 많이 섭취하는 것이 좋다.

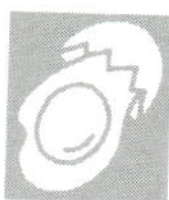 달걀식초드링크
얼굴·팔다리에 생긴 기미에 효과

달걀에는 양질의 단백질이 들어 있어 얼굴·팔다리에 생긴 기미를 치료하는데 효과적이다. 식초에도 피부를 곱게 해 주는 성분이 있다.

달걀에 식초를 넣어 만든 달걀식초드링크를 마시면 기미도 없어지고 체력도 좋아진다. (만드는 법 p.237 참조)

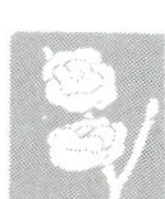 복숭아꽃팩
심한 기미·주근깨에 좋다

복숭아는 옛부터 꽃이나 잎, 씨 모두 약용으로 사용되어 왔다. 그 중에 피부에 효과가 있는 것은 복숭아의 흰꽃이다. 기미나 주근깨에는 복숭아꽃을 곱게 짓찧어서 기미·주근깨가 난 부위에 바른 후 10분 후에 찬물로 깨끗하게 씻어낸다.

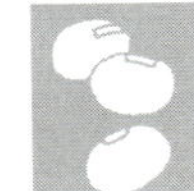 팥가루팩
주근깨의 멜라닌 색소를 감소시킨다

팥은 피부를 윤기 있게 해 줄뿐 아니라 주근깨의 멜라닌 색소를 감소시키는 작용을 한다. 볶은 팥을 가루로 빻아 면주머니로 주근깨 부위를 가볍게 문지른다. 하루 2~3회, 1회에 5분씩 반복하면 주근깨의 색이 엷어진다.

이렇게 만드세요!

❶ 팥 10g을 깨끗이 씻어 마른 행주로 물기를 말끔히 닦아 프라이팬에 볶는다.

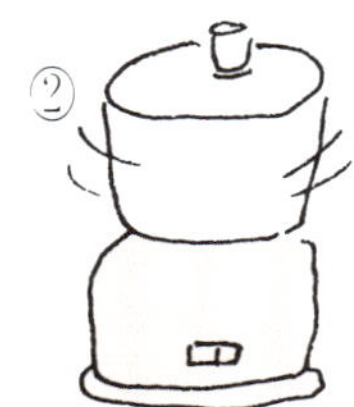

❷ 잘 볶아진 팥을 분마기에 넣어 곱게 간다.

❸ 팥가루와 고운 쌀겨 3g을 섞어 갈아 면주머니에 넣는다.

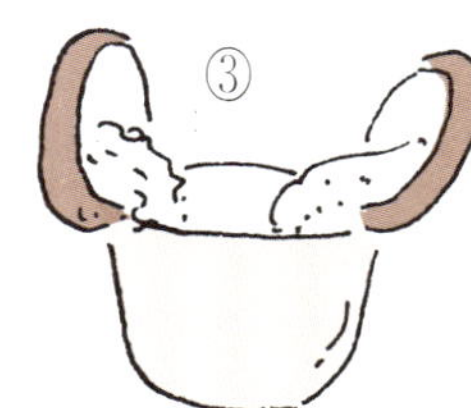

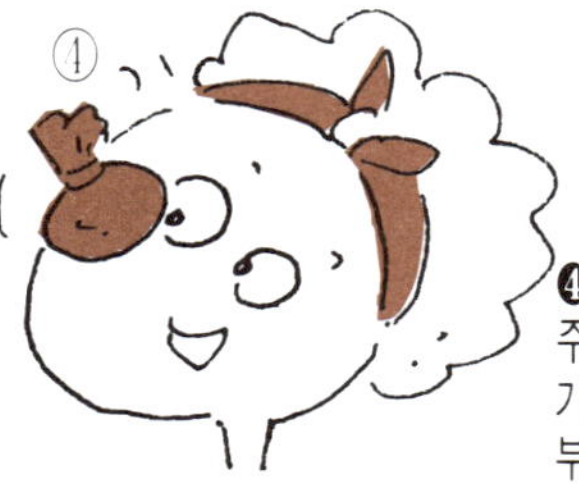

❹ 팥·쌀겨가 든 면주머니를 주머니째 뜨거운 물에 담가 가볍게 짜서 주근깨가 있는 부위에 가볍게 문지른다.

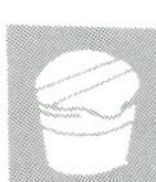 요구르트
피부를 매끄럽게 해 준다

요구르트에는 피부를 매끄럽고 깨끗하게 유지시켜 주는 양질의 단백질, 칼슘, 비타민 B_2가 풍부하게 들어 있다. 또 요구르트에 들어 있는 유산균은 신진대사를 활발하게 촉진시켜 피부노화를 막아 준다.

기미 주근깨가 있을 때 요구르트에 딸기나 귤을 넣어 먹으면 비타민의 공급이 풍부해져 피부를 윤기 있고 깨끗하게 해 준다.

 둥글레 달인 물
피부를 하얗게 하는데 효과

둥글레는 들에 자생하는 백합과의 다년초로 그 뿌리와 줄기의 즙이 기미·주근깨에 효과가 있다. 잎과 줄기를 곱게 찧어 그 즙을 바르면 피부가 하얗게 된다.

또 햇볕에 말린 둥글레뿌리 5~10g을 3컵의 물을 붓고 양이 반으로 줄어들 때까지 달인 후 하루 3회로 나누어 먹어도 효과가 좋다.

● 그밖에 효과가 있는 식품

사철쑥잎 58g과 율무를 껍질째 빻아 볶은 것 15g을 섞어서 ½컵의 물을 붓고 그 양이 반으로 줄어들 때까지 달여 차 대신 마신다.

옥수수 수염 10g과 개오동나무 10g을 2컵의 물을

재료(3회분)/달걀…1개, 꿀…1큰술, 식초…⅓컵, 물…조금

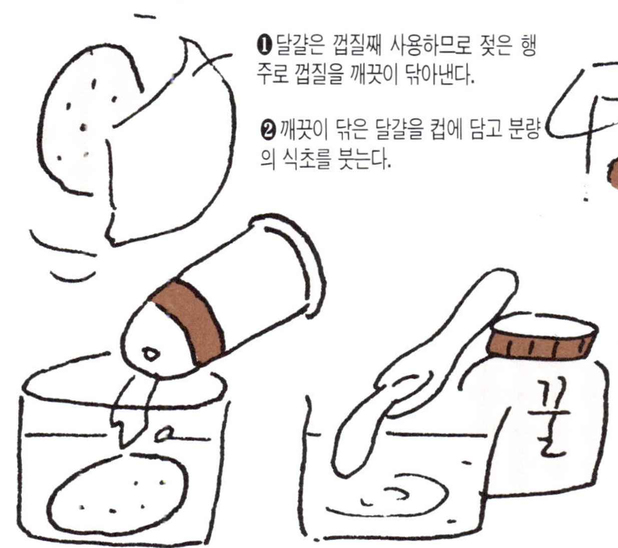

❶ 달걀은 껍질째 사용하므로 젖은 행주로 껍질을 깨끗이 닦아낸다.

❷ 깨끗이 닦은 달걀을 컵에 담고 분량의 식초를 붓는다.

❸ 랩으로 컵 위를 꼭 막아서 냉장고에 넣어 3~4일을 보관한다.

❹ 3~4일이 지난 뒤 달걀의 껍질을 눌러 보아 껍질에 탄력성이 있으면 껍질을 깨고 속을 꺼낸다.

❺ 달걀의 흰자·노른자에 물과 꿀을 넣어 잘 섞은 다음 하루 3회로 나누어 마신다.

● **만들기의 포인트** 달걀이 든 컵에 식초를 부으면 거품이 많이 나온다. 이러한 현상은 단순한 화학반응이므로 걱정하지 않아도 된다.

● **맛의 특징** 달걀과 식초냄새가 강해서 꿀을 많이 타기 쉬운데 너무 많이 넣으면 효과가 떨어진다.

붓고 달여 마셔도 좋다. 얼룩조릿대의 엑기스만 추출해 거즈에 적셔 팩을 해도 효과가 있다.

● 생활하면서 조심해야 할 일들 ●

기미·주근깨를 막으려면…

외출을 할 때 양산을 쓰거나 모자를 쓰고 긴 소매의 옷을 준비해 직사광선을 차단하는 것이 기미·주근깨를 막는 일이다.

한여름 외출을 할 때는 햇볕을 차단하는 로션이나 파운데이션을 발라준다. 또 과로나 스트레스도 원인이 되므로 수면을 충분히 취하고 비타민 C가 풍부한 음식을 조화롭게 먹도록 한다.

기미·주근깨에 좋은 것으로 알려진 식품을 이용하는 것도 좋다. 율무는 껍질을 벗겨 사용하는데 의이인이라 하여 널리 애용해 온 식품이다.

의이인은 고름이나 오줌을 잘 배설시키며 진통 작용을 하고 부종, 거친 피부, 기미 등 피부를 아름답게 하는데도 효과가 있다. 율무는 율구차, 율무죽 등으로 먹는다.

비파잎도 피를 맑게 하고 피부를 약한 알칼리성으로 만들어 윤기있게 해 준다.

비파잎사귀를 갈아서 밀가루와 섞어 팩을 한다. 20~30분 정도 지난 후 깨끗이 씻는다.

햇볕에 탄 피부 손질의 요령

여름, 해수욕장에서 갑자기 피부를 태우면 빨갛게 되어 따끔거리고 아프거나 물집이 생겨 기미나 주근깨를 증가시킬 수 있다.

피부가 빨갛게 되었으면 우선 화끈거리는 증세를 가라앉힌 다음에 수분과 유분을 공급해 준다.

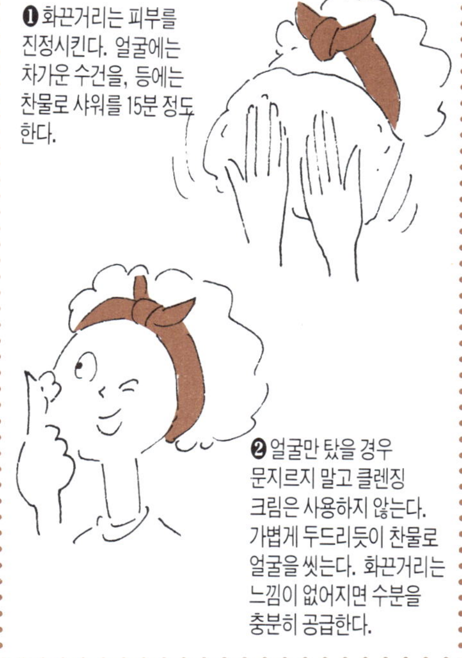

❶ 화끈거리는 피부를 진정시킨다. 얼굴에는 차가운 수건을, 등에는 찬물로 샤워를 15분 정도 한다.

❷ 얼굴만 탔을 경우 문지르지 말고 클렌징 크림은 사용하지 않는다. 가볍게 두드리듯이 찬물로 얼굴을 씻는다. 화끈거리는 느낌이 없어지면 수분을 충분히 공급한다.

기미·주근깨 치료에 좋은 팩 4가지

1. **밀가루팩 : 간단하고 안전한 방법이다**

밀가루 2큰술을 풀같은 상태로 반죽하여 물을 섞어 입술, 눈썹, 눈 주위를 제외한 얼굴 전체에 고루 펴발라 10분 정도 둔다. 10분 후 찬물로 깨끗이 씻어 물기를 닦은 다음 영양크림을 바른다.

이 밀가루팩을 주 2회정도 1달 동안 계속하면 기미는 희미해지고 피부도 탄력을 되찾을 수 있다.

2. **율무팩 : 미용효과가 뛰어나다.**

율무가루에 따뜻하게 데운 우유를 부어 죽처럼 갠 후 꿀을 적당히 섞어 얼굴에 고루 펴바른다. 율무는 황산화 작용으로 기미와 잡티를 예방하고 미백효과가 뛰어나다.

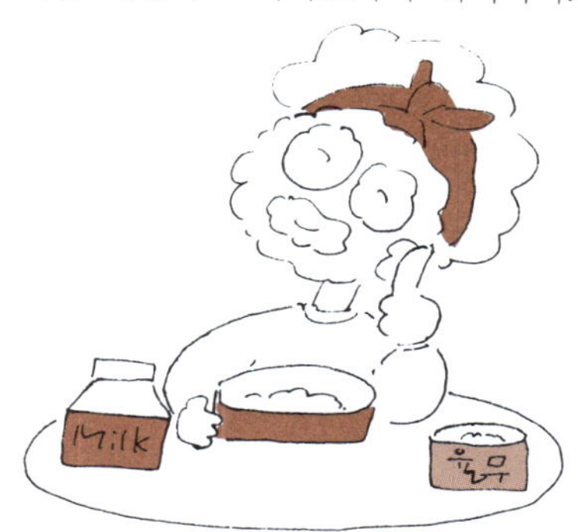

3. **토사자팩 : 피부를 튼튼하게 만든다.**

토사자가루에 감초가루를 적당량 섞어 따뜻한 물로 잘 갠 후 글리세린을 조금 넣어 걸쭉하게 만든다. 얼굴 전체에 고루 펴발라 10분 정도 있다가 깨끗이 씻어 낸다. 기미·주근깨의 치료와 함께 피부 또한 튼튼하게 해주는 작용도 한다.

4. **감초팩 : 새 살을 돋게 한다**

후라보노이드, 유기산 등이 들어 있어 염증을 방지하고 진정시키는데 효과를 발휘할 뿐 아니라 새 살을 돋게 하는 역할도 한다. 모든 팩 재료에 조금씩 넣어 사용해도 좋다.

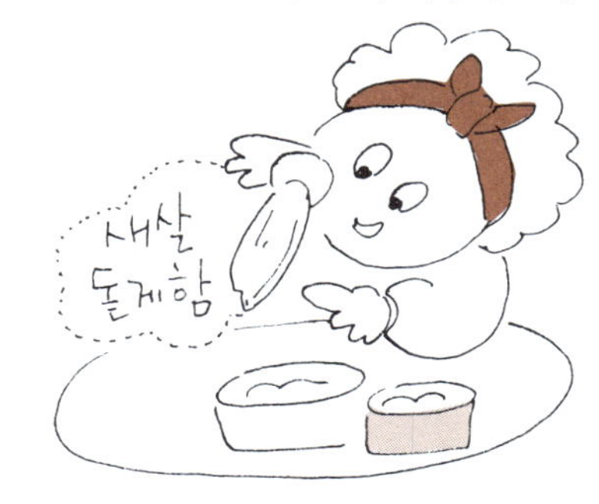

전문가의 한마디

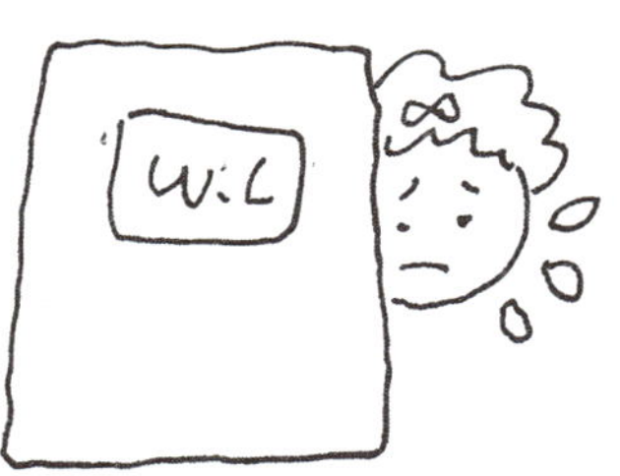

여성의 질 안은 성기에서부터 분비되는 점액에 의해 항상 촉촉하게 젖어 있다. 이 점액이 늘어나 질 밖으로 흘러나오는 것이 바로 '냉(대하)'이다. 건강한 질은 산성을 유지하고 있어서 세균 침입이나 번식을 방지하는 역할을 한다. 체내 정화 작용으로 나오는 분비물은 유백색이며 약간 끈적거린다. 그 양은 사람에 따라 다소 차이가 있는데 월경과 월경 중간 무렵인 배란기나 임신했을 때 그 양이 많아진다. 이러한 현상은 매우 자연스러운 것이므로 걱정할 필요가 없다. 색이 짙거나 양이 많을 때는 진단을 받도록.

냉증일 때

차조기씨 달인 즙을 마시고 쑥 달인 물로 좌욕을 한다

 차조기씨 달인 즙
분비물로 생긴 염증을 가라앉힌다

여러 가지 약효가 있는 차조기는 방부제로서도 높은 효과를 지녀 천연 방부제라고도 불린다. 차조기의 이런 성분은 질 분비물이 많아 염증이 생겼을 때 효과를 낸다.

차조기는 주로 잎을 사용하는데 씨에도 좋은 효과가 있다. 10~11월경에 채집해서 말린 씨 20g을 3컵의 물을 붓고 달여 하루 3회로 나누어 마시면 증세가 좋아진다.

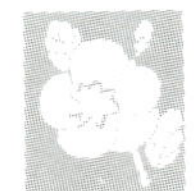 무궁화봉오리 달인 물
냄새와 통증 등의 증세를 가라앉힌다

무궁화는 우리 나라를 상징하는 꽃으로 꽃이 한 번 피면 오래가서 은근과 끈기의 상징으로 알려진 꽃이다. 이 무궁화의 꽃봉오리가 냉증에 효과가 있는 것으로 알려져 있다.

하얀색 꽃봉오리가 맺혔을 때 채집해 그늘에서 말린 후 물을 붓고 달여 하루 3회로 나누어 마신다. 하루 양은 무궁화 꽃봉오리 말린 것 10g에 3컵의 물을 붓고 달인다.

 무잎목욕제
음부의 가려움증을 치료한다

무에는 여러 가지 소화효소가 들어 있어 체했거나 소화가 잘 되지 않을 경우 무를 먹거나 무즙을 내서 먹으면 좋다. 무는 무 뿐만 아니라 무잎에도 많은 영양소가 들어 있다. 특히 무잎 말린 무청을 목욕물에 넣고 그 물에 목욕을 하면 음부가 가려울 때 그 증세를 가라앉힐 수 있다. 한번에 무잎 15개 분량을 사용한다.

쑥 달인 물
점액의 양이 늘어날 때 좋다

쑥은 속을 덥게 하고 냉을 쫓으며 점액의 양이 늘어나 축축하게 되었을 때 달여서 마시거나 뒷물로 사용하면 좋다. 쑥 20g과 말린 생강잎 10g을 함께 그릇에 담고 물 5컵을 붓고 그 양이 반으로 될 때까지 달여 하루 3회로 나누어 마신다.

쑥은 냉증 뿐만 아니라 지혈 및 혈액순환에 좋으므로 산후에 많이 먹어도 좋은 식품이다.

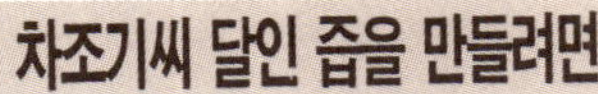

차조기씨 달인 즙을 만들려면

재료(3회분) / 차조기씨…10g, 물…3컵

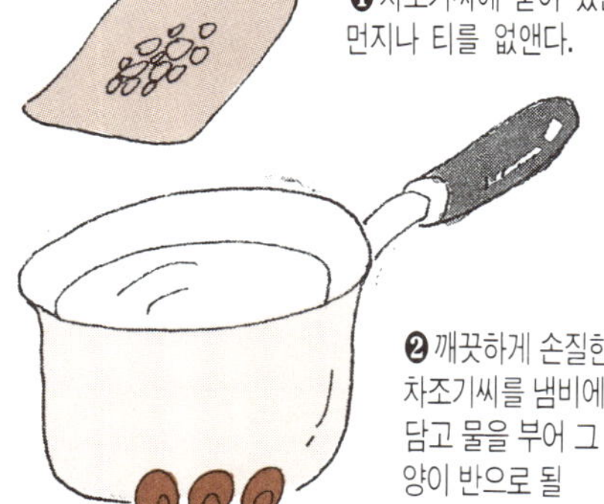

❶ 차조기씨에 묻어 있는 먼지나 티를 없앤다.

❷ 깨끗하게 손질한 차조기씨를 냄비에 담고 물을 부어 그 양이 반으로 될 때까지 달인다.

● **만들기의 포인트** 약재상에서 파는 것도 깨끗하지만 한 번 더 먼지나 티를 털어 낸다.

● **맛의 특징** 조금 쓴맛이 나지만 조금씩 마시는 것이라 쉽게 마실 수 있다.

무잎목욕제를 만들려면

재료(1회분) / 무잎…15개

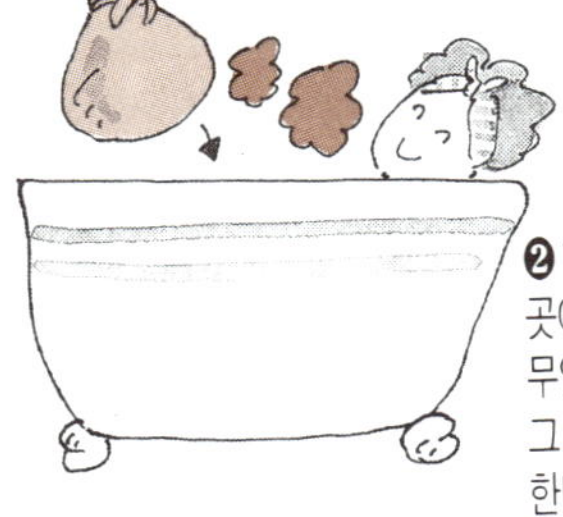
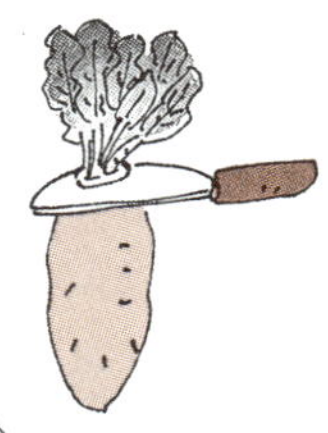

❶ 무잎이 싱싱한 것을 골라 무잎만 자른다.

❷ 햇볕이 잘 들고 서늘한 곳에서 잘 말린 무잎(무청)을 욕조에 넣어 그 물이 우러나면 목욕을 한다.

● **만들기의 포인트** 무잎은 햇볕이 잘 들고 서늘한 곳에서 말려야 깨끗하다. 너무 오래 말리면 부서질 염려가 있다.

● **사용 후 느낌** 몸이 따뜻해지면 가려움증이 멎는 듯 하다. 몸도 한결 가뿐해 지는 느낌이 든다.

이렇게 만드세요!

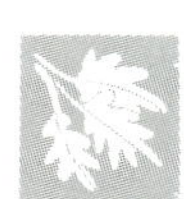
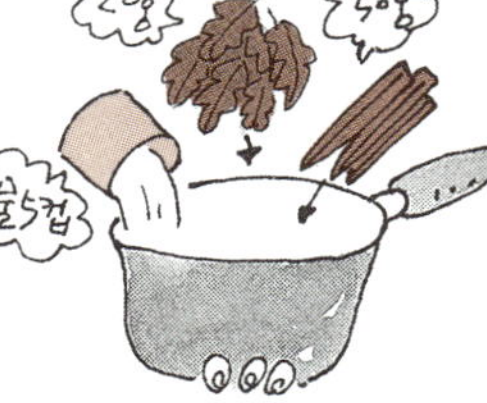

❶ 쑥 20g과 말린 생강잎 10g을 그릇에 담고 물 5컵을 붓는다.

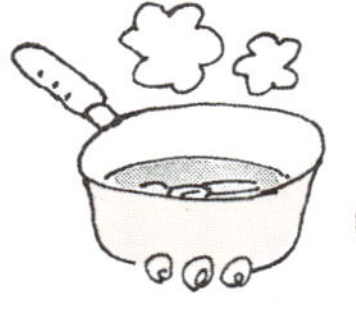

❷ 그 양이 반으로 될 때까지 달인다.

청결에 유의한다

땀이나 분비물이 잘 흡수되도록 속옷은 순면으로 된 것을 입는다. 또 목욕할 때는 깨끗한 물에 음부를 여러 번 헹궈 잘 씻는다. 단, 염증이 있을 때 비누로 마구 문질러 씻는 것은 피하는 것이 좋다.

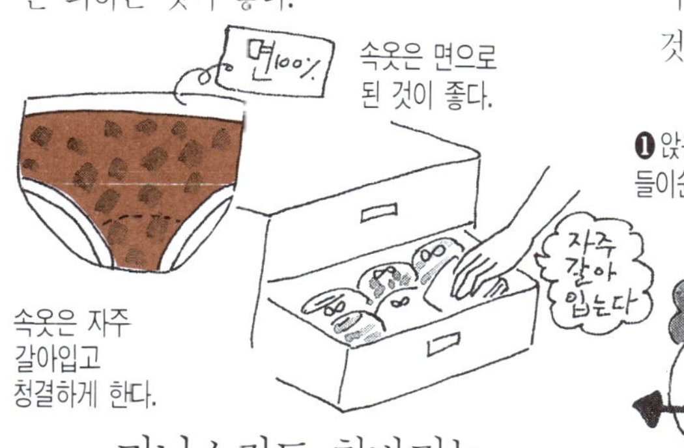

미니스커트·청바지는 계절에 맞추어 입는다

한겨울에 짧은 스커트를 입거나 무더운 여름에 바람이 잘 통하지 않는 청바지를 즐겨 입는 여성들이 많다.

추운 겨울에 미니스커트를 입으면 하반신이 차가워져 냉이 심해질 경우가 있다. 여름에는 통풍이 잘 되는 시원한 옷을, 겨울에는 보온이 잘 되는 따뜻한 옷을 입도록 한다.

미니스커트와 함께 입는 팬티스타킹과 거들도 월경통·대하·변비·습진 등을 유발하는 원인이 되므로 조심한다.

'숨쉬기'로 치료하는 법

분비물은 국민학교에 다니는 여자 어린이에게서도 나올 수 있는데 숨쉬는 방법으로 치료효과를 볼 수 있다. 분비물이 많이 나올 때는 차가운 바닥에 앉거나 찬 음식을 먹지 말아야 한다. 물론 빠른 시일 내에 치료를 받는 것도 중요하다.

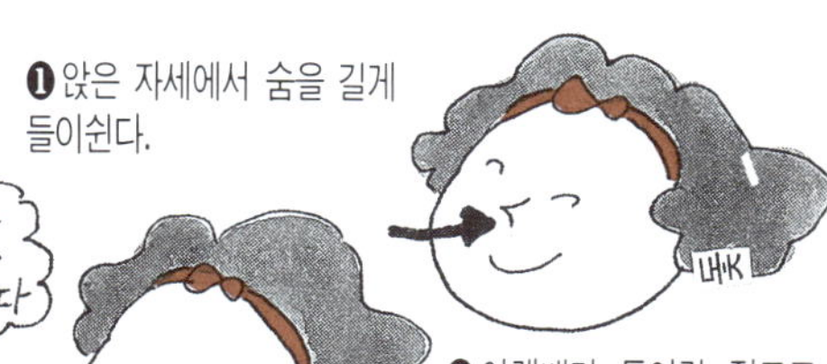

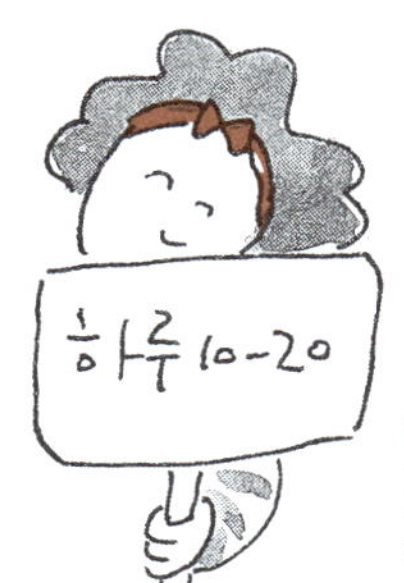
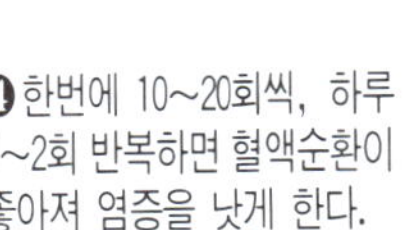

❷ 아랫배가 들어갈 정도로 들이쉰 숨을 내쉬면서 아랫배가 불룩해지게 한다.

❸ 두 손바닥을 아랫배에 대고 배가 들어갈 때는 눌러 주고, 배가 불룩할 때는 손바닥에 힘을 주지 않는다.

❹ 한번에 10~20회씩, 하루 1~2회 반복하면 혈액순환이 좋아져 염증을 낫게 한다.

●그밖에 효과가 있는 식품

질에 염증이 생겨 아랫배가 아프면서 분비물이 많이 나올 때는 율무뿌리 60g을 물에 달여 하루 세번씩 마신다. 율무뿌리에 포함된 성분인 코익솔은 아픔을 멎게 하고 여러 가지 염증을 낫게 해 준다.

분비물의 색이 붉을 때는 약쑥 15~20g에 달걀 2개를 깨뜨려 넣고 물 5컵을 부어 푹 달인 다음 하루에 2~3회로 나누어 공복에 마신다. 5일쯤 계속하면 효과를 볼 수 있다.

손발이 차면서 분비물이 많고 월경불순일 때는 말린 익모초 5g을 가루내어 식사 전에 물에 타서 먹으면 효과가 있다. 또 향나무 500g을 잘게 썰어 물 2ℓ를 넣고 약 30분 동안 달여 즙만 받아 그 물로 음부와 질을 하루에 한번씩 1주일 정도 씻으면 염증이 가라앉는다.

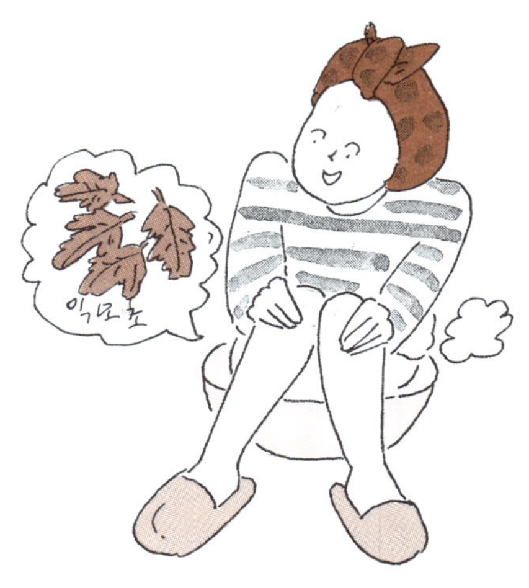

분비물에 이상이 있을 때 생각할 수 있는 병

●분비물의 색에 따라 증세가 다르다

백대하

맑고 흰 빛깔의 대하를 말한다. 간혹 코처럼 진하거나 비지처럼 덩어리가 져서 나올 때도 있다. 자궁 겉부나 질에 염증이 있을 때 흔히 나타난다.

황대하

임균이나 연쇄상구균과 같은 화농균에 의한 질염과 자궁의 염증에서 흔히 볼 수 있다. 이때는 성기에서 나오는 분비물이라기 보다는 고름같은 분비물이다. 음부가 붓고 아프며 가려움이 손하다. 요도염이나 방광염 증세가 같이 나타난다.

적대하

단순한 염증외에 자궁 경부암, 자궁육종, 자궁융모상피종과 같은 악성 종양에서 흔히 나타나므로 세심한 주의가 필요하다.

청대하

색깔이 푸르고 녹두즙과 같은 대하가 나온다. 끈적거리고 비린내가 난다.

몹시 놀라거나 화를 내는 등의 정신적인 영향으로 생긴다.

흑대하

임상적으로 자궁암의 말기에 내장이나 종양이 썩어서 썩은 조직이 섞은 피와 함께 나오면 검붉은 대하가 된다. 악취를 풍긴다.

●분비물에 따른 병

증　　　　세	병명
●분비물에 고름이 섞여서 노란색을 띤다. 작은 거품이 섞여 있다. ●가려움증이 있다.	질 트리코모나스
●분비물이 요구르트나 술 찌꺼기처럼 희다. 심한 가려움증이 있다. ●감기에 걸렸을 때나 다량의 항생물질을 복용한 후에 주로 나타난다.	질 칸디다증
●갱년기·노년기 때 고름섞인 황백색 분비물이 늘어난다. ●피가 섞여 있을 수도 있다.	노인성 질염
●고름같은 노란색 분비물이 점점 늘어난다. ●출산 후나 인공임신중절 후, 자궁 검사 후에 심하다.	자궁경관염·자궁내막염
●성교 후 4~5일에 갑자기 분비물이 많이 나온다. ●하복부의 통증이나 배뇨시에 통증이 심하다.	임질

전문가의 한마디

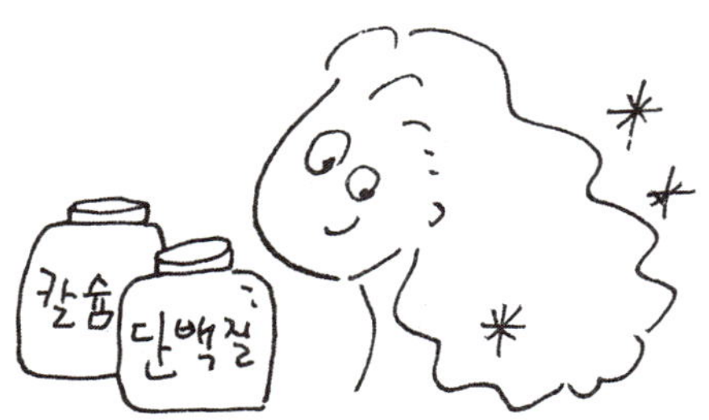

머리카락에 필요한 영양분이 부족하거나 머리카락의 모근까지 영양분이 충분히 공급되지 않으면 머리카락이 갈라지고 거칠어 진다. 머리카락의 성분은 유황분을 포함한 단백질로서, 윤기 있고 매끄러운 머리카락을 만들기 위한 필수적인 영양소다. 또한 칼슘도 머리카락에 윤기를 주는 중요한 성분이다. 그러나 피의 흐름이 좋지 않으면 여전히 머리카락 트러블이 생겨 갈라지거나 새치가 난다. 리놀레산이나 비타민 E가 풍부한 식품을 섭취하고 너무 심하면 신장장애, 위장 기능의 저하, 빈혈을 체크해 본다.

머리카락이 거칠어졌을 때

검은깨 드링크를 마신다

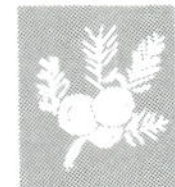

측백나무즙 헤어로션
탈모와 비듬치료에 효과적이다

측백나무는 머리카락의 건강을 지켜주는 특효약이라고 알려져 있다. 그늘에서 말린 측백나무를 푹 달여 물만 받아 머리카락에 바르면 머리카락이 빠지는 것을 예방하고 비듬도 깨끗이 치료할 수 있다.

그늘에 말린 측백나무잎 10g에 뽕나무뿌리 껍질 10g을 더해서 물 3컵을 붓고 그 양이 반으로 줄 때까지 달인다. 이 즙을 머리를 감은 다음에 머리카락과 두피에 고루 바르고 1시간 정도 지난 다음에 미지근한 물로 씻어 낸다.

뽕나무 뿌리껍질 샴푸
머리카락이 빠지는 것을 예방·치료

뽕나무뿌리의 껍질(생약명으로는 '상백피') 15g에 2컵의 물을 부어 양이 반으로 줄 때까지 달여 즙만 받는다. 이 즙을 머리카락에 바른 다음, 뜨거운 물에 적신 물수건으로 감싼다. 그 위에 비닐 봉지나 터번캡을 씌워 10~20분 동안 그대로 있다가 미지근한 물로 깨끗이 씻어낸다.

하수오 달인 물
흰머리나 새치를 막아 준다

원래 새박뿌리라는 이름의 약초가 있다. 이 약초를 약재상에서는 '하수오'라고 하는데 이유는

하수오라는 사람이 이 뿌리를 먹고 130세가 될 때까지도 검은 머리로 건강하게 살았다는 일화에서 비롯된다. 하수오 달인 물에 볶아서 간 호도, 검은깨, 꿀을 넣어 섞은 다음 이것을 매일 2~3큰술씩 마시면 효과가 좋다. 하수오는 한약재상에서 구할 수 있다.

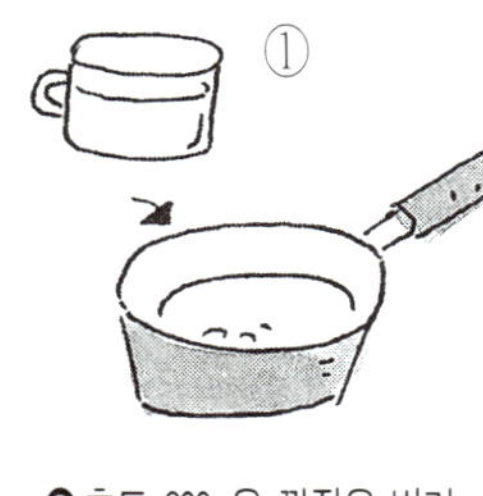
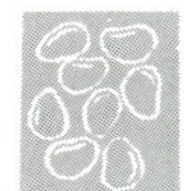

❶ 하수오 200g을 깨끗이 씻어 냄비에 담고 4컵의 물을 부어 양이 반으로 줄어들 때까지 끓인다. 그 물을 거즈에 밭쳐 깨끗이 거른다.

❷ 호도 200g을 껍질을 벗겨서 프라이팬에 식물성 기름을 두르고 볶는다. 검은깨 200g도 볶아서 호도와 섞어 분마기에 곱게 간다.

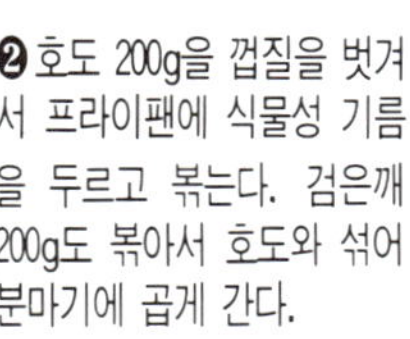

❸ 하수오 달인 물과 간 호도, 검은깨, 꿀 ½컵을 고루 섞어 뚜껑 있는 그릇에 담아 보관한다.

❹ 매일 2~3큰술씩 40일 이상 먹는다.

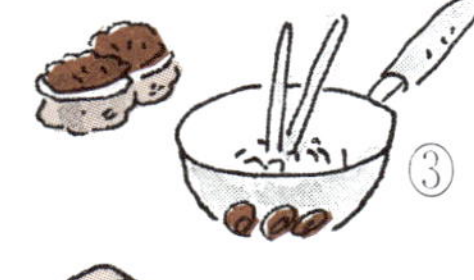
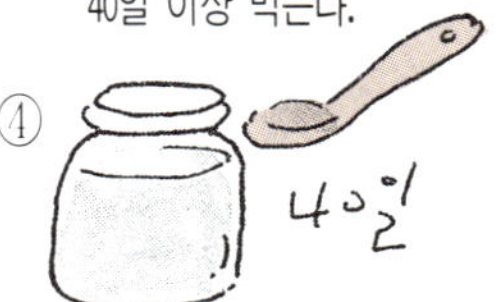

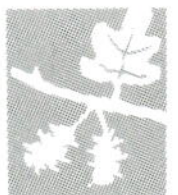

검은깨드링크
탈모·새치를 예방한다

검은깨는 해조류와 함께 머리카락에 필요한 영양을 공급해 주는 좋은 식품으로 알려져 있다. 양질의 단백질이 풍부하고 비타민 E를 많이 함유하고 있는 리놀레산, 칼슘, 비타민B_1·B_2, 철분, 인 등이 많이 들어 있다.

이런 영양소들은 신진대사를 활발하게 해 주고 모세혈관의 혈액순환을 촉진시켜 머리카락의 뿌리 부분에까지 필요한 영양소를 공급해 준다.

검은깨를 이용한 음식은 어떤 것이라도 좋지만 검은깨드링크나 검은깨조림 등이 소화에 부담이 없다. 그러나 설사를 할 때는 먹는 것을 피한다. (만드는 법 p.241 참조)

● 그밖에 효과가 있는 식품들

닭뼈를 고아 수프로 만든 음식에는 머리카락에 좋은 단백질이 풍부하게 들어 있다. 닭뼈를 작게 잘라서 찬물에 재빨리 헹군 다음 생강을 넣고 약한 불에서 푹 곤다.

다시마도 머리카락에 좋은 성분이 풍부하다. 다시마를 10cm×2cm 크기의 직사각형으로 잘라 1컵의 물에 담갔다가 다음 날 아침 그 물을 마신다. 호도도 머리카락이 하얗게 세는 것을 막는데 효과가 있다. 하루에 3개씩 몇 달 동안 계속 먹는다. 구기자도 하루에 2큰술씩 먹으면 도움이 된다.

재료(3회분)/ 검은깨…40g, 검은콩…40g, 다시마…1개(10×5cm), 물…2컵

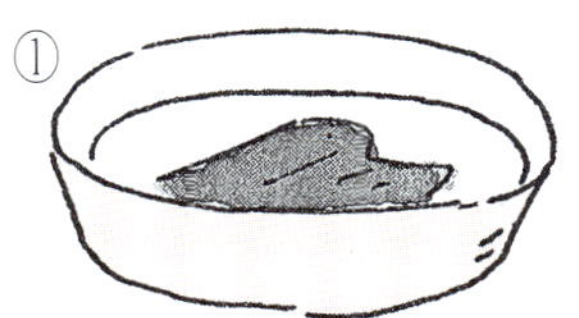
①

❶ 다시마는 물 2컵에 담가 하룻밤 정도 담가 둔다.

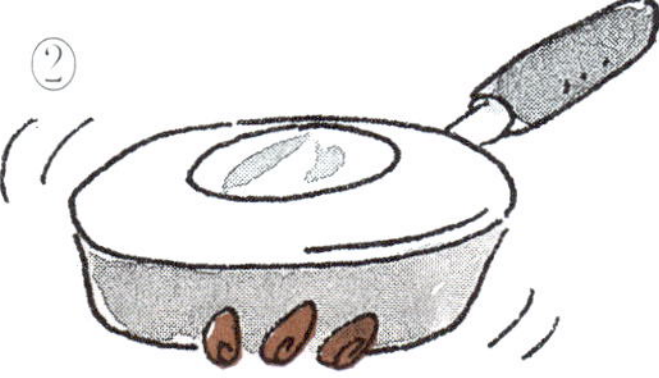
②

❷ 검은깨는 물에 씻어 물기를 충분히 뺀 후 잘 달군 프라이팬에 타지 않게 재빨리 볶는다.

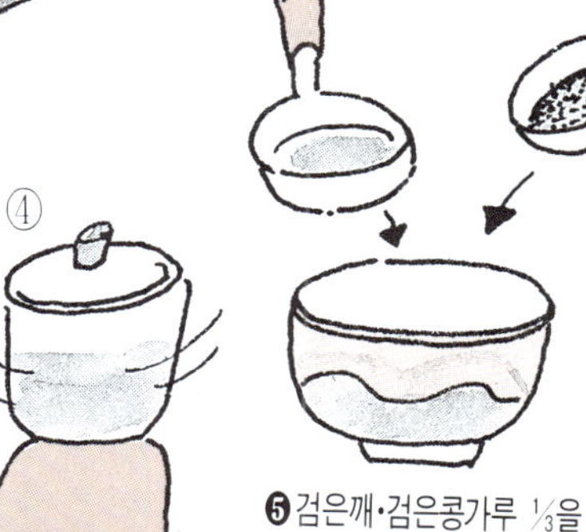
③

❸ 검은콩은 깨끗이 씻어 물기를 빼고 껍질이 터질 정도로 볶는다.

④

❹ 볶은 검은깨와 검은콩을 믹서기에 넣어 가루로 만든다.

⑤

❺ 검은깨·검은콩가루 ⅓을 다시마 우린 물 ⅓의 양에 타서 마신다.

● **만들기의 포인트** 물기가 없는 가루이기 때문에 믹서기에 갈 때 곱게 갈아지지 않는다. 10초 정도 간 후 작동을 멈추고 숟가락으로 휘저은 다음 다시 10초 정도 간다.

● **맛의 특징** 가루라서 물에 잘 녹지 않기 때문에 잘 휘저어 마신다. 먹는 양을 꼭 지킨다. 너무 많이 먹으면 설사를 할 수도 있다.

샴푸·린스·보호크림은 손수 만들어 사용한다

샴푸

콩식초 샴푸
깨끗하게 씻어 물기를 뺀 검은콩 200g을 5컵의 식초에 담가 이틀 정도 두었다가 사흘째 되는 날 끓인다. 콩이 부드러워지면 체에 걸러 샴푸로 사용한다.

❶ 검은콩을 깨끗이 씻어 물기를 뺀다.
❷ 검은콩을 식촛물에 담가 2일 정도 둔다.

콩즙 샴푸
콩 50g을 3컵의 물에 넣고 콩이 부드러워질 때까지 삶은 다음 그 물로 머리를 감는다. 비듬도 방지할 수 있다.

❶ 콩 50g에 3컵의 물을 부어 끓인다.
❷ 콩이 다 익으면 체에 걸러 물만 받는다.

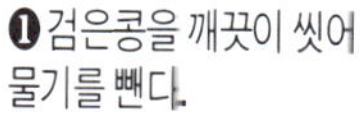
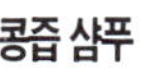
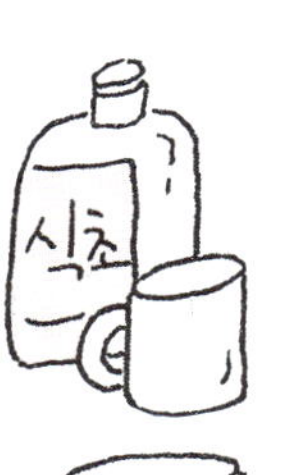
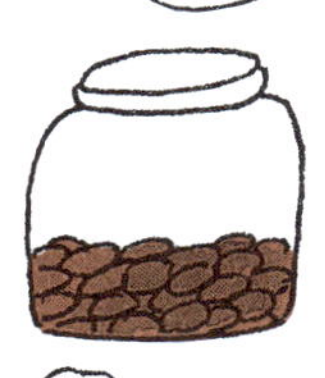

린스

레몬즙 린스
세숫대야에 물을 가득 담고 레몬 ½개의 즙을 짜넣은 후 그 물에 머리를 충분히 헹군다. 이때 두피를 가볍게 마사지하면 머리의 가려움증도 없앨 수 있다.

①
②

양조식초 린스
세숫대야에 물을 담고 식초 2~3방울을 떨어뜨려 잘 휘저은 후 감은 머리를 충분히 헹군다. 미지근한 물에 다시 한번 헹구면 식초의 냄새를 없앨 수 있다.

❶ 세숫대야에 2~3방울의 식초를 떨어뜨린다.
❷ 미지근한 물로 헹군다.

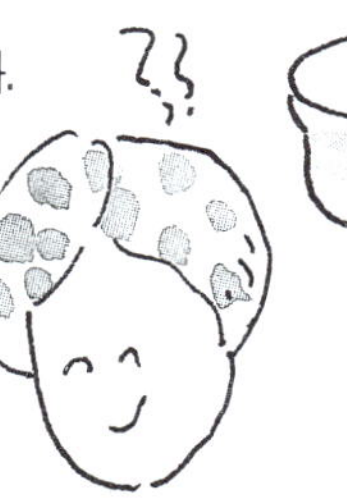
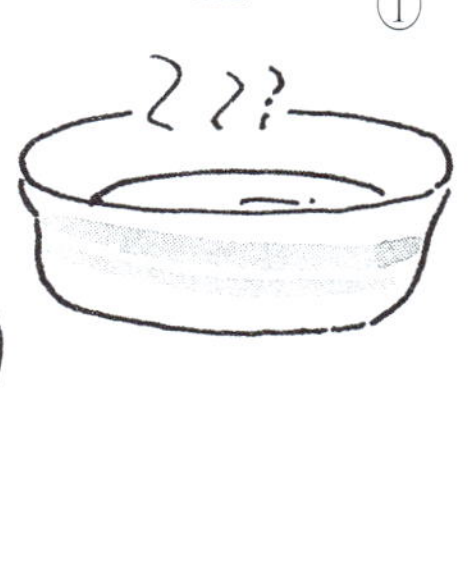
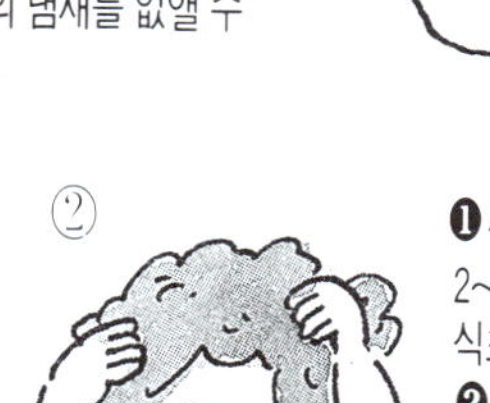

보호크림

동백기름
세숫대야에 물을 받아 동백기름을 한 방울 떨어뜨린 후 머리카락을 충분히 헹군다. 머리카락이 건조할 때 좋다. 머리카락이 갈라지고 부석거릴 때는 동백기름을 끈적거리지 않을 정도로 바르고 5분 정도 뜨거운 수건으로 머리를 감쌌다가 헹군다.

달걀 흰자
달걀 2개 분량의 흰자를 잘 섞어서 머리카락에 골고루 바르고 5분 후에 미지근한 물에 씻어 낸다. 달걀 알레르기가 있는 사람은 조심한다. 달걀 노른자도 같은 효과를 낸다. 단 달걀 노른자는 너무 뜨거운 물로 씻어 내면 노른자의 유효성분까지 씻겨나가기 때문에 조심한다.

❶ 2개 분량의 달걀 흰자를 잘 섞어서 머리카락에 골고루 바른다.
❷ 미지근한 물에 깨끗이 헹군다.

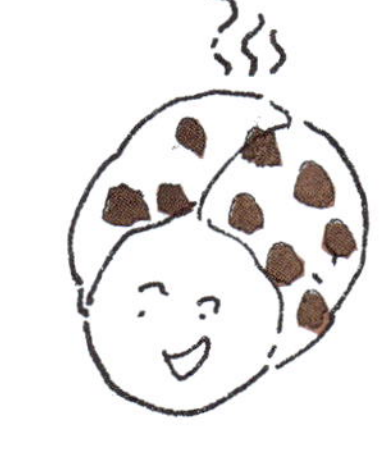
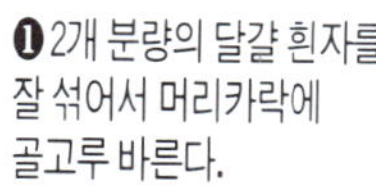
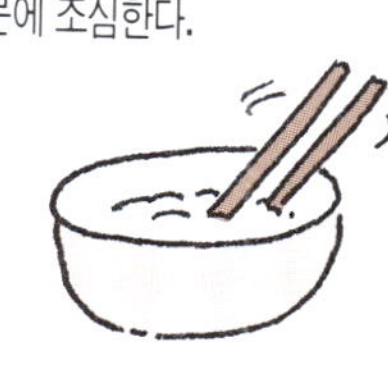
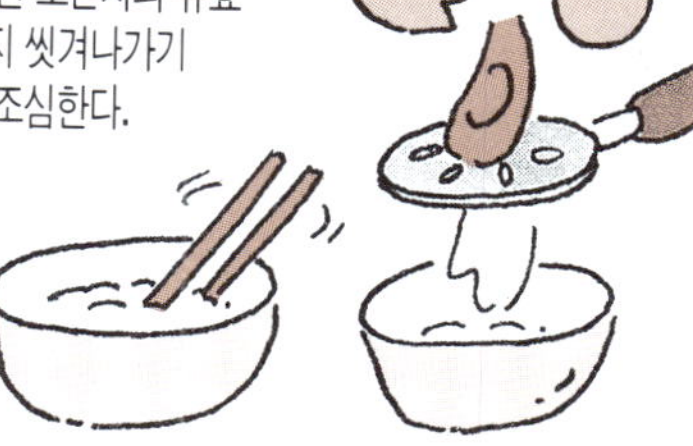

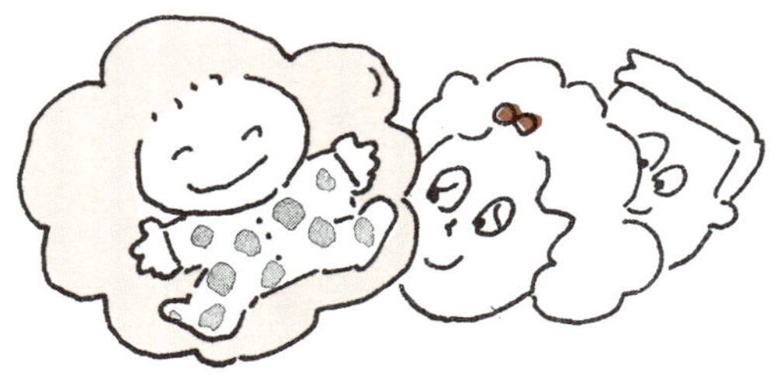

불임증은 결혼 후 피임을 하지 않고 정상적인 부부생활을 하는 여성이 2년 이상이 지나도 임신이 되지 않는 경우를 말한다. 일반적으로 건강한 부부가 피임을 하지 않는다면 1년 이내에 임신할 확률은 90% 정도다.

원인으로는 호르몬 계통에 이상이 있거나 난관·자궁에 병이 생겨 난관이 약하거나 좁아져 정자나 수정란이 통과할 수 없을 때, 질이나 자궁경관에 이상이 있을 때 등이다. 그러나 남성에게도 문제가 있는 경우가 40%나 되므로 정밀 검사를 받고 치료한다.

불임증일 때
우엉 음식이 좋고 검은 콩가루를 꾸준히 먹는다

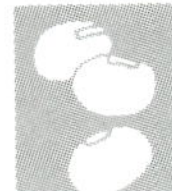 검은 콩가루
월경불순을 동반하는 불임증에 좋다

검은 콩에는 양질의 단백질과 지질, 비타민 B_1·B_2가 많이 들어 있어 영양이 풍부한 우수 식품이다.

또 약용으로서의 효과도 높아서 한의학에서는 보신 효과가 있는 중요 식품으로 취급하고 있다.

여러 가지 효능이 있지만 임신중인 사람이나 월경불순인 사람, 월경불순을 동반하는 불임증인 사람에게 좋다.

이렇게 만드세요!

❶ 검은 콩은 돌과 티를 골라내고 마른 행주로 먼지를 닦은 다음 잘 달구어진 프라이팬에 타지 않게 볶는다.

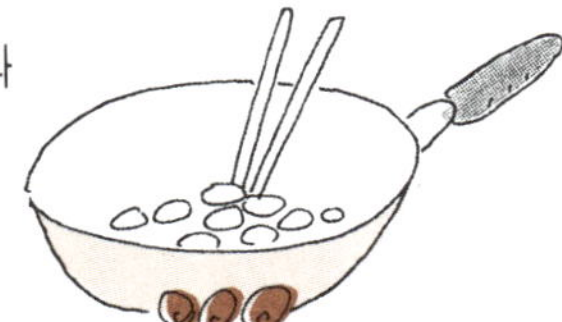

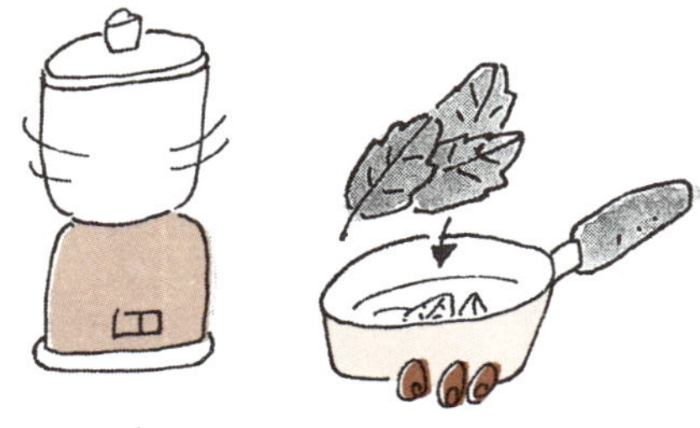

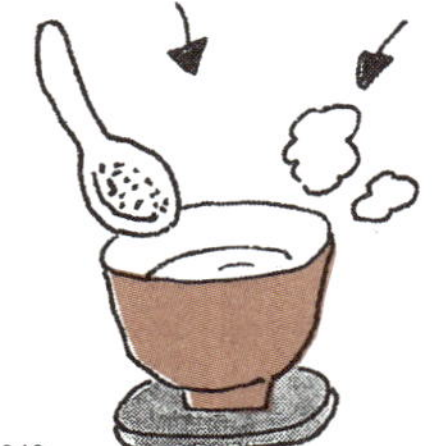

❷ 잘 볶아진 콩은 분마기에 넣어 곱게 간다. 콩가루 9g을 하루 양으로 삼아 물과 함께 마시거나 차조기잎 달인 즙과 함께 마신다.

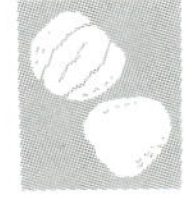 율무즙
비만으로 임신이 안 될 때

최근 들어 건강·미용식으로 주목을 받고 있는 율무는 단백질, 지질, 철분, 비타민 B군 등을 다량 함유하고 있는 고에너지 식품이다. 신진대사 촉진, 자양·강장, 이뇨작용 외에도 월경불순을 치료하는데 효과가 크다.

그러나 율무는 자궁을 수축하는 작용도 하기 때문에 임신부는 먹지 않는 것이 좋고 몸을 차게 하므로 사프란이나 당귀를 달여 물과 같이 마시는 것이 좋다. 또 율무는 비만으로 임신이 안 될 때 꾸준히 마시면 살을 뺄 수 있어 좋다. (만드는 법 p. 243 참조)

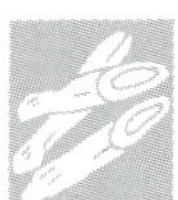 우엉술
혈액순환을 촉진시킨다

피곤하거나 몸의 컨디션이 좋지 않으면 임신이 되기 어렵다. 그럴 때 우엉이 효과적인데 우엉은 강장 효과가 높은 식품이기 때문이다. 또 우엉에는 혈액순환을 촉진시켜 나쁜 피를 밖으로 내보내는 작용이 뛰어나다.

우엉 뿌리 1개를 껍질째 깨끗이 씻어 1~2cm 길이로 썰어 소주 2컵을 붓고 1주일 정도 서늘한 곳에 두었다가 공복시에 1잔씩 마시면 좋다. 습진이나 알레르기성 피부염이 있는 사람은 많이 마시면 좋지 않다.

조림이나 볶음 등의 반찬으로 먹어도 좋다.

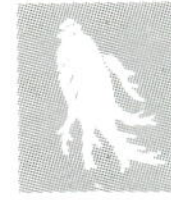 당귀뿌리 달인 물
월경불순·신경불안에 효과가 있다

당귀는 향기가 좋은 다년초로, 약용으로 사용되는 부위는 뿌리다. 이 뿌리를 달여 먹거나 욕조에 넣어 목욕을 하면 월경불순이나 히스테리와 같은 신경불안을 진정시키는 효과가 있다.

당귀뿌리 100g에 물 5컵을 부어 물이 반으로 줄어 들면 하루 1잔씩 마신다.

● 그밖에 효과가 있는 식품들

사프란 5~10줄기를 뜨거운 물에 넣어 충분히 우러나면 식힌 다음에 웃물만 마신다. 5시간 후에 다시 뜨거운 물을 부어 똑같은 방법으로 마시면 효과적이다.

여름에 피는 모양의 담홍색 꽃인 메꽃잎과 줄기 15g을 4컵의 물을 부어 양이 반으로 될 때까지 달여 하루 3회로 나누어 식사하기 30분 전에 마시면 좋다.

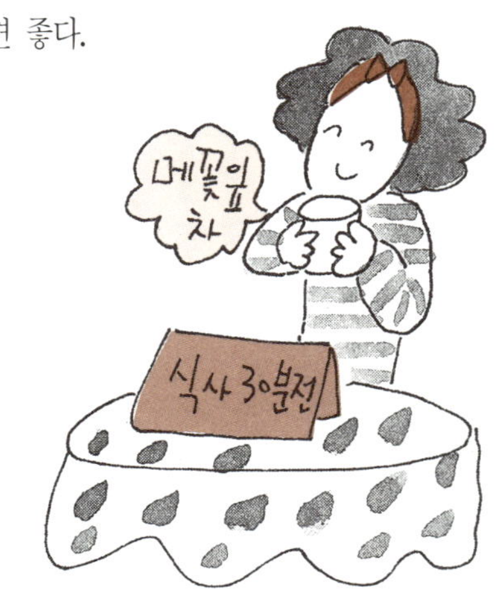

재료(3회분) / 율무…20g, 물…4컵, 사프란…10줄기

❷ 율무를 냄비에 넣고 물 2컵을 부어 센 불에서 끓이다가 한 번 끓으면 불을 낮춘다.

❶ 율무는 깨끗이 씻어 물에 30분 정도 담가 둔다.

❸ 물이 반으로 줄어 들면 남은 물 2컵을 마저 붓고 그 양이 반으로 될 때까지 졸여 사프란줄기를 넣는다.

● **만들기의 포인트** 한꺼번에 물을 다 붓지 않고 두 번에 나누어 부어야 율무가 더욱 부드러워진다.

● **맛의 특징** 율무의 향과 맛이 구수하다. 따뜻할 때 마시면 숭늉처럼 더 구수하다.

● 도움이 되는 의학 정보 ●

불임증 검사는 부부가 함께 받는다

불임증은 부부 모두에게 원인이 있는 경우도 있다. 그러므로 불임인지 아닌지를 검사할 경우에는 부부가 함께 검사를 받을 필요가 있다. 검사가 시작되면 아내는 산부인과로, 남편은 비뇨기과로 다니기 때문에 원인 치료에 드는 시간이 길다.

그러나 최근에는 이러한 번거로움을 덜기 위해 불임검사를 한 팀의 의료진에서 맡아 하는 병원이 생겼다. 잘 알아보고 병원을 선택한다.

불임증 검사는 대개 적어도 2~3개월이 걸린다. 우선 남편은 정액검사를 하고 아내는 배란이 있는지 없는지의 여부를 알 수 있는 기초체온을 매일 아침마다 체크해 몇 개월에 걸쳐 기록·관찰한다.

월경불순일 경우에는 난관 X선 검사, 난소내시경 검사를 하기 위해 2~3일간 입원할 필요가 있다. 여러 방법으로 그 원인을 알아내어 이상이 있으면 치료가 진행된다.

알아두세요!

온탕치료는 부부화합을 돕는다

월경불순이나 월경이 없는 경우, 정자감소증 등은 육체적으로 정신적으로 지나치게 무리하기 때문에 오는 경우가 있다.

기분을 바꾸고 휴양을 하며 몸의 상태를 조화시키는 의미에서 부부가 함께 여행을 하거나 온천지에 가는 것도 좋은 방법이다. 온천욕을 하면 자궁과 난관의 혈액순환이 좋아지고 만성적인 염증도 없어져 임신이 쉬워진다고 한다. 옛부터 온탕치료가 부부화합에 좋다고 알려진 것은 이 때문이다.

또 불임증이 있는 여성은 비타민이 풍부한 음식을 중심으로 식단을 짠다. 동물의 간이나 생선의 내장, 검은콩을 많이 먹고, 우엉·양배추·인삼잎 등을 갈아 그 즙을 매일 마시면 체질을 개선할 수 있어 불임증 치료에 효과적이다.

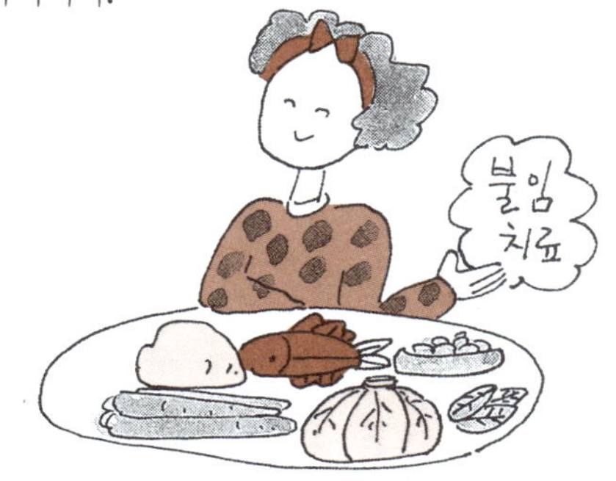

어드바이스

불임증은 치료가 될까?

통계적으로 보면 결혼한 부부의 10% 정도가 아기를 낳지 못하고 그 중 40%는 남자에게, 60%는 여자에게 결함이 있는 것으로 되어 있다.

남성의 결함은 총 정자 수와 운동 정자 수의 감소 등 대부분 정자에 의한 불임증이고 여자에서는 생식기 발육 부전, 전신 질환, 영양 결핍, 내분비 질환 등 그 원인이 매우 다양하다.

그 중 내분비 질환에 의한 불임증은 출산 후 심한 자궁 출혈에 이어 일어나는 뇌하수체의 파괴로 성선 자극 호르몬 분비가 감소되어 난소 기능이 억제되는 경우와 갑상선이나 부신 피질 호르몬의 분비가 증가 또는 감소될 때도 나타난다. 또 최근에 발견된 최유 호르몬도 불임증에 중요한 역할을 하는 것으로 밝혀졌다. 임신중이 아닌데도 젖이 많이 분비되면 월경 장애, 불임증을 가져오고 남자에서는 성욕 감퇴, 성교 불능, 정자 결핍증이 나타난다.

최유 호르몬의 분비 증가는 뇌하수체 종양, 갑상선 기능 저하증에서도 나타나지만 피임약, 혈압 강하제, 신경 안정제 등을 장기간 복용할 때도 나타난다.

산부인과적으로 이상이 없는 사람이 월경 장애, 불임증이 있을 때는 젖을 짜 볼 필요가 있다. 이때 젖이 나오면 거의 최유 호르몬 분비 증가에 의한 이상으로 진단할 수 있는데 3명 중 2명은 젖이 나오지 않기 때문에 젖이 안 나온다고 안심해서는 안된다.

내분비 장애로 인한 불임증은 그 원인을 찾아내어 적절하게 치료하면 대개 임신이 가능하다.

원인이 남성에게 있을 때

• 성교 자체에 이상이 있을 수도 있다.

• 정자의 생산이 부적절한 경우. 즉 정자가 생산되지 않거나 정자의 생산이 저하되었기 때문이다.

• 정자의 통로에 이상이 있을 경우.

원인이 여성에게 있을 때

• 난관의 이상　• 자궁경부의 이상

• 배란의 이상　• 자궁내막증

• 자궁체부의 이상

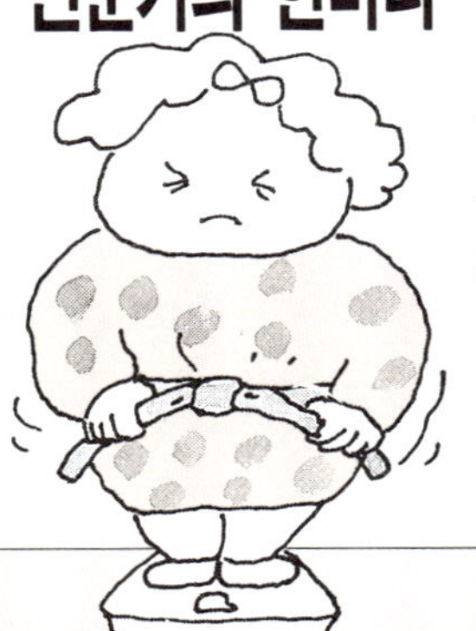

지나치게 살이 찌면 당뇨나 고혈압 같은 성인병의 원인이 되기 때문에 나이가 들면서는 더욱 조심해야 한다. 특히 표준 체중의 10% 이상이 되어 살을 빼야 할 정도에 이른 여성은 하루 섭취량을 1,600kcal 정도로 조절하고 음식은 되도록 싱겁게 간을 해서 조금씩 먹는 것이 바람직하다. 동물성 지방과 탄수화물의 과잉섭취를 주의하고 신선한 채소와 비타민, 미네랄을 충분히 섭취한다. 또한, 적당한 운동을 꾸준히 하면서 비만으로 인한 성인병 예방에 힘쓰도록 한다.

살이 쪘을 때

동아를 넣은 율무수프를 먹고 곤약두부조림을 많이 먹는다

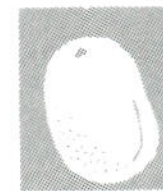

동아를 넣은 율무수프
뛰어난 이뇨 작용, 물살을 빼 준다

율무는 몸 안의 여분의 수분을 없애주는 이뇨 작용이 뛰어나기 때문에 물살이 찐 사람에게 율무수프를 권한다. 또한, 팥·율무죽을 먹어도 보다 효과가 있다. 동아를 넣은 율무수프나 율무차를 마셔도 좋다(만드는 법 p.245 참조).

사과
변비로 인한 비만을 해소한다

사과는 장에 쌓인 숙변이나 체내에 불필요한 수분을 몸 밖으로 배설시켜 비만을 해소해 준다. 특히 장의 연동 작용을 활발하게 해주는 식물섬유가 풍부하게 들어 있어 위장 기능이 약하거나 변비가 심한 사람에게 좋다.

3일 동안 아무런 음식도 먹지 말고 사과만 먹는다. 카페인이 든 음료수는 피하고 물은 얼마든지 마셔도 좋다. 3일째 되는 날 올리브 기름 1~2큰술을 먹으면 위장도 깨끗해지고 몸도 가뿐해진다.

곤약두부조림
만복감을 주고 칼로리를 낮춘다

곤약은 칼로리가 전혀 없는 다이어트 식품이다. 곤약 성분의 97%가 수분이기 때문에 아무리 많이 먹어도 괜찮다.

곤약의 식물성 섬유인 글루코만난 성분은 배변을 원활하게 촉진해서 장의 지방 흡수와 축적을 억제한다. 또한 콜레스테롤을 분해하는 성분도 들어 있어 다이어트 식품으로는 그만이다. 곤약에 두부를 넣어 조림을 만들어 먹으면 영양 균형도 꾀할 수 있다.

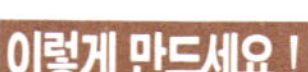

❶ 곤약 1모를 끓는 물에 데쳐서 세모꼴로 썰고 10cm 길이의 무와 당근 ½개는 깨끗이 씻어 잘게 썬다. 표고버섯 4개를 준비하여 미지근한 물에 불린다.

❷ 냄비에 준비한 곤약·잘게 썬 무·당근, 표고버섯을 넣고 육수 2컵을 부어 센불에서 끓인다.

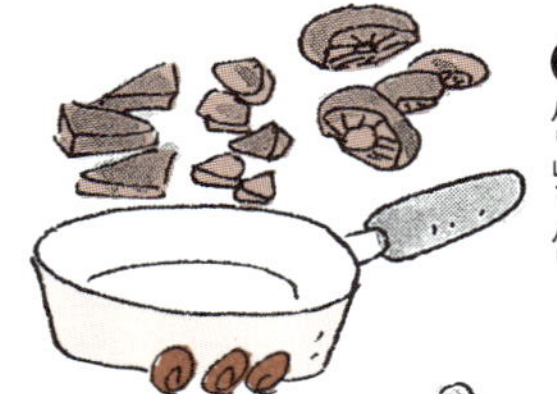

❸ 국물이 팔팔 끓으면 불을 낮추고 청주 2큰술, 진간장 1큰술을 넣고 다시 한소끔 끓인다.

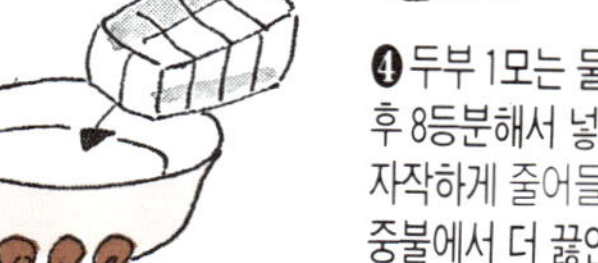

❹ 두부 1모는 물기를 거둔 후 8등분해서 넣고 국물이 자작하게 줄어들 때까지 중불에서 더 끓인다.

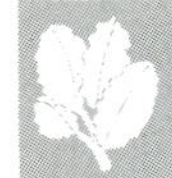

명아주잎 달인 물
콜레스테롤을 억제, 비만을 예방한다

길가나 빈 터에서 자라는 명아주에는 콜레스테롤을 억제하는 성분이 있어 비만 예방의 효과가 크다. 여름에 따서 말린 어린 명아주잎 15g을 잘게 썰어 3컵의 물을 붓고 양이 절반으로 될 때까지 달여 체에 거른 후 하루 3회로 나누어 마시면 콜레스테롤을 억제해 비만을 예방할 수 있다.

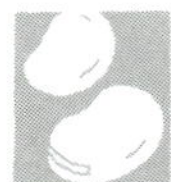

메주콩조림
체내 콜레스테롤을 분해시킨다

메주콩에 풍부하게 들어 있는 리놀레산이나 레시틴은 콜레스테롤을 분해하는 작용을 한다. 또, 사포닌은 지방 흡수를 억제하고 지방 세포의 크기를 작게 해주는 효과가 있다.

건강에 무리 없이 살을 빼기 위해서는 단백질은 충분히 공급해 주어야 한다. 그 점에서 메주콩은 질좋은 단백질이 풍부한데다가 지질이나 비타민도 많이 들어 있어 동물성 단백질에 뒤떨어지지 않는다.

메주콩을 잘 씻은 다음 1시간 정도 찬물에 담가 두었다가 진간장을 넣어 조린다. 현미밥이나 잡곡밥에 반찬으로 곁들이면 더욱 이상적이다.

메주콩은 된장을 만들기 위한 메주를 만들 때 사용되는 식품이다. 그러므로 메주콩을 이용해 콩조림을 만들어 먹어도 좋고 된장이나 청국장 찌개를 끓여 자주 먹는 것도 좋은 방법이다.

동아를 넣은 율무수프를 만들려면

재료(5회분) / 율무…⅓컵, 동아 … 200g, 당근…⅓개, 옥수수…1컵, 옥수수 수염…100g, 두유…2컵, 닭 육수…8컵, 녹말가루…1작은술, 소금·후춧가루·파슬리…조금씩

❶ 율무는 깨끗이 씻어 하루 정도 물에 담가 둔다. 당근과 동아는 깨끗이 씻어 막대 썬다.

❷ 옥수수 수염은 물에 씻어서 면주머니에 넣어 주머니 입구를 묶는다.

❸ 율무와 옥수수 수염을 넣은 주머니를 냄비에 담고 닭 육수를 부은 다음 중불에서 끓인다. 율무가 부드러워지면 옥수수 수염을 넣은 주머니를 꺼내고 당근, 동아, 옥수수를 넣는다.

❹ 당근과 동아가 익으면 두유를 넣어 한소끔 끓인 후 소금·후춧가루로 간을 맞춘다.

❺ 녹말가루에 물 1큰술을 넣어 잘 갠 다음 냄비에 넣어 고루 저으면서 끓인 뒤 불을 끄고 파슬리를 곱게 다져 뿌린다.

● **만들기의 포인트** 모든 재료가 익고 죽이 다 되어갈 때 녹말물을 넣는데 이때 녹말가루와 물의 비율은 1 : 1로 한다. 파슬리 대신 파를, 동아 대신 오이를 사용해도 된다.

● **맛의 특징** 두유를 넣어 고소하고 부드럽다. 율무가 푹 퍼져 소화도 잘 된다.

생활하면서 조심해야 할 일들

먹는 습관을 바꿔 본다

● **끼니는 거르지 말자**

다이어트를 한다고 일부러 하루 두 끼 정도만 먹으면서 하루 평균 섭취 칼로리를 줄이려고 하지 말자. 불규칙한 식사는 몸 속에서의 지방 축적을 증가시키며 배가 고파 잠이 들지 못해 무언가를 먹게 된다. 저녁의 과식은 살찌는 지름길이다.

● **칼로리가 낮은 음식부터 먹는다**

칼로리가 낮은 채소나 과일을 먼저 먹어 어느 정도 배를 채운 다음에 밥을 먹거나 칼로리가 높은 음식을 먹으면 많이 먹지 않아도 배가 부르다.

● **국물음식부터 먹는다**

국물이 많은 음식은 만복감을 주기에 좋은 다이어트 메뉴다. 밥을 먹기 전에 싱겁게 간을 한 국이나 찌개, 수프 등으로 공복감을 채운 후에 밥을 먹게 되면 적은 양으로도 쉽게 배부름을 느낄 수 있다.

● **밤에는 되도록 먹지 않는다**

똑같은 음식이라도 활동이 적은 밤에 먹은 음식물은 에너지로 연소되지 못해 그대로 체내에 축적되어 살이 된다. 8시 이후에는 어떤 음식이라도 절대 먹지 말고 도저히 공복감을 견딜 수 없다면 저지방 우유를 마셔 공복감을 달래도록 한다. 자칫 물도 살이 찌는데 한몫을 할 수 있으므로 조심한다.

알아두세요 !

딸기 케이크 1조각을 에너지로 소비하려면?

딸기 케이크 1조각의 칼로리는 181kcal. 간식으로 먹은 케이크 1조각을 에너지로 소비하려면 어느 정도 움직여야 하는가? 집안 일로 환산해 본다.

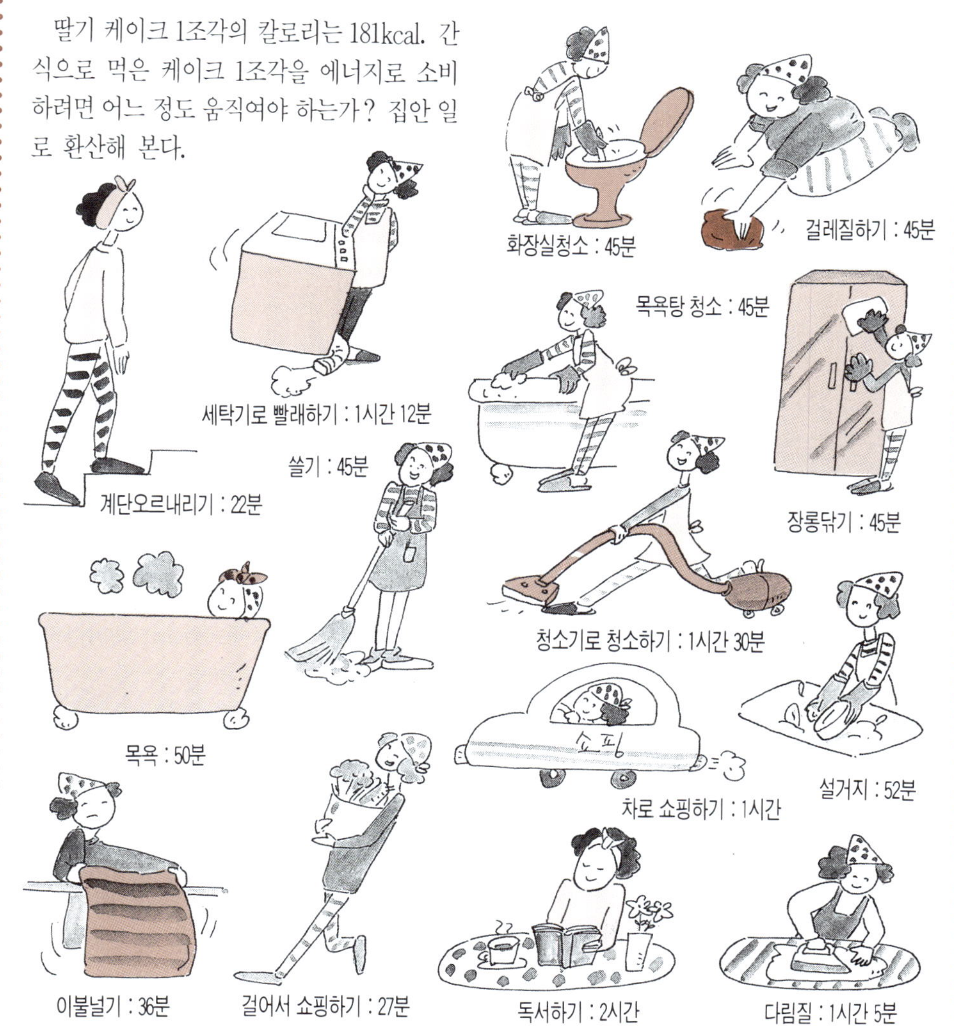

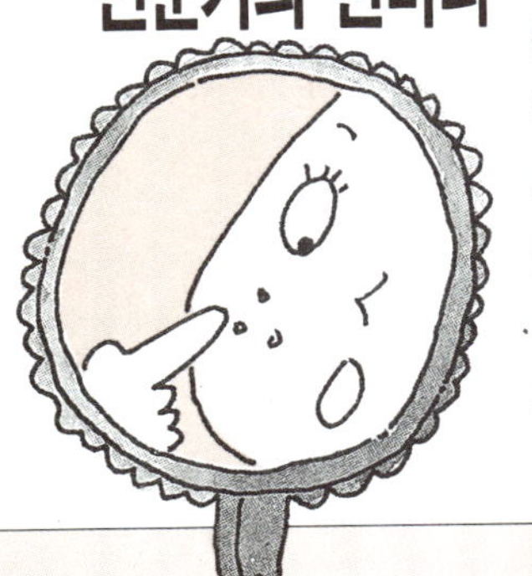

여드름은 사춘기에 호르몬의 분비 상태가 크게 변화되어 남성호르몬의 분비가 왕성해짐으로써 생기는 현상이다. 남성 호르몬은 피지의 분비를 왕성하게 하는 성분이 있어 이 피지가 과잉으로 생기면 모공 중간에 쌓여 세균과 접촉해 염증이 생겨 여드름이 된다. 또한 수면부족이나 기름기와 단 성분이 강한 음식을 먹는 것도 여드름을 부르는 일이다. 유전도 영향을 준다. 막힌 모공을 열어주는 항생 물질인 유황이 포함된 약으로 치료할 수 있고 식생활의 변화로도 개선할 수 있다

여드름이 났을 때
율무로션을 바르고 거지덩굴 달인 물을 마신다

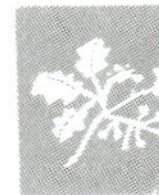 거지덩굴 달인 물
여드름의 균을 없애준다

거지덩굴은 포도과의 다년생 식물로 단순한 잡초라고만 생각해서는 안 된다. 거지덩굴에는 해독 작용을 하는 성분이 있어 여드름의 균을 없애 준다.

특히 거지덩굴 달인물을 마시면 효과를 높일 수 있다. 그늘에서 말린 거지덩굴잎 두 줌 정도를 3컵의 물에 넣고 그 양이 반으로 줄 때까지 달여서 하루 3회로 나누어 마시면 효과가 있다.

이렇게 만드세요 !

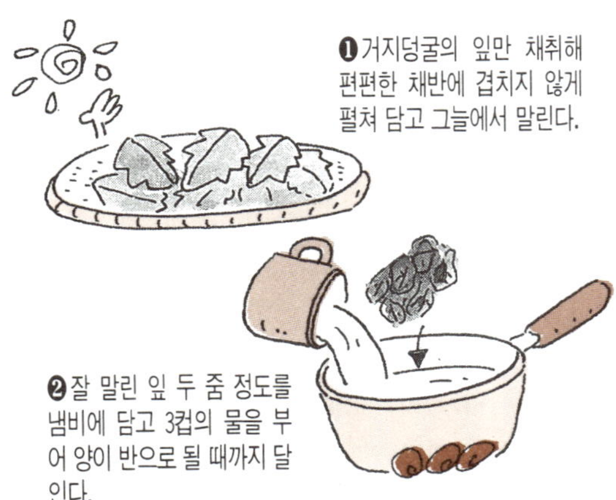

❶ 거지덩굴의 잎만 채취해 편편한 채반에 겹치지 않게 펼쳐 담고 그늘에서 말린다.

❷ 잘 말린 잎 두 줌 정도를 냄비에 담고 3컵의 물을 부어 양이 반으로 될 때까지 달인다.

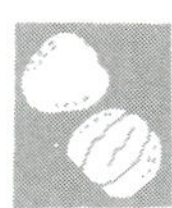 율무로션
변비로 생긴 여드름을 치료한다

율무에는 신진대사를 촉진하는 성분인 코이크소라이드가 들어 있는데 이 성분은 종양조직을 치료하는 효과도 있는 것으로 알려졌다. 또 율무는 변비 치료에도 한몫을 하는 식품으로 변비로 인해 여드름이 났을 때 꾸준히 먹으면 효과를 볼 수 있다.

율무를 달여 차로 마셔도 좋지만 율무로션을 만들어 매일 사용하면 더욱 좋다. (만드는 법 p. 247 참조)

 삼백초잎 달인 물
고름이 생긴 여드름에 효과가 있다

여드름 치료에 묘약이라고 알려진 삼백초잎은 특히 고름이 생긴 여드름에 좋다. 삼백초잎은 5~6월에 채취해 통풍이 잘 되고 그늘진 곳에서 3일 정도 말린다. 이렇게 건조시킨 삼백초잎 15g에 청미래덩굴뿌리 5g, 용담뿌리 2g을 함께 넣고 물 2컵을 부어 푹 달인 다음 물만 걸러 마신다. 청미래덩굴뿌리와 용담뿌리는 한의원이나 한약재 시장에서 구할 수 있다.

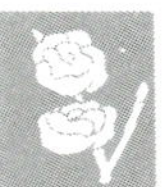 쇠비름 달인 물
종기처럼 생긴 여드름을 치료한다

쇠비름은 번식력이 강한 풀로서 여드름을 비롯해 종기의 특효약이다. 쇠비름에는 여드름을 치료할 수 있는 유효성분인 유기산이 많이 들어 있다.

특히 여드름에는 쇠비름 달인 물이 효과가 있는데 쇠비름 10g에 2컵의 물을 부어 양이 반으로 줄 때까지 달여 마신다.

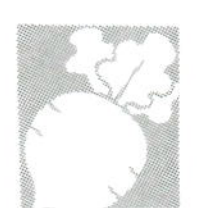 무즙로션
여드름의 염증을 진정시킨다

무의 껍질에는 속보다 비타민 C가 2배나 더 들어 있으므로 껍질을 벗겨내지 말고 깨끗이 씻어 사용한다. 여드름 치료에 사용할 경우 특히 껍질째 사용한다.

특히 무를 강판에 갈아 체에 거른 다음 즙만 받아 세안 후 얼굴에 바르면 여드름의 염증이 진정되고 악화되는 것을 방지할 수 있다.

무에 든 효소로는 전문 분해 효소인 디아스타아제가 가장 많고 산화 효소, 요소를 분해해서 암모니아를 만드는 효소, 체내에 생기는 해로운 과산화수소를 물과 산소로 분해하는 카탈라아제라는 효소 등 중요한 작용을 하는 효소가 많다.

●그밖에 효과가 있는 식품

인동덩굴의 꽃 8g과 민들레뿌리 8g을 2컵의 물을 붓고 그 양이 반으로 될 때까지 달여 마신다. 또 꽈리 5개를 분마기에 찧어 그늘에서 말린 후 물 1컵을 붓고 푹 달여 그 물을 마셔도 좋다.

녹두가루를 미지근한 물로 반죽해 잠자기 전에 얼굴을 씻은 후 발라 주면 치료에 효과를 볼 수 있다. 복숭아잎을 삶아낸 물로 여드름이 생긴 곳을 씻어 내거나 무즙을 섞어서 씻어 내도 좋다.

재료(3회분) / 율무…25g, 청주…3½컵

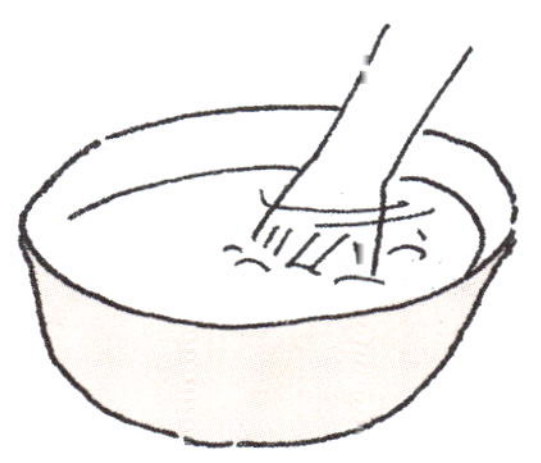
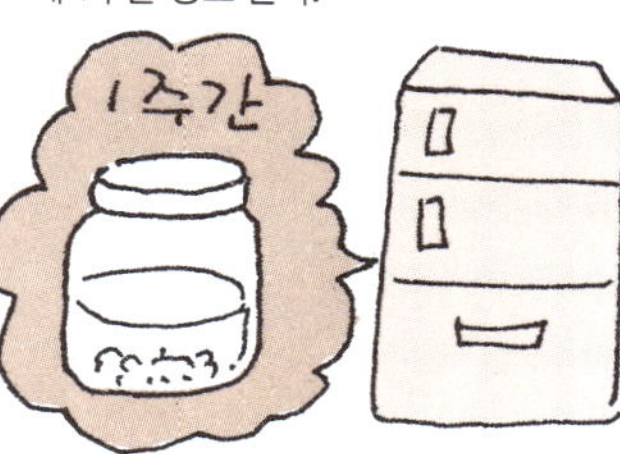
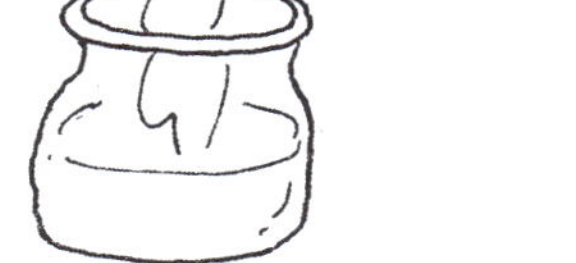
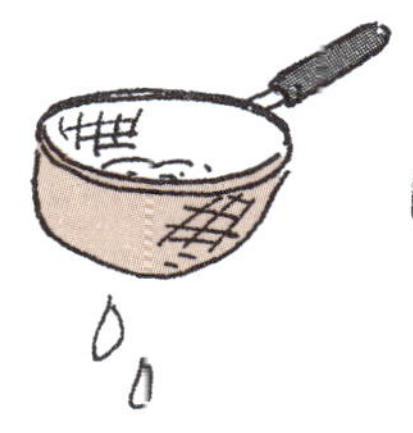
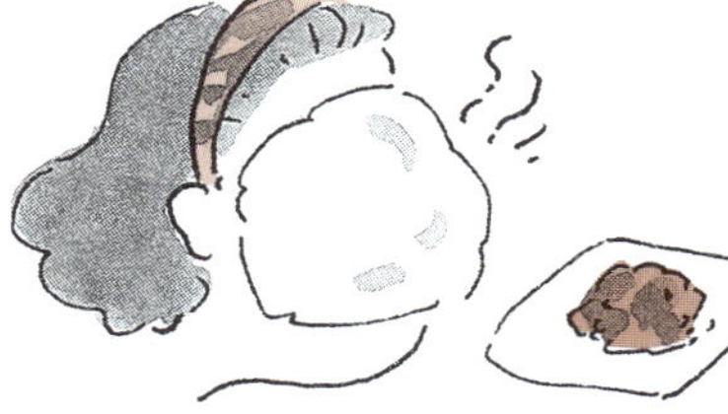
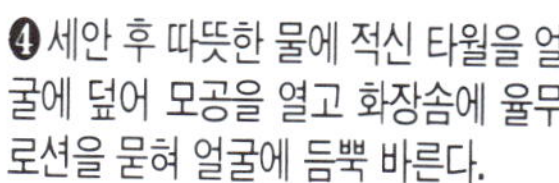

● **만들기의 포인트** 뚜껑 있는 그릇을 사용해야 알코올 성분이 날아가지 않는다. 또한 보존용기는 열탕 소독을 한 후 물기를 완전히 없애고 사용한다.

● **사용 후 느낌** 술 냄새가 나기는 하지만 건조되면 사라진다. 피부가 촉촉해지는 느낌이 든다. 화장솜에 묻혀 얼굴에 5~10분 정도 올려 놓으면 피부에 탄력도 생긴다.

이런 음식은 조심!

동물성 지방이나 자극성이 강한 음식은 피한다

여드름에 신경이 쓰인다고 무작정 손으로 짜거나 여드름을 악화시킬 수 있는 연고를 남용하는 것은 곤란하다. 대신 여드름 치료를 위해서는 위장의 기능을 높이는 음식을 먹어야 한다.

돼지고기, 튀김, 버터, 치즈, 햄 등 동물성 지방이 많은 식품, 고추, 겨자 등 자극적인 음식은 삼가는 것이 좋다. 그리고 너무 달거나 찬 음식, 담배와 술도 좋지 않다.

이런 음식 대신 다시마·미역 등 해조류와 신선한 채소, 과일 등을 많이 먹는다.

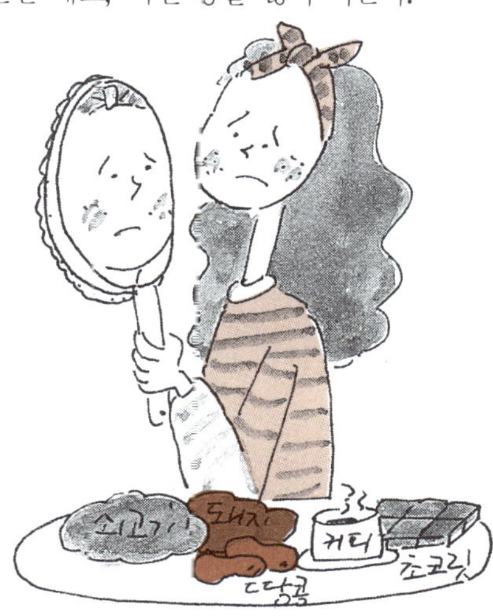

● **생활하면서 조심해야 할 일들** ●

여드름을 악화시키지 않으려면

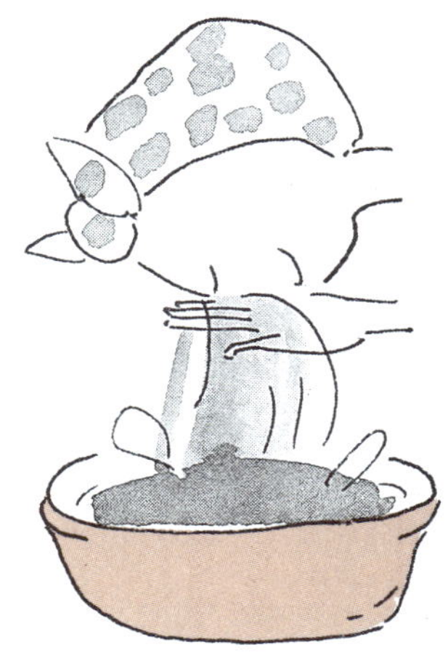

얼굴을 항상 깨끗하게 한다. 막힌 모공을 열기 위해서 세안은 빼놓을 수 없다. 적어도 아침·저녁 2회, 자극이 적은 비누로 씻어 주는 것이 중요하다. 이때 체온보다 약간 높은 따뜻한 물로 씻는 것이 포인트.

또 여드름 때문에 신경이 쓰이더라도 깨끗지 못한 손가락으로 만지작거리거나 짜서는 안 된다. 세균 감염으로 증세를 악화시킴은 물론 흉터가 남을 수도 있다.

식사는 변비가 되지 않도록 식물성 섬유가 많이 든 음식을 먹고 수면을 충분히 취하는 것도 여드름 치료에 효과적이다.

여드름 치료 약을 남용하지 말자

우선 여드름을 너무 가볍게 생각해서는 안 된다. 지금껏 사춘기에 돋았다가 20대가 지나면서 자연히 없어지는 것쯤으로 생각해 왔다. 그러나 경제 성장에 따른 식생활의 변화나, 여러가지 약물의 과용 또는 남용, 화장품 사용의 잘못으로 최근에는 40~50대에도 여드름이 돋는다.

많은 환자들이 시중에서 연고를 구하여 바르는데, 대부분의 연고는 부신피질 호르몬이 들어 있어 오랫동안 바르면 반드시 부작용이 생기고 더 나아가 중독 상태가 된다. 이렇게 되면 피부는 얇아져 실핏줄이 늘어나고 얼굴 전체가 붉어지며 비듬같이 일어나서 견디기 힘들어진다. 여드름 치료를 위해 바른 연고로 피부병이 한 가지 더 생기게 된다.

우선 일체의 연고를 중지하고 전문가와 상의하는 것 이외에는 다른 도리가 없다. 피부 손상의 정도에 따라 적절하게 부작용을 치료한 후에 여드름 치료를 해야 한다. 또 이와 같은 연고 중독증은, 흔히 밑화장으로 연고를 바르면 화장이 잘 먹는다고 생각하는 모든 여성에 커다란 경고가 될 것으로.

●여드름의 위치와 원인

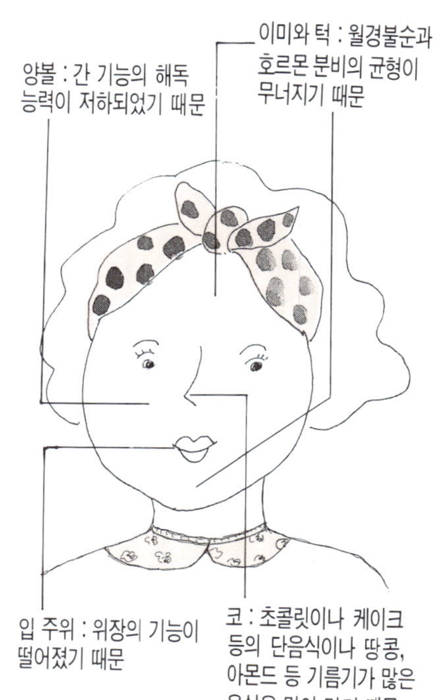

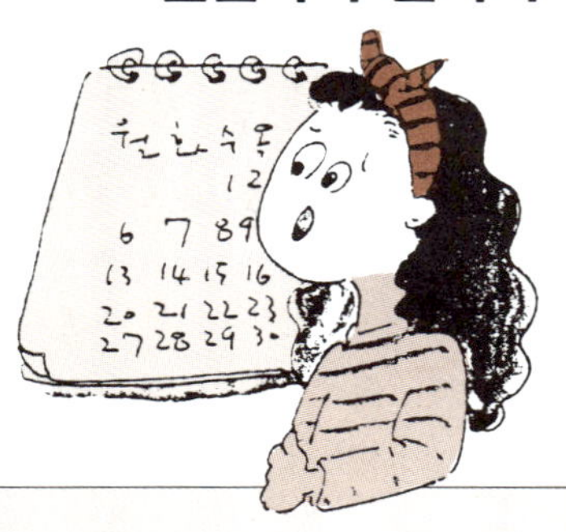

호르몬 분비가 순조롭지 못하면 월경에 이상이 온다. 월경이상은 월경의 주기, 진행기간, 출혈량에 이상이 있을 때를 말한다.

호르몬의 분비를 촉진하는 간뇌, 뇌하수체, 난소, 자궁 등에 장애가 있으면 월경이상이 나타나는데 증세가 심할 때는 의사의 진단을 받아서 호르몬 이상과 배란유무를 검사받도록 한다. 평소 영양의 밸런스에 신경을 써서 식품을 섭취하고 적당한 운동과 규칙적인 생활을 하면 치유될 수 있다. 일시적으로 아플 때는 진통제 복용도 괜찮다.

월경에 이상이 있을 때

우엉술을 조금씩 마시고 목이버섯볶음을 먹는다

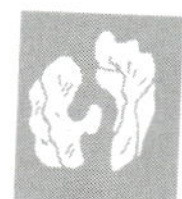

목이버섯볶음
월경의 양이 많을 때 효과가 있다

목이버섯은 어떤 나무에서 자라느냐에 따라 여러 가지로 분류된다. 목이버섯에는 피를 깨끗하게 하는 성분이 들어 있어 월경 이상을 비롯한 부인과계통 질환에 효과적이다. 특히 월경의 양이 지나치게 많을 때 좋다.

❶ 목이버섯 60g을 프라이팬에 살짝 볶는다.

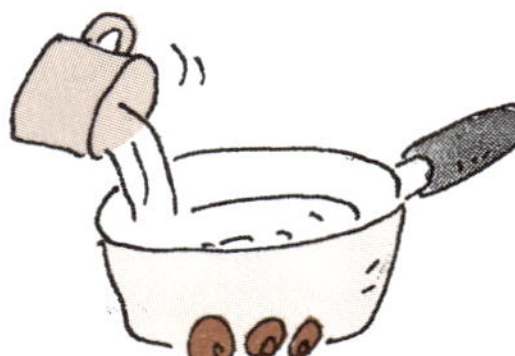

❷ 냄비에 볶은 목이버섯을 넣고 1컵의 물을 부어 물기가 없어질 때까지 달달 볶는다.

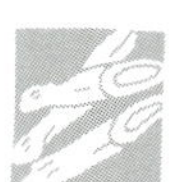

우엉술
월경이 예정일보다 늦어졌을 때

우엉에 들어 있는 알기닌 성분은 성 호르몬의 분비를 촉진시키는 작용을 하므로 월경이 예정일보다 많이 늦어지면 우엉을 이용한 음식을 먹는다.

또 우엉에는 신진대사를 촉진시키고 혈액순환을 원활하게 하여 오래 된 피를 밖으로 내보내는 효과가 있다. 우엉술을 담가 날마다 식사 사이사이에 2큰술 정도씩 계속 마시면 월경이 순조로워

진다. (만드는 법 p. 249 참조)

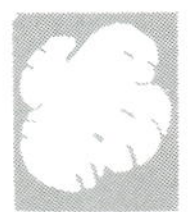

생강 달인 즙
냉증을 동반하는 월경불순에 좋다

생강은 식품으로서뿐만 아니라 약용으로도 뛰어난 식품이다. 그 중 냉증을 동반한 월경불순에 특효가 있다. 생강에는 몸을 따뜻하게 해 주는 성분이 들어 있어 생강을 달여 그 즙을 자주 마시면 몸이 따뜻해진다.

말린 생강 30g에 대추 30g, 꿀 1.5큰술, 물 4컵을 넣어 반으로 될 때까지 달여 그 즙을 마신다.

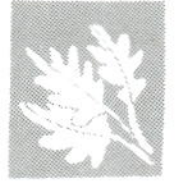

쑥생즙
통증이 심하고 양이 많을 때 좋다

쑥에는 지혈과 통증을 멎게 하는 약효가 있다. 월경이상이 계속되고 통증이 심할 때 좋은 쑥을 달여 그 즙을 마셔도 되고 생잎을 즙으로 짜서 마셔도 좋다.

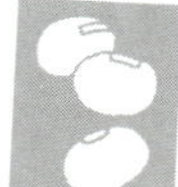

검은콩가루
월경량이 적을 때 효과가 있다

옛부터 된장, 간장, 두부. 유부 등의 원료로 쓰여 단백질의 주요 공급원이었던 콩은 최근에는 다이어트 식품으로까지 각광을 받고 있다.

특히 검은콩은 양질의 단백질 외에도 비타민 $B_1 \cdot B_2$ 등의 영양이 풍부하다.

검은 콩을 가루내어 차조기잎 달인 물과 같이 마시면 월경량이 적을 때 혈액순환을 촉진시켜 양을 늘리는 작용을 한다.

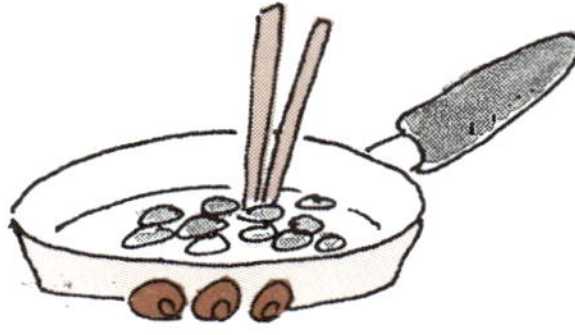

❶ 검은 콩 ½컵을 깨끗이 씻어 물기를 뺀 후 프라이팬에 넣고 볶는다.

❷ 볶은 검은콩을 분마기에 넣고 갈아서 곱게 가루를 만든다.

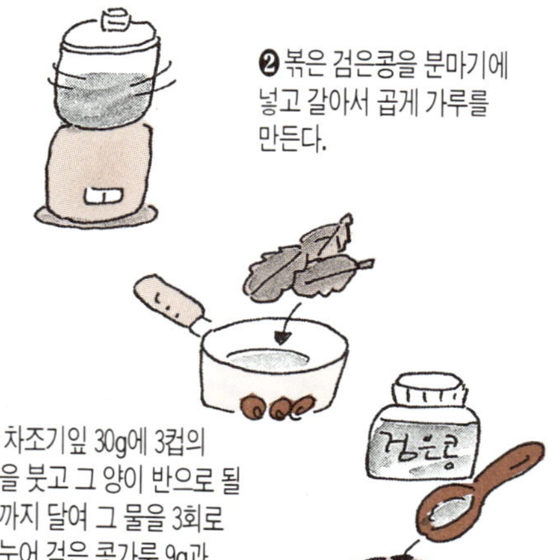

❸ 차조기잎 30g에 3컵의 물을 붓고 그 양이 반으로 될 때까지 달여 그 물을 3회로 나누어 검은 콩가루 9g과 같이 마신다.

● 그밖에 효과가 있는 식품들

월경이 좀처럼 멎지 않을 때는 호도 50개를 재가 되지 않을 정도로 구워 공복시에 따뜻한 물이나 술과 함께 먹는다. 미나리도 월경불순에 효과가 있다. 말린 미나리 50g에 2컵의 물을 붓고 달여 그 양이 반으로 되면 불을 끄고 조금 식힌 후 마신다.

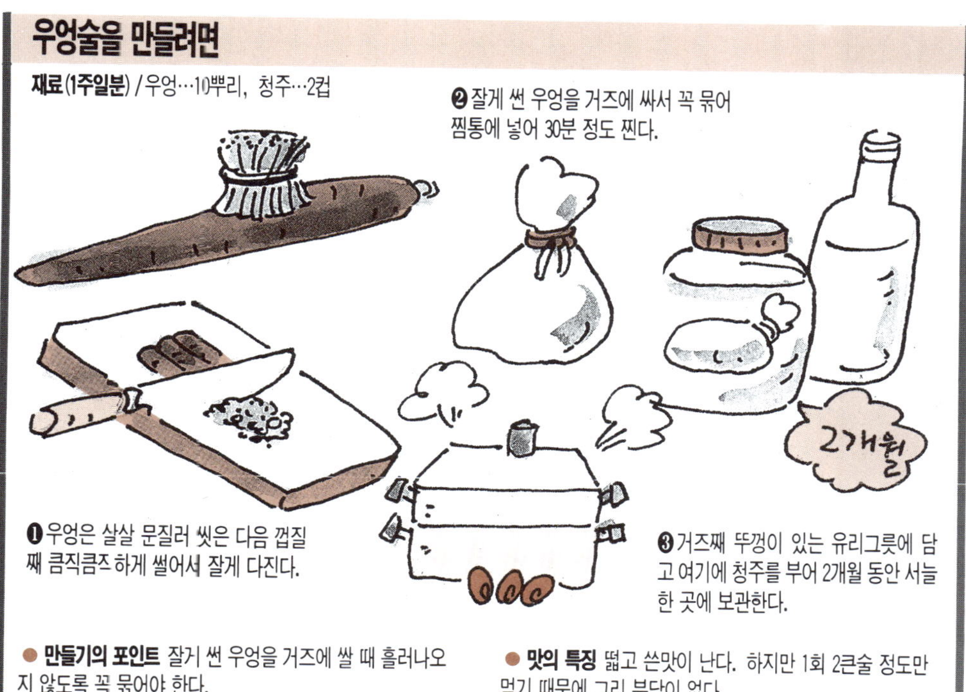

 **이런 음식은 조심!**

몸을 차게 하는 음식은 먹지 않는다

월경에 이상이 있을 때는 게나 조개류, 냄새가 강한 산나물처럼 피를 탁하게 하는 식품은 먹지 않는다. 또 빈혈이나 불임증이 있는 사람은 채소·과일처럼 몸을 차갑게 하는 식품도 피해야 한다.

현기증이 나는 사람은 초콜릿류의 자극적인 식품도 삼가하고 월경의 양이 많은 사람은 달걀, 우유, 햄, 햄버거, 케이크같은 음식도 조심해야 한다. 물론, 찬 주스류나 아이스크림 등도 삼가한다.

그밖에 효과가 있는 민간요법

먹도미 : 도미뼈는 생리를 순조롭게 하고 생리통을 완화시킨다. 도미의 뼈를 까맣게 태워서 곱게 가루로 만든다. 여기에 꿀을 넣어 잘 섞은 후 손톱크기만하게 환약을 빚는다.
모란뿌리 : 소염·진통·지혈·완화제로 쓰이는 모란뿌리를 껍질째 삶은 물로 뒷물을 한다.
잇꽃 : 잇꽃은 구연산, 비타민 B·E, 칼슘, 인지질 등의 상승작용으로 뇌혈액순환을 활발하게 한다. 잇꽃을 술에 담갔다가 하루 10g씩 마신다. 또는 잇꽃을 압착해서 만든 잇꽃기름(홍화유)를 먹는다.

월경이상이 있을 때 생각할 수 있는 병

월경이상의 내용	생각할 수 있는 병
월경 주기가 24일보다 짧거나, 40일 이상 60일 이내로 길다.	호르몬·배란 장애, 황체기능 부전
월경기간이 걸고 출혈량도 많다. 월경통을 수반하거나 덩어리진 피가 많이 나온다.	자궁근종, 자궁내막증
월경기간이 짧고 출혈량이 적다.	무배란, 난소황체 기능 부전, 자궁발육부전, 자궁내막의 유착
월경이 자주 늦어진다. 일단 시작되면 출혈이 계속되어 양이 많거나 또는 1~2일에 끝나 버린다.	기능성 자궁 출혈
중년 이후에 월경 주기가 불규칙적으로 된다. 출혈량이 적어진다. 현기증이 일어나고 머리가 무거운 증세가 나타난다.	갱년기 장애
만 16세가 지났는데도 초경이 없다.	자궁발육부전, 처녀막 폐쇄증, 질 결손증
계속되던, 월경이 갑자기 없어졌다.	정신적인 충격, 영양 장애 등
월경 시작 3~10일 전부터 유방통, 불안증, 두통 같은 불쾌한 증세가 있다. 월경이 시작되면 낫는다.	월경 전 긴장 증세
월경 전날부터 월경이 있는 기간 동안 심한 하복통과 요통이 있으며 배가 당기는 듯한 느낌, 변비, 구토 증세가 난다.	월경곤란증

월경이상의 3대 증상

월경불순

● 증세

월경주기가 정상보다 길거나 너무 짧아 한 달에 두번 까지 월경을 하는 경우, 월경이 아예 없거나 월경의 양도 지나치게 많거나 적은 것을 월경불순이라고 한다.

● 치료

단백질과 비타민이 풍부한 식사를 하면 월경불순을 예방할 수 있다. 항상 영양의 균형이 잡힌 식사를 하도록 한다.

적당한 운동요법도 병행하면 효과가 있다.

무월경

● 증세

월경을 일반적으로 열네 살 무렵에 시작되지만 빠르거나 늦는 경우가 많다. 그러나 계속 월경이 있다가 갑자기 없어지는 경우도 있는데, 스트레스가 심하거나 생활환경이 변했을 때도 월경이 없을 수 있다.

● 치료

아예 월경이 없거나 조금씩 나올 때는 복숭아씨와 대황을 1 : 2의 비율로 섞어 가루로 낸 다음 밀가루에 반죽해 녹두알 크기로 환약을 빚어 다섯 알씩 식후에 먹으면 효과가 있다.

익모초 30~50g을 물에 달여서 하루 세 번에 걸쳐 나누어 먹어도 무월경이 치료된다.

월경통

● 증세

월경통의 가장 기본적인 증세는 아랫배와 허리가 아픈 것이다. 또한 심한 피로감과 두통, 변비, 설사, 메스꺼움 등을 호소하는 사람도 있다.

● 치료

월경이 있는 기간에 되도록 정신적인 긴장이나 흥분을 삼가한다. 항상 몸을 따뜻하게 하고 속옷은 천연소재의 면이 좋다. 음식은 소화가 잘 되는 것이 좋다. 육류와 찬 음식은 삼가하고 부추와 미나리 등은 진통을 다스리는 효과가 있으므로 많이 먹는다.

욕조에 들어가는 것도 세균감염이 될 수 있으므로 샤워 정도로 마치는 것이 좋다. 산책을 하여 혈액순환을 원활하게 한다.

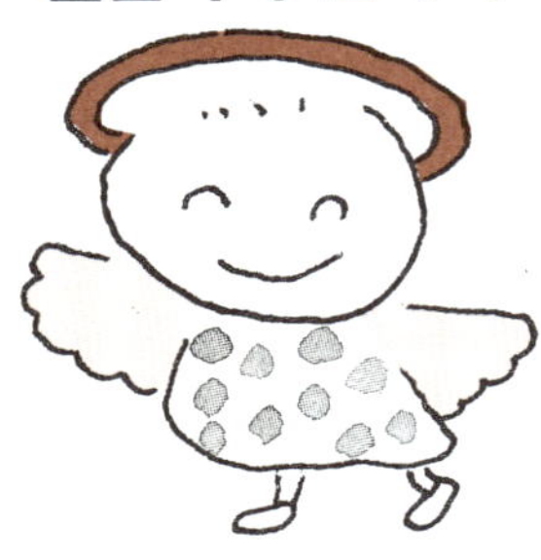

임신 24주 미만에 분만이 일어나는 것을 '유산'이라 하고 24~36주에 걸쳐서 일어나는 분만을 '조산'이라고 한다.
임신 10주 정도까지의 유산은 과반수가 태아의 이상이나 기형에 의한 것이다. 그 외에 자궁발육에 문제가 있거나 자궁이 기형이 되었을 때 등 모체에 원인이 있는 경우도 있다. 격렬한 스포츠, 심한 설사, 정신적인 충격도 유산·조산의 원인이 될 수 있다. 유산이나 조산을 예방하기 위해서는 안정이 필요하고 따뜻한 음식을 섭취한다.

유산·조산이 될 때

검은콩꿀조림을 먹고 목이버섯 가루를 마신다

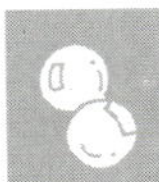 검은콩꿀조림
임신중독증에 의한 유산을 방지한다

검은콩에는 '안태'(뱃속에서 놀라 움직이는 태아를 치료하여 가라앉히는 일. 한방용어) 작용을 하는 성분이 들어 있어 유산이나 조산을 예방해 준다. 또 이뇨 작용이 뛰어나 임신중의 부기도 가라앉혀준다. 유산이나 조산의 원인이 되기 쉬운 임신중독증에도 효과가 있다.

검은콩은 양질의 단백질이나 비타민 B_1·B_2 등을 풍부하게 함유하고 있어 임신부에게는 아주 이상적인 식품이다. 특히 검은콩꿀조림은 임신중의 태동 때문에 복통이 일어날 때에도 효과가 있다. 단, 알레르기 체질인 사람은 주의해야 한다. (만드는 법 p.251 참조)

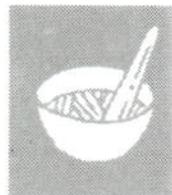 호박덩굴가루
자궁이 약한 사람에게 좋다

호박의 당분은 소화흡수가 잘 되기 때문에 위장이 약하고 마른 사람에게는 부식으로도 좋다. 특히, 산후 부기가 심한 사람에게 좋은 식품으로 옛날부터 전해져 오고 있다.

자궁이 약해 유산이 되는 사람은 호박덩굴을 말려 곱게 가루를 낸 다음 매일 한숟가락씩 먹는다. 호박씨에도 풍부한 영양이 들어 있어 산모가 꾸준히 먹으면 호박씨에 들어 있는 불포화지방산과 레시틴이 혈액순환을 도와 고혈압을 예방하기도 한다.

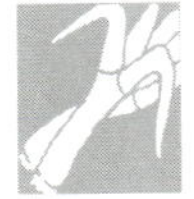 파뿌리 달인 즙
아랫배가 아프면서 유산이 염려될 때

임신중에 아랫배가 아프면서 유산이 염려될 때는 파뿌리 20개를 잘 씻어 물 20컵을 붓고 물의 양이 5컵이 될 때까지 달여 즙만 받아 마신다.

파에는 흥분을 진정시키는 작용을 하는 성분이 있어 안정이 필요한 임신부에게는 아주 좋은 식품이다.

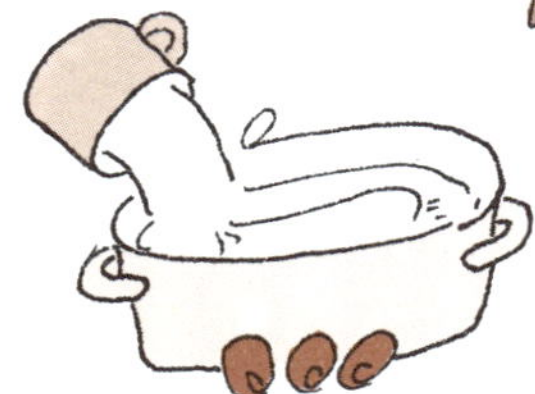

목이버섯가루
습관성 유산이 있는 사람에게 좋다

혈액을 정화하고 지혈 작용을 하는 목이버섯은 부인과 계통의 질환에 특히 좋다. 또한, 고혈압·동맥경화증·치질이 있는 사람에게도 좋다.

목이버섯에는 양질의 단백질과 칼슘이 들어 있어 임신부에게는 최적의 식품이라 할 수 있다. 유산 예방에는 목이버섯 30g을 프라이팬에 볶아서 곱게 가루로 만든 다음 뜨거운 물과 함께 먹는다.

● 그밖에 효과가 있는 식품

태반이 완성되기 전인 임신 23개월에는 유산의 위험이 크다. 유산을 한 번이라도 경험한 사람이라면 하루 2~3회씩 골반을 높여 1시간 가량 휴식을 취하도록 한다.

임신중에 체력이 약해져 살이 빠지면서 마른 기침을 자주 할 때는 하루에 잣을 50알 정도 먹으면 좋다.

넘어졌거나 다쳐서 유산이 걱정될 때는 해바라기꽃 20g에 물을 적당히 붓고 달여서 식사 전에 마신다. 또 임신중에 놀라서 유산이 우려될 경우에는 차조기잎 한두 줌을 물에 넣고 달여서 하루에 2회, 3일 정도 꾸준히 마시면 효과가 있다.

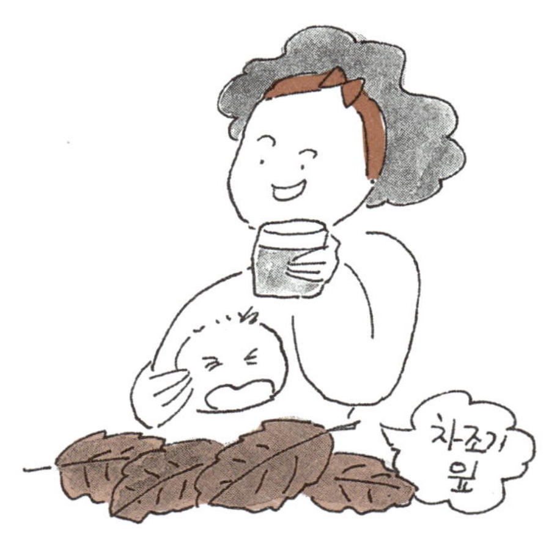

검은콩꿀조림을 만들려면

재료(5회분) / 검은콩…1컵, 꿀…2큰술, 물…5컵

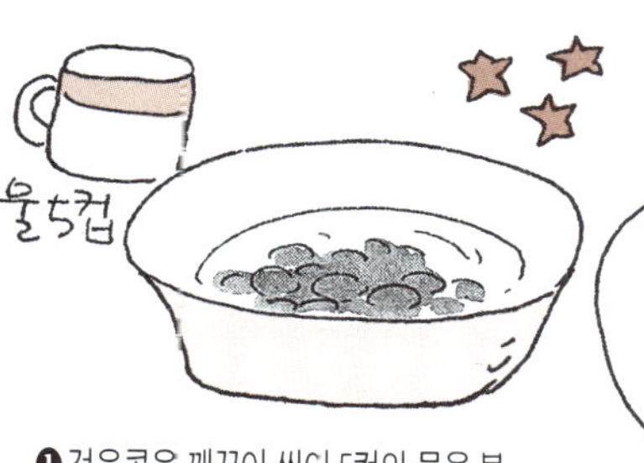

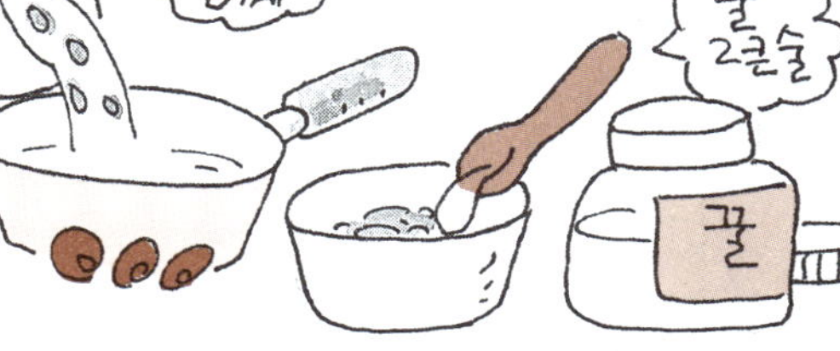

❶ 검은콩은 깨끗이 씻어 5컵의 물을 붓고 하룻밤 정도 담가 둔다.

❷ 잘 불려진 검은콩과 불린 물을 함께 냄비에 붓고 센불에서 팔팔 끓인다. 콩이 부드러워지고 물이 거의 졸아 들면 불을 끄고 체온 정도로 식혀 꿀 2큰술을 넣는다.

● **만들기의 포인트** 검은콩이 타지 않고 잘 익도록 한 번 끓인 다음 불을 약하게 줄여 조린다.

● **맛의 특징** 콩맛이 고소하여 밥 반찬으로도 좋고 그냥 간식삼아 먹어도 된다.

● **도움이 되는 의학 정보** ●

조산이 되는 여러 가지 원인

임신 20~36주까지의 조기분만을 조산이라 하는데, 태어난 아기의 체중에 따라 적절한 조치를 취하면 건강한 아이가 될 수도 있다. 조산의 원인은 아직 정확히 알려져 있지 않지만, 조산 때 흔한 증세 등을 잘 알아두면 약 50% 정도는 예방할 수 있다.

지금까지 알려진 조산의 원인에는 여러가지가 있다. 태아 쪽의 이상으로는 다태임신과 선천성이상 등의 경우가 있지만, 대부분 모체의 이상에 의해서 조산이 이루어진다. 조기파수·자궁경관무력증·임신중독증 등의 모체의 원인으로 지적된다.

자궁경관무력증은 자궁구의 긴장상태가 좋지 않아 생기는 것이다. 임신 8~9개월이 되면 태아가 커지고 자궁구는 더이상 버틸 수 없게 되어 바로 진통없이 파수해 조산이 되는 것이다.

또한 임신중독증에 걸리면 태반활동에 이상을 일으켜, 태아에게 충분한 산소와 영양을 공급하지 못하게 된다. 태아는 더이상 태내에서 성장할 수 없게 되는 데 조산하는 경우와 제왕절개를 통한 인공조산이 있다.

양수과다증도 조산을 일으키게 된다. 임신 후기의 양수는 보통 500~800cc 정도이나, 800cc 이상이 되면 자궁내압이 높아져 조기파수와 조산을 일으킨다.

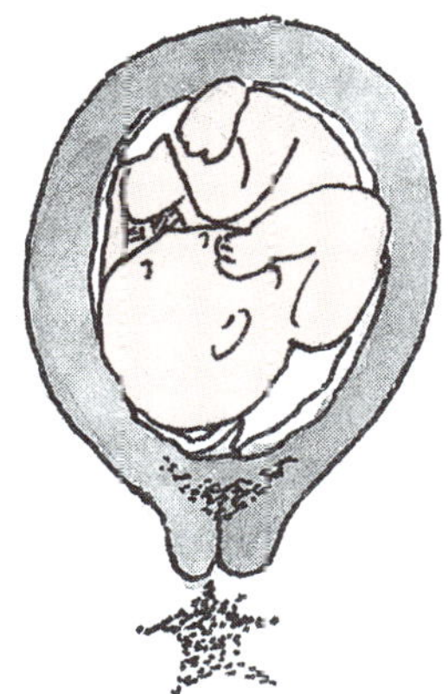

• 전치태반
태아가 나오게 되는 자궁 경부를 태반이 막고 있어서 진통에 따라 자궁 경부가 확장이 되면 태반이 파열되면서 출혈한다

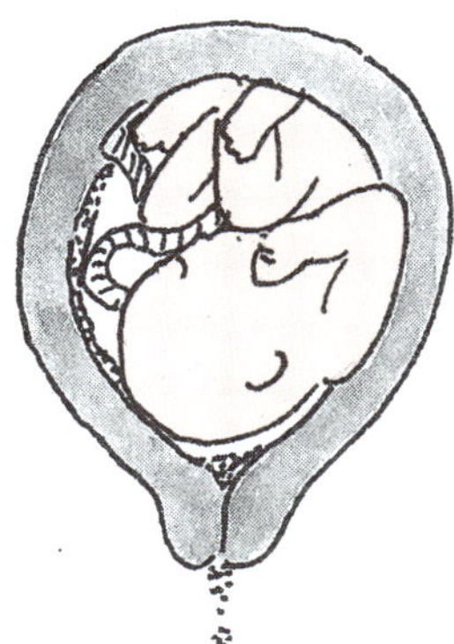

• 태반조기박리
태반이 너무 일찍 자궁벽에서 떨어져 나와 그 부위에서 출혈을 한다.

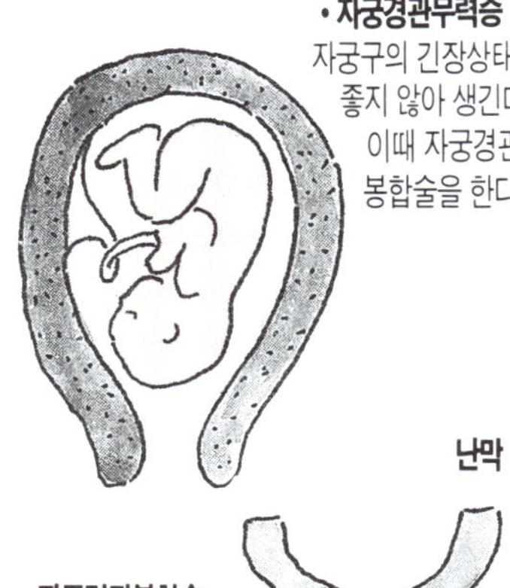

• 자궁경관무력증
자궁구의 긴장상태가 좋지 않아 생긴다. 이때 자궁경관 봉합술을 한다.

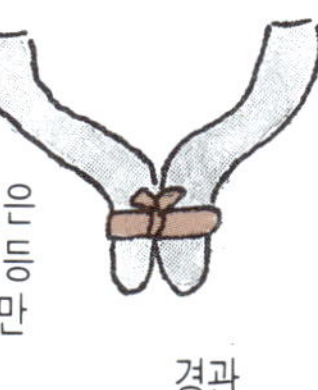

• 자궁경관봉합술
자궁 경부 상단을 폭넓은 테이프나 플라스틱 관 등으로 묶어 두었다가 분만 전에 풀어 준다.

유산을 방지하려면

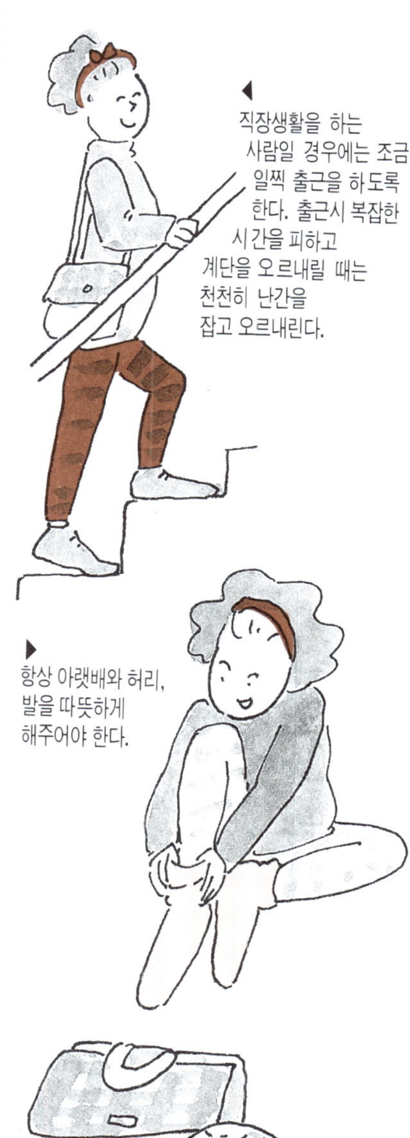

► 직장생활을 하는 사람일 경우에는 조금 일찍 출근을 하도록 한다. 출근시 복잡한 시간을 피하고 계단을 오르내릴 때는 천천히 난간을 잡고 오르내린다.

► 항상 아랫배와 허리, 발을 따뜻하게 해주어야 한다.

▲ 장거리 여행은 유산의 원인이 될 수도 있으므로 피한다. 검은콩, 목이버섯, 농어 등 유산을 막아 주는 음식을 자주 먹는다.

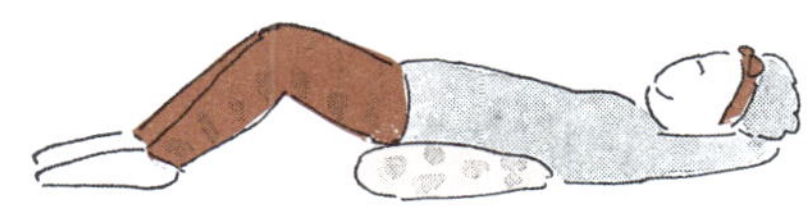

▲ 태반이 완성되기 전인 임신 2~3개월에는 유산의 위험이 많으므로 유산을 경험한 임신부라면 하루 2~3회씩 골반을 높여 1시간 가량 휴식을 취한다.

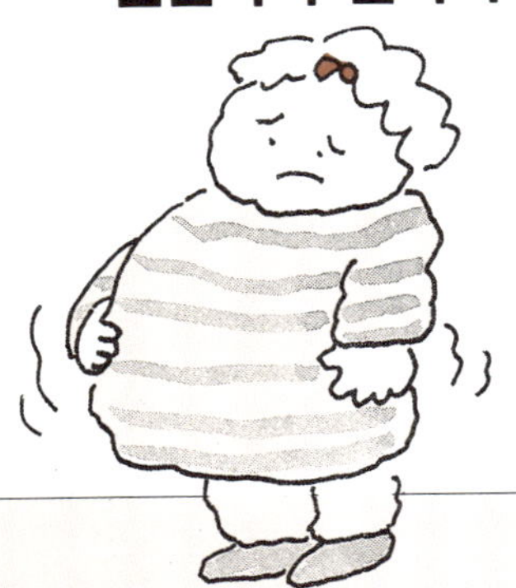

임신중독증이라는 것은 임신중에 몸이 붓거나 단백뇨가 나오고 혈압이 올라가는 등의 증세가 나타나는 것을 말한다.
대개 아기를 낳고 난 후에는 좋아지지만 임신중에 악화될 경우에는 모든 기관에 장애를 일으키기도 한다.
임신 말기인 8~10개월째에 발병하기 쉬우며 임신부 사망 원인의 1위다.
또 태아의 발육에도 영향을 주어 사산아나 미숙아가 생기게 되기도 한다.
염분을 제한하고 고단백·저에너지의 식생활을 하도록 한다.

임신중독증 일 때
잉어찜을 먹고 수박껍질 달인 물을 마신다

수박껍질 달인 물
몸의 부기를 가라앉힌다

수박의 성분은 거의 모두 물인데 배뇨에 필요한 칼륨을 풍부하게 함유하고 있다. 옛부터 이뇨 작용이 있는 과일로 알려진 수박은 부기를 동반하는 신장염이나 심장병, 각기병 등의 치료에도 사용되어 왔다.

임신중독증에 의한 부기에는 수박껍질 달인 물이 좋다. 여기에 결명자차를 곁들이면 보다 효과가 있다. 또 수박을 짠 즙을 마시면 고혈압으로 인해 몸이 부었을 때도 효과가 있다. 단, 수박은 몸을 차게 하는 작용도 하므로 몸이 찬 사람은 조심한다.

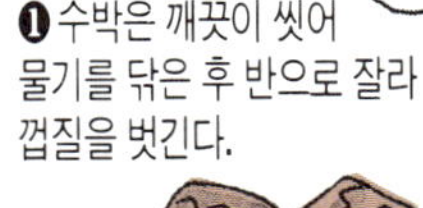

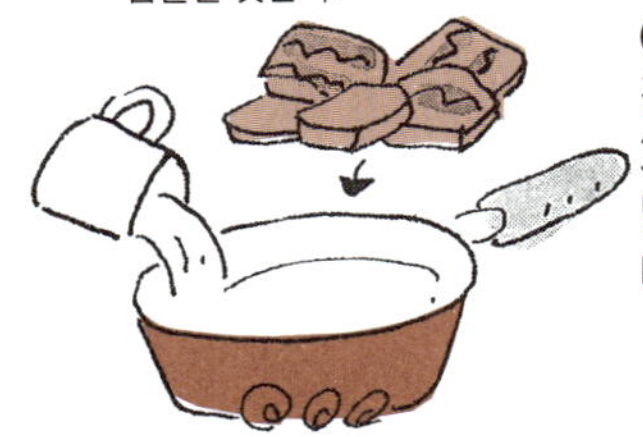

❶ 수박은 깨끗이 씻어 물기를 닦은 후 반으로 잘라 껍질을 벗긴다.

❷ 벗긴 껍질을 1~2cm 길이로 썰어 냄비에 담고 물 3컵을 부어 10~20분 정도 달여 식힌 후 그 물을 마신다.

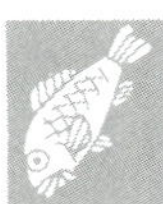

잉어찜
부기를 가라앉힌다

잉어는 임신부에게 아주 좋은 식품이다. 태아

의 발육이나 출산 후의 젖분비를 촉진하며 이뇨 작용도 뛰어나서 임신중독증에 의한 부기를 가라앉히는데 더없이 좋은 음식이다. 잉어, 팥, 우엉 등을 넣어서 끓인 잉어찜은 부기해소에 효과가 크다. (만드는 법 p.253 참조)

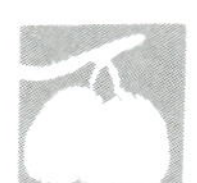

으름덩굴 달인 즙
신장이 약해 부기가 있을 때 좋다

으름덩굴의 약효가 있는 부분은 덩굴과 뿌리에 있다. 덩굴 말린 것을 '목통'이라 하여 한약재로 사용한다. 이뇨·소염·배뇨 등의 약효가 있으며 임신부가 신장이 약해 부었을 때 특히 효과가 있다.

으름덩굴은 굵고 딱딱하며 흰색이 도는 덩굴이 좋다. 이 덩굴 말린 것 10g에 3컵의 물을 붓고 절반으로 줄어들 때까지 달여 하루 3회로 나누어 마신다.

●그밖에 효과가 있는 식품

임신중독증의 위험이 있는 사람은 평소에 채소를 중심으로 식단을 짜는 것이 좋다. 단순히 부종만 나타날 때는 수박과 으름덩굴을 자주 먹는 것이 좋다. 그러나 몸이 차거나 냉증이 있는 사람은 삼가하는 것이 좋다.

가물치도 좋은데 가물치에 도라지 두쭘을 넣고 국을 끓여 먹는다. 소변보기가 힘들고 부종이 있을 때는 늙은 호박을 삶아서 즙을 짜 마시면 효과가 있다.

임신중독증의 3대 증세

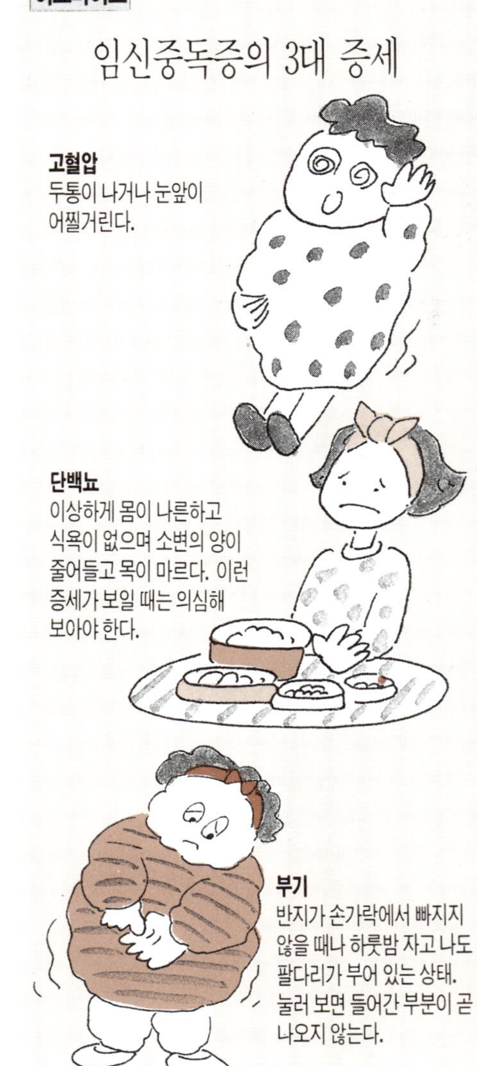

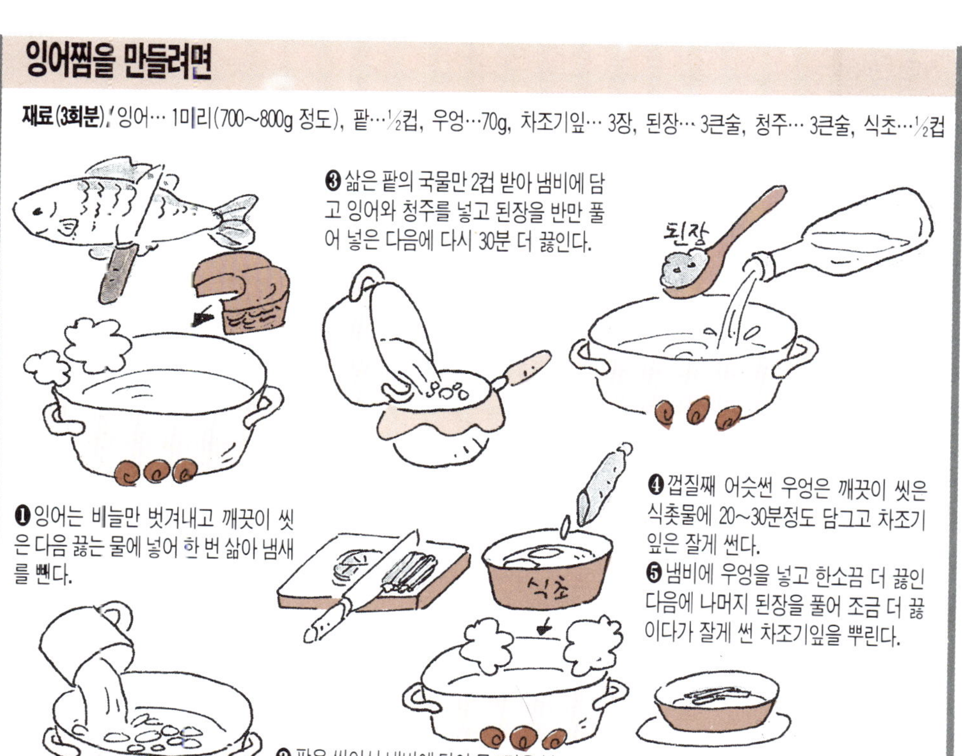

잉어찜을 만들려면

재료(3회분) 잉어… 1미리(700~800g 정도), 팥…½컵, 우엉…70g, 차조기잎… 3장, 된장… 3큰술, 청주… 3큰술, 식초…½컵

❶ 잉어는 비늘만 벗겨내고 깨끗이 씻은 다음 끓는 물에 넣어 한 번 삶아 냄새를 뺀다.

❷ 팥은 씻어서 냄비에 담아 물 5컵을 부어 20~30분 정도 삶아 낸다.

❸ 삶은 팥의 국물만 2컵 받아 냄비에 담고 잉어와 청주를 넣고 된장을 반만 풀어 넣은 다음에 다시 30분 더 끓인다.

❹ 껍질째 어슷썬 우엉은 깨끗이 씻은 식촛물에 20~30분정도 담그고 차조기잎은 잘게 썬다.

❺ 냄비에 우엉을 넣고 한소끔 더 끓인 다음에 나머지 된장을 풀어 조금 더 끓이다가 잘게 썬 차조기잎을 뿌린다.

● **만들기의 포인트** 잉어는 약으로 쓸 경우에는 비늘만 벗겨내고 통째로 사용한다. 꼬리, 지느러미도 잘라내지 않는다.

● **맛의 특징** 잉어의 비린맛이 팥과 우엉 등의 식품으로 중화되어 먹기에 부담이 없다. 뜨거울 때 먹는다.

● 도움이 되는 의학 정보 ●

임신중독증의 합병증은?

자간

임신중독증이 심해지면 부종·단백질·고혈압의 증세가 급속도로 일어나면서 두통과 현기증이 심해진다. 또 구역질이 나거나 위통 등의 증세가 있으면 자간을 의심해야 한다.

폐수종

전신에 부종이 심하며 폐에도 물이 고이게 된다. 심하면 호흡곤란을 일으켜 심장마비로 사망할 수도 있다.

태반조기박리

태아보다 태반이 먼저 자궁벽에서 떨어지는 것을 말한다. 고혈압이 원인이며 갑자기 심한 하복통의 증세를 느낀다. 태반이 떨어진 면적이 넓으면 태아에게 산소와 영양을 충분히 공급할 수 없게 되고 태반과 자궁 사이에 피가 고여 제왕절개수술을 해야 한다.

임신중독증을 조기 발견하려면 정기 검진을 꼭 해야 한다

임신중독증은 부기·단백뇨·고혈압이 3대 증세인데 이것을 조기 발견하려면 꼭 정기검진을 받아야 한다. 특히 다음과 같은 사람은 임신중득증이 되기 쉬우므로 정기 검진 때마다 이상이 없는지를 꼭 체크할 필요가 있다.

다리를 손가락으로 눌러 보았을 때 들어간 부분이 금방 나오지 않는다면 상당히 부어 있다는 증거다. 손가락이 부어서 반지를 빼기 어려운 것도 하나의 기준이 된다.

또 체중이 1주일에 500g 이상이나 늘어난다면 이것도 주의해야 한다. 이것은 뚱뚱해진 것이 아니라 부은 것이다. 그 외에 두통이 좀처럼 낫지 않는다거나 눈앞이 어찔어찔할 때는 고혈압일 수도 있다.

● 체중이 1주일이 500g 이상이나 늘어나면 주의해야 한다.

● 정기적인 검진이 필요하다. 특히 초산, 비만, 당뇨, 신장, 고혈압 등이 있는 사람은 꼭 정기정진을 받도록 한다.

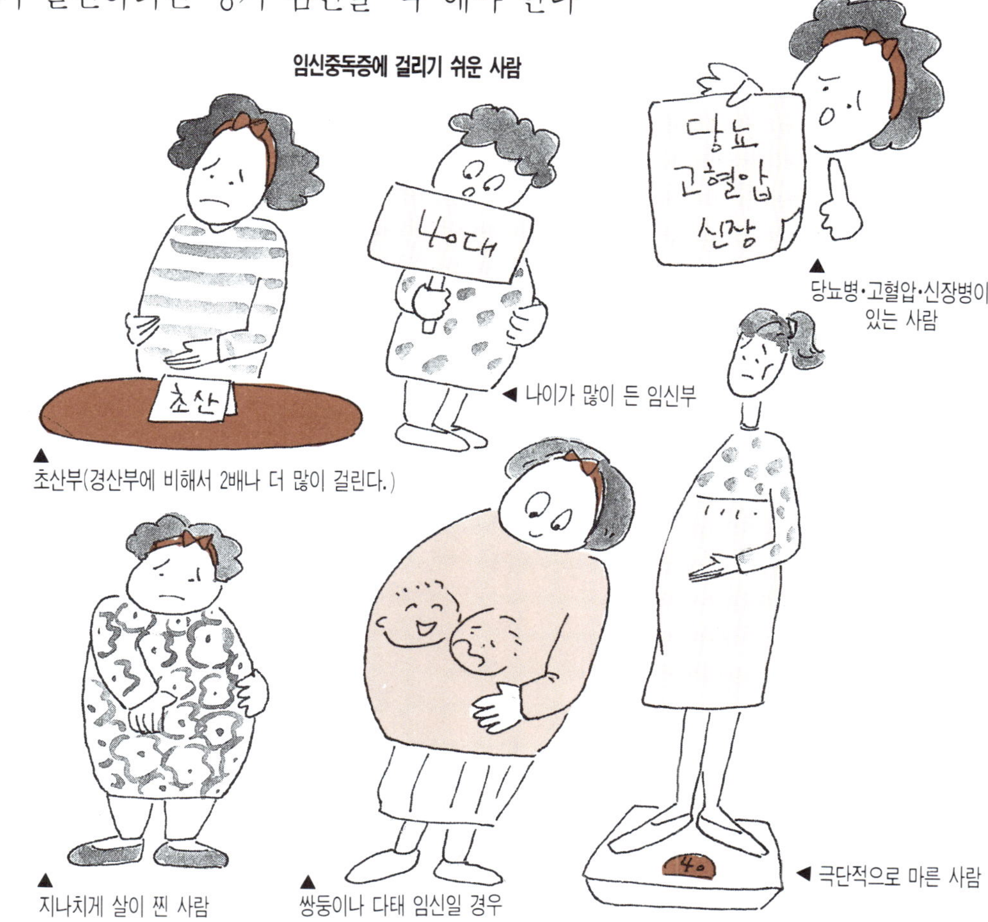

▲ 초산부(경산부에 비해서 2배나 더 많이 걸린다.)

▲ 지나치게 살이 찐 사람

▲ 쌍둥이나 다태 임신일 경우

◀ 나이가 많이 든 임신부

▲ 당뇨병·고혈압·신장병이 있는 사람

◀ 극단적으로 마른 사람

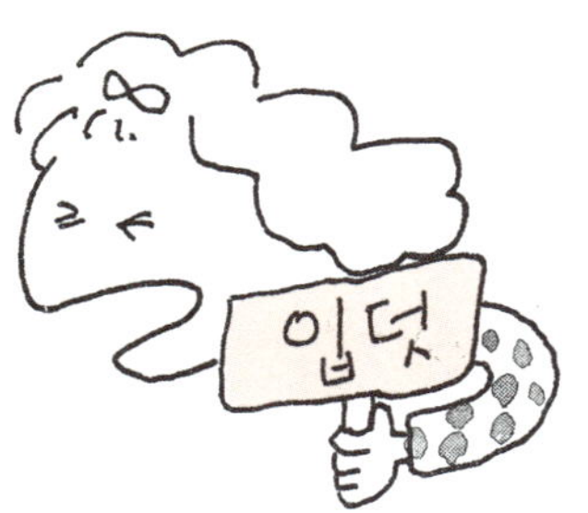

입덧은 임신 6주부터 시작되는 생리적인 변화로 임신부의 약 70%가 경험하게 된다. 사람에 따라 그 증세가 다르지만 주로 구토·현기증·변비·전신권태·식욕부진·식성의 변화 등이 나타난다. 또, 타액의 분비가 많아지거나 미열을 동반하는 경우도 있다. 입덧에 의한 구토는 위가 비어 있을 때 더 심하므로 식사시간이나 횟수에 신경쓰지 말고, 먹고 싶을 때마다 조금씩 먹는다. 임신 10~11주가 되면 증세가 진정되므로 걱정하지 않아도 되지만 급격한 체력 저하가 있을 때는 전문의와 상담·치료하도록.

입덧을 할 때
매실차를 마시고 모과 달인 즙을 마신다

명자나무열매 달인 즙
나른하고 피곤한 몸에 활력을 준다

장미과의 낙엽 관목으로 봄에 빨간색·하얀색 꽃이 가지 끝에 피고 여름에 길고 둥근 열매가 누렇게 익는다.

사과와 같은 향을 내는 명자나무의 노란 열매는 사과산, 구연산 등의 유기산이 많이 들어 있다. 이 유기산이 입덧을 진정시키는 작용을 하고, 입덧으로 인해 나른하고 피곤한 몸에 활력을 준다.

말린 명자나무열매 15g을 둥글게 썰어 2컵의 물을 붓고 그 양이 반으로 될 때까지 달여 식힌 다음 하루에 2~3회로 나누어 마신다.

오수유열매 달인 즙
우울한 기분을 좋게 한다

임신을 하면 공연히 기분이 우울해진다. 이럴 때는 오수유열매를 달여 그 즙을 마셔 본다. 오수유열매는 가을에 열리는데, 한방에서는 입덧에 의한 두통이나 구토, 식욕부진 등의 증세를 가라앉히는 약재로 쓰이고 있다.

말린 오수유열매 1~3g에 2컵의 물을 부어 양이 반으로 줄 때까지 달인다. 갓 따낸 열매에는 독성이 있으므로 딴 지 1년이 지난 것을 사용하는 것이 안전하다.

오수유열매는 한의원이나 한약재 시장에서 구입할 수 있다.

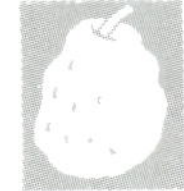

모과 달인 즙
속이 메슥거리고 미열이 날 때 좋다

모과는 구토가 심해 속이 메슥거리고 미열이 날 때 달여 마시면 좋다. 모과 1개를 갈아 ½컵의 물을 붓고 양이 반으로 될 때까지 달인 다음 차게 식혀 술잔으로 1잔씩 마신다. 또는 얇고 둥글게 썰어서 말린 모과 15g을 2컵의 물에 넣어 양이 반으로 될 때까지 달여 하루에 몇 번으로 나누어 마신다.

이렇게 만드세요 !

❶ 모과 1개를 얇고 둥글게 썰어 햇볕에 바싹 잘 말린다.

❷ 말린 모과 15g을 냄비에 담고 2컵의 물을 부어 양이 반으로 될 때까지 달인다.

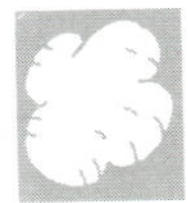

생강구이
심한 구토가 반복될 때 잘 듣는다

입덧 때문에 일어나는 구토는 괴롭다. 구토를 계속 하다보면 식욕이 떨어져 아무 것도 먹을 수가 없다. 이렇게 심한 구토가 며칠이고 계속될 때는 생강을 먹어 본다.

생강의 냄새가 강하고 역겨워 먹기 힘들면 구워서 냄새를 약하게 해 본다. 얇게 썰어 기름을 살짝 두른 프라이팬에 넣고 약한 불에 구워 먹는 것만으로도 효과를 볼 수 있다.

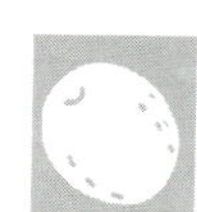

매실차
구토·식욕부진에 효과가 있다

매실은 정장 작용을 하는 성분이 들어 있어 구토를 억제하고 식욕을 촉진시킨다. 입덧이 심해 식욕이 없을 때는 매실을 이용한 음식을 먹어 본다. 매실장아찌는 수퍼마켓이나 식품점에서 살 수 있는데 반찬으로 준비해 밥을 먹을 때 1~2개씩 먹는다. 또 매실차를 만들어 마시는 것도 효과가 있다. (만드는 법 p. 255 참조)

● 그밖에 효과가 있는 식품

말린 귤껍질은 평소 위장이 약해 입덧이 심한 사람에게 효과가 있다. 5~6g을 물 2컵에 넣어 푹 달인 후 양이 반으로 될 때까지 달인 것을 하루 분량으로 삼아 3회로 나누어 마신다.

연꽃도 입덧에 좋다. 말린 연꽃 10g에 물 3컵을 붓고 그 양이 반으로 될 때까지 달여 소주잔으로 1잔씩 하루 3~4회씩 마신다.

입덧이 심할 때는 인스턴트식품을 피하고 조미료나 인공첨가물이 든 음식은 철저하게 피한다. 삶은 달걀과 감자, 고구마 등을 조금씩 먹는다.

매실차를 만들려면

●**재료(3회분)** / 매실…4~5개, 물…5컵, 꿀…3큰술

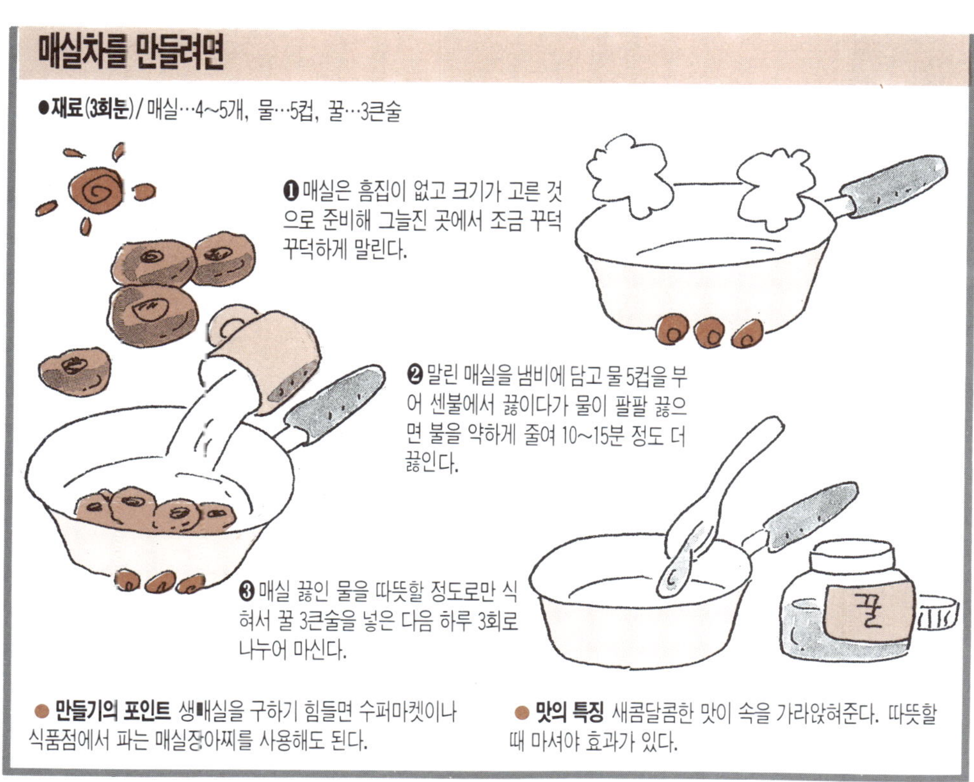

❶ 매실은 흠집이 없고 크기가 고른 것으로 준비해 그늘진 곳에서 조금 꾸덕꾸덕하게 말린다.

❷ 말린 매실을 냄비에 담고 물 5컵을 부어 센불에서 끓이다가 물이 팔팔 끓으면 불을 약하게 줄여 10~15분 정도 더 끓인다.

❸ 매실 끓인 물을 따뜻할 정도로만 식혀서 꿀 3큰술을 넣은 다음 하루 3회로 나누어 마신다.

● **만들기의 포인트** 생매실을 구하기 힘들면 수퍼마켓이나 식품점에서 파는 매실장아찌를 사용해도 된다.

● **맛의 특징** 새콤달콤한 맛이 속을 가라앉혀준다. 따뜻할 때 마셔야 효과가 있다.

알아두세요 !

심한 입덧에는 쌀뜸을 뜬다

손바닥을 위로 향하게 하고 맥박을 측정하는 지점에서부터 팔꿈치 쪽으로 3~5cm 떨어진 부분에 쌀 한 톨을 올려 놓고 반창고로 붙여 놓는다.

쌀을 붙여놓은 곳이 '내관'이라는 곳인데 자율신경의 긴장을 풀어 주는 효과가 있다. 쌀알이 그곳에 계속해서 가벼운 자극을 주기 때문에 기분이 안정되어 입덧이 심할 때 편안해진다.

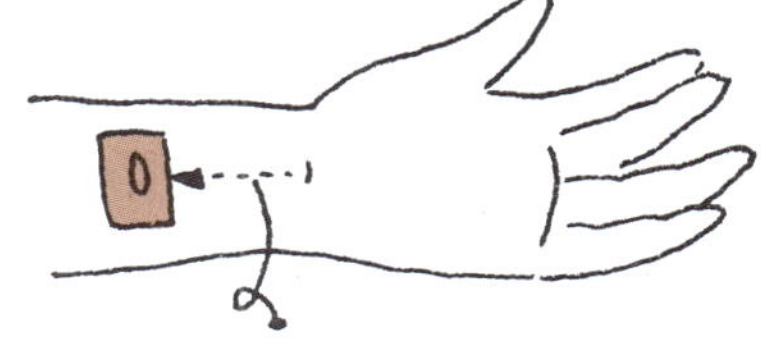

● 생활하견서 조심해야 할 일들 ●

입덧을 이기는 방법

입덧을 하는 시기에는 아직 태아가 영양을 별로 필요로 하지 않기 때문에 무리하게 영양 섭취를 하지 않아도 된다.

입덧을 극복하는 데는 차게 한 수프나 샐러드 정도로도 충분하고 구토가 심할 경우에는 구토에 의해 수분이 빠져 버리므로 우유·과즙·보리차 등으로 수분을 보충한다.

입덧을 이기려면

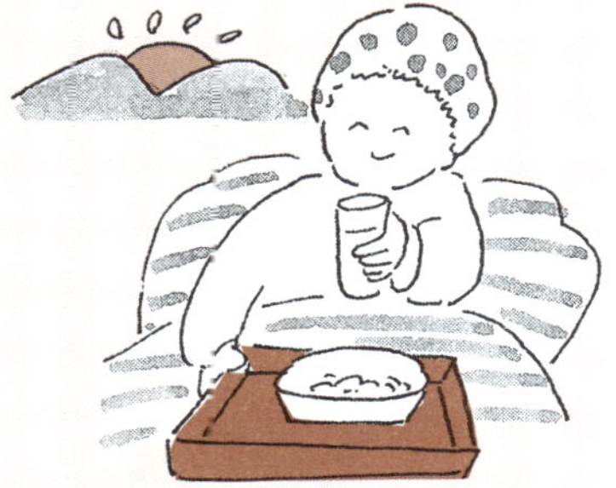

●아침에 일어나면 무엇이든 먹는다.

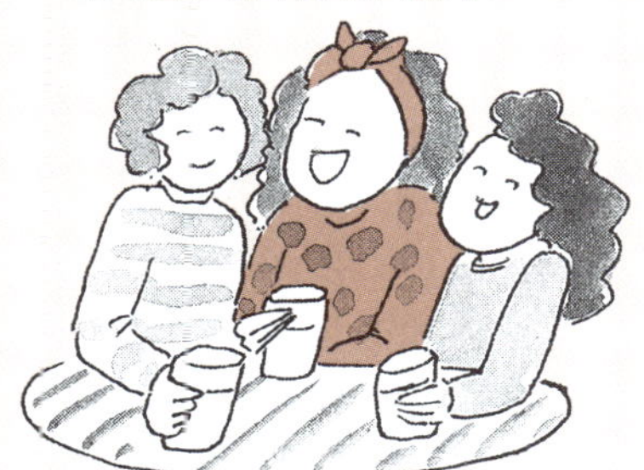

●친구들과 즐거운 이야기를 나눈다.

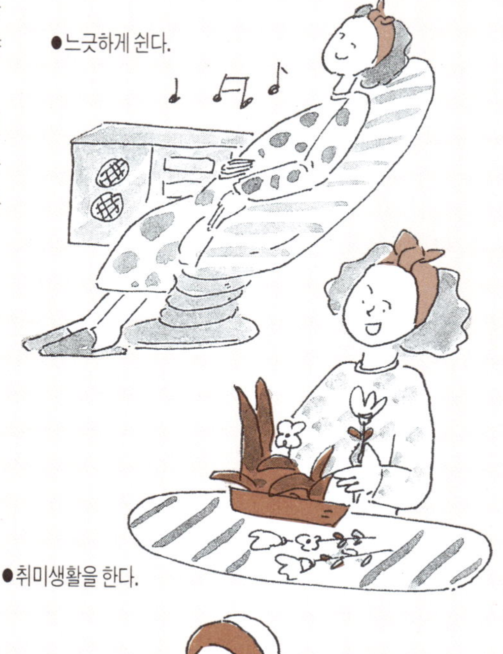

●느긋하게 쉰다.

●취미생활을 한다.

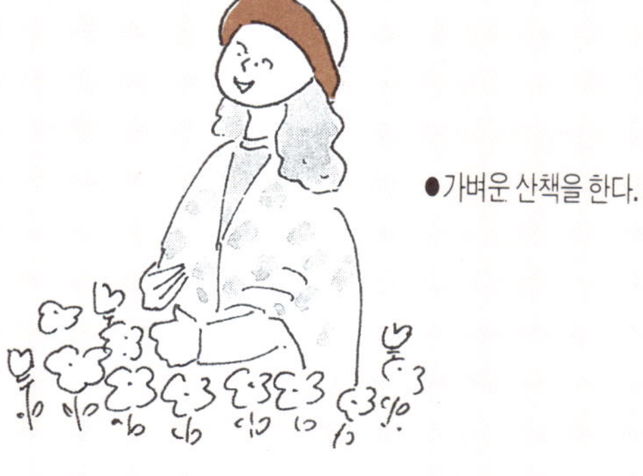

●가벼운 산책을 한다.

여러 가지 입덧 증세

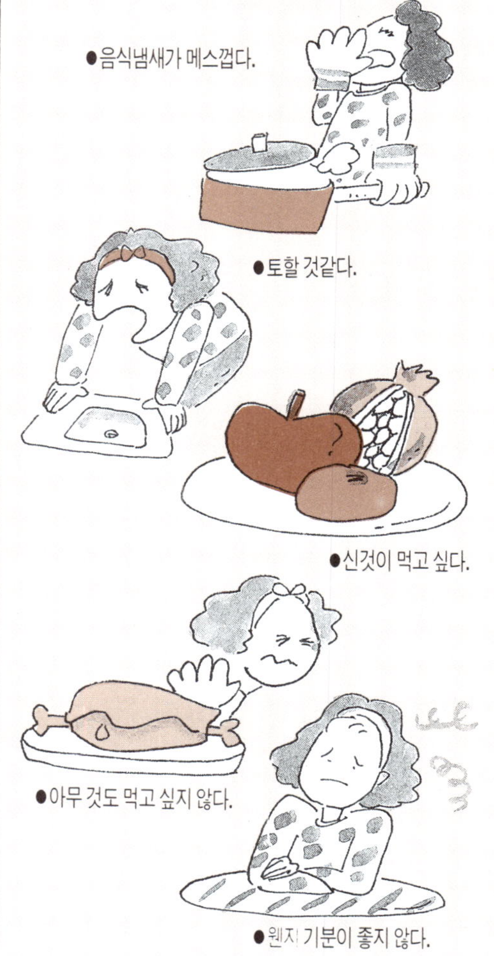

●음식냄새가 메스껍다.

●토할 것같다.

●신것이 먹고 싶다.

●아무 것도 먹고 싶지 않다.

●웬지 기분이 좋지 않다.

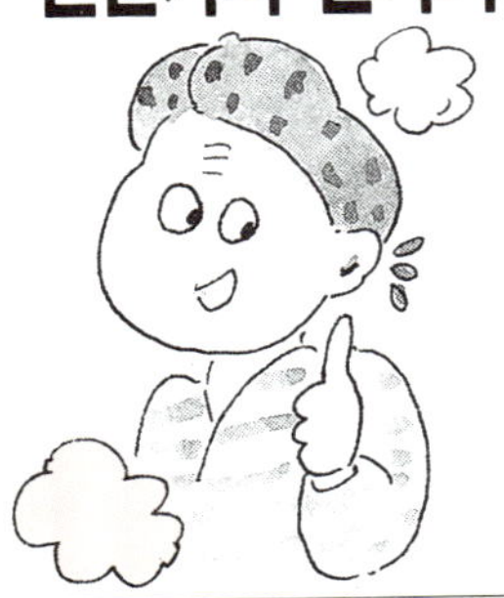

자궁은 점막과 근육층으로 이루어져 있다. 자궁 근육층에 혹이 생겨 나타나는 것이 '자궁근종'이다. 30세 이상의 여성 5명 중에 1명꼴로 나타나는 자궁근종의 원인은 정확하게 규명되지 않았지만 발병하는 연령층으로 보아 호르몬 분비와 체질에 관계가 깊은 것으로 알려지고 있다. 초기에는 주된 자각 증세가 없어 증세를 악화시키는 경우가 많으며 병이 진행됨에 따라 월경과다나 부정출혈, 월경통 같은 것들이 나타난다. 증세가 심하거나 근종의 크기가 클 경우 수술을 받도록 한다.

자궁근종 일 때

연꽃열매가루를 먹고 목이버섯 달인 물을 마신다

 연꽃열매가루
출혈이 심할 때 지혈 작용을 한다

연꽃열매는 지혈 작용이 대단히 강하다. 자궁근종 때문에 일어나는 출혈에는 연꽃열매 10g을 가루로 만들어 따뜻한 물과 함께 하루 3회로 나누어 먹으면 좋은 효과가 있다.

연꽃열매는 한약재료상에 가면 구할 수 있다. 검고 딱딱한 껍질이 붙어 있는데 껍질째 잘게 부수어 가루로 만든다.

이렇게 만드세요 !

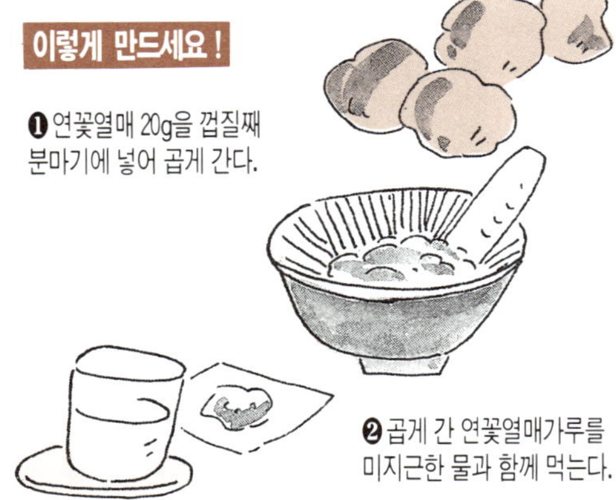

❶ 연꽃열매 20g을 껍질째 분마기에 넣어 곱게 간다.

❷ 곱게 간 연꽃열매가루를 미지근한 물과 함께 먹는다.

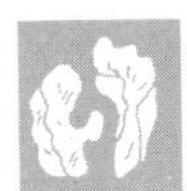 목이버섯 달인물
피를 맑게 해 자궁근종을 예방한다

목이버섯은 담백하고 씹히는 맛이 좋기 때문에 요리에 자주 이용된다.

이 목이버섯에는 피를 맑게 하는 성분이 들어 있어 나쁜 피를 정화시키고 혈액순환을 촉진시켜 여성의 자궁근종을 예방해 준다. 또한, 건조한 피부를 매끄럽게 보호하여 부인과 질환의 특효약이라고 일컬어지고 있다.

자궁근종으로 인해 출혈이 있을 때는 목이버섯을 진하게 달여 그 물을 마신다. 목이버섯 60g을 젖은 행주로 잘 닦은 다음 프라이팬에 살짝 볶는다. 볶은 목이버섯에 1컵의 물을 부어 약한 불에서 달여 그 물만 마신다.

알아두세요 !

자궁근종의 주된 증세는?

❶ **월경과다·부정출혈·월경통**

자궁근종이 있을 때 가장 많이 나타나는 증세로 월경 때 출혈량이 늘고 그 기간도 길다. 때로는 피가 덩어리져 나오기도 한다. 월경과는 별도로 출혈하는 수도 있다.

❷ **빈혈**

월경시 출혈량이 늘어나는 것이 원인이다. 얼굴색이 창백하고 나빠지거나 계단을 오르내리면 견디지 못할 정도로 힘이 들거나 숨이 차기도 한다.

❸ **잔뇨감·비뇨·변비**

변비나 요통이 일어난다. 방광을 압박하기 때문에 소변이 잘 나오지 않거나 자주 나오게 된다. 소변을 보고도 개운한 느낌이 없다.

 맨드라미꽃 달인 즙
부정출혈을 멎게 하는 효과가 크다

맨드라미꽃은 닭벼슬과 비슷하기 때문에 '계두'라고 부르기도 한다. 이 꽃에는 부정출혈을 멎게 해 주는 성분이 들어 있다. 잘 말린 맨드라미꽃 한 줌에 물 2컵을 부어 그 양이 반으로 될 때까지 달여 하루에 3회 공복시에 마신다.

● 생활하면서 조심해야 할 일들 ●

산부인과 진찰을 받을 때…

산부인과에 진찰을 받으러 갈 때는 질 주변과 항문 등을 깨끗하게 씻고 가는 것이 예의다. 단 출혈이 있을 때는 그냥 가도 된다. 또 최근의 월경상태가 어떠했는지, 언제부터 언제까지 했는지 등의 월경력을 메모해 가면 편리하다.

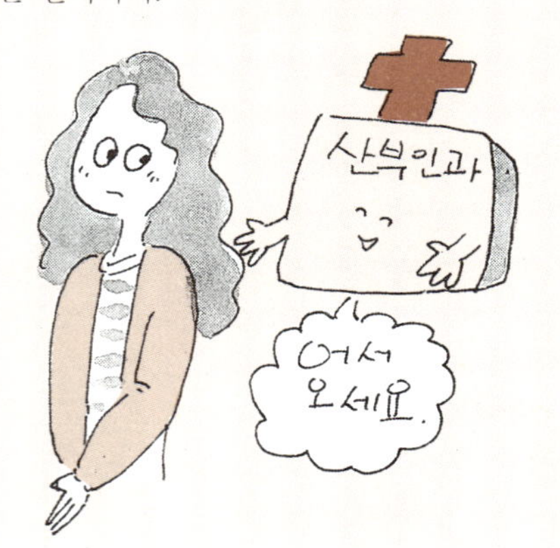

월경통 치료 식품 5가지

1. 곤약찜질약

다이어트 식품으로 주목을 받고 있는 곤약으로 찜질약을 만들어 찜질을 하면 월경통이 가라앉는다.

곤약을 뜨거운 물에 3분 정도 삶아 속까지 뜨거워지면 마른 수건으로 싼다. 똑같은 것을 3개 준비해 아랫배와 허리 양쪽에 하나씩 댄다.

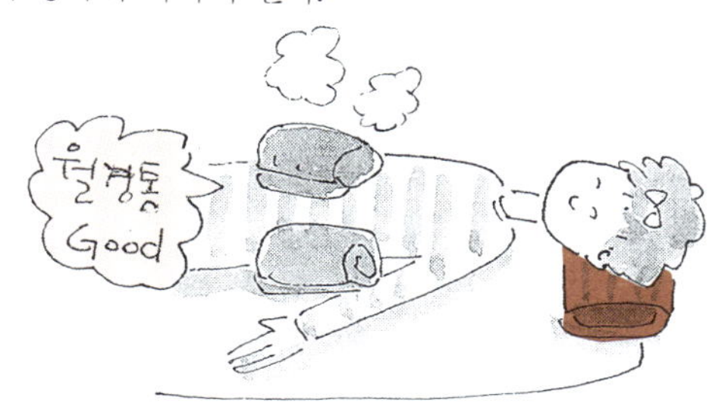

2. 부추 주스

강정·강장 효과가 높은 부추에는 혈액순환을 촉진시켜 오래 된 피를 생리를 통해 배설시키는 작용을 한다. 부추즙을 내어 뜨거운 물을 부어 주스처럼 마신 다음 1시간 정도 조용히 누워 있으면 월경통이 진정된다. 단, 설사를 하기 쉬운 사람이나 알레르기 체질인 사람은 많이 먹지 않도록.

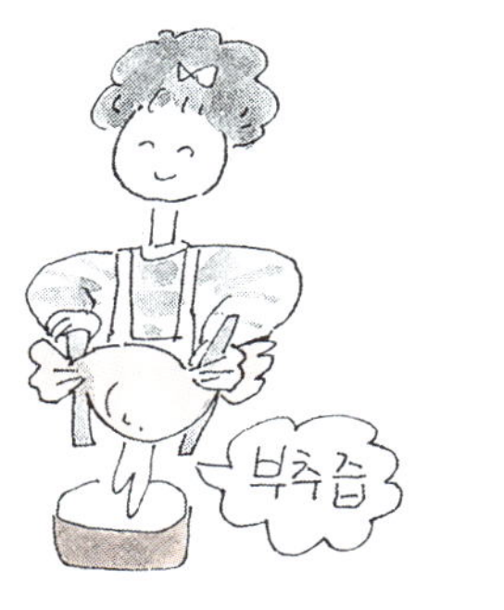

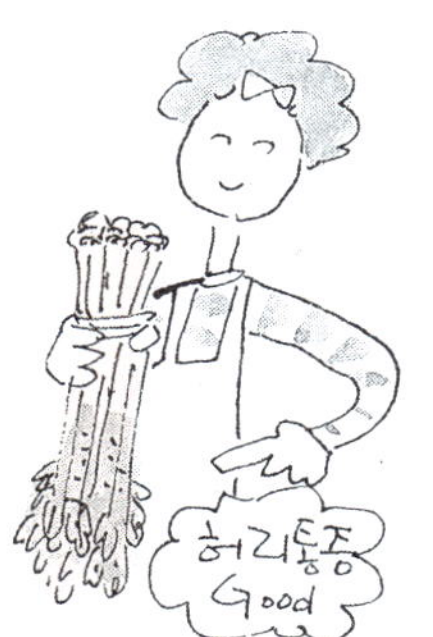

3. 미나리 달인 즙

미나리는 갖가지 약효를 가진 좋은 채소이다. 고혈압·당뇨병·동맥경화증에도 효과가 있고 진정 효과와 혈액의 흐름을 좋아지게 하는 작용도 한다.

특히 미나리 달인 즙을 마시면 좋은데, 그늘에서 말린 미나리 500g을 물 3컵에 넣어 그 양이 반으로 될 때까지 달여서 하루 3회로 나누어 마신다. 그러면 허리의 통증이 가벼워진다.

4. 복숭아씨

복숭아씨에는 부인병을 다스리는 약효가 있다. 복숭아씨 5~10g을 3컵의 물을 붓고 그 양이 반으로 될 때까지 달여 이것을 하루 3회로 나누어 따뜻하게 마시면 좋다. 복숭아씨애 작약이나 당귀를 곁들여 달이면 한층 효과를 높일 수 있다.

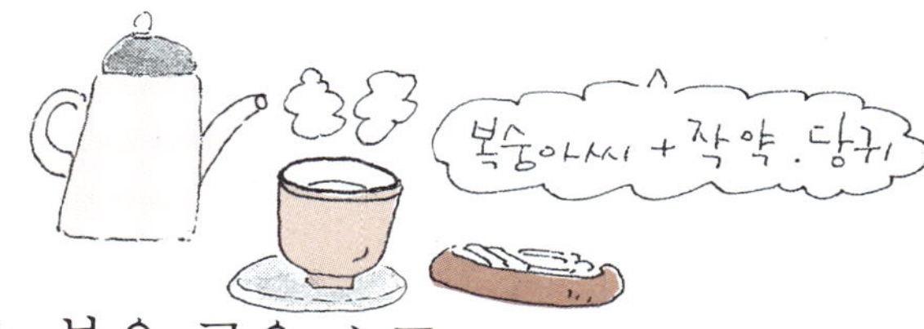

5. 볶은 굵은 소금

몸이 차가워서 월경통이 심해졌을 때는 굵은 소금을 볶아 찜질한다. 소금을 볶으면 보온성이 오래도록 지속되므로 볶은 소금을 면주머니에 넣어 아랫배를 30분 정도 찜질하면 통증이 가라앉는다.

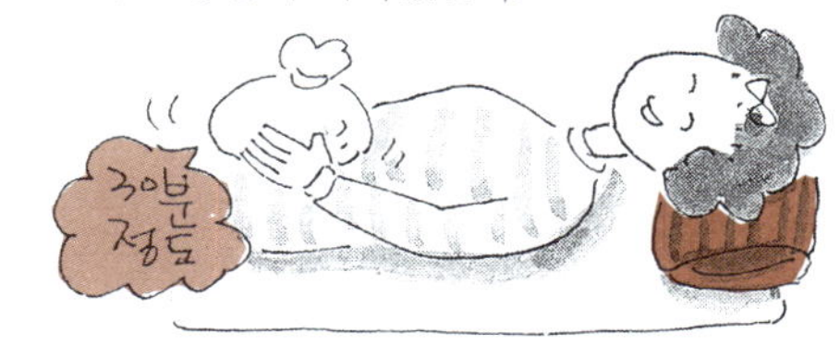

● 일상 생활에서 조심할 일 ●

● 음주를 피한다

월경이 끝날 때까지 음주는 피한다. 월경이 진행될 때 술을 마시면 혈관이 확장되어 출혈량이 많아진다.

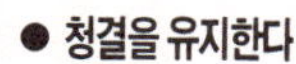

● 청결을 유지한다

월경중에는 청결을 유지한다. 샤워를 자주 하고 생리대도 자주 갈아 준다. 불결하게 하면 세균이 감염되어 질염이나 방광염 등의 원인이 된다.

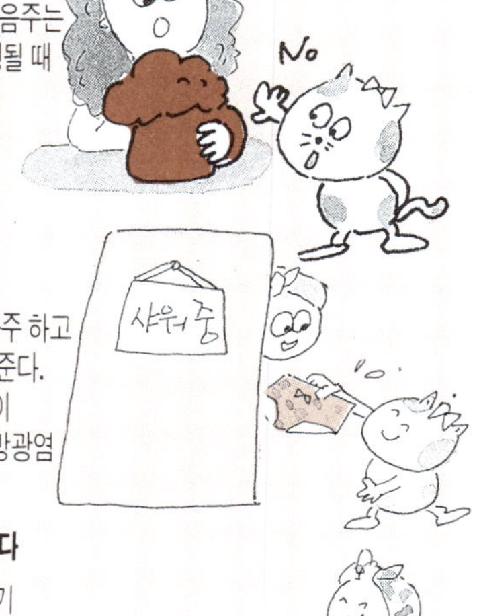

● 발을 따뜻하게 한다

피의 흐름을 좋게 하기 위해서 발을 따뜻하게 한다. 45℃ 정도가 되는 물이 담겨진 세숫대야에 발을 담그고 10분 정도 있으면 좋다.

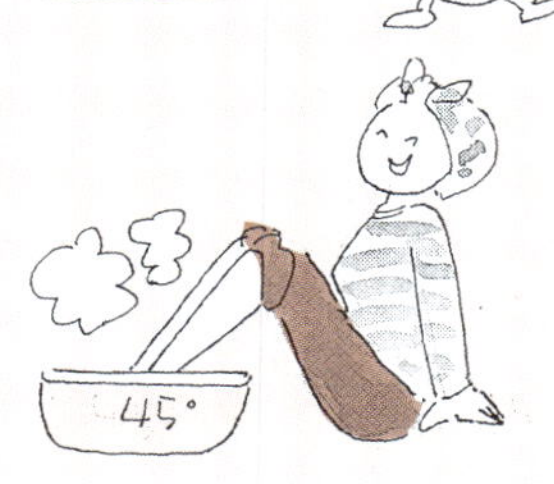

전문가의 한마디

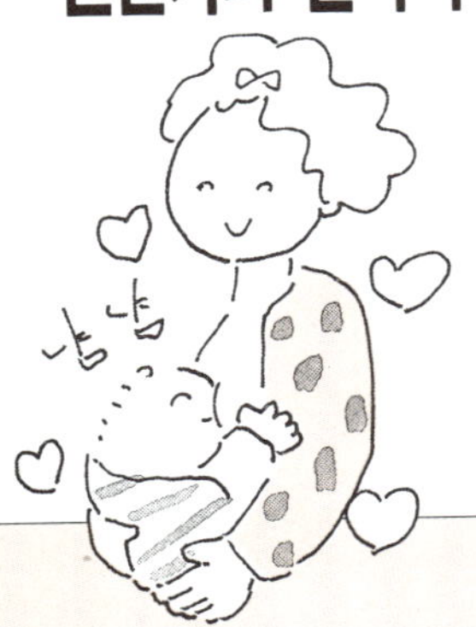

보통 아기가 태어나서 2~3일이 지나면 산모에게는 자연히 젖이 나오게 된다. 그러나 초산부는 젖이 충분히 나오지 않는 산모가 의외로 많다. 유선이나 유두 이상일 경우와 영양부족, 과로, 스트레스 등도 젖이 잘 나오지 않게 하는 원인일 수 있다. 따라서 수유기에는 충분한 휴식을 취하고 마음을 편안히 가져야 한다.

식생활에서는 단백질, 철분, 칼슘 등의 영양소와 수분을 충분히 섭취하고 출산 전에 젖을 마사지하여 유선을 부드럽게 풀어주도록 한다.

젖이 부족할 때

참깨현미즙을 먹고 민들레뿌리 달인 즙을 마신다

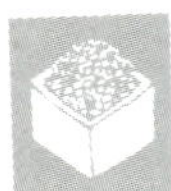

참깨현미즙
젖의 분비를 촉진시킨다

참깨는 정력제나 병후의 회복 음식으로 이용되어 온 식품이다. 쌀을 위주로 하는 우리네 식생활에서 참깨는 지방의 양을 흡수하는데 더없이 좋은 식품으로 인정받았다.

참깨에는 양질의 단백질, 리놀레산 등의 불포화지방산, 비타민 E가 많이 들어 있어 출산 후 산모의 체력 회복에 좋은 효과를 낸다. 또 젖을 잘 나오게 하는 성분도 뛰어나므로 젖 분비가 나쁜 사람은 많이 먹도록 한다.

참깨에 현미를 넣어 달인 즙을 마시면 젖의 분비가 한층 좋아진다.

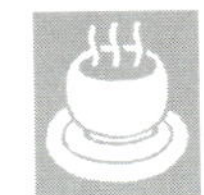

민들레뿌리 달인즙
젖을 잘 나오게 한다

옛부터 민들레는 젖을 잘 나오게 하는 약재로 알려졌다. 한방에서도 민들레 뿌리를 말려서 젖의 분비를 촉진시키는 약재로 사용하고 있는데 간단한 방법은 민들레 달인 즙을 마시는 것이다.

민들레 전체를 다 쓸 경우에는 민들레 말린 것 10g에 3컵의 물을 부어 양이 반으로 줄어들 때까지 달여 하루 3회로 나누어 마신다.

뿌리를 사용할 경우에는 4~7g에 3컵의 물을 부어 물의 양이 반으로 줄 때까지 달여 하루 3회로 나누어 마신다. 민들레뿌리를 약용으로 쓸 때는 잎이 아직 남아 있을 때가 좋다.

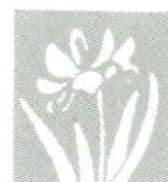

별꽃나물
유선염에 걸려 젖이 나오지 않을 때

별꽃에도 젖이 잘 나오게 하는 성분이 있다. 또 젖이 부어서 통증이 있을 때는 그 통증을 없애는 작용을 하기도 한다. 유선염에 걸려 젖이 잘 나오지 않을 때는 별꽃을 깨끗이 씻어 삶은 다음 하루 정도 물에 담가 두었다가 갖은양념을 해 나물로 무쳐 먹는다.

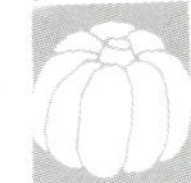

호박씨가루
젖의 양을 많게 한다

호박씨에는 지질, 단백질, 비타민 A·B₁·B₂·C 등이 많이 들어 있어 대단히 영양가가 높다. 또 약용으로도 많이 사용하는데 젖을 잘 나오게 하고 양을 많게 하기도 하지만 구충 작용이나 기침을 억제하는 작용도 한다.

젖이 적게 나오는 경우에 호박씨를 가루로 내어 물과 함께 먹으면 된다. 껍질 벗긴 호박씨 120g을 볶아서 분마기에 넣고 곱게 갈아 1회 30g 씩 따뜻한 물과 함께 먹는다.

참깨현미즙을 만들려면

재료(3회분) / 참깨…30g, 현미…30g, 물…3컵

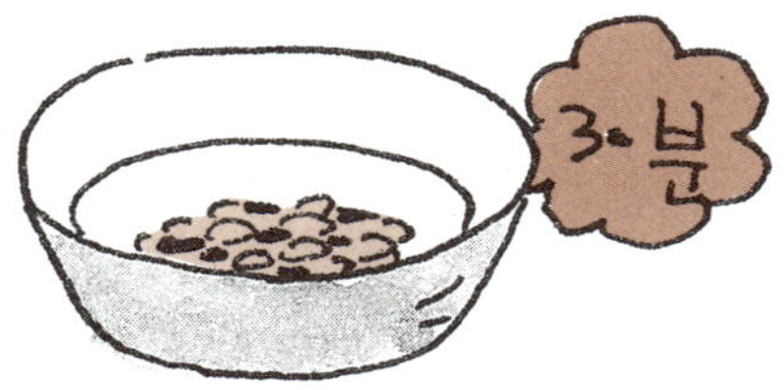

❶ 참깨와 현미는 깨끗이 씻어 30분 정도 물에 불린다.

❷ 잘 불린 참깨와 현미를 냄비에 담고 3컵의 물을 부어 양이 반으로 될 때까지 달인다.

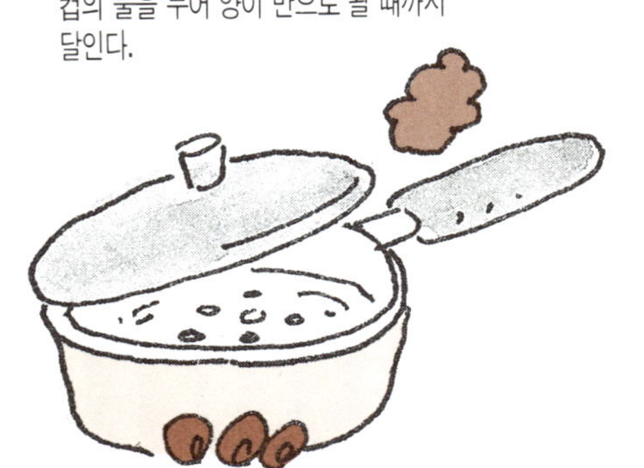

● **만들기의 포인트** 참깨와 현미가 끓는 도중 넘칠 수 있으므로 뚜껑을 조금 열고 가끔씩 숟가락으로 휘저어 준다.

● **맛의 특징** 참깨와 현미의 맛이 잘 어우러져 고소하고 영양가도 높다.

이렇게 만드세요 !

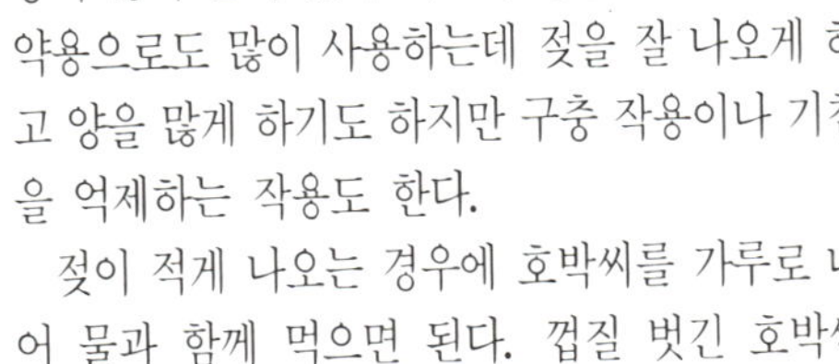

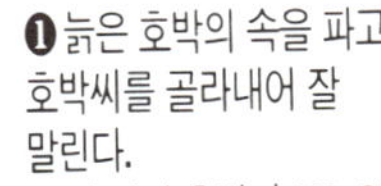

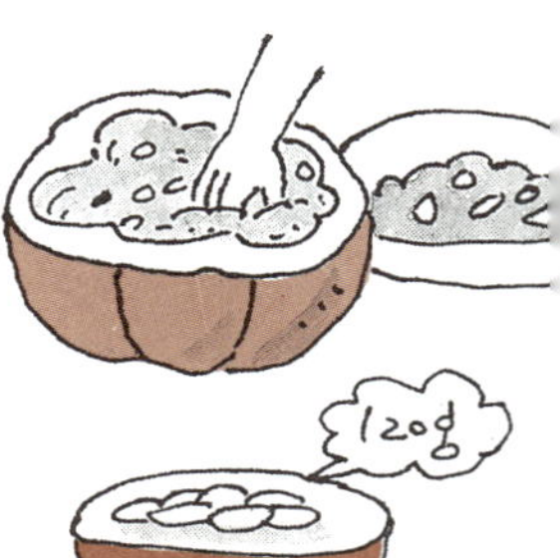

❶ 늙은 호박의 속을 파고 호박씨를 골라내어 잘 말린다.

❷ 잘 말린 호박씨 120g의 껍질을 벗겨 분마기에 곱게 갈아 따뜻한 물과 마신다.

젖의 분비를 촉진시키는 유방 마사지

임신중부터 유방 마사지를 하면 젖이 나오기 쉬워진다. 임신 16주째 정도부터 시작하면 좋다.

특히 유선이 가늘거나 열려 있는 유선의 숫자가 작고 젖의 발육이 좋지 않아 모유 부족이 된 사람은 적극적으로 해본다.

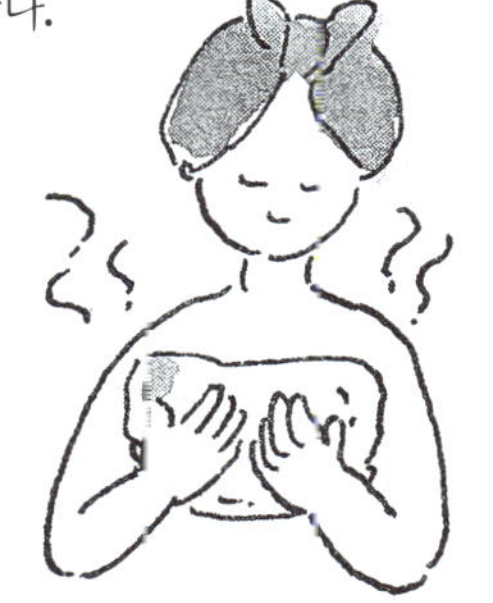

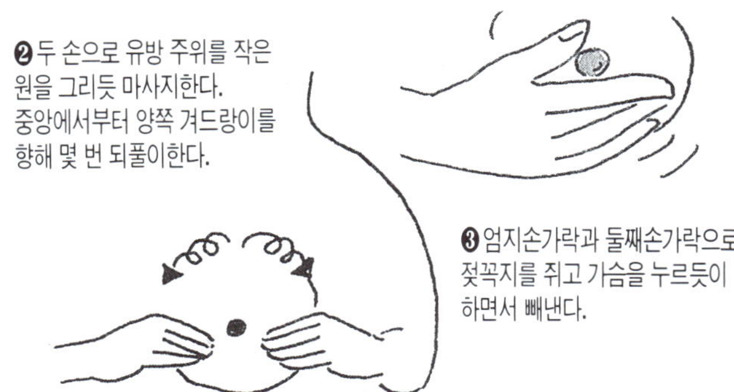

출산 후 생기기 쉬운 유선염

유선염은 결혼하지 않은 남·녀에게도 생길 수 있지만 대개는 출산 후 2주일에서 1개월 사이의 젖을 먹이는 여성에게서 주로 나타난다. 유선염에는 급성과 만성이 있는데 급성 유선염은 수유기에 유선에 모유가 고여 유선 조직을 압박함으로써 염증을 일으키는 것을 말한다.

여기에 다시 세균이 감염되면 급성화농성 유선염이 된다. 추위나 발열을 동반하여 유방이 붉은 색을 띠면서 붓고 통증과 함께 딱딱한 멍울이 생긴다. 이 멍울을 그대로 방치하면 고름이 나오면서 편안해지는데 이런 상태로까지 진전되면 치료에도 곤란하다.

초기일 때는 유방에 냉찜질을 하거나 착유기로 젖을 짜 내면 되지만 화농성 유선염이 되어 고름이 생기면 그 부위를 절개해서 고름을 빼내야만 한다.

급성 유선염이 되지 않게 하려면 젖이 고이지 않도록 아기에게 젖을 많이 먹이고 남는 젖은 꼭 짜내야 한다.

유선염이 되지 않도록 조심해야 하는 것이 우선이지만 만일 급성 유선염일 때에는 수선화의 뿌리로 찜질약을 만들어 붙이면 효과를 볼 수 있다.

중국에서 옛부터 사용해 오던 오용고는 급성·만성 유선염 모두 효과가 있는데 반드시 오래된 밀가루를 사용해야 한다.

● 수선화뿌리 찜질약을 만들려면

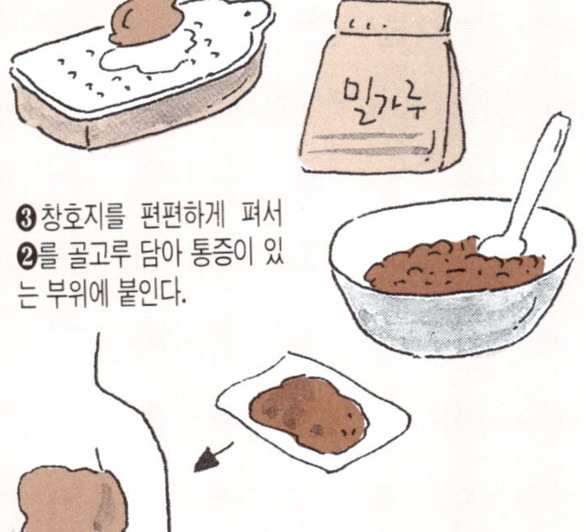

● 오용고를 만들려면

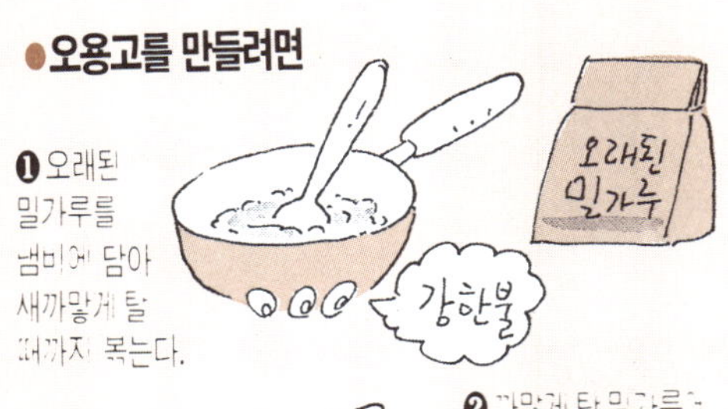

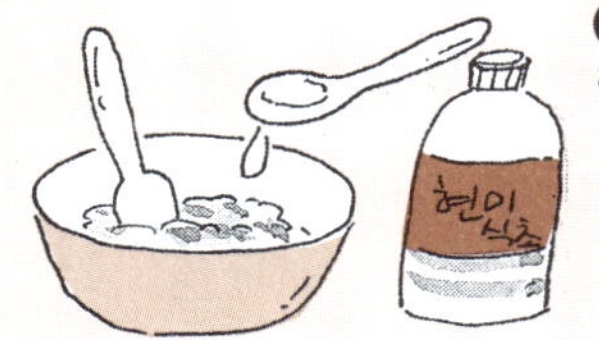

초유에는 어떤 영양소가 들어 있을까

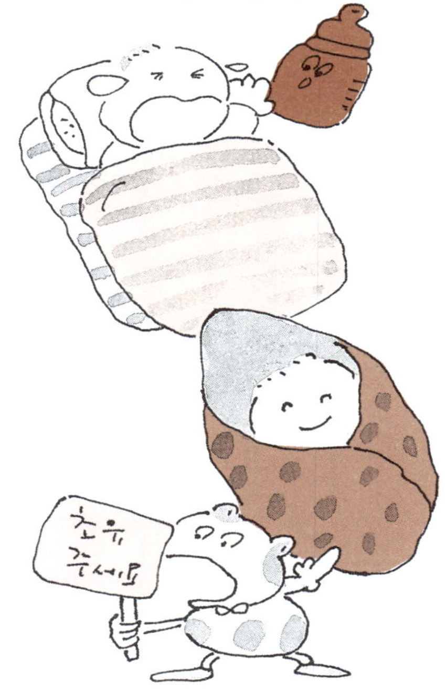

엄마젖에는 아기가 필요로 하는 모든 영양소가 조화롭게 들어 있다. 게다가 엄마젖은 영양소가 모두 소화흡수에 좋은 형태인 액체 상태로 되어 있어 어떤 영양소보다 좋은 아기들의 식량이다.

특히 출산 후 7~10일 사이에 나오는 초유는 노랗고 진하며 끈기가 있는데 그 다음에 나오는 젖에 비해 단백질과 미네랄이 많이 들어 있다. 또한 병에 대한 면역체나 항균성 물질을 풍부하게 포함하고 있기 때문에 아기의 몸에 저항력을 길러 주는 역할을 한다.

에너지 또한 많아서 태변을 밖으로 내보내는 아주 중요한 작용을 한다. 엄마젖으로 자란 아이는 인공 영양으로 자란 아이에 비해 병에 걸리는 비율이 인공 영양아에 비해 ⅓에 불과하다.

또 모유 영양아와 인공 영양아의 장내 세균을 조사해 보면 전자는 유산균이 많아서 대장균이나 장구균이 적음에 비해 후자는 대장균이나 장구균이 10배 이상이나 더 많다.

아기가 엄마젖을 빨면 그 자극이 뇌로 전달되어 자궁을 수축시키는 호르몬이 분비되기 때문에 출산 후의 자궁회복도 빨라진다. 엄마젖은 아기를 위해서 뿐만 아니라 엄마를 위해서도 도움이 되므로 부득이한 경우를 제외하곤 꼭 젖을 먹이도록 한다.

유방암을 예방하려면

유방암 예방을 위한 자가진단법

유방암은 조기에 발견하면 충분히 치료가 가능하므로 항상 매월 1회 월경 후에 자가진단을 하고 6개월에 한번씩 전문적인 정기 검진을 받아 건강 상태를 체크하는 것이 바람직하다. 폐경 후의 여성일 경우 매월 일정한 날을 정해서 자가진단을 한다.

① 먼저 거울 앞에서 두 팔을 내리고 유방 모양을 살핀다. 어느 한쪽이 위로 당겨지지 않았는지, 젖꼭지가 들어가 있지는 않는지, 젖꼭지의 방향이 변해 있지 않는지 살핀다.

② 두 팔을 높이 들고 유방의 피부 일부분에 옴폭 들어가 있는 듯이 보이는 곳이 없는가 살핀다.

③ 반듯하게 누워 유방이 가슴 위에 평평하게 되도록 한다. 먼저 왼팔을 겨드랑이에 밀착시킨 상태로 오른손 엄지손가락을 뺀 나머지 손가락을 모두 나란히 한다. 손가락 바닥으로 유방의 바깥쪽으로부터 안쪽을 향해 쓰다듬듯이 번갈아 가며 만져 본다.

④ 왼손을 머리 밑에 놓고 가슴의 근육을 긴장시킨다. 유방의 안쪽에서 바깥쪽으로 살핀다. 반대로 한 번 더 한다.

⑤ 왼쪽 겨드랑이 밑을 만져 보고 임파선이 부어 있는지의 여부를 살핀다.

오른쪽도 같은 요령으로 한다.

⑥ 젖을 짜 보아 검붉은 분비물이 나오는지의 여부를 본다.

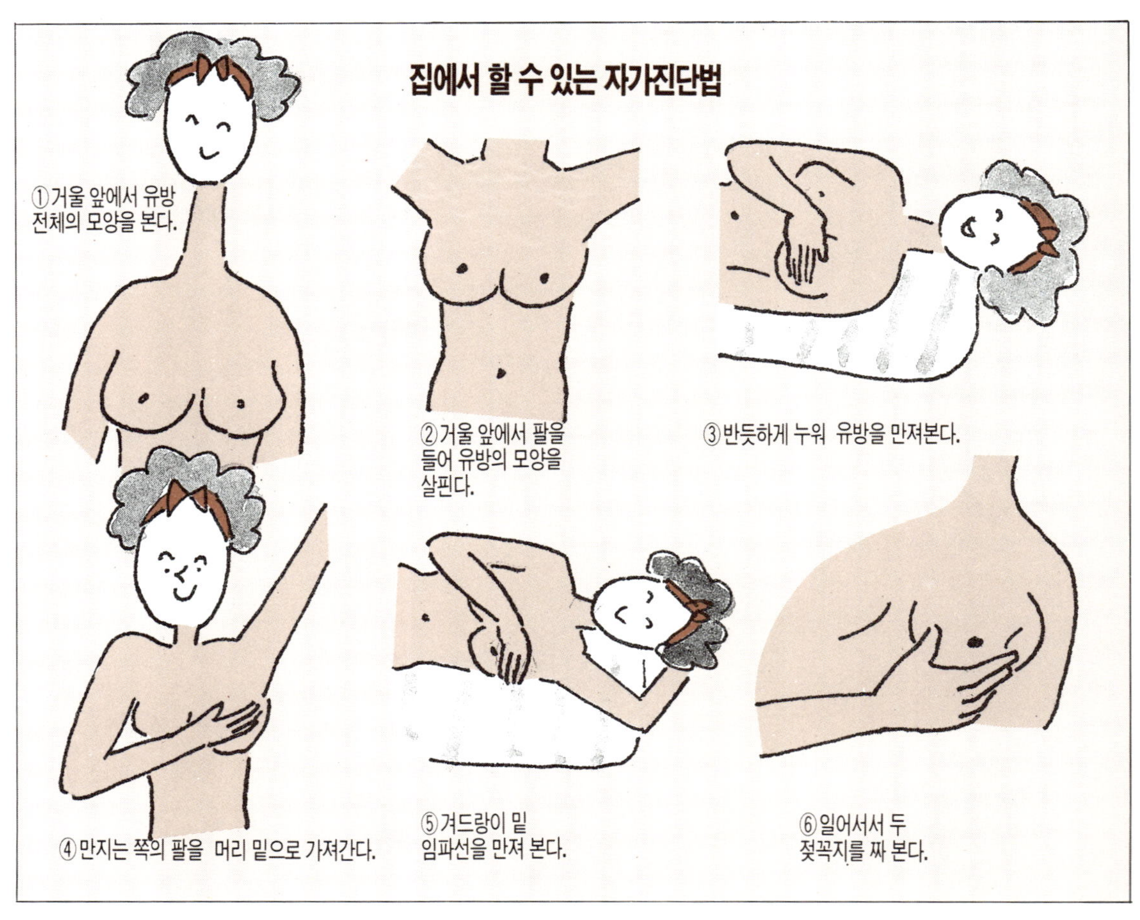

유방암 예방에 좋은 식품

식 품	효 능	먹는 방법	주의 사항
율 무	• 세포의 비정상적인 발달을 억제한다. • 단백질 속의 아스파라긴산, 글루타민산의 작용으로 체질을 개선할 수 있다.	• 율무와 무즙의 비율을 1 : 10으로 잡아 그릇째 찜통에 넣고 찌면 진액이 된다. • 이 진액을 물이나 수프로 먹는다.	• 체질적으로 맞지 않는 사람이나 임산부는 조심한다. • 비만체질, 냉증, 혈압이 낮은 사람은 먹어도 된다.
무 화 과	• 무화과 열매에서 뽑아낸 '벤즈알데히드'라는 성분에는 암을 억제하는 효고가 있다. • 암세포를 정상 세포로 회복시키는 작용을 한다. • 내성이 없어서 계속 사용할 수 있다. • 부작용은 없다.	• 무화과 열매는 생것으로 먹거나 줄기와 잎을 찧어 즙을 내어 마신다.	
해 조 류	• 다시마에서 뽑아낸 프코이딘, 미역의 알기닌, 김의 폴피란 등의 성분은 모두 면역 작용을 2~3배 정도 높일 수 있다. • 발암물질긴 스트론튬의 피해로부터 인체를 보호한다.	• 무침, 튀각, 국 등으로 만들어 먹거나 달여서 그 즙을 먹는다.	
고 구 마	• 고구마생즙에는 발암물질의 하나인 벤츠피렌을 무독화시키는 성분이 들어 있다.	• 강판으로 갈아 그 즙만 받아 먹는다.	• 믹서기나 주서기는 사용하지 않는 것이 좋다.
살 구 씨 복숭아씨 버 찌 씨	• 살구씨에서 뽑아낸 아미그달린을 근육에 주사하면 식욕이 좋아지고 소화가 잘 되며 잠도 잘온다. 따라서 증세드 호전된다. • 아미그달린이라는 물질은 베타글루크로니다제란 효소에 의해 분해되어 청산을 만드는데 이 청산이 암세포를 분해시키는 효력을 발휘한다.	• 씨를 달여 물을 마시거나 가루로 빻아 하루 1작은술씩 따뜻한 물로 마신다.	• 살구씨 가루는 한꺼번에 많은 양을 먹지 않는 것이 좋다.

알아두자

유방의 통증은 유방암에서만 나타나는 것이 아니다.

유방암은 주로 우선을 이루는 세포에서 생긴다. 주요 증세로는 단단한 조직 덩어리가 만져지는 것과 부어오르는 것, 속으로 들어가는 것, 피부가 빨갛게 부어오르는 것, 또는 통증으로 나타난다.

그런데 유방에 느껴지는 통증이나 만져지는 조직 덩어리가 고두 유방암 증세가 아니라는 것을 알아야 한다. 이는 출산 가능한 연령, 특히 15~35세에서 자주 경험하는 통증으로 유방암과는 다른 염증성 질병이나 양성종양에 의해 나타나는 증세다.

염증성 질병으로는 급성 유선염, 결핵형질 세포성 유선염, 지방 괴사, 만성 낭종성 유선염이 있으며 양성종양으로는 섬유선종, 유종, 지방종 등이 있다.

특히 섬유선종은 월경 주기에 따른 유선과 섬유조직의 과잉 성장으로 생긴다. 이때 불규칙적인 통증이 느껴지고 기분 나쁜 자극을 경험하게 된다.

이 종양은 서서히 성장하는 것이 특징이지만 사춘기, 임신중, 폐경기 직전에 급진적으로 성장하는 수도 있다. 대개 2~5cm 크기의덩어리가 1~2개 만져지며 또 탄력성과 단단한 느낌을 주고 유방안에서 이동도 많다. 유방암 증세와 거의 비슷한 증세이지만 유방암과는 구별되므로 이러한 증세가 느껴진다고 해서 미리 당황하지 말고 정확한 검진 후에 치료받도록 한다.

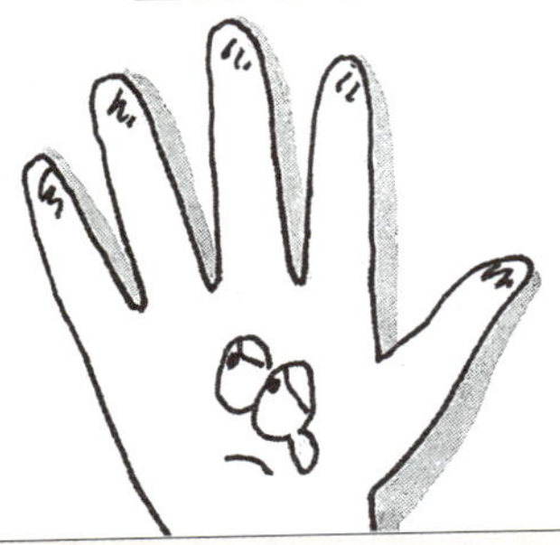

물일이 많은 주부들에게서 주로 볼 수 있는 '주부습진'은 특히 20~40대 주부의 손에서 많이 발생한다. 손이나 손가락에 작고 붉은 습진이 나타나는 것이 초기 증세이며 가려움을 동반한다. 증세가 진전되면 물집이 생기고 손가락의 피부가 갈라지면서 하얗게 일어난다. 물을 접촉하지 않으면 증세가 다소 좋아지지만 물일을 하면 또다시 악화된다. 물일을 할 때는 반드시 고무장갑 안에 순면장갑을 끼고 하는 것이 좋으며 쉽게 낫지 않는 병이므로 증세가 심할 때는 전문의의 진찰을 받는다.

주부습진일 때

가지꼭지로 마사지 하고 들기름으로 찜질을 한다

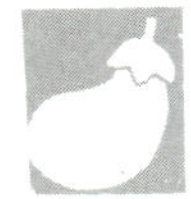 가지꼭지가루
피부의 각질을 부드럽게 한다

주부습진은 손의 피부를 보호하고 있는 지방막이 없어지고 피부 표면의 각질층이 파괴되어 일어난다.

가지에는 파괴된 각질을 제거해 손을 깨끗하게 해 주는 작용을 하는 성분이 들어 있다. 가지꼭지를 쪄서 말린 후 가루로 만든 다음 습진이 있는 부위에 골고루 문질러 준다. 또 가지꼭지를 그대로 사용해도 되는데 가지꼭지를 자른 단면으로 습진이 난 부위를 문지르면 된다.

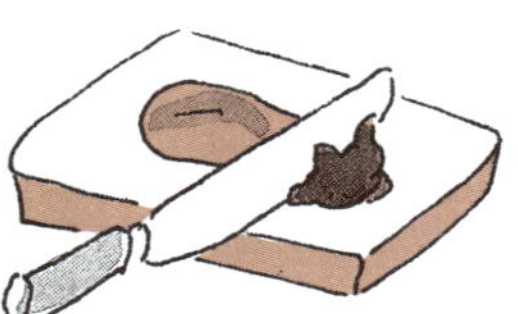

❶ 가지는 깨끗이 씻어 꼭지만 자른다.

❷ 잘라진 꼭지의 단면을 습진이 난 곳에 여러 번 반복해서 문질러 준다.

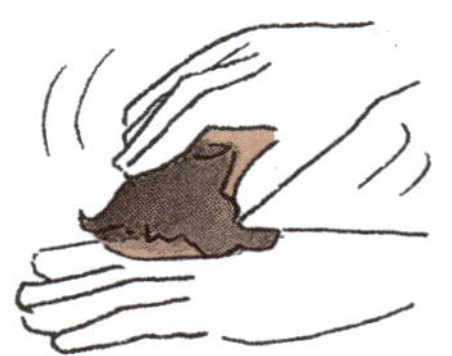

대왐가루연고
피부를 부드럽게 해 준다

대왐풀은 난초과의 다년초로 '자란'이라고도 한다. 5월 무렵 아름다운 홍자색 꽃을 피우기 때문에 자란이라는 이름이 붙여졌다. 야생란이긴 해도 집에서 쉽게 기를 수 있는 난초.

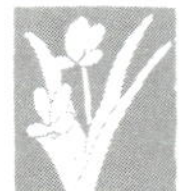

이 대왐풀의 뿌리를 가루내어 참기름에 섞어 연고처럼 만든 다음 바르면 습진이 생긴 손의 피부가 고와진다.

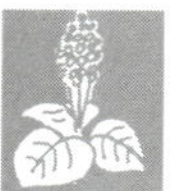 들기름찜질
가려움이 심한 습진에 효과

들깨에 들어 있는 리놀산은 피부 미용에 효과가 높다. 들기름을 냄비에 담고 미지근하게 데운 후 솜뭉치에 묻혀 습진이 생긴 부위에 하루 한 번씩 5~10분 동안 문지르면서 찜질을 한다. 3일 정도 계속 하면 가려움증이 멎는다.

습진 치료약을 함부로 사용하지 않는다

주부습진이 생기면 우선 손쉬운 치료법의 하나로 연고를 사서 바르는 경우가 많다.

가려움도 멈추고 상태의 악화를 막기 위해 항히스타민이 든 약을 복용하게 되는데 이런 방법은 일시적으로는 낫지만 습진이 생긴 근원을 치료하지 못하므로 재발하기 쉽다.

또한 부신피질 호르몬제가 들어간 연고를 자주 쓰는 것도 위험하다. 이런 계통의 약은 병의 상태를 변화시키고 만성으로 이끌 수 있으므로 조심해야 한다.

주부습진으로부터 손을 보호하려면

❶ 맨손으로 설거지를 할 때는 뜨거운 물을 피하고 미지근하거나 차가운 물을 사용한다.

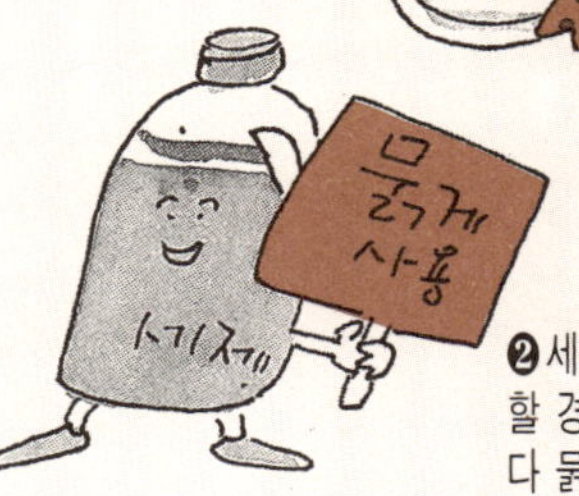

❷ 세제를 꼭 사용해야 할 경우에는 사용량보다 묽게 사용한다.

❸ 물일을 할 때는 면으로 된 장갑을 낀 다음에 다시 고무장갑을 낀다. 세제에 직접 손을 대지 말 것.

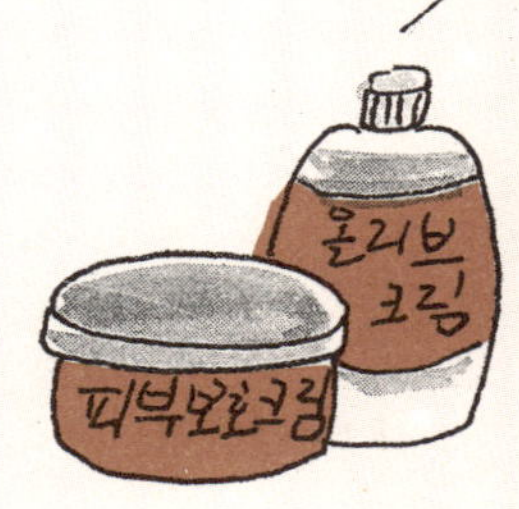

❹ 일을 마친 후에는 손을 잘 씻고, 깨끗이 닦은 다음에 피부보호 크림이나 올리브 기름을 바른다.

피부를 매끈하고 탄력있게 유지하려면

피브를 부드럽고 젊게하는 목욕제 4가지

유자 목욕

유자를 욕조에 넣어 목욕을 하면 감기에 걸리지 않는다. 유자는 피부를 아름답고 매끄럽게 하는 성분이 들어 있어 목욕제로 아주 좋다. 또 유자의 좋은 향기가 기분을 상쾌하게 하고 유자의 향을 내는 성분인 피넨아시트랄이 피부를 자극해 피의 흐름을 좋게 하기 때문이다.

만드는 법

❶ 유자 1개를 깨끗이 씻는다.
❷ 껍질째 둥글게 잘라서 면주머니에 넣는다.
❸ 면주머니를 꼭 묶어 욕조에 집어 넣는다.

귤 목욕

귤도 피부를 곱게하는데 효과적. 귤 껍질에 들어 있는 펙틴질이라는 성분도 피부를 부드럽게 한다.

만드는 법

❶ 귤 껍질을 잘 닦아 잘 말린다.
❷ 잘 마른 귤껍질을 잘게 부수어 면주머니에 넣어 묶은 다음 목욕물에 넣는다.

살겨에 든 지질이나 단백질도 피부에 효과적이다. 쌀겨를 넣은 물에서 목욕을 하면 피부가 젊어진다.

만드는 법

❶ 쌀겨는 '새 모이 판매점'이나 '베갯속 파는 집'에서 반되정도 구입하여 촘촘한 면주머니에 넣고 입구를 꽉 묶는다.
❷ 이 주머니를 세숫대야에 담아 손으로 주물주물 문지르면 엑기스가 추출된다.

율무 목욕

아름다운 피부를 만드는 특효약이라고 일컬어지는 율무를 목욕물 속에 넣어서 그 물로 목욕을 해도 같은 효과를 볼 수 있다.

만드는 법

❶ 율무 50g을 5컵의 물에 넣고 30분 정도 끓인다.
❷ 잘 끓여진 율무를 면주머니에 넣고 터지지 않게 묶어 목욕물에 넣는다.

피부 트러블을 방지하는 세안법

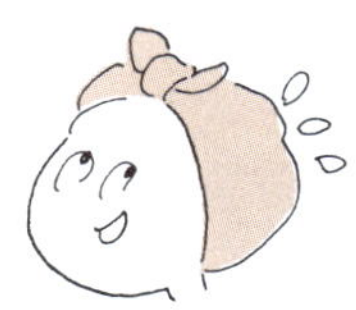

❶ 얼굴로 머리카락이 흘러내리지 않도록 핀을 꼽거나 머리에 수건을 씌워 머리카락을 정리한다.

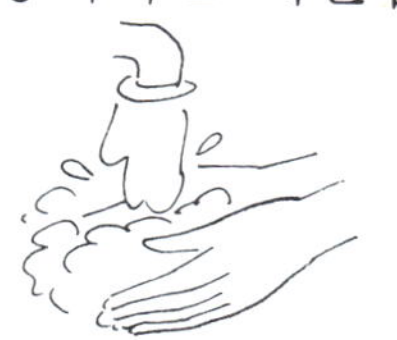

❷ 먼저 비누로 손을 깨끗이 씻고 미지근한 물로 얼굴을 씻는다.

❸ 비누를 손에 문질러 충분히 씻어낸 다음 둘째, 셋째, 넷째 손가락 3개를 사용해 얼굴에 크림을 바르듯 문지르면서 씻는다.

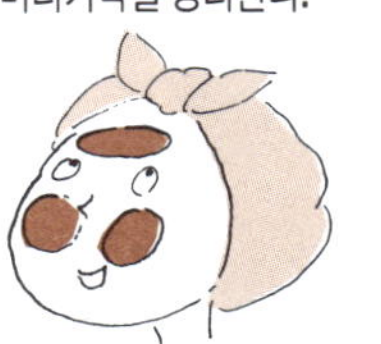

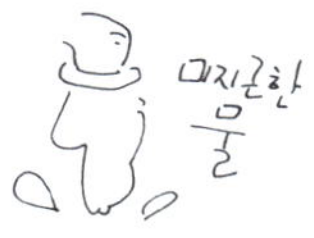

❺ 미지근한 물로 헹군다.

❹ 이마·코 등 기름기가 많은 부분은 더 깨끗이 씻는다.

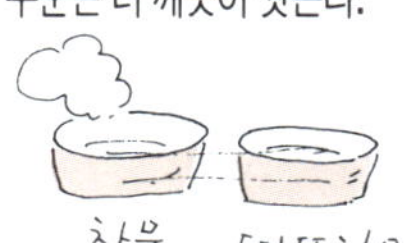

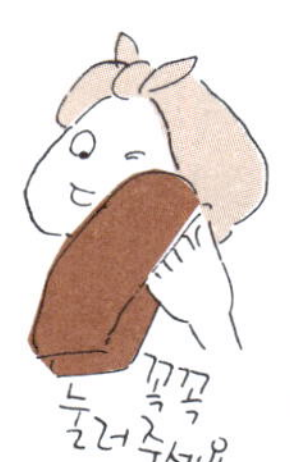

❻ 따뜻한 물을 4~5번 정도 바꿔가면서 10번 정도 헹군다. 이마 맨 윗부분에 비누거품이 남지 않았나 살피고 깨끗이 씻는다.

❼ 찬물과 따뜻한 물을 바꾸어 씻으면서 얼굴을 가볍게 두드린다. 이렇게 하면 마사지 효과를 기대할 수 있다.

❽ 수건으로 문지르지 말고 꼭꼭 누르듯이 닦아 물기를 없앤다.

피부의 트러블이 있을 때 피해야 할 식품

몸을 따뜻하게 하는 식품은 혈액순환을 지나치게 활발하게 만들기 때문에 피부 트러블이 있을 때 많이 먹지 않도록 한다.

그 대표적인 것이 설탕, 고사리, 고비, 찹쌀, 파슬리, 버섯, 새우, 게 등이다. 특히 설탕을 과잉 섭취하면 피부의 트러블을 더욱 악화시키기 때문에 주의한다. 과자 종류도 먹지 않도록 하고 지나친 향신료의 섭취도 피부에는 좋지 않다.

담배에 들어 있는 니코틴은 모세혈관을 수축시킬 뿐만 아니라 모세혈관으로의 산소공급도 감소시킨다. 그런 이유로 피부에 윤기가 없어지고 트러블이 생긴다.

또 담배는 피부에 필요한 영양보급을 방해한다. 이것은 니코틴이나 타르가 위 점막을 자극해서 음식물이 소화흡수를 나쁘게 하고 식욕을 떨어뜨리기 때문이다. 또 비타민 C도 빼앗아가기 때문에 담배를 끊는 것이 바람직하다.

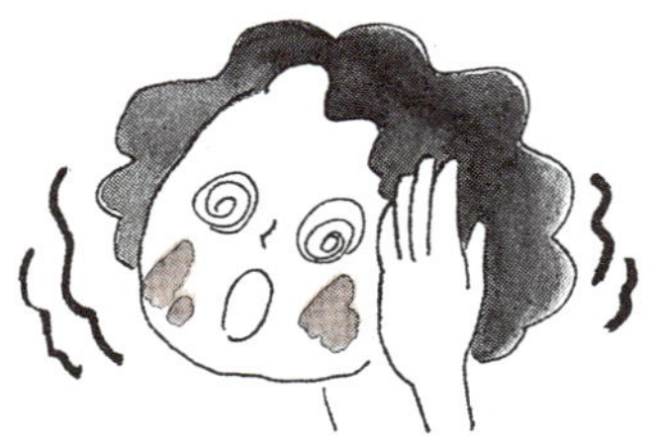

빈혈은 혈액의 성분인 적혈구나 그 안에 들어 있는 헤모글로빈이라는 붉은 색의 색소 양이 감소되는 상태를 말한다. 헤모글로빈의 주성분은 철분으로 부족되면 빈혈을 부르게 된다. 철분은 섭취한 양의 10% 정도밖에 흡수되지 않아 누구나 쉽게 빈혈이 될 수 있다. 여성의 경우 월경에 의한 출혈로 특히 철분 부족이 되기 쉽고 이로 인해 빈혈이 되기도 한다. 몸이 나른하고 두통, 숨참 등의 증세가 나타나면 의사의 진찰을 받거나 철분을 함유한 해조류, 동물의 간, 콩류, 양배추 등의 식품을 먹도록 한다.

철분 부족일 때

다시마 우린 물, 차조기잎술을 꾸준히 마신다

 차조기잎술
혈액순환을 돕는다

차조기에는 철분이 풍부하게 들어 있어 빈혈 치료에 아주 높은 효과를 내는 것으로 알려졌다.

차조기 술을 만들어 아침·저녁으로 꾸준히 마시면 빈혈 치료에 효과를 볼 수 있다. 또 차조기 잎 뿐만 아니라 꽃에도 같은 효과를 내는 성분이 들어 있다.

술을 잘 마시지 못하는 여성이라면 차조기잎에 매실을 싸서 먹어도 좋다.

❶ 차조기잎 200g을 흐르는 물에 씻은 다음 소쿠리에 건져 물기를 거둔다.

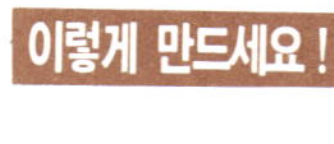
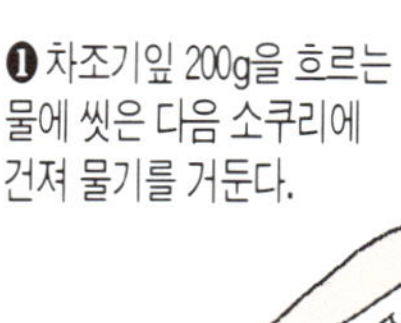

❷ 물기를 뺀 차조기잎에 소주 2컵을 붓고 3개월 정도 두다.

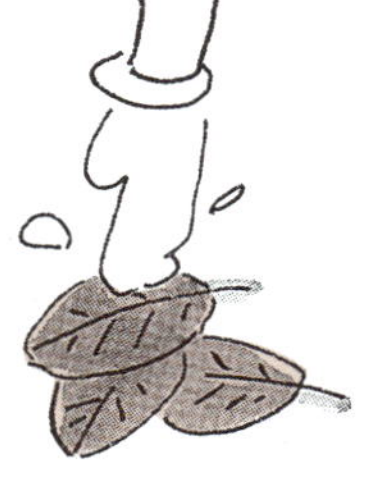
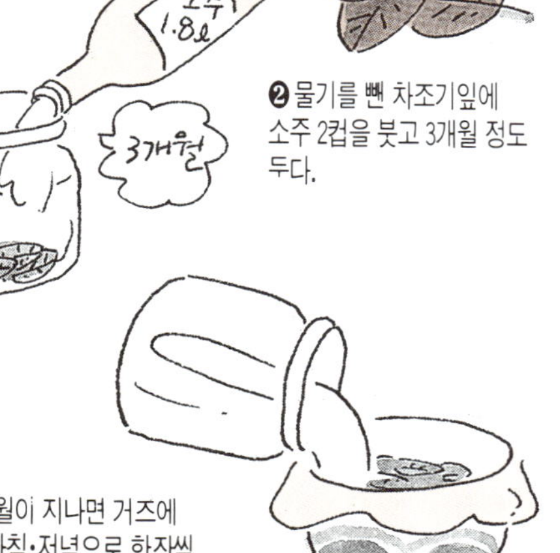

❸ 3개월이 지나면 거즈에 걸러 아침·저녁으로 한잔씩 마신다.

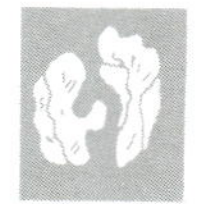 흰목이버섯 초절임
피를 깨끗하게 해준다

칼슘을 많이 함유하고 있는 목이버섯은 혈액을 깨끗하게 해 주므로 빈혈에 좋을 뿐만 아니라 동맥경화, 고혈압, 부인과 질병에 좋은 식품이다.

흰색의 목이버섯이 약효가 더 좋은데 검은색의 목이버섯도 괜찮다. 흰색 목이버섯은 초절임에 좋고 검은색 목이버섯은 대추와 함께 달여 그 물을 마시면 좋다. (만드는 법 p. 265 참조)

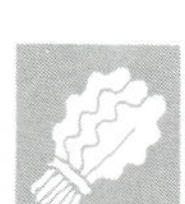 다시마 우린 물
부족한 헤모글로빈을 형성한다

다시마를 비롯한 해조류에는 헤모글로빈을 형성하는데 필요한 철과 구리가 많이 들어 있다. 다시마·톳나물·미역·김 등을 무치거나 끓여서 늘 먹으면 빈혈을 예방할 수 있다.

다시마는 국이나 찌개를 만들 때 국물을 내서 사용하거나 튀각으로 만들어 먹어도 좋다.

시금치무침
철결핍성 빈혈에 효과가 있다

시금치는 철분이 풍부하고 비타민 C와 엽산도 들어 있어 철결핍성 빈혈에 안성맞춤이다. 철분에 비타민 C나 엽산이 더해지면 체내 흡수율이 증가하게 되는데 시금치는 이러한 영양소들이 모두 들어 있어 매우 바람직한 식품이라고 할 수 있다.

시금치는 지혈 작용의 효과도 뛰어나며 혈액 성분의 근원인 엽록소를 보충해 주는 성분도 있어 빈혈을 방지할 수 있다.

시금치 1단을 뿌리는 잘라내고 깨끗이 씻어 팔팔 끓는 물에 살짝 데쳐 참기름, 간장, 다진 파·마늘을 넣어 조물조물 무쳐 매일 한 끼 정도 밥과 함께 먹는다. 시금치를 날것으로 먹으면 수산이 요로결석이나 담석증을 일으킬 수 있으므로 반드시 익혀 먹는다.

❶ 시금치 1단의 뿌리를 잘라 낸다.

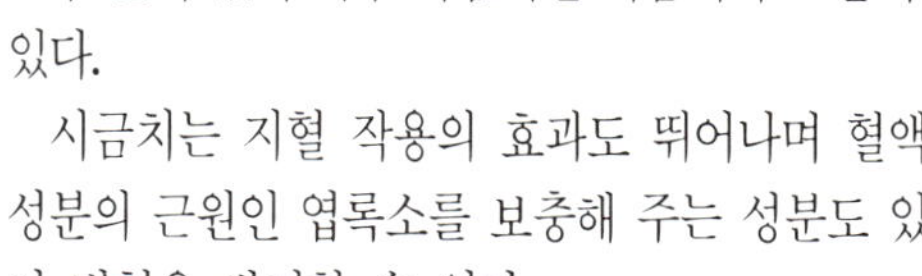

❷ 시금치를 깨끗이 씻어 팔팔 끓는 물에 넣어 파랗게 데쳐 낸다.

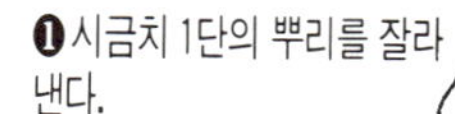
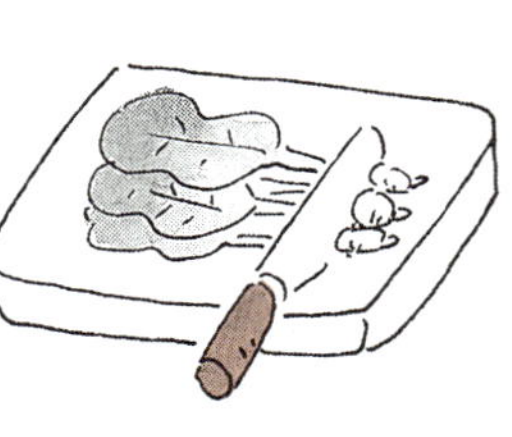

❸ 찬물에 2~3번 정도 헹구어 낸 다음 물기를 꼭 짠 다음 간장, 참기름, 다진 파·마늘, 깨소금 등을 넣어 조물조물 무친다.

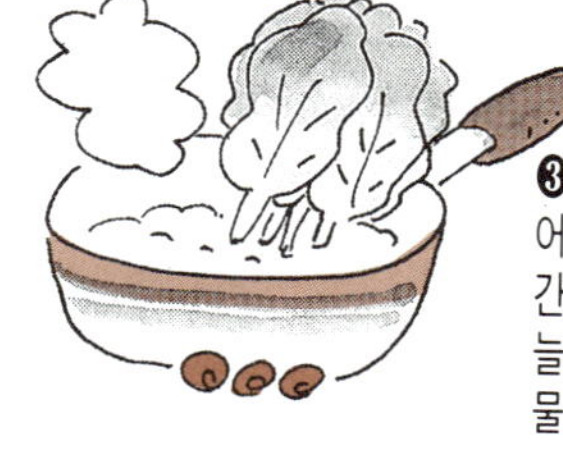

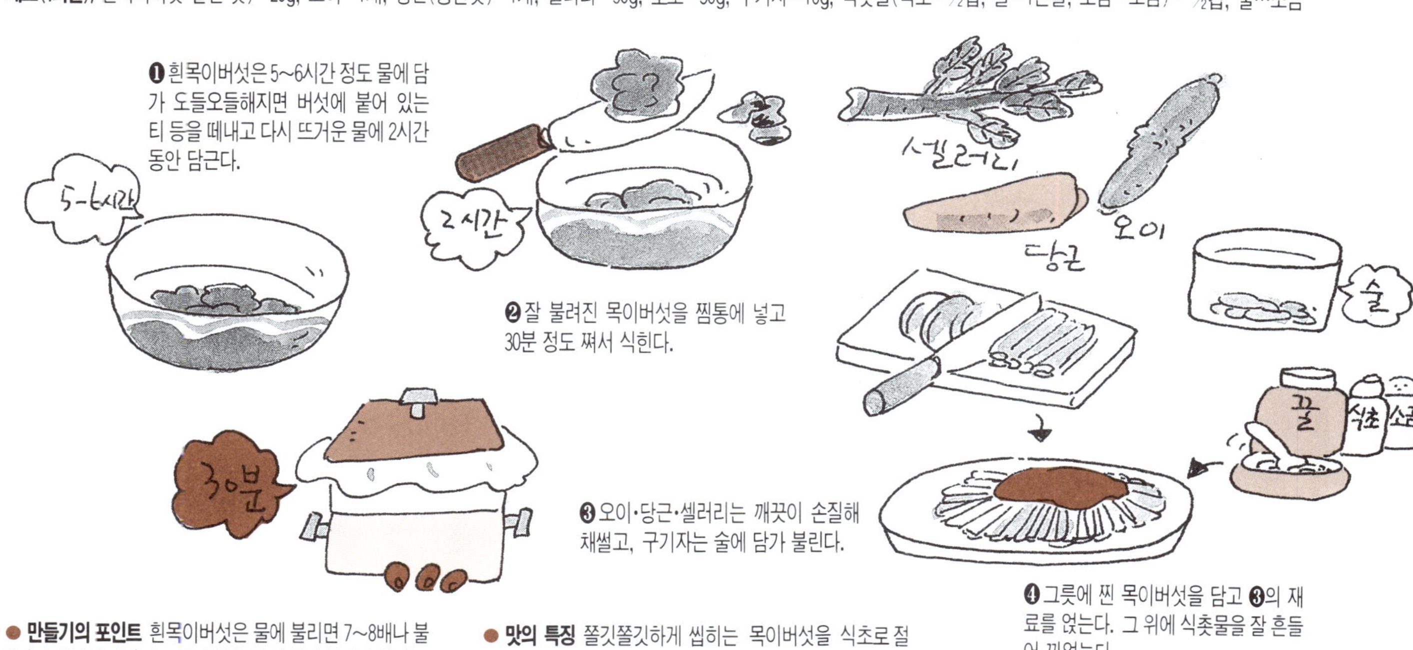

● 그밖에 효과가 있는 식품

로얄젤리에는 조혈 작용을 하는 성분이 들어 있다. 월경불순에 의한 빈혈이나 산후에 정신불안을 동반하면서 일어나는 빈혈에는 하루에 300~600mg을 복용한다.

얼룩조릿대는 조혈 작용 외에도 말초혈관을 확장시켜 주는 작용을 해서 몸 구석구석까지 산소를 보내 피의 흐름을 원활하게 해 빈혈을 막아준다.

삼백초 달인 물도 좋은데 그늘에서 말린 삼백초 20g에 1컵의 물을 부어 물이 반으로 줄 때까지 달여 매 식사 전에 한잔씩 마시면 좋다.

이런 식품으로도 치료효과가 보이지 않으면 전문의의 진단을 받아 근본적인 치료를 하도록 한다.

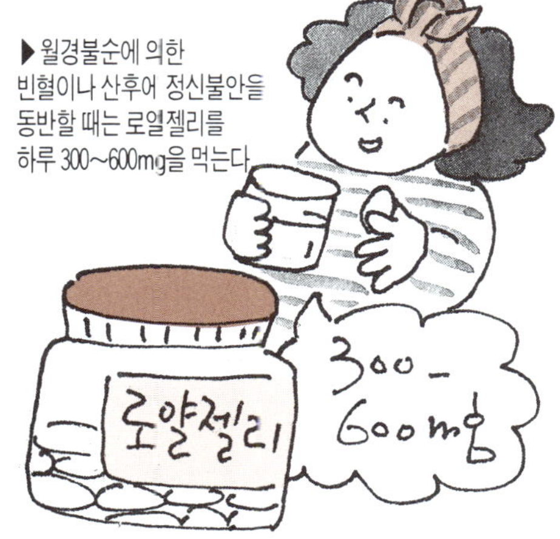

동물성 단백질을 함께 먹으면 철분 흡수율이 높아진다

철분 흡수를 효과적으로 높이려면 동물성 단백질을 함께 먹는다. 특히 쇠고기와 닭고기가 철분 흡수를 좋게 하며 고기나 생선의 붉은 살도 그에 못지 않다.

비타민 C, 구연산, 엽산, 구리 등도 철분 흡수를 촉진하는 것으로 알려져 있다. 동물의 간·다랑어·정어리·꽁치 등도 권할 만하다.

그 외에 내장까지 먹을 수 있는 잔생선·굴이나 모시조개 같은 조개류도 철분이 풍부하다. 또한 메추리알이나 달걀, 콩에도 철분이 많이 들어 있다.

위산 분비를 높여 주는 식품인 감귤류, 식초, 겨자, 고춧가루, 후춧가루 등을 섭취하면 특히 나이가 든 사람의 경우, 철분 흡수가 좋아진다.

동물의 간은 철분의 창고

동물성 식품에 많이 들어 있는 철분은 흡수율이 특히 높다. 철분이 가장 많이 든 식품은 돼지의 간으로 100g중 13mg이고 그 다음이 닭간으로 9mg, 소간이 4mg 순으로 되어 있다. 1회분의 기준은 60g. 철결핍성 빈혈인 사람은 되도록 많이 먹는 것이 좋다.

또한, 간에는 조혈 작용을 하는 성분인 비타민 B_{12}도 풍부하게 함유되어 있어 악성 빈혈에도 좋다.

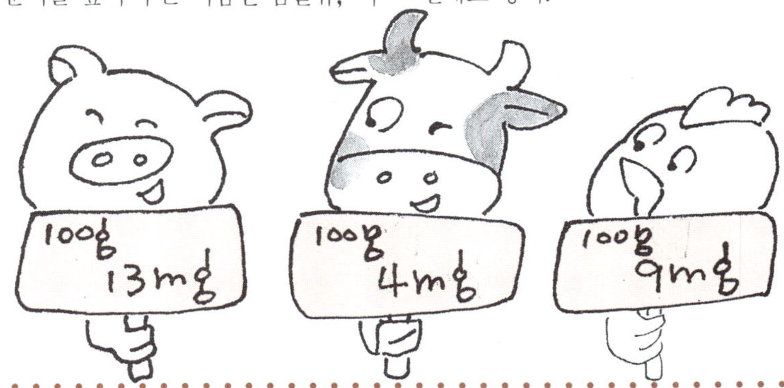

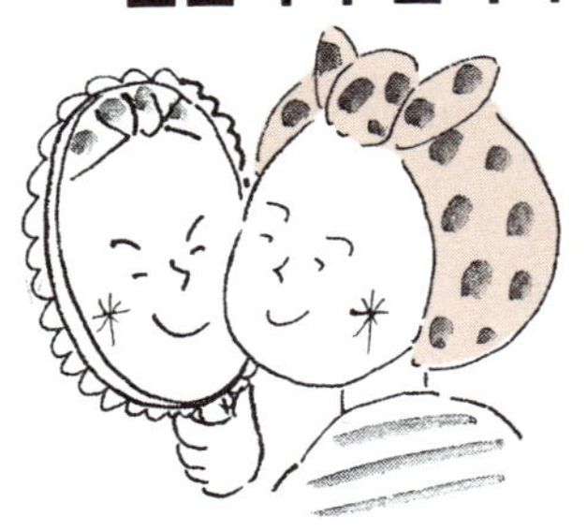

여성의 피부는 화장품의 부작용·변비·호르몬 분비의 불균형 등으로 트러블이 생기는 경우가 대부분이며 신체의 변화에 의해서도 피부가 거칠어진다. 특히 월경이나 갱년기 장애에 의한 호르몬의 이상으로, 피지의 분비를 조절하는 여성 호르몬의 균형이 깨지면 더욱 증세가 심해진다. 거친 피부의 상태를 호전시키려면 식물 섬유가 풍부한 식품을 적극적으로 섭취하여 변비를 예방하고 피부의 청결에 신경을 써야 한다. 또한 피로가 누적되지 않아야 하며 신진대사에 활력을 주는 음식을 먹는다.

피부가 거칠어졌을 때
 목이버섯·대추 달인 물을 마시고 매실즙로션을 바른다

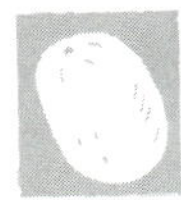 목이버섯·대추 달인 물
피를 맑게 하여 피부를 젊게 한다

목이버섯은 비타민류와 미네랄을 많이 함유하고 있는데다가 피를 맑게 하는 작용이 뛰어나기 때문에 피부에 대단히 좋은 식품이며 중국에서도 옛부터 자양·강장·미용에 효과가 있는 식품으로 알려져 오고 있다.

식물성 섬유도 풍부하게 들어 있어 평소에 변비가 자주 생겨 피부가 거친 사람에게 아주 좋다. 볶거나 수프로 만들어 먹든지 대추를 함께 넣고 달인 물을 마신다.

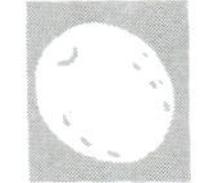 매실즙로션
각질화된 피부를 매끄럽게 해 준다

매실에는 여러 가지 유효한 성분이 들어 있다. 매실즙을 내어 피부에 고루 바르면 피부질환을 고칠 수 있고 거친 피부에도 효과적이다. 특히 매실을 청주에 담갔다가 사용하면 효과가 뛰어나다.

매실 2~3개를 1컵의 청주에 1주일 정도 담갔다가 매실은 건져내고 그 물만 거칠어진 피부에 마사지하듯 발라 주면 피부가 고와진다. 목욕 후 물기가 조금 남아 있을 때 바른다.

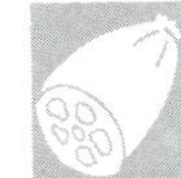 연근죽
피부가 거칠어지는 것을 방지한다

연근에는 비타민 C와 미네랄이 풍부하게 들어 있는데 특히 지혈 작용이 뛰어난 것으로 알려져 있다. 최근에는 심장, 혈압을 조절하거나 말초신경의 혈행을 좋게 하는 작용을 한다는 새로운 사실이 알려졌다.

이렇듯 연근에는 신진대사를 활발하게 해서 피부가 거칠어 지는 것을 방지해 주는 성분이 들어 있다.

깨끗이 씻은 연근 20g을 껍질을 벗기고 얄팍하게 썬 다음 팔팔 끓는 물에 살짝 데친다. 물에 불린 쌀 1컵과 데친 연근을 섞고 물 2컵을 부어 약한 불에서 끓이다가 소금으로 간을 한다. 여기에 연꽃열매(연자)를 넣으면 더욱 좋다. 연꽃열매는 한약재 시장에서 구입할 수 있다.

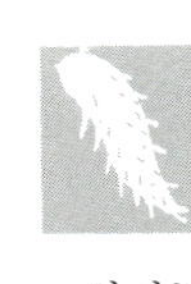 참마김무침
변비로 인한 피부 트러블에 효과

참마는 자양·강장 효과가 있는 효소를 포함하고 있다. 이 효소는 세포 기능을 활성화시켜 신진대사를 높여 주는 작용을 하는데 위장을 튼튼하게 하고 소화를 촉진시키는 성분이 들어 있어 변비로 인한 피부 트러블을 치료하는데 효과가 있다.

참마는 가늘게 채썰고 김은 살짝 구워 잘게 부순 뒤 고루 섞어 무쳐 먹는다.

목이버섯·대추 달인 물을 만들려면

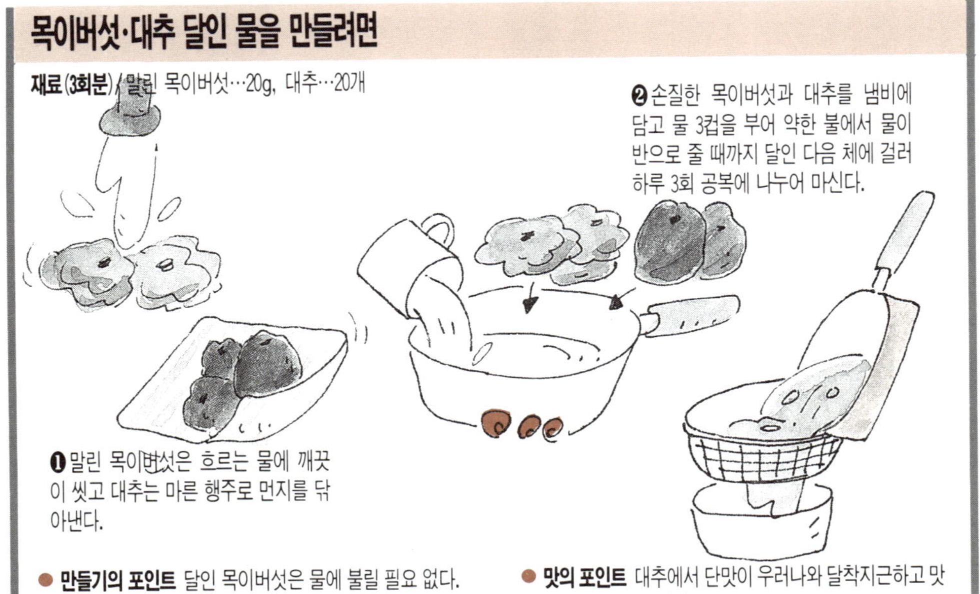

발바닥 반창고 건강법

한의학에서는 인체의 모든 기관이 발의 신경과 연결되어 있다고 할 정도로 발의 건강은 매우 중요하다. 반창고를 이용한 간단한 발 맞사지를 통해 돈 한푼 들이지 않고 건강을 지키는 이른바 '반창고 건강법'이 알려져 화제다. 증세에 따라 발바닥에 한 번 붙여둠으로써 지압 효과를 오랫동안 지속시킬 수 있는 반창고 건강법을 소개한다.

발바닥 반창고 건강법

발바닥의 급소나 반응점에 반창고를 붙여둠으로써 우리 몸의 나쁜 증세를 개선할 수 있는 건강법이 개발되어 화제를 불러일으키고 있다.

발바닥 반창고 건강법은 붙이기도 간편할 뿐더러 아침에 한 번, 저녁에 한 번 그냥 붙여주기만 하면 그만이다. 또 붙이는 재미도 있어 그때그때 잊지 않고 붙이기도 쉽다. 양말이나 구두를 신어도 그 효력이 약해지지 않는다.

하루 두번, 아침과 잠들기 전에 붙인다.

물론 발바닥에 반창고를 붙일 때 적절한 자극을 주면서 하면 더욱 효과적이다.

반창고를 어떻게 사용하나?

반창고는 가급적 신축성이 없고 통기성이 있는 천으로 된 의료용 반창고를 사용한다. 이것을 5mm 폭으로 잘라서 붙인다. 증세에 따라서는 5mm 반창고를 2개 사용해서 1cm 폭으로 붙이거나 4개를 사용해서 2cm 폭으로 붙인다. 아예 처음부터 5mm 폭의 반창고를 2개나 4개 사용하는 편이 더 효과적으로 자극을 줄 수 있다.

단, 체질에 따라 그 효과는 차이가 날 수 있다.

비닐테이프는 부작용이 생길 우려가 있으므로 사용하지 않는다.

1회용 반창고를 사용해도 되는데 이것도 5mm의 폭으로 잘라서 사용한다. 또 붙어있는 가제는 그대로 두어도 무방하다. 단, 붙일 때는 발을 깨끗이 씻고 붙여준다.

2가지 이상의 증세가 있는 경우엔 두 부위에 반창고를 동시에 붙여도 좋다. 또 붙이는 위치가 같을 경우엔 반창고를 이중으로 붙이지 않아도 된다.

한 번 붙이면 8~12시간 연속적으로 붙여둔다.

좌우 양쪽의 발바닥에 아침, 저녁으로 하루 2번 바꿔서 붙인다.(통증이 좌우 한쪽으로만 생겨도 양쪽에 붙인다)

증세에 따라 반창고 붙이는 법

시력회복
❶ 엄지와 새끼발가락 발등의 뿌리께 바로 밑을 각각 한 번씩 감아준다.
❷ 눈의 반응점이 많이 모여 있는 둘째·셋째발가락 아랫부분에도 붙인다.

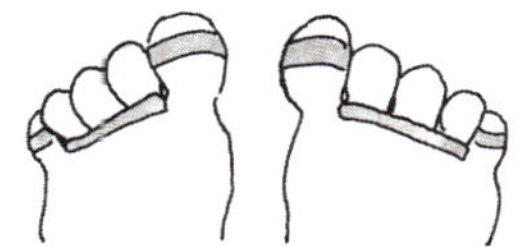

편두통
❶ 둘째·넷째발가락의 발톱 뿌리께를 각각 한 바퀴씩 감아준다.
❷ 발 바깥쪽 복숭아뼈와 아킬레스건 중간의 움푹 들어간 곳에 반창고 2개 1cm 폭의 '+'자형으로 붙인다.

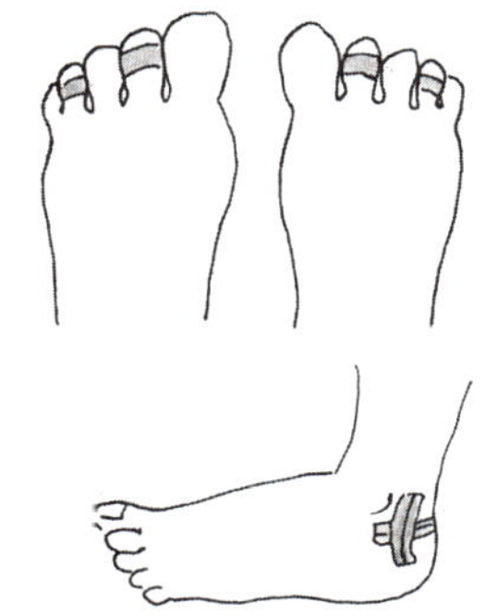

변비
❶ 발바닥 발뒤꿈치의 볼록하게 튀어나온 부분에서 약 2cm 정도 윗부분에 '+'자 모양으로 반창고를 붙인다.
❷ 발뒤꿈치 중앙에 가로로 폭 5mm짜리 반창고 두 줄을 나란히 붙인다.
❸ 다 붙인 후 한 발씩 가볍게 발뒤꿈치를 쿵쿵 내딛는다. 여기에는 대장·항문의 자극점이 있기 때문에 변비에 도움이 된다.

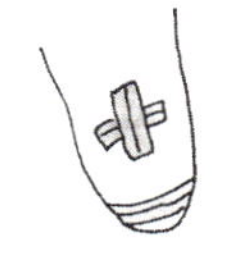 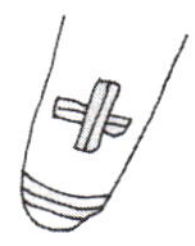

설사
❶ 엄지발가락에 5mm 폭의 반창고 3개를 붙인다.
❷ 둘째발가락에도 2개 붙인다.
❸ 발뒤꿈치가 발 중앙 쪽으로 끝나는 부분에 '+'자 모양으로 2개 붙인다.
❹ 세균성 설사나 식중독일 경우는 의사의 진단 치료와 함께 한다.

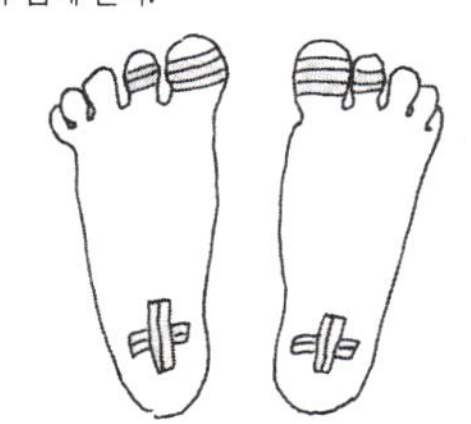

자율신경실조증
• 피로, 무기력, 우울증 등의 증세가 나타나는 자율신경실조증에는 발바닥 위쪽에 '人'자 모양의 주름 바로 아래에 반창고 2개, 1cm 폭으로 '+'자로 붙인다.

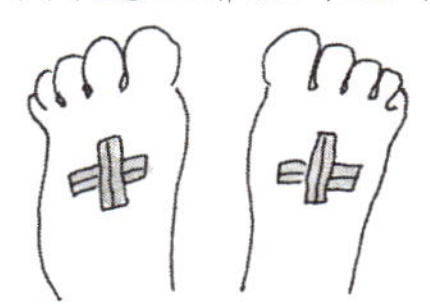

고혈압
❶ 엄지와 새끼발가락 쪽 볼록 튀어난 부위가 만나 사람 '人'(인)자 모양을 만들고 있는 바로 아래에 '+'자로 붙인다.
❷ 새끼발가락 발톱 뿌리께도 한 바퀴 감아준다.
❸ 엄지와 둘째발가락 사이를 지나 발 안쪽 움패 들어간 곳까지 길게 붙인다.

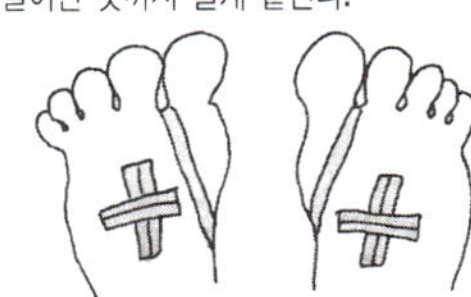

허리·뱃살을 빼고 싶을 때
❶ 셋째발가락 발톱 뿌리께에 한 바퀴 감아준다.
❷ 엄지와 새끼발가락 쪽 아래의 볼록 튀어나온 부분에 사람 '人'(인)자 모양으로 만나는 부분 바로 아래에 '+'자 형으로 반창고 2개. 1cm 폭으로 붙인다.

어깨걸림
• 발바닥 쪽 엄지발가락이 시작되는 부분에서 새끼발가락이 시작되는 부분까지 붙인다.

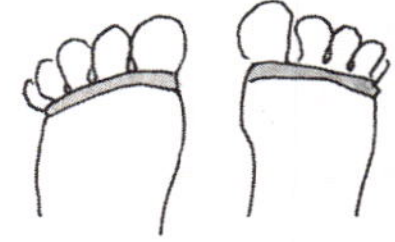

무릎의 통증
❶ 무릎의 안쪽이 아플 때는 엄지발가락 옆면에 붙인다. (아래 그림 참조)
❷ 무릎 자체가 아플 때에는 둘째발가락에 붙인다.
❸ 무릎 뒤쪽이 아플 때는 새끼발가락 옆면에 반창고를 붙인다. (무릎 전체가 아플 때는 ①, ②, ③ 모두에 붙인다)

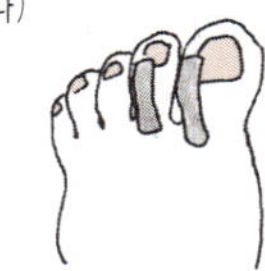

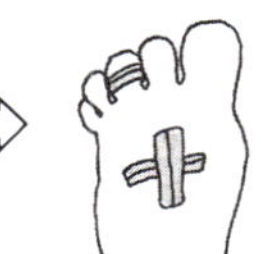 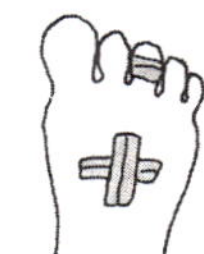

전문가의 한마디

뼈에 바람이 든 것처럼 뼈조직에 구멍이 생기면서 뼈가 물러지는 것을 '골다공증'이라 한다. 갱년기 이후에 많이 나타나는 현상으로 남성보다는 여성에게서 더 많이 볼 수 있으며 이는 여성 호르몬 분비의 부족으로 칼슘 유출이 쉬워지기 때문이다.

나이를 먹으면 칼슘 흡수를 촉진하는 비타민 D의 활동이 약해져 자연히 칼슘이 부족하게 된다. 칼슘과 비타민 D를 충분히 섭취하고 가벼운 산책을 하면서 햇볕을 쬐는 것도 좋은 방법이다.

골다공증일 때

뼈를 단단하게 해 주는 참깨·우유·무말랭이 등을 먹는다

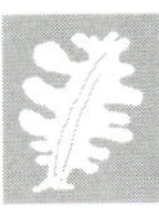 미역국
뼈와 이를 튼튼하게 해 준다

분유와 맞먹을 정도로 칼슘이 많이 들어 있는 미역은 뼈와 이의 형성에 중요한 역할을 하는 식품이다. 미역의 미끈미끈한 물질인 알긴산은 배변도 원활하게 해 주어 신체의 모든 기관이 노쇠해져 가는 노인에게는 여러 모로 유익하다.

미역을 살짝 데쳐 초고추장에 찍어 먹거나 국을 끓여 섭취하면 소화가 잘 안 되는 산성식품인 달걀이나 고기·생선 등을 같이 먹었을 때도 산도를 중화시켜 소화율을 좋게 한다.

조리형태를 달리해 하루에 한 번 정도는 식탁에 올려 칼슘을 보충한다.

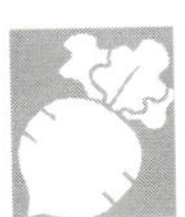 무말랭이무침
비타민 D의 좋은 공급원이다

무는 우리에게 친숙한 채소로 옛부터 '무를 많이 먹으면 속병이 없다'는 말이 있을 정도로 영양가가 많다.

무는 뿌리보다 잎에 칼슘이 더 많이 들어 있어 무잎을 삶은 시래기나물을 많이 섭취하는 것이 좋다. 무를 손가락 굵기만하게 썰어 말린 무말랭이는 햇볕에 충분히 말린 식품이기 때문에 비타민 D의 섭취를 많이 필요로 하는 골다공증 환자에게는 더없이 좋은 식품이다.

잘 말린 무말랭이를 물에 불려 물기를 꼭 짠 다음 적당량의 고춧가루, 다진 마늘, 채썬 파, 약간의 설탕, 깨소금 등을 넣고 조물조물 무친다. 식성에 따라 참기름을 넣어 먹어도 영양을 높일 수 있다.

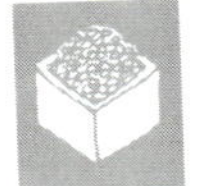 참깨버터
칼슘의 흡수를 도와준다

칼슘의 흡수를 좋게 하기 위해서는 단백질이나 지방질 등의 영양소가 필요하다. 참깨버터는 칼슘 이외에 지방과 단백질을 많이 함유하고 있어 노인의 영양 보충에 좋은 식품이다.

깨는 그 자체로는 소화가 잘 되지 않으므로 볶아서 곱게 빻아 가루로 만들어 먹는 것이 이상적이다. 참깨버터를 만들어 빵을 먹을 때 발라 먹거나 무침 등에 넣어 매일 조금씩 먹도록 한다.

이렇게 만드세요!

❶ 참깨(검은깨도 상관없다) 2컵을 깨끗이 씻은 다음 체에 밭쳐 물기를 충분히 빼고 프라이팬에 타지 않을 정도로 볶는다.

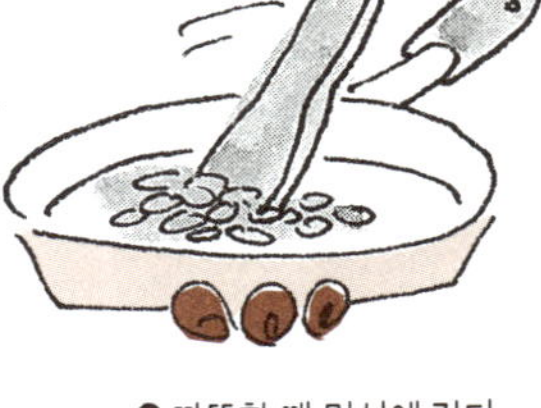

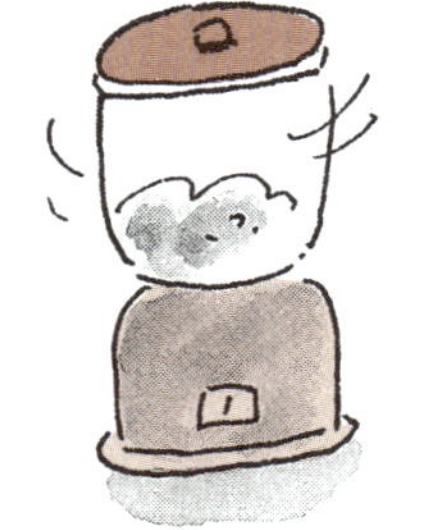

❷ 따뜻할 때 믹서에 간다. 믹서가 없으면 분마기를 이용해 기름이 나올 때까지 곱게 치대듯 빻는다.

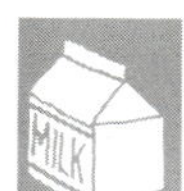 우유된장국
칼슘 섭취의 효과를 높인다

칼슘을 섭취하기에 가장 간단하고 확실한 방법은 우유를 마시는 일이다. 우유는 칼슘이 많이 함유되어 있을 뿐 아니라 단백질과 젖당의 작용에 의해 흡수율이 매우 높다. 특히 나이가 든 여성은 남성보다 우유를 더 많이 마셔야 한다.

우유된장국은 우유를 된장국에 섞은 것인데 된장맛이 우유맛을 상쇄해 주기 때문에 우유를 싫어하는 노인들도 먹기 쉽다. (만드는 법 p. 269 참조)

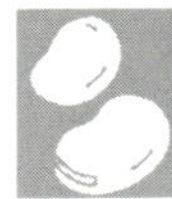 강낭콩샐러드
단백질을 공급해 칼슘 흡수를 돕는다

콩은 단백질 섭취 식품으로 으뜸이다. 콩의 단백질 중에는 글리신이나 글루타민산, 라이신 등의 아미노산이 많이 들어 있어 고기류에 뒤지지 않는 영양가를 지니고 있다. 강낭콩은 콩 중에서 칼슘이 제일 많이 들어 있고 맛이 좋아 우리 나라에선 주로 밥에 넣어 먹는다.

미국에서는 돼지고기나 베이컨, 토마토를 함께 넣어 뭉근히 끓여서 먹는 포크빈즈가 강낭콩을 이용하는 대표적인 음식이다.

연하게 익혀 프렌치드레싱으로 무친 샐러드에 바싹 구운 베이컨을 곁들이면 칼슘을 보충하기에 더없이 좋다. 베이컨은 프라이팬에 구워 기름기를 빼고 먹는 것이 좋다.

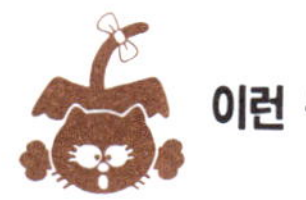

우유된장국을 만들려면

재료(2인분) / 우유…2½컵, 된장…¼컵, 모시조개… 4~5개, 물…2½컵, 굵은 파…1뿌리, 다진 마늘·굵은 소금…조금씩

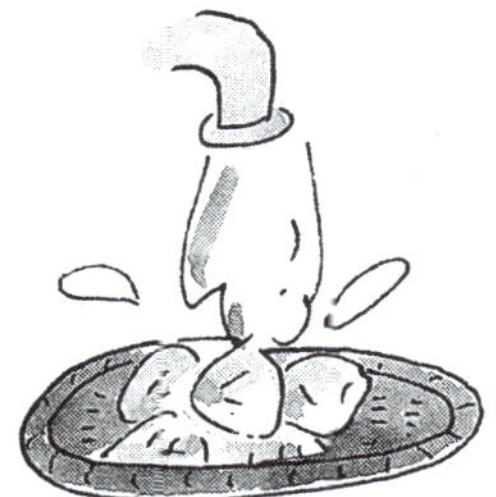

❶ 깨끗한 물에 살짝 헹궈 씻은 모시조개를 묽은 소금물에 담가 해감시킨다.

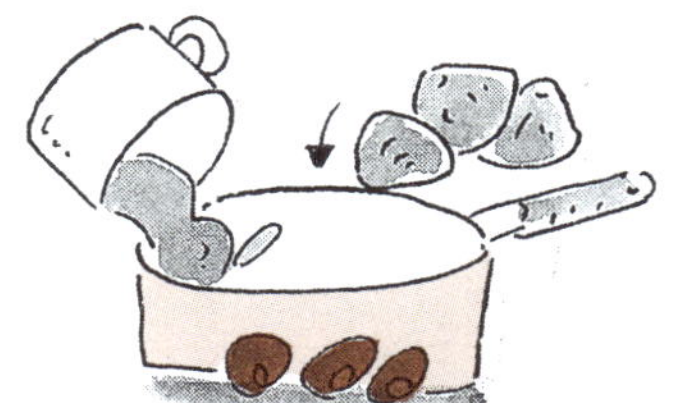

❷ 냄비에 물을 붓고 손질해 둔 모시조개를 넣어 국물이 우러나올 때까지 푹 삶는다.

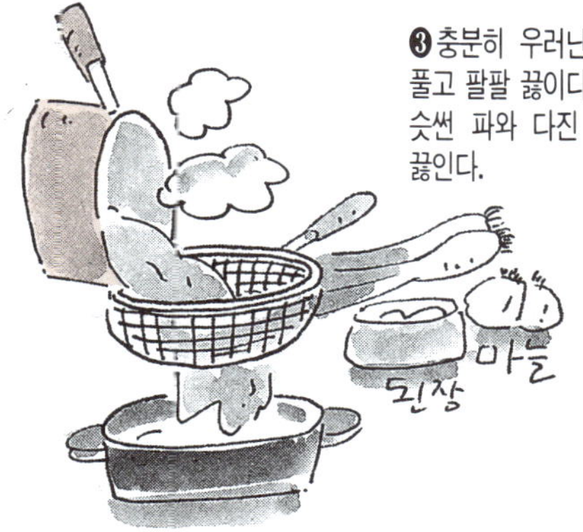

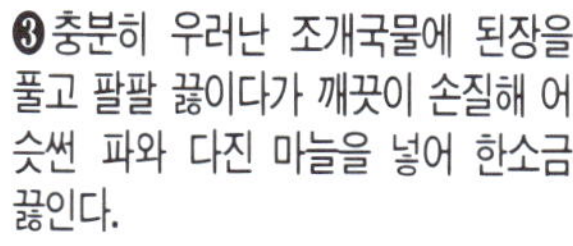

❸ 충분히 우러난 조개국물에 된장을 풀고 팔팔 끓이다가 깨끗이 손질해 어슷썬 파와 다진 마늘을 넣어 한소금 끓인다.

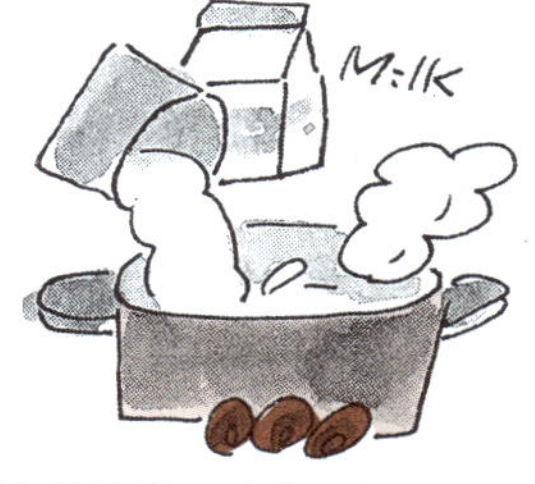

❹ 준비한 우유를 팔팔 끓인 된장국에 넣고 우유가 골고루 섞이도록 살짝 끓인 후 뜨거울 때 먹는다.

● **만들기의 포인트** 우유를 넣고 너무 오래 끓이지 않는다. 우유를 오래 끓이면 영양소의 파괴는 물론 우유에 든 단백질을 응고시켜 된장국을 걸쭉하게 만든다.

● **맛의 특징** 자칫 텁텁할 수 있는 된장국의 맛이 고소하게 느껴진다. 우유의 냄새와 맛이 된장 냄새에 섞여 우유를 싫어하는 노인들에게는 더없이 좋은 칼슘 섭취 방법이다.

식물 섬유와 알코올은 칼슘의 흡수를 방해한다

식물 섬유를 많이 섭취하면 각 기관에서 칼슘과 강하게 결합해 점막세포로부터의 칼슘 흡수를 방해한다. 식물 섬유는 성인병 예방에는 필요한 영양소이지만 골다공증일 때는 칼슘 흡수에 방해받지 않도록 적당량을 섭취한다.

또한, 알코올도 장 점막에 영향을 미쳐 칼슘의 흡수를 막기 때문에 술을 많이 마시면 체내의 칼슘 흡수가 원활하지 못해 뼈가 약해지는 원인이 된다.

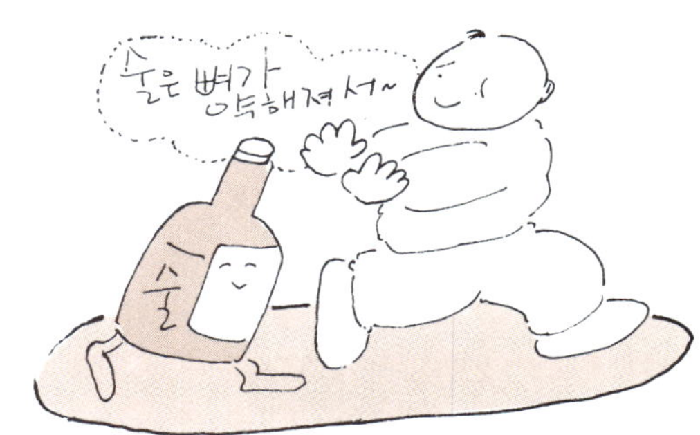

골다공증을 피하려면…

● **칼슘이 많이 든 식품을 조금씩 자주 먹는다**

칼슘이 많이 들어 있는 식품은 우유를 비롯해 치즈, 요구르트, 말린 새우, 마른 멸치, 빙어, 마른 미역, 깨, 콩, 아몬드, 해바라기씨, 땅콩, 구말랭이 등이다.

이들 칼슘원은 한번에 많이 먹는 것보다 몇 번으로 나누어 먹어야 흡수율을 높일 수 있고 손실되는 양을 줄일 수 있다.

우유 2컵을 한번에 마시는 것보다는 시간을 두고 한컵씩 마시는 편이 칼슘 흡수량을 100mg 정도 높일 수 있다고 한다. 따라서 홀짝홀짝 조금씩 마시는 것이 효과적이다.

● **몸을 움직이고 가벼운 운동을 한다**

운동을 하면 뼈에서 칼슘이 빠져나가는 것을 막을 수 있다. 너무 심한 운동은 몸에 무리가 가기 쉬우므로 산책 정도로 가볍게 몸을 움직인다.

골다공증의 증세로 병석에 누워 있는 사람이라면 가만히 누워 있지만 말고 손·발을 빙빙 돌리는 등의 운동으로 가급적 움직이도록 하자. 스스로 움직일 수 없다면 가족의 도움을 받아 조금이라도 움직이자.

● **하루 1시간씩 햇볕을 쬔다**

몸이 불편하다고 집 안에만 있게 되면 햇볕을 쬘 수가 없다. 적어도 1시간은 햇볕을 쬐는 것이 좋다. 자외선을 쬐면 비타민 D의 공급이 좋아지므로 뼈가 약한 사람에게는 권할 만하다.

다랑어의 기름살, 정어리, 참치, 꽁치, 방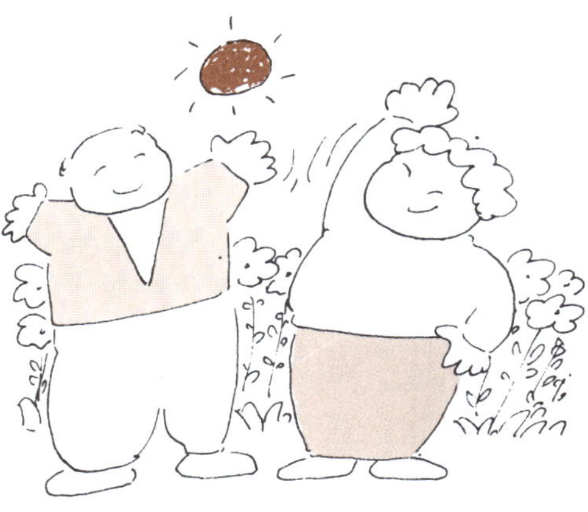어, 고등어, 간, 달걀 노른자, 버터, 어묵 등 비타민 D 함유 식품의 목록을 짜서 다양하게 섭취하자.

● **우유를 넣어 음식을 만든다**

노인 4명중 1명은 우유를 마시는 습관이 없거나 마시고 싶지 않아서, 또는 마셔도 설사를 하는 등의 이유로 먹지 않는다고 한다. 최근에는 저지방 우유나 설사의 원인이 되는 유당을 제거한 우유가 나와 있으므로 이런 우유를 섭취하도록 한다.

그래도 우유가 맞지 않거나 먹기 싫을 때는 카레라이스, 스크램블드에그, 우유죽, 곰국 등에 넣어 조리하면 무리없이 먹을 수 있다.

● **염분 섭취를 줄인다**

염분 섭취가 많은 사람들은 그렇지 않은 사람들에 비해 골밀도가 훨씬 떨어진다고 한다. 염분 섭취가 증가하면 칼슘의 흡수가 저하되기 때문이다. 음식은 싱겁게 조리해 먹고 인스턴트 식품은 되도록 피한다.

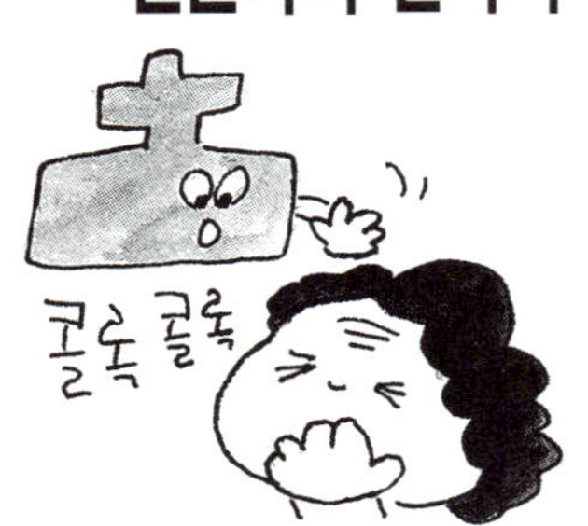

나이가 들면 저항력과 면역력이 약해져 감기에 걸리기 쉽다. 감기에 걸리면 기침이 나오고 그로 인해 기관지가 약해지거나 기관지병을 앓게 된다. 또한 심장의 활동도 약해져 약간의 심장 부담으로도 폐에 울혈을 일으켜 기침이 나기 쉽다. 오래 끄는 기침은 기관지염이나 만성 기관지염으로 발전할 가능성이 높다. 또한 폐결핵도 주의해야 한다. 게다가 기침 때문에 밤에 잠을 이루지 못하면 체력이 떨어지므로 되도록 빨리 치료를 해야 한다. 특히 폐렴으로 번지지 않도록 한다.

기침·가래가 심할 때

나리뿌리즙·차조기씨 끓인 물을 마시면 기침이 가라앉는다

다시마설탕절임
기관지염으로 인한 기침에 좋다

다시마에는 딱딱한 것을 부드럽게 해 주는 성분이 들어 있다. 기관지염으로 인한 심한 기침에는 다시마설탕절임이 잘 듣는다.

흐르는 물에 다시마를 재빨리 씻어서 물기를 대충 닦고 직사각형으로 가늘게 잘라 뜨거운 물에 세 번 정도 살짝 담갔다가 건진다. 여기에 설탕을 뿌려 재워 두었다가 아침·저녁으로 조금씩 1주일 정도 먹으면 노인의 만성 기관지염으로 인한 기침에 효과를 낸다.

❶ 다시마를 깨끗이 씻은 다음 직사각형으로 가늘게 썬다.
❷ 손질한 다시마를 뜨거운 물에 잠깐씩 세 번 담갔다가 꺼낸다. 뜨거운 물에 오래 담가 두면 약효가 녹아 버리므로 빨리 꺼낸다.

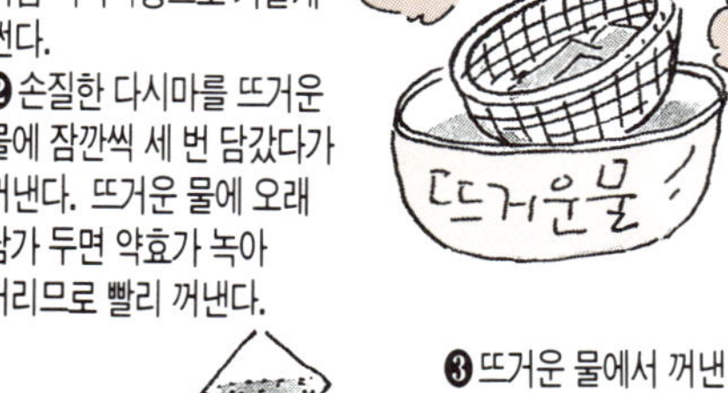

❸ 뜨거운 물에서 꺼낸 다시마를 쟁반에 겹치지 않게 펼쳐 놓고 설탕을 솔솔 뿌린다.
❹ 설탕을 솔솔 뿌린 다시마를 살짝 말린 다음 뚜껑이 있는 넓은 그릇에 담아 놓고 1주일 동안 아침·저녁으로 조금씩 먹는다.

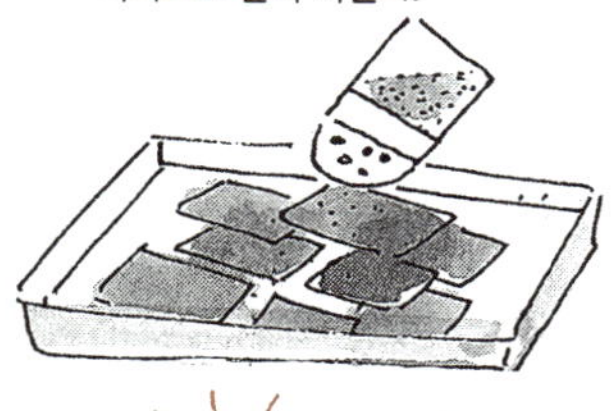
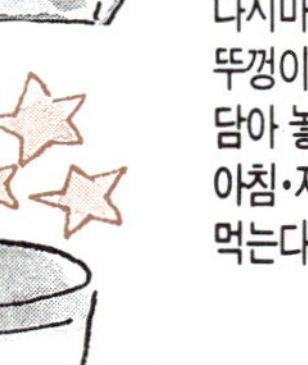

검은깨꿀반죽
천식성 기침에 효과가 좋다

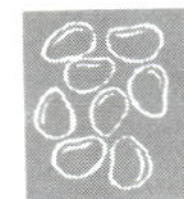

깨에는 흰색·검은색·갈색 3종류가 있는데, 노인의 천식성 기침을 멎게 하는 데 효과가 있는 것은 검은깨다.

볶은 검은깨와 설탕을 넣고 함께 찧어 끈적끈적해지면 아침·저녁으로, 하루 2회 뜨거운 물로 복용하면 마른 기침에 잘 듣는다. 또한, 깨를 볶아 생강즙에 섞어 한 번 불에 데운 뒤 식힌 것을 설탕과 꿀에 재워 두었다가 아침·저녁 한숟가락씩 복용한다. (만드는 법 p.271 참조)

참마즙
체력을 보강하고 기침을 가라앉힌다

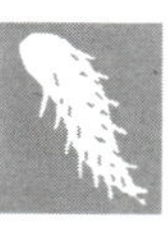

자양과 강장 작용을 하는 참마는 기침을 멎게 하는 데도 효과가 있다. 기침을 심하게 하면 체력소모가 많아지므로 기력이 없는 노인에게는 기침도 멈추게 하고 체력도 보강해 줄 수 있다.

강판에 곱게 간 참마즙에 시럽 또는 꿀을 섞어 하루 2회, 1회에 1큰술씩 따뜻하게 먹으면 노인의 만성 기관지염에 효과를 볼 수 있다.

차조기씨 끓인 물
혈담이 나오는 기침에 잘 듣는다

차조기는 감기로 인해 오한이 들면서 열이 날 때나 기침·가래가 있을 때 증세를 진정시키고 천식을 가라앉힌다.

볶은 차조기씨 10g, 볶은 무씨 10g, 갓씨 5g을 찧어 적당량을 물에 끓여 마시면 노인의 만성 기관지염이나 혈담이 나오는 기침에 특히 효과를 볼 수 있다. 세 가지의 씨를 다 구하지 못했을 때는 이 중 두 가지만을 구해 끓여 마셔도 좋다.

나리뿌리즙
폐를 보호하고 기침을 멎게 한다

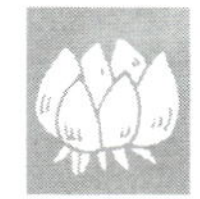

나리 중에서 먹을 수 있는 종류는 산나리, 참나리 등이다. 산나리는 비늘 조각이 크고 쓴맛이 적어 음식의 재료로도 많이 쓰인다.

나리뿌리즙은 폐를 촉촉하게 하고 기침을 멎게 하는 효과가 있다. 잘 씻은 나리뿌리로 즙을 내어 뜨거운 물을 섞어 마시면 폐결핵이나 노인성 기관지염에 효과를 볼 수 있다.

❶ 나리뿌리 2~3개를 깨끗이 씻어 물기를 충분히 빼고 분마기에 잘 으깨어 즙을 짠다.

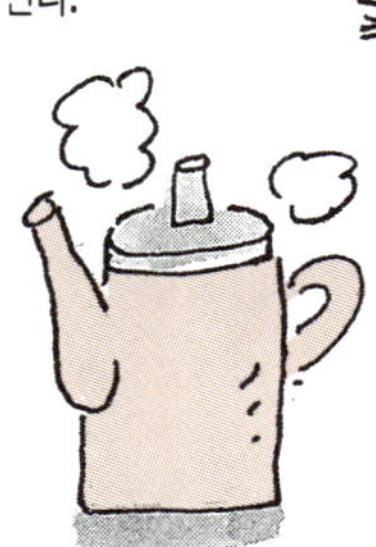
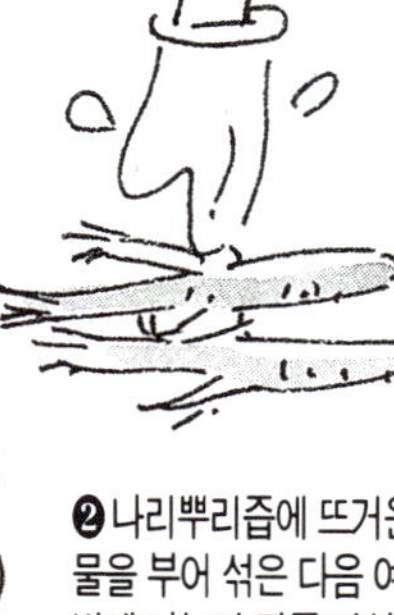

❷ 나리뿌리즙에 뜨거운 물을 부어 섞은 다음 여러 번에 나누어 자주 마신다.

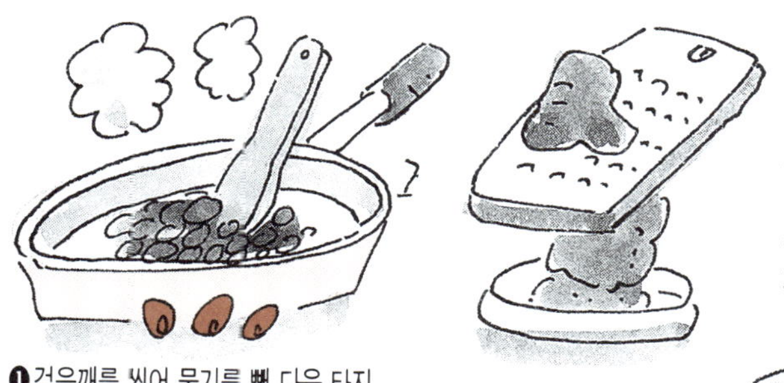

재료 (20일분) / 검은깨…2컵, 생강…½쪽, 꿀…3½큰술, 설탕…⅔컵, 물…조금

❶검은깨를 씻어 물기를 뺀 다음 타지 않도록 중불에서 볶는다

❷껍질을 벗겨 씻은 생강을 강판에 갈아서 볶아 놓은 검은깨와 섞어 다시 볶은 다음 식혀 둔다.

❸설탕 ⅔컵을 물에 녹여 끓이다가 꿀을 섞어 다시 한 번 가볍게 끓여 낸다.

❹설탕·꿀 시럽이 뜨거울 때 깨를 섞어 먹기 좋은 크기로 만든 다음 식으면 뚜껑 있는 그릇에 담아 두었다가 하루 2회, 1회에 1쪽씩 먹는다.

● **만들기의 포인트** 설탕과 꿀 시럽은 식으면 굳어지므로 뜨거울 때 검은깨와 섞어야 한다. 먹기 좋은 크기로 만든다.

● **맛의 특징** 생강맛이 나서 약간 매콤한 듯하지만 깨강정을 먹을 때의 고소한 맛을 즐길 수 있다.

●그밖에 효과가 있는 식품

열이 날 때는 배를 강판에 갈아 즙을 짜서 그대로 마시고 오한이 날 경우는 뜨겁게 해서 마신다.

당근을 갈아서 그대로 먹거나 즙만 받아 1~2컵 마셔도 효과가 있다.

연근도 기침을 멎게 하는 데 효과가 있는데 연근의 줄기 부분을 강판에 갈아 그 즙을 마신다. 냄새와 맛이 썩 좋지 않아 비위가 상할 수도 있지만 맛에 익숙해지면 그다지 역겹지 않으므로 꾸준히 마신다. 또한 은행을 볶아 껍질을 깐 후 찜통에 쪄서 꿀을 끼얹어 먹어도 효과가 있다.

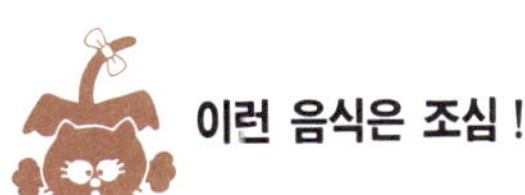

이런 음식은 조심!

몸을 차게 하는 음식은 피한다

찹쌀은 몸을 따뜻하게 해 주는 작용을 하지만 염증을 더 악화시키는 작용도 강하기 때문에 기침이나 천식이 있는 사람은 주의해서 섭취해야 할 식품이다. 찹쌀로 만든 떡도 마찬가지.

감기로 인해 기침이 나올 때는 몸을 차게 하는 음식은 피한다. 배, 방어, 새우, 게, 감 등을 너무 많이 먹지 않도록 주의한다.

또한, **죽순**도 기침이나 천식을 악화시키므로 삼가하는 것이 좋다.

● 생활하면서 조심해야 할 일들 ●

폐렴을 예방하려면?

①감기에 걸리지 않도록 조심한다. 특히 바이러스성 인플루엔자가 유행할 때는 사람이 많이 모이는 곳을 피한다.

②감기에 걸리면 가벼운 증세라도 그냥 넘기지 말고 초기에 예방·치료하며 기운이 없다면 더욱 주의를 필요로 한다.

③음식물을 조금씩 천천히 먹는 습관을 들인다.

④고른 영양을 위해 편식하지 말고 균형 있게 영양을 섭취한다.

⑤매일 조금이라도 꾸준한 운동을 한다. 몸을 움직이고 있으면 폐기능 저하를 예방할 수 있다.

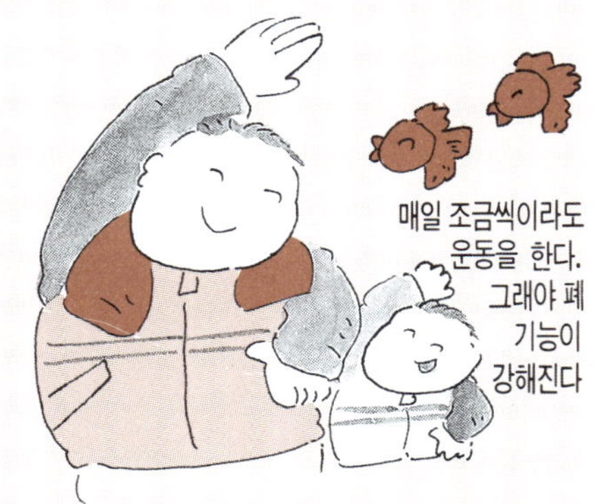

그밖에 민간요법

● **기침이 심할 때 : 은행 달인 물을 마신다**

기침은 기관이나 기관지에 있는 오물을 밖으로 내보내려고 하는 반사 작용이다. 기침이 심할 때 은행을 이용해 본다. 은행에는 히스티딘, 팩산 등 거담 작용을 하는 성분이 들어 있다. 겉껍질만 벗긴 은행 20알에 설탕을 넣고 물 3컵을 부어 한 컵 정도로 줄 때까지 끓여 마신다. 10일 정도 계속 마시면 효과를 볼 수 있다.

● **가래가 끓을 때 : 도라지 달인 물을 마신다**

기관지가 약하거나 감기로 인해 혹은 공해로 인해 가래가 생길 때는 도라지를 이용한다. 도라지에는 사포닌, 푸라티고딘 등의 성분이 들어 있어 목이 아프거나 가래가 끓을 때 민간요법으로 많이 쓰였다. 도라지 50g에 물 3컵을 붓고 반으로 줄 때까지 중불에 달여서 하루에 세 번, 반컵씩 마신다.

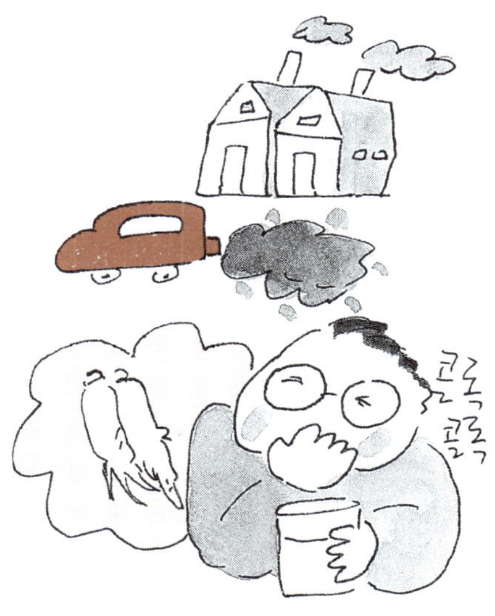

● **가래가 끓고 기침을 할 때 : 매실 우린 물을 마신다**

감기는 아니지만 늘 가래가 끓고 기침을 하는 노인에게는 매실을 권한다. 구연산, 능금산 등이 풍부한 매실은 거담 작용 뿐만 아니라 소화기병, 피부병 계통에도 효과가 있다.

말린 매실을 하루에 5~6알 정도씩 씨까지 모두 빻아 따뜻한 물에 타서 우린 다음 건더기는 남기고 웃물만 아침, 저녁 공복에 마신다.

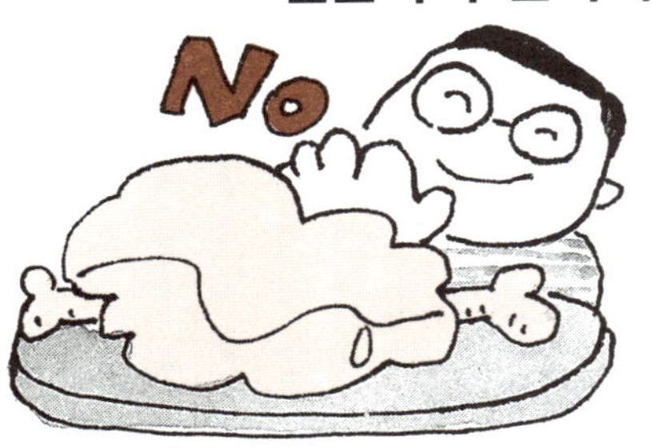

과식은 젊음을 뺏어간다. 특히 육류의 과식은 소화에도 무리가 따르므로 조심해야 한다. 조금 모자란다 싶게 식사를 하고 짜게 먹는 식습관을 고쳐야 한다. 싱겁게 먹는 것은 고혈압, 뇌졸중, 심장병을 예방하는 일이기도 하다. 적당히 몸을 움직이고 피로가 느껴지면 충분한 휴식을 취하여 피로감이 누적되지 않도록 한다. 적극적이고 긍정적인 삶을 살아가는 것이 젊게 사는 비결이다.

기운이 없을 때

인삼 달인 물과 잣죽을 먹으면 기력이 좋아진다

잣죽
단백질이 풍부해 영양을 보충해 준다

잣은 장생과(長生果)라고 불릴 만큼 불로장수에 좋은 식품이다. 강장제로 널리 알려진 잣으로 죽을 끓이면 맛도 부드럽고 단백질이 풍부해 부담없이 즐길 수 있다. 죽으로 끓여 먹는 것 이외에 매일 50알씩 먹거나 샐러드에 넣어 먹어도 효과가 있다.

인삼 달인 물
병에 대한 저항력을 높여 준다

인삼은 면역 기능을 개선하여 병에 대한 저항력을 높여 주는 명약이다. 하루 분으로 인삼 5g에 물 3컵을 붓고 달여 그 물을 세 번에 나누어 공복시에 데워 마시면 노화에 의한 체력저하를 개선할 수 있다. 단, 고혈압이 있는 사람은 조심한다.

호도술
다리와 허리 쇠약에 양기를 돋운다

호도는 질좋은 단백질과 리놀레산, 비타민 B_1·B_2·E 등을 많이 함유하고 있으며 우유나 달걀보다 영양가가 높다. 양기가 쇠하여 기운이 없을 때 묘약이라고 할 정도로 양기를 돋구어 준다.

다리와 허리가 쇠약해졌을 때는 호도 300g을 갈아 설탕 1큰술을 섞은 뒤 뜨거운 청주 1컵을 부어 하루에 3회로 나누어 식후에 마신다.

지골피 달인 물
혈관을 강하게 한다

구기자나무뿌리 말린 것을 '지골피'라 부르는데 비타민 B_1·B_2와 비타민 P의 일종인 루틴 등을 함유하고 있어 혈관을 튼튼하게 하며 노화를 방지하는 성분이 들어 있다. 지골피를 물에 끓여 앙금을 걸러 내고 하루 세 번 공복일 때 데워서 마신다.

잣죽을 만들려면

재료(6회분) / 현미…¾컵, 좁쌀…¼컵, 잣…½컵, 밤…8개, 호도…4개, 참마…100g, 구기자…2큰술, 소금·샐러드유…조금씩, 물…4컵

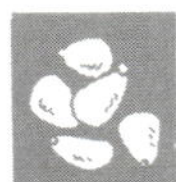
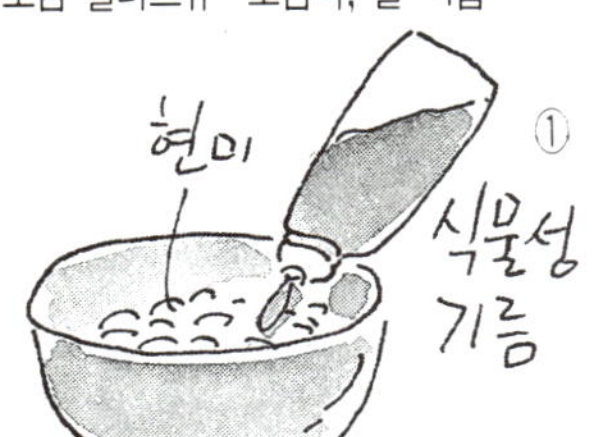

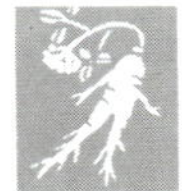
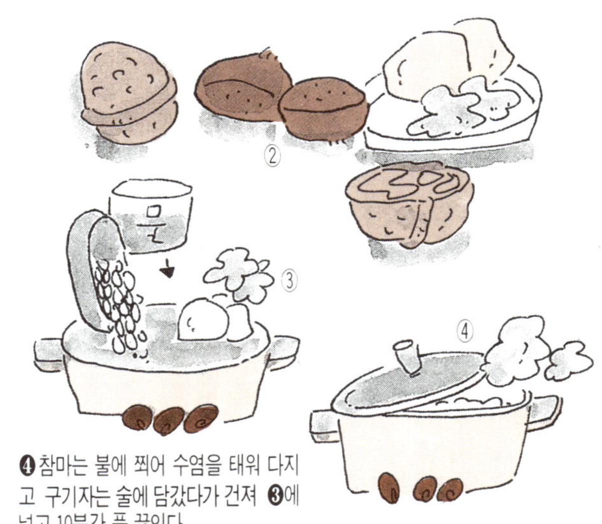

❶ 현미·좁쌀·잣은 씻어서 하루 정도 물에 담갔다가 건져 물기를 뺀 뒤 식물성 기름으로 버무려 둔다.

❷ 밤은 속껍질까지 벗기고 호도도 알맹이를 꺼내 얇은 속껍질을 벗겨 깨끗이 씻어 놓는다.

❸ 손질한 재료를 모두 냄비에 넣고 물을 부어 센불에서 끓이다가 불을 낮춰 40분 정도 더 끓인다.

❹ 참마는 불에 쬐어 수염을 태워 다지고 구기자는 술에 담갔다가 건져 **❸**에 넣고 10분간 푹 끓인다.

● **만들기의 포인트** 밤이나 호도는 미리 껍질을 벗겨서 파는 것을 사용하면 편리하다. 죽의 간은 소금으로 맞추는데 먹기 직전에 맞춰 죽이 삭지 않는다.

● **맛의 특징** 잣·호도·밤 등의 견과류에서 우러나온 고소한 맛을 느낄 수 있다. 뜨거울 때 먹어야 제맛을 즐길 수 있으며 약간 싱거울 정도로 간을 한다.

이렇게 만드세요!

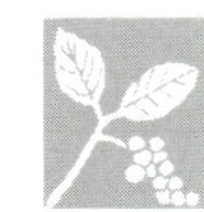
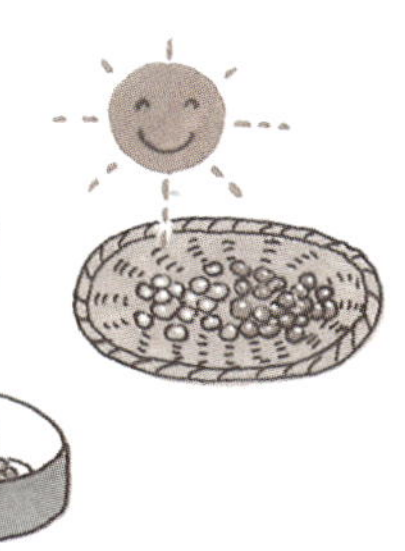

❶ 구기자나무뿌리를 깨끗하게 씻어 햇볕에 말린다.

❷ 냄비에 담고 팔팔 끓여 물만 받는다.

전문가의 한마디

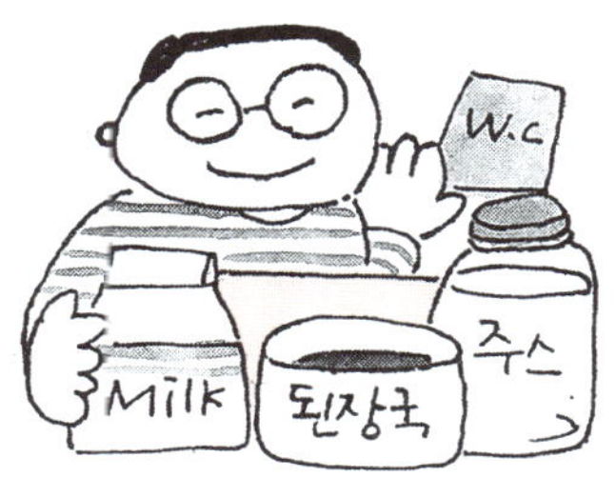

나이가 들수록 변비가 많아지는데, 주요 원인은 장의 연동 운동의 저하, 대장 기능의 쇠약, 장기관의 마비 등이다. 이 모두가 나이가 들어감에 따라 장의 활동이 약해진 탓이다. 특히 변비가 있으면 식욕이 감퇴되므로 체력이 떨어지기 쉽다. 또한 변비 때문에 배에 힘을 주면 혈압이 올라가 뇌졸중을 일으킬 염려도 있다. 변비 치료를 위해서는 영양이 고른 규칙적인 식사와 운동, 올바른 생활습관이 필요하다. 우유나 주스 등 식물섬유가 풍부한 음식을 충분히 먹도록 한다.

변비일 때
꿀물이나 알로에술을 하루에 한두잔씩 마신다

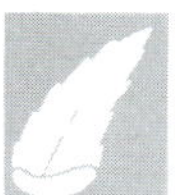

알로에술
노인성 변비나 습관적인 변비에 좋다

알로에는 약효가 순하고 부작용도 적어 변비 치료에 효과가 좋은 식품이다.

생잎을 강판에 갈아 하루에 술잔으로 두 잔 정도를 2~3회로 나누어 마시면 효과가 있다.

알로에술을 만들어 하루 3회, 1회에 소주잔으로 한잔씩 금복시에 마시면 더욱 좋다. 1주일 정도 꾸준히 마시면 효과를 볼 수 있다.

바나나
장의 연동 운동과 배변을 돕는다

작고 단단한 변을 보며, 배변할 때 배에 상당한 힘을 주지 않으면 변이 순조롭게 나오지 않는 사람에게 좋다.

탄수화물이 80% 이상인 바나나는 장을 촉촉하게 하는 성분이 있어 변을 부드럽게 해 줄뿐 아니라 식욕이 떨어진 상태에서 에너지 공급원으로서도 좋다. 매일 한개씩 먹도록 한다.

꿀물
건조성 변비에 효과가 있다

꿀에 든 당질은 변을 부드럽게 한다. 꿀은 단백질을 비롯해 비타민 B군, 미네랄, 10종류나 되는 아미노산을 함유하고 있는 영양가 높은 식품이다.

건조성 변비에는 꿀 65g과 참기름 35g을 찻잔에 담고 팔팔 끓인 물을 부어 고루 저은 다음 하루 2회로 나누어 마신다.

알로에술을 만들려면

재료(3일분) / 알로에…10㎏(길이가 20cm인 것 10줄기), 꿀…1½컵, 소주…400㎖(2컵)

❶ 알로에는 상한 부분과 가시를 떼고 흐르는 물에 줄기째 잘 씻어 마른 행주로 물기를 닦는다.

❷ 2~3cm 길이로 토막내어 껍질째 믹서기에 넣고 곱게 간다.

❸ 곱게 간 알로에에 꿀을 넣어 다시 한번 5초 정도 갈아 뚜껑 있는 그릇에 담고 소주를 부어 2주일 동안 서늘한 곳에 보관한다.

❹ 2주일이 지나면 거즈나 체로 걸러 즙만 받아 내어 다시 3개월 동안 서늘한 곳에 보관한다.

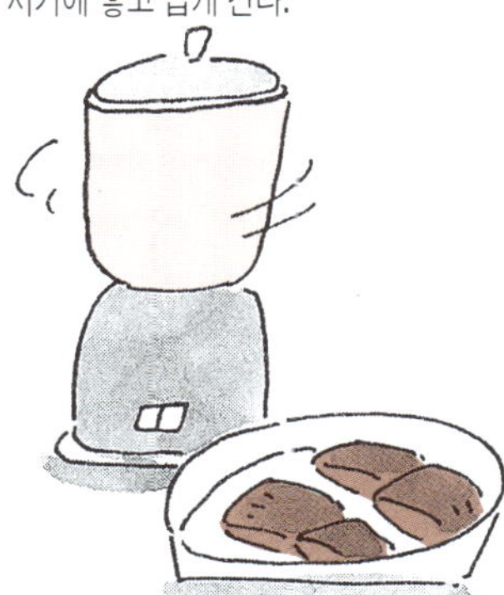
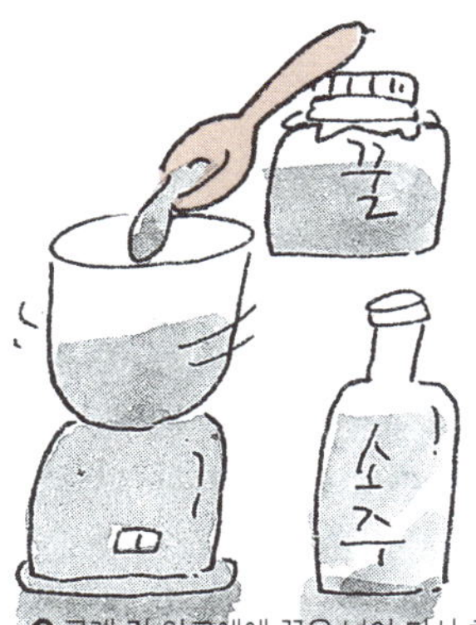
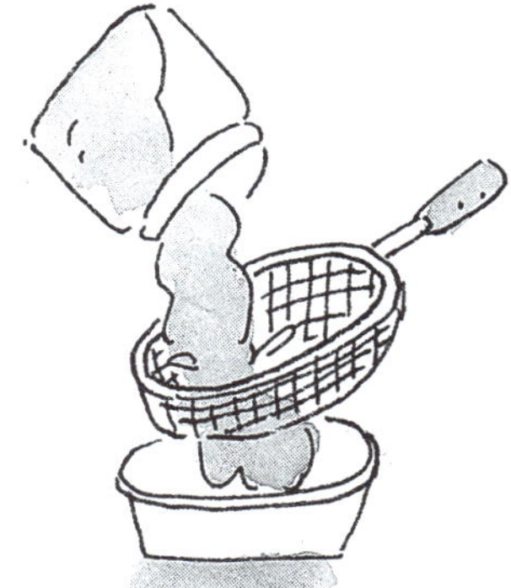

● **만들기의 포인트** 알로에를 2~3cm 크기로 토막낸 다음 재빨리 믹서기에 넣어야 한다. 알로에는 자르는 동시에 즙이 많이 나오기 때문이다.

● **맛의 특징** 흙냄새 비슷하게 알로에 특유의 냄새가 나지만 꿀에 의해 다소 중화되고 알코올의 맛과 향기로 마시기에 부담없다.

●그밖에 효과가 있는 음료

① **시금치·당근주스** : 시금치 2~3줄기와 당근 작은 것 1개를 믹서에 갈아 즙만 받은 다음 우유 ½컵을 섞어서 마신다.

② **복숭아두유** : 복숭아 1개를 껍질을 벗기고 씨를 도려 내어 두유 ¾컵, 레몬즙 ¼개분, 꿀 3큰술과 함께 믹서기에 넣고 갈아 마신다.

③ **무화과우유** : 무화과 2개의 껍질을 벗겨 1~2cm 크기로 깍둑썰어 우유 ¾컵, 꿀 2작은술과 함께 믹서기에 간다. 변비가 심할 때 아침 식사 전 공복에 천천히 씹어 마시면 좋다.

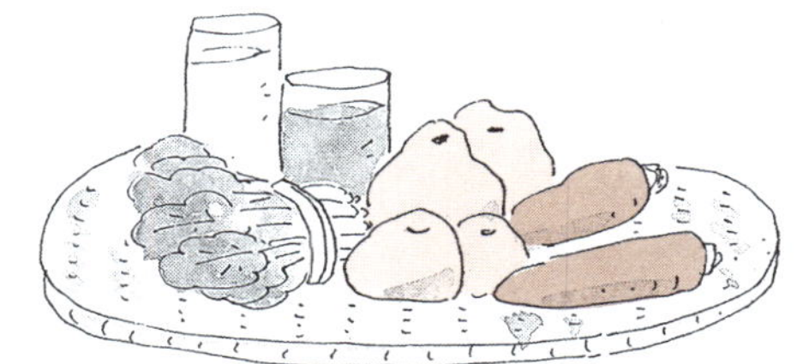

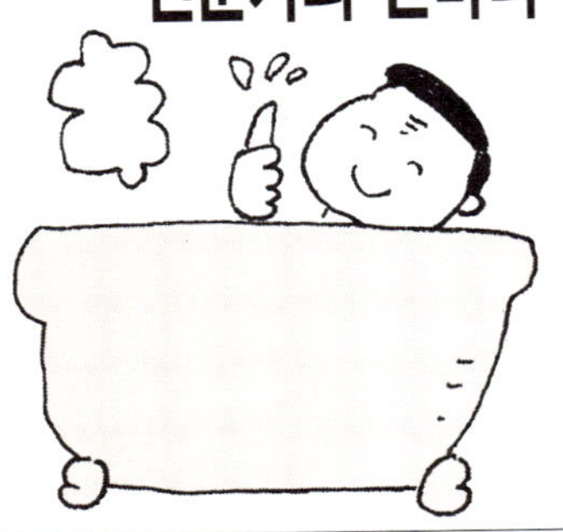

나이가 들면 생리적으로 수면시간이 짧아져 깊은 잠을 이루지 못하는
경우가 많다. 주위의 작은 소리에도 눈을 뜨게 되는데 이는
육체적·정신적으로 활동량이 적기 때문에 수면 활동 역시 줄어든 것이
원인이다. 잠을 푹 자기 위해서는 가벼운 산책을 하거나 체조를 하는 등
몸을 움직여 주어야 한다. 미지근한 물에 몸을 담그고 목욕하는 것도
혈액순환을 좋게 하므로 권할만하다. 또한, 발이 차가우면 잠을 잘 이루기
어려우므로 발만큼은 따뜻하게 하도록 한다.

불면증일 때

신경을 안정시키는 우유, 셀러리주스를 마신다

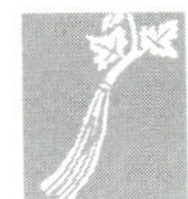

셀러리주스
신경이 예민한 사람에게 좋다

셀러리의 독특한 향인 알비올 성분은 머리로 피가 치솟는 듯한 느낌이 드는 것을 진정시키는 작용을 하는 것으로 알려졌다. 유럽에서는 옛부터 셀러리를 약용으로 이용해 왔다고 한다.

셀러리 ½줄기를 강판에 갈아 꿀을 섞은 다음 뜨거운 물을 부어 마시면 예민한 신경이 가라앉아 편안히 잘 수 있다.

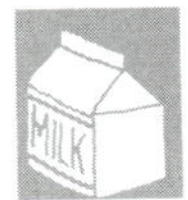

소금을 넣은 우유
고혈압인 사람의 불면을 없애 준다

잠이 들지 못하면 대개 안절부절 못하게 되는데 이는 특히 고혈압이 있는 노인에게는 바람직한 일이 아니다.

이 불안을 해소하기 위해서는 칼슘이 필요하다. 칼슘이 많이 든 우유를 마셔 본다. 따뜻하게 데운 우유를 마시면 몸이 따뜻해져 더욱 좋다.

따뜻한 우유에 소금을 조금 넣어 마시면 신경이 안정된다. 고혈압 증세가 심하면 소금을 넣지 않고 마신다.

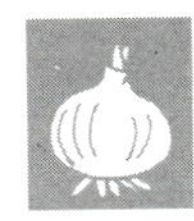

양파채
신경을 안정시켜 좋다

세계적으로 널리 행해지고 있는 불면해소제로 많이 쓰이는 것이 양파다. 생양파를 채썰어 거즈에 싸서 베개밑이나 옆에 두면 곧 효과를 볼 수 있다. 양파에 든 휘발성분이 신경 안정에 도움을 주기 때문이다.

●그밖에 효과가 있는 식품

달래생즙을 마신다. 달래에는 비타민과 미네랄이 고루 들어 있으며 비타민 C와 칼슘이 많은 알칼리성 식품이기 때문에 신경안정제로 좋다. 비타민 C에는 항스트레스 작용이 있는데 비타민 C가 부족하면 스트레스 예방·치료에 필요한 부신 피질 호르몬 분비가 줄어 불안해지므로 칼슘을 섭취하면 신경이나 흥분을 억제해 준다.

상추와 쑥갓도 효과가 있다. 상추와 쑥갓에 든 당질은 대부분 포도당이며 다른 채소에 비해 아미노산과 유기산이 많다. 이밖에도 조혈 성분인 구리와 신경이나 근육의 작용을 돕는 마그네슘이 들어 있어 피를 맑게 해 주며 불면증이나 빈혈, 신경과민에 좋다. 상추와 쑥갓의 생즙을 내어 점심과 저녁 식후에 마신다. 즙을 마시기 곤란하면 날것을 준비하여 밥에 싸 먹는다.

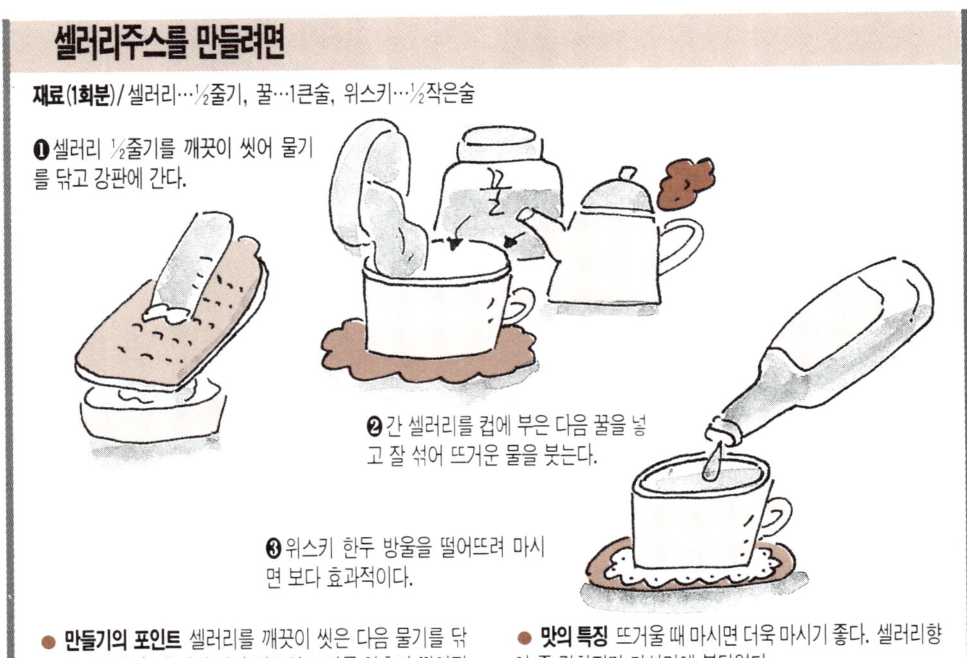

셀러리주스를 만들려면

재료(1회분) / 셀러리…½줄기, 꿀…1큰술, 위스키…½작은술

❶ 셀러리 ½줄기를 깨끗이 씻어 물기를 닦고 강판에 간다.

❷ 간 셀러리를 컵에 부은 다음 꿀을 넣고 잘 섞어 뜨거운 물을 붓는다.

❸ 위스키 한두 방울을 떨어뜨려 마시면 보다 효과적이다.

● **만들기의 포인트** 셀러리를 깨끗이 씻은 다음 물기를 닦고 갈아야 한다. 물기가 남아 있으면 그만큼 약효가 떨어지기 때문이다.

● **맛의 특징** 뜨거울 때 마시면 더욱 마시기 좋다. 셀러리향이 좀 강하지만 마시기에 부담없다.

노망 치매를 방지하려면

치매 현상은 엄밀히 말하면 태어나면서부터 시작된다고 할 수 있다. 치매는 뇌의 노화에서 비롯되는 것이므로 뇌의 노화를 방지할 수 있는 생활을 하거나 음식을 섭취하도록 신경을 써야 한다. 한 번 치매 상태가 되면 정상으로 회복되기 힘들고 회복되어도 재발 가능성이 있으므로 늘 건강한 생활을 위해 신경을 쓰도록 한다.

뇌가 필요로 하는 영양은?

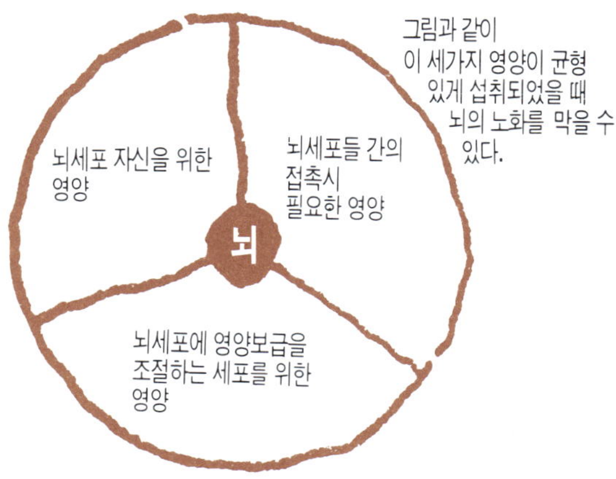

뇌를 구성하고 있는 영양소의 대부분은 지방질과 단백질. 이 영양소들이 바로 뇌 속에서 효소를 만들어 반응을 일으키는 작용을 한다.

뇌세포의 성분은 매일 교체되는데 지방질은 4주일, 단백질은 2주일 동안에 바뀌어진다.

이밖에도 과산화지질을 막는 비타민 E, 콜레스테롤을 억제하는 니코틴산, 뇌의 에너지원이 되는 포도당과 그 생성을 촉진하는 비타민 B_1 등 많은 영양소가 필요하다.

이런 영양소를 충분히 공급해야 치매(노망)를 방지할 수 있다.

뇌의 노화를 방지하는 식품

현미	•흰쌀에는 없는 영양소가 많이 들어 있다. •비타민 B_1·B_2·B_6·E를 비롯 니코틴산, 판토텐산을 함유하고 있다. •건망증·불면증이 있을 때 현미로 바꾸어 먹거나 현미와 쌀의 비율을 7 : 3으로 섞어 먹는다.
시금치·간·콩가루	•시금치는 엽산을 많이 함유하고 있어 조혈 작용을 하므로 빈혈을 예방할 수 있다. •혈액양도 늘려 준다.
굴	•8종류의 필수아미노산이 풍부하다. •집중력을 높여 주는 타우린이 많이 들어 있다.
작은생선·우유	•뼈째 씹어 먹을 수 있는 작은 생선과 우유가 지니는 칼슘은 뼈와 이에 좋고 정보전달 물질의 활동을 부드럽게 한다.
다시마·톳나물·요오드·달걀	•몸의 대사를 활발하게 하는 갑상선 호르몬의 재료가 되는 요오드를 많이 함유하고 있다. •특히 8종류의 필수아미노산도 균형 있게 들어 있어 단백질과 요오드를 충분히 섭취할 수 있다.

꾸준히 먹으면 좋은 식품들

식품종류	기 능	작 용
콩·콩제품	•뇌의 건강을 위한 기초 영양소로 치매를 예방한다.	•뇌의 흥분성 물질인 아세틸 콜린이 적어지면 건망증과 같은 기억 장애 현상이 나타난다. •아세틸 콜린의 재료는 콜린이라는 비타민으로 그 재료가 되는 것을 음식물을 통해 섭취해야 한다. •콜린의 공급원은 레시틴이라는 지질로 콩에 가장 많이 함유되어 있고 쇠간·달걀 노른자 등에도 많이 들어 있다.
견과류	•비타민 E, 단백질, 지질도 풍부하여 뇌의 기능을 돕는다.	•사람의 혈액 속에 포함되어 있는 포화지방산인 리놀산은 산화되기 쉽고 산화되면 과산화지질로 바뀌어 여러 가지 성인병을 부르게 된다. •비타민 E는 리놀산의 산화를 막고 원래의 불포화지방산으로 되돌리는 작용을 한다. •질과 염분이 많이 포함되어 있어 한꺼번에 많이 먹는 것은 피한다.
식물성 기름	•몸의 '녹'을 지운다. •옥수수기름, 밀 배아유 등에 많이 듦	•노화된 세포에는 리포프스틴이라는 과산화지질과 단백질이 결합한 이른바 '몸의 녹'이 생긴다. 비타민 E를 섭취하면 이 녹의 생성을 방지할 수 있다. •비타민 E는 지용성으로 식물성 기름과 함께 섭취하면 더욱 효과적. •가열하면 비타민 E는 파괴되므로 드레싱의 형태로 섭취한다. •정제한 기름에는 포함되어 있지 않다.
녹황색채소	•노화의 근본을 퇴치 한다.	•녹색이나 적색·황색 등, 색소가 든 채소에는 카로틴과 비타민 C가 많이 들어 있다. •카로틴은 체내에서 비타민 A로 변화하고 뇌의 노화를 재촉하는 활성탄소를 제거하는 활동도 한다. •매끼 식단에 한가지씩은 꼭 첨가한다. •튀김이나 볶음으로 하면 흡수율을 높일 수 있다.
등푸른생선	•뇌졸중형 치매를 막 는다.	•정어리·전갱이·꽁치 등 등푸른 생선에는 콜레스테롤을 줄이고 혈압을 낮추며 동맥경화증을 예방하는 성분이 있다. •EPA·DHA·유황을 함유한 아미노산인 타우린이라는 성분의 활동에 의한 것임.
고구마와 같은 뿌리채소	•뇌의 혈관을 지킨다.	•무·연근·우엉·감자·고구마 등의 뿌리채소에 든 식물성 섬유는 변을 부드럽게 하고 양도 늘려준다. •또한 식품첨가물 등의 유해물질의 흡수와 배설을 촉진한다.

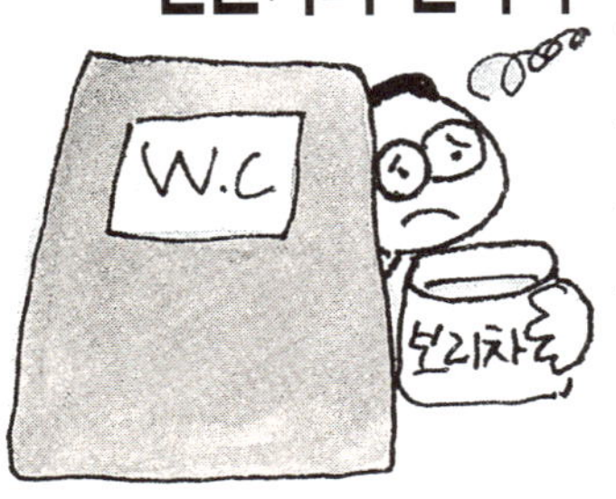

체력이 약한 사람이 설사가 계속되면 더욱 기운이 빠지게 된다. 설사가 며칠째 계속되면 의사의 치료가 있어야 하며 설사가 진행되면서 체중이 줄거나 빈혈이 생기면 내장기관에 이상이 있다는 것으로 보고 자세한 검사가 필요하다. 증세가 심하면 일체 음식을 먹지 말고 식힌 보리차만 마시도록 한다. 몸을 따뜻하게 하면서 안정을 취해 수프나 미음부터 시작해 증세가 가라앉으면 일반식으로 들어간다. 소화가 잘 되는 당질이나 단백질이 많은 달걀 반숙, 흰살 생선, 익힌 채소 등을 먹는다.

설사를 할 때

달걀 반숙, 흰살 생선, 익힌 채소를 많이 먹는다

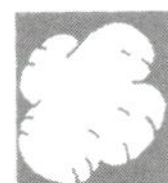

생강찹쌀물
배가 차가워져 설사를 했을 때 좋다

생강은 몸을 따뜻하게 하고 위를 보호하는 작용을 하는 성분이 들어 있어 몸이 차갑거나 배가 차가워져 설사를 했을 때 먹으면 좋다.

생강을 바짝 말려 찹쌀과 함께 푹 끓인 후 체에 걸러 그 국물을 마신다.

이렇게 만드세요 !

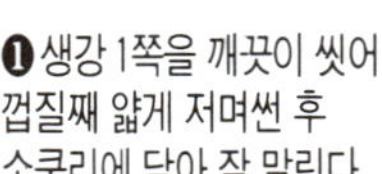

❶ 생강 1쪽을 깨끗이 씻어 껍질째 얇게 저며썬 후 소쿠리에 담아 잘 말린다.

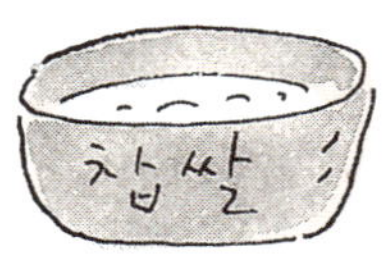

❷ 찹쌀 1컵을 깨끗이 씻어 1시간 정도 불린다.

❸ 잘 불린 찹쌀과 말린 생강을 냄비에 넣고 물 3컵을 부어 약한 불에서 은근히 끓인다.

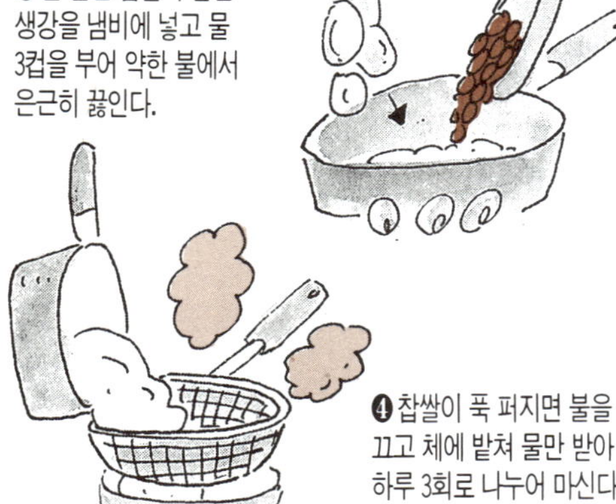

❹ 찹쌀이 푹 퍼지면 불을 끄고 체에 밭쳐 물만 받아 하루 3회로 나누어 마신다.

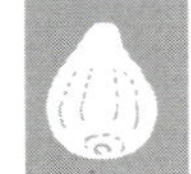

무화과꿀차
위장이 약해 생긴 설사를 진정시킨다

무화과는 위장이 약한 사람의 위를 튼튼하게 해 준다. 무화과가루에 꿀을 섞어 차를 만들어 마시면 더욱 큰 효과를 볼 수 있는데 이는 장내의 비피더스균을 증가시키는 꿀의 작용에 힘입은 결과다. 게다가 꿀은 살균 효과도 있고 부작용이 없으므로 노인에게 더없이 좋은 식품이다. (만드는 법 p. 277 참조)

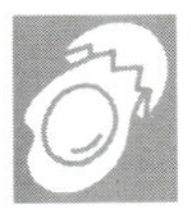

달걀식초볶음
설사로 체력이 떨어졌을 때 좋다

달걀은 소화가 잘 될뿐 아니라 영양가도 높기 때문에 설사가 계속되어 체력이 떨어졌을 때의 자양식으로 좋다.

달걀 반숙이나 달걀찜 등 소화가 잘 되는 형태로 조리해 먹으면 좋다. 식초는 살균력이 강한 동시에 소화를 돕는 작용도 하므로 달걀에 식초를 조금 타서 프라이팬에 볶은 것을 공복에 먹으면 효과가 있다.

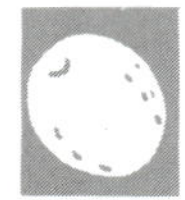

오매 달인 물
계속되는 설사를 멎게 한다

덜 익은 푸른 매실의 껍질을 벗겨 짚불 연기에 그을려서 말린 것을 '오매'라고 한다.

최근 연구에 의하면 오매 달인 물에는 대장균, 콜레라균 등 장 안에 든 병원균을 죽이는 작용을 하는 성분이 들어 있다고 알려진 바 있다.

설사가 계속되어 좀처럼 멎지 않을 때는 이 오매 달인 물을 마시면 좋다. 오매 5~10개를 1컵 반의 물에 넣어 물이 반으로 줄 때까지 달여 마신다.

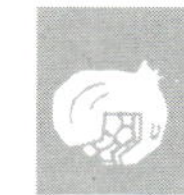

석류주스
설사를 멈추게 한다

석류에 들어 있는 타닌산은 장 점막의 수렴 작용으로 설사를 멈추게 하는 작용을 한다. 석류 1개를 껍질을 벗겨 속알맹이만 꺼내 믹서기에 갈아 마신다.

이렇게 만드세요 !

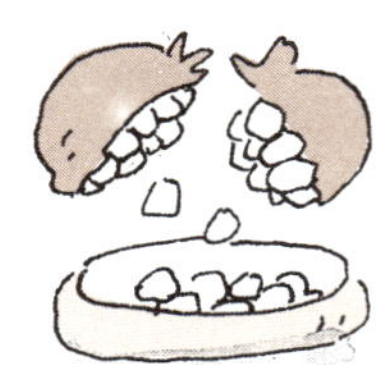

❶ 석류 1개를 골라 껍질을 벗긴다.

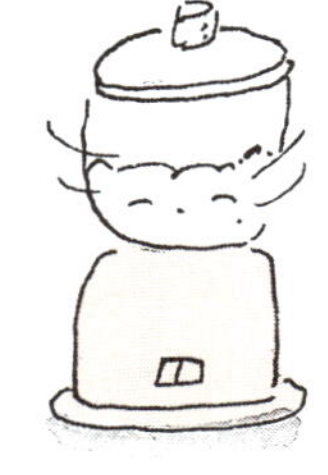

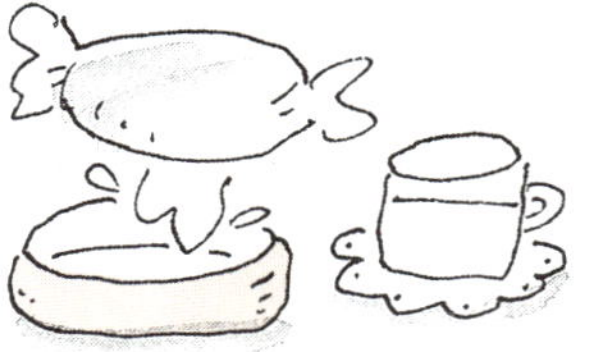

❷ 붉게 익은 석류 알맹이만을 꺼내 믹서기에 넣어 곱게 간다. 신맛이 강하므로 꿀이나 설탕을 조금 타서 마신다.

자양·강장·소화촉진에 효과가 있는 **참마**는 설사를 멎게 하는 성분이 있다. 하루 3회 마시는데 1회에 60g의 참마를 삶아 그 물을 마신다.

심한 설사로 식사도 제대로 못할 때는 사과 2개를 강판에 갈아 식사 대신 먹는다. 사과는 변비에도 좋고 위장의 활동이 약한 노인에게 알맞은 과일이다.

또한 살균 작용이 있는 **차조기잎**을 평소에 먹는 것도 설사를 방지하는 좋은 예방법이다.

감에 든 타닌 성분은 설사를 멎게 하는 데 효과가 있다. 많이 먹으면 변비를 일으키므로 조심한다. 감이나 곶감을 그냥 먹거나 감잎을 잘 말려서 달여 물을 마셔도 된다.

도토리묵도 설사를 멎게 하는 데 좋은 효과를 내는 식품이다. 도토리묵을 양념장에 찍어 자주 먹으면 설사를 멎게 할 수 있다.

병원균 감염에 의한 설사가 계속될 때에는 마늘을 먹으면 설사가 멎는다. 마늘을 삶아서 그 물을 마시거나 구워서 식전에 2~3개씩 먹는다.

무화과꿀차를 만들려면

재료(3회분) / 무화과열매…8개, 꿀…3큰술

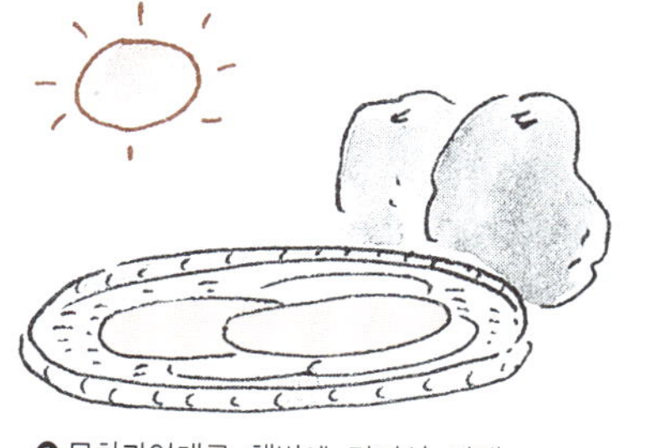

❶ 무화과열매를 햇볕에 말려서 잘게 부수어 가루로 만든다.

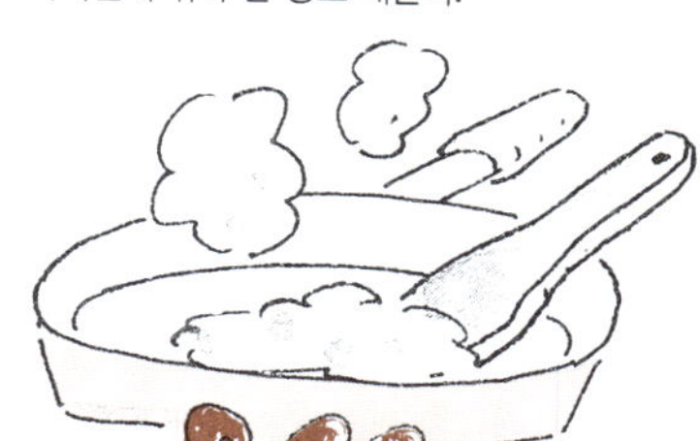

❷ 가루로 만든 무화과를 잘 달구어진 프라이팬에 볶아 반 정도 태운다.

❸ 볶은 무화과가루를 3번으로 나누어 꿀 1 큰술을 타서 뜨거운 물을 부어 마신다.

● **만들기의 포인트** 무화과는 제철이 아니면 구입하기 어렵다. 한약재상에서 말린 무화과를 사서 사용하도록 한다.

● **맛의 특징** 무화과의 달콤한 맛과 향이 꿀에 의해 더 증가되어 어른이나 아이들 모두 맛있게 마실 수 있다.

위와 장에 좋은 죽·수프

사과가 든 우유죽

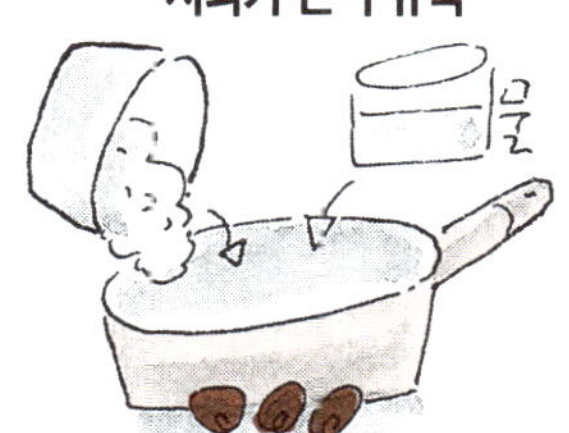

❶ 밥 ⅔공기에 우유 1컵을 섞어 약한 불에서 30분 정도 보글보글 끓인다.

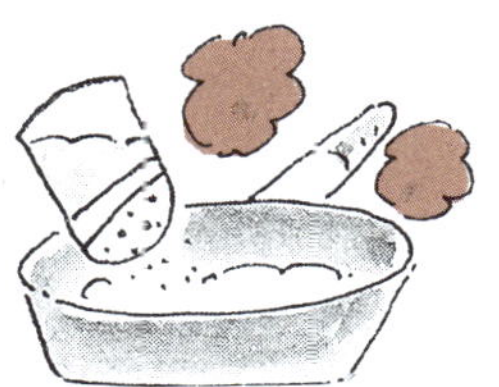

❷ 밥알이 푹 퍼지면 소금을 조금만 넣어 싱겁게 간을 맞춘다.

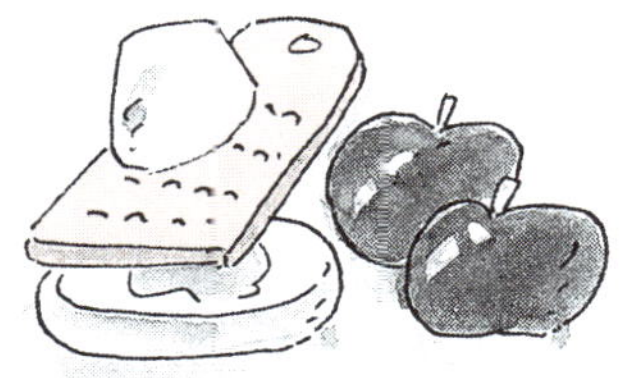

❸ 사과 ½개를 껍질을 벗겨 강판에 갈아 우유죽이 뜨거울 때 얹어 먹는다.

키위가 든 두유수프

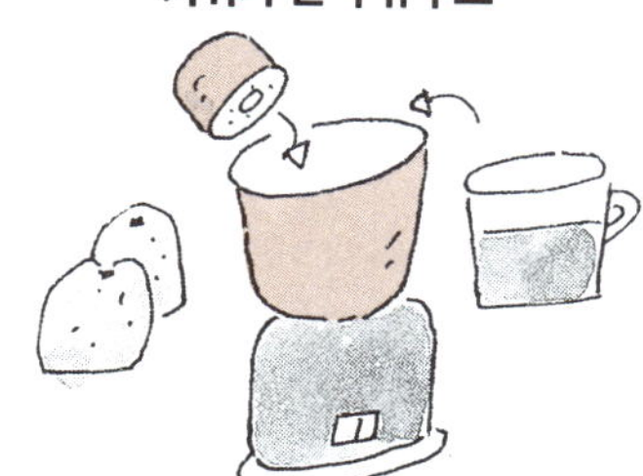

❶ 키위 ½개를 껍질을 벗겨 4등분해 믹서기에 담고 두유 1컵을 부어 간다.

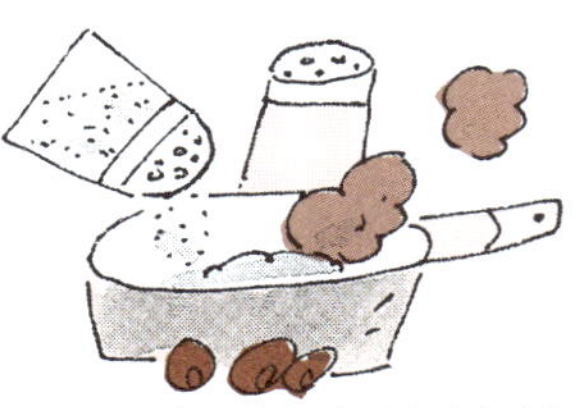

❷ ❶을 냄비에 담아 약한 불에서 데우면서 소금과 후춧가루로 맛을 낸다.

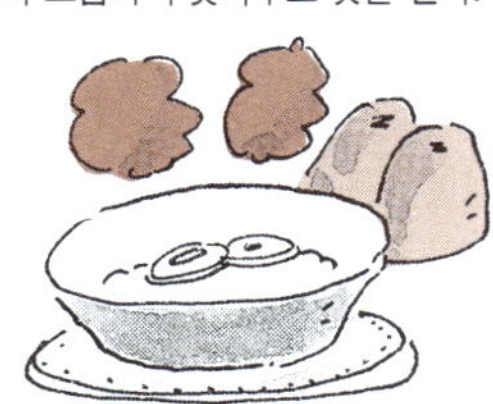

❸ 수프 접시에 두유수프를 담고 키위 ½개를 얇게 썰어 얹어 먹는다.

참마 구기자죽

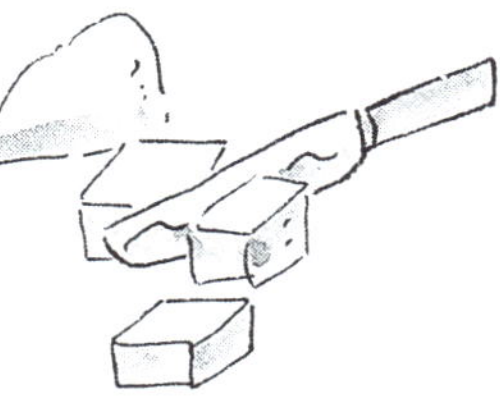

❶ 참마 70g을 깨끗이 씻어 껍질째 1cm 크기로 깍둑썬다.

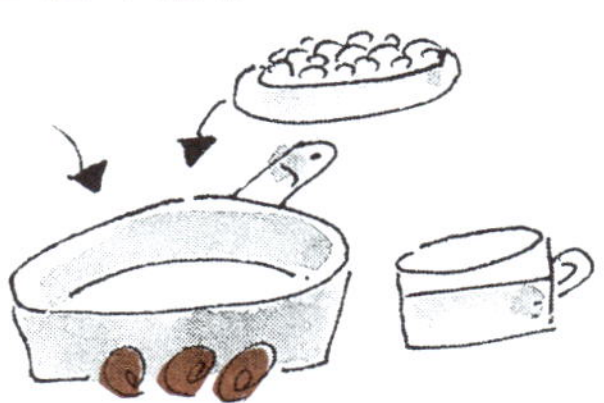

❷ 물에 불린 쌀 ⅓컵에 물 1½컵, 깍둑썬 참마를 넣어 약한 불에서 30분 정도 끓이다가 구기자를 20g 정도 넣는다.

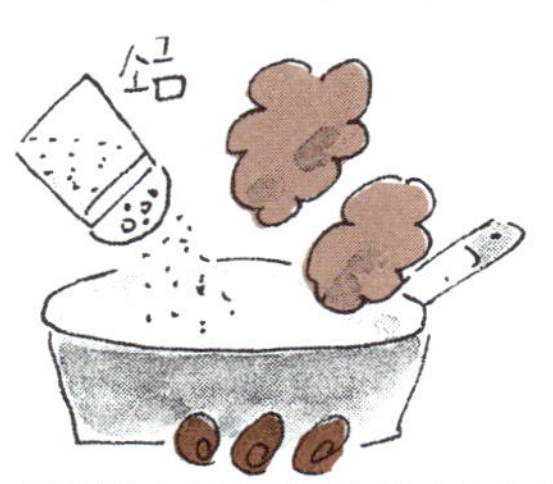

❸ 구기자가 익을 때까지 끓이다가 소금으로 간을 하고 20분 정도 더 끓인다.

흰살 생선죽

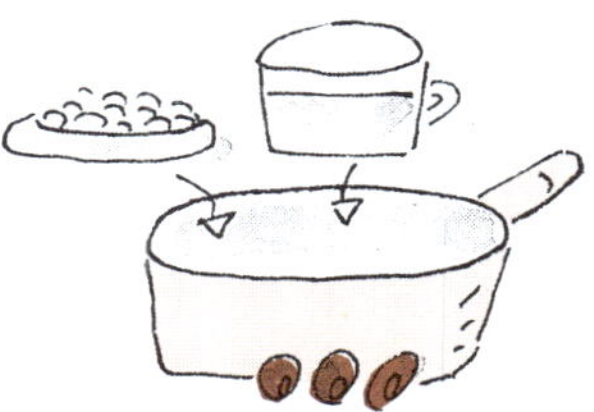

❶ 물에 불린 쌀 ⅓컵에 물 1½컵을 넣어 약한 불에서 30분 정도 끓인다.
❷ 흰살 생선의 살 60g을 진간장에 10분 정도 재운다.

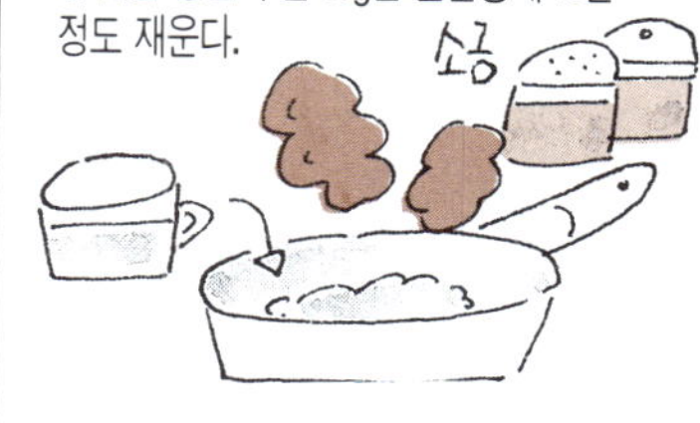

❸ 육수 ½컵에 소금·진간장을 조금씩 넣어 간을 한 다음 다 끓으면 물에 갠 녹말 가루를 넣어 걸쭉하게 만든다.

❹ 죽을 그릇에 담고 진간장에 재웠던 생선살을 얹어 ❸의 소스를 끼얹는다.

건강하고 젊게 살려면

건강하고 젊게 살고 싶은 것은 누구나 갖는 소망일 것이다. 그러기 위해서는 무엇보다 규칙적이고 올바른 생활습관을 갖는 것이 중요하다. 성인병과 뇌의 노화를 막는 식품을 충분히 먹고 영양의 균형이 제대로 잡힌 식사를 하는 것이 우선이다. 어떤 음식을 어떻게 먹어야 건강한 젊음을 유지할 수 있는지 알아 본다.

여러 가지 음식을 조금씩 먹는다

'여러 가지 음식을 조금씩' 먹는 것이야말로 장수하는 데 가장 이상적이라고 할 수 있는 식사법이다.

아침·점심·저녁, 세 끼 모두 동물성 단백질과 식물성 단백질을 균형 있게 섭취하고 채소도 날것이든 익힌 것이든 매끼 빠지지 않게 먹고 달걀도 하루 1개 정도는 꼭 먹는다. 우유는 여자의 경우 2컵, 남자는 1컵을 꼭 마시도록 한다. 그림을 통해 식단 구성을 살펴본다.

하루 식품 섭취량

종류	하루 섭취량	내 용
육 류	50~100g	① '채식이 좋고 육식은 나쁘다'라는 생각은 잘못된 것이다. ② 육식을 싫어하여 저단백질의 곡류와 채식에만 의존하면 뇌졸중을 부른다. ③ 동물성 단백질의 섭취를 늘리면 심근경색이 감소된다. ④ 기름기가 많은 부위는 먹지 않는다.
어 류	육류보다 조금 많게	① 생선에는 세포를 만드는 물질인 핵산이 들어 있다. ② 핵산은 체내에서 단백질과 탄수화물에 의해 합성되지만 노인은 핵산 합성 능력이 약하기 때문에 식품으로 보강해야 한다. ③ 정어리·꽁치·고등어를 많이 먹는다. ④ 매일 먹는다.
달 걀	1개	① 달걀은 8종류의 필수아미노산을 모두 함유하고 있다. ② 비타민 A·B도 풍부하다. ③ 밥과 함께 먹으면 서로 부족한 점을 보완해 주어 효과적이다. ④ 적게 먹어도 양질의 단백질을 섭취할 수 있으므로 노인의 식사에 아주 좋다. ⑤ 달걀은 흰자가 겨우 굳을 정도의 조리법이 가장 적당하다.
우 유	여자 : 2컵 남자 : 1컵	① 칼슘을 가장 손쉽게 얻을 수 있다. ② 칼슘은 단백질과 결합해 뼈와 이를 만들기 때문에 칼슘과 단백질을 함께 섭취하면 효과가 커진다. ③ 매일 마시면 골다공증을 예방할 수 있다.
콩제품	조리형태가 다른 제품을 많이 먹는다.	① 두부·콩조림·순두부찌개 등 콩제품이 대표식품이다. ② 콩에는 단백질 이외의 식물성 섬유나 레시틴 등이 함유되어 있다. 두부나 비지 형태로 가공하면 쉽게 흡수가 잘 된다. ③ 콩제품에는 비타민 A·C가 부족하므로 채소를 곁들여 함께 먹는다.
채 소	매끼마다 한가지씩 먹는다	① 비타민, 미네랄, 식물성 섬유 등이 많이 들어 있다. ② 날것보다는 삶거나 데치는 등 익혀서 나물로 무쳐 먹는 것이 좋다.

젊음을 유지하기 위한 식사

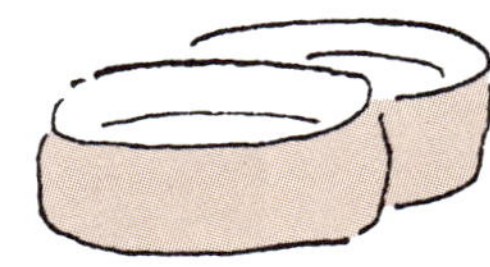

된장국, 맑은국은 하루 2그릇 정도 먹는다

지나친 염분 섭취를 막기 위해 하루에 2그릇 정도만 먹는다. 장아찌, 김치 등도 염분이 많으므로 주의한다.

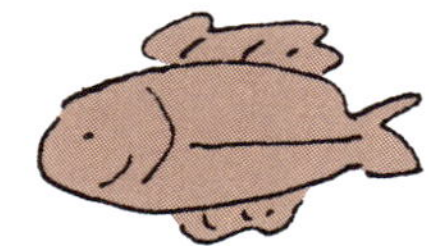

고기·생선·곡류·콩류를 균형 있게 먹는다

고기나 생선 음식이 식탁에 오를 때는 채소나 곡류, 콩류 등도 같이 준비해 영양의 균형을 꾀한다.

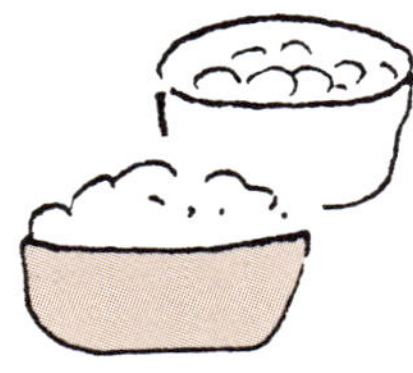

잡곡밥·현미밥을 먹는다

빵이나 국수류는 밥보다 많이 먹게 되므로 밥을 먹는다. 또 밥은 고기나 생선과 영양의 조화를 꾀할 수 있어 좋고 잡곡밥이나 현미밥은 소화흡수에도 좋다.

채소는 매끼 먹는다

데치거나 샐러드로 만들어 세 끼 모두 채소로 만든 음식을 먹는다.

우유는 매일 마신다

매일 남자는 1컵, 여자는 2컵을 마시도록 한다.

달걀 : 하루 한 개를 먹는다

하루에 한 개 정도라면 콜레스테롤을 걱정하지 않아도 된다.

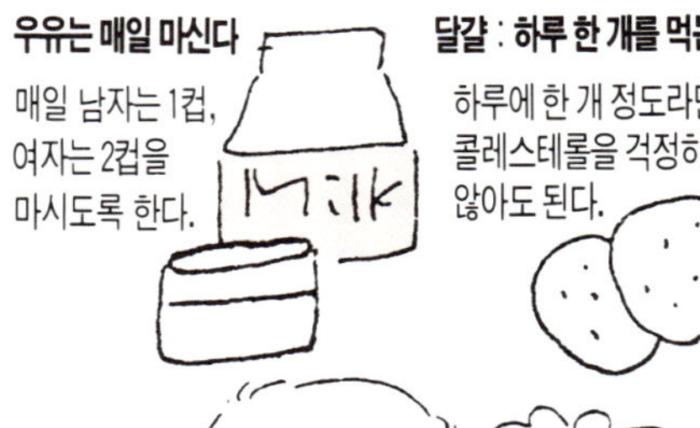

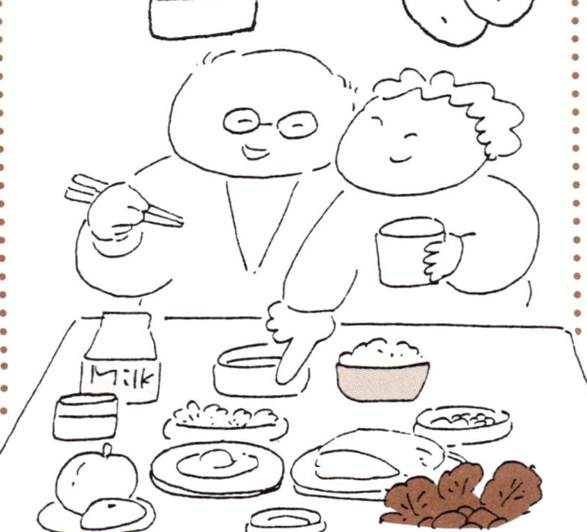

우리집 응급처치 사전

생활하다 보면 베이고, 다치고 벌레에 물리는 등 상처를 입거나 갑자기 통증을 느껴 놀라는 경우가 많다. 이럴 때 응급조치가 필요하다. 집에 있는 식품으로 응급조치 할 수 있는 방법과 붙이는 약, 바르는 약 등 약효 성분을 살려 만드는 여러가지 방법들을 소개한다. 평소 익혀 두었다가 위급할 때 당황하지 말고 침착하게 대처하자.

멀미를 할 때

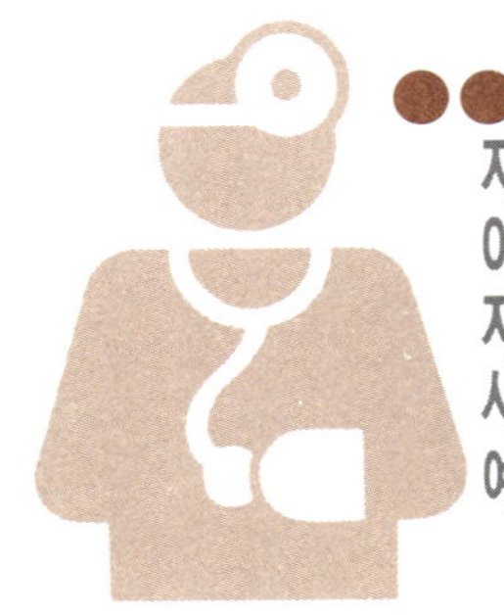

자동차나 기차, 배, 비행기 등 흔들리는 물체를 탔을 때 속이 메슥거리고 어지러운 증세를 '멀미'라 한다. 이러한 증세는 몸의 균형을 조절하는 부위가 자극을 받아 자율신경이 이상흥분을 일으켜 생기는 것이다. 건강한 사람이라도 그 날의 컨디션이나 심리적인 상태에 따라 나타날 수 있으므로, 예방하는 방법을 익혀 장거리 여행을 할 때 불편함이 없도록 하자.

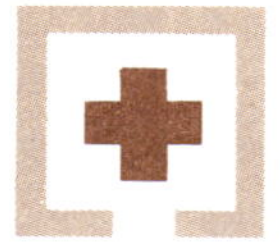

알아두세요

차에서 책을 읽으면 멀미가 난다

● 심리적으로 불안할 때 차를 타거나, 차에서 책을 읽으면 멀미를 일으킬 수 있으므로 되도록 피한다.

● 차를 탔을 때는 흔들림이 적고 바람이 잘 통하는 창가에 앉는다.

● 멀미가 심하여 어지러울 때는 차의 진행 방향과 같은 방향으로 누워 눈을 감고 조용히 심호흡을 하며 안정을 취한다.

그밖에 효과가 있는 응급처치법

차만 타면 멀미를 해서 고생을 하는 사람은 출발하기 30분 전쯤에 수세미 달인 물이나 배꽃 달인 물을 술잔으로 1잔 정도 마신다. 참마껍질 찐 것을 말린 등자나무열매껍질과 섞어 분마기에 갈아서 3~5g 정도 복용해도 좋다.

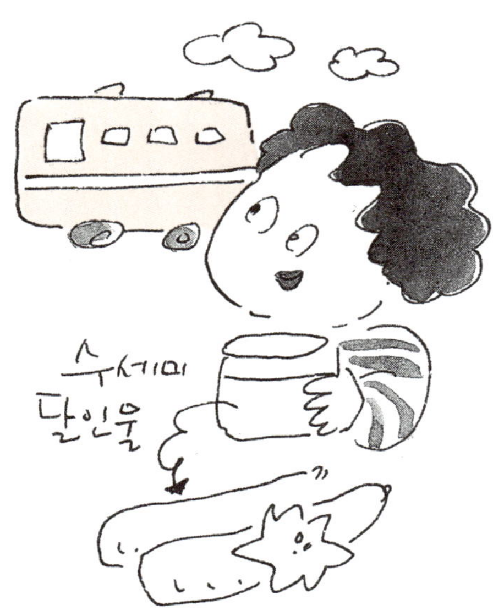

무·생강즙을 마신다

멀미로 인해 속이 메스껍고 구토 증세가 계속될 때는 강판에 간 생강즙 ½컵과 무즙 ½컵을 잘 섞고 꿀 2큰술을 타서 소주잔으로 2잔 정도 마시면 좋은 효과를 낸다. 아이들에게 먹일 때는 꿀을 조금 많이 넣어 주는 것이 무리없이 먹일 수 있는 방법이다.

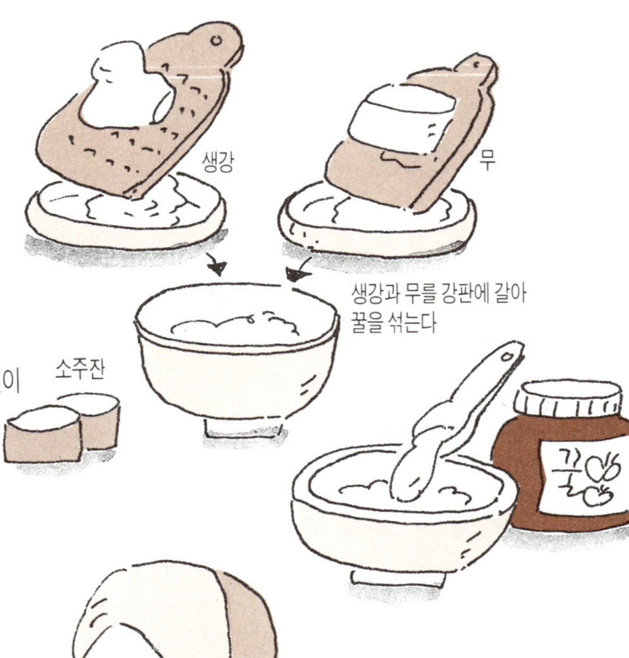

마른 오징어를 씹는다

마른 오징어를 잘게 찢어 꼭꼭 씹어 먹으면 멀미 증세가 멎는다고 한다. 오징어처럼 질긴 식품을 씹는 동안 잡념이 없어지고 위의 활동이 원활해져 멀미를 잊게 한다. 쥐포나 노가리·말린 문어다리 등도 같은 효과를 낸다.

얇게 썬 생강을 입에 문다

멀미가 자주 나는 사람은 생강을 얇게 저며썰어 비닐 랩에 싸서 가지고 다니다가 속이 메스껍고 토하고 싶은 증세가 있을 때 1조각씩 꺼내 입에 물고 있다. 생강의 강한 향이 자극적이긴 하나 속이 조금씩 가라앉는다.

유황·밀가루연고를 붙인다

유황가루와 밀가루를 2 : 1 비율로 섞고 적당량의 물을 부어 조금 묽은 듯하게 반죽을 한다. 반죽한 연고를 거즈에 펴발라 배꼽에 붙이고 반창고로 고정시켜 둔다. 차나 비행기 등을 타기 30~40분 전에 붙인다.

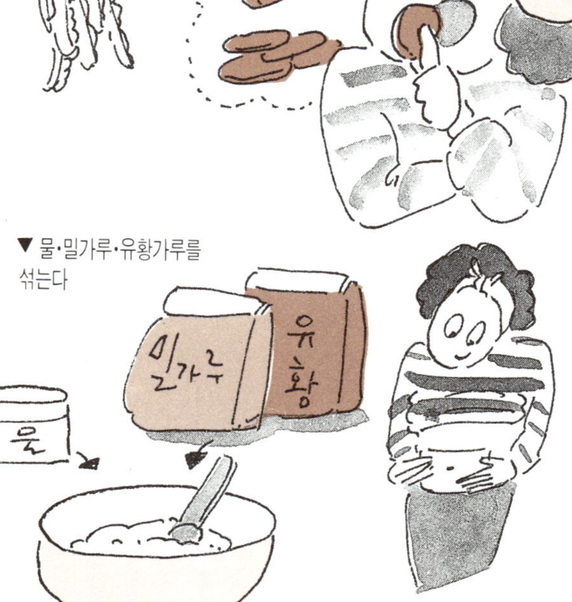

벌레에 물렸을 때

먼저 물린 부위를 비눗물로 깨끗이 씻는다. 아무리 가렵더라도 손으로 긁거나 만지지 말고 찬물이나 얼음물로 찜질을 해서 통증을 가라앉힌다. 응급처치로 가려움증·통증·부기 등이 가라앉으면 다른 치료를 하지 않아도 되지만 쉽게 가라앉지 않을 때는 병원 치료를 받도록 한다

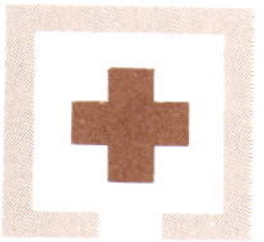

알아두세요

독나방을 만졌거나 독충에게 물렸을 때의 응급처치법

벌이나 쐐기 등에 쓰였을 때는 비눗물로 깨끗이 씻고 흐르는 물에 헹군 다음 물린 부분을 소독한다. 더러운 손으로 상처를 만지거나 긁으면 증세가 악화되므로 피할 것.

독나방을 만졌을 때

독나방이나 쐐기를 만진 손으로 몸의 다른 부위를 건드리면 독이 퍼진다. 먼저 비누로 손을 깨끗이 씻은 다음 암모니아수를 바른다.

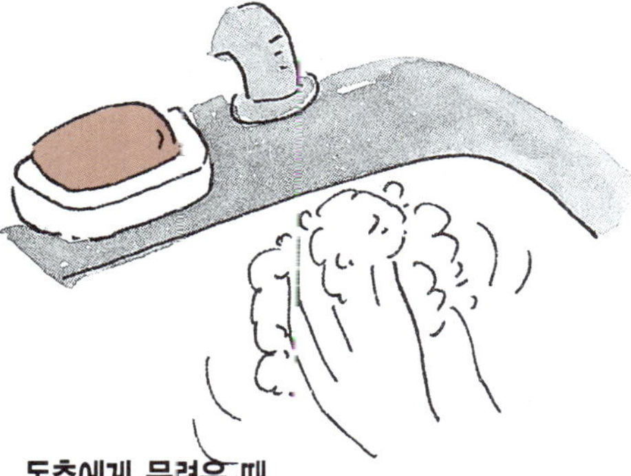

독충에게 물렸을 때

냉수나 흐르는 물어 물린 부위를 깨끗이 씻은 다음 독침이나 털은 집게 등으로 뽑아 낸다. 그리고 입으로 독소를 빨아낸 후 암모니아수 등을 바른다.

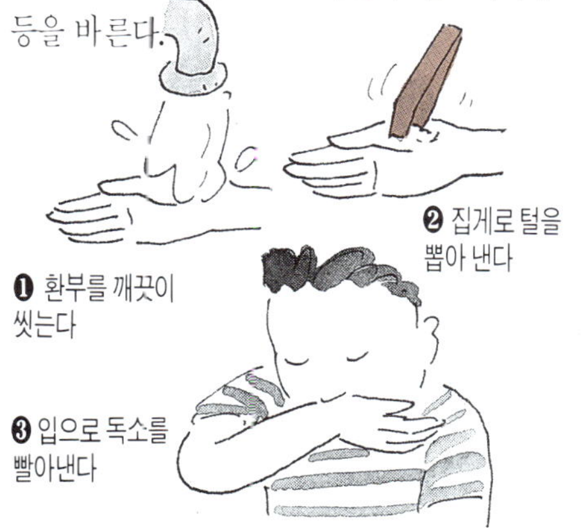

곶감을 식초에 절였다가 바른다

잘 마른 곶감을 유리병에 담고 식초를 가득 부어 서늘한 곳에서 1개월 정도 절여 둔다. 벌레 물린 부위에 식초에 절인 곶감을 바르면 식초의 강한 살균 작용과 곶감의 수렴 작용으로 좋은 약효를 낸다.

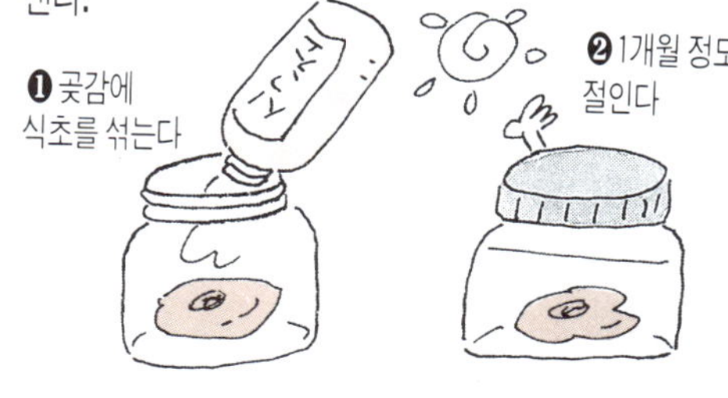

호박꽃즙을 바른다

호박꽃 몇 송이를 따서 흐르는 물에 씻은 다음 거즈로 즙을 짜서 소금을 조금 섞는다. 그 즙에 탈지면을 적셔 아픈 부위에 바른다. 소금의 살균 작용으로 아린 듯한 느낌이 들지만 곧 가라앉는다.

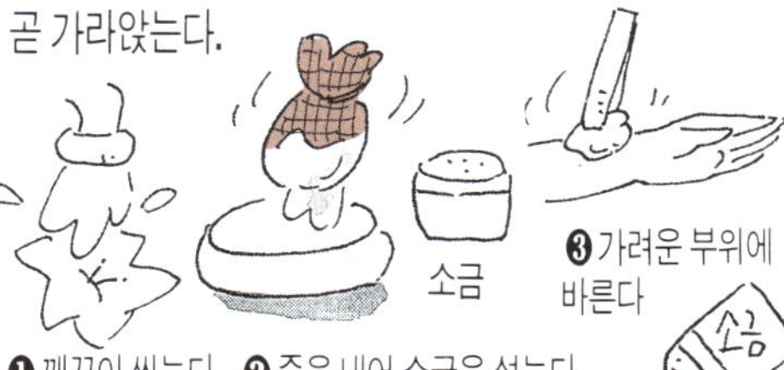

순무즙을 바른다

순무를 강판에 갈아 거즈로 짜서 그 즙에 탈지면을 적셔 환부에 넓직하게 바른다. 즙을 바르고 나면 환부가 시원해져 가려움증이 덜할 것이다.

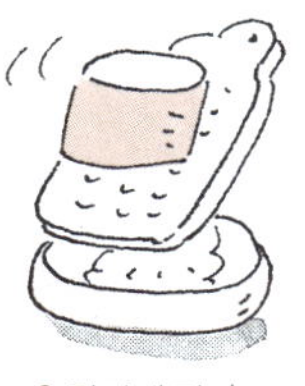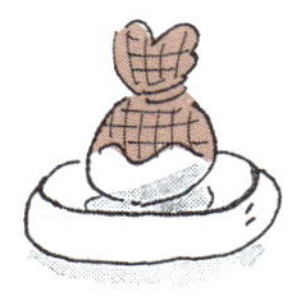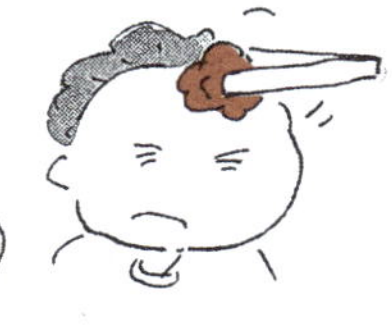

나팔꽃잎즙을 바른다

나팔꽃의 푸른 잎을 따서 소금으로 바락바락 주물러 거즈로 짜낸 즙을 가려운 부위에 바른다. 나팔꽃의 잎은 반드시 흐르는 물에 깨끗이 씻어 마른 행주로 물기를 닦아낸 다음 즙을 짜도록 한다.

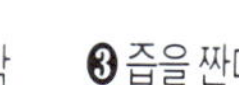

오이즙을 바른다

씨가 적고 싱싱한 오이를 강판에 갈아 거즈로 걸러서 즙을 받아 낸다. 그 즙에 탈지면이나 거즈를 적셔 가려운 부위에 바른다. 순무와 같이 환부를 시원하게 찜질해 주면 가려움증이 가라앉는다.

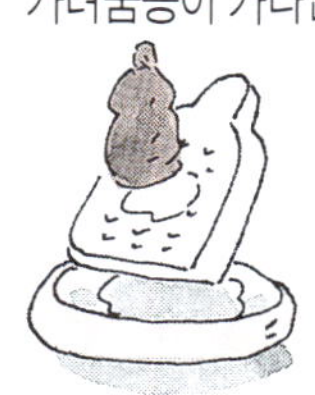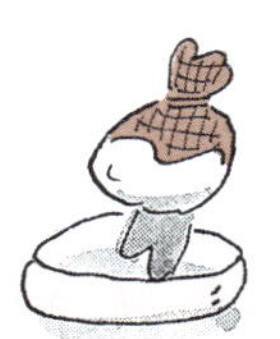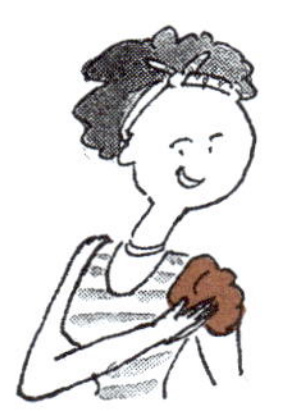

머위줄기와 잎즙을 바른다

머위의 잎과 줄기를 흐르는 물에 깨끗이 씻어 적당한 크기로 썬 후 거즈에 싸서 즙을 짜 낸다. 머위의 잎과 줄기는 봄에서 여름철에 채소 시장에서 구입할 수 있다.

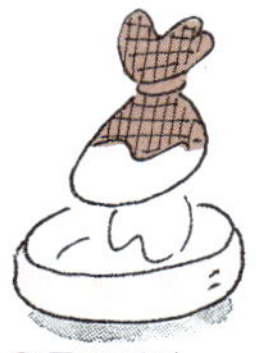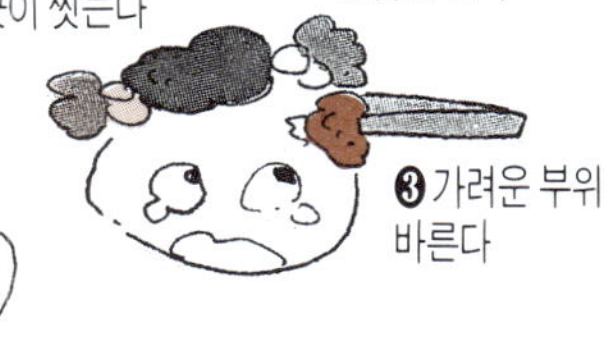

베거나 긁혔을 때

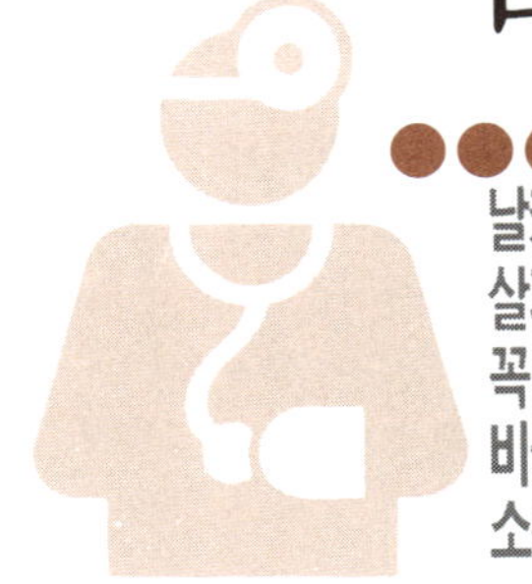

날카로운 물건에 베거나 긁혔을 때는 상처의 크기나 깊이가 어느 정도인지
살펴보고 치료한다. 상처가 크거나 깊으면 두터운 거즈 등으로 환부를
꼭 눌러 피를 멎게 한 후 의사의 치료를 받고, 상처가 가벼우면
비눗물로 깨끗이 씻은 다음 소독약을 발라 잡균의 감염을 예방한다.
소독약이 없거나 빠른 치료 효과를 원할 때는 민간요법을 사용해 보자

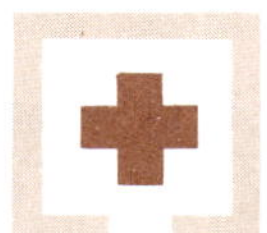
알아두세요

그밖에 효과가 있는 응급처치법

상처에 모래나 흙이 묻어 더러울 때는 비누로 깨끗이 씻고 흐르는 물에 헹군 뒤, 다음과 같은 방법을 써본다. 단, 상처가 깊고 심할 때는 두터운 거즈로 상처를 덮고 손으로 압박하여 피를 멈추게 한 뒤 의사의 치료를 받도록 한다.

오이의 생잎을 따서 흐르는 물에 씻은 다음 물기는 닦아 내고 잎이 부드러워질 때까지 손으로 비벼서 환부에 붙여 주면 상처가 빨리 아문다.

머위잎을 분마기에 갈아 거즈로 그 즙을 짜서 바르면 상처가 곪는 것을 예방해 준다.

그늘에서 말린 이질풀 30g에 2컵의 물을 붓고 양이 반으로 줄어들 때까지 달인다. 그 물로 상처가 난 부위를 깨끗이 씻어 준다.

질경이잎을 거즈에 싸서 바락바락 주물러 즙을 낸 후 그 즙을 환부에 발라도 좋은 약효를 낸다. 분마기에 갈아서 사용해도 편리하다.

여행지에서나 지혈제 등을 구하기 어려울 때는 담배가루를 이용한다. 담배 종이를 벗겨 내고 담배를 잘 부수어 그 가루를 상처가 난 부위에 뿌려준다. 약간의 통증이 있지만, 피는 바로 멈출 것이다.

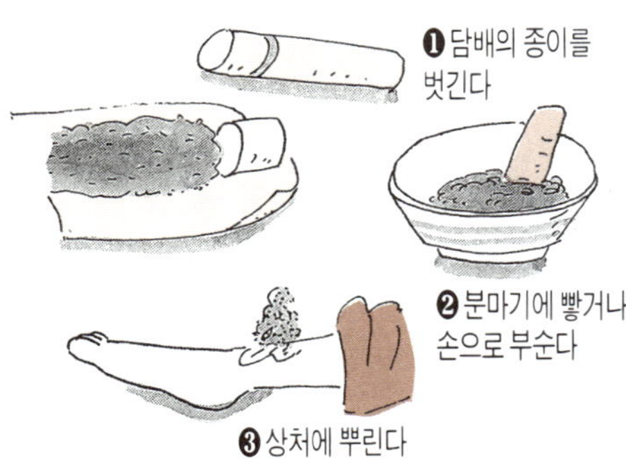

고춧잎·줄기 달인 물을 바른다

연한 고춧잎과 줄기를 햇볕에 바짝 말린 것 30g에 물 2컵을 붓고 중불에서 물이 반으로 줄 때까지 달인다. 그 물에 탈지면을 적셔 상처가 난 부위에 넓게 바르면 소독 효과를 얻을 수 있다.

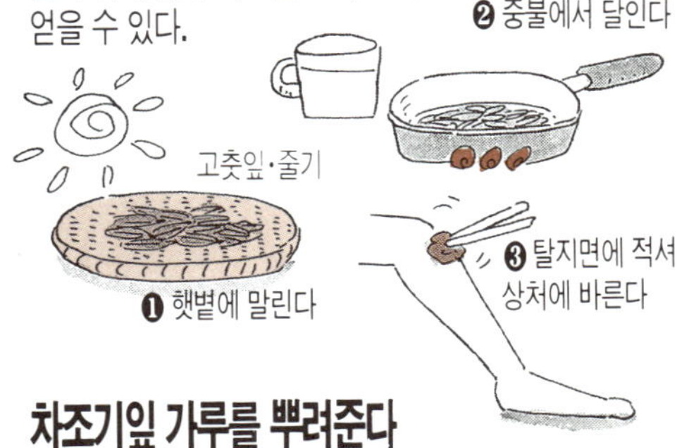

차조기잎 가루를 뿌려준다

차조기잎을 햇볕에 바짝 말려서 분마기에 넣고 곱게 빻아 그 가루를 상처에 뿌려주면 뛰어난 지혈 효과를 낸다. 차조기잎을 말리기가 번거로울 때는 전자 레인지에 넣고 말린다.

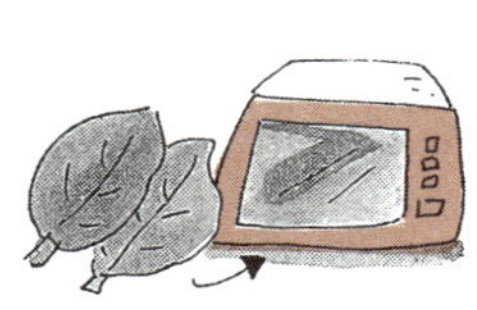

마늘즙을 바른다

깨끗이 손질한 마늘 1~2개를 강판에 갈아 거즈에 받쳐서 즙을 낸 뒤 그 즙에 3~5배 정도의 물을 붓고 잘 섞어서 거즈를 적신다.

적신 거즈를 환부에 대면 소독 효과가 있어 얼얼한 느낌이 든다. 단, 자극이 너무 심하면 거즈를 떼내고 흐르는 물에 씻어 내도록.

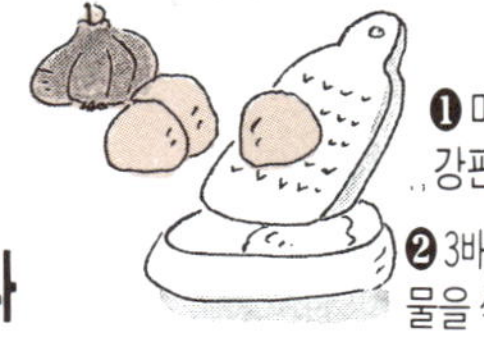

알로에의 젤리질을 붙인다

알로에에는 강한 살균 작용과 세포 재생 작용이 있어 상처 부위의 감염을 예방하고, 흉터가 생기지 않도록 해 준다.

싱싱한 알로에잎을 구해 껍질을 벗겨낸 다음 잎 안의 젤리질 부분을 직접 상처에 붙이고 붕대나 반창고로 고정시킨다. 2~3시간에 한번씩 새것으로 갈아 준다.

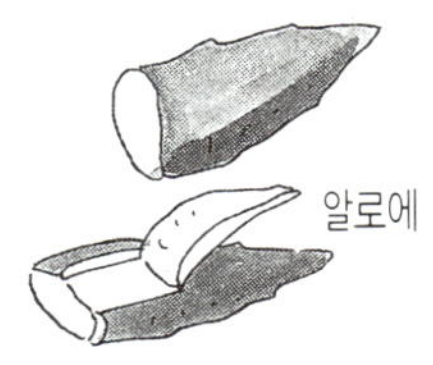
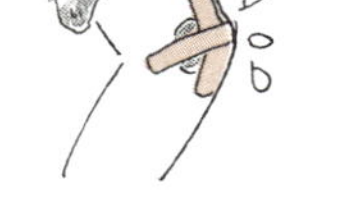

쑥의 즙을 바른다

쑥 10~15g을 흐르는 물에 씻어 분마기에 간 후 거즈로 싸서 즙을 받아 낸다. 그 즙을 탈지면에 적셔 베거나 긁힌 부위에 발라 준다. 즙을 짜고 난 건더기는 거즈에 얇게 펴발라 환부에 대고 붕대나 반창고로 고정시킨다.

쑥은 피를 멈추게 하고 통증을 가라앉히는 작용이 있어 상처를 빨리 아물게 한다.

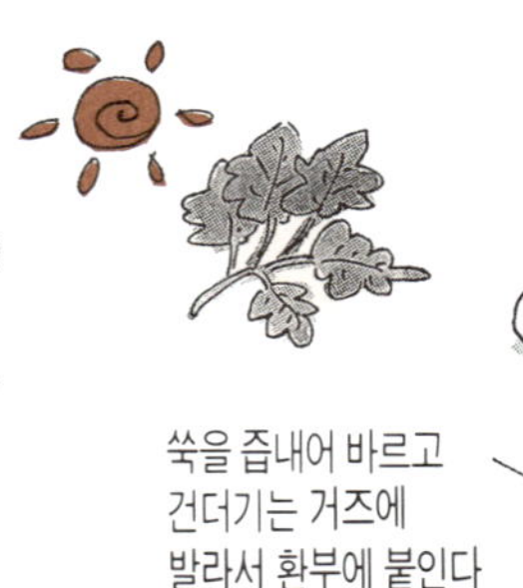
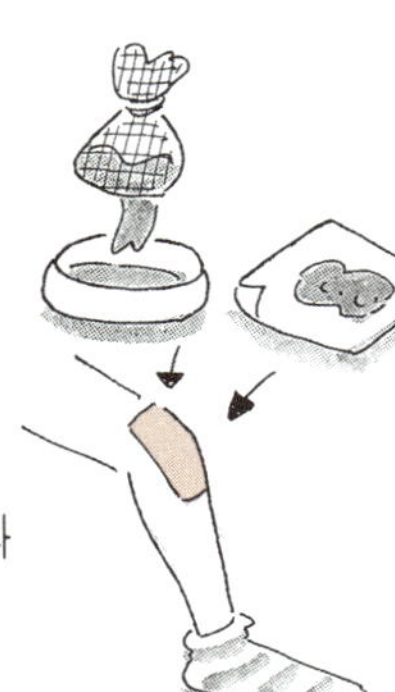

이가 아플 때

이가 쑤시고 아픈 원인은 여러가지가 있으나 대부분이 충치에 의한 것이고, 치은염, 구강염, 치조농루 등에 의해서 나타나기도 한다. 어떠한 원인이든 가볍게 생각하고 방치해 두면 점점 증세가 심해져 이를 뽑아야 할 경우도 생긴다. 반드시 의사의 치료를 받도록 하고 통증이 심할 때는 진통효과가 있는 식품과 약초를 사용해 응급처치를 한다.

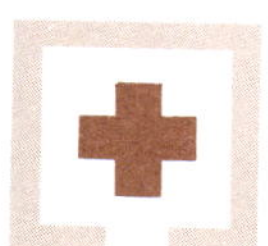

알아두세요

이닦는 요령과 충치를 빨리 발견하는 방법

충치는 아주 미세한 점으로 시작하여 나중에는 눈에 토일 정도로 깊고 커져서 통증을 나타낸다. 일단 충치가 생기면 치질(에나멜질)이 파괴된 부위는 치료하고 때워야 한다. 이렇게 하면 이의 기능이 다시 살아난다. 그러나 무엇보다 세균이 생기지 않도록 이를 깨끗이 관리하고 예방하는 것이 이를 보호하는 방법이다.

이닦는 요령

● 이와 잇몸이 만나는 부위에 칫솔을 대고 아래위로 칫솔질을 한다. 특히 이의 바깥면과 안쪽면, 그리고 씹는 면을 골고루 닦아야 한다. 이를 닦을 때는 닦는 순서를 정하여 닦이지 않은 부위가 없도록 한다.
● 음식을 먹은 후에 즉시 칫솔질을 하여 세균의 영양분인 당분을 빨리 제거하도록. 적어도 하루에 2~3회는 꼭 닦아야 한다.
● 칫솔은 자루가 튼튼하고 손에 쥐기에 편리하며 입 속 전체에 골고루 닿을 수 있도록 털 끝이 짧고 폭이 넓지 않는 것을 선택한다.

충치를 빨리 발견하는 방법

충치는 빨리 발견할수록 이를 빼지 않고 치료할 수 있다. 그러려면 3세부터 6개월에 한 번 정도 정기검진을 받고 다음과 같은 상태가 되었을 때 서둘러 병원에 간다.
● 투명했던 치질(에나멜질)이 탁해지거나 암갈색을 띄었을 때
● 이의 표면에 얇은 금이 생겼을 때
● 어금니 표면의 홈에 까만 선이 생겼을 때

범의귀즙으로 냉찜질한다

범의귀잎을 따서 흐르는 물에 깨끗이 씻은 다음 대접에 담고 적당량의 소금을 뿌려 손으로 조물조물 주무른다. 거즈에 소금에 절인 잎을 담고 꼭 짜서 즙을 받아 낸다. 그 즙을 탈지면에 적셔 아픈 이에 대고 냉찜질한다.

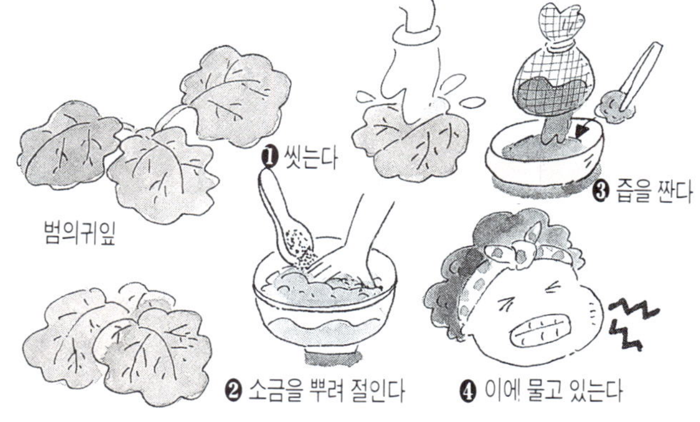

가지꼭지를 검게 구워서 씹는다

싱싱한 가지의 꼭지 부분을 잘라 알루미늄 호일에 싸서 중불에서 까맣게 될 때까지 굽는다. 이것을 아픈 쪽 이로 씹으면 통증이 가라앉는다.

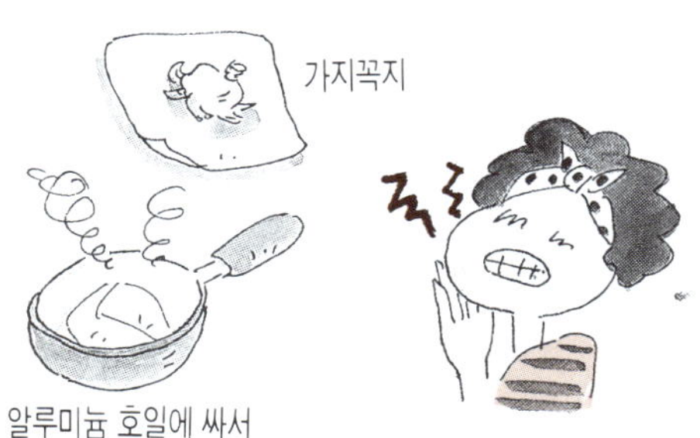

무즙을 귀에 떨어뜨린다

직경 8~10cm 정도 되는 맵지 않은 무를 골라 강판에 갈아 그 즙을 아픈 이의 반대쪽 귀에 몇 방울 떨어 뜨린다. 그러면 통증이 서서히 멎는다.

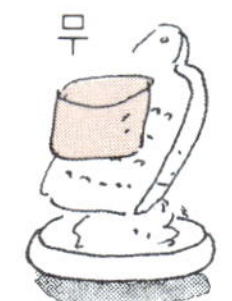
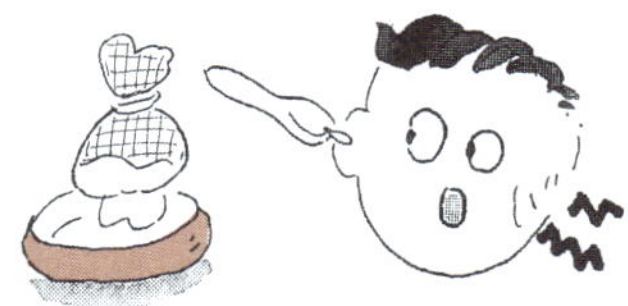

간 마늘을 아픈 이에 문다

마늘을 강판이나 분마기에 곱게 갈아 아픈 이에 조금 얹어 지긋이 물고 있으면 통증이 가라앉는다. 2시간에 한번씩 갈아주는데 마늘은 사용하기 직전에 갈아야 약효가 더 좋다.

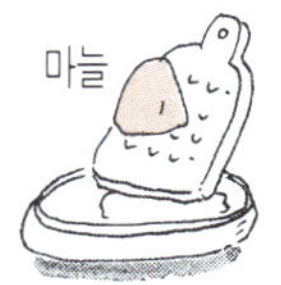
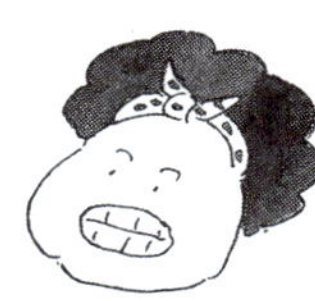

솔잎 달인 물로 양치질한다

흐르는 물에 깨끗이 씻은 솔잎 10g에 물 5컵을 붓고, 중불에서 물이 반으로 줄 때까지 달인다. 달인 물이 식으면 그 물로 통증이 가라앉을 때까지 몇 번이고 양치질을 한다. 통증이 심하지 않을 때는 3~5회 정도면 효과를 볼 수 있다

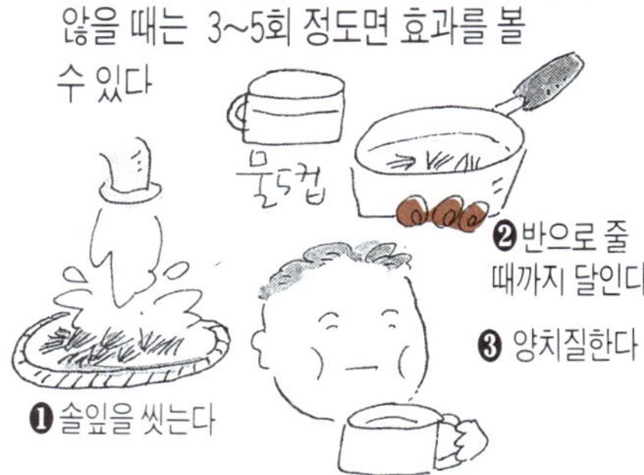

코피가 날 때

코피는 어떤 물체에 얼굴을 부딪쳤거나 코를 잘못 후볐을 때, 머리에 피가 몰렸을 때, 또는 정신적인 스트레스가 쌓였을 때 주로 나타난다. 대부분의 경우 2~3분이면 자연적으로 코피가 멎으므로 크게 걱정하지 않아도 된다. 그러나 출혈이 심하거나 특별한 이유없이 코피가 자주 날 때는 반드시 의사의 진찰을 받도록.

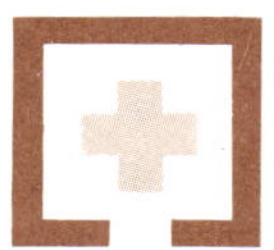

알아두세요

코피가 날 때는 머리를 앞으로 숙인다

흔히 코피가 나면 머리를 치켜들고 뒤통수를 툭툭 치는 사람들이 많은데 이것은 매우 위험한 방법이다. 이 방법은 지혈 효과가 없을 뿐만 아니라 코피가 목 뒤로 넘어가 기도를 막을 수 있기 때문이다.

코피가 날 때는 코를 잡고 콧구멍을 압박하면서 반드시 고개를 앞으로 숙인다. 그래도 코피가 멈추지 않을 때는 똑바로 누워 안정을 취하면서 차가운 물수건으로 냉찜질해 준다.

코피가 많이 흐를 때는 탈지면이나 휴지 등을 둥글게 말아 콧속에 넣고 이비인후과의 치료를 받도록 한다.

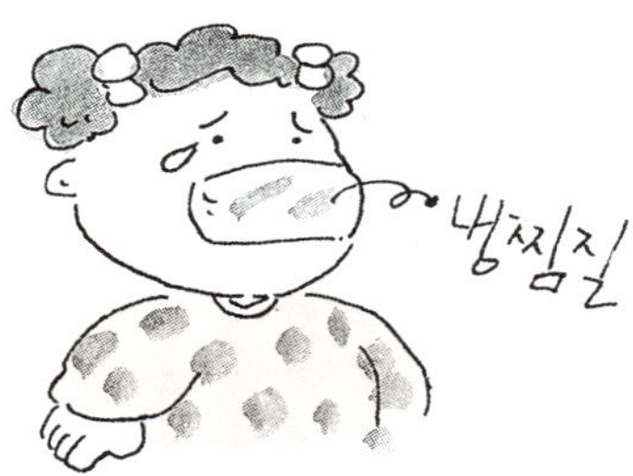

그밖에 효과가 있는 응급처치법

종려나무의 껍질을 타지 않을 정도로 프라이팬에 검게 구워서 분마기에 가루를 낸 다음 콧속에 조금씩 넣으면 코피가 멎는다.

회화나무의 꽃이나 열매를 말렸다가 코피가 날 때 10g 정도를 물 3컵을 붓고 하루 3회로 나누어 마셔도 좋은 효과가 있다. 종려나무의 껍질이나 회화나무의 꽃과 열매는 한약재 시장에서 구입할 수 있다.

콧속에 무즙을 넣는다

맵지 않은 무를 골라 흐르는 물에 깨끗이 씻은 다음 푸른 부분은 잘라내고 흰 부분만을 강판에 곱게 간다. 이 무즙에 둥글게 만 탈지면을 적셔서 콧속에 넣어 주면 코피가 서서히 멎는다.

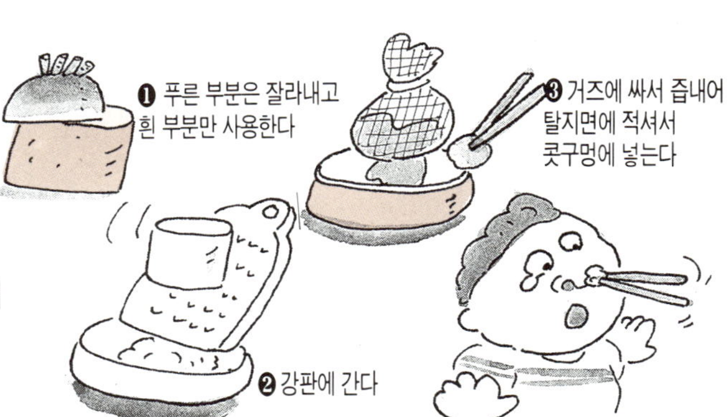

연근즙을 마신다

이유없이 코피가 자주 나는 사람은 신선한 연근을 깨끗이 손질해서 강판에 간 다음 거즈에 밭쳐 즙만 소주잔으로 한잔씩 마신다. 조금 번거롭더라도 매일 하루 분량씩 만들어 마시는 것이 좋다.

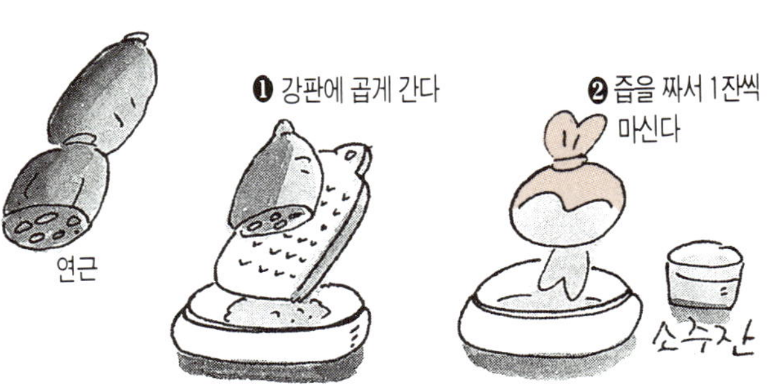

짓찧은 마늘로 발바닥을 찜질한다

마늘을 다지듯이 잘게 썰거나 분마기에 짓찧어 옴폭 들어간 발바닥에 찜질을 해 주면 코피를 멈추는 데 좋은 효과를 낸다.

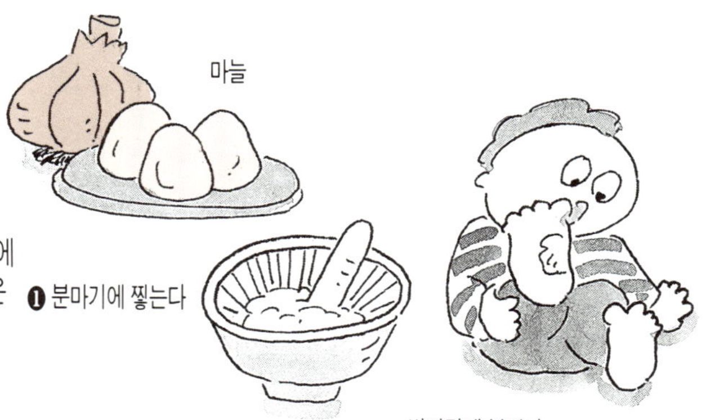

발바닥에 붙인다

쑥 달인 물을 마신다

조금 쉰 듯한 쑥을 따다가 바람이 잘 통하는 그늘에서 바짝 말린다. 하루에 3g씩 물 3컵을 붓고 달여 물이 반으로 줄면 따뜻할 때 조금씩 마신다.

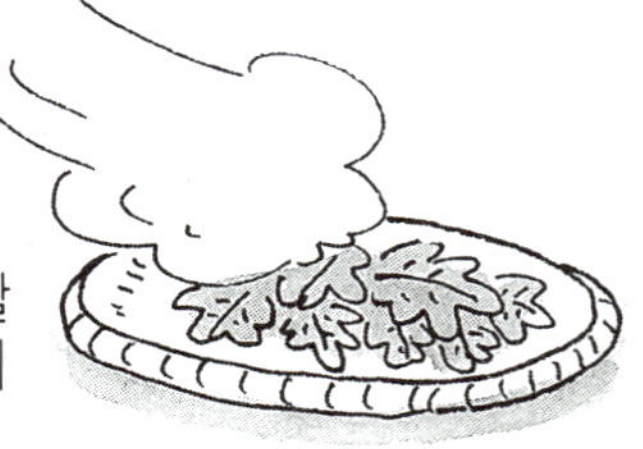
바람이 잘 통하는 곳에서 바짝 말린다

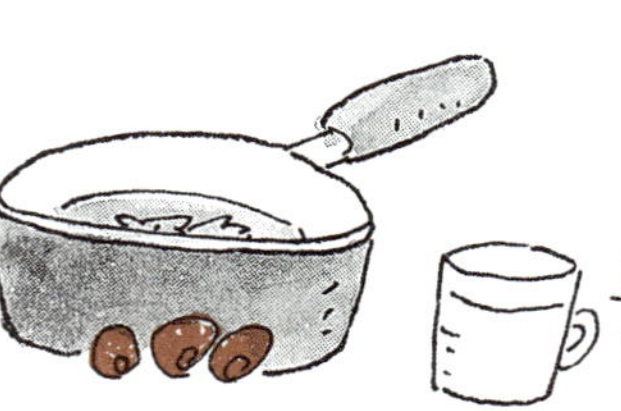

">

타박상, 손·발을 삐었을 때

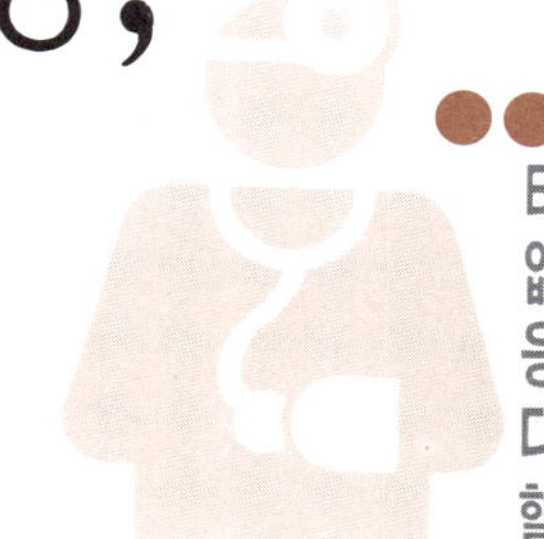

타박상을 입었거나 손가락·발목 등을 삐는 경우, 겉으로 보이는 상처는
없으나 내부의 작은 혈관들이 터져 조금씩 부어오르고 멍이 들며 통증을 느끼게 된다.
응급처치로는 먼저 차가운 물수건이나 얼음주머니로
다친 부위를 냉찜질하고 부기와 통증이 가라앉으면
혈액순환을 촉진시키는 온찜질을 한다.

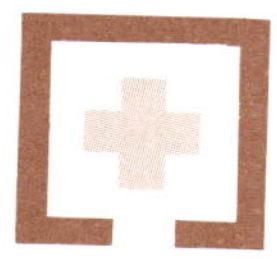

그밖에 효과가 있는 응급처치법

말린 오징어를 알루미늄 호일에 싸서 검게 구운 다음 분마기에 빻아 가루를 낸다. 이 가루에 적당량의 쌀밥과 천연양조식초를 섞어서 통증이 있는 부위를 찜질해 준다. 단, 부기나 통증이 심할 때는 얼음주머니나 찬 물수건으로 냉찜질을 한 다음 사용하도록.

타박상을 입어 멍이 들었을 때는 털머위의 생잎과 쑥을 분마기에 함께 짓찧은 다음 거즈에 발라서 환부에 붙여 둔다. 반창고나 붕대 등으로 고정시켜 주면 움직이기가 편하다.

그밖에 팔꿈치를 삐었을 때는 부추즙과 생강즙을 섞어서 찜질하면 좋고, 발목을 삐었을 때는 수양버들잎·가지 달인 물에 담근다. 손가락을 삐었을 대는 매실장아찌를 붙여 준다.

깨끗이 씻은 오이를 껍질째 강판에 곱게 간 다음 거즈에 걸러 즙을 짜서 대접에 담고 적당량의 밀가루와 식초를 섞어 걸쭉하게 갠다. 연고가 완성되면 거즈나 붕대에 도톰하게 펴발라 삐거나 멍든 부위에 찜질한다. 연고가 마르면 새것으로 갈아 여러 번 찜질한다.

치자연고를 바른다

잘 말린 치자나무열매를 분마기에 넣고 곱게 찧어 가루를 만든다.
치자가루 ½컵에 달걀 흰자 1개분과 밀가루를 조금 섞어 부드럽게 반죽한 다음 거즈에 펴발라 환부에 붙인다.

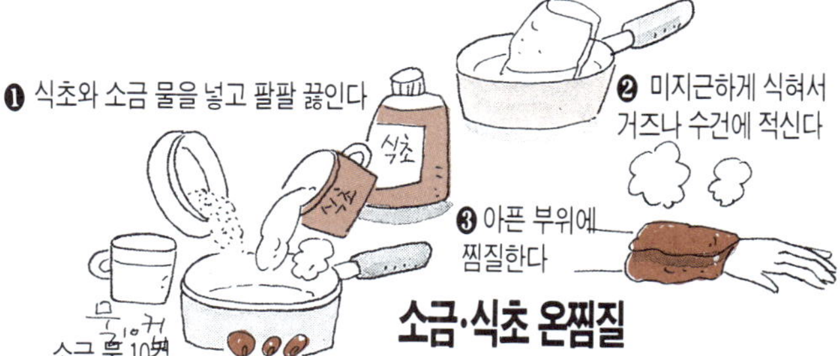

소금·식초 온찜질

천연양조식초와 굵은 소금을 각각 1컵씩 섞어 물 10컵을 붓고 팔팔 끓인 다음 50℃ 정도가 될 때까지 식힌다. 물이 적당한 온도로 식으면 거즈나 수건 등을 그 물에 담가 꼭 짠 다음 아픈 부위에 따뜻하게 온찜질한다.

무·생강 온찜질

상처가 없고 속이 실한 무 1개와 껍질 벗긴 생강 1쪽을 강판에 갈아 고루 섞은 다음 거즈에 도톰할 정도로 펴발라 환부에 붙인다. 그리고 그 위에 뜨거운 물수건을 올려 놓아 온찜질의 효과를 낸다. 이 방법은 혈액순환을 촉진하여 멍을 빨리 가시게 한다.

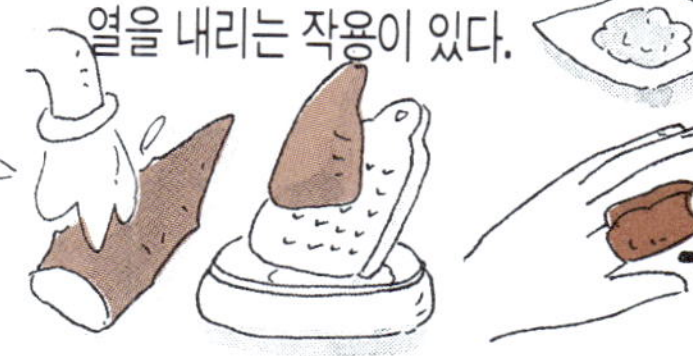

알로에를 갈아 냉찜질한다

삐거나 타박상을 입어 통증이 심하고 붉게 부어오를 때는 싱싱한 알로에의 생잎을 구해 껍질을 깨끗이 씻은 다음 가시는 잘라 내고 강판에 갈아서 거즈에 바른 뒤 환부를 찜질한다. 알로에는 피부세포의 신진대사를 돕고 열을 내리는 작용이 있다.

알로에를 강판에 갈아 거즈에 바른 뒤 찜질한다

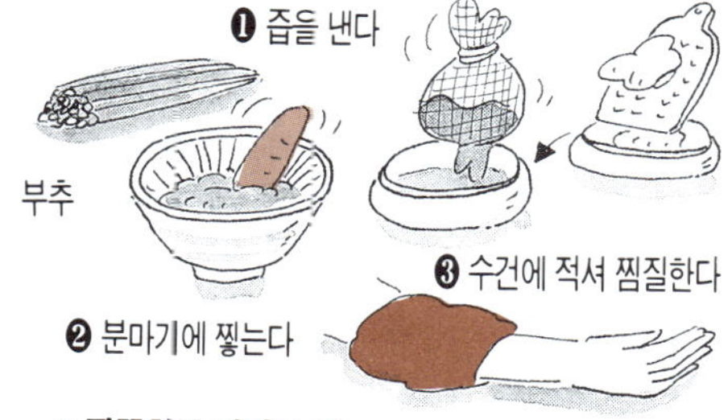

● 팔꿈치를 삐었을 때

신선한 부추를 깨끗이 씻어 분마기에 으깬 후 거즈에 걸러 받아낸 즙과 강판에 갈아낸 생강즙을 섞어 수건에 적신 뒤 찜질한다.

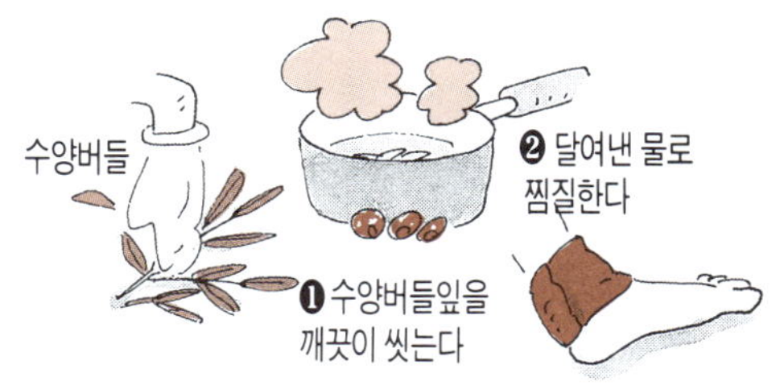

● 발목을 삐었을 때

수양버들나무 가지와 잎을 구해 깨끗이 씻은 다음 냄비에 달여 물이 반으로 줄면 그 물로 온찜질한다.

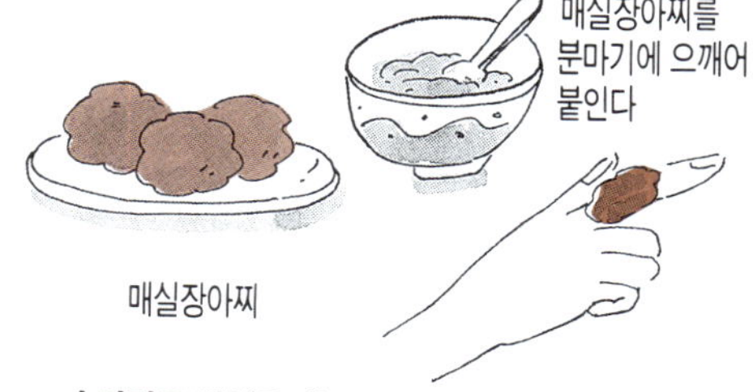

● 손가락을 삐었을 때

붉게 익은 매실장아찌의 살을 분마기에 으깨 환부에 붙인다. 수분이 마르면 새것으로 바꿔주도록.

팔꿈치에 통증이 있을 때

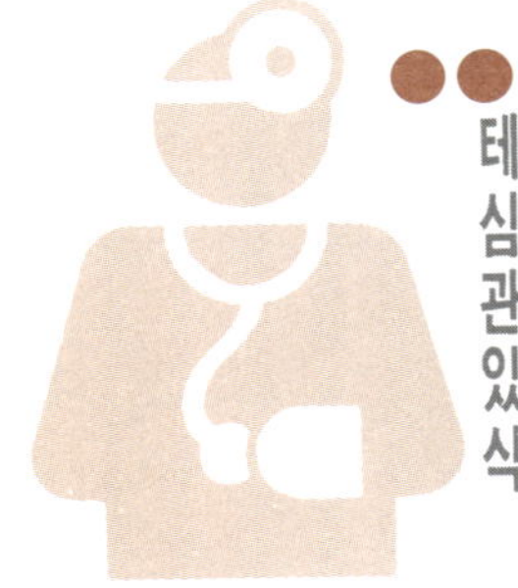

테니스나 배드민턴 등 팔꿈치를 많이 사용하는 운동을 할 때 갑작스럽게 심한 통증을 느끼게 되는 증세는 팔꿈치에 염증이 생겨 나타나는 관절통이다. 이런 증세를 느낄 경우에는 팔을 되도록 움직이지 말고 통증이 있는 관절에 냉찜질을 하고 아픈 증세가 가라앉으면 소염 효과가 있는 식품으로 온찜질하여 끈기 있게 치료한다.

토란즙·밀가루·식초를 섞은 연고로 온찜질한다

❶ 알이 굵은 토란 3개를 준비하여 깨끗이 씻은 다음 껍질을 벗기고 강판에 간 뒤 같은 분량의 밀가루와 식초 2큰술을 넣고 고루 섞어 연고를 만든다.

❷ 관절염으로 인해 통증을 느낄 때는 이 연고에 찬물을 조금 섞어 잠시 재워 두었다가 거즈에 고루 펴발라 냉찜질을 하고, 통증이 가라앉으면 뜨거운 물을 섞어 수건을 적셔 꼭 짜낸 뒤 온찜질을 한다. 피부가 민감한 사람은 토란옻이 오를 염려가 있으므로 얇은 거즈를 한 장 대고 찜질하는 것이 좋다.

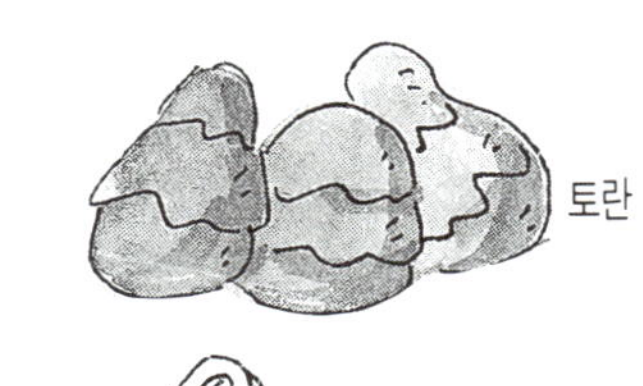

토란

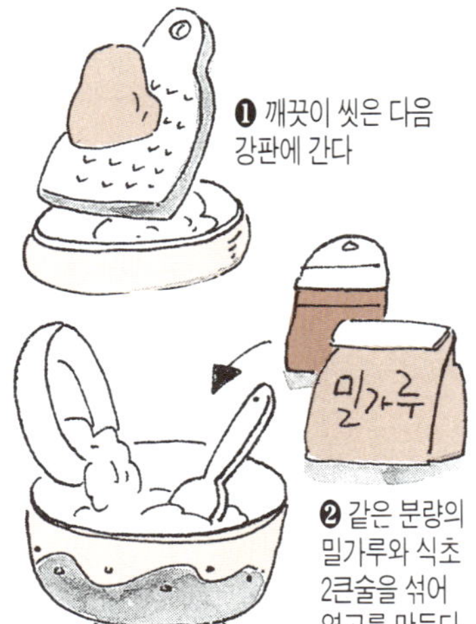

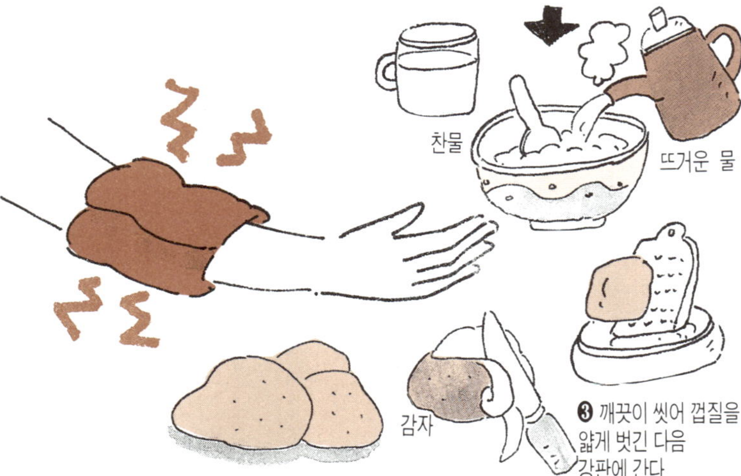

감자·밀가루연고로 온찜질한다

싹이 돋지 않은 싱싱한 감자 3개를 깨끗이 씻어 껍질을 벗기고 강판에 간 다음 같은 분량의 밀가루를 섞어 뜨거운 물을 부은 뒤 연고 상태로 발효되면 거즈에 1cm 두께로 펴발라서 환부에 붙여 준다. 재료가 마르면 새것으로 교환해 주도록.

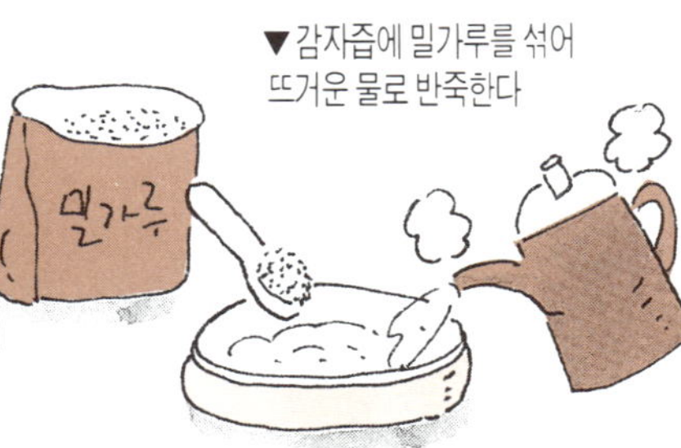

말린 고춧잎 달인 물로 찜질한다

❶ 말린 고춧잎 30g에 물 3컵을 붓고 물이 반으로 줄 때까지 달인다. 센불에서 달이면 약효가 떨어지므로 중불에서 약한 불로 조절해가며 달이도록 한다.

❷ 고춧잎 달인 물에 거즈를 적셔서 찜질한다. 통증을 느낄 때는 차게 식혀서 사용하고 증세가 좋아졌을 때는 따뜻하게 사용한다.

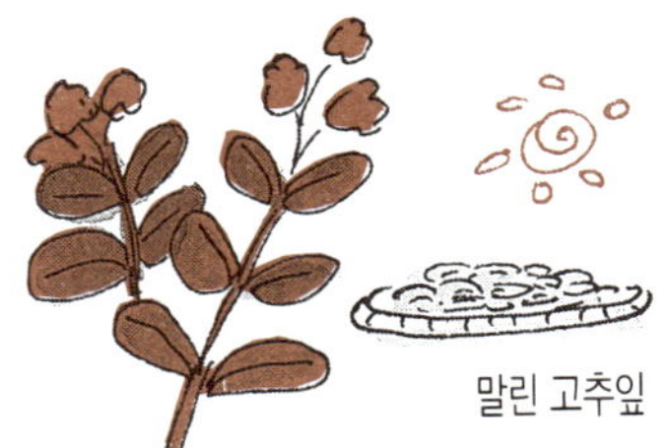

말린 고추잎

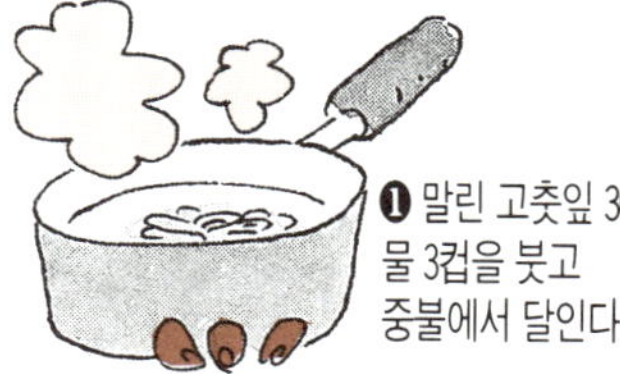

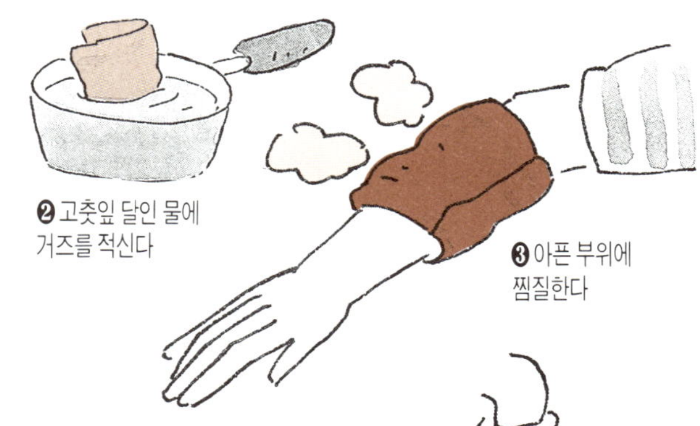

쑥으로 약초 목욕을 한다

옛부터 신경통·복통 등의 민간약으로 사용되어진 쑥으로 약초 목욕을 해도 좋은 약효를 낸다. 쑥의 생잎 200g(말린 잎은 60g)을 깨끗이 씻어 베보자기에 담고 따뜻한 목욕물에 우려낸 다음 그 물로 목욕을 한다. 이때 약초가 담긴 주머니로 아픈 부분을 문지르듯이 마사지하면 더욱 좋은 효과를 낸다.

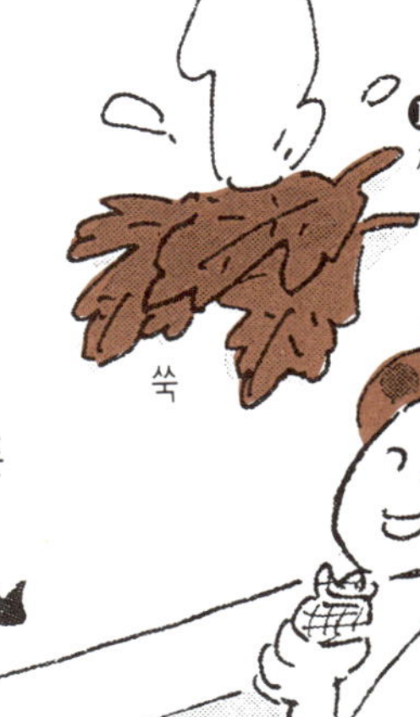

피부가 붓고 가려울 때

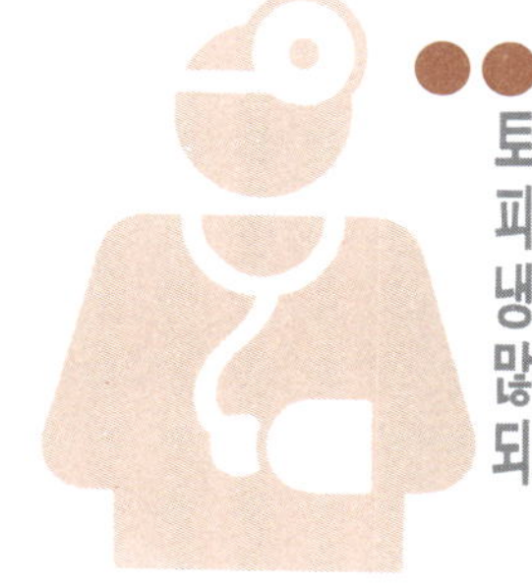

토란이나 옻나무 등의 식물에서부터, 화장품·향수·약품에 이르기까지 피부병의 원인이 되는 것은 참으로 많다. 먼저 부어오르거나 가려울 때는 냉찜질로 증세를 가라앉히고 밤나무잎 달인 물, 소주 등을 바른다. 땀을 많이 흘리거나 자극적인 음식, 조미료를 많이 먹는 것도 피부병의 원인이 되므로 피한다.

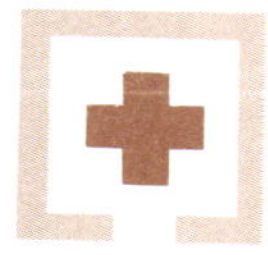

그밖에 효과가 있는 응급처치법

피부병은 대부분 가려움증을 동반하게 되는데 이때 손으로 긁으면 세균이 들어가 증세가 악화되므로 가려움증을 가라앉히는 식품을 이용해 찜질을 하거나 약초 목욕을 하는 것이 효과가 있다.

범위귀나 삼백초에는 뛰어난 소염 작용이 있어 피부병으로 인한 가려움증에 좋다. 손이나 발 등에 상처가 있고 부어올랐을 때는 잎을 깨끗이 씻어 분마기에 찧어서 바른다. 피부염이 생긴 부위가 넓을 때는 말린 삼백초잎을 잘게 썰어 베보자기에 넣어서 목욕물에 띄우거나 중불에 진하게 달여 목욕물에 섞어서 입욕한다.

그밖에 민간요법으로 참깨에서 짜낸 참기름을 환부에 발라 주어도 좋다.

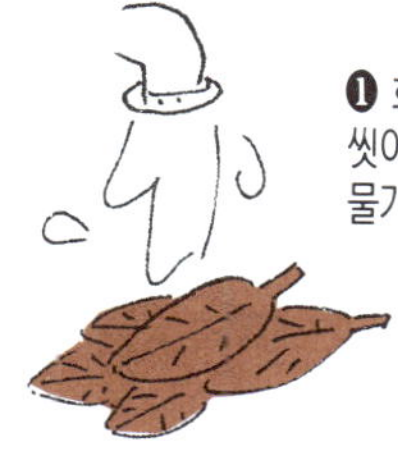

❶ 흐르는 물에 깨끗이 씻어 마른 행주로 물기를 닦아낸다

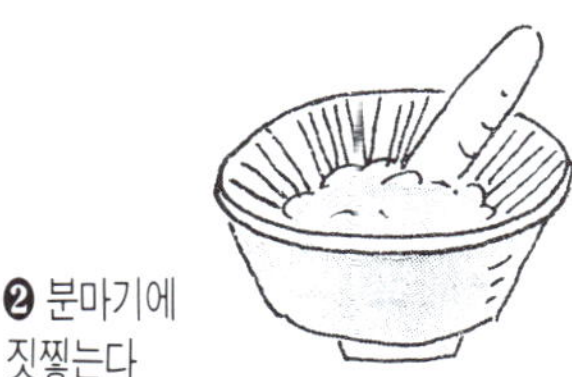

❷ 분마기에 짓찧는다

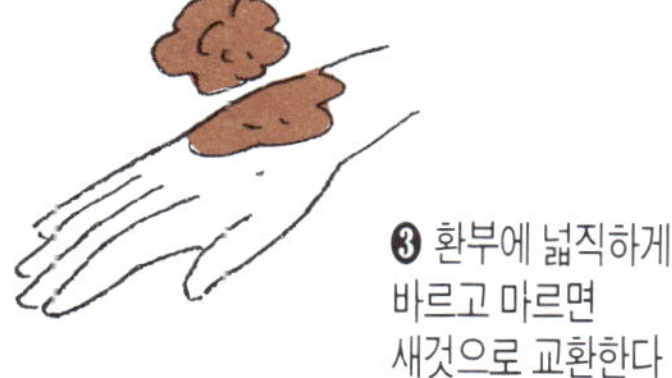

❸ 환부에 넓직하게 펴 바르고 마르면 새것으로 교환한다

메밀가루·명반연고를 붙인다

❶ 메밀가루 100g과 명반가루 10g을 대접에 담고 적당량의 물을 부은 다음 되직하게 반죽한다.
❷ 붕대 또는 한지에 반죽한 연고를 펴 발라 환부에 붙인다. 재료가 마르면 새것으로 갈아 주고 여러 번 반복해서 바른다.

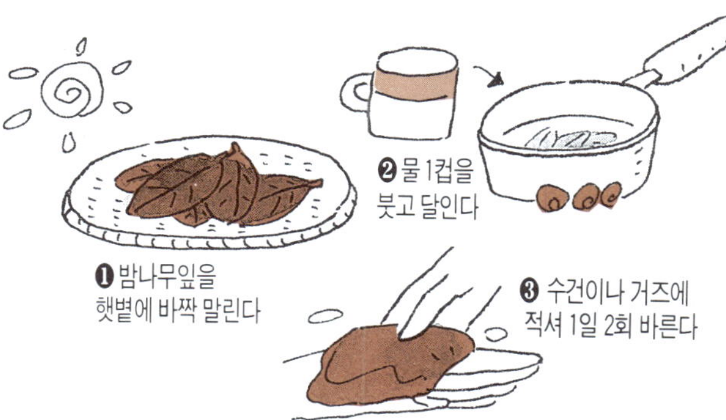

밤나무잎 달인 물을 바른다

밤나무의 말린 잎과 가지 10g에 물 1컵을 붓고 중불에서 양이 반으로 줄 때까지 달인다. 달인 물을 아침·저녁으로 2~3일 정도 환부에 바르면 피부병으로 인한 가려움증이 가라앉는다.

밤나무의 말린 잎과 가지는 한약재 시장에서 구입할 수 있으며 약을 달이기 전에 젖은 행주로 먼지 등을 닦아 주는 것이 좋다.

소주를 바른다

토란이나 옻나무 등을 만져 옻이 올랐을 경우에는 탈지면에 소주를 적셔 환부에 발라 준다. 소주에 들어 있는 알코올 성분이 작용하여 1~2일이면 부기가 빠진다.

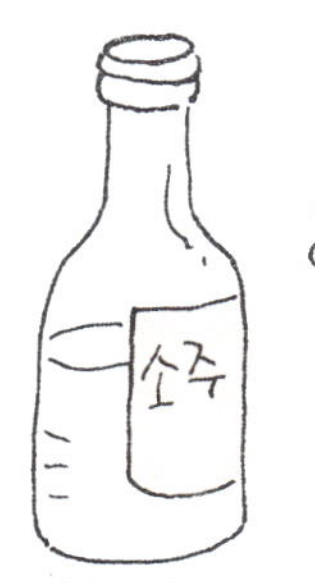

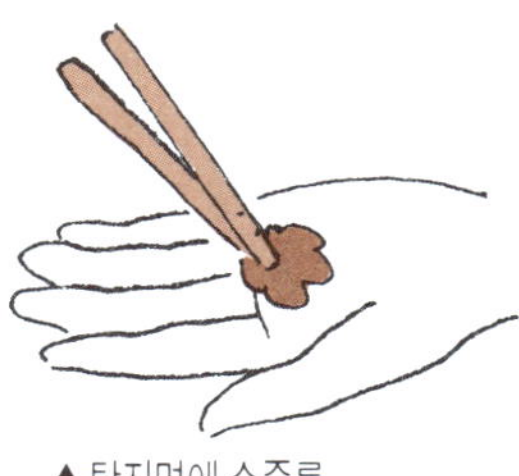

▲ 탈지면에 소주를 듬뿍 적신다

복숭아잎 달인 물로 목욕한다

욕조에 뜨거운 물을 받은 다음 복숭아잎을 띄워 물이 우러나면 약초 목욕을 하거나 복숭아잎 100g에 물 3컵을 붓고 중불에서 양이 반으로 줄 때까지 서서히 달인다. 이 물을 거즈에 흠뻑 적셔 환부를 씻어 내듯이 닦아 준다. 약초를 달일 때 내열유리 냄비를 사용하면 성분의 변화를 일으키지 않고 물의 양도 한눈에 알아볼 수 있어 편리하다.

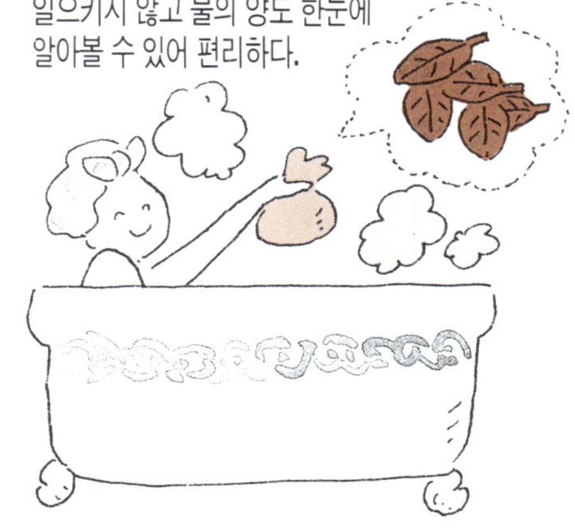

피부가 트거나 동상에 걸렸을 때

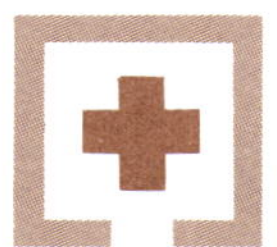

날씨가 춥고 건조한 겨울철에는 피부가 트고 동상에 걸리기 쉽다. 이런
증세가 유난히 심한 사람은 몸이 약하거나 빈혈·비타민 부족 등이 원인인
경우도 있으므로 혈액순환에 도움이 되는 영양을 골고루 섭취하고 차가운 곳에 피부를 오래
노출하지 않도록 한다. 외출할 때는 몸을 따뜻하게 하고 물일을 한 후에는 물기를 말끔히 닦아 준다.
혈행을 좋게 하는 마사지를 해 주는 것도 예방의 한 방법이다.

알아두세요

피부가 트는 것을 예방하려면?

❶ 빨래나 설거지 등 물일을 한 뒤에는 부드러운 수건으로 물기를 완전히 닦아 낸다.
❷ 손이나 발 등 트기 쉬운 부분에는 유분이 많은 영양크림을 듬뿍 발라 보습을 한다.
❸ 목욕을 할 때는 가볍게 마사지를 하여 혈액순환을 돕는다. 이때 목욕 오일 등을 사용하면 훨씬 부드럽다.

동상을 예방하려면?

❶ 몸을 청결하게 하고, 목욕을 하거나 물일을 한 후에는 물기를 완전히 닦아 낸다.
❷ 꼭 끼는 신발은 신지 않는 것이 좋다.
❸ 외출할 때는 두툼한 양말과 장갑으로 손과 발을 따뜻하게 보온한다.

그밖에 효과가 있는 응급처치법

잘 말린 귤껍질(진피)을 프라이팬에 넣고 달달 볶아 분마기에 곱게 간다. 그 가루에 물 9컵을 붓고 물이 반으로 줄 때까지 달여 미지근하게 식었을 때 그 물에 환부를 5분 정도 담가 준다.

가지의 꼭지 부분을 햇볕에 바짝 말렸다가 적당량의 물에 달여, 그 달인 물을 동상이 걸린 부위에 바르고 가볍게 마사지해 준다. 너무 심하게 마사지를 하면 피부조직에 상처를 줄 수 있으므로 주의할 것!

또 알로에의 생잎을 갈라서 받아낸 젤리질을 발라 주어도 혈액순환에 도움이 되고 세포 회복 작용에도 효과를 낸다. 그밖에 꿀을 환부에 두텁게 발라 주는 것도 같은 효과를 낸다.

붉은고추 우린 물에 담근다

피부가 트고 까칠해질 때는 붉은고추 2~3개를 잘게 다져서 대야에 담고 적당량의 뜨거운 물을 부어 그 물이 미지근하게 식으면 환부를 5분 정도 담가 준다. 하루에 1회, 3~5일 정도 반복하는 동안 증세가 조금씩 좋아질 것이다.

❶ 붉은고추를 잘게 다진다

❷ 물이 미지근하게 식으면 환부를 담근다

❸ 다진 고추를 대야에 담고 뜨거운 물을 붓는다

신발에 붉은고추를 넣는다

발에 동상이 걸려 감각이 없을 때는 붉은고추 3~4개를 잘게 다져 거즈나 탈지면에 싸서 신발 속에 넣어 둔다. 고추는 혈액순환을 원활하게 하는 작용이 있어 동상을 조금씩 호전시킨다.

❶ 붉은고추를 잘게 다져 거즈나 탈지면에 싼다

❷ 붉은고추를 싼 주머니를 신발에 넣는다

당근즙을 바른다

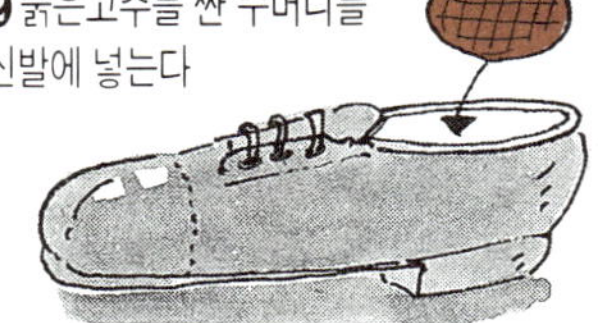

상처가 없고 싱싱한 당근을 강판에 갈아 거즈로 짜서 받아낸 즙을 동상이 걸린 부위에 바르고 가볍게 마사지를 해 주면 혈액순환을 촉진하여 가려운 증세를 가라앉혀 준다.

생강 달인 물로 씻는다

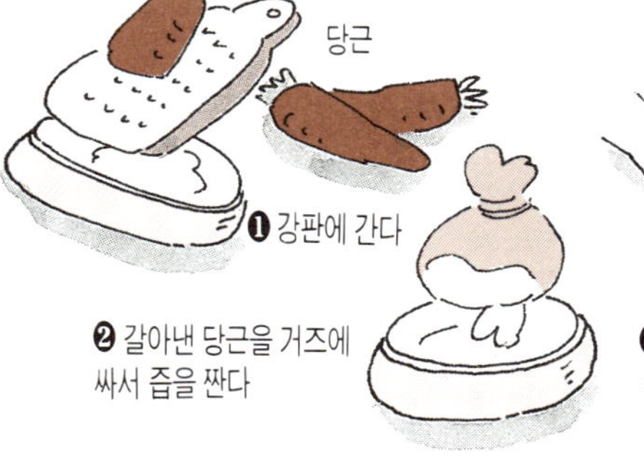
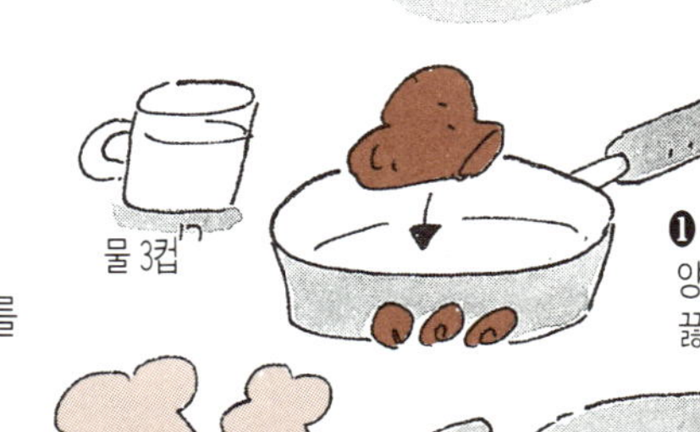

생강에는 몸을 따뜻하게 하고 신진대사를 왕성하게 해 주는 작용이 있어 생강 달인 물로 동상이 걸린 부위를 씻어 주면 좋은 약효를 낸다. 생강 9g에 물 3컵을 붓고 물이 반으로 줄 때까지 달인다. 뜨거울 때 사용하지 말고 미지근하게 식었을 때 사용하도록.

화상을 입었을 때

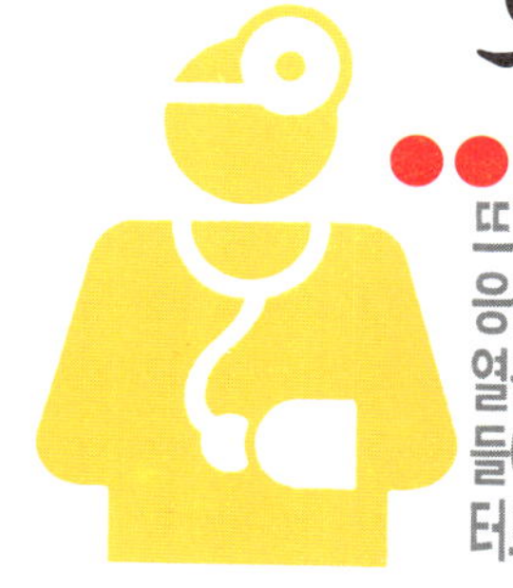

뜨거운 기름·물, 불 등에 데어서 화상을 입었을 때는 당황하지 말고 적절한 응급처치를 하는 것이 가장 중요하다. 우선 해야 할 일은 피부에 스며든 열을 찬물이나 얼음물 등으로 찜질하여 식히고 상처가 생긴 부위에 세균이 들어가지 않도록 깨끗하게 닦는다. 만일 화상으로 인해 물집이 생겼을 때는 터트리지 말고 피부과를 찾아 치료를 받도록 한다.

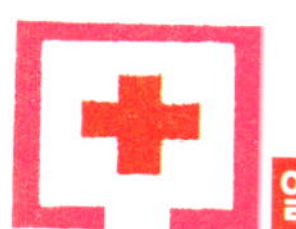

알아두세요

찬물에 식히는 것이 우선!

화상을 입었을 때는 우선 환부에 열이 남아 있지 않도록 흐르는 물이나 차가운 얼음물에 20~30분 가량 식힌다.

정도가 심할 경우에는 깨끗한 거즈나 부드러운 수건 등에 물을 적셔 환부를 계속 식히면서 되도록 빨리 병원을 찾는다.

화상의 정도를 정확히 파악한다

가벼운 정도의 화상이라면 가정에서 응급처치로도 효과를 볼 수 있지만, 자칫 커다란 흉터를 남길 수 있으므로 정확한 정도를 파악해 처치하는 것이 무엇보다 중요하다.

●화상의 깊이에 따른 분류

1도 화상 : 살갗만의 손상으로 증세가 가볍고, 피부가 붉어지며 통증이 있다.

2도 화상 : 살갗 바로 밑조직에까지 약간의 손상을 받은 정도. 통증이 심하고 피부가 붉게 되며 물집이 생긴다.

3도 화상 : 살갗 밑 지방으로 된 조직에까지 손상을 입어 통증은 거의 없고 피부 표면은 검거나 희게 변한다.

된장, 간장, 알코올은 바르지 않는다.

화상을 입었을 때 우리가 알고 있는 민간요법 중 잘못 전해오는 것이 있다. 그 중에서 가장 대표되는 것이 화상에 된장이나 간장, 알코올을 바르는 것! 이것들은 피부에 강한 자극을 주어 증세를 악화시킬 뿐 아무런 치료효과를 얻을 수 없다.

알로에의 젤리질을 붙인다

❶ 알로에의 생잎을 잘라 깨끗이 씻은 다음 끓는 물에 넣었다가 꺼내는 정도로만 살짝 데쳐 살균한다.
❷ 데친 알로에잎의 껍질을 벗겨 그 안의 젤리질을 화상을 입은 부분보다 조금 넓직하고 얇게 저며썬다.
❸ 썰어 놓은 알로에를 차게 했다가 화상이 있는 부위에 붙인다. 수분이 마르면 새것으로 바꿔 주도록. 알로에는 뛰어난 살균 작용과 소염 작용, 수렴 작용 등이 있어 화상 치료에 매우 좋은 효과를 낸다.

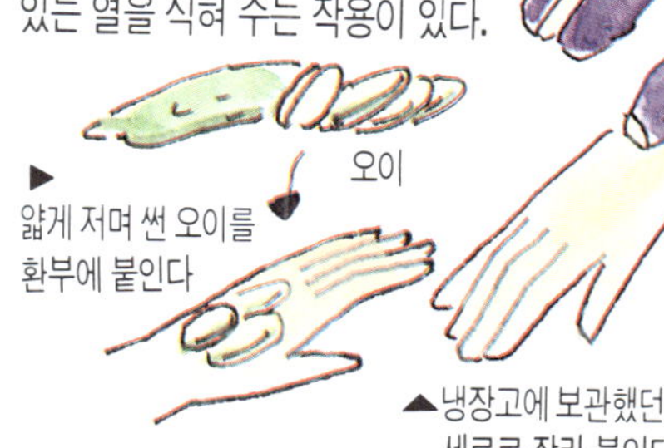

맑은 소금물에 담근다

피부가 빨개지면서 부어오르는 정도의 화상에는 바닷물 정도의 맑은 소금물을 만들어 환부를 담그거나 탈지면에 적셔 마사지해 주면 통증이 가라앉고 물집이 생기지 않는다. 단, 화상이 심해 피부의 표피층이 벗겨졌을 때는 피한다.

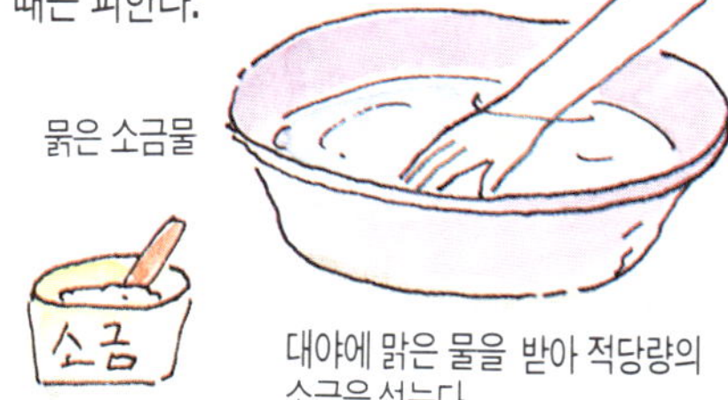

꿀을 바른다

뜨거운 물이나 기름에 데었다고 하더라도 피부 표면이 빨갛게 붉어지는 정도로만 나타나는 가벼운 화상에는 꿀을 고루 바른다.

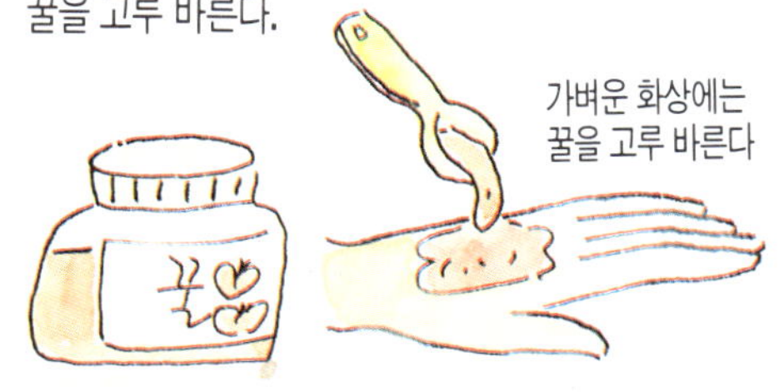

오이나 가지를 얇게 썰어서 붙인다

씨가 적은 오이를 깨끗이 씻어 얇게 저며썬 다음 화상이 생긴 부위에 붙이거나 가지를 냉장고에 차게 넣어 두었다가 세로로 얇게 잘라서 환부에 붙인다. 오이나 가지는 피부에 남아 있는 열을 식혀 주는 작용이 있다.

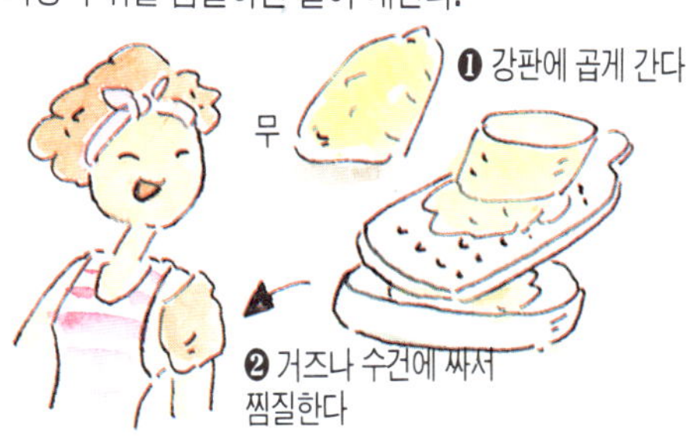

무즙으로 찜질 한다

맑은 물로 식히기 힘든 부위에 화상을 입었을 경우에는 강판에 무를 갈아 부드러운 수건이나 거즈에 싸서 화상 부위를 찜질하면 열이 내린다.

허리를 삐끗했을 때

무리하게 무거운 짐을 들어 올리거나 허리 근육에 갑작스런 자극을 주어
허리를 삐끗했을 경우에는 염증이 생기거나 인대가 늘어나 아픈 통증이
나타난다. 이런 경우에는 2~3일 정도 안정을 취하고 통증이 심한 부위에는 찜질을 해 준다.
통증이 어느 정도 가라앉으면 방심하지 말고 따뜻한 물이나 생강연고, 붉은고추즙 등으로
찜질을 해 혈액순환을 촉진하고 몸에 무리가 가지 않도록 조심한다.

생강연고를 펴바른다

껍질째 깨끗이 씻은 생강 1쪽을
강판에 갈아 대접에 담고 2배 정도의
밀가루와 섞는다.
심한 통증을 느낄 때는 찬물을, 통증이
가라앉은 뒤에는 뜨거운 물을 넣고
조금 묽게 반죽하여 연고를 만든다.
거즈에 반죽해 놓은 생강연고를 잘
펴바른다. 피부가 민감한 사람은
환부에 식물성 기름을 바르거나 얇은
거즈를 한 장 덧댄 다음 생강연고를
바른 거즈를 붙인다.

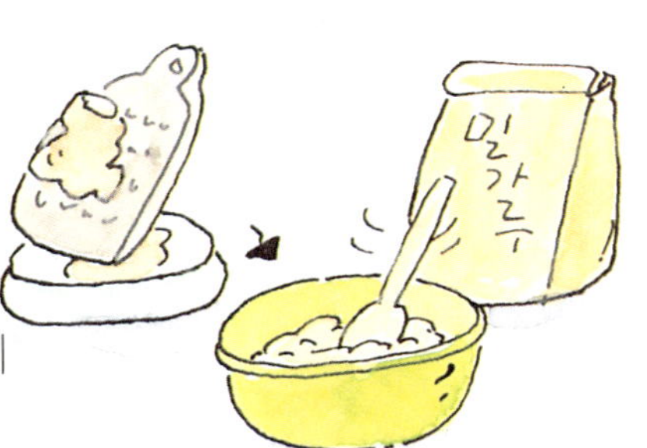

❶ 강판에 갈아낸 생강
1톨과 2배 정도의
밀가루를 고루
섞는다

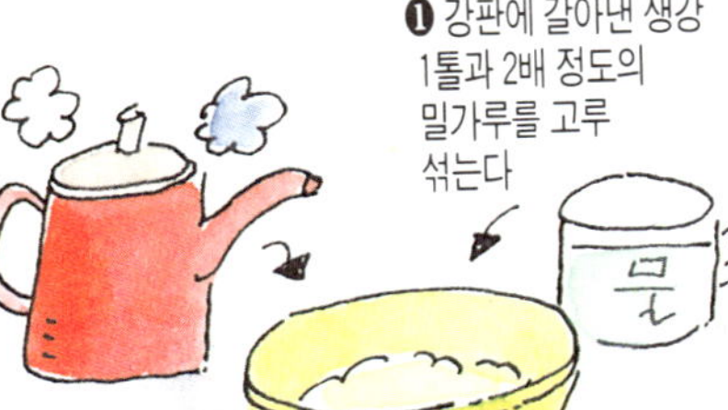

❷ 통증이 심할 때는 찬물,
통증이 가라앉은 후에는
뜨거운 물을 넣어 반죽한다.

❸ 반죽한 생강연고를
거즈에 발라 허리에
붙인다

붉은고추즙으로 찜질한다

붉은고추 생것 7~8개를 깨끗이 씻어
꼭지는 따 내고 잘게 썬 다음 냄비에
담고 물 3컵을 부어서 물이 반으로
줄 때까지 달인다. 달여낸 고춧물에
거즈나 부드러운 수건을 적셔 따뜻할
때 허리에 찜질해 주면 혈액순환을
촉진해 준다. 물이 식으면 몇 번이고
데워서 뜨겁게 찜질하는 것이 빠른
효과를 얻을 수 있다.

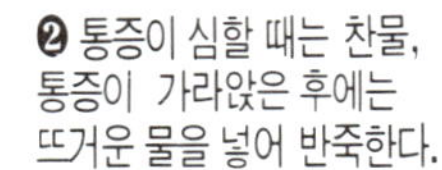

고추

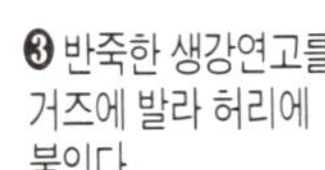

❶ 깨끗이 씻어 꼭지를
따내고 잘게 다진다

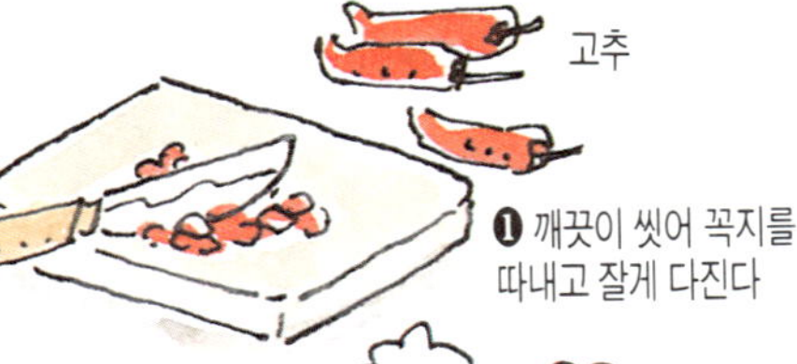

물 3컵

❷ 물 3컵을
붓고 중불에서
달인다

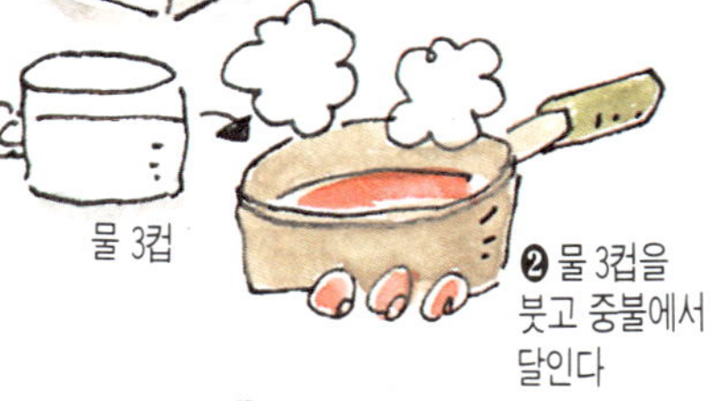

❸ 달여낸 물에
수건을 적셔
찜질한다

볶은 콩으로 찜질한다

알이 굵고 윤기가 흐르는 메주콩
50알 정도를 대접에 담고 자작할
정도로 물을 부은 다음 2~3시간쯤
불린다.
콩이 부드러워지면 체에 건져 물기를
뺀 뒤 마른 행주로 닦아 프라이팬에
달달 볶는다. 콩이 볶아지면 뜨거울 때
수건이나 면주머니에 싸서
마사지하듯이 허리를 문질러 준다.
너무 뜨거우면 속옷을 입은 채로
마사지해도 좋다.
콩이 식으면 다시 뜨겁게 볶아서 여러
번 반복해 주면 통증이 조금씩
가라앉는다.

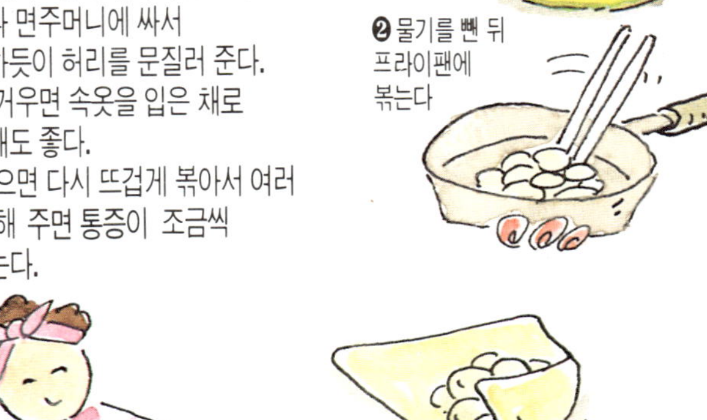

❶ 2~3시간 정도
불린다

콩

❷ 물기를 뺀 뒤
프라이팬에
볶는다

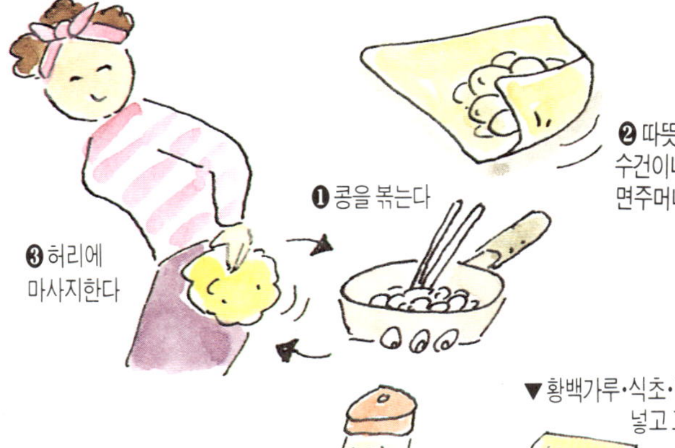

❶ 콩을 볶는다

❷ 따뜻할 때
수건이나
면주머니에 싼다

❸ 허리에
마사지한다

황백연고를 만들어 찜질한다

한약재 시장에서 황벽나무의
속껍질(황백)을 구입해 분마기에 곱게
간 가루 5큰술에 식초 ½컵을 고루
섞는다.
이것에 달걀 흰자 1개분을 섞어서
반죽한 다음 거즈나 부드러운 수건으로
반죽한 재료를 발라 허리에 붙여
통증을 가라앉힌다. 연고가 마르면
새 것으로 교환해 준다.

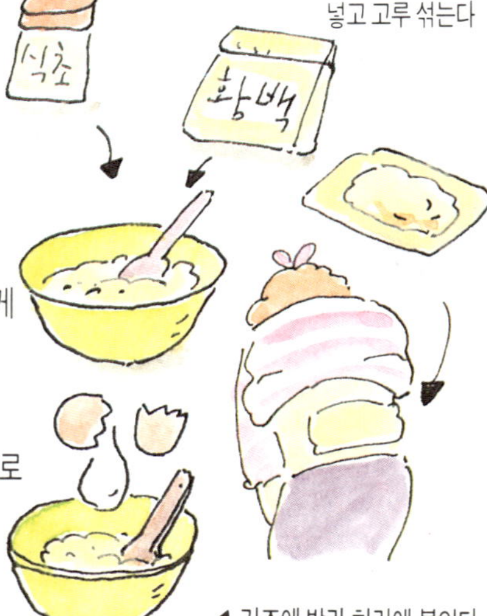

▼ 황백가루·식초·달걀 흰자를
넣고 고루 섞는다

◀ 거즈에 발라 허리에 붙인다

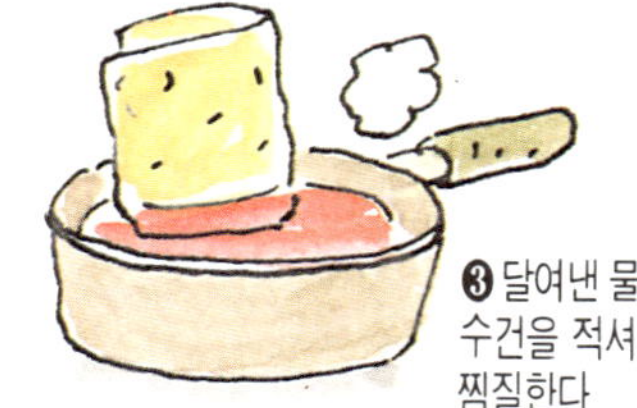

약이 되는 식품

우리가 일상적으로 먹는 식품은 대개 600여종이 넘으며 그 모든 식품 안에는 제각기 다른 약효 성분이 들어 있다. 현대 영양학에서는 그 성분을 과학적으로 분석한 데이터를 기초로 해서 성분표를 만들어냈고 한방에서는 '모든 음식에는 저마다 약효가 있으니 그것을 알고 나서 바른 식사법을 취하라' 고 했다. '음식은 곧 약' 이란 사고방식이 기본을 이루고 있는 것이다.

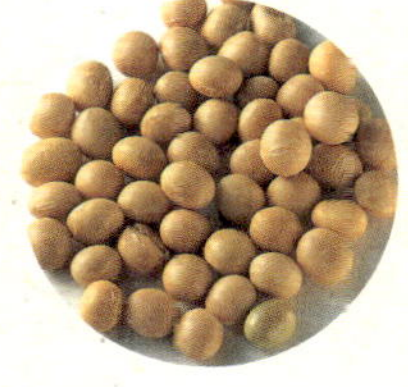

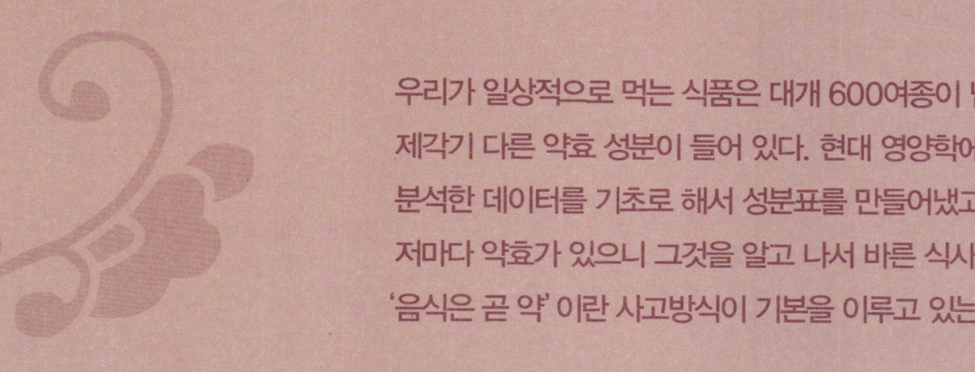

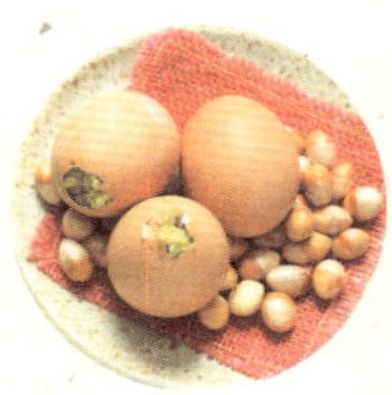

chapter 1

118가지 식품 약효분석

곡류

쌀, 보리, 콩 등 주식으로 늘 가까이 하는 곡류에는 기초체력을 유지시켜 건강한 신체를 길러주는 약효성분이 뛰어나다.

1. 강낭콩
꼬투리는 당뇨병에 좋다

약효성분 단백질, 당질 이외에 비타민A, B1, B2, C와 곡류에 부족하기 쉬운 칼슘, 아미노산, 리신이 많이 들어 있다. 영양가가 높다고 할 수는 없지만 모든 영양소가 조금씩 골고루 들어있는 것이 특징. 특히 비타민B1, B2, B6가 많아 쌀밥을 주식으로 하는 한국인에게는 탄수화물 대사를 순조롭게 하는 식품으로 아주 좋다.

강장작용을 하는 식물성섬유도 풍부하게 들어 있으므로 식탁에 자주 올리도록 한다. 특히 꼬투리에는 인슐린의 원료가 되는 아연이 들어 있어 꼬투리로 주스를 만들어 마시면 당뇨에 좋다.

고르는 법 녹색이 진하고 두터우며 꼬투리가 울퉁불퉁하지 않고 작은 것이 좋은 것이다. 마른 콩은 크고 윤기가 나며 알이 고른 것이 좋다. 보관할 때는 비닐봉지에 담아 냉장고에 넣고, 장기보관하려면 단단하게 삶아 식힌 다음 냉동실에 넣는다. 마른 콩은 습기가 없고 바람이 잘 통하는 곳에 두도록 한다.

2. 메밀
효소가 많아 소화율이 뛰어나다

약효성분 메밀은 쌀에 들어 있지 않은 비타민B1, B2와 철분이 들어 있는 훌륭한 보조식품이다. 단백질도 양질이고 다른 곡물류에는 부족한 트립토판, 슬레오닌, 리신 등의 필수아미노산이 많이 들어 있다. 메밀의 단백질에는 끈기 있는 성분인 프로라민이 밀처럼 많지 않기 때문에 면으로 하려면 밀가루를 섞어 반죽하는 것이 좋다.

메밀은 가루가 곱고 잘 익어 소화가 잘 되므로 주식류 중에서도 우수한 식품이라고 할 수 있다.

메밀에는 모세혈관을 튼튼하게 하는 비타민P의 일종인 루틴이 많이 들어 있으므로 고혈압과 동맥경화는 물론 폐출혈, 궤양성질환, 동상, 감기 등의 예방 및 치료에 도움이 된다. 또한 전분 분해 효소, 지방 분해 효소, 단백질 분해 효소, 산화 효소 등이 많아 소화율이 좋으므로 큰 부담 없이 먹을 수 있다.

외피를 덜 벗긴 메밀가루는 소화되지 않는 부분이 많아서 변비 치료에 좋고 고혈압이나 치질에도 효과가 있다.

3. 메주콩
콜레스테롤치를 내리게 한다

약효성분 콩은 단백질과 지방질이 풍부해서 밭에서 나는 쇠고기로 불린다. 콩의 단백질에는 필수아미노산이 균형 있게 배합되어 있으며, 특히 다른 식물성 단백질에서 부족되기 쉬운 리신이 많다는 것이 커다란 이점이다.

콩의 지방질은 대부분이 불포화지방산이며 그 반 이상이 최상급의 리놀레산이다. 또 리놀레산이 안정적으로 작용하는 데 없어서는 안 되는 비타민E도 충분히 들어 있어 우수한 식품으로 손꼽힌다.

고단백 저칼로리 식품인 콩은 비만을 방지해 주는 효과도 크다. 콩에 들어있는 단백질이 혈관에 콜레스테롤이 쌓이지 않게 할 뿐만 아니라 혈관을 부드럽게 하여 탄력성을 높이는 작용을 하기 때문이다. 또 불포화지방산인 리놀레산과 비타민E가 혈관을 대청소하는 역할을 하여 고혈압이나 동맥경화, 뇌졸중, 담석증 등 성인병을 예방하는 데 높은 효과를 보인다.

콩에는 단백질의 소화를 저해하는 트립신 인히비터라는 성분이 있는데 이것은 가열하면 감소하여 소화활동에 영향을 미치지 않는다.

그런데 이 트립신 인히비터가 암이나 당뇨병을 예방하는 데 높은 효과가 있음이 밝혀져 주목받고 있다. 콩에는 또 세포막이 정상적으로 작용하도록 하는 레시틴이 풍부하게 들어 있어 노화를 막아 준다.

콩에는 비타민B군 역시 풍부한데, 이것들은 에너지 대사를 활발하게 하여 피로회복을 돕고 여름을 타는 증세에 높은 효과를 보인다.

그밖에도 콩 속에 들어 있는 칼슘이 이나 뼈를 튼튼히 하고 스트레스어 의한 초조감을 진정시키며 철분이 빈혈을 예방하는 등 콩은 현대인에게 없어서는 안 될 중요한 식품이다. 하지만 날콩은 알레르기의 항원이 되는 스가 있으므로 알레르기성 체질이나 아토피성 피부염인 사람은 꼭 익혀 먹도록 한다.

 콩은 날것으로 먹으면 거의 소화가 안 되므로 반드시 익혀 먹는다. 콩을 가공한 식품인 된장이나 두부는 익힌 콩보다 소화율이 훨씬 더 높아 된장은 80%, 두부는 95%가 소화된다.

4. 보리
각기병을 예방한다

 당질이 주성분이며 단백질, 지방, 비타민B1, B2, 미네랄이 풍부하다. 소화흡수나 맛에 있어서는 쌀을 따라가지 못하지만 쌀에는 없는 비타민군이 풍부하여 각기병을 예방하는 데 가장 적합하다. 풍부한 식물성섬유가 장을 깨끗하게 해 주고 소화를 촉진시키며 변비, 설사에서 오는 피부 트러블에 좋은 효과를 보인다.

보리는 섬유의 조직이 거칠고 끈기가 적어서 쌀보다 씹는 횟수가 많으므로 타액 분비가 활발해져서 단맛이 나고 소화흡수도 잘 된다. 병을 앓고 난 뒤나 체력이 떨어졌을 때 약효가 높은 팥과 함께 죽을 끓여 먹도록 한다. 씹는 횟수가 많으면 이나 턱이 튼튼해지므로 성장기 어린이의 발육에도 좋다.

또 식사하는 데 시간이 걸려 소량으로도 만복감을 얻을 수 있으므로 다이어트 효과도 높다. 비만 대책이나 당뇨병 환자의 식사로는 안성맞춤. 하지만 보리는 열을 빼앗는 작용이 있으므로 위장이 차서 설사를 하는 사람이나 젖이 잘 안 나오는 산모는 먹지 않는 게 좋다.

5. 밀
신경을 안정시킨다

 주성분은 당질이며 단백질, 지방질, 인, 비타민B1, B2, 리놀레산이 들어 있다. 밀가루에 들어 있는 단백질은 다른 곡류에는 없는 특징이 있는데 글리아딘과 글루테닌이 글루텐이라는 점액질을 구성한다는 사실이다. 이 글루텐 성분 때문에 밀가루 반죽이 되는 것이다.

씨눈 부분은 식물성섬유와 비타민E가 풍부하여 위장을 튼튼히 하고 노화방지에도 효과가 있다. 밀에는 비타민E의 항산화작용과 혈중 콜레스테롤치를 떨어뜨리는 리놀레산의 작용이 있어 동맥경화증을 예방한다.

중국에서는 밀이 '기(氣)를 기른다'고 하여 신경안정, 기력증진을 도와주고 노이로제, 히스테리, 불면, 식은 땀, 입이나 목이 타는 증세에도 효과가 있는 것으로 전해지고 있다.

밀은 쌀처럼 씻지 않고 가루로 만들어 먹기 때문에 비타민B1의 손실이 적은 편이다.

 밀가루는 다른 곡류에 비해 저장이 어려운 편이다. 조금만 습기가 있거나 저장 기간이 길면 벌레가 생기고 묵은내가 나며 부패하기 쉬우므로 한꺼번에 많이 구입하지 않는 것이 좋으며 건조하고 서늘한 곳에 보관한다.

6. 검은콩
삶은 물이 기침과 목쉰 데
특효약이다

 영양가가 높고 리신, 아스파라긴산 등의 필수아미노산이 풍부하다. 지방질은 메주콩과 마찬가지로 리놀레산과 리놀레인산이 대부분이므로 콜레스테롤이나 지방산의 증가를 억제한다. 메주콩보다 비타민B군이 많이 들어 있는데 조리 시에 설탕을 넣으면 젖산이 증가하여 피로의 원인이 되므로 단맛을 추가하는 것은 절대 피하도록 한다.

검은콩을 양조식초에 담가 만든 검은콩 식초는 통풍(通風)의 묘약이다. 또 검은콩 달인 물을 하루에 여러 차례 마시면 기침이나 목이 쉰 데 뛰어난 효과가 있다. 이

것은 검은콩에 들어 있는 사포닌의 작용에 의한 것으
로 혈중 콜레스테롤의 산화방지에 효력을 발휘한다.
검은콩은 또 혈관을 튼튼하게 하는 리놀레산과 레시
틴의 상승효과로 꾸준히 먹으면 동맥경화나 고혈압
을 예방할 수 있다. 하지만 소화가 잘 안 되므로 위장
이 약한 사람은 부드럽게 익혀서 먹는 게 좋다.
그밖에 이뇨 효과가 있기 때문에 체내의 독을 전부
밖으로 내보내는 해독 작용도 있다.

7. 완두콩
소변 보기 어려울 때 좋다

약효성분 풋완두를 꼬투리째 먹는 방법과 열매를
까서 먹는 방법이 있다. 풋완두의 꼬투리에는 카로틴
과 비타민C, 알에는 라이신 등의 아미노산이 풍부하
다. 다른 콩류보다도 비타민A, C 등과 식물성섬유가
많고 영양소를 균형 있게 섭취할 수 있으므로 많이
먹는 것이 좋다. 껍질을 까서 먹을 경우 비타민은 반
감되지만 단백질, 당질은 2배 이상이 되고 철분, 칼
슘, 인 등의 함유량도 많아진다.

약효는 꼬투리보다 콩에 더 많아 췌장의 상태를 바
로잡을 뿐 아니라 당뇨병으로 인해 목이 타는 증세에
좋다. 또 이뇨작용도 있으므로 몸이 붓거나 소변보기
가 어려울 때 완두콩수프를 만들어 먹으면 효과적이
다. 부드럽게 익히면 위장이 약하고, 구역질이 날 때
나 설사가 날 때 좋다.

보관법 꼬투리가 짙은 녹색을 띠고 윤기가 있으며
판자처럼 얇고 곧은 것을 고른다. 구부리면 쉽게 부
러지는 것이 신선하다. 2~3일 정도 보관하는 경우에
는 비닐봉지에 넣어서 냉동실에 보관하고 장기보관

하려면 신선할 때 소금물에 삶아 냉동실에 넣는다.
꼬투리를 까서 보관하면 선도가 떨어지므로 꼬투리
째 냉동보관한다.

8. 쌀
혈관을 부드럽게 한다

약효성분 도정하여 쌀겨층과 씨눈 부분을 깎아내
고 씨젖만 남긴 것이 쌀이다. 전체 영양소 중 탄수화
물이 75%를 차지하는데 그 주성분은 당질이다. 그밖
에 단백질, 비타민B1, B2, E가 들어 있지만 비타민B1
은 배아부분에 들어 있는 것이므로 쌀로는 섭취량이
부족하다. 당질이 체내에서 에너지로 변하는 데는 비
타민B1이 없어서는 안 되므로 다른 식품으로 보충해
야 한다.
쌀에는 양질의 단백질이 들어있지만 필수아미노산
중 리신이 적기 때문에 콩이나 청국장으로 보충하면
이상적이다. 쌀에 들어 있는 양질의 단백질은 혈관을
부드럽게 하고 혈압을 떨어뜨리는 작용을 하며, 수용
성 식물성섬유는 장의 담즙산(콜레스테롤의 일종)을
체외로 배출하여 동맥경화를 예방한다.

약효 살리는 법 비타민B1, B2는 쌀을 씻고 밥을
짓는 과정에서 상당 부분 유실된다. 쌀을 다섯 번 정
도 씻을 경우 비타민B1은 35%, 비타민B2는 30% 가
량 파괴되며, 밥을 지으면 10~20% 더 파괴되므로 쌀
을 박박 문질러 씻지 말고 쌀겨 냄새가 가실 정도로
만 서너 번 헹구어 씻도록 한다.

보관법 직사광선이 닿지 않고 바람이 잘 통하는
장소에 둔다. 오래 되면 맛이 떨어지고 벌레가 생길
위험이 있으므로 플라스틱 용기보다는 나무로 된 보
관함이 좋다.

9. 현미
변비에 좋다

약효성분 쌀을 주식으로 하는 나라에서 각기병이
많이 발생하는 것은 쌀겨층에 많이 들어 있는 비타민
B1을 깎아내고 먹기 때문이다. 쌀겨층이나 씨눈 부분
을 깎지 않고 남긴 현미에는 비타민B1, B2, 당질, 단
백질, 지방질, 미네랄, 식물성섬유 등 거의 모든 영양
소가 들어 있다.

쌀과 비교하면 식물성섬유와 비타민B1은 4배, 비타민B2는 2배, 지방질과 인, 철분도 2배가 들어 있다. 각기병 예방에 좋은 비타민B1은 쌀의 당질을 에너지로 변화시키는 작용이 있어 피로회복에 좋은 효과를 나타낸다.

현미의 쌀겨층은 소화가 잘 안 되는 반면 이점으로 작용하기도 한다. 즉, 소화가 되지 않는 식물성섬유는 변의 양을 많게 하고 장벽을 자극하여 장의 연동운동을 도우므로 변비가 해소된다. 또 변이 장내에 머무는 시간이 짧아져 유해물질이 흡수되는 것을 막아줌으로써 결과적으로 대장암을 예방하는 효과가 있다.

쌀겨층과 씨눈에는 식물성 기름이 많고 리놀레산과 비타민이 풍부한데 이는 동맥경화와 노화방지에 커다란 역할을 한다. 또 현미에 들어 있는 기름에는 자율신경 기능의 안정을 꾀하는 올리자놀이라는 물질이 있어서 자율신경실조증이나 노이로제 예방에도 효과를 발휘한다.

영양이 풍부한 현미밥을 매일 먹으면 내장의 작용이 활발해지고 체질 개선에도 효과가 나타난다. 현미밥은 잘 씹어서 먹어야 하기 때문에 식사하는 시간이 길어지므로 과식하지 않게 되며 결과적으로 비만도 예방할 수 있다.

10. 팥
해독 효과가 있다

 주성분은 당질과 단백질, 비타민B1으로, 비타민B1의 함유량이 현미보다도 많아 예부터 각기병의 특효약으로 이용되었다. 그밖에 비타민A와 B, 니코틴산, 칼슘, 인, 철분, 식물성섬유 등이 많이 들어 있고 전체적인 영양의 균형도 뛰어나다.

이뇨효과가 뛰어나며 변동 작용도 우수한데, 이것은 외피에 들어 있는 사포닌(떫은맛의 일종)과 풍부한 식물성섬유에 의한 것으로 신장병, 심장병, 각기병 등에 의한 부기와 변비 해소에 효과가 뛰어나다.

사포닌은 적은 양으로도 큰 효과를 볼 수 있어서 한꺼번에 많이 먹으면 설사를 한다. 비타민B1은 각기병을 낫게 할 뿐만 아니라 피로회복에도 효력을 발휘한다. 당질이 근육 내에 축적되면 피로해지기 쉬운데 비타민B1이 당질을 에너지로 변화시켜 피로회복을 돕는다.

그밖에 근육통이나 어깨결림, 노곤함, 여름을 타는 증세 등에도 효과가 있다.

또 팥은 해독작용이 뛰어나 체내의 알코올을 빨리 배설시킴으로써 숙취를 완화시켜 준다. 술로 약해진 위장에는 부드럽게 먹을 수 있는 팥죽을 권할만하다. 팥은 다이어트 효과도 충분히 기대할 수 있으며 특히 부숭부숭하게 살찐 타입에 효과가 크다.

팥을 외용으로도 쓸 수 있다. 팥에는 높은 소염 작용이 있어 팥가루에 무즙을 반죽하여 환부에 바르면 곪은 상처나 부스럼의 고름이 쉽게 나온다.

 큼직하고 통통하며 알이 고른 것이 좋다. 또 팥은 붉은색이 짙고 윤기가 나며 껍질이 얇은 것이 상품이다. 벌레 먹기가 쉽지만 바람이 잘 통하는 서늘한 곳에 두면 장기 보관도 가능하다.

11. 참깨
혈관을 깨끗하게 해 준다

 반 이상이 식물성 지방질이다. 그 대부분이 리놀레산, 리놀레인산 등 불포화지방산이어서 건강과 미용에 뛰어난 효과를 발휘하며 혈액 중의 콜레스테롤치를 떨어뜨려 동맥경화 예방에 도움이 된다.

리놀레산은 또 스트레스에 대항하는 부신피질호르몬이나 남성호르몬을 활발하게 분비시키는 작용을 하며 스트레스나 초조감도 진정시킨다.

참깨의 단백질은 필수아미노산을 여러 종류 포함하고 있으므로 콩과 맞먹을 정도의 영양가가 있으며, 노화를 방지해 주는 비타민으로 알려진 비타민E가 혈관을 청소하는 역할을 하여 피부를 윤기있게 하고 노화를 억제한다.

이밖에 칼슘, 비타민B1, B2, 인, 철분이 균형 있게 들어 있어 빈혈 예방에 도움이 되며 강장·강정(強精), 피로한 눈에도 효과가 있다.

참깨에는 소화효소가 많이 들어 있어 당질이나 단백질 등의 소화를 촉진시킨다. 참깨를 계속 먹으면 비타민E의 작용으로 모발의 영양이 풍부해져 윤기 있고 아름다운 머릿결을 간직할 수 있다. 또 머리가 빠지거나 백발이 되는 것을 막으려면 참기름에 적은 양의 소금을 섞어 머리에 바르면 좋다. 젖이 잘 나오지 않을 때도 참깨가 효과적이다.

검은 참깨를 갈아 밀가루와 꿀을 넣고 반죽해서 쪄 먹으면 변비에 도움이 된다. 또 보리차에 갈아 으깬 깨소금을 한줌 넣어 마시면 월경통이 가라앉는데, 설사를 잘 하는 사람은 피하는 게 좋다.

12. 율무
피부미용에 효과가 있다

약효성분 곡물 중 가장 영양가가 높다고 할 수 있다. 단백질, 지방질, 칼슘, 철분, 비타민B1 등이 현미보다 훨씬 많고 비타민B2, 칼륨도 풍부하게 들어 있다. 율무에 들어 있는 단백질은 아미노산의 질이 좋고 체내의 신진대사를 활발하게 한다. 그 때문에 고단백·고지방의 고칼로리 식품이면서도 비만을 걱정할 필요가 없으며, 식물성섬유가 위장의 작용을 도와 비만방지식으로 더욱 좋다.

이뇨 작용이 뛰어나 심장병, 신장병으로 부은 데 효과 있다. 소염·진통작용도 있어 근육통, 류머티즘, 신경통이 있는 사람은 율무를 2~3시간 끓여낸 물로 목욕을 하면 좋다. 율무로 죽이나 밥, 수프를 끓여 꾸준히 먹으면 자양·강장 효과가 있다.

율무의 뛰어난 신진대사 작용과 풍부한 미네랄, 비타민군은 피부를 매끄럽게 하여 피부미용에도 도움이 된다. 또한 종양의 일종인 사마귀에 효과가 있어서 최근 율무의 종양 억제 작용에 대한 연구가 본격적으로 진행되고 있다.

약효 살리는 법 율무밥을 지어 먹으려면 쌀에 율무를 10~20% 정도 섞으면 먹기 좋다. 몸이 약해진 경우에는 1~2일 물에 담가 놓았던 율무를 5시간 정도 천천히 삶아 죽으로 만들어 먹도록 한다.

그밖에 껍질째로 깨뜨려서 살짝 볶은 뒤 달이면 향기도 좋고 먹기도 좋은 율무차가 된다. 율무 달인 물을 화장솜에 적셔 화장수 대신으로 사용할 수도 있다. 최근에는 먹기 좋게 가공되어 나온 율무식품도 상당히 많이 있다.

13. 옥수수
노화를 방지한다

약효성분 주성분이 당질이며 단백질과 지방질도 많이 들어 있다. 옥수수의 단백질에는 필수아미노산인 리신이 들어있지 않고 트립토판도 거의 없어 질이 떨어진다. 단백가도 42로서 곡류 중에서는 최저라고 할 수 있다.

비타민B6가 부족하면 펠라그라라는 피부병에 걸리기 쉬운데 옥수수는 다른 곡류와는 달리 비타민B6의 함량이 매우 적다. 따라서 옥수수만을 주석으로 했을 경우 이 병에 걸릴 확률이 높고 발육도 좋지 않게 된다.

반면에 옥수수 씨눈에는 올레산, 리놀레산 등의 불포화지방산과 레시틴, 비타민E가 풍부해 영양 면에서 매우 우수하다. 옥수수 씨눈에 들어 있는 불포화지방산은 콜레스테롤치를 낮춰주는 작용을 하며, 미용 비타민으로 알려진 비타민E는 피부의 건조와 노화를 막는 작용을 한다.

옥수수수염은 이뇨효과가 뛰어나 한방에서 약재로 자주 이용된다. 옥수수수염을 달여 꾸준히 마시면 신장병, 당뇨병을 낮게 하고 건강을 증진시켜 준다.

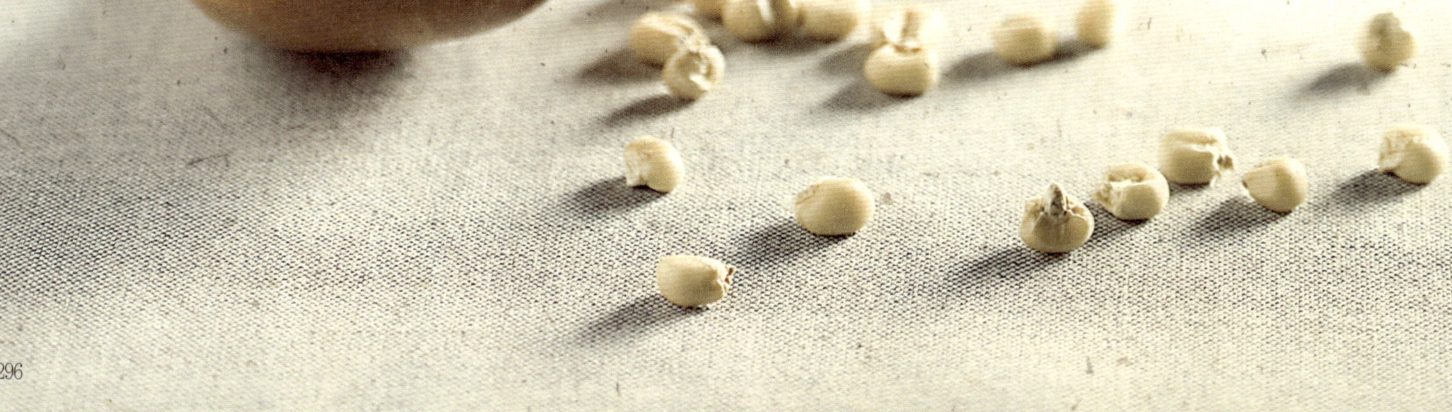

1. 가지

저칼로리 채소로 염증에 좋다

약효성분 주성분은 당질이다. 칼슘, 철분 등 미네랄은 비교적 많지만 비타민A, B1, B2, C가 아주 적게 들어 있으며 영양가는 비교적 높지 않은 편이다. 그러나 조직이 스펀지 상태여서 기름을 잘 흡수하므로 식물성기름을 써서 요리를 하면 리놀레산과 비타민E를 많이 섭취할 수 있다. 콜레스테롤이 신경 쓰이는 사람에게 권할 만한 식품.

여름채소는 대체적으로 몸을 차게 하는 작용이 있지만 특히 가지는 그 효과가 높아 예부터 고혈압이나 열이 많은 사람에게 좋은 것으로 알려져 왔다. 하지만 냉증이 있는 사람이나 임신부는 먹지 않는 게 좋으며 성대를 상하게 하는 작용이 있으므로 기침을 잘하는 사람에게도 좋지 않다.

고르는 법 표면이 짙은 보라색을 띠고 흠집이 없으며 윤기가 있는 것을 선택한다. 꼭지의 가시나 자른 면이 싱싱할수록 좋다. 보라색이 옅은 것은 햇빛을 제대로 받지 못한 것이므로 맛이 떨어진다. 일년 내내 볼 수 있지만 가장 맛있는 것은 살이 많이 오르고 씨가 적은 가을철에 나오는 것이다.

2. 감자

고혈압 예방·치료에 효과가 있다

약효성분 주성분은 당질이지만 비타민B1, B2, C 등이 매우 풍부하다. 또한 감자의 비타민C는 가열해도 파괴되지 않는 이점이 있다. 감자에는 칼륨의 함유량이 밥의 16배나 된다. 칼륨은 체내에 있는 여분의 나트륨을 배출하는 작용을 하므로 고혈압의 예방과 치료에 효과적이다. 날감자를 갈아 낸 즙이나 감자수프를 꾸준히 먹으면 고혈압을 비롯하여 위궤양이나 신장병에 의흔·부기에 효과가 있다.

다만 만성 신장염으로 의사로부터 칼륨을 제한하라는 충고를 들은 사람은 먹지 말 것. 감자에는 식물성섬유인 펙틴이 들어 있어 변비 치료에도 좋다.

고르기 & 보관법 껍질이 녹색을 띠는 것은 아릿한 맛이 강하므로 피한다. 저온에 약하므로 냉장고에 넣지 말고 바람이 잘 통하는 그늘에 둔다. 햇볕을 쪼이면 싹이 나므로 주의한다.

3. 고구마

변비에 좋은 셀룰로오스가 풍부하다

약효성분 고구마는 감자류 중에서 식물성섬유가 가장 많은 것이 특징이다. 이 식물성섬유를 셀룰로오스라고 하는데 이것은 수분 함유량이 많고 체내에서 소화가 잘 안 되므로 배설을 촉진하는 작용이 있다. 그래서 고구마는 예부터 변비예방에 좋은 것으로 알려져 왔다. 웬만큼 많이 먹어도 설사할 염려가 없다는 것이 좋은 점이며 대장암을 예방하는 효과도 있다.

고구마를 자르면 하얀 우유 같은 액체가 나오는데 이것은 세라핀이라는 성분이다. 이 성분에는 완하(緩下)작용이 있어 장내를 청소하는 역할을 한다. 고구마에는 비타민B1도 비교적 많이 들어 있다. 비타민B1은 당질의 분해를 도와주므로 피로회복에 좋다. 그밖에도 고구마에는 야맹증이나 시력을 강화시켜주는 카로틴이나 시력을 강화시켜주는 카로틴이 들어 있고 칼륨도 많아서 여분의 염분을 소변과 함께 배출시키므로 고혈압을 비롯한 성인병에 좋다. 다만 너무 많이 먹으면 가스가 차기 쉬우므로 주의해야 한다.

고르기 & 보관법 통통하고 껍질의 색이 균일하며 울퉁불퉁하지 않는 것을 고른다. 껍질의 일부가 검어진 것은 그 부분이 쓴 맛이 나므로 피한다. 또 수염뿌리가 많은 것도 질겨서 먹기가 나쁘다. 고구마는 추위에 약한 채소이므로 섭씨 15℃ 정도에서 보관한다.

4. 도라지

진해·거담에 좋다

약효성분 도라지의 약효 성분은 사포닌과 떫은맛을 내는 타닌이 주를 이룬다. 한방에서는 도라지를 '길경' 이라 하여 예부터 호흡기질환에 좋은 치료약으로 쓰여왔다. 해소, 천식, 진해, 거담은 물론 폐결핵, 늑막염 등에 장기적인 개선 효과를 보이고 편도선이 부었을 경우에도 효과를 발휘한다.

갑작스런 오한을 느낄 때나 더위를 먹었을 때도 도라지의 효과는 크다. 마른 도라지와 귤껍질, 생강을 넣고 달인 물을 하루 서너 차례 마시면 증세가 가라앉는다. 그밖에 강장·강정제로서의 역할도 인정되므로 평소에 반찬으로 많이 먹는 게 좋다.

고르는 법 뿌리가 곧게 뻗어나간 것이 좋은 것이다. 늦여름에 채취한 것이 쇠지 않고 부드러우나 약용으로는 늦가을에 채취한 것이나 2~3년 묵은 것을 사용한다.

5. 마늘

피로회복 및 강장 효과가 있다

약효성분 주성분은 단백질, 당질, 비타민B1, B2, C, 칼슘, 인, 철분 등이다. 마늘에는 특유의 영양소인 생리활성 물질이 조금 들어 있다. 이것이 무취성분인 스코르디닌으로 우리 몸의 신진대사를 높이는 작용을 한다. 강한 살균작용과 보온효과가 있기 때문에 감기나 냉증에도 좋으며 가래를 잘 나오게 하므로 기관지염에도 도움이 된다. 조금씩 꾸준히 복용하면 위장의 상태가 좋아진다.

고르는 법 일년 내내 나오지만 제철은 5~8월. 색이 하얗고 통통하며 묵직한 것이 좋은 마늘이다. 잘 마르고 알갱이가 단단한 것을 고른다.

6. 두릅

이뇨·진통 효과가 있다

약효성분 주성분은 당질이며 비타민C와 B1 외에 칼슘, 칼륨, 디아스타제, 타닌산 등이 조금 들어 있다. 약효가 있는 것은 뿌리줄기 부분으로, 말려서 생약 재료로 쓰기도 한다. 발한·보온·이뇨 작용이 있으며 감기 초기나 통풍에는 줄기를 갈아서 즙을 마시면 효과적이다.

두릅즙을 계속 마시면 두통, 신경통, 류머티즘 등에 도움이 되며 강장제의 역할도 한다. 두릅의 독특한 향기와 쓴맛은 식욕을 증진시키는 효과가 있다.

7. 머위

식욕을 돋구며 기침을 멎게 한다

약효성분 쓴맛이 입맛을 돋우는 대표적인 봄철 채소. 카로틴이 풍부한 것이 특징으로 영양면에서는 다 자란 것보다 이른 봄에 나는 새순에 비타민이나 칼슘 등 미네랄이 많이 들어 있다. 새순에는 또 테르펜 등의 정유(精油) 성분과 쓴맛이 나는 성분이 들어 있어 식욕을 돋구고 위액의 분비를 촉진시켜 준다.

머위는 예부터 기침을 멎게 하고 가래를 없애는 것으로 알려져 왔다. 그래서 머위 달인 물은 천식을 치료하는 데 이용된다. 그밖에 해독 작용도 있어서 등푸른 생선을 조릴 때 함께 넣으면 식중독을 예방할 수 있다.

8. 무

소화력이 뛰어나다

약효성분 뿌리 부분에는 전분 분해 효소(디아스타아제) 등의 소화 효소가 들어 있어 음식의 소화 흡수를 촉진한다. 무 간 것을 먹으면 소화가 잘 된다는 것도 이 소화 효소의 작용 때문이다. 그밖에도 트림, 가슴앓이, 위가 거북할 때, 위산과다, 숙취 등 여러 증세에 효과적이다.

위가 약한 사람은 식사할 때 무 간 것을 곁들여 먹으면 소화가 잘 된다. 소화 효소 외에 식물성섬유가 장을 정리하고 장내의 노폐물을 청소하므로 대장암을 예방할 수 있고 부스럼 등의 치료에도 도움이 된다.

무를 잘라 말린 무말랭이는 식물성섬유와 비타민D, 미네랄을 공급하기에 매우 좋다. 무즙에는 소염 냉각 효과가 있는데, 이를 이용해 두통, 발열, 상기증(上氣症), 잇몸의 출혈, 부기 등에 외용약으로 이용할 수 있다. 무잎을 그늘에 말렸다가 목욕할 때 넣으면 냉증, 신경통, 요통, 어깨결림 증세에 효과적이다.

고르는 법 하얗고 윤기가 나며 싱싱한 것을 고른다. 가볍게 두드려 보아 소리가 나는 것은 속이 비어

있으므로 피할 것. 잎을 잘라낸 것보다는 잎이 그대
로 붙어있는 것을 사도록 한다. 그것이 영양은 물론
이용 가치도 훨씬 높다.

　뿌리의 수분이 흡수되지 않도록 잎은 잘라서 보관
한다. 하나씩 신문지에 싸서 햇볕이 들지 않고 온도
가 섭씨 5도 정도 되는 어두운 곳에 저장하면 오래
보관할 수 있다.

9. 미나리
발한(發汗)·보온 작용이 있다

약효성분　칼슘, 칼륨, 비타민C와 체내에서 비타
민A로 변하는 카로틴, 식물성섬유가 많이 들어 있다.
향기를 내는 정유 성분이 발한·보온 작용을 하며 냉
증이나 감기에 효과적이다. 풍부한 철분과 식물성섬
유가 빈혈을 예방하그 변비를 막아준다. 혈압 강하
및 해독 작용도 있어서 고혈압, 동맥경화, 황달에도
효과가 있다. 그러나 미나리는 피를 움직이는 작용을
하므로 피으 도증(道症:여성에게 있는 일종의 신경
증)이나 알러르기 체질인 사람은 먹지 말아야 하며 자
극이 매우 강하므로 너무 많이 먹는 것은 좋지 않다.

10. 배추
감기예방에 효과가 있다

약효성분　비타민C와 식물성섬유가 풍부하고 칼
슘, 철분, 카로틴 등이 많이 들어 있다. 김치를 담가
먹으면 미네랄을 효율적으로 섭취할 수 있어 좋다.
소금에 절이면 비타민C가 손상되지 않을 뿐만 아니
라 유산균 등 장내 세균이 생겨 정장 효과가 높아진
다. 국을 끓여 많이 먹으면 비타민C를 충분히 섭취할
수 있어서 감기예방에 효과적이다. 배추에는 식물성
섬유가 많아 변비를 막고 치질을 낫게 하며 대장암도
예방할 수 있다. 하지만 만성적으로 설사를 하는 사
람은 날로 먹는 것을 삼가는 게 좋다.

고르는 법　포기가 꽉 차고 흰 줄기 부분에 광택이
있는 것을 선택한다. 잎에 반점이 있는 것은 맛에는
지장이 없지만 보기에 좋지 않다. 반쪽으로 갈라 놓
고 파는 것은 속부분이 평평한 것이 싱싱하다.
　배추는 겨울이 제철이므로 보통 김장김치를 담가
먹지만 국을 끓이거나 쌈을 싸 먹으면 달착지근하면
서도 씹히는 맛이 있다.

11. 부추
몸을 따뜻하게 한다

약효성분　부추는 비타민A와 B군이 풍부한 비타
민원이다. 아무리 솎아내도 잘 자라는 생명력 때문에
마늘 다음 가는 정력 채소로 알려져 있다. 독특한 냄
새가 나는 성분은 유화알릴이며 이것이 몸에 흡수되
면 자율신경을 자극하여 에너지대사를 활발하게 한다.
부추를 먹으면 몸이 따뜻해지는 것은 이 때문이다.

　부추는 특히 위가 거북할 때 좋으며 변비, 설사, 냉
증, 빈혈, 감기를 예방하는 데 효과적이다. 냉증이나
감기, 설사에는 몸을 따뜻하게 하는 부추죽이나 부추
된장국이 좋고 위가 거북할 때나 입덧에는 즙을 내어
우유나 꿀을 넣어 마시면 효과적이다.

　부추는 또 혈액순환을 좋게 하여 오래 된 피를 배
출하는 작용이 있으므로 타박상이나 동상, 지혈 등에
부추즙을 바르면 의외로 효과가 있다. 그러나 너무
많이 먹으면 설사를 할 우려도 있다. 특히 알레르기
체질인 사람은 많이 먹지 않는 것이 좋다.

12. 당근
혈액의 흐름을 좋게 한다

약효성분　당근은 카로틴(체내에 흡수되어 비타민
A와 같은 효력을 가진다)의 보고이다. 당근을 영어로
캐롯(carrot)이라 하는 것도 카로틴에서 유래된 것이
다. 당근을 1/3개(50g) 먹으면 하루의 비타민A 필요
량은 충분히 섭취할 정도이다.

　비타민A와 철분은 조혈을 촉진하고 혈액의 흐름을
좋게 하므로 빈혈은 물론 허약체질이나 피로회복에
도움이 된다. 카로틴 이외에도 비타민E를 제외한 각
종 비타민, 칼슘, 칼륨, 식물성섬유 등이 균형 있게 들

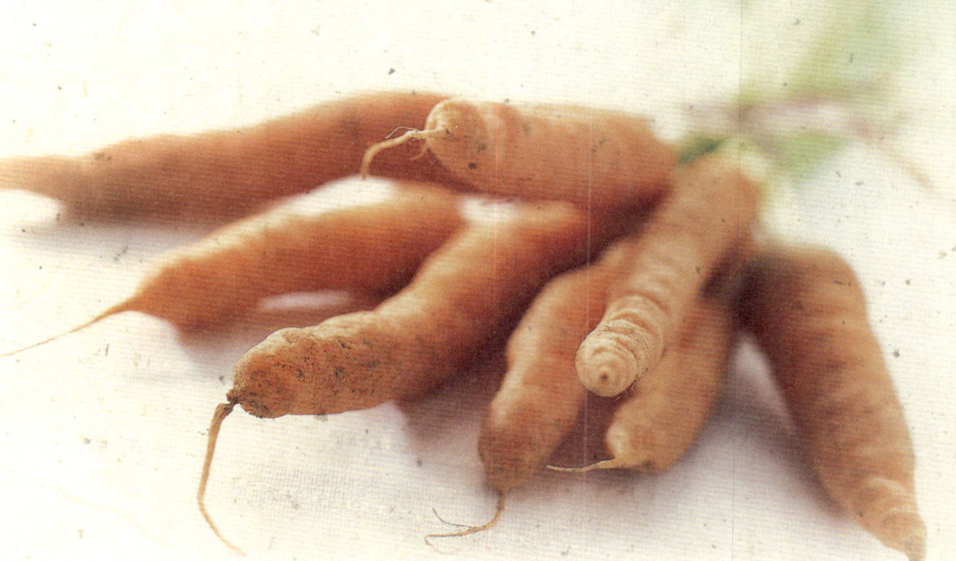

어 있어서 색깔 있는 채소의 대표격이라 할 수 있다.

당근은 설사를 치료하는 식품으로도 유명한데, 이 것은 변을 되게 만드는 펙틴이라는 식물성섬유의 작 용 때문이다. 당근에는 물에 녹지 않는 식물성섬유도 있어서 변통을 좋게 하므로 위장이 좋은 않은 사람에 게 안성맞춤이다.

 여름에는 비닐봉지에 넣어 냉장고에, 겨울 에는 상온이나 햇볕이 들지 않는 서늘한 곳에 보관한 다. 흠집이 있거나 물기가 있으면 썩기 쉬우므로 주 의해야 한다. 겨울철에 장기간에 걸쳐 저장하는 경우 에는 흙속에 묻어두면 다음해 봄까지 변하지 않는다.

13. 브로콜리
피부를 아름답게 한다

 브로콜리의 비타민C 함유량은 레몬의 2 배, 감자의 7배로 채소 중에서도 두드러지게 많다. 그 밖에도 비타민A를 비롯하여 비타민B1, B2와 칼륨, 인, 칼슘 등의 미네랄이 지금치 못지않게 많다.

비타민A는 피부나 점막의 저항력을 강화시켜 감 기 등 세균감염을 막는 역할을 한다. 녹색채소가 부 족하기 쉬운 겨울철에 감기예방을 위해 안성맞춤. 비 타민A뿐만 아니라 기미, 주근깨 등 색 소침착을 막는 데 효과적인 비타민C 도 풍부하여 피부를 아름답게 하는 데 가장 적합한 식품이다. 식물성 기름과 함께 조리하면 노화 방지에 도 효과를 발휘한다.

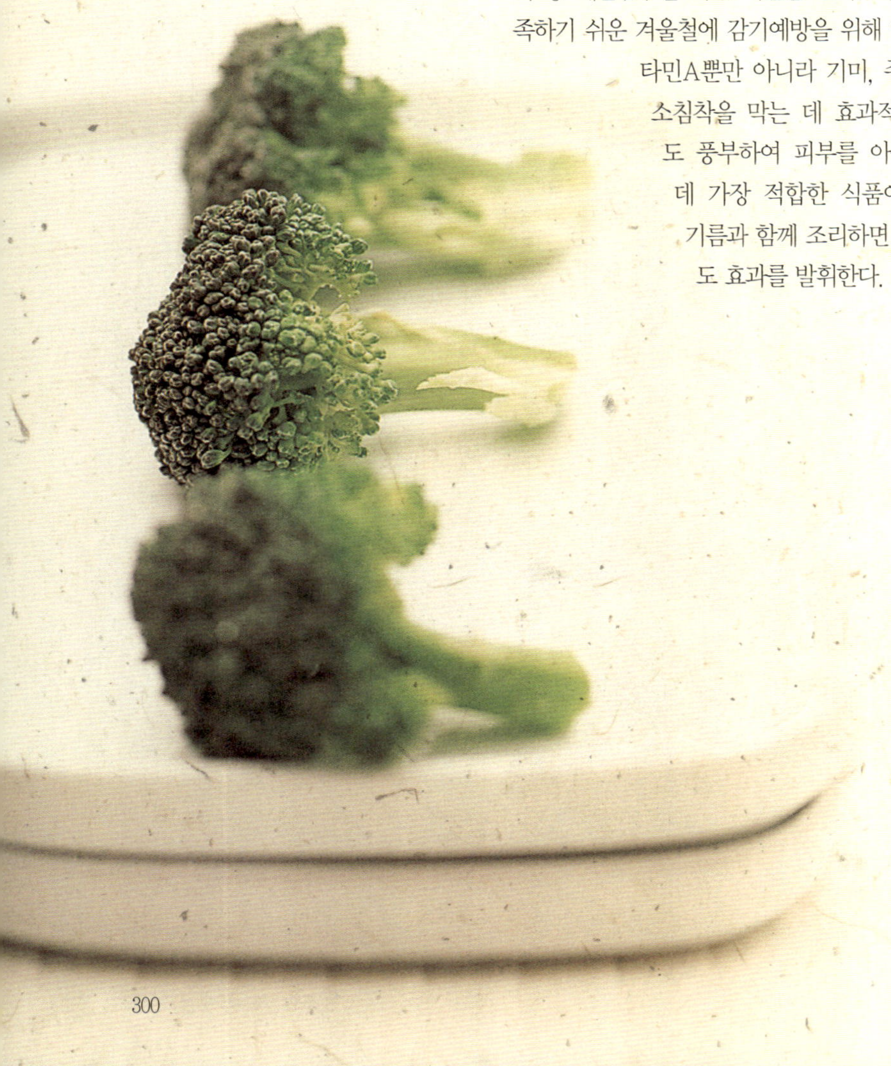

 봉오리가 단단하고 싱싱하며 가운데가 둥그렇고 꽉 들어찬 것, 아직 꽃이 피지 않는 것을 선택한다. 봉오리 부분이 보라색을 띤 것이 있는데 이것은 품종이 다른 것이며 맛이나 신선도에 영향은 없다.

14. 상추
불면증에 효과가 있다

 비타민A가 풍부한 반면 채소 치고는 비 타민C의 함유량이 적은 편. 비타민B1과 철분, 칼슘 등 미네랄이 많이 들어 있고 리신, 티로신 등의 필수 아미노산이 풍부하게 들어 있다.

봄부터 가을까지가 제철이지만 요즘에는 온실 재 배가 활발하므로 일년 내내 먹을 수 있다. 입맛 없는 여름철 상추쌈 한가지만으로도 식욕을 돋굴 수 있다. 철분과 비타민A가 풍부해 빈혈예방에 효과적이며 비 타민B1, B2, 칼슘 등 우리 몸에 부족하기 쉬운 영양 소가 들어 있어 체질 개선 효과가 있다.

상추를 많이 먹으면 잠이 많아지게 되므로 잠을 잘 이루지 못하는 사람이나 신경과민 증세가 있는 사람 에게 특히 좋다. 한방에서는 상추즙을 물에 타서 먹 으면 젖이 잘 나온다고 하여 예부터 많이 이용되어 왔다. 피를 맑게 해주는 작용이 있어 타박상에 상추 즙을 바르면 잘 들으며 담이 결릴 때도 효과가 있다. 식물성섬유도 풍부하므로 변비 증세가 있을 때 상추 를 많이 먹으면 좋다.

15. 생강
몸을 따뜻하게 하는 감기 치료제이다

 아주 적은 양의 단백질과 섬유질, 전분, 미네랄이 들어 있으며 전분이 전체 영양소의 40~ 60%를 차지한다. 영양적으로는 별로 내세울 것이 없지만 독특한 배운 맛과 향기가 있어서 고기요리나 생선요리에 없어서는 안 될 대표적인 향신료로 이용 된다.

생강은 위액의 분비를 촉진하는 작용 외에 강한 발 한 작용이 있어서 감기의 여러 증세에 효과적이다. 땀을 내고 열을 떨어뜨리며 신진대사를 활발하게 하 므로 몸을 속까지 따뜻하게 해 준다. 가장 인기 있는 이용법은 얇게 썬 생강에 물을 부어 끓여 먹는 생강 차다. 기침이 날 때, 목이 아플 때는 꿀을 넣어 먹으면 한층 더 효과적이다.

생강 특유의 톡 쏘는 향기와 매운 맛은 식욕을 증진시킴과 동시에 소화를 돕는다. 식중독, 설사, 복통, 또는 멀미나 구역질에는 생강즙을 먹으면 즉시 효과를 볼 수 있다. 외용약으로는 소염·보온작용을 들 수 있다. 생강과 마늘을 갈아 만든 즙에 밀가루를 개어 환부에 바르면 어깨결림이나 신경통에 효과가 있다. 생강을 목욕물에 넣고 천천히 몸을 담그고 있으면 류머티즘, 타박상, 요통, 냉증에도 좋다.

하지만 자극성이 강하기 때문에 치질이 있는 사람이나 눈이 자주 충혈되는 사람, 종기가 잘 생기는 사람은 많이 먹지 말도록 한다.

약효 살리는 법 고기요리에는 즙을 내어 쓰고 생선조림에는 얇게 썰어서 넣으면 냄새가 없어진다. 쓰다 남은 생강은 그대로 냉동실에 보관하도록. 즙을 낼 때는 언 상태에서 그대로 강판에 간다.

16. 시금치
철분이 풍부해 빈혈에 효과가 있다

약효성분 대표적인 녹황색 채소라 할 수 있는 시금치에는 ㅋ-로틴과 비타민C가 풍부하고 비타민B1, B2, B6와 엽산 외에 철분, 칼슘, 요오드도 많이 들어 있다. 유일한 결점은 시금치에 들어 있는 수산을 다량 섭취하면 결석의 원인이 된다는 점이다. 하지만 이는 매일 1kg 이상 섭취한 경우의 이야기로 보통 먹는 정도라면 문제될 것이 없다.

시금치의 잎은 부드럽고 소화가 매우 잘 되므로 노인이나 어린이에게 적극적으로 권할만하다. 식물성섬유가 많아 변비가 있는 사람에게도 좋은 채소이다.

약효 살리는 법 삶을 때는 충분한 양의 뜨거운 물에 소금을 약간 넣고 시금치를 뿌리 부분부터 넣는다. 비타민A는 기름과 어울리면 흡수가 잘 되므로 기름을 사용한 요리도 권할 만하다.

17. 셀러리
신경안정을 돕는 스태미너 채소이다

약효성분 성분을 보면 비타민A와 C가 비교적 많고 채소로는 드물게 비타민B1, B2의 함량이 다른 채소에 비해 10배 이상이나 된다. 이밖에도 섬유질이나 칼슘, 마그네슘 등이 들어 있으며 조혈 작용을 하는 철분이 많은 것이 특색이다.

비타민A와 C가 체내의 신진대사를 촉진하고 신경계가 정상적으로 활동하도록 도와줌으로써, 피로를 몰아내고 스태미너를 증진시켜 주는 효과가 있다. 그밖에도 혈압을 내리고 피를 맑게 하며 정혈(精血)·이뇨·진정(鎭靜) 작용과 위를 튼튼하게 하는 작용을 한다.

동상에 걸렸을 때 줄기를 잘라 냉찜질을 하면 효과적이다. 잎 부분은 대충 썰어서 입욕제로 사용하면 몸속까지 따뜻해져 목욕 후에 한기가 들지 않는다. 하지만 셀러리는 피를 움직이는 작용을 하므로 많이 먹으면 출혈을 하거나 습진이 생기는 경우가 있다. 월경불순에서 오는 두통이나 냉증, 상기증이 있는 사람, 위장이 냉한 사람은 먹지 말도록 한다.

18. 송이버섯
콜레스테롤치를 낮추어 준다

약효성분 리신이 풍부할 뿐만 아니라 맛을 내는 성분인 글루타민산, 아미노산도 많이 들어 있다. 그밖에 식물성섬유와 비타민B2, 버섯류의 특징인 다당류도 많은 편이다. 버섯은 해조류와 마찬가지로 칼로리가 없는 식품이므로 많이 먹어도 살이 찌지 않는다.

송이버섯을 비롯한 버섯류의 식물성섬유에는 장을 깨끗하게 하고 변비를 해소할 뿐만 아니라 혈액이나 간장의 콜레스테롤치를 떨어뜨리는 작용이 있기 때문에 동맥경화, 담석증에 효과가 좋다. 최근에는 버섯류에 들어 있는 다당류에 항암물질이 포함되어 있다고 알려져 주목을 받고 있다.

고르는 법 일년 내내 나오지만 제철은 가을이다. 갓이 너무 벌어지지 않고 색이 진하며, 줄기를 만져 보아 단단하고 통통하며 짧은 것을 선택한다. 줄기가 푸석푸석하고 단단하지 않은 것은 벌레가 먹었을 가능성이 높다.

약효 살리는 법 독특한 향이 살아나게 하기 위해서는 조리할 때 되도록 양념을 쓰지 않는 것이 좋다. 씻을 때도 짧은 시간 내에 씻어 건져야 하며 오랫동안 물에 담가 두거나 껍질을 벗기면 향기가 없어진다.

19. 아스파라거스
고혈압을 막아주는 건강채소이다

약효성분 이름이 나타내듯 아미노산의 일종인 아스파라긴산이 대량으로 들어 있다. 아스파라거스에 들어 있는 아스파라긴산은 피로회복이나 자양·강장에 도움이 되며 신진대사를 활발하게 해 신경통에 좋다. 아스파라거스에는 또 루틴이 많이 들어 있는데 이것이 모세혈관을 튼튼하게 해 동맥경화나 고혈압의 예방에 효과가 있다.

그밖에 비타민A와 C, 칼슘, 인, 철분 등의 미네랄도 들어 있다. 싹 부분에는 아스파라긴산이 집중되어 있고 비타민E도 풍부하다. 잎채소에 비해 조리해도 비타민의 손실이 적은 것이 이점이다.

아스파라거스는 특히 이뇨의 효과가 있어 신장에 좋은 식품으로 알려져 있다.

20. 양배추
각종 궤양에 효과가 있다

약효성분 양배추는 생으로도 좋고 익혀서도 이용할 수 있어서 그 활용범위가 광범위하다. 녹색이 짙은 바깥쪽의 잎에는 비타민A, 속의 하얀잎에는 비타민C가 풍부하게 들어 있다. 또 혈액을 응고시키는 작용을 하는 비타민K와 항궤양 성분인 비타민U를 비롯, 칼슘 등의 미네랄과 식물성섬유도 풍부하다. 특히 성장에 필요한 필수아미노산인 리신이 많아 발육기의 어린이에게 매우 좋다.

양배추에 들어 있는 비타민U나 K는 위궤양이나 십이지장궤장의 예방과 치료는 물론 통풍발작의 예방에도 효과가 있다. 특히 비타민K는 아기의 두개골 내 출혈을 막는 작용을 하므로 임신부·수유부가 충분히 섭취해야 할 영양소이다.

이밖에 양배추에 들어 있는 비타민C는 감기의 예방이나 피로회복에 도움이 되며 식물성섬유와 칼륨은 변비를 막고 정장 작용을 도우며, 초조감을 막아준다. 또한 양배추의 잎에는 진정작용이 있어 화상을 입었을 때 잎을 손으로 비벼 환부에 바르면 효과적이다.

고르는 법 바깥쪽의 잎이 녹색이고 중심을 절단한 면이 싱싱하고 잎맥이 가는 것, 들어 보아서 중량감이 있는 것을 고른다. 겉이 하얀 것은 오래 된 잎을 벗겨낸 경우가 많으므로 피하는 것이 좋다.

약효 살리는 법 영양면에서는 생으로 먹는 게 가장 좋다. 한 장 한 장 벗기지 말고 길이로 잘라서 잘게 썰면 비타민A와 C를 한꺼번에 먹을 수 있다. 가열할 때는 비타민C가 손실되는 것을 막기 위해 재빨리 조리한다.

양배추에는 특유의 냄새가 있는데 익힐 때 식초를 몇방울 떨어뜨리면 그 냄새가 없어진다.

21. 쑥
생리통을 가라앉힌다

약효성분 향긋한 냄새가 입맛을 돋우어 주는 대표적인 산나물. 쑥의 이 독특한 향은 치네올이라는 정유성분 때문이다. 칼슘, 인, 철분 등 미네랄이 풍부하고 비타민A와 C, 비타민B1, B2, B6가 많이 들어 있다.

비타민A나 C가 부족하면 우리 몸의 저항력이 약해지기 쉬운데, 쑥에는 이들 비타민이 풍부해 질병에 대한 예방 효과가 크다. 국이나 나물을 해서 먹기도 하지만 약효가 그 어느 것보다 뛰어나 민간약초 중에서 쑥만큼 널리 이용되는 것도 드물다. 약재로 쓰이는 것은 인진쑥 또는 사철쑥이라고 하는데, 잘 자란 쑥의 잎을 말려 두었다가 사용한다.

쑥은 특히 여성에게 좋은 것으로 유명하다. 요통, 생리통이나 산후 하혈이 있을 때 말린 쑥잎 달인 물을 꾸준히 마시면 효과가 있다. 쑥에는 몸을 따뜻하게 하고 혈액의 흐름을 좋게 하는 작용이 있는데. 이 같은 작용이 혈액순환이 안 좋아 일어나는 여성의 병에 효과를 나타내는 것이다. 특히 쑥뜸의 효능은 놀라워서, 뜸을 한 번 뜨고 나면 백혈구의 수가 평소보다 2배 이상이나 불어나 면역기능을 높여주고 혈액순환을 순조롭게 한다.

22. 쑥갓
신경안정에 도움이 된다

약효성분 비타민A와 B1, B2, C를 비롯해 철분, 칼슘, 칼륨 등의 미네랄이 다른 녹황색 채소에 비해 비교적 많은 것이 특징. 쑥갓에 들어 있는 비타민A는 야맹증을 낮게 하고 거친 피부에 윤기를 더해주며, 칼륨은 혈압을 떨어뜨리고 칼슘은 신경안정에 도움이 된다. 특히 독특한 향기를 내는 방향 정유 성분은 위를 따뜻하게 하고 장을 튼튼하게 하며 식욕을 증진시키는 작용을 한다. 또 식물성섬유가 장을 적당히 자극하여 변동을 줄게 하기도 한다.

외용으로는 타박상, 동상, 뻔데, 쑥갓즙을 따뜻한 거즈에 묻혀 붙여주면 효과가 있다. 잎을 그늘에 말려 입욕제로 사용하면 몸이 따뜻해져 신경통, 어깨결림, 냉증 등에 효과가 있다.

23. 연근
저혈압에 효과가 있다

약효성분 주성분은 탄수화물이며 식물성섬유가 풍부하게 들어 있다. 연근의 식물성섬유는 장벽을 적당히 자극하여 장내의 활동을 활발히 하며 콜레스테롤치를 떨어뜨리는 작용을 한다. 식물성섬유가 부족하면 당뇨뱐이나 통풍, 심장병, 고혈압 등 성인병이 생기기 쉬우므로 평소부터 주의해야 한다.

연근에는 또 비타민C가 레몬에 필적할 정도로 많아 감기의 예방은 물론 간염의 예방에도 효과적이다. 또한 철분과 비타민B12, 타닌 성분이 풍부한데 연근에 들어 있는 철분과 타닌 성분은 소염작용이 뛰어나 점막 조직의 염증을 가라앉혀 주므로 위궤양이나 십이지장궤양, 코피에도 뚜렷한 효과를 발휘한다. 하지만 열이 있거나 만성 설사증이 있는 사람은 많이 먹지 않는 것이 좋다.

약효 살리는 법 연근을 잘라놓으면 절단면이 흑갈색으로 변하는 것을 볼 수 있는데, 이는 철분과 타닌 성분 때문으로 식초에 담가 요리하면 깨끗하게 본래의 색을 유지시킬 수 있다.

24. 오이
이뇨를 돕고 몸을 식혀준다

약효성분 오이는 90% 이상이 수분이며 칼륨의 함량이 높은 알칼리성 식품이다. 칼륨 외에 비교적 많이 들어 잇는 영양소가 비타민A와 C, 칼륨이다. 영양을 섭취한다기보다 씹는 맛을 즐기며 식사를 하기 위한 채소라 할 수 있다.

오이를 많이 먹게 되면 칼륨의 작용으로 체내의 염분과 함께 노폐물이 배설되므로 몸이 맑아진다. 오이는 또 이뇨작용이 있어 껍질이나 덩굴을 달여서 마시면 부기에 효과적이다. 오이에 풍부한 엽록소와 비타민C는 피부미용에 아주 좋다. 땀띠가 났을 때 오이즙을 바르면 효과가 있는데, 이 즙은 수세미와 마찬가

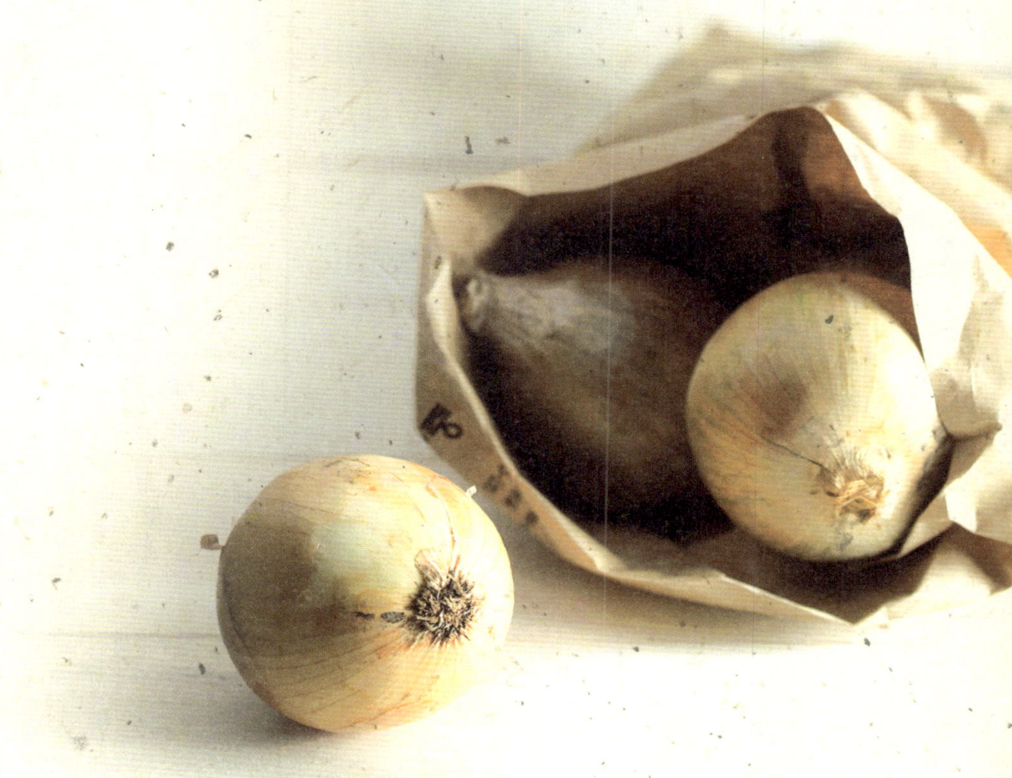

지로 지성피부의 화장수로 이용할 수도 있다.

한 가지 주의해야 할 것은 비타민C는 산화하는 효소가 들어 있으므로 다른 채소와 섞어서 주스를 만들지 말아야 한다는 점이다.

25. 양파
신진대사를 높여준다

약효성분 양파의 당질에는 포도당, 설탕, 과당, 맥아당 등이 많아 단맛이 나는 것이 특징이다. 그밖에 칼슘, 인, 비타민B1, B2, C가 들어 있다.

양파 특유의 매운맛과 자극적인 냄새는 유화알릴이라는 성분으로 파나 마늘에도 들어 있다. 이 성분은 소화액의 분비를 돕고 신진대사를 활발하게 하며 비타민B1이 잘 흡수되도록 한다. 그러므로 식사를 할 때 양파를 곁들여 먹게 되면 다른 음식물에 들어가는 비타민B1의 흡수를 돕게 된다.

양파는 비타민B1이 부족한 데서 오는 피로, 식욕부진, 불면, 신경의 불안정, 정력감퇴 등에 효과적이며 당뇨병의 예방이나 치료에도 도움이 된다. 양파 껍질에는 퀘르세틴이라는 성분이 들어 있는데, 이 성분이 지방의 산패를 막아주므로 껍질을 달여 마시면 고혈압이나 동맥경화를 예방할 수 있다.

양파는 정력을 좋게 하고 신진대사를 높여주므로 중년 이후의 건강식이자 젊은이의 미용식이라고 할 수 있다. 스태미너를 위해 먹으려면 생으로 먹는 게 제일이다. 끓이거나 볶으면 효과가 반감한다.

26. 토마토
위액분비를 촉진하고 위암을 예방한다

약효성분 주성분은 탄수화물이며 식물성섬유의 일종인 펙틴이 풍부하다. 단맛의 성분은 설탕이고 신맛은 구연산, 사과산 때문이다. 비타민A, B1, B2, B6, C 등이 풍부하고 철분, 인, 칼륨 등의 미네랄과 아미노산이 들어 있다.

토마토의 신맛이 위액의 분비를 촉진하고 단백질의 소화를 도우므로 고기나 생선 등 기름기 있는 음식을 먹을 때 토마토를 곁들이면 산성 식품이 중화되어 위의 부담이 가벼워진다.

토마토는 또 위벽에 음식이 부착하는 것을 막아 위암을 예방하는 작용도 한다. 토마토의 칼륨은 염분의 과다섭취를 막아 고혈압의 예방에도 효과적이다.

이밖에도 비타민B6가 혈액을 깨끗하게 해 주므로 동맥경화증을 막아주고 아미노산이 두뇌의 작용을 좋게 한다. 그밖에 루틴이 혈관을 튼튼하게 하고 혈압을 내리게 하므로 갖가지 성인병 예방식으로 적극 권할만한 식품이다.

약효 살리는 법 칼륨 함량이 높기 때문에 설탕보다는 소금을 찍어 먹는 것이 좋다. 껍질을 벗기려면 꼭지를 떼고 팔팔 끓는 물에 잠깐 담갔다가 건져서 찬물에 담가 벗기면 된다.

토마토의 구연산이 느끼한 맛을 중화하므로 육류와 함께 고아서 먹는 요리에 알맞다.

27. 우엉
배변·이뇨 효과가 뛰어나다

약효성분 주성분은 당질이며 그밖에 식물성섬유가 풍부하고 철분과 비타민C, 칼슘, 칼륨이 약간 들어 있다. 우엉의 주성분인 당질에는 다른 것과는 달리 녹말이 적고 대부분이 이눌린이라는 성분으로 구성되어 있다. 이 이눌린 성분이 신장 기능을 높이고 이뇨의 효과가 있으며 당뇨병 환자에게 아주 좋은 것으로 알려져 있다.

특히 우엉에 많이 포함되어 있는 셀룰로오스나 리그닌 등의 식물성섬유는 고기나 쌀 등에 비해 수십 배의 수분을 흡수하여, 변통을 촉진하고 장내에 유익한 세균이 번식하는 데 도움을 주며 비타민 합성을 활발하게 한다.

최근에는 리그닌에 항균 작용이 있어 암세포의 발생을 억제할 수 있다는 사실이 밝혀 각광을 받고 있다. 그밖에도 우엉에는 뿌리와 잎에 타닌 성분이 들어 있어 이것이 소염·지혈·살균 작용을 한다. 뿌리나 잎 5~10g에 물 1컵을 붓고 달여서 식힌 물로 입 안을 헹구면 편도선염이나 구내염, 잇몸의 부기 등에 효과적이다.

마찬가지로 뿌리나 잎으로 즙을 내어 환부에 바르거나 목욕물에 넣어 사용하면 벌레에 쏘인 데, 땀띠, 접촉성 피부염, 습진 등에 효과가 있다. 달여서 좌욕을 하면 치질이나 탈항을 치료할 수 있다.

28. 죽순
변비와 대장암을 예방한다

약효성분 단백질 외에 비타민A, B1, B2, 미네랄이 조금씩 들어 있다. 죽순 고유의 맛은 글루타민산 등의 아미노산과 당질, 유기산 등이 어울려 생기는 것이며 아린 맛이 나는 것은 아미노산인 티로신이 산화해서 수산으로 되었기 때문이다.

영양 면에서 그다지 가치는 없지만 식물성섬유가 풍부해 변비뿐만 아니라 대장암을 예방하고 콜레스테롤을 억제하는 작용을 한다. 평소에 변비 증세가 있는 사람이나 콜레스테롤이 마음에 걸리는 사람에게 좋다.

하지만 아린 맛을 내는 수산은 결석이 있는 사람에게는 좋지 않으므로 먹지 않는 게 좋다. 또한 알레르기 체질이거나 중이염을 앓는 사람은 악화될 우려가 있으므로 피하도록 한다.

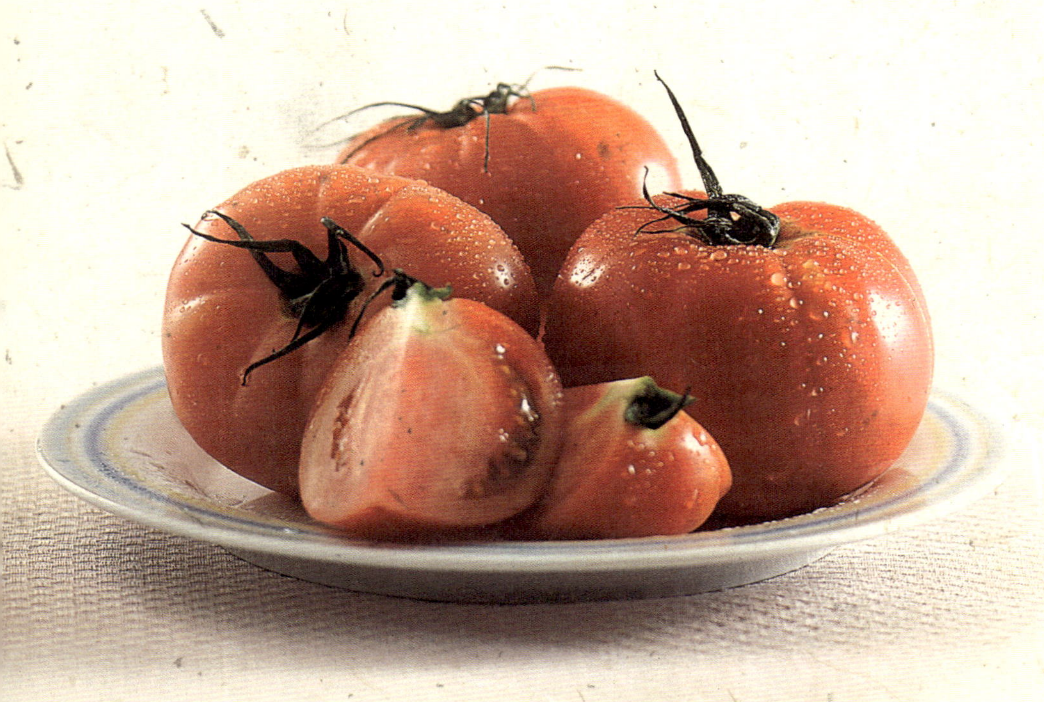

29. 참마
정력 증강에 효과가 있다

약효성분 주성분은 당질, 단백질과 비타민B1, B2, C 등이다. 그밖에 미네랄과 무틴이라 불리는 점액질, 디아스타제라 불리는 소화 효소, 콜린, 사포닌 등이 들어 있다. 참마를 먹으면 놀랄 정도로 소화가 잘 되는데 이는 디아스타제가 무의 3배나 들어 있기 때문이다. 익혀 먹지 않고 생식을 해도 소화가 잘 되며 갈아서 먹을수록 소화흡수율이 높다.

참마는 옛날부터 산의 뱀장어라 할 정도로 정력 증강에 효과가 있는 것으로 알려져 있어 허약한 사람에게 특히 좋으며, 어린이나 건강한 사람의 내장을 튼튼하게 해주고 기력을 증강시켜 준다. 이것은 끈적끈적한 성분인 무틴의 효능으로, 이 성분이 단백질을 낭비 없이 활용할 수 있도록 해 주므로 자양·강장에도 좋다.

귀가 울리고 머리가 아프며 잘 때 식은땀을 많이 흘리는 사람은 참마를 찧어서 삶은 것이나 참마를 넣고 끓인 죽을 먹으면 효과를 볼 수 있다.

30. 토란
소염작용이 있다

약효성분 주성분은 당질, 단백질이지만 다른 감자류에 비해 칼륨이 풍부하게 들어 있다. 토란 특유의 미끈거리는 성분은 무틴으로, 이것이 체내에서 글루크론산을 만들어 간장이나 신장을 튼튼히 해 주고 노화 방지에도 효과를 나타낸다. 이것은 또 타액선 호르몬의 분비를 촉진하므로 소화를 도와주고 변비를 낫게 한다.

토란의 아릿한 맛은 수산칼슘에 의한 것이다. 이 성분은 열을 없애고 염증을 가라앉히는 작용을 하므로 외용약으로 사용할 수 있다. 어깨결림이나 타박상이 있을 따, 또는 삐었을 때 토란을 갈아 밀가루에 섞어 환부에 바르면 잘 듣는다.

치통이 심해 볼이 부었을 때 토란과 생강 간 것을 바르면 효과가 있고 독충에 쏘였을 때 토란 줄기 간 즙을 바르면 금방 낫는다.

토란은 생으로 먹으면 중독 증세를 보이는 경우가 있으므로 주의한다. 외용으로 사용할 때는 자극이 너무 강해 부작용이 일어날 수 있으므로 껍질을 두껍게 벗겨서 사용하는 것이 좋다.

고르기 & 보관법 껍질을 벗겨 파는 것은 약품처리가 된 것이 많으므로 흙이 묻어 있는 것을 고르도록 한다. 통통하고 껍질에 습기가 있는 것이 좋은 것이다. 특유의 미끈거림과 독성을 없애려면 껍질을 벗겨 소금물에 조금 삶은 다음 찬물에 헹궈 요리를 한다.

토란은 5℃가 되면 부패하게 되므로 젖은 신문지에 싸서 상온에서 보관한다.

31. 콩나물
단백질이 풍부한 다이어트식이다

약효성분 계절에 관계없이 손쉽게 기를 수 있고 맛도 좋아 예부터 우리 식생활에서 빼놓을 수 없는 것이 콩나물이다. 원료인 콩이 뛰어난 영양기를 가지고 있는 데다가 싹이 돋고 줄기가 자라면서 성분의 변화가 생겨 비타민C가 풍부하다. 단백질도 다른 콩류에 비해 소화가 잘 되는 형태로 들어 있고 그밖에 식물성섬유와 칼슘, 철분 등도 풍부하다.

싹이나 콩에 들어 있는 식물성섬유는 변비를 비롯한 성인병 예방에 도움이 되며, 통풍 예방에 효과적이다. 식물성 단백질뿐만 아니라 지방의 대사를 촉진하는 비타민B1도 들어 있기 때문에 다이어트에도 도움이 된다.

조리할 때 물에 너무 오래 담가두거나 지나치게 가열하면 비타민C가 감소하므로 주의한다.

고르는 법 줄기가 하얗고 두툼하며 튼튼한 것을 선택한다. 콩나물을 기를 때 물을 적게 주면 잔뿌리가 많이 나 질기고 맛이 없다. 검은 점이 있거나 머리 부분이 너무 물렁물렁해진 것은 오래된 것이다. 보관할 때는 비닐봉지에 넣어 냉장고에 두면 되지만 이틀을 넘기지 않는 것이 좋다.

32. 파
몸을 따뜻하게 하는 감기의 묘약이다

약효성분 비타민A와 C, 칼슘, 칼륨 등이 풍부하게 들어 있으며 몸을 따뜻하게 해 주고 위장의 기능을 활발하게 도와준다. 파 특유의 냄새는 유화알릴의 일종인 알린 때문이다. 알린은 소화액의 분비를 촉진하여 식욕을 증진시킬 뿐만 아니라 발한·해열·소염작용이 있기 때문에 감기의 예방이나 치료, 냉증에서 오는 설사에도 적합하다. 또 여름을 타는 경우나 피로회복에도 효과적이다.

그밖에도 알린은 비타민B1의 흡수를 높이는 작용을 한다. 비타민B1이 부족하면 참을성이 없어지거나 신경이 곤두서기도 하며 냉증 등 여러 가지 증세가 나타날 수 있다.

감기에 걸렸을 때 파뿌리에 생강을 넣고 끓여 마시면 몸이 속까지 따뜻해지며 땀이 나고 열이 떨어진다. 가래가 끼거나 목이 아플 때는 파를 잘게 썰어서 청주와 물을 넣고 10분 정도 달여 마시면 즉시 효과가 나타난다.

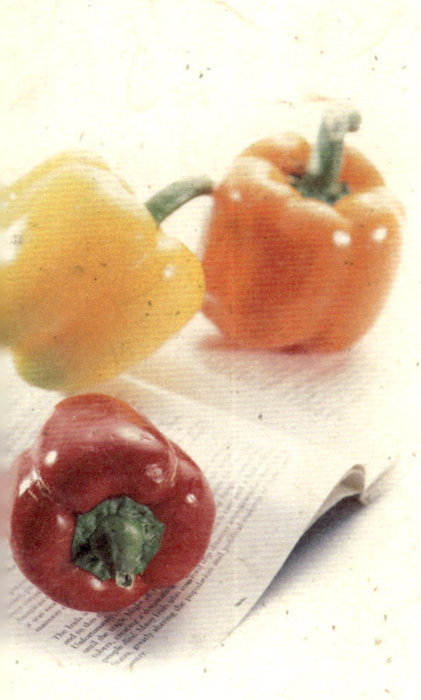

33. 파슬리
식중독을 예방한다

약효성분 칼슘의 함량이 많은 알칼리성 식품. 비타민C의 함유량은 어떤 채소보다도 많고 체내에서 비타민A로 변하는 카로틴도 풍부하여 당근과 1,2위를 다툴 정도이다. 그밖에 철분과 비타민B1, B2도 많이 들어 있다. 다만 한꺼번에 많이 먹을 수 없는 것이 단점.

파슬리 특유의 향기는 피넨, 아피올이라는 정유 성분에 의한 것으로 이 성분이 식욕증진, 피로회복, 발한, 이뇨, 보온 작용을 한다.

파슬리는 또 식중독을 예방하는 작용도 한다. 요리에 파슬리가 곁들이로 등장하는 것은 이 때문이다. 고기 요리를 먹은 후에 파슬리를 먹으면 입 안이 개운하고 입 냄새도 없어진다. 철분도 풍부하므로 빈혈이 있는 사람은 매일 조금씩 먹으면 좋다. 너무 많이 먹으면 몸이 달아오르는 수가 있으므로 위궤양이나 알레르기성 체질인 사람은 먹지 말 것.

고르기 & 보관법 짙은 초록빛이 나고 곱슬곱슬하며 광택이 있는 것을 선택한다. 누런색이 나거나 꽃이 핀 것은 신선도가 떨어졌다는 증거이다. 비닐봉지에 넣고 스프레이로 물을 뿌려 냉장고에 보관한다.

34. 표고버섯
항암작용이 있다

약효성분 우리나라를 비롯해서 중국, 일본, 대만에서 생산되는 동양의 특산물, 뼈를 튼튼히 해 주는 비타민D, 조혈작용에 필수적인 비타민B2, 혈액의 대사를 돕는 엘리타데닌 등의 성분이 풍부하다. 독특한 감칠맛을 내는 구아닐산이 다른 어느 버섯보다 많이 들어 있는 것이 특징이다.

표고버섯에 들어 있는 엘리타데닌은 혈액 중의 콜레스테롤치를 떨어뜨려 고혈압, 동맥경화, 심장병의 예방과 치료에 효과가 있는데, 이 때문에 표고를 늘 먹는 지역의 사람들이 장수하는 확률이 높은 것으로 알려져 있다.

또 표고버섯에 들어 있는 렌치난이라는 성분에 항암 물질이 있는 것으로 밝혀져 연구가 활발히 진행중이다.

표고는 감기의 묘약으로도 알려져 있는데, 표고와 얼음설탕을 섞어 달인 것을 마시면 기침·가래에 효과를 나타낸다. 신경을 진정시키는 작용도 있으므로 신경과민이나 불면증인 사람에게 좋다. 살짝 구운 생 표고버섯을 따뜻하게 데운 청주에 띄워 마시면 더욱 좋다.

마른표고가 생표고보다 맛과 향기, 영양가 면에서 더욱 우수하다. 햇볕에 말리면 비타민D가 많아지는데, 마른표고에 많은 비타민D는 칼슘의 흡수를 도와 뼈와 이를 튼튼하게 하므로 발육기의 어린이나 임신부에게 좋다.

약효 살리는 법 마른표고로 요리할 때 표고의 맛있는 성분이 손실되지 않게 하려면 미지근한 물에 5~6시간 담가 두는 것이 가장 좋다. 표고 불린 물은 버리지 말고 국물로 이용한다.

35. 피망
더위를 이기게 하는 정장채소이다

약효성분 비타민A와 C가 풍부한데, 특히 비타민C는 레몬에 필적할 정도로 많이 들어 있다. 이밖에 비타민B1, B2, D, P와 식물성섬유, 철분, 칼슘도 풍부하다. 풍부하게 들어 있는 비타민A와 C가 세포의 작용을 활성화하여 신진대사를 활발하게 하고 몸안을 깨끗하게 해 주는 작용을 한다.

특히 여름을 타는 증세를 막아주므로 더위에 저항력이 없고 몸이 약한 경우에 계속 먹으면 체력이 좋아져 여름을 거뜬히 넘길 수 있다. 피로회복과 감기 예방에도 효과가 있다. 비타민P는 모세혈관을 튼튼하게 하고 엽록소가 혈액의 콜레스테롤을 청소해 주므로 매일 먹으면 동맥경화, 고혈압에도 뛰어난 효과를 발휘한다.

이밖에 비타민C의 작용으로 기미, 주근깨 등 멜라

닌 색소가 침착하는 것을 막아주고 비타민D가 혈액의 흐름을 좋게 하드로 미용효과도 기대할 수 있다. 그밖에 당뇨병, 시력의 강화, 변비에도 좋다.

 두툼하고 크며 짙은 녹색을 띠는 것이 좋다. 샐러드를 하거나 마요네즈소스에 찍어 날로 먹는 게 성분의 파괴가 가장 적은 섭취법이다. 비타민을 효율적으로 섭취하려면 기름을 써서 요리하는 것이 좋다. 비타민A의 모체가 되는 카로틴은 지방질과 함께 섭취하면 흡수율이 높아지기 때문이다. 주스를 만들 경우 당근, 사과, 레몬, 토마토 등을 넣으면 먹기가 좋다.

36. 호박
산후 부기를 내리게 한다

 주성분은 당질이지만 칼로틴의 형태로 들어 있는 풍부한 비타민A를 비롯해 식물성섬유와 비타민B1, B2, C, 칼륨과 철분, 인 등의 미네랄이 균형 있게 들어 있다.

비타민A와 C가 풍부해서 점막을 튼튼하게 하며 감기에 대한 저항력을 길러준다. 호박에는 또 몸을 따뜻하게 하는 작용이 있어서 냉증이 있는 사람에게 적합하다. 그밖에도 세포점막을 건강하게 보호하는 작용을 하기 때문에 회복기 환자나 위 또는 장에 궤양이 생겼다가 나은 사람은 호박죽을 많이 먹으면 좋다.

우리나라에서는 산후 부기가 안 빠진 산모에게 가장 좋은 식품으로 알려져 있으며 당뇨병으로 안한 부기에도 효과를 나타낸다. 호박에 들어 있는 펙틴은 식물성섬유로 이뇨를 도와 담석증을 예방하는 효과도 있다.

호박씨의 지방은 질이 매우 우수한 불포화지방으로 구성되어 동맥경화를 예방하고 혈액순환을 도우며 노화방지에도 효과가 있다. 호박씨에는 또 필수아미노산인 메티오닌 등이 많이 들어 있어 간을 보호하는 작용을 하므로 술안주로 제격이다.

 카로틴은 가열해도 별로 줄지 않으므로 조림, 찜, 죽 등으로 폭넓게 이용할 수 있다. 카로틴이 기름과 섞이면 한층 더 흡수가 잘 되므로 볶음이나 튀김을 해서 먹는다. 부기가 안 빠진 산모는 꼭지 부분을 둥글게 도려내고 그 속에 꿀을 넣어 호박꿀단지를 만들어 먹으면 좋다.

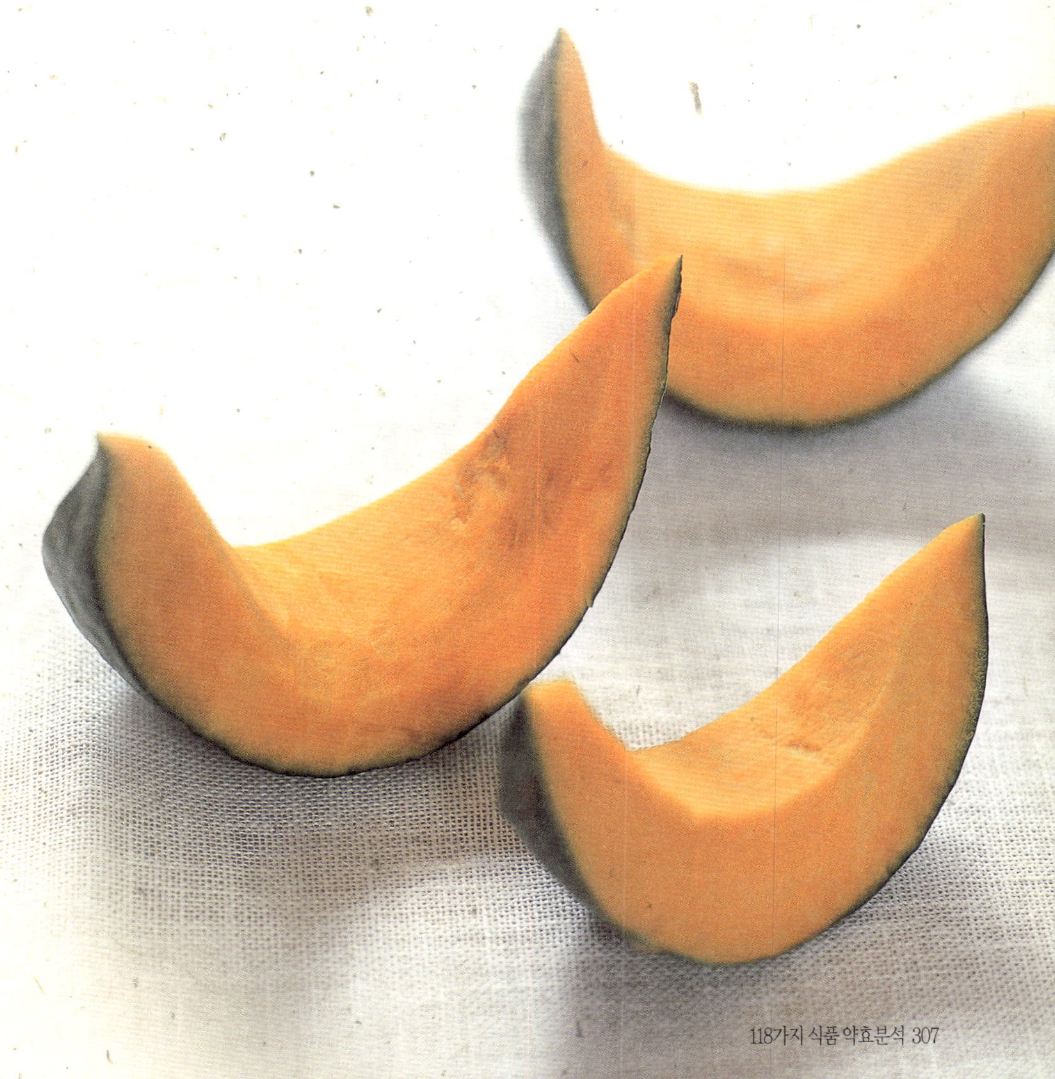

각종 비타민과 미네랄이 풍부하게 들어 있어 골고루 섭취하면 병에 대한 저항력을 길러준다.

1. 감
몸의 저항력을 높여준다

약효성분 비타민C가 풍부하여 사과의 8~10배나 들어 있으므로 큼직한 감 1개만 먹으면 하루에 필요한 양을 충분히 섭취할 수 있다. 다른 과일에는 별로 없는 비타민A도 많이 들어 있다. 곶감으로 만들면 비타민A는 약 3배 정도 늘지만 비타민C는 거의 손실된다.

감에는 떫은맛을 내는 타닌 성분이 들어 있는데 뜨거운 물에 우려내거나 알코올 또는 탄산가스에 처리하면 떫은맛이 없어진다.

비타민C가 풍부해 숙취 해독과 멀미 예방에 뛰어난 효과를 나타낸다. 비타민A와 C는 또 몸의 저항력을 높이고 점막을 강하게 하기 때문에 꾸준히 먹으면 감기를 예방할 수 있다. 단, 몸을 차게 하는 작용을 하므로 위장이 찬 사람이나 산후 또는 병을 앓고 난 후에는 많이 먹지 않도록 한다. 감을 말려서 곶감을 만들면 차게 하는 작용은 완화되고 체력을 보충하는 효과가 생긴다. 감에는 타닌이 들어 있으므로 과식하면 변비가 생긴다는 점에도 유의한다.

열매는 물론 꼭지에도 뛰어난 약효가 있다. 딸꾹질이 멎지 않을 때 물 1컵에 꼭지 10개를 넣고 달여서 먹으면 효과가 그만이며 매일 먹으면 당뇨병에도 좋다.

또한 감잎에는 비타민C가 특히 많이 들어 있어서 감잎차를 끓여 꾸준히 마시면 신진대사가 활발해지고 고혈압, 동맥경화에도 좋다. 단, 커피나 홍차와 함께 마시면 효과가 없으므로 주의한다.

떫은맛이 나는 땡감은 외용약으로도 쓸 수 있다. 환부에 바르면 타박상, 화상, 동상, 벌에 쏘인 데에 효과가 있다.

2. 귤
겨울철 감기예방에 좋다

약효성분 비타민C가 풍부하여 하루에 귤 2개만 먹으면 성인 하루분의 필요량을 섭취하게 된다. 속껍질에는 특히 식물성섬유가 풍부하고 속껍질에 붙어 있는 하얀 줄기에는 비타민B1, C, P가 많이 들어 있다.

귤 특유의 맛과 향은 귤 속에 들어 있는 당분, 유기산, 아미노산, 비타민, 미네랄 등의 여러 성분이 복잡하게 얽혀서 생기는 것이다. 당분과 구연산의 함량은 귤의 성숙도에 따라 달라지는데, 덜 익었을 때는 당분이 적고 구연산이 많으며 익어갈수록 정반대가 된다.

신맛을 내는 구연산이 장을 깨끗이 하고 혈액의 흐름을 좋게 한다. 비타민P와 식물성섬유의 일종인 펙틴이 모세혈관을 튼튼히 해 주고 혈압이나 동맥경화증을 예방해 주므로 속껍질째 먹는 게 바람직하다. 하지만 귤에는 적은 양의 수산 성분이 있으므로 지나치게 많이 먹으면 신장에 나쁜 영향을 주게 된다. 몸을 차게 하기도 하므로 냉증, 신장염, 방광염, 천식이 있는 사람은 먹지 않는 게 좋다.

귤의 효능 중에 특히 주목할만한 것이 껍질 부분이다. 바싹 말린 껍질을 빻아 만드는 가루에 뜨거운 물을 부어 마시면 위가 튼튼해질 뿐만 아니라 감기도 낫는다. 목욕물에 귤껍질을 넣고 목욕을 하면 몸을 따뜻하게 하여 냉증 치료에도 효과가 있다.

고르는 법 표면에 윤기가 있고 탄력이 좋으며 쭈글쭈글하지 않고 싱싱한 것을 선택한다.

3. 대추
신경을 안정시킨다

약효성분 비타민C가 풍부하고 칼슘, 인, 철분 등 각종 미네랄을 다량으로 함유하고 있는 알칼리성 식품이다. 갓 따낸 생대추는 비타민C의 함량이 높지만 말린 대추일수록 비타민C는 적고 미네랄이 많아진다.

한방에서는 오래 전부터 감초처럼 다양한 곳에 이용해 왔다. 잘 익은 대추를 말렸다가 달여 먹으면 열을 내리고, 변비를 완화해주며, 기침을 멎게 하는 효과가 있는 것으로 전해지고 있다. 그밖에도 대추는 강장·강정 효과는 물론 노화 방지 효과도 뛰어나다.

대추에는 특히 신경을 누그러뜨리는 작용이 있어

예민하고 신경질적이며 성격이 급한 사람들에게 더 없이 좋은 치료제로 쓰인다. 대추와 감초를 20:1의 비율로 넣고 물에 달여 마시면 여성의 히스테리 증세에 효과를 볼 수 있다. 하지만 덜 익은 풋대추를 많이 먹으면 설사를 하고 오히려 열이 나는 수가 있으므로 주의한다.

 마른대추는 곰팡이가 피지 않았는지 잘 살펴보고 고른다. 대추를 말릴 때는 완전히 익기를 기다렸다가 따서 깨끗이 씻은 뒤 햇볕에서 말린다. 대추가 잘 마르면 젖은 수건으로 하나하나 먼지를 닦아낸 다음 통풍이 잘 되고 건조한 곳에 보관했다가 필요할 때마다 꺼내어 쓴다.

4. 딸기
멜라닌 색소의 침착을 막는다

 과일 중에서는 비타민C가 가장 많은 편. 적당한 크기의 딸기 4개만 먹으면 하루의 필요량을 섭취할 수 있다. 담배를 한 개피 피우면 비타민C 약 25mg이 파괴되기 때문에 애연가는 특히 많이 먹도록 한다. 딸기의 영양가를 손실 없이 섭취하기 위해서는 설탕을 치지 않고 먹는 것이 좋으며 우유, 요구르트와 함께 먹으면 흡수가 잘 된다.

감기 예방은 물른 피부에 멜라닌 색소가 침착하는 것을 막기 때문에 기미, 주근깨 예방에 좋다. 잇몸에서 피가 나는 사람은 자주 먹으면 잇몸이 튼튼해지고 치조농루도 예방할 수 있다.

외용으로는 잎을 소금에 비벼 하루에 여러 차례 환부에 바르면 티눈을 없애는 데 도움이 된다. 딸기즙을 우유에 녹여 피부에 바르면 잡티나 기름이 빠져 피부가 깨끗해진다.

5. 땅콩
머리를 좋게 한다

 고단백, 고지방에 비타민B군이 풍부하게 들어있는 고칼로리 식품이다. 또 세포를 튼튼히 하고 적혈구를 증가시키며 철의 흡수를 돕는 작용을 하는 비타민E도 많이 들어 있다.

땅콩의 지방질에 들어 있는 불포화지방산은 콜레스테롤치를 떨어뜨리는 작용을 한다. 혈관벽을 청소하는 비타민E도 함께 작용하여 동맥경화증의 예방에

뛰어난 효과를 발휘한다. 땅콩을 1주일 정도 식초에 담갔다가 매일 먹으면 고혈압에도 좋다.

땅콩에는 비타민B와 레시틴, 아미노산이 풍부해 머리를 좋아지게 한다. 또 땅콩의 비타민E나 티록신이 피의 흐름을 좋게 하여 냉증이나 동상을 낫게 한다. 비타민E는 젊어지는 비타민으로 노화 방지의 역할을 담당한다.

땅콩 한 움큼에 밥 2공기 분량의 에너지가 있으므로 과식은 금물, 특히 소금 간을 한 땅콩은 염분이 많아 고혈압의 원인이 되므로 과식은 절대 피하도록 한다. 땅콩은 산성식품이므로 알칼리성 식품과 곁들여 먹는 것이 좋다.

 바람이 잘 통하는 곳에 껍질째 보관한다. 땅콩은 지방이 산화하면 맛이 떨어지고 발암 물질이 생기게 된다. 오래 되어서 곰팡이 냄새가 나는 것은 산화한 증거이므로 주의해야 한다. 땅콩버터 같은 가공품은 지방질이 쉽게 산화되므로 장기 보관에는 적합지 못하다. 따라서 땅콩을 구입할 때는 껍질이 그대로 있는 것을 사는 것이 좋다. 특히 겉껍질을 까지 않은 것은 맛과 향기가 그대로 보존된다.

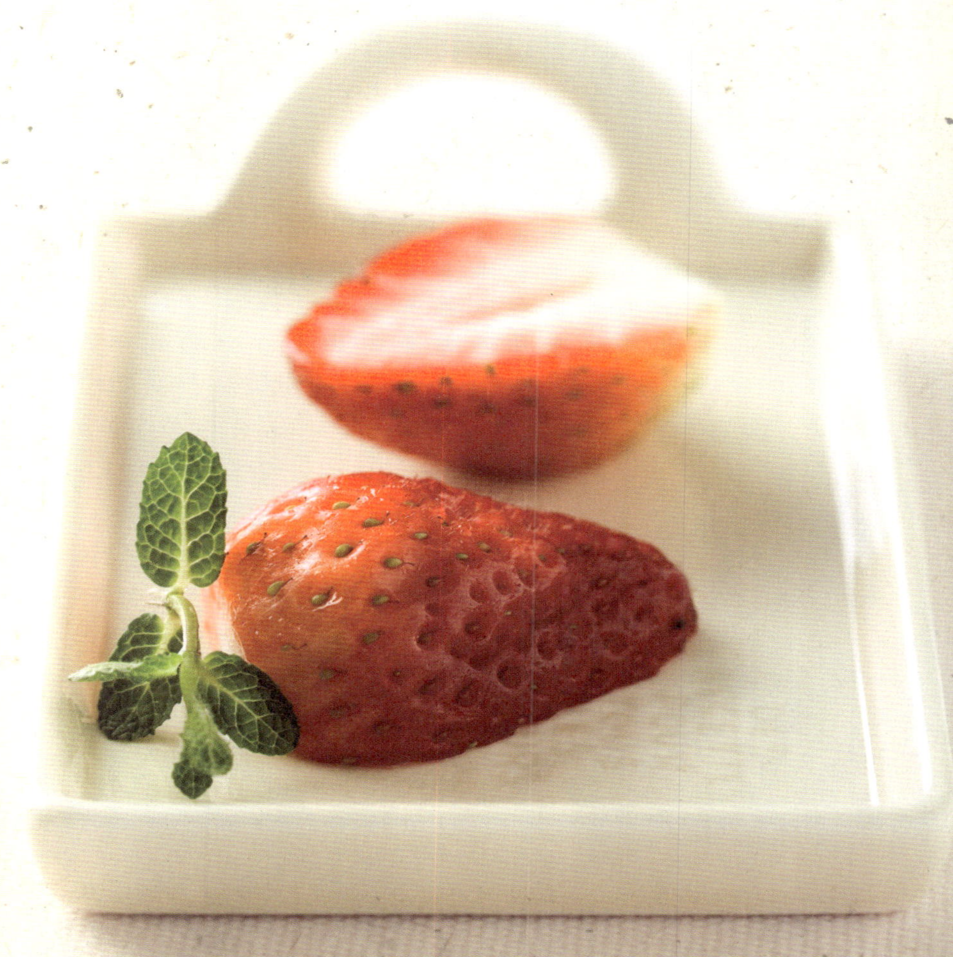

6. 레몬

감기 예방에 효과가 있다

약효성분 신맛이 강해 그대로 먹기보다는 생선요리의 곁들이나 차로 만들어 먹는다. 비타민C, 칼슘, 구연산이 풍부하게 들어 있는데, 특히 비타민C의 함유량은 감귤류 중에서도 으뜸이다. 하루에 레몬 1개씩 먹으면 감기를 예방할 수 있다. 하지만 위궤양인 사람은 레몬을 그대로 먹지 말고 차를 만들어 마시되 공복에는 피해야 한다.

풍부한 비타민C가 피부를 희게 가꾸어 주며 기미, 주근깨 등 피부 트러블을 막는 작용을 한다. 레몬은 또 간장의 작용을 활발히 해 주는 데다 해독 작용도 있어 숙취를 푸는 데 도움이 된다.

신맛을 내는 구연산은 피로회복 효과가 매우 좋으므로 격렬한 운동을 하고 난 뒤에 레몬주스 한 잔을 마시면 좋다. 껍질을 잘게 썰어 천으로 만든 주머니에 넣고 레몬 목욕을 하면 피부가 부드러워진다.

고르기 & 보관법 껍질이 매끄럽고 윤기가 있으며 중량감이 느껴지는 것을 선택한다. 반쯤 쓰고 남았을 경우 절단면이 공기에 닿으면 비타민C가 파괴되므로 단면을 랩으로 싸서 냉장고에 보관한다.

열에도 좋다.

매실은 또 숙취나 멀미에도 효과가 있는데 이는 매실의 피크린산이 간장의 기능을 활성화하기 때문이다. 과음한 다음 날 아침, 매실차 한 잔을 마시고 나면 숙취가 어느 정도 해소된다.

매실의 산에는 강한 살균성과 해독작용이 있으므로 식중독이 흔한 여름철에 먹으면 위 속의 산성이 강해져서 식중독을 예방할 수도 있다.

고르는 법 제철은 6~7월. 풋매실은 알이 고르고 색이 선명한 것, 껍질에 흠집이 없고 벌레 먹지 않은 것을 선택한다. 미성숙한 풋매실을 생으로 먹으면 중독을 일으키는 수가 있으므로 주의한다. 장기 보관할 때는 장아찌를 담그는 게 최고다.

약효 살리는 법 매실을 약용으로 할 때는 생으로 이용하는 게 아니라 매실장아찌, 매실차, 매실주 등을 담가 먹는다. 매실주는 메스꺼움을 가라앉히고 식욕을 돋우어준다. 꾸준히 먹으면 위장을 튼튼히 해 주고 피로회복을 도우며 냉증·불면증을 치료하는 작용을 한다. 또 어깨가 결린다든지 류머티즘, 신경통이 있을 때 매실장아찌를 환부에 올려 놓고 찜질하면 혈액의 흐름이 좋게 되어 통증이 가라앉는다.

7. 매실

강한 살균 효과가 있다

약효성분 약 85%가 수분이며 당질이 10% 정도를 차지한다. 미네랄, 비타민, 유기산은 다른 식품이 미치지 못할 정도로 풍부하다. 매실의 유기산은 구연산, 사과산, 호박산, 주석산 등이며 칼슘, 인, 칼륨 등의 미네랄과 카로틴도 조금씩 들어 있다.

매실의 구연산은 당질의 대사를 촉진하고 피로회복을 돕는다. 피로가 쌓일 때 매실차나 매실장아찌를 먹으면 좋다. 매실의 풍부한 유기산은 위장의 작용을 활발하게 하고 식욕을 돋우며 변비나 거친 피부에 도움이 된다. 또 열을 흡수하는 작용을 하기 때문에 해

8. 무화과

변비와 치질에 특효약이다

약효성분 꽃이 꽃주머니 속에 들어 있어 밖에서 안 보이므로 무화과라는 이름이 붙었다. 성분은 당분이 대부분이고 소량의 비타민B1, B2, C, 칼슘, 철분이 들어 있다.

무화과에는 펙틴이라는 식물성섬유가 들어 있는데, 이것이 장의 작용을 활발하게 하기 때문에 변비에 효과적이다. 변비인 사람은 잘 익은 열매를 하루에 2~3개 먹으면 좋은데, 덜 익은 것은 효과가 없을 뿐만 아니라 오히려 위를 상하게 하므로 주의한다.

무화과는 치질의 묘약으로도 유명하다. 식용은 물

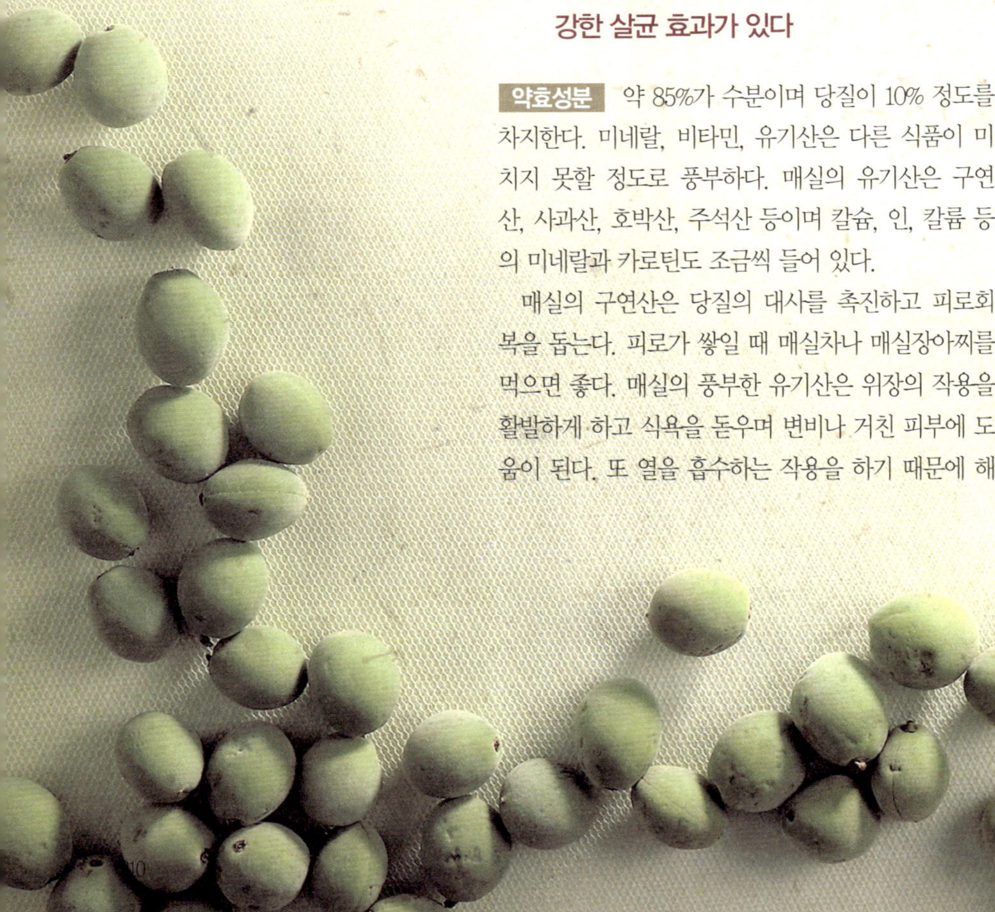

론 잎을 달여서 좌욕을 하면 놀랄 만한 효과가 있다. 그밖에도 무화과의 열매에는 염증을 가라앉히는 작용과 해독작용이 있으며, 목이 아플 때나 황달 증세가 있을 때도 효과적이다. 또 줄기나 잎에서 나오는 하얀 즙은 구충약이나 신경통의 약재로 이용되어 왔다. 무화과에는 단백질 분해 효소가 들어 있어 고기를 연하게 하는 작용을 한다.

9. 바나나
환자의 회복식으로 좋다

약효성분 당질이 풍부하여 과일 중에서 칼로리가 가장 높다. 영양면에서 보면 칼로리, 단백질은 감자에 못지 않으며 칼륨, 카로틴, 식물성섬유 등도 풍부하다. 식물성섬유의 일종인 펙틴이 많은 것도 이점이다.

바나나의 당질은 소화흡수가 쉬운 과당이나 포도당으로 변하기 때문에 환자나 어린이, 심한 운동을 하는 사람의 에너지원으로 가장 적합하다. 바나나는 또 장의 기능을 활발히 하고 변비에 효과가 있는 펙틴과 비타민이 상승작용을 일으키므로 피부를 아름답게 한다. 피부가 거칠거나 뾰루지 등이 잘 나는 사람, 변비가 있는 사람은 바나나를 자주 먹는 것이 좋다.

바나나는 몸을 차게 하므로 감기로 열이 날 때도 효과가 있다. 그러나 위가 약해 설사를 잘 하는 사람, 냉증인 사람은 많이 먹지 말도록 한다.

고르기 & 보관법 껍질이 거뭇거뭇해지려고 할 때가 가장 맛이 좋다. 바나나는 덜 익은 상태의 것을 따서 30℃ 정도의 가공창고에 넣고 익히는데, 자연상태에서 익은 것보다 맛이 떨어진다. 10℃ 이하에서는 쉽게 변질되므로 냉장고에 보관하지 말고 15℃ 정도의 상온에서 보관한다.

10. 밤
발육기 어린이에게 좋다

약효성분 당질, 단백질, 지방질, 비타민, 미네랄 등 5대 영양소가 균형 있게 들어 있는 완벽한 식품이다. 주성분은 당질인데 자당이 많기 때문에 단맛이 강하다. 지방질, 비타민, 미네랄이 풍부한 자양식품이므로 병을 앓고 난 사람이나 유아에게 적합하다. 그 중에서도 비타민C는 포도와 맞먹을 정도로 들어 있

는데, 껍질이 두꺼워서 구워도 비타민C가 손실되지 않는다.

밤에는 피부미용, 피로회복, 감기예방 등에 효과가 있는 비타민C가 견과류 가운데 가장 많이 들어 있어 술안주로 자주 이용된다. 생밤에는 근력을 강화하는 작용이 있어 발육기에 있는 어린아이나 하체가 약한 사람에게 아주 좋다. 날로는 소화가 잘 되지 않으므로 위가 약한 사람은 천천히 씹어서 먹도록 한다.

밤나무잎 달인 물은 옻이 올랐을 때, 또는 벌레에 쏘였을 때 효과가 있으며 목욕할 때 입욕제로 이용해도 좋다.

고르기 & 보관법 중간 정도의 크기로 알이 도톰하고 무거우며 껍질에 윤이 나는 것이 좋은 것이다. 겉껍질을 벗긴 뒤 물과 함께 절구에 넣고 문지르면서 씻으면 속껍질이 깨끗이 벗겨진다. 저장할 때는 습기가 없는 톱밥에 넣어 시원한 곳에 두면 2~3개월은 변하지 않는다.

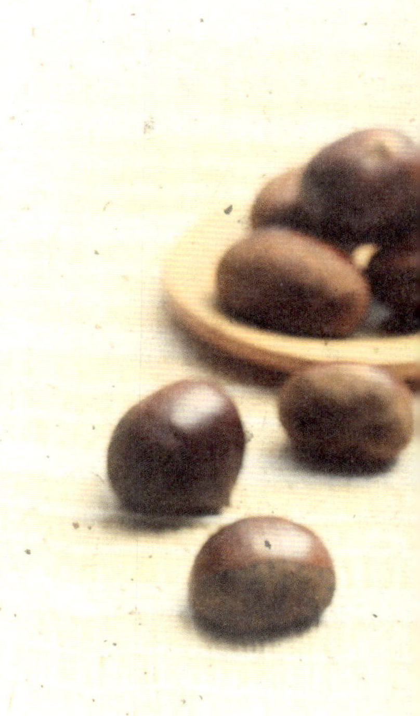

11. 배
이뇨 작용이 있다

약효성분 시원하고 독특한 단맛이 있는 알칼리성 식품. 성분을 보면 과육의 89%가 수분으로 되어 있다. 배의 당질은 자당과 과당이 대부분이며 사과산이나 구연산도 들어 있다. 다른 과일에 비해 비타민이 풍부한 편은 아니지만 소화 효소가 있어 불고기나 육회 등에 넣으면 고기가 연해지고 소화도 잘 된다.

배는 옛날부터 이뇨작용이 있고 변비에 좋다고 알려져 있다. 또 해열작용이 있으므로 열에 의한 여러 증세를 완화시키는 데도 도움이 된다. 목이 폐의 염증을 가라앉히는 작용도 하여 감기나 편도선염 등으로 목이 아플 때, 기침이나 가래가 있을 때, 당뇨병이나 더위를 먹어서 목이 마를 때 배즙에 생강즙과 물을 타서 마시면 효과가 빨리 나타난다. 배는 또 술독을 없애주고 조갈이 날 때 갈증을 가라앉혀 주므로 술 마시고 난 뒤 권할 만한 과일이다.

그러나 몸을 차게 하므로 설사나 냉증이 있는 사람, 여름을 타는 사람은 많이 먹지 말도록 한다.

고르는 법 크고 묵직하며 잘 익어 노란빛이 도는 것이 좋다. 울퉁불퉁하고 푸른 빛이 도는 것은 단맛이 덜하고 딱딱하여 맛이 없다. 너무 익은 것은 곧 물러져 저장성이 떨어지므로 적당히 익은 것을 선택한다.

12. 버찌

피로회복에 효과가 있다

약효성분 서양에서는 '체리'라고 하며 케이크나 칵테일, 기타 요리에 장식용으로 많이 쓰인다. 신맛이 강하고 독특한 향이 있어 생으로 먹기보다는 술을 담그거나 통조림으로 가공하여 이용하는 경우가 많다.

주성분인 당질 외에 칼륨, 철분 등의 미네랄과 섬유질, 카로틴, 비타민B1, B2, C가 조금씩 골고루 들어 있다. 포도당, 과당과 사과산, 구연산, 호박산이 풍부하여 피로회복을 돕고 피부를 아름답게 가꾸어 준다. 버찌에 들어 있는 풍부한 미네랄은 허약체질을 개선시켜주고 피의 흐름을 좋게 해 준다.

약효 살리는 법 5월에서 7월까지가 제철이므로 이때 술을 담그면 좋다. 준비한 버찌에 소주를 부어 밀봉한 뒤 바람이 잘 통하는 곳에 5개월 정도 두었다가 식전이나 취침 전에 마시면 피로회복과 식욕증진에 도움이 되며 꾸준히 마시면 허약체질을 개선할 수 있다.

고르기 & 보관법 꼭지가 튼튼하고 녹색인 것을 선택한다. 꼭지가 누런 것은 오래 된 것이다. 열매는 선명한 붉은색을 띠며 만져 보아 탄력이 있는 것이 신선하다. 보관은 랩에 싸서 냉장고에, 장기보관을 하려면 통조림을 만들어 둔다.

13. 복숭아

피부미용에 효과가 뛰어나다

약효성분 복숭아에는 식물성섬유와 비타민A와 C가 풍부한데, 특히 비타민A는 백도보다 황도에 많다. 당분은 대부분 설탕으로 구성되며 신맛은 사과산과 구연산 때문이다. 식물성섬유인 펙틴이 풍부해 변비에 효과를 나타낸다. 그래서 예부터 복숭아를 많이 먹으면 미인이 된다는 말을 해 왔다.

복숭아에는 피를 깨끗하게 하는 효과가 더욱 뚜렷해서 한방에서는 여성의 혈액순환에 없어서는 안 될 생약으로 취급된다. 생선을 먹고 식중독에 걸렸을 때도 복숭아가 뛰어난 효과를 발휘하는데, 이것도 피를 신선하게 하는 작용 때문이다.

복숭아잎에는 타닌이 들어 있어 소염·수축·지혈·제균 작용이 뛰어나며 땀띠, 습진, 짓무른 데 효력을 보인다. 목욕물 데울 때 몇 잎 떨어뜨리면 좋다.

고르기 & 보관법 전체적으로 불그레하고 잔털이 고루 퍼져 있는 것, 수분이 많고 큰 것이 맛이 좋다. 복숭아는 손가락으로 누르면 그 자리가 무르게 되므로 주의한다. 0~1℃ 정도의 온도로 냉장하면 2~3주일 정도는 신선도를 유지할 수 있다.

14. 비파

기침·감기에 효과가 있다

약효성분 유기산의 함량이 매우 적어 신맛이 거의 없고 단맛이 많다. 열매에는 카로틴이 풍부해 과일 중에서도 1, 2위를 다툴 정도이며 이밖에 비타민C, 칼슘, 철분도 풍부하다. 잎에는 사포닌, 타닌, 포도당이 풍부해 많은 약효가 숨겨져 있다.

감기로 열이 있거나 기침·가래가 나올 때는 열매를 생으로 먹으면 좋다. 기침이 심해서 고통스러울 때 열매에 설탕을 넣고 조려서 먹도록 한다.

약효 살리는 법 비파잎으로 만든 비파차는 피로회복, 식욕증진, 감기의 예방, 이뇨에 효과적이다. 비파차를 만들려면 잎 뒤쪽의 솜털을 없애고 씻어서 그늘에 말렸다가 잘게 썰어 달이면 된다. 비파차를 차게 해서 꿀을 넣어 마시면 더위 먹은 데나 여름을 타는 데 잘 듣는다. 잎을 달여 환부에 바르거나 목욕물로 이용하면 땀띠나 피부염의 치료에도 도움이 된다.

고르기 & 보관법 솜털이 뒤덮여있고 흠집이 없으며 윤기가 있고 단단한 것을 고른다. 과육이 부드러워 상하기 쉬울 뿐만 아니라 산화효소가 많아 긁히거나 하면 금방 갈색으로 변하기 쉽다. 그렇기 때문에 곧바로 먹는 것이 좋으며 껍질을 벗겨둘 때는 레몬즙을 탄 물에 담가 둔다.

15. 살구

진해·거담 작용을 한다

약효성분 살구는 비타민A가 풍부하고 단맛을 내는 포도당, 과당 등의 당질과 신맛을 내는 사과산, 구연산 등의 유기산이 많이 들어 있어 피로회복에 효과가 있다.

살구의 사과산과 구연산은 신진대사를 도와주는 작용이 있어 여름철 체력보강에 효력을 발휘한다. 살구에는 또 폐가 건조해지는 것을 막는 작용이 있어서

가래를 없애주고 감기나 천식으로 인한 기침을 진정
시킨다. 또한 우리 몸속에 있는 수분의 균형을 잡아
주는 작용을 하기 때문에 목이 탈 때나 변비, 설사,
부기에도 좋다.

살구는 몸을 따뜻하게 하는 작용이 강하여 꾸준히
먹으면 심한 냉증도 치료할 수 있다. 냉증에다 체질
이 허약하기까지 한 사람은 살구와 얼음설탕, 소주로
만든 살구주를 취침 전이나 식전에 먹으면 더욱 효과
적이다.

말린 살구는 단맛이 강하여 먹기 좋을 뿐만 아니라
생것에 비해 빨리 흡수되어 약효가 더 뛰어나다. 그
러나 많이 먹으면 부스럼이 생길 수가 있으므로 계속
먹을 경우에는 하루에 2~3개 정도 먹는 게 적당하다.

한방에서는 살구씨를 '행인'이라 하여 진해·거담
제로 많이 이용한다.

 나무에서부터 잘 익은 것이 달고 맛이
좋지만 유통과정에서 물러지고 흠집이 나기 쉽다. 잘
익어 선명한 오렌지색을 띠며 열매가 약간 단단한 것
이 좋다.

16. 수박
이뇨 효과가 뛰어나다

 무더운 여름철 갈증을 풀어 주는 대표적
인 식품. 거의가 수분이지만 의외로 영양가는 높다.
비타민A, B1, B1, C를 비롯해 칼륨, 칼슘, 인, 철분
등의 미네랄과 글루타민산, 알기닌 등이 들어 있다.

아미노산의 일종인 시트룰린이라는 특수성분이 작
용해서 단백질이 요소로 변하고 소변으로 배출되는
과정을 도와준다. 이 때문에 이뇨 효과가 뛰어나 신
장병뿐만 아니라 심장병, 고혈압, 임신 등으로 인한
갖가지 부종에 잘 듣는다. 이뇨 효과는 과육보다는
껍질 쪽이 더 우수하다. 약효를 위해서는 수박을 그
대로 먹는 것보다 잘 익은 수박을 엿처럼 조린 수박
당을 하루에 2~3회 1큰술씩 먹으면 더욱 좋다.

수박은 몸을 차게 하는 작용이 강하므로 냉증인 사
람은 많이 먹지 말도록. 설사를 잘 하는 사람에게도
좋지 않다.

수박씨에는 리놀레산이 풍부하게 들어 있어 동맥
경화증의 예방에 도움이 된다. 고혈압, 동맥경화가
걱정되는 사람은 수박씨를 말려서 볶아 먹으면 좋다.

 제철은 6~8월. 두드리면 맑고 높은 소

리가 나는 것이 잘 익은 것이다. 수박을 고를 때는 표
면에 흠집이 없고 꼭지가 마르지 않은 것을 골라야
신선하다. 차게 해서 먹으면 한층 더 맛이 좋다.

17. 사과
변비와 설사에 모두 좋다

 주성분은 과당, 포도당 등의 당질이며
신맛을 내는 유기산과 식물성섬유의 일종인 펙틴, 칼
륨 등의 미네랄이 풍부하게 들어 있다. 사과에 들어
있는 유기산은 사과산과 구연산이 주류를 이룬다. 사
과에는 특히 펙틴이라는 식물성섬유가 풍부한데 이
것은 수분을 흡수하면 잘 엉기는 성질이 있어서 잼이
나 젤리가 잘 만들어진다.

 사과를 깎거나 갈면 곧 갈색으로
변해버리게 되는데 이것은 과일 속의 클로로겐산과
폴리페놀산이 공기 중의 산소와 결합하여 산화되기
때문이다. 갈변을 방지하려면 소금물이나 설탕물에
담가두면 된다.

이 펙틴 성분이 장내에서 유산균과 같은
유익한 세균이 번식하는 것을 도와 장을
튼튼하게 한다. 사과가 변비나 설사에
좋은 것은 이 때문이다. 펙틴은 과육보
다 껍질에 많이 들어 있기 때문에 껍질
째로 먹는 것이 좋다.

사과의 풍부한 칼륨은 체내에 있는
여분의 나트륨과 결합하여 체외로 배출
되므로 혈압을 낮춰주는 작용을 한다. 뿐
만 아니라 혈액 중의 콜레스테롤치를 떨
어뜨리는 효과가 있어 동맥경화증 예방
에도 도움이 된다.

그밖에 사과산과 구연산은 피로회
복 및 숙취해소에 효과가 있고, 속이
메스꺼울 때나 기침을 할 때 진정시켜
주는 작용을 한다. 또 사과를 갈아서 거즈
에 올려놓고 찜질하면 두통이 가라앉고
과즙으로 이를 닦으면 구취예방 효과
도 있다. 너무 많이 먹으면 가스가 차
므로 복부 수술을 하고 난 뒤에는 먹
지 말도록 한다.

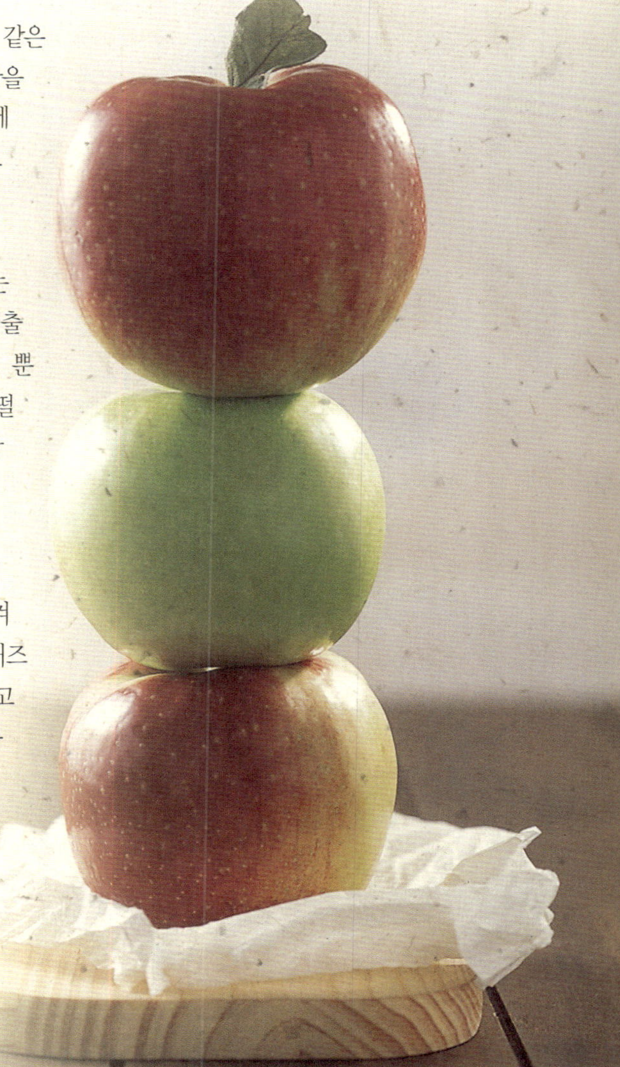

보관법 흠집이 나지 않게 실온에서 보관한다. 사과는 품질의 변화 없이 3~4개월을 저장할 수 있지만 다른 과일과 함께 두면 사과 속에 들어 있는 에틸렌 가스의 영향으로 다른 과일이 빨리 익으므로 주의한다.

감자의 발아는 사과로 막을 수도 있다. 감자를 넣은 주머니에 사과를 한 개만 넣어두면 감자에 싹이 나지 않는다.

18. 아보카도
여성에게 좋은 미용식이다

약효성분 녹황색의 두꺼운 껍질이 오톨도톨하게 나 있다. 지방질, 단백질 외에 각종 영양소가 듬뿍 들어 있어서 원산지인 아프리카에서는 생명의 근원이라 불린다. 단백질 중에서도 트립토판, 리신 등 양질의 아미노산을 함유하고 있어 이유기나 성장기의 어린아이에게 좋다.

비타민E가 풍부해 여성에게 더없이 좋은 미용식이며 그밖에 기미나 주근깨, 노인성 치매증을 예방하는데도 효과적이다.

식물성섬유가 많이 들어있어서 변비는 물론 동맥경화, 당뇨병 등 성인병의 예방에도 효과가 있다. 지방질이 풍부하고 버터와 같은 향기가 있어 '숲속의 버터'라고도 불린다. 아보카도에 들어 있는 지방질의 대부분은 불포화지방산이므로 콜레스테롤을 걱정할 필요가 없다.

고르는 법 가볍게 쥐어 보아 탄력이 있는 것이 먹기에 가장 알맞다. 단단한 것은 냉장고 대신 실온에 두면 며칠 안 가 먹을 수 있다. 껍질이 녹황색을 띤 것이 가장 맛있고 검게 변색할수록 맛이 떨어진다. 잘 익은 것은 냉장고에 보관한다.

19. 유자
비타민C가 풍부한 감기 치료약이다

약효성분 추위에 견디는 힘이 강해 제주도뿐만 아니라 전라·경상도에서도 많이 재배된다. 다른 감귤류에 비해 껍질이 두껍고 과육에 씨가 많은 것이 특징이다. 신맛이 강해 그대로 먹을 수 없고 설탕이나 꿀에 재웠다가 차를 끓여 마신다.

유자에는 비타민C가 레몬의 3배가 넘게 많이 들어 있어 대표적인 감기 치료약으로 꼽힌다. 유자청을 만들어 두었다가 차를 끓여 마시면 목이 따뜻해지고 기침, 감기에 잘 듣는다. 새콤한 맛을 내는 것은 구연산인데, 이것이 비타민C와 함께 우리 몸의 피로를 풀어 주는 역할을 하므로 과로로 인한 감기, 몸살에 더욱 효과가 있다. 그밖에 식물성섬유와 칼슘, 칼륨 등의 미네랄도 풍부하게 들어 있다.

유자 속에는 비타민P와 같은 효력을 발휘하는 헤스페리딘이라는 물질이 있는데, 이 성분은 모세혈관을 튼튼하게 해 주어 동맥경화에 효과가 있다. 이밖에 풍부한 비타민C가 신경통, 관절염 등에도 효과를 나타낸다.

약효 살리는 법 유자는 직접 끓이면 떫은맛이 나므로 꿀이나 설탕에 재워두었다가 필요한 만큼 덜어서 뜨겁게 끓인 물을 부어서 마신다. 이것을 유자청이라고 하는데, 유자청을 만들 때는 껍질과 과육을 따로 떼어서 얇게 저며썬 뒤 켜켜로 설탕을 뿌려야 시럽이 골고루 스며든다.

20. 은행
강장효과가 뛰어난 정력식품이다

약효성분 열매를 맺기까지 수십년이 걸리며 그 이후 1천 년이 지나도 계속 열매를 맺는다고 한다. 수명이 길기 때문에 장수하는 식품으로 여겨져 왔으며 여러 가지 병을 치료하는 데 이용된다.

주성분은 당질, 지방질, 단백질 등이며 카로틴, 비타민C, 칼슘, 칼륨, 인, 철분 등도 풍부하다. 유효성분으로는 신경조직의 모태가 되는 레시틴, 아스파라긴산 등과 비타민D의 모체가 되는 에르고스테롤이 있다.

은행은 예부터 강장·강정의 묘약으로 알려져 구운 은행을 매일 1~5알씩 먹으면 정력 증강에 뛰어난 효과를 보인다. 오줌을 자주 누거나 야뇨증인 어린이에게 은행을 구워서 먹이면 밤에 오줌싸는 버릇이 없어

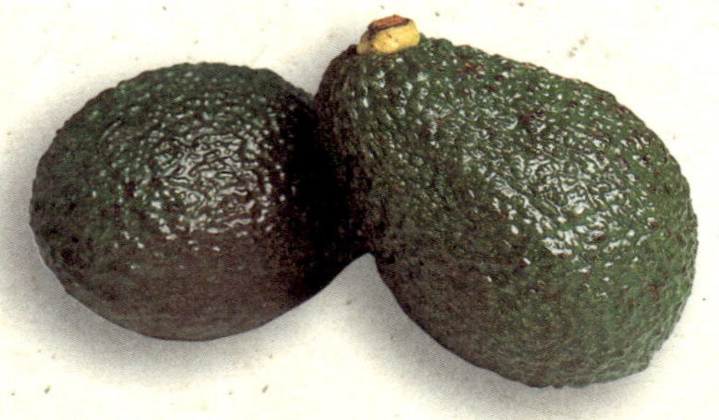

진다.

　기관지의 병에도 놀라운 효과가 있으므로 기침이나 천식에는 설탕을 넣고 삶거나 구운 은행을 매일 먹도록 한다. 한방에서는 기름에 조린 은행이 결핵 치료제로 쓰이기도 한다.

　하지만 은행에는 알칼로이드라는 독 성분이 들어 있기 때문에 한꺼번에 많이 먹으면 구토, 소화불량, 호흡곤란 증세를 나타내는 수가 있다. 어른이라면 하루에 10알, 어린이는 5알 이내가 적당하다. 날로 먹으면 독성이 강하므로 꼭 익혀서 먹도록 한다.

　고르기 & 보관법　껍질의 뾰족한 쪽을 위로 해서 망치 등으로 드드려 깨어 껍질을 벗긴다. 얇은 속껍질은 프라이팬에 살짝 익혀 뜨거울 때 키친타월 등으로 살살 문지르면 잘 벗겨진다.

　껍질째 두면 산화하기 쉬우므로 껍질을 벗겨 냉장실에 보관한다. 은행을 고를 때는 껍질에 광택이 있고 빛깔이 하얀 것을 고른다.

21. 참외
이뇨 효과가 뛰어나다

　약효성분　수박과 함께 여름철에 나는 대표적인 과일. 비타민A와 B1, B2, C, 나이아신 등이 골고루 조금씩 들어 있는 알칼리성 식품이다.

　수분이 많기 때문에 이뇨작용이 뛰어나며 당분이 많아 피로회복에도 효과적이다. 덜 익은 참외꼭지는 오이와 마찬가지로 쓴맛이 나는데, 이것은 에라테린이라는 물질 때문이다. 음식을 잘못 먹어 체했을 때 덜 익은 참외꼭지를 씹으면 에라테린의 작용으로 먹은 것을 토해낼 수 있다.

　노랗고 비교적 육질의 단단한 것이 동양 참외라고 한다면, 육질이 연하고 비교적 녹색 또는 노란색을 띠는 것이 서양 참외의 일종인 멜론이다. 성분은 거의 같지만 멜론이 당도가 조금 높은 편이다.

　고르는 법　따낸 지 오래 된 것은 속이 곪아 먹으면 배탈이 나기 쉬우므로 잘 골라야 한다. 꼭지가 말라 있고 겉껍질이 시들시들한 것은 오래 된 것이므로 피한다. 냄새를 맡아 보아 달콤한 것이 맛있는 참외다.

　약효 살리는 법　씨 사이의 희고 부드러운 속은 당분이 많아 피로회복 효과가 뛰어나므로 버리지 말고 먹도록 한다. 참외는 생으로 먹는 게 보통이지만 오

　이처럼 초고추장에 무쳐 먹거나 장아찌를 해서 먹어도 성분에 변화가 거의 없다.

22. 자몽
불면증을 해소한다

　약효성분　즙이 많고 단맛이 적으며 쓴맛과 신맛이 동시에 난다. 성분면에서는 다른 감귤류와 다름이 없지만 비타민C가 풍부해 2개만 먹으면 하루의 필요량 이상을 섭취할 수 있다.

　비타민C가 풍부해 감기의 예방이나 피로 및 숙취 회복에 적합하며 당질이 적어서 다이어트 중일 때 비타민의 보급원으로 이용하면 좋다. 식물성섬유인 펙틴도 들어 있어 변비에도 좋다.

　잠이 잘 오지 않을 때 따뜻한 자몽주스를 마시면 효과가 있으며 달걀노른자와 섞어서 얼굴에 바르면 윤기있는 피부가 된다. 하지만 기미가 잘 생기는 사람에게는 적합하지 않다.

　고르는 법　자몽은 감귤류 중에서 가장 큰 것 가운데 하나다. 들어보아 묵직하며 껍질이 무르지 않고 팽팽한 것을 고른다.

23. 잣
신진대사를 활발하게 한다

　약효성분　한방에서는 '해송자'라고 하여 입맛이 없을 때 죽을 끓여 먹으면 입맛이 돌고 기운을 찾게 된다고 전해진다. 칼로리가 높을 뿐 아니라 비타민B군이 풍부하며 호도나 땅콩보다도 많은 철분이 들어 있다.

　하지만 인이 많고 칼슘이 적은 산성식품이므로 칼슘을 보충하면서 먹으면 좋다. 잣을 구성하는 지방은 올레산, 리놀레산, 리놀레인산 등 몸에 좋은 불포화지방산이 주류를 이룬다.

　우수한 지방성분이 풍부하게 들어 있어 자양·강장은 물론 스태미너에도 도움이 된다. 양질의 단백질과 불포화지방산이 풍부하고 피부의 신진대사를 활발히 하는 비타민B2, 회춘의 비타민이라 하는 비타민E 외에 철분도 풍부하게 들어 있어 피부미용이나 빈혈에 효과가 있다. 잣은 위나 폐의 작용을 돕기 때문에 병을 앓고 난 후 체력이 떨어진 사람, 말라서 기력이 없는 사람, 기침·가래가 심한 사람에게도 권할 만하다.

24. 키위
육류의 소화를 돕는다

약효성분 비타민C가 풍부하여 피로회복이나 감기의 예방에 좋고, 열이 있을 때의 영양 보급원으로 적당하다. 식물성섬유인 펙틴이 많고 나트륨이 적은 대신 칼륨이 풍부하게 들어 있다. 나트륨과 경쟁적인 성질을 가지고 있는 칼륨은 소금으로 인한 피해를 막을 수 있게 한다. 그 결과 고혈압, 심장병, 신장병 등 성인병에 효과를 나타낸다.

단백질 분해효소인 액티니진이 들어 있어 고기를 부드럽게 하는 연육제로 이용되기도 하며 육류를 먹은 후 위가 거북할 때도 효과적이다.

아침식사 전에 매일 1개씩 먹는 습관을 들이면 변비를 걱정할 필요가 없다.

고르기 & 보관법 완전히 익지 않은 약간 단단한 것을 골라 적당히 익을 때까지 실온에서 보관한다. 익기 전에는 단단하고 시어서 제 맛이 나지 않고, 너무 익으면 물컹물컹해져서 먹기가 힘들므로 적당히 익히는 것이 중요하다.

25. 파인애플
식욕을 좋게 한다

약효성분 설탕, 포도당, 과당 등 당질이 주류를 이룬다. 신맛이 나는 성분은 구연산을 비롯해 사과산, 주석산 등이며 비타민B1, B2, C와 식물성섬유도 풍부하다.

파인애플에는 브로멜린이라는 단백질 분해 효소가 들어 있는데, 이것은 고기를 연하게 하여 소화를 돕는 작용을 하며, 장내의 부패물을 분해하기 때문에 설사나 소화불량 등의 소화기 장애에 도움이 된다. 식물성섬유의 작용으로 변비해소 효과도 있다.

신맛이 있는 식품은 대개 식욕을 증진시키는데, 파인애플의 구연산도 식욕을 좋게 하는 작용을 한다. 파인애플에는 신진대사를 높이는 비타민B1도 들어 있어 피로회복 효과가 있으며 여름을 타는 증세에도 효과를 발휘한다.

하지만 과식하면 입안이나 위가 헐 수 있으므로 궤양이 있는 사람은 날로 많이 먹지 않는 것이 좋다.

26. 파파야
피부를 아름답게 가꾸어 준다

약효성분 멕시코를 비롯한 중앙 아메리카와 동남아 등 열대지역에서 재배되는 파파야는 비타민B와 C가 풍부하다. 특히 비타민C의 함유량은 귤 이상이다. 파파인이라는 단백질 분해 효소가 고기의 소화를 도와주므로 고기를 많이 먹고 위가 거북할 때 효과가 있다. 파파인은 연육제로도 이용된다. 고기를 재기 2~3시간 전에 파파야의 과즙에 담갔다가 요리하면 고기가 놀랄 정도로 연해지게 된다.

파파야는 또 세안 효과가 뛰어나 과즙으로 얼굴을 씻으면 윤기있는 아름다운 피부를 유지할 수 있다. 하지만 피부가 약하거나 건조한 사람에게는 맞지 않는다. 너무 익은 것은 효과가 떨어진다는 점에 유의한다.

고르기 & 보관법 짙은 녹색을 띠다가 익을수록 황색, 오렌지색으로 변한다. 달걀형, 긴타원형, 원형 등이 있는데 자그맣고 긴 것이 맛이 좋다. 보관할 때는 껍질에 흠집이 생기지 않도록 주의한다. 과육이 연하므로 이가 튼튼하지 않은 사람도 먹을 수 있다.

키위와 호장뿌리의 궁합

키위의 뿌리와 호장뿌리를 2:1의 비율로 배합하여 차처럼 끓여 마시면 위암에 도움이 된다고 알려져 있다. 키위 뿌리는 유방암이나 자궁암에도 차로 마시면 도움이 된다고 했다. 호장뿌리는 마디풀과에 딸린 여러해살이 감제풀의 뿌리인데, 이뇨·파혈 작용이 뛰어나서 소변불리, 방광염이나 생리통, 어혈 치료에 응용돼 오던 약재이다.

폐암에 차로 마시면 도움이 된다고 했으므로 이 두 가지를 배합하여 암 치료에 응용해볼 가치가 있다.

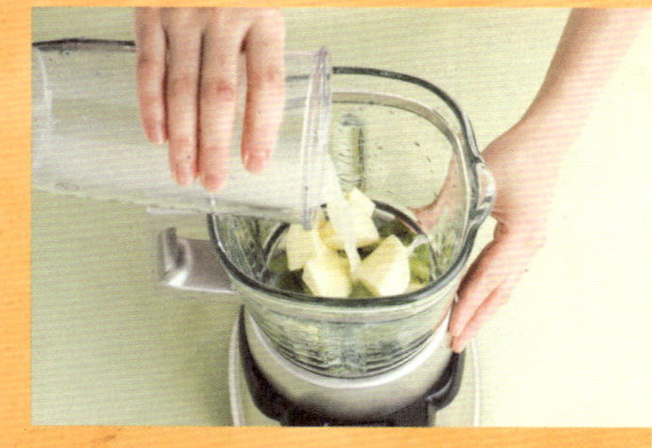

27. 포도

회복기 환자에게 영양을 준다

약효성분 주성분은 포도당, 과당 등의 당질로서, 포도의 독특한 단맛은 이것 때문이다. 그밖에 주석산과 구연산, 식물성섬유의 일종인 펙틴과 비타민B1, B2, C가 풍부하게 들어 있다. 포도는 또 칼륨, 인, 칼슘, 철분 등의 미네랄이 많이 들어 있는 대표적인 알칼리성 식품이기도 하다.

포도의 당질인 포도당과 과당은 체내에서 쉽게 소화·흡수되어 에너지로 변하는 성질이 있다. 이런 이유로 포도를 피로회복에 좋다고 하는 것이다. 그밖에도 병을 앓고 있는 환자나 병을 앓고 난 회복기 환자의 영양 보급에 효과가 크다.

칼륨은 이뇨작용을 도와 부기를 내리고 혈행을 좋게 하며 고혈압에도 효력을 발휘한다.

포도를 햇볕에 말려서 만든 건포도는 당질이 증가해서 더욱 효과적이다. 건포도에는 철분이 많이 들어 있어 꾸준히 먹으면 빈혈 증세를 개선하는 데 효과가 있다. 포도주는 식욕을 증진시키고 소화를 돕는 효과가 뚜렷하여 프랑스 요리에는 없어서는 안 되는 음료이다.

한방에서는 포도씨를 강장제로 이용하기도 한다.

고르기 & 보관법 색이 짙고 알이 굵은 것일수록 달고 맛있다. 낱알이 떨어지거나 주름이 진 것은 오래된 것이므로 피하도록 한다. 가지 쪽이 가장 맛있고 송이의 제일 끝부분이 신맛이 강하므로 송이 끝부분의 맛을 보아 달면 전체가 단 것이다. 보관은 랩에 싸서 냉장고에 보관한다.

28. 호도

성인병에 효과가 있다

약효성분 호도는 견과류 중에서도 특히 영양가가 높은 고칼로리 식품이다. 호도의 지방은 열매의 60~70%를 차지하는데, 콜레스테롤치를 낮추는 필수지방산과 불포화지방산 함량이 높으며 트립토판과 아미노산의 함량이 풍부한 것이 특징이다.

리놀레산 등의 불포화지방산과 비타민E가 작용하여 콜레스테롤이 혈관벽에 부착하는 것을 막아주므로 고혈압, 동맥경화증의 예방 및 치료에 효능을 발휘한다. 하루에 호도 세 알만 먹으면 그 날에 필요한 지방이 충족된다고 할만큼 지방질의 양도 많아 병을 앓고 난 회복기 환자의 건강식으로 훌륭하다. 단백질도 질적인 면에서나 양적인 면에서 육류보다 훨씬 우수하다.

또한 호도에는 미네랄과 비타민B1이 풍부해 노화를 방지하고 피부에 윤기가 흐르게 한다. 그밖에도 호도는 기침을 진정시키고 신경쇠약을 낫게 하며 변비를 해소시켜 준다. 소화가 잘 안 되므로 한꺼번에 많이 먹는 것은 피한다.

보관법 껍질을 벗겨두면 지방질이 산패해서 변질되기 쉬우므로 보관할 때는 껍질을 벗기지 않은 채로 둔다. 구입할 때도 껍질을 벗겨서 파는 것은 산패되지 않았나 잘 살펴보는 것이 중요하다.

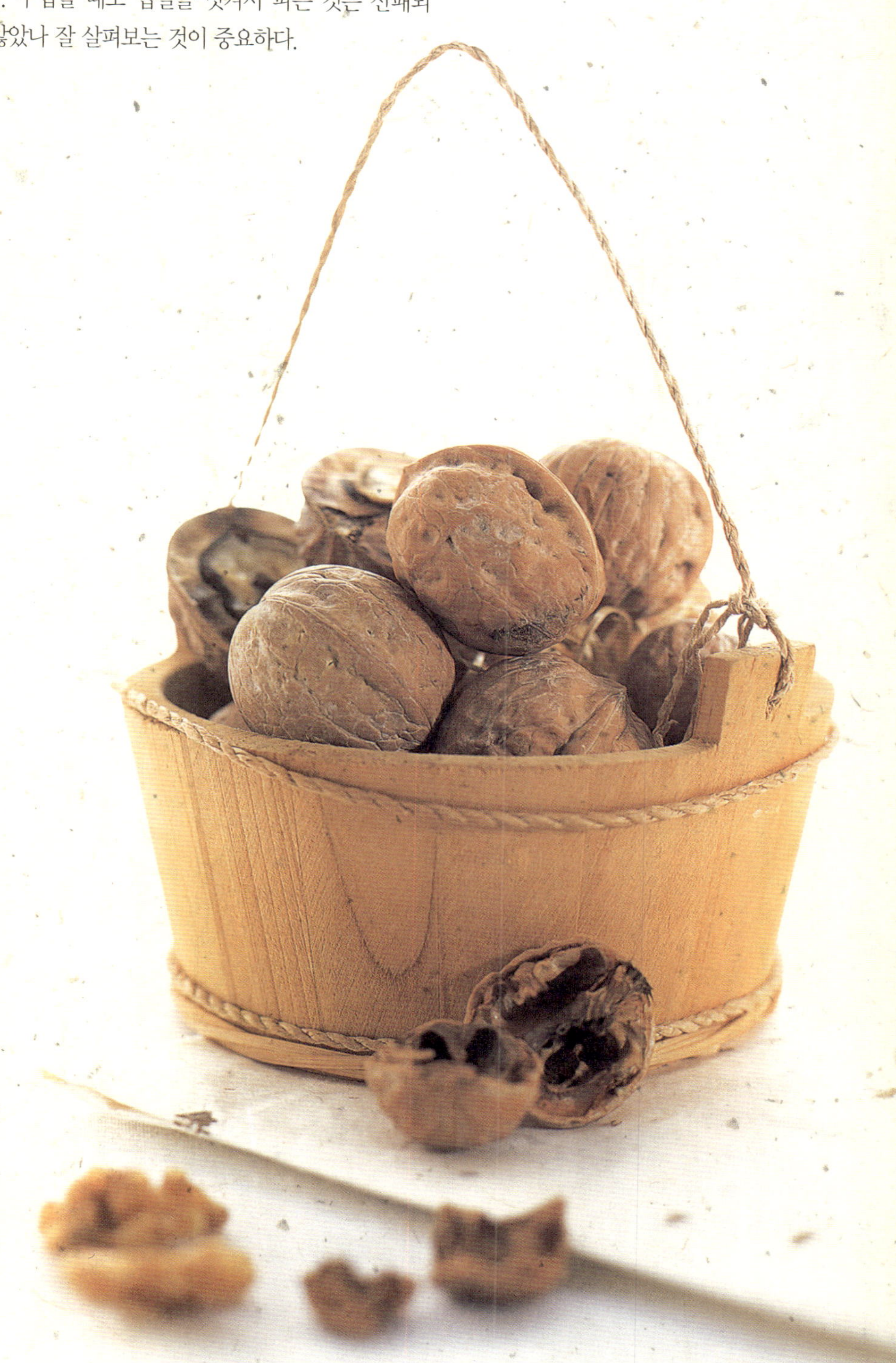

해산물류

불포화지방산과 질 좋은 단백질이 풍부한 해산물은 혈중 콜레스테롤치를 낮추어 주므로 성인병에 효과가 있다.

1. 가리비
고혈압에 효과를 발휘한다

약효성분 날것으로 먹어도 맛있지만 말린 것이 영양가나 약효 면에서 훨씬 더 우수하다. 말린 것은 물에 불리면 맛있는 성분이 많이 배어 나오므로 버리지 말고 국물음식에 이용하도록 한다.

가리비는 자양·강장에 좋을 뿐만 아니라 세포에 윤기를 주어 노화를 방지하고 혈압을 떨어뜨리는 작용을 하여 고혈압에 효과가 있다. 패주는 피곤한 시신경을 회복시켜 줄 뿐 아니라 시신경의 약화로 동반되는 두통이나 현기증, 어깨결림에도 효과적이다.

약효 살리는 법 무를 껍질째 갈아 낸 즙에 가리비를 넣고 수프를 만들어서 자주 먹으면 높은 효과를 기대할 수 있다. 하지만 알레르기 체질인 사람은 날로 먹는 것을 피한다. 일년 내내 먹을 수 있지만 겨울에 단맛이 증가한다.

2. 가자미
미용과 다이어트에 효과가 있다

약효성분 단백질이 풍부하고 지방질이 적어 맛이 담백하므로 다이어트를 하는 사람에게 인기가 있다. 또 기력을 보충해주는 효과가 있어 오랜 근심으로 체력이 약해진 사람, 말라서 피로하기 쉬운 체질인 사람은 꾸준히 먹으면 체력이 증가된다. 당뇨병이 있거나 간장 질환이 있는 사람, 어린이나 노인 또는 회복기 환자에게 좋은 흰살생선이다.

지느러미에는 단백질의 일종인 콜라겐이 들어 있는데 이것이 세포를 단단하게 결합시키는 역할을 하기 때문에 피부미용에도 좋은 효과를 발휘한다.

약효 살리는 법 그냥 튀기거나 밀가루를 발라 튀기는 등 기름을 이용해서 요리하면 좋으며, 고아서

먹으면 콜라겐이 손실되지 않아 더욱 효과적이다. 그밖에 회로 먹거나 조림을 해서 먹는 등 자주 먹으면 탄력있고 건강한 피부를 유지할 수 있다.

가자미의 알은 너무 많이 먹지 않도록 한다. 특히 어린애가 먹으면 기침을 하거나 습진이 생길 수도 있으므로 주의한다.

3. 게
콜레스테롤치를 떨어뜨린다

약효성분 단백질의 함량이 많으며 그 중에서도 리신, 로이신, 이소로이신, 메티오닌, 히스티딘 등의 필수아미노산이 풍부해 발육기 어린이에게는 아주 훌륭한 식품이라고 할 수 있다. 특히 지방 함량이 적기 때문에 맛이 담백할 뿐만 아니라 소화도 잘 돼 회복기 환자에게 좋다.

게에는 몸을 차게 하는 성분이 있고 해열에 효과적이며 알코올 해독 작용이 있기 때문에 술안주로도 좋다. 또 가슴이 메이는 증세를 풀어주고 내장기능을 원활하게 하며 뼈와 근육을 튼튼하게 하는 작용을 한다. 특히 식초로 조리한 게를 꾸준히 많이 먹으면 기력이 좋아진다.

게는 산성식품이기는 하지만 흔히 알려진 바와는 달리 혈중 콜레스테롤치를 떨어뜨리는 작용이 있으므로 동맥경화증인 사람에게 좋은 식품이다. 또한 알에는 세포를 활성화하는 핵산이 많이 들어 있어 노화를 방지하는 효과가 있다.

생게의 살을 짓이겨서 환부에 펴 바르면 열이 나는 습진이나 관절염에 효과가 크다. 게를 껍질째 곱게 갈아 술에 섞어 복용하면 유방암 치료에도 좋다.

약효 살리는 법 게는 가능한 한 신선한 것을 선택한다. 시간이 지나면 맛이 떨어지고 식중독을 일으킬 수도 있기 때문이다. 흔히 게와 꿀을 상극이라고 하여 함께 먹으면 안 된다고 하는데, 이는 부패한 게를 먹었을 때의 일이므로 신선한 것이라면 어느 것과 함께 먹어도 염려 없다.

하지만 너무 많이 먹으면 몸이 차가워져서 설사나 복통을 일으킬 수 있으므로 주의한다. 특히 게장은 아토피성 피부염인 사람, 두드러기가 잘 나는 사람에게는 좋지 않다.

4. 고등어

심장병을 예방하는 EPA가 풍부하다

약효성분 단백질과 지방질이 풍부한 대표적인 등 푸른 생선으로 값도 싸고 맛도 좋아 전세계적으로 사랑받고 있다.

위를 튼튼하게 하고 체력을 길러주므로 성장기에 있는 어린이나 기력이 쇠한 노인은 적극적으로 먹도록 한다. 그밖에 냉증이 있는 사람이나 심장이 두근거리는 사람, 위가 으한 사람은 꾸준히 먹으면 증세가 개선된다.

고등어에 들어 있는 비타민B2는 피를 보충하고 혈액순환을 좋게 하는 작용이 뛰어나며 피부를 아름답게 하는 데도 효과적이다. 붉은살에는 철분이 풍부하게 들어 있으므로 자주 먹도록 한다. 꾸준히 먹으면 혈전증, 심장병, 동맥경화증을 예방할 수도 있다.

약효 살리는 법 고등어는 육질이 연해 부패하기 쉬우므로 탄력 있고 싱싱한 것을 고르는 요령을 알아 두는 것이 필요하다. 아가미가 붉고 만져 보아 살이 탱탱한 것 신선한 것이며 아가미가 암갈색을 띠고 배를 눌렀을 때 내장이 쉽게 밀려 나는 것은 신선도가 떨어지는 것이다.

소금구이. 간장조림 등이 일반적인 조리법이다. 기름에 튀기거나 조릴 때 된장을 조금 넣으면 고등어 특유의 비린내가 없어져 먹기 좋다. 소금과 식초를 뿌려 두면 부패가 잘 안 돼 소화액의 분비가 많아지므로 보관할 때는 이 방법을 이용해 본다.

가을 고등어가 기름살이 올라서 맛있지만 살란 전인 봄에 먹어도 맛이 좋다.

고등어에는 알칼리성 아미노산인 히스티딘이 많은데, 이것은 신선도가 떨어져 부패되기 시작하면 히스타민이라는 유해성분으로 변화된다. 이 히스타민의 작용으로 알레르기 현상이 나타나므로 고등어는 신선한 것을 선택하도록 한다.

5. 굴

혈압을 정상치로 조절한다

약효성분 굴은 다른 어패류에 비해 단백질이나 지방질이 적은 편이지만 단백질에 타우린이나 글루타민산 등 필수아미노산의 함량이 높아 질이 우수하다. 굴에는 당질도 풍부한데 대부분은 효율적으로 에너지로 변하는 글리코겐이 차지한다. 굴에는 또 비타민 A, B1, B2, 철분, 인, 칼슘 등의 미네랄이 풍부하게 들어 있어 비타민과 미네랄의 보고로도 알려져 있다.

옛날에는 굴을 콜레스테롤치가 높은 식품이라 했지만 이것은 잘못 알려진 것이며 오히려 콜레스테롤치를 감소시키는 작용을 한다.

철분이 풍부하고 칼슘, 요오드, 마그네슘도 많이 들어 있어 빈혈치료에 대표적인 식품이다. 또 체내의 대사기능을 활발하게 하는 비타민B군과 소화흡수가 잘 되는 에너지원인 글리코겐이 풍부하여 피로회복, 허약체질 개선에 높은 효과를 보인다.

굴의 단백질에 들어 있는 타우린은 고혈압이나 저혈압 모두를 정상치로 조절할 뿐만 아니라 혈전을 예방하고 가슴이 뛰는 증세를 가라앉힌다. 또한 굴의 필수아미노산은 체내의 독소를 배출하고 담즙의 분비를 촉진하기 때문에 간장의 작용을 활발하게 한다. 이 때문에 굴은 동맥경화증이나 심근경색 등의 성인병을 예방하는 데 효과가 뛰어나며, 콜레스테롤치를 떨어뜨리는 특징도 간과할 수 없다.

5월부터 8월까지는 산란기라 맛과 영양가가 떨어지고 독 성분이 나타나기 때문에 굴을 먹지 않는 것이 좋다.

약효 살리는 법 제철이면 신선한 것을 생식하는 게 가장 좋지만 선도가 떨어진 것은 식중독의 위험이 있다. 맛과 향기가 손상되지 않도록 소금물에서 재빨리 씻어 레몬이나 무 간 것과 함께 내놓는다. 그밖에 튀김이나 전, 전골요리 등에 폭넓게 이용할 수 있다.

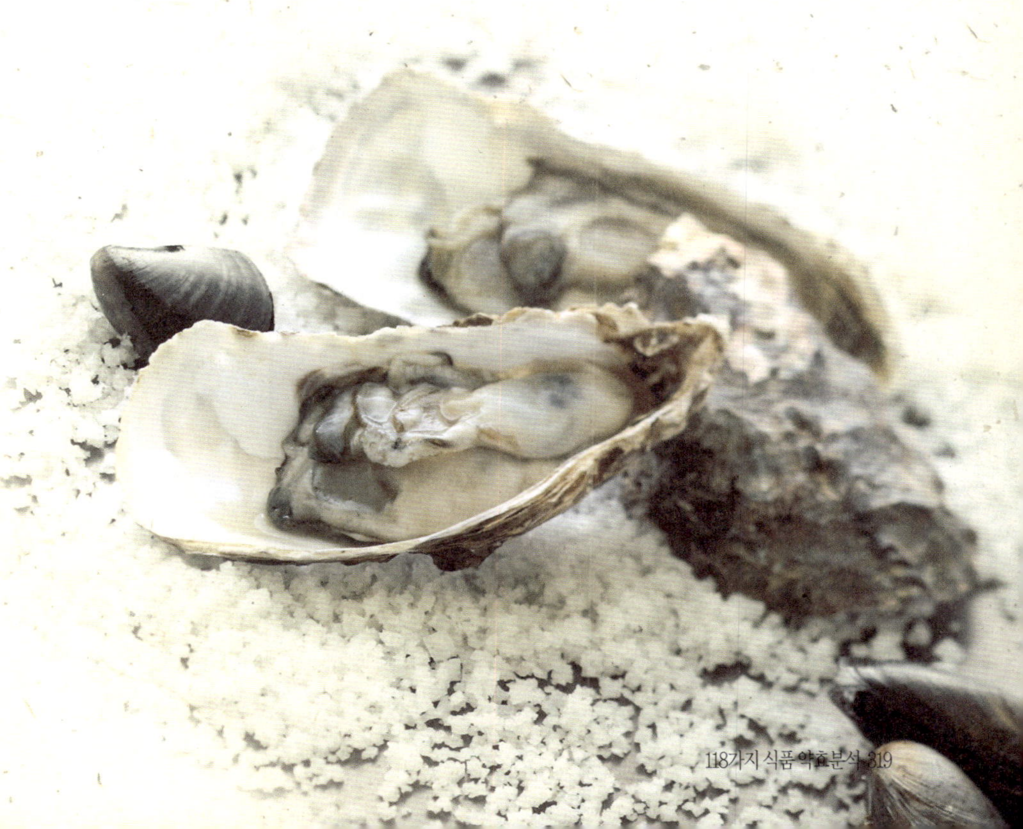

6. 멸치
골격형성을 도와준다

약효성분 뼈째 먹을 수 있으므로 어떤 식품보다 많은 양의 칼슘을 섭취할 수 있다. 칼슘 외에 인, 회분, 철분 등 각종 미네랄이 풍부하게 들어 있고 단백질과 지방질, 비타민B2, 나이아신 등도 많이 들어 있다. 미네랄은 우리 몸의 골격과 치아 형성에 필수적인 성분으로 임신부와 발육기의 어린이라면 특히 신경을 써서 섭취해야 한다.

멸치에는 감칠맛을 내는 성분인 글루타민산의 함량이 높아 국물맛을 내는 데 많이 이용된다. 국물을 만들 때는 주로 굵은 멸치가 쓰이고 중간 것이나 잔 것은 주로 볶음, 조림 등의 반찬에 이용된다. 그밖에 말리지 않은 생멸치로는 멸치액젓을 만들어 김치를 담글 때 간을 맞추는데 이용하고 있다.

간혹 반찬을 만들 때 깔끔하게 하려고 멸치의 머리를 떼어버리는 수가 있는데, 이때 떼낸 머리는 따로 두었다가 국물을 내는 데 이용하면 좋다.

고르는 법 마른 멸치는 소금물에 삶았다가 말려낸 것인데 이때 소금물의 농도가 적당해야 살이 부스러지지 않고 윤기가 난다. 좋은 멸치는 살이 단단하고 뽀얀 빛이 나는 것이다. 검붉은 빛이 나고 살이 잘 부서지는 것은 오래 됐다는 증거이다.

7. 꽁치
허약체질을 개선해 준다

약효성분 꽁치는 예부터 서민들이 즐겨 먹는 영양가 높은 생선이다. 9월 하순이 되면 기름살이 올라서 영양가나 맛이 한층 더 좋아진다. 단백질의 함량도 매우 높으며 필수아미노산의 함유량이라고 할 수 있는 단백가가 달걀을 100으로 했을 때 96에 해당한다.

비타민A와 칼슘이 풍부하고 비타민B12와 철분이 많이 들어 있어 빈혈 증세가 있는 사람에게 아주 좋은 식품이다. 그밖에 위가 약한 사람이나 식욕부진, 허약체질인 사람에게 권할 만하다.

꽁치의 지방질에는 콜레스테롤치를 떨어뜨리고 뇌혈전증을 예방하는 EPA(에이코사펜타엔산)가 풍부하게 들어 있다. 이 EPA는 변질되기 쉬우므로 반드시 신선한 것을 골라야 한다.

많이 먹으면 두드러기 등 알레르기 증세가 나타나거나 설사를 하는 수도 있으므로, 알레르기 체질인 사람이나 평소에 설사를 잘 하는 사람은 조심하는 것이 좋다.

고르는 법 등 부분이 선명한 푸른 빛을 띠고 있으며 전체적으로 탄력이 있는 것이 신선하다.

8. 다시마
비만을 방지해 준다

약효성분 칼로리가 거의 없고 각종 미네랄이 풍부하게 들어 있는 대표적인 알칼리성 식품. 다시마에는 칼슘이 풍부해 뼈와 이를 튼튼하게 해 주며, 갑상선호르몬의 생성을 도와 체내 신진대사를 활발하게 한다.

다시마나 미역 속에는 아미노산의 일종인 라미닌이라는 성분이 들어 있는데, 이것이 혈압을 내려주는 작용을 하는 것으로 알려져 있다. 그밖에 다시 특유의 미끈거리는 성분에는 알긴산이 들어 있어 암세포의 번식을 막는다는 설도 있다.

다시마에는 감칠맛을 내는 성분인 글루타민산이 들어 있어 전골이나 국 등의 국물 재료로도 많이 이용된다. 다시마 말린 것의 표면에는 또 만닛이라는 하얀 가루가 붙어 있는 것이 특징이다.

아무튼 다시마는 미역과 더불어 비만을 방지하고 성인병을 예방하며 미용에도 뛰어난 효과를 보이는 저칼로리 식품으로 현대인들에게 인기가 높다.

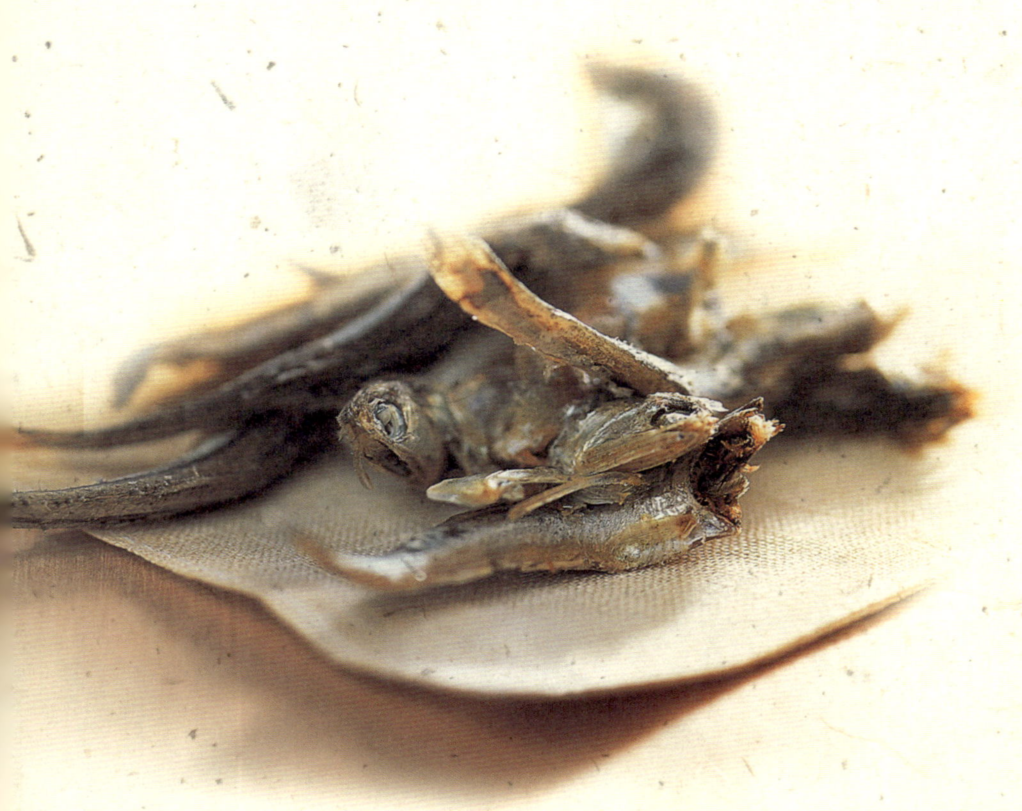

고르는 법 빛깔이 검고 두꺼운 것일수록 질이 좋은 것이다. 빛깔이 붉게 변했거나 주름진 것은 피한다.

9. 도미

몸을 따뜻하게 한다

약효성분 동양인들은 도미를 매우 귀한 생선으로 여겨 옛날부터 잔치상에 빠뜨리지 않고 올렸다. 지방질이 적고 살이 단단해서 신선도가 떨어져도 맛은 쉽게 변하지 않는 것이 특징이다.

도미와 같은 흰살생선은 단백질이 풍부할뿐만 아니라 맛이 담백하고 소화가 잘되므로 어린아이나 노인 등 소화기능이 약한 사람에게 특히 좋다. 또한 신경을 안정시켜주는 작용이 있어 초조감을 덜어주며, 지방질이 적어서 다이어트에도 효과적이다.

대표적인 흰살생선이므로 알레르기 체질이나 등푸른 생선을 먹지 못하는 사람들의 단백질 보급원으로서도 훌륭하다.

몸을 따뜻하게 하고 기력을 충실하게 하며 조혈작용을 하기 때문에 냉증이 있거나 저혈압인 사람에게도 좋은 생선이다. 꾸준히 먹으면 혈색이 좋아지고 위장의 기능이 좋아져서 만성설사를 멎게 한다.

습진, 종기가 잘 생기는 사람은 많이 먹지 말도록. 도미의 근육에는 아니사키스 모양의 선충이 기생하는 수가 있으므로 회로 먹을 때는 주의할 필요가 있다. 도미 중에서도 참돔이 맛과 영양면에서 우수하다.

10. 문어

기력을 회복시켜 준다

약효성분 지방질, 당질이 적은 저칼로리 식품인데다 소화에 시간이 걸리므로 다이어트 중인 사람이나 당뇨병으로 식사 제한을 하는 사람에게 적당하다.

오징어와 마찬가지로 기력을 회복시켜주는 작용을 한다. 또 근육과 뼈를 튼튼하게 하고 치질이나 산후 피가 잘 들지 않아서 일어나는 두통이나 현기증, 월경불순에도 도움이 된다. 특히 데쳐 썰어서 초고추장에 무친 문어를 꾸준히 먹으면 높은 효과를 기대할 수 있다.

최근에는 아미노산의 일종인 타우린이 풍부하게 들어 있음이 밝혀졌는데, 타우린은 피로회복을 돕고 혈중 콜레스테롤을 떨어뜨리는 작용을 하므로 동맥경화증에 효과가 있다.

하지만 알레르기 체질인 사람은 많이 먹지 말도록. 소화되는 속도가 느리므로 위가 약한 사람이 먹으면 소화가 잘되지 않고 위에 머물러 가스를 만든다. 따라서 위하수인 사람, 평소 위장이 약한 사람은 주의해야 하며 헤르니아, 저혈압, 냉증이 있는 사람에게도 별로 좋지 않다.

고르는 법 발에 붙어 있는 돌기가 달라붙을 것 같이 흡착력이 있는 것이 좋다.

11. 미꾸라지

스태미너를 좋게 한다

약효성분 미꾸라지는 뱀장어 못지 않게 영양가가 높은 식품이다. 지방질과 비타민B₁은 뱀장어보다 적지만 비타민B₂와 칼슘, 철분이 풍부하게 들어 있다. 비타민B₂는 간 다음으로 많고 철분은 시금치보다 풍부하다. 뼈째로 먹을 수 있기 때문에 칼슘원으로서도 이상적이어서 여름철 스태미너식으로 안성맞춤이다. 미꾸라지 70g을 먹으면 1일 칼슘 필요량을 섭취할 수 있다.

미꾸라지는 내장을 따뜻하게 하고 피의 흐름을 좋게 하므로 강장·강정 작용이 뛰어나고 빈혈, 치질에도 효과가 있다. 또 체내에 있는 수분을 배출하는 작용과 해독 작용도 뛰어나므로 황달이나 당뇨병 등으로 갈증이 나는 사람, 소변이 잘 나오지 않는 사람에게 좋다.

두부와 함께 조리해서 파와 생강을 넣어 먹으면 황달이나 빈뇨에 도움이 되며, 참마와 함께 먹으면 강정 효과가 뛰어나고 당뇨병에도 좋다.

외용약으로는 종기, 편도선염, 중이염 등에 좋은 것으로 알려져 있다. 미꾸라지의 뼈를 발라내고 반으로 갈라 환부에 붙이면 되는데, 껍질의 미끈거리는 성분이 부기를 가라앉히고 통증을 누그러뜨리는 작용을 한다.

약효 살리는 법 금방 잡은 미꾸라지는 진흙냄새가 나므로 산 채로 소금을 뿌려 거품과 해감을 토해 내게 한 뒤 호박잎으로 바락바락 주물러 미끌거리는 것을 제거한 다음 조리한다.

12. 바지락
간장 기능을 활발하게 한다

약효성분 칼슘, 철, 인, 비타민B2, B12가 풍부하며 닭고기에 뒤지지 않을만큼 양질의 단백질이 들어 있다. 특히 다른 해산물에는 별로 없는 비타민B12의 함유량이 간에 필적할 정도로 많다.

옛날부터 간장병에는 바지락이 좋은 것으로 알려져 왔다. 이것은 필수아미노산의 일종인 오치아민, 타우린이 담즙의 배설을 촉진하여 간장의 해독 작용이 활발해지기 때문이며, 풍부한 비타민B12도 간장의 기능을 활발하게 해 준다. 그밖에 바지락이 고단백, 저지방 식품이라는 점도 간장병에 매우 좋은 작용을 한다.

비타민B12와 함께 철분도 많이 들어 있기 때문에 많이 먹으면 빈혈을 예방할 수 있을 뿐만 아니라 혈액순환이 좋게 되어 허약체질을 개선할 수 있다.

비타민B12는 수용성이기 때문에 바지락을 가지고 미역국과 같은 국물 있는 요리를 만들면 좋다. 특히 된장찌개와 함께 끓이면 된장에 들어 있는 각종 효소가 바지락의 소화를 돕기 때문에 소화 기능이 약한 환자나 노인, 어린이에게 적당하다. 바지락에는 호박산이라는 유기산이 들어 있는데, 이것이 담즙의 분비를 촉진하고 콜레스테롤이 증가하는 것을 억제하는 작용을 한다.

그밖에도 바지락은 초조감을 진정시키는 신경 안정 작용과 이뇨 작용이 있어 부기에도 좋다.

고르기 & 보관법 바지락은 껍질이 단단하게 닫힌 것을 고른다. 입을 벌리고 있어도 만졌을 때 오므리면 살아있다는 증거이다. 묽은 소금물에 담가 해감을 토해내게 한 뒤 조리한다.

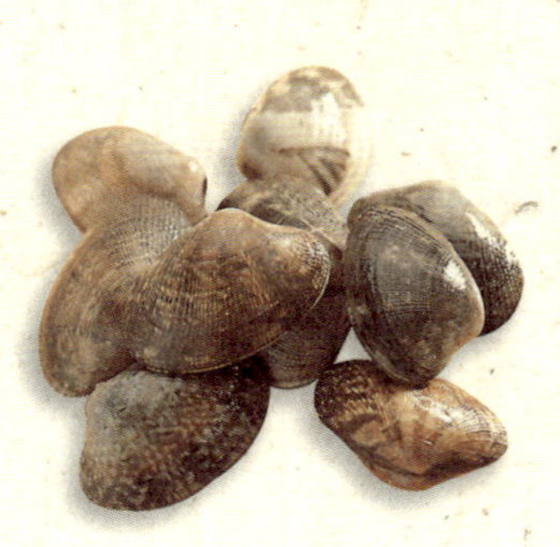

13. 새우
몸을 따뜻하게 해 준다

약효성분 새우는 살 뿐만 아니라 껍질이나 알에도 뛰어난 효능이 있으므로 중국에서는 머리나 껍질을 이용해서 국물을 만들어 요리에 폭넓게 활용한다. 칼슘, 인, 요오드, 철분과 비타민이 풍부한데 그 중에서도 머리와 알은 뛰어난 스태미너원이다.

강정 효과가 있으며 하체가 차거나 노곤하고 힘이 없을 때, 정력감퇴에 효과적이다. 몸을 따뜻하게 하고 저혈압과 냉증을 개선하는 작용을 하므로 산후나 월경 후의 여성은 하루에 체중 1kg당 0.5g의 새우를 먹으면 좋다.

홍역이나 두드러기가 났을 때 미처 밖으로 내보내지 못한 독소를 배출하는 작용도 하며, 껍질을 볶아서 가루로 만들어 환부에 바르면 악성 종기 치료에 효과적이다.

알레르기 체질인 사람은 많이 먹지 말아야 한다. 특히 등쪽 내장이나 알은 주의해야 한다. 하지만 생강, 무 등은 알레르기 반응을 예방하는 작용을 하므로 이것들과 함께 먹으면 좋다.

고르는 법 모양이 이지러지지 않고 껍질에 광택이 있는 것을 고른다.

14. 연어
위장을 따뜻하게 한다

약효성분 연어는 다른 어류에서는 별로 볼 수 없는 비타민A가 풍부하며 해산물로서는 드물게 비타민D가 들어 있다. 이밖에도 단백질, 지방질, 비타민B1, B2, 나이아신(니코틴산)이 균형 있게 들어있는 스태미너식이다. 위장을 따뜻하게 하여 혈액순환을 촉진하기 때문에 위가 약한 사람, 냉증이 있는 사람, 감기에 걸리기 쉽고 체력이 약한 사람에게 안성맞춤이다.

연어는 버릴 것이 없이 한 마리를 통째로 먹는다.

위장이 찬 사람은 연어에 버터를 발라 살짝 튀겨 먹으면 좋다. 연어를 토막 내어 표고, 감자, 시금치 등의 채소를 넣고 된장으로 맛을 내어 찌개를 해 먹으면 몸속까지 따뜻해진다. 회로 먹을 때는 기생충이 염려되므로 반드시 얼렸다가 먹는다.

하지만 과식을 하면 습진이 생길 수 있으므로 알레르기 체질인 사람은 너무 많이 먹지 말도록. 산란전인 가을철에 잡은 것이 기름이 올라 맛이 좋다.

겉으로 보아 등쪽은 청회색, 배쪽은 은백색이 나지
만 근육 색깔은 짙은 복숭아빛을 띠는 것이 신선하다.
  연어의 살이 붉은빛을 띠는 것은 지용성의 카로틴
때문이므로 튀김이나 구이 등 기름을 써서 요리하는
것이 좋다.

15. 오징어
빈혈·갱년기 장애에 효과가 있다

`약효성분` 오징어에는 우수한 단백질이 풍부하게
들어 있고 피를 보충하는 작용이 있어 특히 여성의
빈혈, 무월경, 폐경기에 동반되는 갱년기 장애에 효
과가 있다. 오징어의 먹물 주머니에는 아미노산이 많
이 들어 있고 리조팀이라는 부패력이 강한 물질이 있
는데 이것이 협심증을 낮게 해 주며, 계속 먹으면 암
을 치료할 수도 있다고 한다.
  약용으로 특히 주목을 받는 것은 '해지소'라 불리
는 오징어뼈인데, 이것을 삶아서 가루낸 것은 지혈작
용이 뛰어날 뿐만 아니라 위궤양, 십이지장궤양의 묘
약으로 통한다.
  마른 오징어에는 질 좋은 단백질이 쇠고기의 3배
가량 들어 있다. 굽지 않은 마른 오징어를 물고 있으
면 멀미 예방에도 효과가 있다.
  오징어는 인산의 함량이 높은 강한 산성식품으로
알칼리성인 채소를 곁들여 먹는 것이 좋으며 위산과
다인 사람은 먹지 않는 것이 좋다. 오징어를 조금만
먹어도 위통을 일으키는 사람도 있으므로 주의한다.

`고르는 법` 투명하고 광택이 있는 것을 고른다.

16. 미역
산후 자궁수축을 돕는다

`약효성분` 양질의 단백질과 비타민, 철분, 칼슘,
인, 카로틴, 식물성섬유 등이 균형있게 들어 있어 '바
다의 채소'라 부른다.
  뭐니뭐니해도 미역의 커다란 특징은 역시 칼슘과
요오드가 풍부하게 들어 있다는 점이다. 미역에 풍부
하게 들어 있는 칼슘은 뼈와 이를 튼튼하게 하며 산
후 자궁 수축과 지혈을 돕고 초조감을 해소한다.
  요오드는 아미노산과 결합하여 갑상선 호르몬을
만드는데, 갑상선 호르몬은 심장과 혈관의 활동을 돕
고 체온과 땀을 조절하며 신진대사를 증진시키는 작

용을 한다. 요오드가 부족하면 체온과 저항력이 떨어
져 신경이 불안정해지며 노화현상이 일어난다.
  미역에는 방사선 장애를 방지하는 작용도 있어, 방
사선의 위험이 커지는 현대에 가장 적극적으로 먹어
야 할 식품이라 할 수 있다.
  미역 특유의 미끈거리는 성질은 수용성의 식물성
섬유로, 혈액 중의 콜레스테롤치를 감소시키는 작용
이 있으며 변비를 해소하고 고혈압이나 동맥경화증
의 예방에 효과가 있다. 또 미끈거리는 성분 속에는
알긴산이 들어 있어 암세포의 증식을 악화시킨다는
사실이 밝혀져 각광을 받고 있다. 이처럼 미역은 여
러 가지 작용을 하는 대신 칼로리가 거의 없기 때문
에 비만을 방지하는 성인병 예방 식품으로 매우 훌륭
하다.

`약효 살리는 법` 마른미역은 물에 담가 충분히 불
린 다음 바락바락 주물러 씻는다. 너무 오래 불리면
영양소의 손실이 많아지므로 주의한다. 기름과 함께
조리하면 요오드 성분의 흡수율이 훨씬 높아지므로
미역초무침이나 미역국을 끓일 때 참기름을 한 방울
떨어뜨린다.

`고르는 법` 미역을 고를 때는 만져 보아 부드럽고
녹색이 선명한 것을 선택한다.

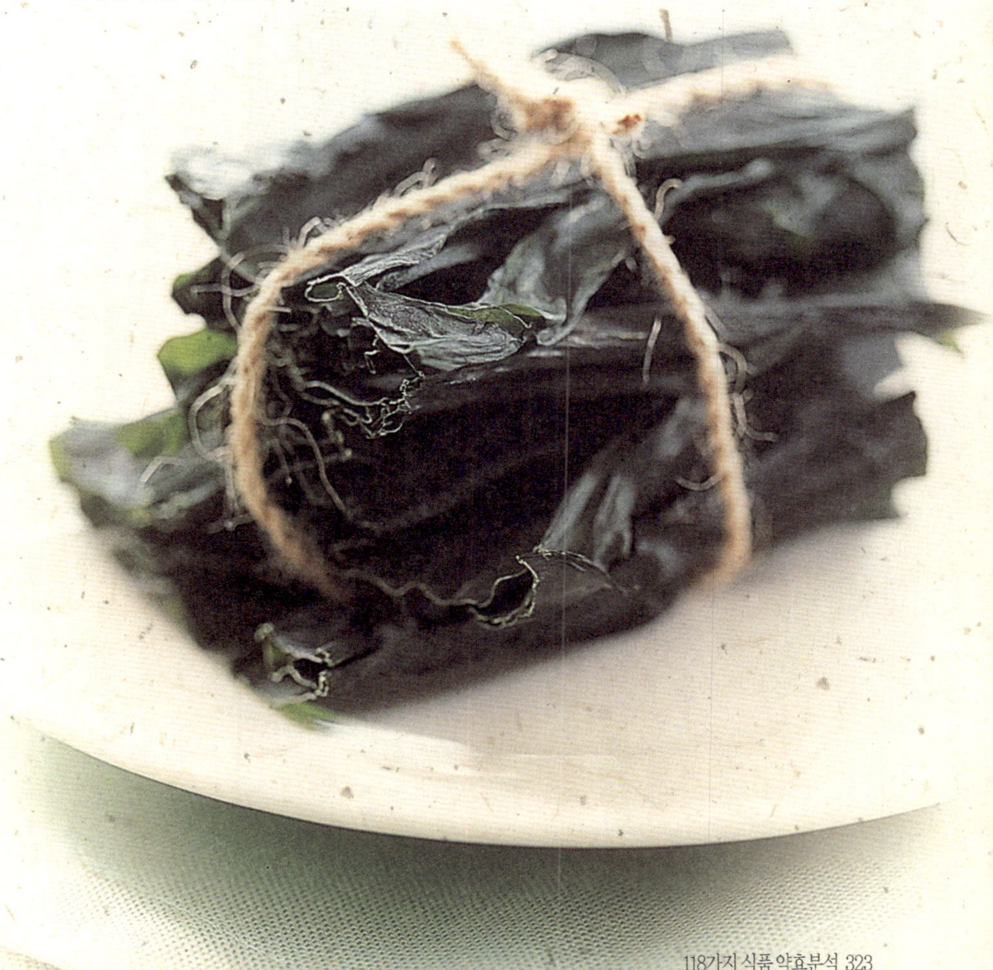

17. 전복

시신경의 피로회복에 좋다

약효성분 일반적으로 조개류에는 피로해진 신경을 회복시키는 작용이 있는데, 그 중에서도 특히 전복은 시신경의 피로회복에 뛰어난 효능을 발휘한다. 자양·강장에도 좋아 제주도 전복은 옛날 진시황이 불로장생을 위해 먹은 식품으로 유명하며, 햇볕에 말린 전복포는 예부터 일급 강정식품으로 알려져 왔다.

몸이 허약할 때 전복죽을 끓여 먹으면 기운이 나며, 소변이 잘 나오게 되어 황달이나 방광염에도 도움이 된다. 또 목이 타거나 가슴이 메이는 증세를 가라앉히고 간장을 강하게 하는 작용도 한다. 또한 전복은 요오드 함량이 높기 때문에 한방에서 고혈압 치료에 이용하기도 한다.

껍질은 한방에서 '석결명(石決明)'이라 부르며 백내장, 결막염 등의 치료약으로 쓰고 있다.

18. 장어

스태미너에 좋은 강장식품이다

약효성분 장어의 주성분은 비타민A, B1, B2인데 그 중에서도 특히 비타민A가 풍부하다. 그밖에 단백질과 지방질, 칼슘, 인, 철분, 나트륨도 들어 있다. 지방질은 참치에 필적할 정도로 많은데, 질어 좋은 불포화지방산으로 구성되어 모세혈관을 튼튼하게 해주며 우리 몸에 활력을 불어 넣어 주는 효과가 있다.

뱀장어는 체력을 길러 주고 여름을 타는 것을 막아

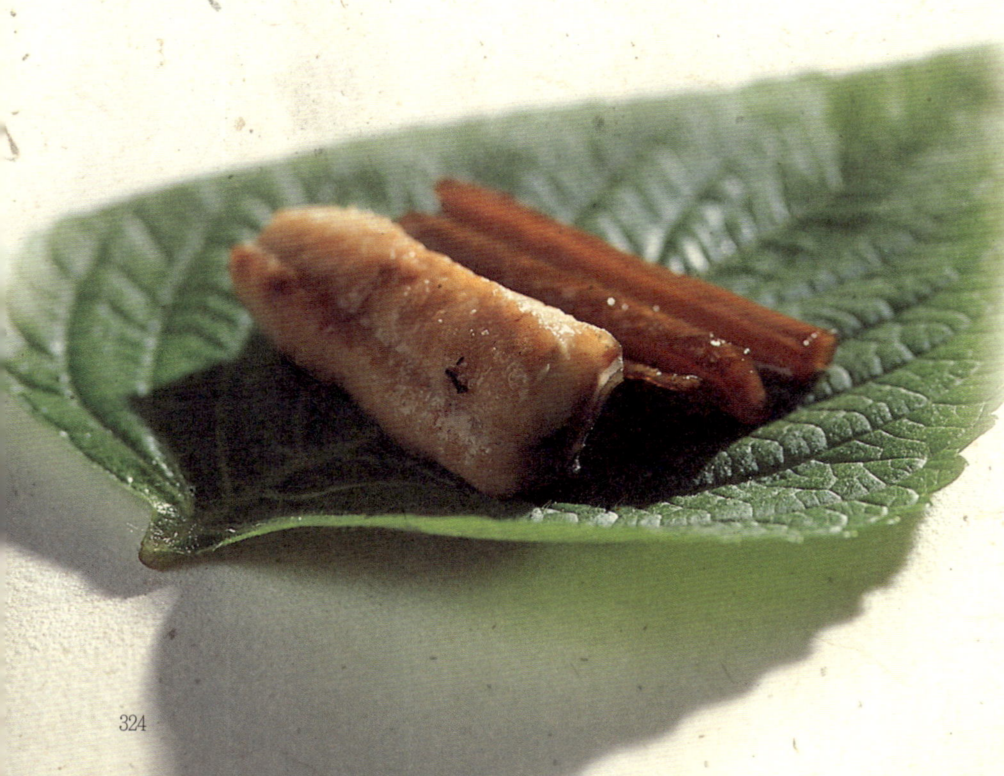

주는 스태미너식으로 유명하다. 풍부한 비타민A가 소화기나 호흡기, 눈의 점막을 강화하는 작용을 하기 때문에 감기의 예방이나 위장병, 야맹증에도 도움이 된다.

혈액의 농도를 진하게 하고 내장기능을 활발하게 하므로 냉증이나 저혈압, 빈혈을 예방하는 데도 효과가 있다. 바닷장어는 회로 먹으면 좋고 민물장어는 간장을 발라 구워 먹는데, 두 가지 모두 허약체질인 사람의 체력 증강에 효과적이다. 장어요리를 꾸준히 먹으면 류머티즘이나 신경통에 효과가 있다.

부정출혈이나 대하가 있는 사람은 튀겨 먹으면 좋다. 하지만 장어는 소화가 잘 안 되므로 위장이 약하여 소화 기능이 좋지 않은 사람이나 어린이는 많이 먹지 않는 것이 좋다.

19. 잉어

젖 분비를 촉진한다

약효성분 잉어는 3천년 전부터 식용으로 이용되어 온 스태미너 식품으로 약효는 생선 중에서도 으뜸이다.

단백질, 지방, 칼슘, 철분이 풍부한 자양 식품이며 소화흡수가 잘 되므로 어린아이나 회복기의 환자에게 특히 좋다. 이뇨작용이 뛰어나므로 부었을 때나 소변이 잘 나오지 않을 때 도움이 되며 임신으로 인한 부기에 더욱 효과가 있다.

또 산후에 젖을 잘 나오게 하는 작용도 하므로 임신중이나 수유 중인 여성이 잉어를 먹으면 젖이 많아지게 된다.

잉어를 통째로 약한 불에서 1시간가량 고은 것이나 토막 내어 된장을 넣고 탕을 끓인 것은 산후의 빈혈을 예방하고 자궁 내에 고인 혈액을 체외로 배출해 주기 때문에 임신부에게 아주 좋다.

지느러미의 뒤에 있는 담낭은 터지면 쓴맛이 전체에 번지므로 요리 전에 반드시 떼내도록 한다. 또 잉어의 살에는 간디스토마의 유충이 기생하는 수가 있으므로 가능한 한 생식은 삼가야 한다.

고르는 법 잉어를 구입할 때는 산 것이 좋다. 죽은 것은 효과가 반감되기 때문이다.

20. 전갱이
골격을 튼튼하게 한다

약효성분 늦봄부터 늦가을까지가 제철로 단백질과 지방이 적당하고 맛이 좋다. 잔 것은 통째로 튀기면 뼈까지 먹을 수 있어서 칼슘의 보급원으로 훌륭하다. 비늘을 제거해서 소금구이나 찌개, 튀김을 만들어 먹는데, 바삭하게 튀긴 것은 칼슘 만점의 간식이나 술안주로 좋다.

　간혹 두드러기가 나는 수가 있으므로 알레르기 체질인 사람은 많이 먹지 말 것. 생강, 무, 파 등 생선의 중독을 막는 채소와 함께 먹으면 좋다.

약효 살리는 법 전갱이는 방패비늘이라고 하는 날카로운 비늘이 있는데 이것을 깨끗하게 긁어내고 지느러미와 내장을 떼낸 뒤 조리한다. 소금구이, 초무침, 조림, 찌개, 튀김 등 응용범위가 넓은 것이 장점이다.

고르는 법 전갱이를 고를 때는 눈이 맑고 지느러미가 선홍색인지 살핀다.

21. 정어리
성인병 예방에 효과가 있다

약효성분 정어리에는 필수아미노산이 균형 있게 들어 있고 비타민B1, B12가 풍부하게 들어 있어 신진대사를 활발하게 해 준다. 등푸른 생선에 속하는 정어리는 붉은 살 속에 지방이 가득 들어 있는데, 대부분이 불포화지방산이다. 그 중 EPA(에이코사펜타엔산)라는 물질은 동맥경화와 뇌혈전증 예방에 효과가 있다.

　정어리는 머리부터 꼬리까지 통째로 먹기 때문에 칼슘, 인 등을 섭취하기에 가장 적합하다. 특히 칼슘의 함유량은 생선류 중에서 멸치 다음으로 많고 비타민D도 풍부하기 대문에 칼슘 흡수가 훨씬 잘 되어 뼈와 이를 강하게 하고 신경안정에 도움이 된다.

고르기 & 보관법 눈이 깨끗하고 전체적으로 광택이 있는 것, 살이 단단하고 탄력이 있는 것, 신선도가 좋은 것을 선택한다. 정어리는 오래 두면 산화하여 악취가 나므로 가능한 한 빨리 먹도록 한다. 통째로 말린 것은 밀폐용기에 넣어 냉동실이나 건조한 곳에 보관한다.

약효 살리는 법 정어리를 다져 밀가루, 달걀과 반죽해서 만든 정어리경단국은 노인이나 허약체질인 사람의 건강식으로 좋다. 신선하지 않은 것을 먹으면 설사를 하거나 두드러기가 나는 수가 있으므로 주의한다.

22. 조기
기력을 회복시켜 준다

약효성분 예부터 고급생선으로 쳐 온 조기는 '힘이 나게 해 준다'는 뜻에서 이름 붙여졌다. 육질이 부드럽고 담백해서 맛이 좋을 뿐만 아니라 양질의 단백질이 풍부해 영양가 면에서도 우수하다. 지방질이 적어 소화가 잘 되므로 발육기의 어린이나 소화기관이 약한 노인에게 특히 좋으며 몸이 쇠약해졌을 때 먹으면 기력을 되찾을 수 있다.

　조기를 소금에 절였다가 말린 굴비는 입맛을 돋우어 주는 고급 반찬이지만 나트륨 함량이 높으므로 신장병이 걱정되는 사람은 되도록 먹지 않는 것이 좋다.

고르는 법 입술은 주황빛이 나고 몸은 연한 황금빛을 띤 참조기가 가장 맛이 좋다. 제철은 봄부터 여름까지. 조기나 굴비 모두 굵은 것일수록 먹을 것이 많고 영양가도 높다.

23. 참치
발육기 어린이에게 좋다

약효성분 '바다의 닭고기'라 불릴 정도로 서양 사람들이 좋아하는 생선이다. 여름철에 잡히는 것이 지방 함량이 적어 맛이 좋다. 겨울철에 잡히는 것은 지방이 많고 수분이 적어 횟감으로 많이 이용된다.

　중국에서는 옛날부터 지혈 작용이 있다 하여 혈뇨나 대하의 치료, 허약체질인 사람의 체력 보강에 이용했다.

　양질의 단백질이 많으며, 지방질에는 콜레스테롤을 감소시키고 뇌혈전증을 예방하는 EPA(에이코사펜타엔산)가 풍부하게 함유되어 있다. 미네랄의 일종인 세렌에는 동맥경화증을 예방하고 노화를 늦추는 산화 방지 작용도 있다.

　다른 어류에 비해 칼슘 함량이 높고 두뇌 발달을 돕는 DHA가 풍부해 발육기의 어린이들에게 매우 좋은 식품이다.

고기류

1. 닭고기

체력회복에 도움이 된다

약효성분 담백한 맛과 부드러운 육질이 일품이다. 다른 육류와 달리 근육 속에 지방이 섞여 있지 않기 때문에 맛이 담백하고 소화흡수가 잘 되는 것이 특징이다. 위가 약한 사람에게 권할 만하다.

단백질은 쇠고기나 돼지고기보다 많으며 그 중에서도 필수아미노산이 많이 들어 있다. 지방질도 풍부한데, 쇠고기나 돼지고기와는 달리 불포화지방산의 비율이 높으므로 콜레스테롤의 염려는 없다. 성인병 예방을 위해서도 많이 먹는 것이 좋다.

피를 보충하는 작용이 있어 체력회복에 도움이 되고 젖을 잘 나오게 하는 효과도 있다.

약효 살리는 법 기름기가 많아서 신경 쓰이는 사람은 껍질과 피하지방을 제거하고 조리한다. 닭고기 특유의 누린내를 싫어하는 사람이 많은데 이것은 마늘, 파 등의 양념과 후춧가루 등의 향신료를 써서 없애도록 한다. 가슴살은 지방이 적은 대신 퍽퍽한 느낌이 든다. 가장 맛있는 부위는 역시 다리살이라고 할 수 있다.

2. 돼지고기

칼로리가 풍부한 스태미너식이다

약효성분 단백질과 지방질이 주성분이며 살코기의 단백질은 곡류나 콩류보다도 훨씬 우수하다. 돼지고기 다리살 100g분의 단백질을 섭취하려면 밥으로는 6공기, 달걀은 3개, 우유는 700ml나 먹어야 한다.

돼지고기라면 비계가 생각날 정도로 지방질이 많은데 지방은 칼로리가 높아 에너지원으로 우수할 뿐만 아니라 뇌의 활동에 없어서는 안 될 요소이다. 같은 기름이라도 돼지기름은 쇠기름에 비해 필수지방산의 비율이 훨씬 많다.

비타민B1이 풍부한 것도 특징이어서 쇠고기의 10배, 현미의 2배가 넘는 비타민B1이 들어 있다. 그밖에도 돼지고기는 내장을 튼튼히 하고 피부에 윤기를 주며 변비나 기침에 효과가 있다.

중국에서는 돼지족이 하체를 강하게 하고 산모가 먹으면 젖이 잘 나오는 식품이라고 하여 널리 이용하고 있다.

약효 살리는 법 기생충 감염의 우려가 있으므로 완전히 익혀서 먹어야 한다. 마늘, 생강과 잘 맞기 때문에 함께 요리하면 맛이 한결 좋다. 특히 마늘은 돼지고기에 들어 있는 비타민B1의 효과를 높인다. 선명한 붉은색을 띤 것이 신선하다.

3. 쇠고기

풍부한 단백질이 성장을 돕는다

약효성분 맛이 좋고 영양가가 높아 전 세계 사람들이 가장 좋아하는 고기 중의 하나. 양질의 단백질과 철분이 풍부하고 지방질이 많이 들어 있다. 특히 철분이 돼지고기에 비해 훨씬 많아 빈혈인 사람에게 더없이 좋다.

쇠고기의 단백질에는 필수아미노산이 많이 들어 있기 때문에 성장기의 어린이에게 가장 좋은 영양공급원이다. 하지만 포화지방산이 많아 소화흡수가 좋지 못하며 콜레스테롤이 비교적 많아서 고지혈증인 사람은 주의해야 한다.

칼슘에 비해 인의 함량이 많은 산성식품이므로 알칼리성 식품인 채소와 함께 먹는 것이 바람직하다.

쇠고기를 비롯한 육류는 몸을 따뜻하게 하는 작용을 하므로 많이 먹으면 냉증을 개선시켜 준다. 그밖에 위장의 작용을 도와주고 위장이 차서 설사를 자주 하거나 식욕부진인 사람에게도 효과가 있다.

약효 살리는 법 소화율은 좋지만 너무 가열하면 질겨지고 소화가 잘 안 되며 맛도 떨어진다. 위액의 분비를 촉진하는 마늘이나 후추 등을 이용해서 조리하면 좋다. 고기의 결이 고울수록 연하므로 고기의 결을 보도록 한다.

자연 재료를 가지고 다양한 방법으로 처리, 가공하여 음식의 맛과 영양을 높이고 식욕을 돋우어 주는 작용을 한다.

1. 간

빈혈을 예방해 준다

약효성분 간은 고기에 비해 지방과 칼로리가 적기 때문에 흔히 다이어트식으로 이용된다. 주성분은 보통 살코기와 마찬가지로 단백질과 각종 비타민 그중에서도 비타민A의 함유량은 당근의 10배, 치즈의 10배로 매우 많아 식품 중 가장 뛰어난 비타민A 공급원이 된다.

비타민B군이나 비타민C의 함유량도 채소보다 훨씬 많으며 단백질 중에서도 아미노산이 풍부해 체내에 흡수되면 낭비되지 않고 피나 살이 된다.

간의 가장 큰 특징은 철분, 엽산, 비타민B12, 비타민C 등 조혈작용이 높은 미네랄과 비타민이 아주 풍부하다는 점이다. 돼지, 닭, 소 어느 것의 간이든 영양가가 뛰어나지만 그 중에서도 돼지의 간이 가장 영양가가 높고 다음이 소, 그리고 닭의 순서이다.

풍부한 엽산과 비타민B12, 비타민C의 작용으로 빈혈 예방에 높은 효력을 발휘한다.

또한 미용 비타민으로 불리며 피부를 건강하게 유지해 주는 비타민A와 B2가 많이 들어 있어서 여성에게는 더없이 좋은 식품이다. 돼지의 간 5g이면 하루 필요한 비타민A를 섭취할 수 있다.

간은 또 간장병을 치료해 주기도 하는데, 양질의 단백질이 간세포를 재생시키고 풍부한 비타민과 미네랄이 간장의 기능을 활발하게 하기 때문이다.

고르기 & 보관법 붉은색이 선명하고 탄력이 있는 것이 좋은 것이다. 색이 흐리면 오래 된 것이므로 피하도록 한다.

간이나 곱창과 같은 내장육은 세균이 생기기 쉬우므로 냉장고에 보관하기는 어려우며 신선할 때 먹어야 한다.

2. 간장

음식의 풍미를 돋운다

약효성분 간장 자체에는 특별한 영양가가 없지만, 요리의 간을 맞추고 풍미를 돋우어 식욕을 증진시키는 역할을 하므로 없어서는 안 될 존재이다. 단맛 성분은 아미노산, 특유의 향기는 방향 성분 때문이다.

가슴이나 배가 부풀어 기분이 나쁠 때 뜨거운 보리차에 간장을 2~3방울 떨어뜨려 먹으면 가슴이 후련해진다. 방부제로서의 효과도 있고, 향기가 있기 때문에 식품의 비린내를 없애는 작용도 한다.

염분의 비율은 진간장이 20% 정도이고 국간장은 보통 30%가 넘으므로 고혈압, 심장병, 신장병이 있는 사람은 섭취를 줄이도록 한다.

3. 곤약

칼로리가 거의 없는 다이어트식이다

약효성분 예부터 장을 깨끗이 하는 식품으로 알려져 왔다. 성분의 97%가 수분이어서 영양가는 거의 없지만, 우리 몸에 없어서는 안 되는 식물성섬유가 풍부하고 칼로리가 거의 없는 다이어트 식품이다.

곤약에는 사람의 소화 효소로는 분해할 수 없는 글루코만난이라는 식물성섬유가 들어 있다. 이 식물성섬유가 장의 작용을 활발하게 하고 체내의 노폐물이나 독소를 흡수하여 체외로 배출하는 작용을 하기 때문에 평소 변비가 있는 사람이나 비만인 사람, 성인병이 걱정되는 사람에게 좋다.

글루코만난은 혈당치의 상승을 억제하고 콜레스테롤치를 떨어뜨리는 작용이 있어 당뇨병, 고혈압의 치료에 뛰어난 효과를 기대할 수 있다.

하지만 변비에 좋다고 너무 많이 먹는 것은 금물이다. 특히 경련성 변비나 신경과민증인 사람, 복부에 염증성 질환이 있는 사람은 많이 먹으면 오히려 증세가 악화되는 수가 있으므로 주의한다.

외용으로는 삶아서 뜨겁게 한 곤약을 타월에 짜서 허리에 대면 냉증이 낫고 이뇨 효과도 있다.

 곤약의 형태로 굳히는 응고제를 없애기 위해서는 조리 전에 반드시 뜨거운 물에 데치거나, 소금을 뿌리고 잘 문질러 씻어서 볶은 후에 조리를 해야 한다. 삶은 것을 나무 방망이로 두드린 뒤 한입 크기로 뜯어서 조리하면 떫은맛도 빠지고 맛이 쉽게 배어든다.

4. 꿀
피로회복을 돕는다

 주성분은 포도당과 과당, 젖당이며, 그 밖에 단백질, 사과산, 비타민과 칼륨, 칼슘 등이 들어 있다. 비타민으로는 B1, B2, B6, C, K 등이 있고 엽산, 판토텐산 등 여러 종류의 영양소가 유효하게 작용한다.

주성분인 포도당과 과당은 더 이상 분해되지 않는 단당류이므로 소화 흡수가 좋고, 즉시 에너지로 변하기 때문에 피로회복에 뚜렷한 효과를 발휘한다. 식초가 신경안정에 좋은데, 꿀과 사과식초를 혼합해 만든 버몬트 드링크를 꾸준히 마시면 더욱 효과가 있다.

비타민과 미네랄은 혈액을 알칼리성으로 유지하는 작용을 하므로 내장이나 혈관을 튼튼하게 해 주며, 젊음에 필요한 판토텐산이 많아 노화방지에 도움이 된다.

꿀은 또 여러 가지 성인병 예방 효과가 있고 조혈작용이 있는 엽산과 철분도 풍부해 빈혈에도 좋다. 그밖에 정장작용이 있기 때문에 설사나 변비에 모두 효과가 있다.

꿀은 무엇보다 숙취에 효과를 발휘해 술을 마신 다음 날 아침에 꿀을 먹으면 회복이 빠르다. 감기로 인해 기침을 할 때나 목이 아플 때도 효과가 크다.

꿀은 많이 먹어도 살이 찌지 않는다고 안심하는 사람들이 있는데 분명 꿀도 너무 많이 먹으면 살이 찐다는 점에 주의한다.

꿀은 또 미용 효과도 뛰어나다. 꿀에 살균작용이 있기 때문이다. 꿀과 달걀노른자를 섞어 팩을 하거나 오일에 꿀을 섞어 마사지를 해도 좋다. 평소 피부가 거칠어 신경쓰이는 사람은 세안 후 꿀을 얇게 바르고 5~6분 있다가 씻어내도록 한다.

꿀은 비타민B6와 나이아신의 작용으로 입술이 트는 것을 막을 수도 있다. 또 설탕과 달리 칼슘을 분해시키는 작용을 하지 않으므로 단맛을 낼 때 설탕 대신 사용하면 좋은 효과를 나타낸다.

5. 녹차
신경활동을 활발하게 한다

 녹차에는 카페인, 타닌, 비타민, 단백질이 들어 있다. 그 중에서도 비타민C가 풍부한 것이 특징이며 뜨거운 물을 부어도 거의 손실되지 않는다. 약효성분은 타닌과 카페인에 있다. 카페인은 대뇌중추를 자극하여 졸림을 없애고 신경이나 근육의 작용을 활발하게 한다. 이런 이유로 녹차는 습관성이 없는 이뇨약이나 강심제로 이용되기도 한다.

타닌에는 지혈·진통 작용과 설사를 멎게 하는 작용이 있다. 식중독이나 심한 설사 증세가 있을 때 보리차나 녹차를 마시도록 하는 것도 이 때문이다. 타닌에는 또 나쁜 냄새를 흡수하는 성질이 있어 구취를 없애 준다. 녹차에 풍부한 엽록소도 구취예방에 효과가 있다.

녹차는 지방 성분을 분해하는 작용을 하므로 기름진 음식과 함께 먹으면 비만 방지에 도움이 된다.

약을 먹을 때 차를 약물로 삼아 마시면 약효가 사라지는 수가 있으므로 약은 끓여서 식힌 맹물이나 생수로 마시도록 한다. 녹차에는 특유의 단맛이 있는데 이것은 아미노산 때문이다. 이밖에 적은 양의 불소가 들어 있어 치아의 표면을 단단하고 강하게 하기 때문에 충치 예방에도 좋다.

 우선 찻주전자와 컵을 충분히 따뜻하게 해 둔다. 따뜻하게 한 찻주전자에 조금 많다 싶을 정도로 잎을 넣어 뜨거운 물을 붓는다. 처음에

몸에 좋은 사과식초와 꿀

장수마을로 소문난 미국 버몬트 주에는 예부터 전해 내려오는 민간요법이 있다. 그것은 바로 사과식초와 꿀을 상용하는 것이다.
● **피로회복·고혈압·현기증·감기에** 사과식초와 꿀을 2큰술씩 컵에 넣어 섞은 뒤 물을 조금 넣는다. 이것이 유명한 버몬트드링크인데, 이것으로 입 안을 헹구어 내면 목의 통증이 가라앉는다. 겨울에는 뜨거운 물에 풀면 좋다.
● **만성두통에** 사과식초와 물을 같은 양만큼씩 냄비에 넣어 따뜻하게 끓인다. 김이 모락모락 올라오면 얼굴을 갖다 대고 김을 쐰다.
● **아름다운 피부에** 비누로 세수를 한 뒤 사과식초와 꿀을 1큰술씩 넣은 물로 다시 한 번 세안을 한다.

부은 물은 한 번 따라 버리고 다시 70~80℃의 뜨거운 물을 부어 2~3분 정도 둔다.

6. 된장
암을 예방하는 효과가 있다

약효성분 콩이 원료이므로 양질의 단백질은 물론 지방질, 비타민B2, 철분, 인, 칼슘이 콩과 마찬가지로 풍부하다. 발효 작용으로 인해 단백질이 아미노산으로 변하여 소화가 잘 되는 것이 특징. 소화 흡수율은 95% 이상으로 식품 중에서 효율이 특히 높다.

된장에 들어 있는 필수아미노산은 달걀에 비해 손색이 없다. 그 중 리신은 밥과 함께 먹으면 한층 더 영양가가 높아지므로 밥과 된장국을 함께 먹는 것은 영양면에서도 매우 합리적이다. 된장에 들어 있는 아미노산이 니코틴의 해를 막고 간장의 해독 작용을 돕기 때문에 술이나 담배를 즐기는 사람은 매일 된장국을 먹으면 좋다.

된장국을 먹으면 암을 예방할 수 있다는 연구결과가 나와 주목을 끌고 있는데, 이것은 콩에 들어 있는 트립신 인히비타라는 성분에 항암작용이 있기 때문이다.

된장에는 또 유산균이 들어 있어 대장의 작용을 활발하게 해 주므로 변비와 설사 예방에 좋으며, 칼슘도 많아서 뼈와 치아의 강화에도 도움이 된다. 하지만 염분이 많기 때문에 몸이 잘 붓거나 혈압이 높은 사람은 주의한다.

7. 두부
성인병 예방에 좋은 건강식품이다

약효성분 원료인 콩과 마찬가지로 필수아미노산이 풍부한 단백질- 콜레스테롤치를 저하시키는 리놀레산이 들어 있어서 성인병 예방에는 없어서는 안될 식품이다. 비타민B1, E와 칼슘, 칼륨 등의 미네랄, 올리고당이 많아 콩으로 먹는 것보다 소화 흡수가 훨씬 잘 된다. 콩의 흡수율이 70%인 반면 두부의 흡수율은 95% 이상이다. 두부가 위장이 허약한 사람에게 특히 좋다고 하는 것이 이 때문으로, 약한 위장을 바로잡고 식욕을 증진시키는 효과가 있다.

두부를 만들 때 나오는 비지도 훌륭한 영양의 보고로, 두부에는 거의 없는 식물성섬유와 미네랄이 듬뿍 들어 있다.

 두부를 보관할 때는 물에 담가 냉장고에 둔다. 물에 담그지 않은 채 냉장고에 넣어두면 수분이 빠져나가 푸석푸석해질 염려가 있기 때문이다. 두부는 실온에 두면 금방 쉬게 되므로 주의한다.

8. 달걀
콜레스테롤치를 낮춰준다

약효성분 비타민C 외의 각종 영양소가 골고루 들어 있는 완전식품이다. 특히 달걀의 단백질은 양질이고 아미노산과의 조화가 좋아 단백가가 매우 높다. 평소의 식사에서는 부족되기 쉬운 필수아미노산인 리신, 트립토판이 풍부하며 콩의 단백질에서는 기대할 수 없는 메티오닌이라는 아미노산이 풍부하다. 이 메티오닌 성분이 간장의 해독작용을 돕는다. 소화흡수도 우수하여 반숙란의 경우는 흡수율이 96%나 된다.

달걀노른자에는 비타민A, B1, B2, 철분, 인이 들어 있고 흰자는 거의 동물성 단백질과 비타민B2로 구성된다.

자양에는 토종 달걀이, 고혈압과 당뇨병에는 식초에 담근 달걀이 도움이 된다. 난유(달걀노른자 기름)

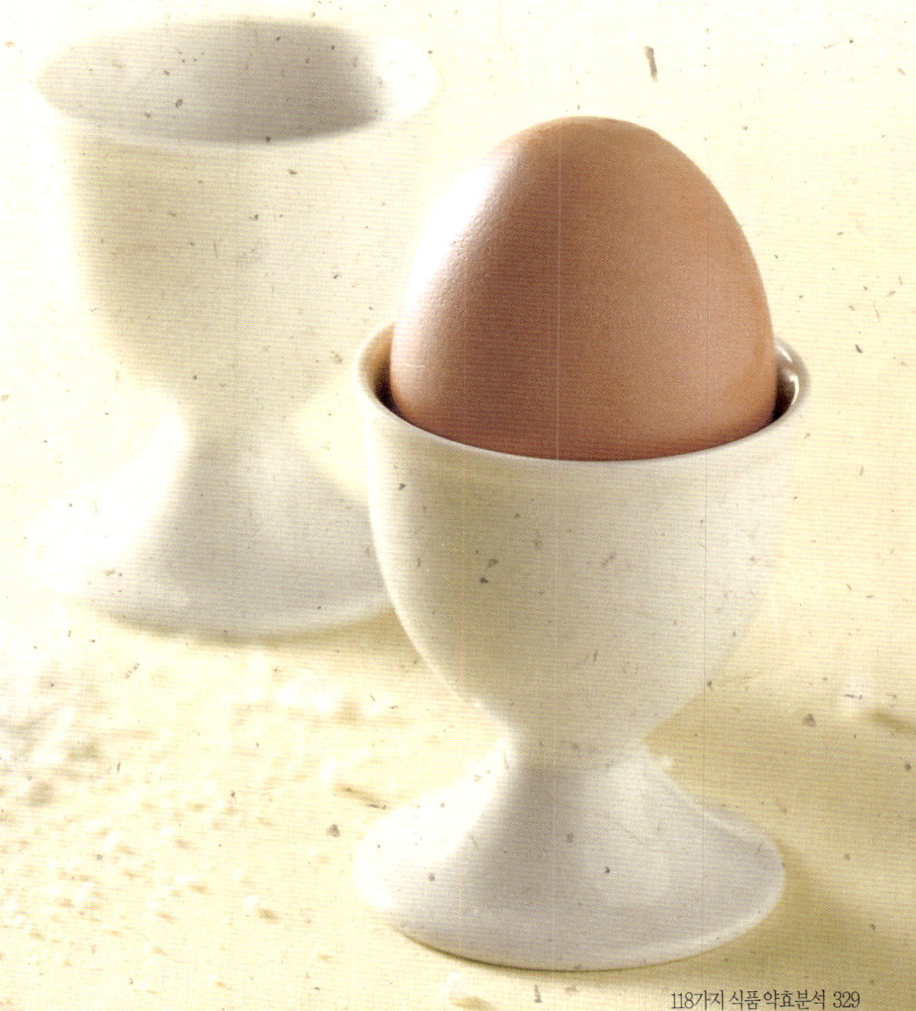

를 꾸준히 먹으면 허약체질의 개선, 정력증강, 심장병의 치료 효과가 있다.

난유는 외용약으로 이용할 수도 있다. 난유를 환부에 잘 문질러서 바르면 치질, 백선, 화상, 머리가 세는 증세 등에 효과를 나타낸다.

전에는 달걀에 콜레스테롤이 많아 많이 먹으면 동맥경화의 원인이 된다고 했으나 노른자에 들어 있는 레시틴이 오히려 콜레스테롤치를 낮춰주는 작용을 하므로 인식을 달리 해야 할 것이다.

고르는 법 햇빛에 비춰보아 안이 희미하게 비쳐 보이는 것이 신선하다. 농도가 옅은 소금물에 넣었을 때 옆으로 가라앉는 것, 깨뜨리면 노른자가 퍼지지 않고 볼록 튀어 나온 듯한 것이 신선하다.

약효 살리는 법 달걀은 소금물에 삶아 냉수에 식혔다가 껍질을 벗기는 게 요령이다. 삶는 시간은 반숙일 경우 100℃에서 약 5~10분, 완숙일 경우 100℃에서 약 13분이 기준이다. 소화가 잘 되기로는 반숙이 제일이고 다음이 날달걀, 완숙란의 순서이다.

9. 요구르트
정장작용이 뛰어나다

약효성분 단백질, 지방질, 칼슘, 비타민B1, B2가 들어 있다. 요구르트의 주성분인 유산균은 식물성섬유와 비슷한 정장 작용을 하므로 변비나 설사에 효과가 있다.

이 유산균은 또 혈액 중의 콜레스테롤치를 떨어뜨리고 몸의 면역 기능을 높여 주어 질병을 예방·치료하는 효과도 있다.

요구르트의 단백질은 소화가 아주 잘 되므로 환자나 어린이, 노인들에게 특히 좋으며 우유를 먹으면 소화가 안 되고 위가 거북한 사람에게 권할 만하다.

한편 노화 방지에 도움이 되는 비타민B2는 단백질과 유산균의 작용으로 더욱 흡수가 잘 돼 효력이 커진다.

요구르트는 크게 액상 요구르트와 플레인 요구르트로 나눌 수 있다. 액상 요구르트는 우리가 흔히 마시는 액체 상태의 요구르트로서 향료를 첨가하고 단맛을 더한 것이 특징이다. 플레인 요구르트는 우유에 발효균을 넣어 걸쭉하게 응고시킨 것으로서 시큼한 맛이 난다.

발효균만 있다면 플레인 요구르트를 집에서 만들어 먹을 수 있는데, 시큼한 맛에 익숙하지 않은 사람이라면 꿀이나 설탕을 넣어서 먹는 것이 좋다.

고르기 & 보관법 하루에 200~500ml 정도는 먹는 것이 좋다. 당분을 첨가한 것은 비만이 염려되므로 무가당인 것을 선택한다. 깨끗한 백색을 띠는 것이 신선한 것이며 신맛이 강하고 냄새가 이상한 듯하면 변질되었다는 증거이다. 반드시 10℃ 이하의 냉장고에 보관하도록 한다.

10. 우유
뼈와 치아를 튼튼하게 한다

약효성분 칼슘을 비롯해 양질의 단백질, 인, 철분, 비타민A, B2, C 등의 각종 영양소가 균형을 잘 이뤄 완전식품으로 불린다.

칼슘이 풍부한 데다 칼슘의 흡수를 돕는 젖당, 카제인(우유의 주요한 단백질)이 들어 있기 때문에 소화 흡수가 뛰어난 것이 장점이다. 그밖에 신경의 흥분이나 초조감을 진정시키고 가슴이 두근거리는 증세를 가라앉히는 작용도 한다. 칼슘이 부족하면 뼈가 약해

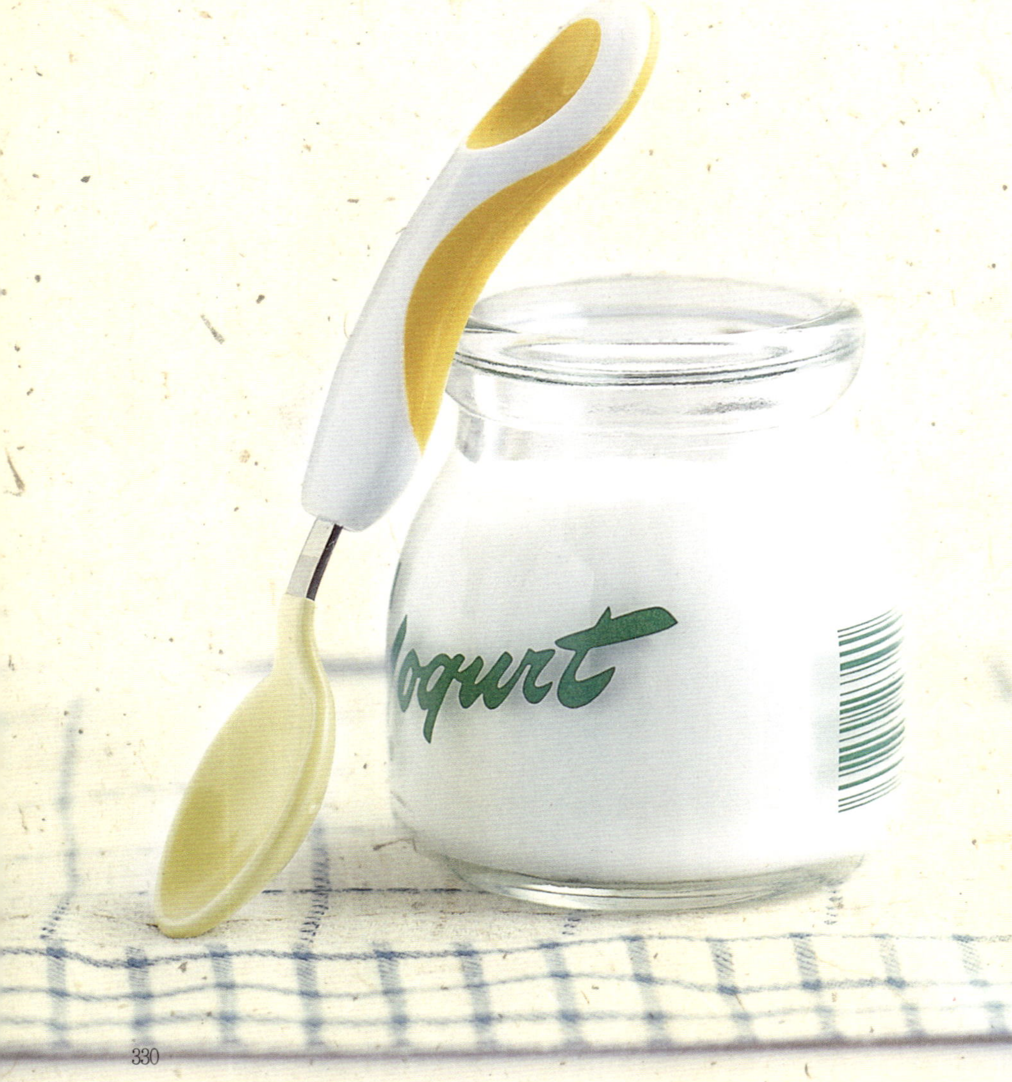

지고 정신적인 스트레스의 원인이 되기도 한다. 노인이나 임신부들은 물론이고 성장기의 어린이는 하루에 400ml, 보통 성인은 200ml 먹는 게 좋다.

갱년기의 여성들에게는 골다공증이라 하여 뼈에 구멍이 생기는 병이 일어나기 쉽다. 이것은 성 호르몬의 결핍이나 칼슘 부족과 관계가 있다. 평소 골다공증의 예방을 위해서도 매일 우유를 마시는 것이 좋다. 우유에 풍부한 비타민B2는 에너지대사를 촉진하며, 비타민C, E와 함께 과산화지질을 억제하여 동맥경화증과 백내장을 예방한다.

그밖에도 우유에 들어 있는 양질의 단백질은 간장병, 당뇨병 치료에 효과가 있고, 꾸준히 먹으면 위암이나 뇌졸중의 예방에도 도움이 된다. 하지만 우유 알레르기가 있는 사람은 미열이나 비염, 피부염, 설사를 일으키는 수가 있으므로 조심하는 게 좋다.

우유에는 피부를 아름답게 하는 효과도 있으므로 우유를 따뜻한 물에 풀어 얼굴을 씻거나 목욕을 하면 피부가 촉촉하고 매끄러워진다.

11. 소금
소염·살균 작용이 있다

약효성분 음식의 간을 맞출 때 없어서는 안 되는 것이 소금이다. 주성분은 염화나트륨.

염화나트륨은 체내로 들어가는 혈액의 삼투압을 조절하고 근육이나 신경의 흥분을 진정시키는 작용을 한다. 그러나 너무 많이 먹으면 고혈압과 신장병의 원인이 되므로 주의한다. 성인의 경우 하루에 약 10g으로 제한하는 것이 좋은데, 10g 중 약 3g은 식품 자체에 들어 있으므로 조미료로 쓸 수 있는 것은 7g 정도라고 볼 수 있다.

적당량의 소금은 식욕을 증진시키고 변비를 낮게 하는 효과가 있다. 습관성 변비라면 아침 공복 시에 소금을 조금 넣은 물을 한 컵씩 마시는 것이 좋다.

소금에는 소염·살균의 효과도 커서 상처를 씻어내는 데 소금물을 사용하기도 한다. 목이 부었거나 아플 때는 소금물로 입 안을 헹구어 낸다. 치조농루가 있을 때 칫솔이나 손가락에 소금을 묻혀 마사지하면 잇몸이 수축되어 세균 감염을 막게 되고 염증도 가라앉는다.

설사나 복통이 있을 때는 볶은소금을 천에 싸서 뜨겁게 찜질을 하면 효과가 있다.

12. 설탕
피로회복에 빠른 효과를 낸다

약효성분 설탕은 순도가 높은 것일수록 단맛이 강하고 얼음설탕처럼 결정이 크고 순도가 낮은 것일수록 단맛이 덜하다.

주성분은 당질이며 칼슘, 칼륨 외에 철분과 단백질도 아주 조금 들어 있다. 피로회복을 도우므로 우리 몸에 없어서는 안 될 성분이지만 요즘에는 청량음료 등을 비롯한 당질의 과잉섭취가 문제가 되므로 가능한 한 줄이는 것이 좋다.

피로에 지쳤을 때 설탕을 먹으면 일시적으로 피로가 회복된다. 하지만 과잉섭취하면 당질대사에 필요한 비타민B1이 대량으로 손실되어 오히려 피로가 쌓이는 결과를 초래한다.

그밖에도 설탕을 필요 이상으로 많이 섭취하면 충치가 생기고 세균에 대한 저항력이 약해진다.

13. 식물성 기름
고혈압·동맥경화를 예방한다

약효성분 식물성 기름에는 리놀레산이나 리놀레인산 등의 불포화지방산이 풍부하다. 이것들은 콜레스테롤치를 낮추는 작용을 하므로 고혈압, 동맥경화의 예방에 매우 적합하다.

식물성 기름은 체내에 쌓인 지방을 연소시키므로 체중 감량 효과도 기대할 수 있다. 칼로리가 높고 위에 머무르는 시간이 길어서 과식을 피할 수 있기 때문에 비만 방지 효과가 더욱 커지는 것이다.

불포화지방산이 충분히 작용하면 세포막을 튼튼히 하고 혈관을 깨끗이 유지하기 때문에 노화방지 효과도 높아진다. 그러나 불포화지방산은 산화하기 쉬워 과산화물이라는 유독한 물질이 생기기 쉽다. 이것이 혈관에 부착되면 동맥경화증을 일으키고 암 발생률을 높이는 것으로 알려져 있다.

기름의 산화를 막는 작용을 하는 것이 비타민E인데, 식물성 기름에는 비타민E도 많이 들어 있다. 비타민E는 부신피질 호르몬의 분비를 원활히 하고 면역 세포를 강하게 하는 효과가 있다. 이 때문에 스트레스에 강해지고 몸에 스태미너가 생기게 된다.

고르는 법 가능한 한 새로운 것을 쓰고 큰 통의 것은 조금씩 덜어서 사용하도록 한다. 비록 개봉을 하지 않았어도 1년 이상 지난 것은 사용하지 않는 것이

좋다. 튀김을 할 때 거품이 잘 없어지지 않으면 산화
했다는 증거다.

14. 식초
항균과 비만 방지 효과가 있다

약효성분 식초의 영양가는 원료나 제조방법에 따
라 차이가 난다. 식용으로 쓰이는 것으로는 에틸알코
올을 물로 희석시킨 후 초산 발효시킨 양조식초와 현
미로 술을 빚어 초산 발효시킨 현미식초, 사과를 원
료로 한 사과식초 등이다.

식초에는 아미노산 등의 유기산과 비타민, 미네랄
이 풍부한데 영양 면에서 양조식초에 비해 현미식초
가 월등하다. 식초의 주성분인 유기산은 체내의 유기
산을 분해하여 체외로 배출하는 작용을 하므로 피로
회복을 돕고 스태미너를 좋게 한다.

그밖에도 식초에는 비만을 방지하고 과산화지질을
억제하는 효과와 강한 항균 작용이 있다.

피로하게 되면 근육 속에 피로물질인 젖산이 쌓이
게 되는데 식초의 유기산은 젖산을 분해시키는 작용
을 하므로 피로회복에 높은 효과를 보인다.

식초의 신맛은 소화액의 분비를 촉진하여 식욕을
돋우어 준다. 식욕부진인 사람은 되도록 음식에 식초
를 많이 넣어 먹도록 한다. 양조식초에 들어 있는 아
미노산은 체내에 지방이 쌓이는 것을 막아 비만 방지
에도 큰 몫을 한다. 비만이 염려되는 사람은 매일 아
침 현미식초나 사과식초를 물에 타서 마시면 변통이
좋아지고 비만도 방지된다.

식초 자체에 칼슘은 들어 있지 않지만 칼슘의 흡수
를 돕는 작용을 하므로 성장기의 어린이나 임신부에

게도 권할 만하다. 하지만 위궤양이나 위산과다인 사
람은 직접 마시지 말고 조미료로서 적당량을 먹도록
한다. 식초는 살균 작용이 뛰어난 무좀이나 발냄새를
치료하는 데도 도움이 된다.

약효 살리는 법 식초는 조미료로서 뿐만 아니라
쓰임새가 매우 다양하다. 냄새를 중화시키는 작용을
하므로 비린내가 심한 생선을 식초에 절였다가 조리
하면 비린내가 없어지고 살균 효과도 있다. 또 채소
나 과일 씻는 물에 식초 한 방울을 떨어뜨리면 비타
민C의 파괴도 막아준다.

식초를 생선이나 해조류와 함께 사용하면 음식이
부드러워지고 칼슘의 흡수도 좋아진다.

15. 치즈
헌 위벽을 재생시킨다

약효성분 우유에 유산균과 렌넷이라는 효소를 첨
가한 다음 응고시켜 맛과 영양을 좋게 한 식품. 단백
질과 지방의 함량이 높은 고칼로식이면서도 소화가
잘 된다는 점이 특징이다.

치즈가 다른 유제품에 비해 소화력이 좋은 것은 발
효·숙성되는 동안 단백질이 분해되었기 때문이다. 그
래서 병을 앓고 난 뒤나 수술 후 회복기의 환자, 위장
기능이 약해져서 우유를 잘 소화시키지 못하는 노인
에게 특히 좋다.

치즈에는 비타민A, B₁, B₂, 나이아신 등이 풍부하
고 칼슘도 우유 못지않게 많이 들어 있어 자라나는 어
린이의 영양 간식으로 더없이 좋다. 그밖에도 숙취를
예방하는 작용을 하므로 술 마실 때 안주로 먹으면 좋
으며, 헌 위벽을 재생시키는 작용도 있으므로 위산
과다나 위궤양이 있는 사람은 충분히 먹도록 한다.

치즈는 응고시키는 방법이나 응고 효소의 종류에
따라 맛과 향기, 모양이 달라진다. 크게 나누어 자연
치즈와 가공 치즈로 분류되는데, 자연 치즈는 우유를
응고시켜 일정 시간 숙성시킨 것이며 가공치즈는 숙
성된 자연 치즈를 두 종류 이상 적당히 혼합하여 가
열한 뒤 새로운 맛과 모양으로 만든 것이다. 시중에
서 판매되는 것은 대부분 가공치즈다.

보관법 2~5℃ 정도의 냉장고에 두는 것이 가장
좋다. 온도가 너무 높으면 녹아 버리고 너무 낮으면
조직이 가닥가닥 부스러지기 때문이다.

피곤할 때는 단것보다 신것이 좋다

피곤할 때, 단것이 먹고 싶어지는 경우가 있
다. 이것은 혈액 속의 포도당이 에너지로 사
용되어 몸에서 당질의 보급을 요구하기 때
문이다. 이때 단것을 섭취하면 혈당치가 급
상승하여 일시적인 피로는 회복되지만 그
후 혈당치는 급격히 저하되어 피로감이 더
욱 심해진다. 또한 비타민B₁의 부족으로 피
로회복이 늦어지기 쉽다. 당질이 에너지로
될 때 비타민B₁을 소비하기 때문이다.

효과적인 피로회복을 위해서는 단것보다 구
연산을 많이 함유한 신것을 섭취하자. 구연
산은 '피로산'이라고 불리는 젖산 등을 연
소시키고 피로회복을 돕는 물질로서 레몬과
같은 감귤류, 천연양조식초에 많이 함유되
어 있다. 단것이 꼭 먹고 싶은 경우에는 비
타민B₁을 함께 섭취한다. 단것을 술안주로
하면 포도당이나 과당이 아세트알데히드를
분해하기 때문에 숙취예방에 도움이 된다.

식초로 만드는 건강식

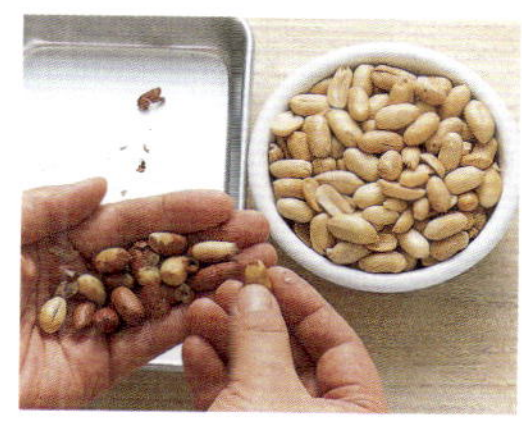

● 식초콩 (초두)

깨끗이 닦은 흰콩(백태)이 식초에 잠기도록 하여 5~10일 두었다가 식초는 생수에 희석하여 먹고 콩은 1회에 5~7알씩 1일 2회 씹어 먹거나 말려서 가루를 낸다. 이때 식초는 현미식초를 쓴다.

과일식초를 쓰면 콩의 칼슘이 제대로 흡수되지 않는다. 한꺼번에 많은 양을 담그면 변질될 수 있으므로 2주일 정도 먹을 양만 만드는 것이 좋다.

● 식초계란 (초란)

날계란을 젖은 행주로 닦고 물기를 없앤 후 용기에 담고, 계란 한 개당 180ml의 식초를 붓고 밀봉하여 약간 어두운 상온에서 7일 정도 두면 계란껍질은 녹고, 흰자는 굳어지고, 노른자는 그대로 남아 있는데, 이때 껍질 내부의 얇은 막을 젓가락으로 집어내어 버리고, 계란과 식초를 잘 섞어 냉장고에 보관하고, 1회어 20ml씩 1일 1~2회 복용한다. 꿀을 타거나 물로 희석해도 좋다. 위장이 약하던 공복보다 식후에 마시는 게 좋다.

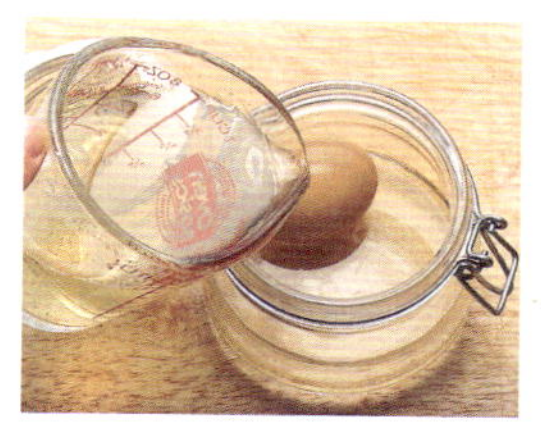

● 감식초

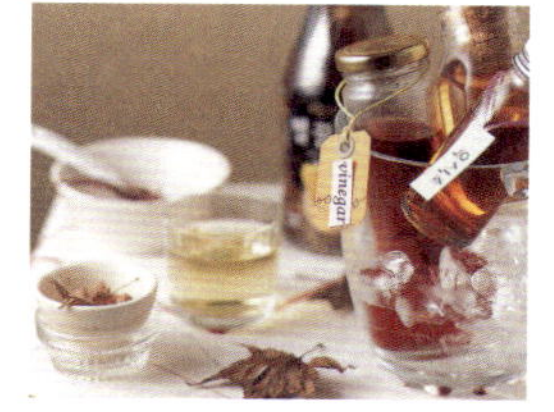

깨끗이 씻은 생감의 물기를 잘 뺀 다음 꼭지, 껍질, 씨를 통째로 두 쪽으로 나누어 주둥이가 넓은 병에 담고 식초를 붓는다. 현미식초나 율무식초면 아주 좋다.

감의 2배 정도 되는 양의 식초를 붓고 밀봉하여 서늘하고 어두운 곳에 2주일쯤 두는데, 만일 감이 식초를 빨아먹어 식초가 줄고 감이 식초 위로 올라와 있을 때는 식초를 더 부어 감이 식초에 완전히 잠기도록 해야 한다. 2주일 후쯤부터 1회에 3티스푼씩 커피잔 한 잔 분량의 생수에 타서, 1일 2회 정도 공복에 복용한다.

● 외용 식초

타박상에 치자가루와 밀가루를 1:2의 비율로 섞고 여기에 달걀 흰자와 식초를 부어 고루 섞어 묽게 반죽하여 환부에 붙인다. 잇몸이 붓고 아플 때 지골피 150g을 식초 한 되에 넣고 달여 반으로 줄면 그 물로 5분씩 자주 양치한다. 외이도염에 식초와 생리식염수를 1:1로 섞은 후 귀를 씻어 낸다. 이때 세척액의 온도를 처온 정도로 맞추는 것이 좋다.

비듬에 린스 대신 식초를 물에 타서 헹구면 머릿결이 좋아지고 비듬이 생기지 않는다.

발 냄새에 발을 씻고 마지막 헹굼물에 식초를 몇 방울 섞어 씻으면 발 냄새를 없애는 데 도움이 된다.

초란 만들기

달걀을 통째로 깨끗이 씻어 물기를 뺀 다음 약 일주일간 식초에 담가 두면 껍질은 식초에 녹아 초산칼슘으로 변하고, 달걀의 흰막은 공처럼 부풀어 올라 그 속에 흰자와 노른자가 그대로 남게 되는데, 이 막을 제거한 다음 잘 저어 주면 초란 원액이 만들어진다.

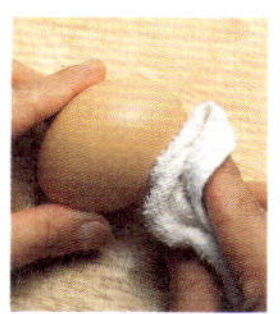 → 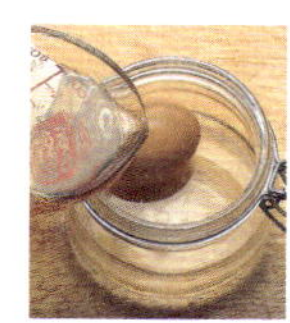 → 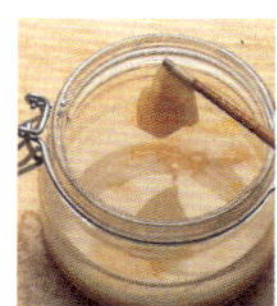

❶ 달걀 겉을 깨끗이 씻는다.

❷ 달걀을 1주일간 식초에 담가 둔다.

❸ 식초에 뜬 막을 건져 내고 남아 있는 달걀에 식초를 푼다.

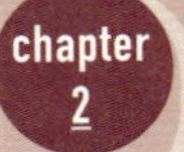

chapter 2

약이 되는 차와 술

약차

가정에서 손쉽게 구할 수 있는 식품이나 약초를 재료로 하여 건강차를 끓여보자. 맛과 향은 기본이고 건강을 증진하는 약효까지 누릴 수 있어 일석이조의 효과를 얻을 수 있다.

1. 매실차 　식중독을 예방한다

덜 익은 매실과 차조기잎을 소금에 절여서 매실장아찌를 만든다. 붉은 색을 띤 매실장아찌를 끓는물에 우려 만든 매실차에는 뛰어난 정장 작용이 있어 설사·변비를 치료하고 강한 살균 작용과 해독작용으로 식중독을 예방·치료한다. 식중독에 걸리기 쉬운 여름철에 권할 만한 차다.

이렇게 만드세요　**재료(1인분)** 매실장아찌 2개, 끓는물 1컵, 꿀 조금

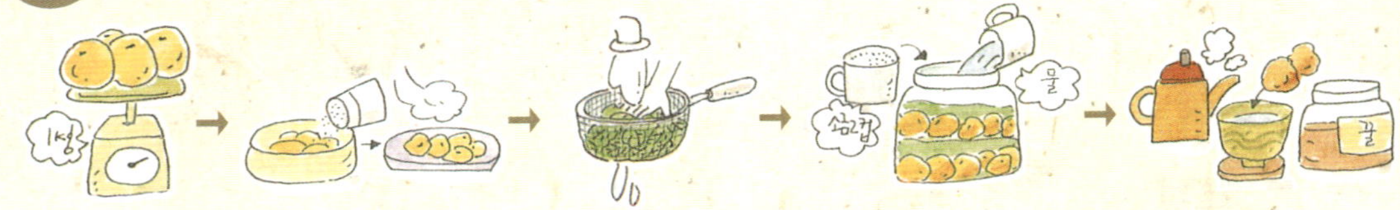

① 덜 익은 푸른 매실 1kg을 깨끗이 씻어 물기를 닦아내고 소금 1/2컵을 뿌려 하루 정도 재워둔다.

② 매실이 절여지면 체에 밭쳐 소금물을 뺀 다음 서늘한 곳에서 1주일 정도 꾸덕꾸덕해질 정도로 말린다.

③ 차조기잎은 손으로 잘게 찢어 흐르는 물에 바락바락 주물러 씻은 다음 체에 밭쳐 물기를 뺀다.

④ 소금에 절여 꾸덕하게 말린 매실과 물기 뺀 차조기잎을 밀폐용기에 한 켜씩 켜켜로 깔고 물 2컵에 소금 2컵을 섞은 소금물을 부어 서늘한 곳에 1개월 정도 재워 두면 붉은색의 매실장아찌가 완성된다.

⑤ 뜨겁게 데운 찻잔에 매실장아찌 2개를 넣고 물을 부은 다음 10분 정도 우려낸 뒤 꿀을 조금 섞어 마신다.

2. 결명자차 　간장 질환으로 인한 시력저하를 예방한다

결명자는 손상된 간의 기능을 재생시키는 작용이 있어 차를 끓여 꾸준히 마시면 간장 질환으로 인해 시력이 떨어지는 것을 예방하고 숙취를 풀어 주기도 한다. 또한 혈압이 올라가는 것을 막아 고혈압으로 인한 두통이나 어지럼증 등에도 좋은 약효를 낸다.

이렇게 만드세요　**재료(1인분)** 볶은 결명자 1큰술, 물 1컵반

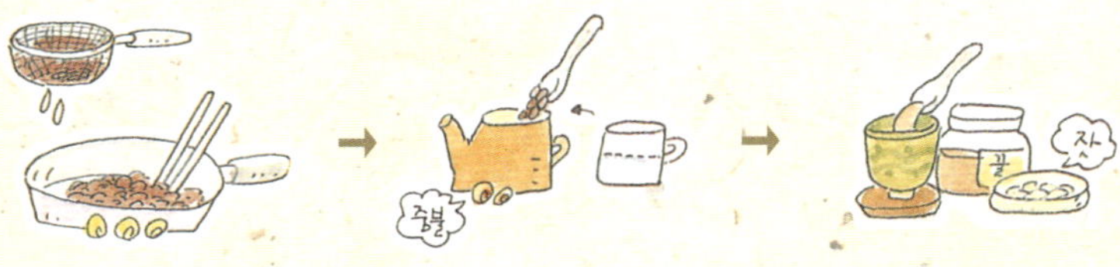

① 깨끗이 씻은 결명자를 체에 밭쳐 물기를 뺀 다음 비린내가 나지 않게 약한불에 살짝 볶는다.

② 찻주전자에 볶은 결명자를 담고 물 1컵반을 부어 중불에서 고운 갈색이 우러나도록 끓인다.

③ 입맛에 따라 꿀이나 잣을 넣어 마시면 더욱 좋다. 볶아놓은 결명자는 식혀서 밀폐용기나 차통에 넣어 보관한다.

3. 모과차　기침·감기·술독을 풀어준다

기침과 감기에 좋은 약효를 내는 모과는 맛이 시고 떫어 생으로 먹기보다는 차나 술로 만들어 마시는 것이 좋다. 누렇게 잘 익은 모과를 얇게 썰어 황설탕에 재워두면 모과시럽이 우러난다. 모과시럽을 끓는 물에 부어 차로 꾸준히 마시면 기침과 감기는 물론이고 술 마신 다음 날에는 술독을 풀어 준다. 신경통, 요통 증세에도 잘 듣는다.

이렇게 만드세요　**재료(1인분)** 모과시럽 2큰술, 끓는물 1컵, 호도·대추채 조금씩

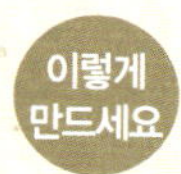 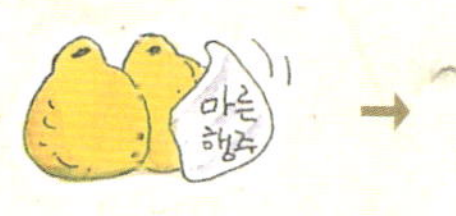 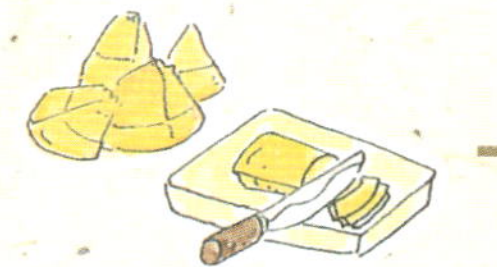 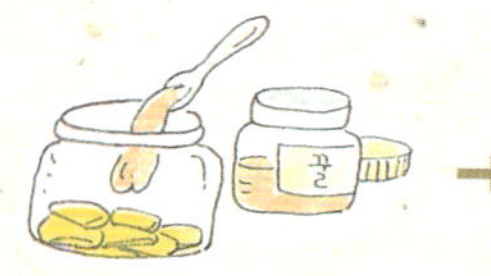 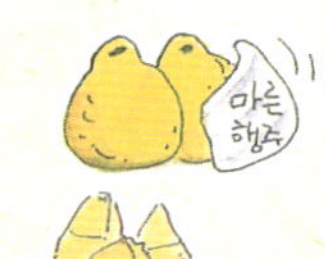

① 상처가 없고 잘 익은 모과를 골라 깨끗이 씻은 다음 마른행주로 물기를 완전히 닦아낸다.

② 손질한 모과를 4등분한 다음 씨는 빼내고 살만 얄팍하게 부채꼴 모양으로 썬다.

③ 입이 넓은 밀폐용기에 모과와 꿀(설탕)을 켜켜로 안쳐 뚜껑을 닫고 서늘한 곳에 1~2개월 정도 재워두면 진한 모과시럽이 우러난다.

④ 따뜻하게 데운 찻잔에 모과시럽 2큰술을 넣고 끓는 물을 부은 다음 얇게 채썬 대추와 호도를 띄운다. 더 진한 단맛을 좋아한다면 꿀을 조금 넣는다.

4. 율무차　신진대사를 원활하게 한다

율무에는 풍부한 양의 단백질과 지방, 칼슘, 철분이 들어 있어 신진대사를 원활하게 조절하여 피로회복, 자양·강장에 좋은 약효를 내며 부기·각기·신경통 증세에도 잘 듣는다. 율무를 살짝 볶아두었다가 차를 끓여서 꾸준히 마시면 이런 효과 외에도 기미, 주근깨, 여드름을 예방하는 미용효과를 얻을 수 있다.

이렇게 만드세요　**재료(1인분)**
볶은율무 20g, 물 3컵

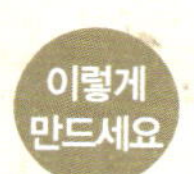 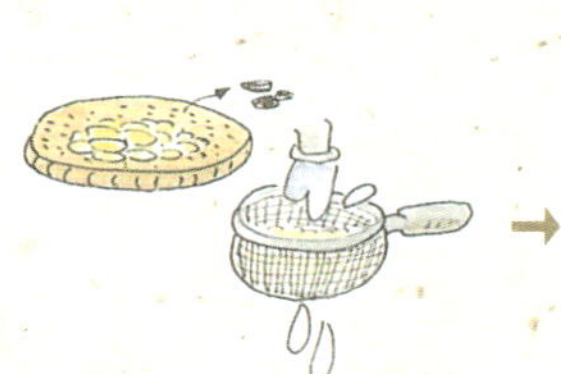 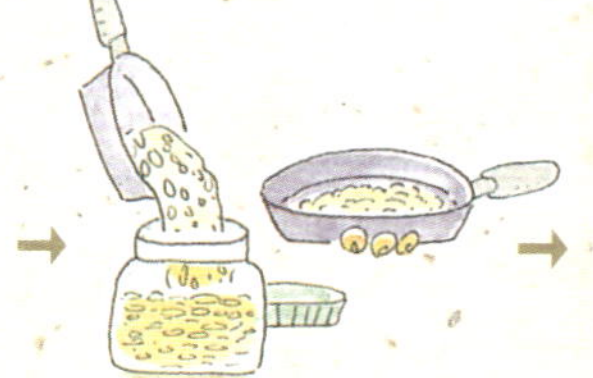 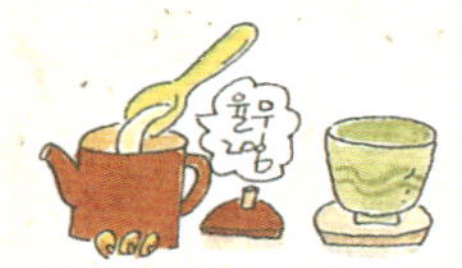

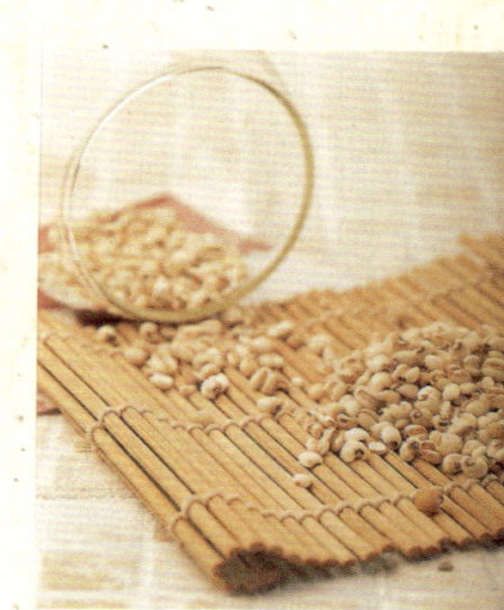

① 율무에 티가 섞여 있지 않도록 잘 골라 깨끗이 씻은 다음 체에 밭쳐 물기를 뺀다.

② 물기가 빠지면 약한 불에서 타지 않도록 서서히 볶은 다음 밀폐용기나 차통에 넣어 보관한다.

③ 찻주전자에 볶은 율무 20g을 넣고 중불에서 끓여 따뜻하게 데워둔 찻잔에 부어 마신다.

5. 구기자차　몸의 저항력을 높여준다

구기자차는 우리 나라 뿐만 아니라 중국이나 일본 등의 동양권에서 즐겨 마시는 차로 꾸준히 복용하면 몸의 저항력을 높여 잔병치레를 막아준다. 또한 콜레스테롤치와 혈당치를 내리는 작용이 있어 성인병을 예방·치료한다. 그밖에 피로회복을 돕고 신경쇠약, 시력감퇴, 정력감퇴에도 좋은 약효를 낸다.

이렇게 만드세요　**재료(1인분)** 구기자 2큰술, 물 3컵, 꿀 또는 설탕 조금

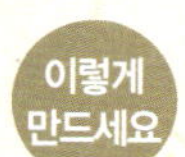 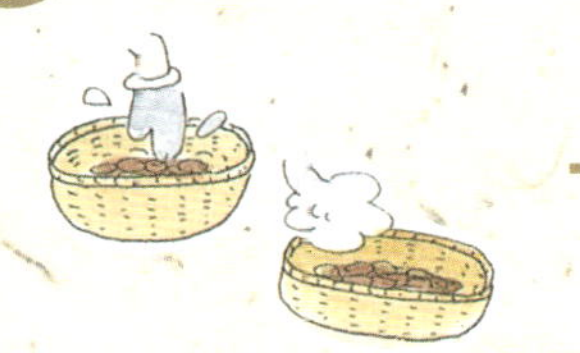 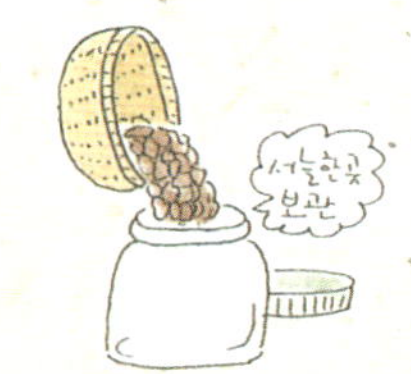 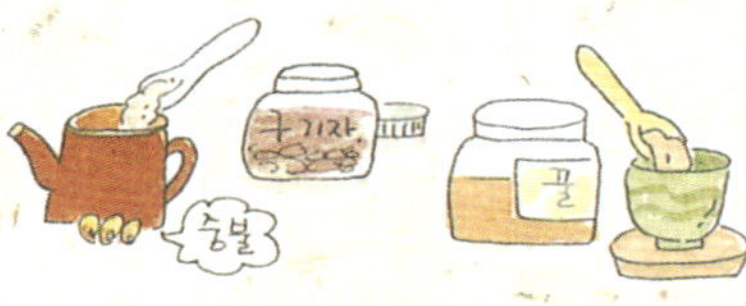

① 구기자는 소쿠리에 담아 흐르는 물에 재빨리 씻어낸 다음 물기를 빼고 서늘한 곳에서 말린다.

② 차통이나 밀폐용기에 구기자를 담아 서늘한 곳에 보관한다.

③ 찻주전자에 구기자를 넣고 물을 부어 중불에서 고운 빛이 우러날 때까지 끓여서 따뜻한 찻잔에 부어 마신다. 입맛에 따라 꿀이나 설탕을 조금 넣으면 맛이 더욱 좋다.

6. 유자차 신경통·중풍을 예방하고 치료한다

달콤한 맛과 부드러운 향이 일품인 유자차는 모세혈관을 튼튼하게 하고 혈액순환을 촉진시켜 뇌혈관에 이상이 생겨 발생하는 중풍을 예방하며 신경통에도 좋은 약효를 낸다. 또한 암을 예방하는 비타민C와 카로틴이 풍부하다.

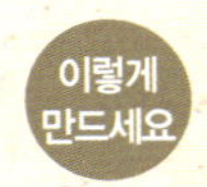

이렇게 만드세요

재료(1인분)
유자시럽 1큰술,
끓는물 1컵

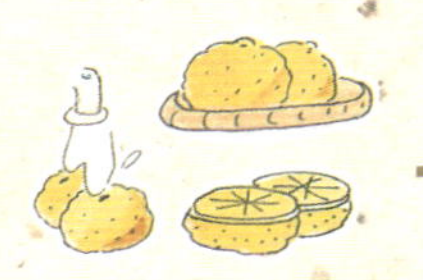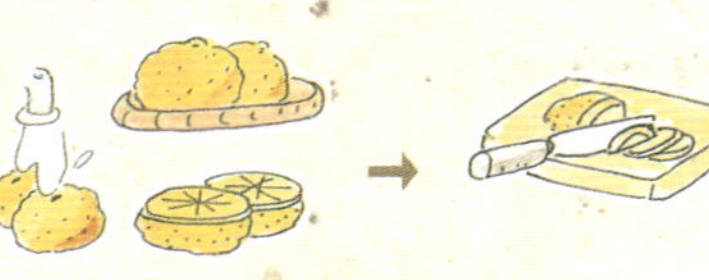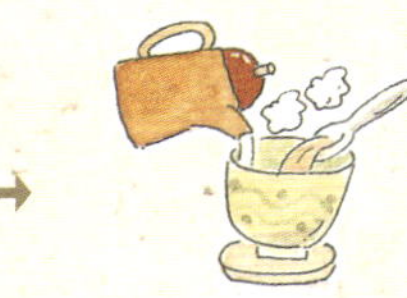

① 껍질이 울퉁불퉁하고 진한 오렌지색을 띤 유자를 골라 깨끗이 씻은 다음 물기를 닦는다.

② 씻은 유자를 세로로 반 자른 다음 얇게 반달썰기한 후 밀폐용기에 꿀과 함께 켜켜로 깔고 뚜껑을 닫아 서늘한 곳에 15일 정도 재워둔다.

③ 따뜻하게 데워둔 찻잔에 유자시럽 1작은술을 넣고 적당량의 물을 부은 다음 고루 저어서 마신다. 꿀을 넣어 재운 시럽이므로 달콤한 맛이 있어 따로 단맛을 더하는 것은 피한다.

7. 대추차 기침과 변비 증세에 효과가 있다

한방약을 달이거나 차를 끓일 때 꼭 빠지지 않고 들어가는 것이 바로 대추다. 대추는 예부터 노화를 방지하고 강정·강장에 효과가 뛰어나다 하며 신비롭게 취급되는 식품이었다. 이런 약효 외에도 대추를 달여 차로 마시면 변비를 없애주고 열을 내리며 기침을 멎게 한다. 단, 덜 익은 것은 역효과를 낼 수 있으므로 주의한다.

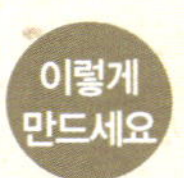

이렇게 만드세요

재료(2인분)
대추(말린 것) 20개,
물 4컵

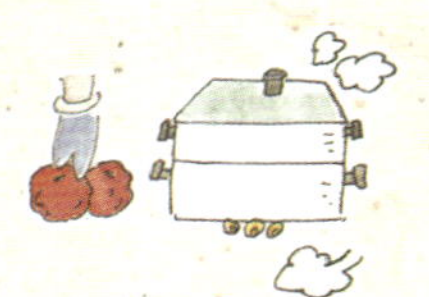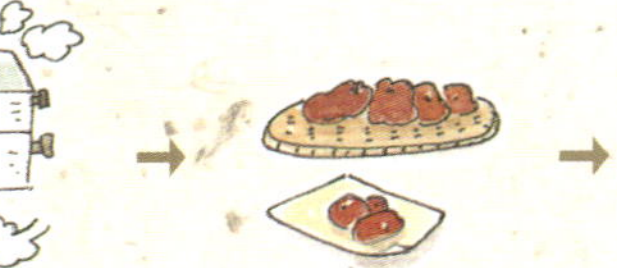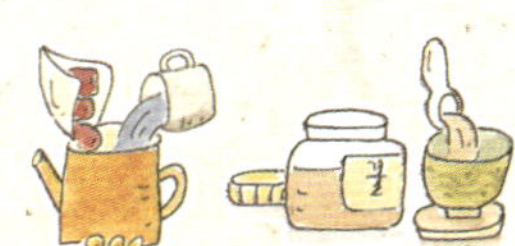

① 잘 익은 대추를 따서 벌레 먹은 것은 골라내고 깨끗이 씻은 다음 찜통에 찐다.

② 채반에 찐 대추를 겹치지 않도록 넣고 서늘한 곳에서 바짝 말린 다음 한지에 싸서 서늘한 곳에 보관한다.

③ 말린 대추를 찻주전자에 넣고 적당량의 물을 부은 다음 은근한 불에서 양이 반으로 줄 때까지 달여서 따뜻한 찻잔에 부어 마신다. 꿀을 조금 넣어서 마시면 피로회복 효과도 얻을 수 있다.

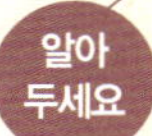

알아 두세요

대추는 말린 것을 시중에서 구입해 사용해도 좋다. 그러나 주름 사이사이에 먼지가 많이 끼어 있으므로 깨끗이 씻어서 사용하는 것을 잊지 말자.

8. 진피차 피로회복·감기예방에 약효를 낸다

감귤의 말린 껍질(진피)을 끓여서 마시는 향이 진한 차다. 귤의 껍질에는 과육보다 많은 양의 비타민C가 들어 있어 피로회복·감기예방·식욕증진·미용의 효과가 있으며 진한 향과 맛을 즐길 수 있는 건강차다.

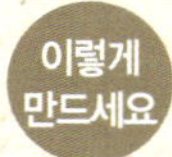

이렇게 만드세요

재료(4인분) 말린 감귤껍질(진피) 50g, 물 5컵, 꿀 4작은술

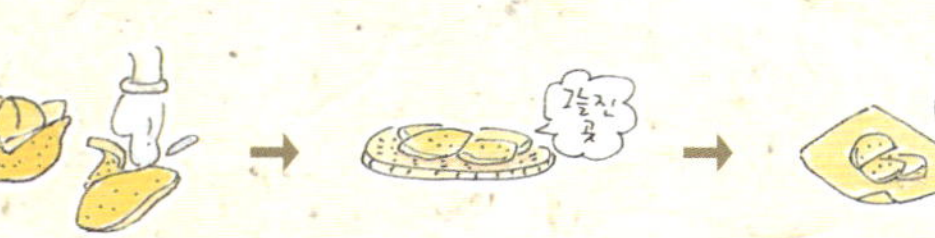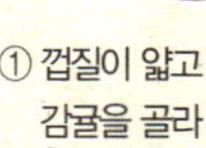

① 껍질이 얇고 싱싱한 감귤을 골라 껍질을 벗겨 깨끗이 씻은 다음 물기를 닦는다.

② 채반에 감귤껍질을 겹치지 않도록 넣어 그늘진 곳에서 바짝 말린다.

③ 물기가 없이 잘 말랐으면 한지에 싸서 서늘한 곳에 보관해 두었다가 사용한다.

④ 잘 말린 감귤껍질을 찻주전자에 담고 5컵의 물을 부어 은근한 불에서 끓이다가 물이 4컵 정도로 줄어들면 찻잔에 따라 적당량의 꿀을 넣어 마신다.

9. 감잎차 고혈압·동맥경화를 예방한다

감나무의 어린 잎을 말려서 우려낸 차로, 비타민C와 A가 풍부해 감기를 예방하고 병에 대한 저항력을 높여 준다. 또한 꾸준히 마시면 고혈압, 동맥경화, 당뇨병 등의 성인병을 예방함은 물론 치료 효과도 얻을 수 있다. 5월에 딴 어린 잎에는 칼슘 성분 또한 풍부해 빈혈증에도 잘 듣는다.

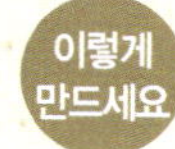 **이렇게 만드세요**

재료(1인분) 어린감잎(말린 것) 1큰술, 끓는물 1컵, 꿀 조금

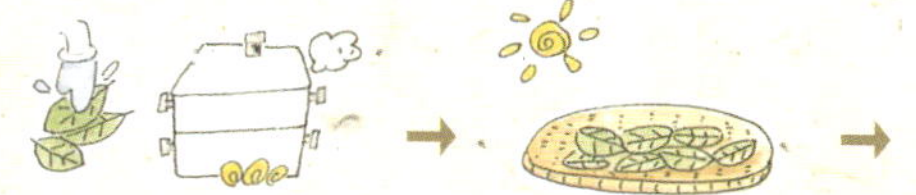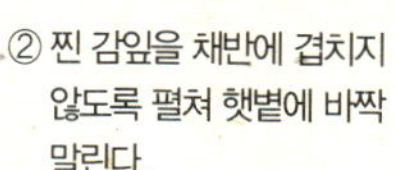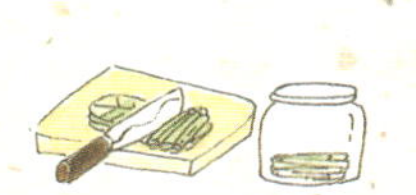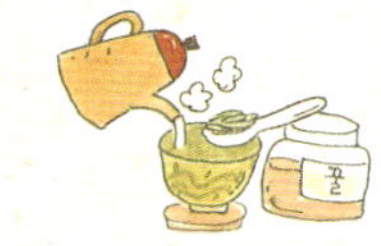

① 3~6월경에 싱싱한 감잎을 따서 깨끗이 씻은 다음 물기를 닦아 내고 찜통에 넣어 센불에서 2분 정도 찐다.

② 찐 감잎을 채반에 겹치지 않도록 펼쳐 햇볕에 바짝 말린다.

③ 잎이 바짝 마르면 얇게 채썬 다음 밀폐용기나 차통에 담아 서늘한 곳에 보관한다.

④ 따뜻하게 데운 찻잔에 말린 감잎 1큰술을 넣고 끓는물을 부은 뒤 맛이 우러나면 꿀을 조금 타서 마신다.

10. 국화차 현기증·귀울림 증세에 좋다

국화차는 노란 꽃을 피우는 식용 국화의 꽃을 이용해서 끓이는 향기로운 차로, 열을 내리고 독소를 중화시키며 현기증, 귀울림 증세에 잘 듣는다. 말린 황국은 한약재 시장에서 구입할 수 있으며 직접 만들어 사용할 수도 있다.

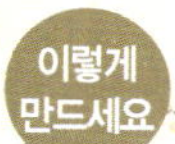 **이렇게 만드세요**

재료(1인분) 말린황국 1큰술, 끓는물 1컵, 꿀 조금

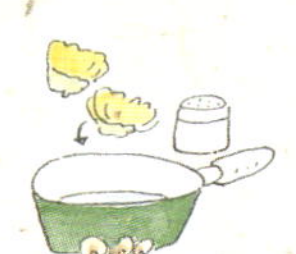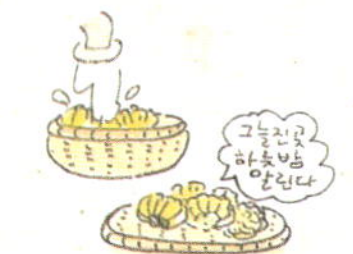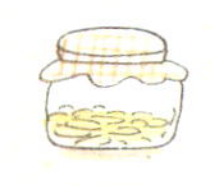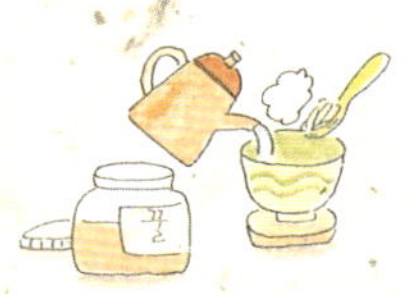

① 활짝 핀 노란색의 식용 국화를 따서 끓는 소금물에 살짝 데친다.

② 데친 국화를 체에 건져 소금물을 빼고 맑은 물에 2~3회 헹구어 물기를 뺀 다음 채반에 겹치지 않도록 널어 그늘진 곳에 하룻밤 정도 말린다.

③ 말린 국화를 차통이나 밀폐용기에 넣어 서늘한 곳에 보관한다.

④ 따뜻한 찻잔에 말린 국화꽃 1큰술을 넣고 끓는물을 부어 찻물이 우러나면 꿀을 조금 넣어 따뜻할 때 마신다.

11. 생강차 몸을 따뜻하게 해 준다

생강의 개운맛을 내는 성분은 우리 몸의 신진대사를 촉진하여 몸을 따뜻하게 해 주는 작용을 한다. 몸이 따뜻해지면 감기 증세를 예방·치료하고 냉증, 저혈압 증세에도 좋다. 그밖에 생강에는 간장과 위장의 운동을 돕는 작용이 있어 숙취 해독에도 효과가 있다. 추운 겨울 밤, 맛과 향 그리고 건강까지 얻을 수 있는 생강차를 가족과 함께 즐기는 여유를 가져보자.

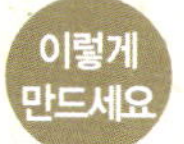 **이렇게 만드세요**

재료(4인분) 생강 1/2쪽, 물 4컵, 꿀 조금 대추·잣 조금씩

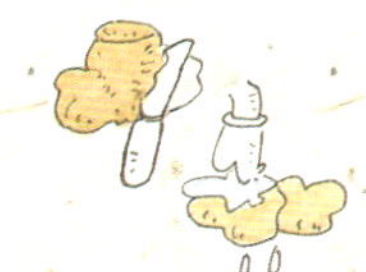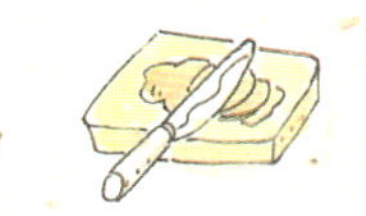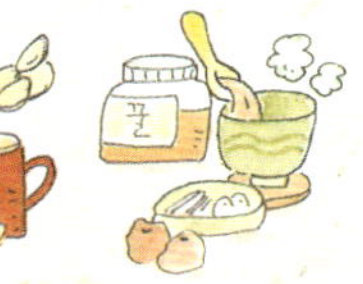

① 알이 굵고 싱싱한 생강을 준비하여 껍질을 벗기고 깨끗이 씻은 다음 마른 행주로 물기를 닦아낸다.

② 물기가 마르면 얇게 저며 썬다. 생강은 미리 준비해 두면 향이 떨어지므로 그때그때 손질한다.

③ 찻주전자에 얇게 저며썬 생강과 물을 넣고 약한 불에 10~15분 정도 끓여서 따뜻한 찻잔에 부은 다음 입맛에 따라 꿀·대추채·잣 등을 넣어 마신다.

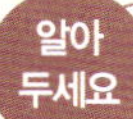 **알아 두세요**

심한 감기에 걸렸을 때는 분마기에 찧은 마늘을 함께 끓여 마신다. 꿀이나 대추를 조금 넣으면 더욱 좋다.

12. 오미자차 과로로 인한 기억력·시력감퇴에 좋다

단맛, 신맛, 쓴맛, 짠맛, 매운맛의 다섯 가지 맛을 낸다는 오미자에는 뇌파를 자극하는 성분이 있어 졸음을 쫓고 과로로 인한 기억력감퇴, 시력감퇴 증세에 좋다. 밤샘 작업을 하는 사람이나 늦게까지 공부하는 수험생에게 권할 만한 차다.

이렇게 만드세요 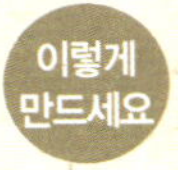 **재료(4인분)** 오미자 4작은술, 물 4컵, 꿀 조금

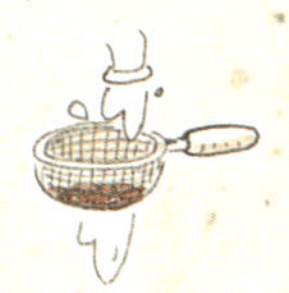 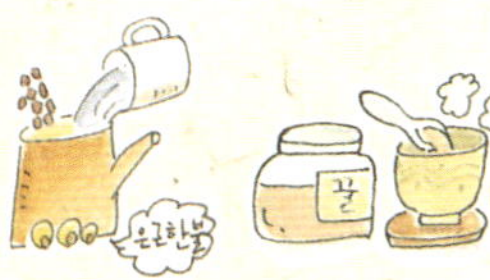

① 오미자는 맑은물에 살살 흔들어 씻어 체에 밭쳐 물기를 뺀다.

② 깨끗이 씻은 오미자를 찻주전자에 넣고 적당량의 물을 부은 다음 은근한 불에 한소끔 끓여 찻잔에 따라 마신다. 꿀을 조금 넣어서 마시면 신맛이 가셔 맛이 좋다.

알아두세요 오미자는 오래 끓이면 신맛이 강해져 마시기 어려우므로 한소끔 끓어오르면 불에서 내려 바로 마신다.

13. 인삼차 간장병과 암을 예방·치료한다

예로부터 만병통치약으로 전해져 내려오는 인삼은 심장·위장·간장의 기능을 회복시키고 콜레스테롤치를 내려주는 작용을 하여 고혈압, 당뇨병 등의 성인병을 예방·치료한다. 그밖에 신경통·류머티즘 증세에 잘 들고 피로 회복에 좋으며 스트레스를 해소시켜 준다. 모든 암을 예방·치료하는 효과가 있다 하여 그 약효가 더욱 주목받고 있다.

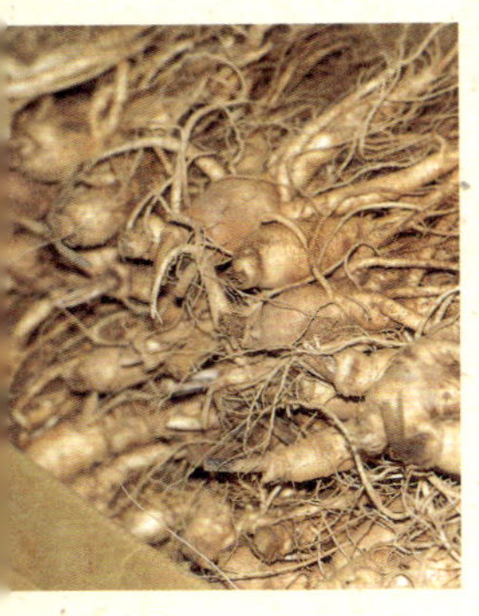

이렇게 만드세요 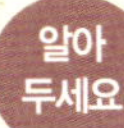 **재료(4인분)** 인삼 1뿌리, 물 6컵, 꿀·대추채 조금씩

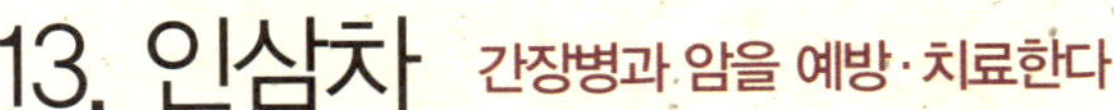

 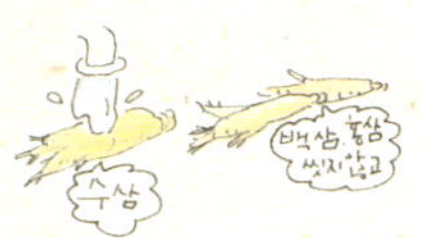 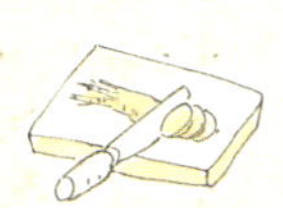 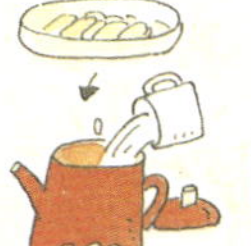

① 수삼은 흐르는 물에 살짝 흔들어 씻어 물기를 닦는다. 백삼이나 홍삼은 씻지 않고 그대로 사용한다.

② 씻어놓은 인삼을 얇게 저며썬다.

③ 찻주전자에 인삼과 물을 담고 약한 불에서 끓이다가 물이 4컵 정도로 줄면 따뜻한 찻잔에 따라 마신다. 입맛에 따라 꿀이나 대추채를 넣어 마시면 더욱 맛이 좋다.

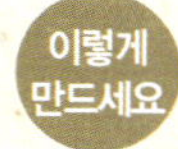

14. 솔잎차 고혈압·중풍 증세를 예방한다

솔잎에는 혈관을 벽을 튼튼하게 강화시키는 작용이 있어 중풍과 고혈압을 예방하고 혈액순환을 도와 신경통·류머티즘 증세에도 잘 듣는다. 차를 끓여 마실 때는 가늘고 짧은 우리 나라 솔잎을 사용한다. 솔잎차는 산뜻한 풀냄새가 좋아 '솔바람차' 라고도 불린다.

이렇게 만드세요 **재료(1인분)** 솔잎시럽 1큰술, 물 1컵

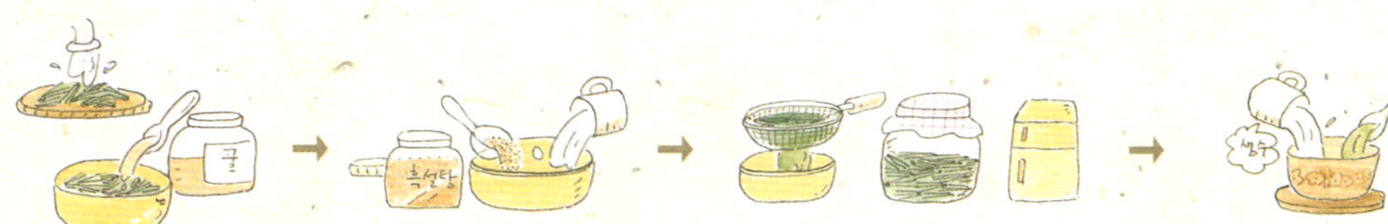

① 갓 따낸 솔잎을 깨끗이 씻어 건져 물기를 뺀다. 씻어 놓은 솔잎을 다접에 담고 꿀 1큰술을 넣어 버무린 다음 밀폐용기에 담는다.

② 물 1/2컵에 흑설탕 1½컵을 넣어 잘 섞어 시럽을 만든다.

③ 밀폐용기에 붓고 뚜껑을 닫아 서늘한 곳에 1주일 정도 재워두었다가 건더기는 걸러내고 냉장고에 보관한다. 솔잎시럽을 냉장고에 보관하지 않으면 성분 변화를 일으켜 초나 술이 되므로 주의하고 시럽으로 재웠을 때의 기간인 1주일을 꼭 지키도록 한다.

④ 찻잔에 솔잎시럽 1큰술과 물 1컵을 넣고 저어서 시원하게 마시면 맛이 새롭다. 물 대신 시럽에서 건져낸 솔잎에 5컵의 물을 부어 끓인 물을 체에 걸러 냉장고에 보관했다가 사용하면 더욱 좋다.

15. 칡차 감기·숙취에 잘 듣는다

과음으로 인한 숙취와 초기 감기에 잘 듣는 칡차는 몸을 따뜻하게 해 주고 두통·어깨결림을 가라앉히며 숙취로 인한 갈증 해소에도 좋다. 칡차는 생칡을 손질하여 그대로 끓여 마시는 방법과 칡가루를 빻아서 마시는 방법 2가지가 있는데 여기에서는 칡가루를 이용한 방법을 소개한다.

이렇게 만드세요 **재료(1인분)** 칡가루 1큰술, 물 1컵, 꿀·대추채 조금씩

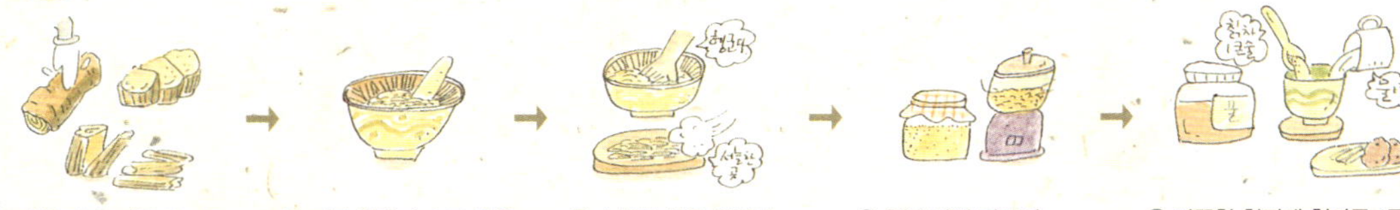

① 칡은 흙을 말끔히 털어내고 깨끗이 씻은 다음 물기를 닦아 적당한 크기로 자른다.

② 자른 칡은 손으로 결을 따라 찢어 분마기에 넣고 대충 찧은 다음 소쿠리에 담아 물에 헹군다.

③ 손질한 칡을 채반에 겹치지 않도록 펼쳐 서늘한 곳에서 말린다.

④ 칡이 바짝 마르면 분마기에 다시 갈아 고운 가루를 낸 다음 차통이나 밀폐용기에 담아 서늘한 곳에 보관한다.

⑤ 따뜻한 찻잔에 칡가루 1큰술과 끓는물 1컵을 붓고 잘 저은 다음 입맛에 따라 꿀이나 대추채를 넣어 마신다.

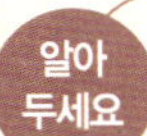

알아 두세요 칡가루는 한방에서 '갈분' 이라 하여 지혈제 대용으로도 사용한다. 집안일을 하다가 손을 베었을 때 갈분을 사용허보자. 갈분을 직접 만들기가 번거로울 때는 한약재 시장이나 한의원에서 쉽게 구할 수 있다.

약술은 예로부터 건강을 지켜주는 민간약으로 전해져 왔다. 그러나 담그는 주재료와 소주의 분량, 숙성기간 등을 맞추지 못하면 오히려 해가 될 수도 있다. 약술을 담그는 방법과 마시는 요령을 정확히 익혀서 자신 있게 담가 보자.

1. 금귤술 피로회복·초기감기 증세에 잘 듣는다

껍질째 먹는 금귤은 비타민A와 C, 칼슘 등이 풍부해 기침과 가래를 진정시켜 주고 피로회복을 돕고 위를 튼튼하게 해 준다.

이렇게 담그세요

재료
금귤 500g
얼음설탕 200g
소주 1.8ℓ

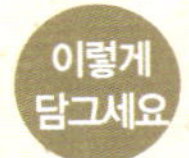 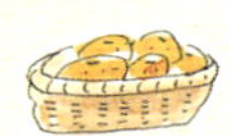  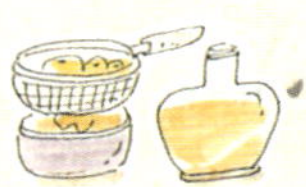

① 껍질에 흠이 없고 싱싱한 금귤을 골라 깨끗이 씻은 다음 물기를 닦아낸다.

② 손질해둔 금귤 500g과 분량의 얼음설탕, 소주를 밀폐용기에 담고 서늘한 곳에 1~2개월 정도 숙성시킨다.

③ 술이 익으면 금귤은 건져내고 술만 받아 입이 작은 유리병에 옮겨 담는다.

이렇게 마셔요

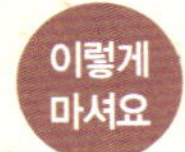

노란빛을 띠는 향이 강한 술이다. 잠자리에 들기 전에 20ml씩 마시는 것이 가장 좋으며 술이 약한 사람은 물을 타서 마시도록 한다.

2. 버찌술 식욕증진·피로회복에 효과가 있다

붉은색의 고운 빛깔을 내는 버찌에는 포도당과 과당, 사과산과 구연산 등이 들어 있어 피로에 지친 몸에 활력을 주고 식욕을 돋구며 불면증이나 감기 증세에 좋은 약효를 낸다.

이렇게 담그세요

재료
버찌 1kg,
얼음설탕 150~200g
소주 1.8ℓ

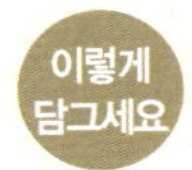 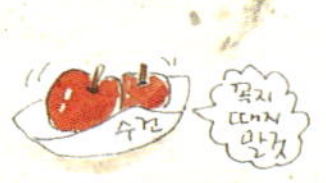 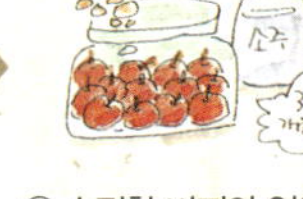 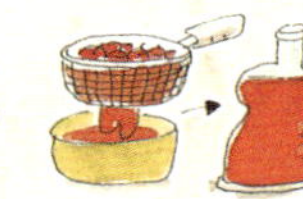

① 5월 하순쯤에 신맛이 강한 버찌를 골라 깨끗이 씻은 다음 물기를 닦아낸다. 꼭지는 떼지 말고 그대로 사용한다.

② 손질한 버찌와 얼음설탕, 소주를 밀폐용기에 담고 뚜껑을 닫은 다음 서늘한 곳에서 3~6개월정도 숙성시킨다.

③ 술이 익으면 체에 밭쳐 건지를 걸러 내고 술만 입이 작은 유리병에 옮겨 담는다.

이렇게 마셔요

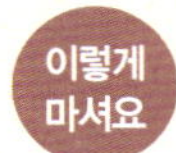

1회에 20~30ml씩, 하루에 2회 마신다. 잠자리에 들기 전이나 따뜻한 물에 목욕을 한 뒤에 마시면 피로회복에 더욱 좋다.

3. 매실술 빈혈·변비 증세에 효과를 발휘한다

매실은 매화나무의 열매로 과육에는 양질의 구연산과 사과산이 들어 있고 씨에는 아미그달린이 풍부해 만성피로, 식욕부진, 일사병 등에 좋은 약효를 내며 정장 작용이 뛰어나 설사·변비 증세에도 잘 듣는다.

이렇게 담그세요

재료
푸른매실 2kg,
얼음설탕 600g
소주 1.8ℓ

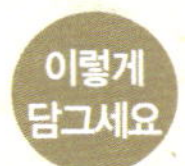 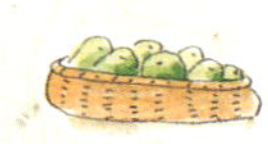  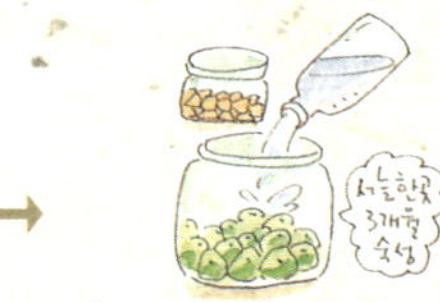

① 익기 전에 따낸 푸른매실을 깨끗이 씻어 물기를 닦아낸 다음 서늘한 곳에 하룻동안 말린다.

② 손질해놓은 매실과 적당량의 얼음설탕, 소주를 밀폐용기에 담고 뚜껑을 닫은 다음 서늘한 곳에 3개월정도 숙성시킨다.

이렇게 마셔요

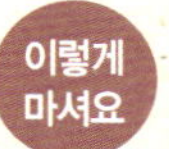

1회에 20~30ml씩, 하루에 2~3회 마신다. 담근 지 3개월 정도부터 마실 수 있으나 오래 익힐수록 맛과 향이 좋으므로 3~4년 정도 숙성시키는 것이 매실술을 제대로 즐기는 방법이다.

4. 대추술 피로회복과 노화방지에 좋다

　대추에는 오래 된 기침을 가라앉히고 이뇨, 강장, 피로회복, 식욕증진 등의 작용이 있다. 또한 대추술을 담가 조금씩 마시면 노화방지의 효과도 얻을 수 있다. 술을 담글 때는 말린 대추를 사용하는데, 시중에서 판매되는 것을 구입하는 것도 좋지만 약효를 살리기 위해 직접 말려서 이용해 본다. 대추를 말리는 방법은 〈대추차〉 만들기 참조.

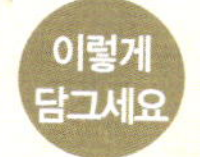

이렇게 담그세요

재료
대추(말린 것) 150g
얼음설탕 50g
소주 1.8ℓ

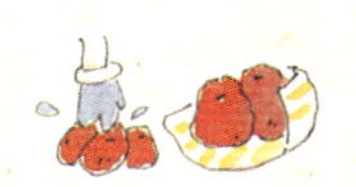 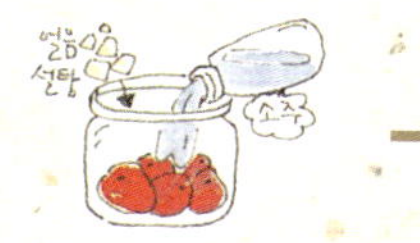 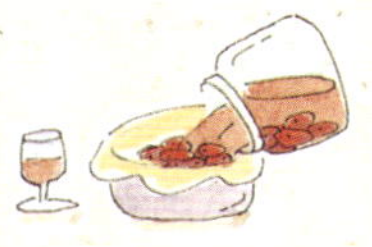

① 껍질에 윤기가 있고 달콤한 맛이 강한 대추를 골라 깨끗이 씻은 다음 마른행주로 물기를 닦아낸다.

② 손질해둔 대추와 분량의 얼음설탕, 소주를 밀폐용기에 담고 뚜껑을 닫은 뒤 서늘한 곳에 4~5개월정도 숙성시킨다.

③ 술이 익으면 거즈나 베보자기로 걸러 술만 마신다.

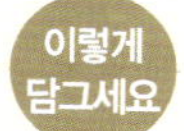

이렇게 마셔요

　짙은 갈석을 띠면서 향기가 좋은 술이다. 강장, 진통, 노화방지를 위해서 마실 경우에는 하루에 3회, 1회에 30㎖씩 마시고 감기예방이나 기침을 가라앉히기 위해 마실 때는 같은 양의 감초술과 섞어 1회에 15~20㎖ 정도씩이 좋다. 대추는 생선과 함께 먹으면 복통과 요통을 일으킬 수 있으므로 조심한다.

5. 마늘술 강장·강정 효과가 뛰어나다

　예부터 강장·강정 식품으로 전해져 오는 마늘은 말초신경을 자극하는 작용이 있다. 또한 신진대사와 혈액순환을 촉진시켜 신경통, 동맥경화, 고혈압을 예방하고 냉증이나 불면증, 감기 등에 치료 효과를 내며 호르몬 계통을 자극해 정력을 증강시킨다.

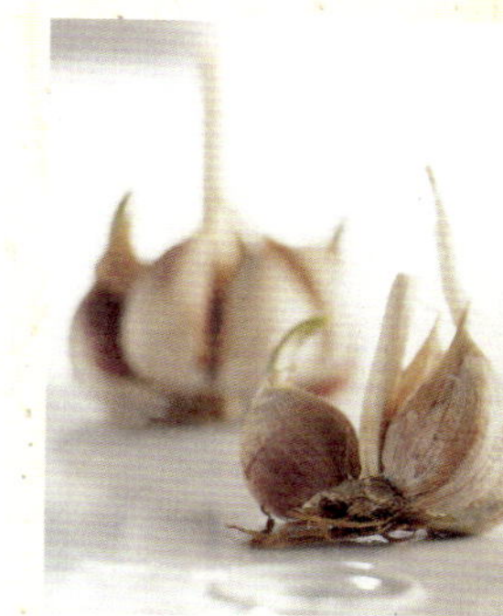

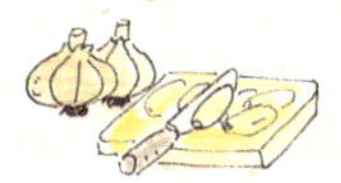

이렇게 담그세요

재료
마늘 300g
소주 1.8ℓ
천연양조초 적당량

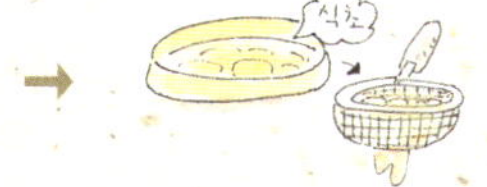 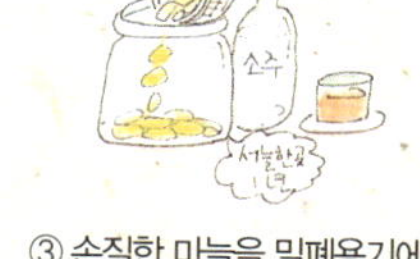

① 상처가 없고 알이 굵은 마늘을 골라 속껍질까지 깨끗이 씻은 다음 반으로 저며 썬다.

② 반으로 저민 마늘을 대접에 담고 천연양조식초를 잠길 정도로 부어 하룻밤 재웠다가 체에 밭쳐 식촛물을 뺀다.

③ 손질한 마늘을 밀폐용기에 담고 적당량의 소주를 부은 다음 뚜껑을 닫아 서늘한 곳에서 1년 정도 재워 두었다가 술이 익으면 마신다.

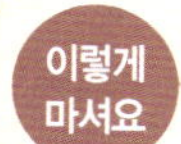

이렇게 마셔요

　잠자리에 들기 전에 소주잔으로 1~2잔씩 마시면 좋다. 마늘의 향이 너무 강해 마시기 어려울 때는 꿀이나 물에 타서 마시도록 한다. 단, 빈혈 증세가 있거나 위장이 약한 사람은 피한다.

6. 솔잎술 고혈압·중풍 등 성인병에 효과가 있다

　솔잎에는 혈관을 튼튼하게 강화시켜 주는 작용이 있어 고혈압·중풍 등의 성인병 증세를 예방·치료하고 혈액순환을 촉진해 동상과 류머티즘에 효과가 있다.

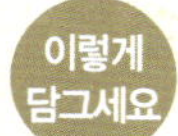

이렇게 담그세요

재료
솔잎 300g
꿀 1/2컵(또는 설탕 100g)
소주 1.8ℓ

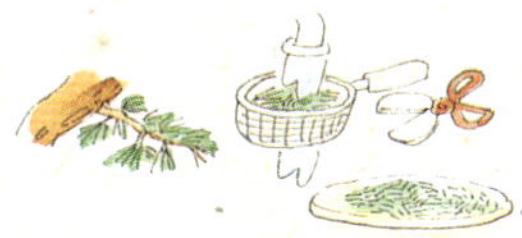 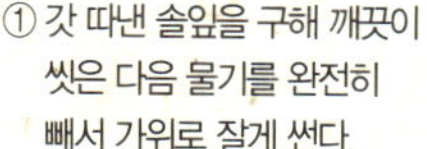 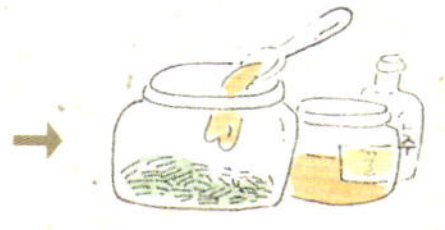 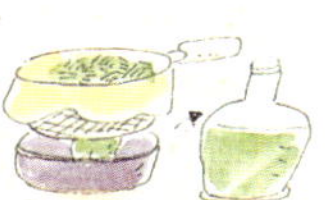

① 갓 따낸 솔잎을 구해 깨끗이 씻은 다음 물기를 완전히 빼서 가위로 잘게 썬다.

② 솔잎과 꿀, 소주를 유리병에 담고 뚜껑을 얹어두는 정도로만 가볍게 닫아 서늘한 곳에 3~4주 정도 숙성시킨다. 솔잎술은 가스가 생겨 넘치기 쉬우므로 술병의 80% 정도만 채운다.

③ 술이 익으면 베보자기에 솔잎을 걸러내고 술만 받아 입이 작은 술병으로 옮겨 담는다.

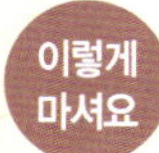

이렇게 마셔요

　1회에 20㎖씩, 하루에 3회 마신다. 솔잎술을 담그는 병을 밀봉하면 가스가 발생해 병이 깨질 우려가 있으므로 뚜껑은 반드시 가볍게 살짝 닫는다.

7. 인삼술 허약체질·신경쇠약 증세를 개선한다

한약재 중에서도 진귀하게 다루어지는 인삼은 허약체질을 개선해주고 식욕을 돋우며 위장·신장·간장의 기능을 돕는다. 그밖에 피로회복 기능이 뛰어나며 신경쇠약 증세에도 잘 듣는다. 인삼은 고려인삼이 세계적으로 알려져 있으며 술을 담글 때는 백삼이나 홍삼이 좋다.

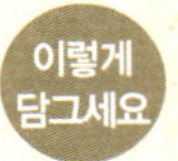

이렇게 담그세요

재료
인삼(백삼 또는 홍삼) 100g
얼음설탕 200g
소주 1.8ℓ

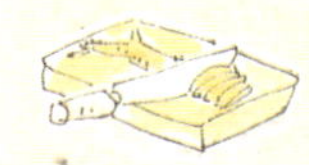 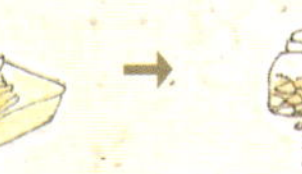

① 잘 말린 백삼이나 홍삼을 골라 씻지 말고 그대로 얇게 어슷썬다.

② 썰어놓은 인삼과 얼음설탕, 소주를 주둥이가 넓은 밀폐용기에 담고 뚜껑을 닫아 서늘한 곳에서 6~12개월 정도 재워두었다가 술이 익으면 마신다. 인삼술은 건더기를 걸러내지 않는 것이 특징이다.

③ 술이 익으면 베보자기에 솔잎을 걸러내고 술만 받아 입이 작은 술병으로 옮겨 담는다.

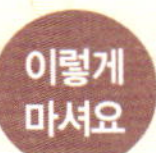

이렇게 마셔요

1회에 30~60ml씩, 하루 3회 마신다. 식욕이 없을 때는 식전에 마시고 허약체질을 개선하기 위해서는 잠자리에 들기 전에 마시는 것이 좋다. 단, 혈압이 높거나 알레르기성 체질인 사람은 피한다.

8. 알로에술 불면증·신경통에 효과가 있다

알로에는 비타민B와 C가 풍부해 여드름·화상 등에 바르면 효과가 있다. 또한 술을 담가 마시면 위를 튼튼하게 해 주고 변비, 신경통, 류머티즘, 불면증에 약효를 낸다.

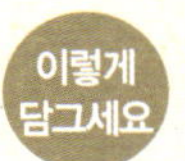

이렇게 담그세요

재료
알로에 300g
얼음설탕 100g
소주 1ℓ

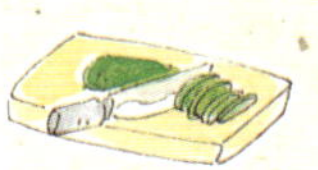 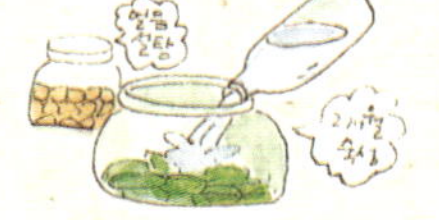 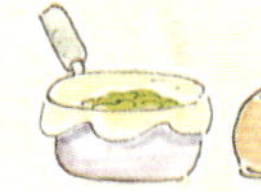

① 알로에의 잎을 잘라 깨끗이 씻은 다음 물기를 닦아내고 3~4cm 크기로 자른다.

② 썰어놓은 알로에와 얼음설탕, 소주를 밀폐용기에 담고 뚜껑을 닫은 뒤 서늘한 곳에서 2개월 정도 숙성시킨다.

③ 술이 익으면 체에 밭쳐 알로에를 건져낸 다음 술만 받아 입이 작은 유리병으로 옮겨 담는다.

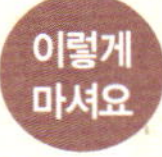

이렇게 마셔요

하루에 2회, 소주잔으로 1잔씩 마신다. 쓴맛이 있어 마시기 어려울 때는 우유나 레몬즙을 타서 마시면 훨씬 부드럽다.

9. 붉은고추술 냉증을 치료하고 식욕을 증진시킨다

고추의 매운맛을 내는 성분이 몸을 자극해 혈액순환을 돕고 몸을 따뜻하게 해 주는 효과가 크다. 냉증이 있거나 감기 초기 증세에 효과가 있으며 식욕을 증진시킨다. 단맛이 나는 과일술과 섞어 마시면 산뜻한 맛을 내는 칵테일이 된다.

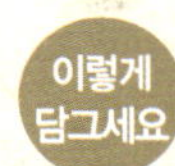

이렇게 담그세요

재료
붉은고추 15개
레몬 4개
소주 1.8ℓ

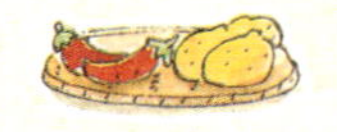 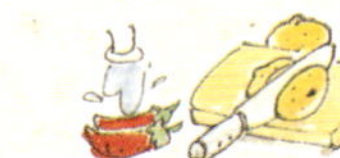 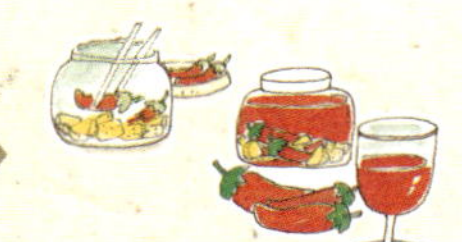

① 껍질이 두껍고 씨가 적은 붉은고추를 골라 깨끗이 씻은 다음 물기를 닦는다. 레몬은 깨끗이 씻어 4등분한다.

② 손질한 붉은고추와 레몬, 소주를 밀폐용기에 담고 뚜껑을 닫은 다음 서늘한 곳에 둔다.

③ 약 2주가 지나면 젓가락으로 고추를 골라내고, 2개월이 지나면 레몬을 건져낸 뒤 술을 따라 마신다.

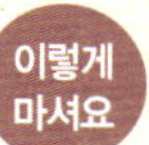

이렇게 마셔요

잠자리에 들기 30분 전에 소주잔으로 1~2잔씩 마신다. 꿀이나 과일술을 섞어 칵테일로 마셔도 좋다.

10. 민들레술　위장과 대장의 기능을 돕는다

이른 봄에 하얀꽃을 피우는 민들레에는 위와 장의 운동을 돕는 작용이 있어 위가 약한 사람이나 설사, 변비증이 있는 사람에게 좋다. 특히 술을 담가 꾸준히 마시면 허약체질을 개선하는 약효를 낸다.

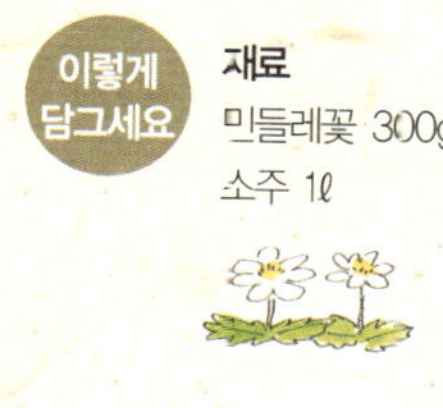

이렇게 담그세요

재료
민들레꽃 300g
소주 1ℓ

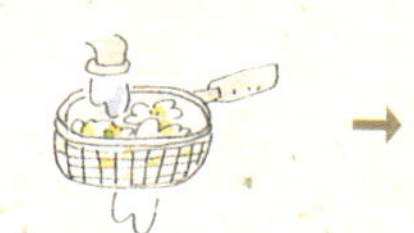 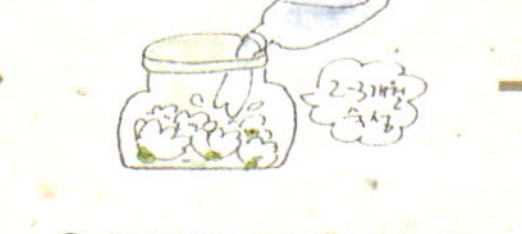 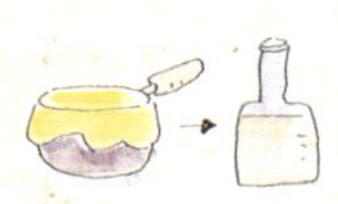

① 이른 봄에 핀 민들레꽃을 따서 깨끗이 씻은 다음 체에 밭쳐 물기를 뺀다.

② 손질해둔 민들레꽃과 소주를 밀폐용기에 담고 뚜껑을 닫은 뒤 서늘한 곳에서 2~3개월 정도 숙성시킨다.

③ 술이 익으면 거즈나 체로 건더기를 걸러내고 술만 받아 입이 작은 유리병에 옮겨 담는다.

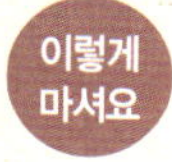

이렇게 마셔요

소주잔으로 1~2잔씩, 하루 2회 마신다. 술이 약한 사람은 토닉워터나 콜라를 타서 칵테일로 마셔도 좋다.

11. 감귤술　감기예방·피부미용에 효과가 있다

감귤에는 풍부한 비타민C가 들어 있어 신진대사를 촉진하고 식욕을 돋구며 피부미용·감기예방에 약효를 낸다. 감귤의 껍질에는 과육의 4배나 되는 비타민C가 들어 있으므로 술을 담글 때는 껍질째 사용하는 것이 좋다.

이렇게 담그세요

재료
감귤 600g
얼음설탕 200g
소주 1ℓ

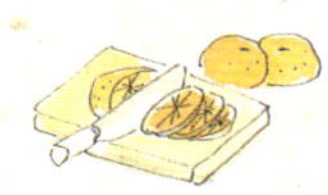 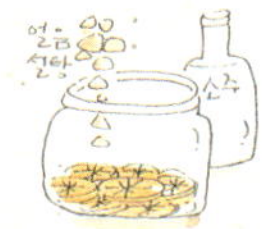 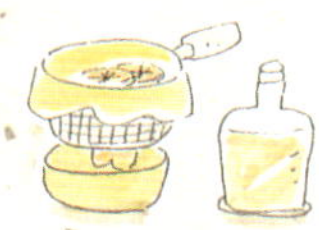

① 껍질이 얇고 잘 익은 햇귤을 골라 깨끗이 씻은 다음 반은 껍질을 벗기고 반은 껍질째 레몬을 썰듯이 둥글게 2~3조각으로 자른다.

② 손질해 놓은 감귤과 적당량의 얼음설탕, 소주를 밀폐용기에 담고 뚜껑을 닫아 서늘한 곳에서 2개월 정도 숙성시킨다.

③ 술이 익으면 거즈나 체에 건더기를 걸러내고 술만 받아 입이 작은 유리병으로 옮겨 담는다.

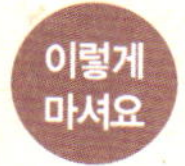

이렇게 마셔요

1회에 20~30ml씩, 하루 2회 마신다. 식욕이 없을 때는 감귤술 20ml에 물을 조금 타서 식전에 마시도록 한다.

12. 잇꽃술　생리통·갱년기장애에 효능을 발휘한다

'홍화주'라고도 불리는 잇꽃술은 예부터 전해져오는 부인병의 명약이다. 잇꽃에는 혈액순환을 돕는 작용이 있어 냉증을 풀어주고 월경불순이나 생리통에 좋은 약효를 내며 갱년기장애에서 찾아오는 모든 증세를 가볍게 해 준다. 잇꽃은 한약재 시장에서 구할 수 있다.

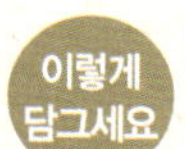

이렇게 담그세요

재료
잇꽃 100g
얼음설탕 200~400g
소주 1.8ℓ

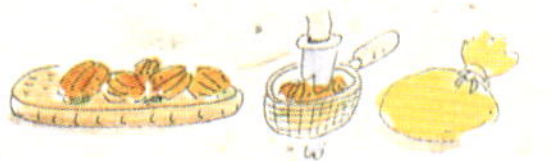 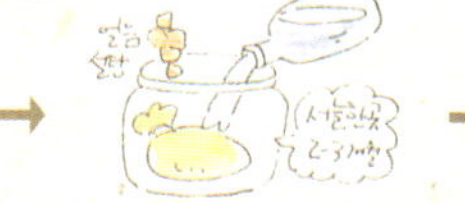 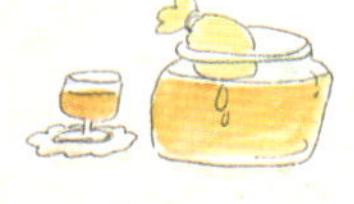

① 잇꽃은 깨끗이 씻어 물기를 뺀 다음 거즈로 만든 주머니에 넣고 묶는다. 이때 주머니는 약간 넉넉하게 만드는 것이 좋다.

② 밀폐용기에 잇꽃을 담은 거즈주머니와 얼음설탕, 소주를 넣고 뚜껑을 닫은 뒤 서늘한 곳에 2~3개월 정도 숙성시킨다.

③ 술이 익으면 주머니를 건져내고 작은 유리병에 옮겨 담는다.

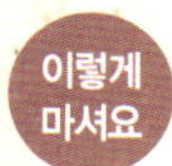

이렇게 마셔요

소주잔으로 1회에 2잔씩, 하루 2회 마신다. 술이 약한 사람은 따뜻한 물이나 레몬즙을 타서 마신다.

13. 모과술 기침과 천식 증세를 가라앉힌다

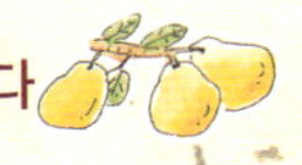

모과에는 신맛을 내는 사과산과 구연산이 들어 있어 소화 효소의 분비를 돕고 신진대사를 촉진시켜 주며 타닌과 비타민C 또한 풍부해 기침과 천식을 가라앉힌다.

이렇게 담그세요

재료
모과 1kg
설탕 200g
소주 1.8ℓ

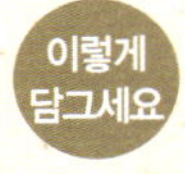
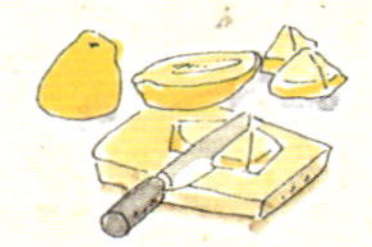
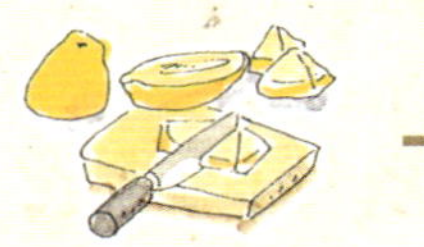
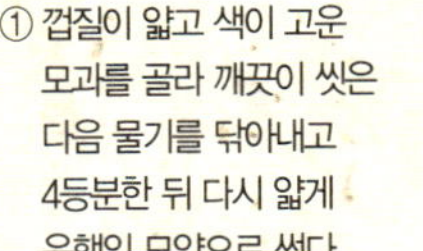
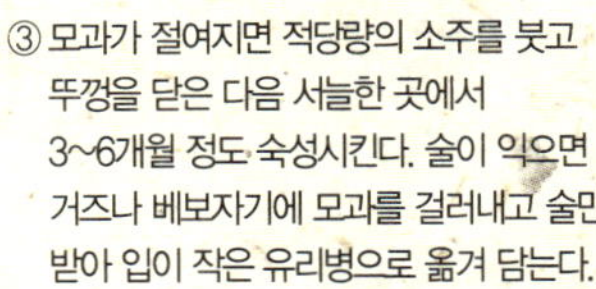

① 껍질이 얇고 색이 고운 모과를 골라 깨끗이 씻은 다음 물기를 닦아내고 4등분한 뒤 다시 얇게 은행잎 모양으로 썬다.

② 은행잎 모양으로 썬 모과와 설탕을 밀폐용기에 켜켜이 담아 뚜껑을 닫고 1주일 정도 절인다.

③ 모과가 절여지면 적당량의 소주를 붓고 뚜껑을 닫은 다음 서늘한 곳에서 3~6개월 정도 숙성시킨다. 술이 익으면 거즈나 베보자기에 모과를 걸러내고 술만 받아 입이 작은 유리병으로 옮겨 담는다.

이렇게 마셔요

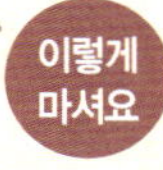

감미로운 향기를 내는 맛좋은 술이다. 하루에 30ml 정도 마시는 것이 좋으며 과음은 피한다.

14. 감초술 기침과 목 통증을 가라앉힌다

한방에서 가장 많이 사용되는 약재 중의 하나인 감초는 심한 기침과 목구멍의 통증을 가라앉히고 신경통, 생리통, 복통 증세에도 좋은 효과를 낸다.

이렇게 담그세요

재료
감초(잘게 썬 것) 100g
소주 1.8ℓ

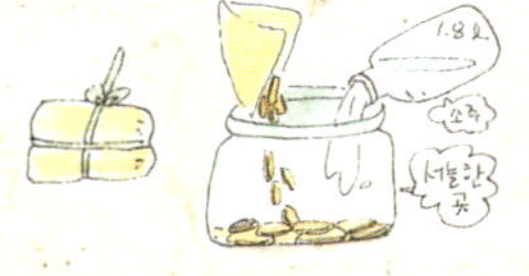
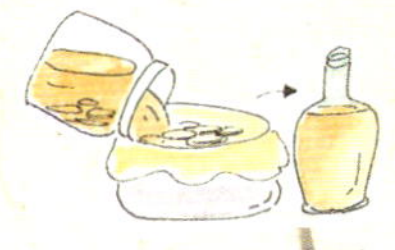

① 잘게 썬 감초 100g과 소주 1.8를 밀폐용기에 담고 뚜껑을 닫은 다음 서늘한 곳에서 2~3개월 정도 숙성시킨다.

② 술이 익으면 거즈나 베보자기로 건더기를 걸러내고 술만 받는다.

이렇게 마셔요

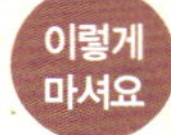

소주잔으로 1잔씩, 하루에 3~4회 마신다. 감초 자체에 단맛이 있어 설탕을 넣지 않아도 맛이 달콤하다.

15. 오미자술 피로를 풀어주고 천식 증세를 완화시킨다

새콤한 맛이 강한 오미자술은 식욕을 돋우고 피로를 풀어주며 기침과 천식 증세를 가라앉힌다. 기대하는 약효에 따라 술을 마시는 시간과 방법이 다르므로 꼭 기억해 둔다.

이렇게 담그세요

재료
오미자 300g
꿀 적당량
소주 1.8ℓ

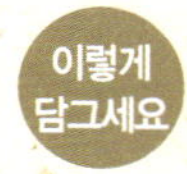
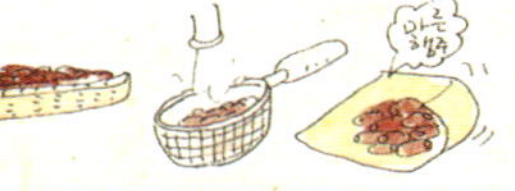
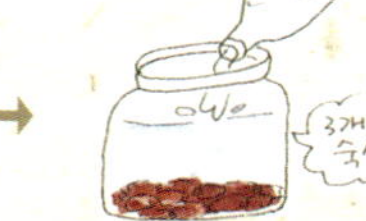
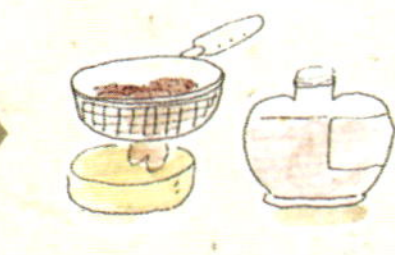

① 오미자는 체에 담아 흐르는 물에 깨끗이 씻은 다음 마른행주로 물기를 닦아낸다.

② 씻어놓은 오미자와 분량의 소주를 밀폐용기에 담고 뚜껑을 닫아 서늘한 곳에서 3개월 정도 숙성시킨다.

③ 술이 익으면 오미자는 체에 밭쳐 걸러내고 술만 받아 입이 작은 유리병에 옮겨 담는다.

이렇게 마셔요

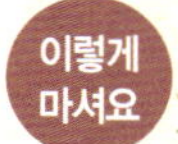

식욕을 돋우기 위해서는 하루 3회, 식전에 소주잔으로 1잔씩 마신다. 그리고 기침, 천식, 피로증세를 가라앉히기 위해서는 20~30ml에 따뜻한 물 1/2컵을 타서 하루 1회 잠자리에 들기 전에 마신다.

16. 생강술 냉증이 있거나 감기에 걸렸을 때 좋다

생강에는 위를 튼튼하게 하는 건위 작용과 통증을 가라앉히는 진통 작용, 땀을 내는 발한 작용이 있어 위장이 약하거나 몸이 찬 사람, 감기에 걸리기 쉬운 사람에게 좋은 효과를 낸다.

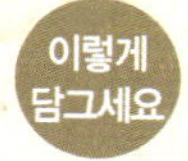

재료
생강 100g
얼음설탕 200g
소주 1.8ℓ

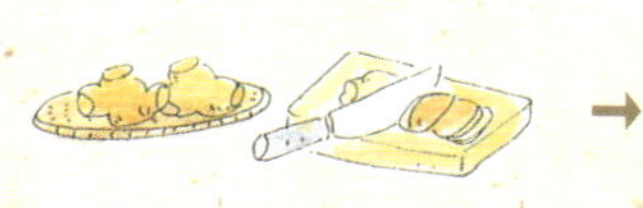
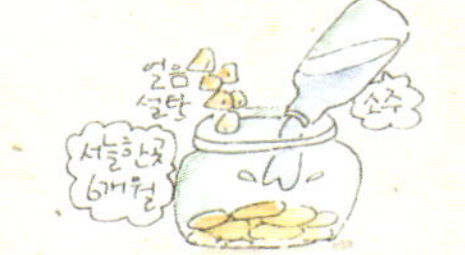
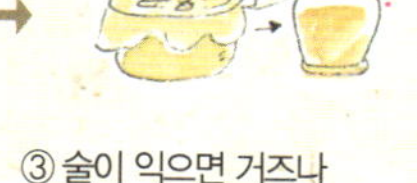

① 알이 굵고 매운맛이 강한 생강을 깨끗이 씻어 물기를 닦은 다음 어슷썬다.

② 손질한 생강과 분량의 얼음설탕, 소주를 밀폐용기에 담고 서늘한 곳에서 6개월 정도 숙성시킨다.

③ 술이 익으면 거즈나 베보자기로 건더기를 걸러내고 술만 받아 입이 작은 유리병에 옮겨 담는다.

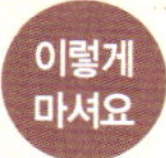

잠자리에 들기 전에 20~30ml씩 마신다. 감기증세에 따뜻하게 데워 마시면 더욱 좋다.

17. 잣술 혈압을 내리고 자양·강장에 좋다

자양·강장제로 널리 알려진 잣은 비타민B군과 불포화지방산을 많이 함유하고 있다. 잣으로 술을 담가 꾸준히 마시면 피부를 부드럽고 윤택하게 하며 혈압을 내려 준다.

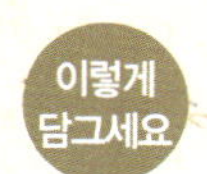

재료
잣 450g
소주 1.8ℓ

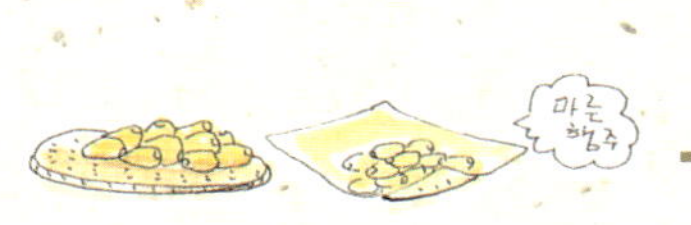
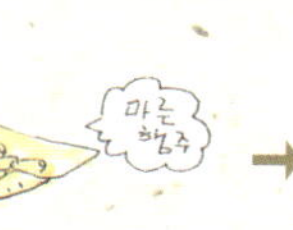
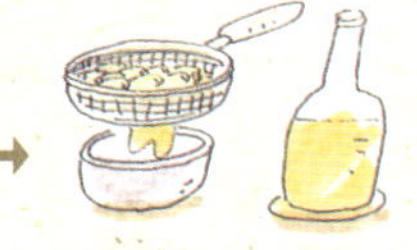

① 잣을 체에 담아 흐르는 물에 헹구듯이 흔들어 씻은 다음 마른행주로 물기를 닦아낸다.

② 씻어놓은 잣과 소주를 밀폐용기에 담고 뚜껑을 닫아 서늘한 곳에서 3개월 정도 숙성시킨다.

③ 술이 익으면 체에 밭쳐 잣은 걸러내고 술만 받아 입이 작은 유리병으로 옮겨 담는다.

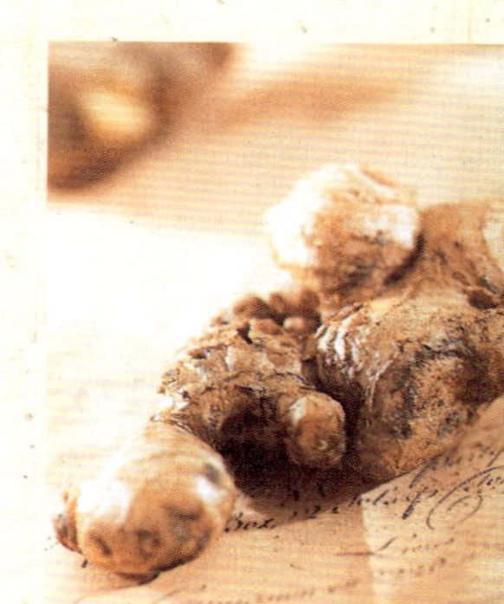

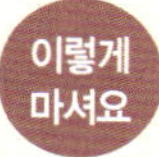

1회에 20~30ml씩, 하루 2~3회 마신다. 많은 양을 마시면 설사를 일으킬 수 있으므로 분량을 지킨다.

18. 살구술 심장병·고혈압 증세에 효과가 있다

새콤달콤한 맛이 그만인 살구는 식욕을 돋우고 피로회복에도 좋다. 조금 덜 익은 살구를 골라 씨를 빼지 말고 통째로 담는다. 살구술을 꾸준히 마시면 심장, 고혈압은 물론 암의 예방효과도 얻을 수 있다.

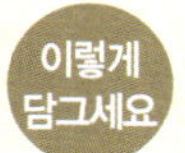

재료
살구 600g
소주 1.8ℓ

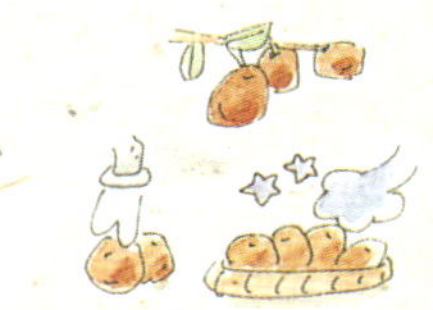
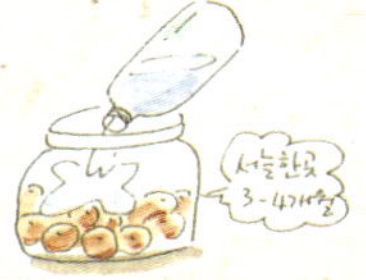
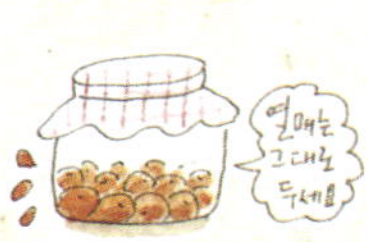

① 익기 직전의 살이 단단한 살구를 골라 깨끗이 씻은 다음 물기를 닦아내고 그늘진 곳에서 하룻밤 정도 말린다.

② 손질해 놓은 살구와 소주를 밀폐용기에 담고 뚜껑을 닫아 서늘한 곳에서 3~4개월 정도 숙성시킨다. 열매는 건져내지 않고 그대로 두는 것이 맛과 향을 즐기는 방법이다.

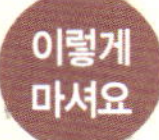

1회에 소주잔으로 1잔씩, 하루 2~3회 식후에 마신다. 식욕이 없을 때는 식전에 반주로 마시면 좋다.

19. 오디술 저항력을 높여주고 노화를 방지한다

오디는 뽕나무의 열매로 포도당과 사과산이 들어 있어 여름에 더위를 먹었을 때나 빈혈증세가 있을 때 먹으면 좋은 약효를 낸다. 또한 오디로 술을 담가 꾸준히 마시면 흰머리가 생기는 것을 막고 저항력을 높여주며 노화방지의 효과가 있다.

이렇게 담그세요

재료
오디 600g
꿀 350g
소주 1.8ℓ

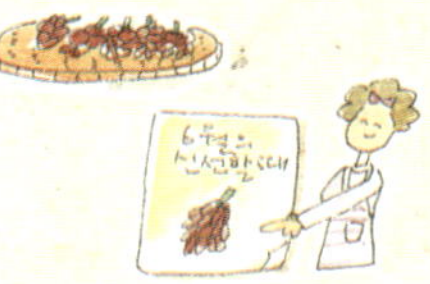
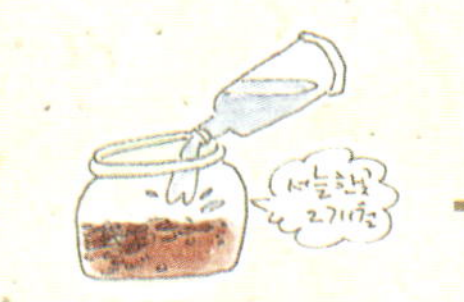
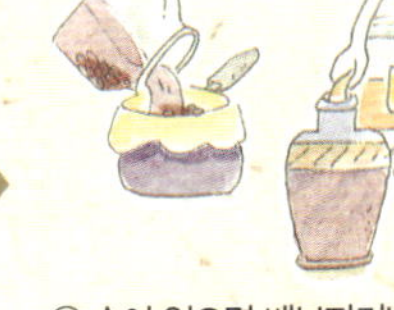

① 6월경에 신선한 오디를 따서 깨끗이 씻은 다음 체에 건져 물기를 뺀다.

② 물기가 완전히 빠지면 밀폐용기에 적당량의 오디와 소주를 담고 뚜껑을 닫아 서늘한 곳에서 2개월 정도 숙성시킨다.

③ 술이 익으면 베보자기나 체를 이용해 건더기를 건져내고 술만 받아 입이 좁은 유리병에 옮겨 담은 다음 술의 1/5 정도 꿀을 넣어 서늘한 곳에 보관해 둔다.

이렇게 마셔요

1회에 15~30ml씩 잠들기 전에 마시면 좋다. 술이 약한 사람은 물이나 꿀을 조금 타서 마시도록 한다.

20. 셀러리술 식욕부진·불면증 증세에 효능을 발휘한다

셀러리에는 비타민B1, B2, C가 풍부해 피로를 풀어주고 식욕을 돋우며 신경통, 류머티즘 증세에 좋은 약효를 낸다. 또한 신경안정 작용이 뛰어나 잠자리에 들기 전에 마시면 숙면을 취할 수 있다.

이렇게 담그세요

재료
셀러리 200g
얼음설탕 100~150g
소주 1.8ℓ

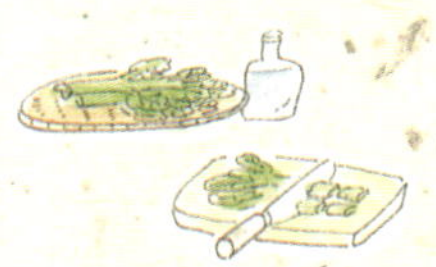
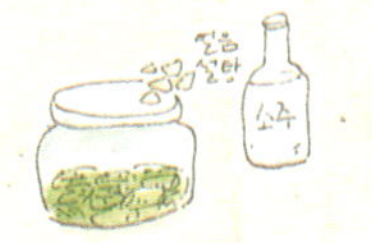
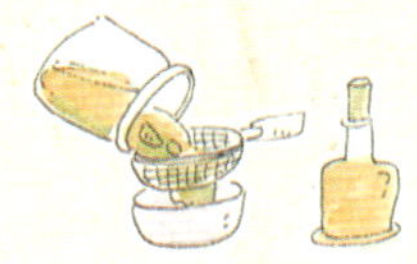

① 신선한 셀러리를 골라 깨끗이 씻은 다음 물기를 닦아내고 1~2cm 길이로 썬다.

② 손질해둔 셀러리와 얼음설탕, 소주를 밀폐용기에 담고 뚜껑을 닫아 서늘한 곳에서 1~2개월 정도 숙성시킨다.

③ 술이 익으면 건더기를 걸러내고 술만 받아 입이 작은 유리병에 술만 담는다.

이렇게 마셔요

셀러리술은 맛이 강해 그대로 마시기보다는 물이나 다른 음료를 섞어서 마시는 것이 좋다. 하루에 3회, 1회에 20~30ml가 적당하고, 불면증에 시달릴 때는 잠자리에 들기 전에 30ml 정도를 마신다.

21. 사과술 식욕을 돋우고 피로회복에 효과가 있다

사과에는 비타민C가 풍부해 피로를 풀어주고 식욕을 돋우며 피부미용에도 좋은 효과가 있다. 술을 담가 마실 때는 신맛과 단맛의 조화가 이루어진 홍옥이 적당하며 껍질째 담가야 약효가 더욱 좋다.

이렇게 담그세요

재료
사과(홍옥) 1kg
얼음설탕 200~300g
소주 1.8ℓ

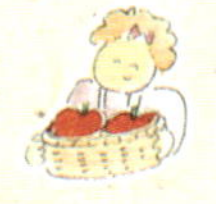
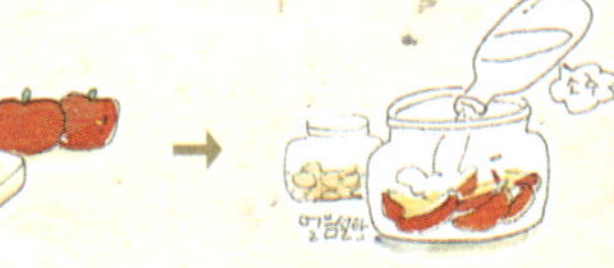
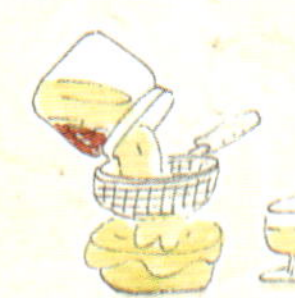

① 신선한 셀러리를 골라 깨끗이 씻은 다음 물기를 닦아내고 1~2cm 길이로 썬다.

② 썬 사과와 얼음설탕, 소주를 밀폐용기에 담고 뚜껑을 닫은 다음 서늘한 곳에서 3개월 정도 숙성시킨다.

③ 술이 익으면 체에 밭쳐 사과를 건져내고 거즈에 한 번 더 걸러 입이 작은 유리병으로 옮겨 담는다.

이렇게 마셔요

1회에 20ml 정도씩, 하루 3회 마신다. 아무리 몸에 좋다 하더라도 과음을 하면 역효과를 낼 수 있으므로 양을 초과하지 않도록 주의한다.

22. 파슬리술　여드름과 거칠어진 피부에 좋다

흔히 장식용 채소로 알려져 있는 파슬리에는 미네랄과 비타민, 철분 등이 풍부하다. 빈혈 증세에 약효가 있으며, 술을 담가 꾸준히 마시면 병에 대한 저항력을 높여주고 여드름, 거칠어진 피부를 곱게 해 준다.

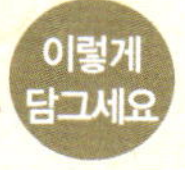

이렇게 담그세요

재료
파슬리 200g
얼음설탕 150g
소주 1ℓ

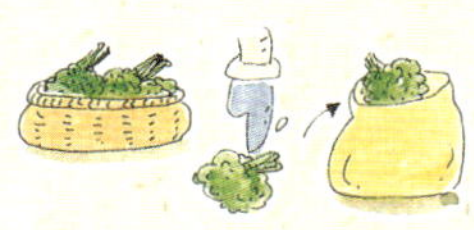

① 파슬리는 깨끗이 씻어 물기를 뺀 다음 손으로 잘게 뜯어 거즈로 만든 주머니에 담는다.

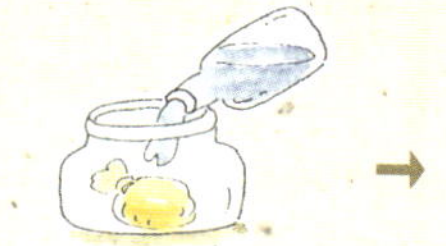

② 밀폐용기에 파슬리가 담긴 거즈주머니를 넣고 소주를 부은 다음 뚜껑을 닫아 서늘한 곳에서 2개월 정도 숙성시킨다.

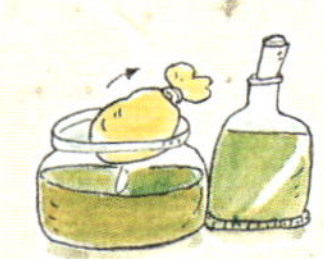

③ 술이 익으면 파슬리가 담긴 거즈주머니를 건져내고 술만 입이 작은 유리병에 옮겨담는다.

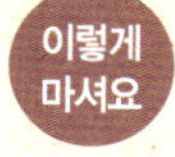

이렇게 마셔요

소주잔으로 1잔씩, 하루에 1~2회 마신다. 술이 약하거나 입에 맞지 않아 마시기 힘들 때는 물이나 꿀을 조금 타서 마셔도 좋다.

23. 진달래술　진통·해열 작용이 뛰어나다

엷은 분홍색이 아름다운 진달래술은 맛과 향이 좋을 뿐만 아니라 신경통, 두통, 천식 등에 약효를 내며 여성들의 고민인 냉증이나 생리통에 뛰어난 효과를 낸다. 진달래술은 '두견주'라고도 불린다.

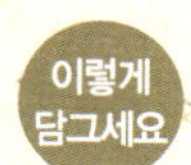

이렇게 담그세요

자료
진달래꽃 300g
소주 1ℓ

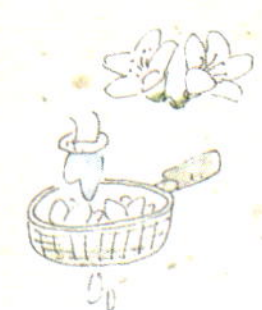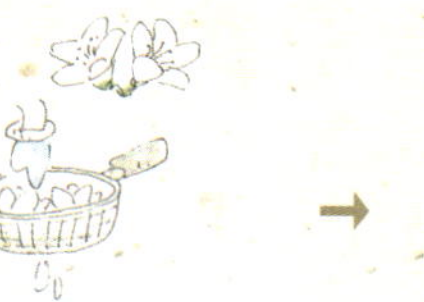

① 4월경에 활짝 핀 진달래꽃을 따서 깨끗이 씻은 다음 체에 밭쳐 물기를 뺀다.

② 물기를 완전히 뺀 진달래꽃과 소주를 밀폐용기에 담고 뚜껑을 닫은 다음 서늘한 곳에서 3개월 정도 숙성시킨다.

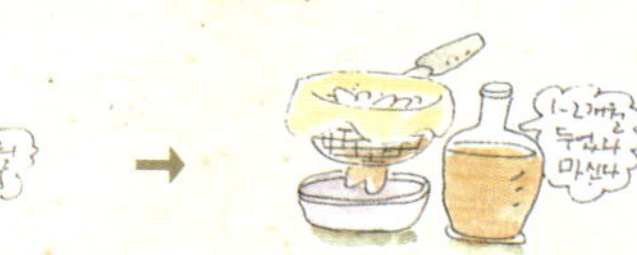

③ 술이 익으면 거즈나 체에 밭쳐 건더기를 걸러내고 술만 유리병에 옮겨 담아 1~2개월 정도 더 두었다가 마신다.

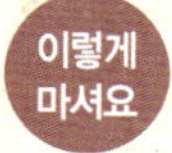

이렇게 마셔요

하루에 20~30ml가 적당하다. 술을 마시지 못하는 사람이나 맛이 진할 때는 토닉워터나 물, 꿀 등을 조금 타서 마신다.

24. 치자술　노이로제·신경쇠약 증세에 약효가 있다

치자에는 신경을 안정시키는 작용이 있어 노이로제, 신경쇠약, 불면증 등 신경이 예민해서 생기는 증세에 잘 듣는다. 치자로 술을 담가 마시면 이런 약효 외에도 피로회복, 식욕증진, 이뇨, 건위 등의 약효도 얻을 수 있다.

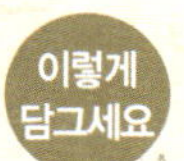

이렇게 담그세요

재료
치자열매(꽃) 500g
소주 1.8ℓ

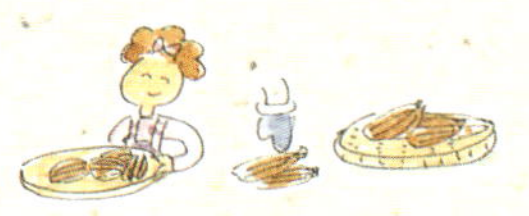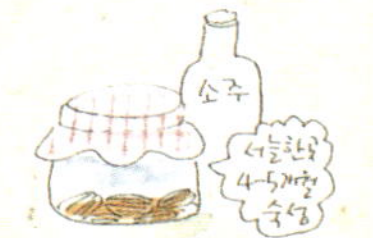

① 가을철에 잘 익은 치자열매를 따서 깨끗이 씻은 다음 체에 밭쳐 물기를 뺀다.(치자꽃으로 담글 때는 6~7월경에 활짝 피기 직전의 것으로 담근다)

② 손질해둔 재료와 소주를 밀폐용기에 담고 뚜껑을 닫은 다음 서늘한 곳에서 4~5개월 정도 숙성시킨다.(꽃으로 담갔을 경우는 2~3개월 정도)

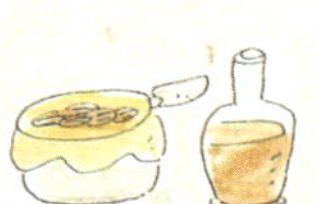

③ 술이 익으면 거즈나 체에 밭쳐 건더기를 걸러내고 술만 입이 작은 유리병에 옮겨 담는다.

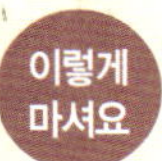

이렇게 마셔요

하루에 20~30ml씩, 잠자리에 들기 30분 전에 마신다. 쌉쌀한 맛이 강해 마시기 어려울 때는 꿀을 타서 마신다.

chapter 3

효과적인 영양소 섭취 방법

단백질

하루에 60~70g이
필요하다

근육·뼈·피부·혈액을 만든다

단백질은 우리 몸의 구성에서 빼놓을 수 없는 영양소로, 근육·뼈·피부·머리카락·혈액 외에 호르몬이나 효소·면역물질 등도 단백질에 의해 만들어진다. 또한 단백질에 의해 합성되는 글루타민산은 머리를 좋게 하는 물질도 만들어 낸다고 알려져 있다.

단백질은 20종 이상의 아미노산이 결합된 것으로서 결합 형태에 따라 단백질의 성질이 달라진다. 아미노산은 종류에 따라 인간의 체내에서 합성되기도 하지만 필수아미노산은 체내에서 만들어지지 않는다. 이 가운데 단 한 가지라도 빠지면 뼈나 근육, 혈액을 만드는데 필요한 단백질을 합성할 수 없다.

또한 한 가지라도 필수아미노산의 양이 적으면 다른 아미노산이 제아무리 많이 함유되어 있다 하더라도 체내에서 단백질을 합성하는 효력이 낮아진다. 그러므로 필수아미노산을 균형 있게 함유하고 있는 단백질은 영양가가 높은 양질의 단백질이라 할 수 있겠다.

육류나 어패류에 함유된 동물성 단백질은 필수아미노산을 균형 있게 함유하고 있는 양질의 단백질 식품이다.

고기나 생선, 달걀 등은 양질의 단백질을 섭취할 수 있는 식품이긴 하지만 이들 동물성 식품에는 콜레스테롤이나 지방도 많이 함유되어 있으므로 조심해서 먹어야 한다. 두부나 비지 등 식물성 단백질과 함께 먹으면 더욱 좋다.

단백질을 과잉 섭취하면 골다공증의 원인이 된다. 그 이유는 단백질이 체외로 대량 배출될 때 칼슘이 필요하기 때문이다. 특히 신장 기능이 저하된 사람은 과잉 섭취를 주의해야 한다.

효과적인 섭취 방법

필수아미노산은 매일 섭취하는 것이 좋다. 단, 필수아미노산을 균형 있게 함유한 동물성 단백질은 흡수 효율은 좋지만 비만방지나 성인병 예방을 위해서 육류, 지방분이 많은 생선의 경우 석쇠에 굽거나 삶는 등의 조리법으로 지방을 빼고 먹도록 한다.

성장기의 어린이, 격한 운동이나 육체노동을 하는 사람은 단백질 소비량이 많기 때문에 단백질의 충분한 섭취가 필요하다. 또 간장 장애가 있는 사람은 단백질이 부족하면 간 기능이 저하되기 쉬우므로 충분하게 섭취하도록 한다.

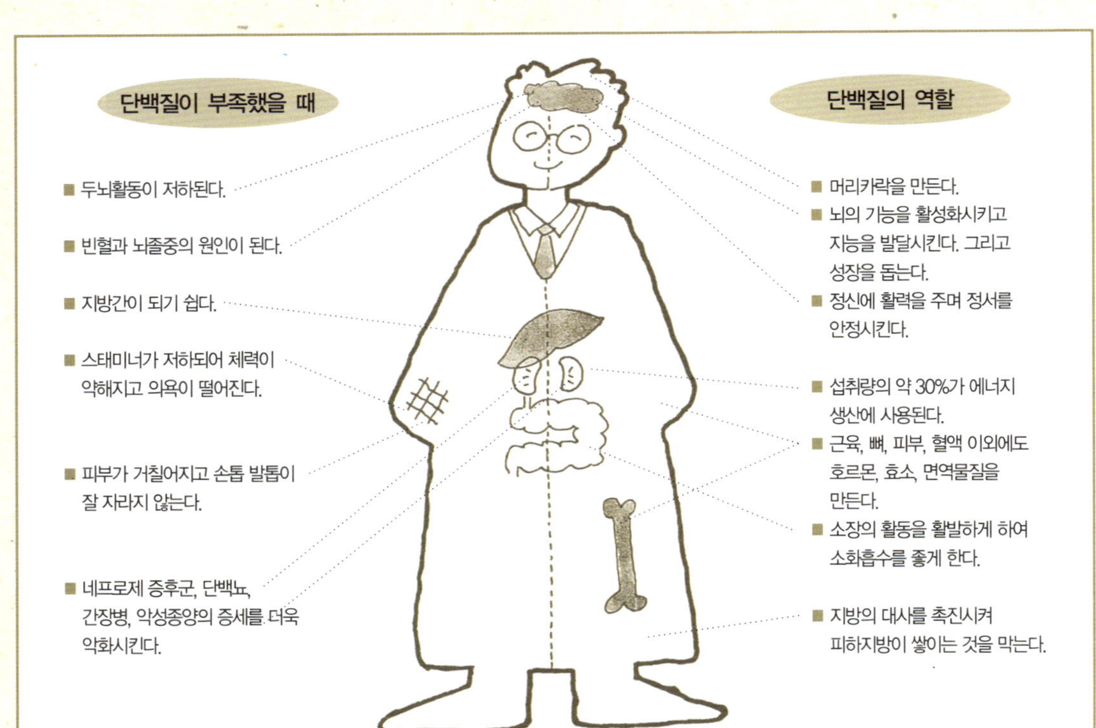

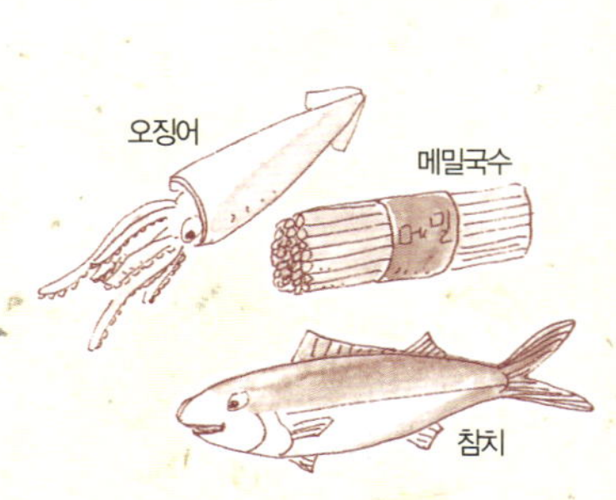

단백질 함유량 베스트 3 (1회 분량)

우수식품	함유량
오징어(250g)	39g
참치(100g)	28.3g
메밀국수(200g)	23.52g

당질

**극단적으로 줄이는 것은
위험하다**

주요 에너지원이다

당질은 포도당, 과당 등 단당류나 다당류가 결합한 물질로 '탄수화물' 이라고도 한다. 탄소, 수소, 산소의 3원소로 이루어져서 몸의 주요 에너지원이 된다. 특히 포도당은 뇌의 활동을 활발하게 해 주는 유일한 에너지원이다.

쌀, 빵, 면류, 고구마류, 설탕 등이 대표적인 식품. 체내로 들어간 당질은 탄산가스와 물로 분해되는 과정에서 에너지를 만들어내고 남은 것은 체내에서 중성지방이 되어 피하 등에 축적된다. 그것은 비만의 원인이 되고 각종 성인병을 유발할 수 있으므로 조심한다. 당질은 분자량의 크기에 의해 단당류(포도당, 과당 등), 이당류(설탕, 젖당, 맥아당 등), 다당류(전분, 글리코겐, 식물섬유 등)로 나누어진다.

과일이나 꿀 등의 단당류는 흡수가 가장 잘되며 몸에 부담을 주지 않지만 흡수가 좋은 만큼 피하지방으로 변화되기 쉬운 특징이 있다. 쌀이나 빵, 고구마, 바나나, 밤 등의 다당류는 단당류보다 흡수율이 떨어지지만 이들 식품은 포도당이 된 다음 흡수되므로 양적으로 가장 많이 섭취하게 되는 셈이다.

당질이 과잉이면 비만, 부족하면 신진대사에 장애가 생긴다

당질은 체내에 적당히 필요하지만 과잉섭취를 하면 비만의 원인이 되고, 반면 다이어트를 하면서 극단적으로 당질 섭취를 줄이면 신진대사에 여러 가지 장애를 일으킨다.

당질이 부족하면 기초체력이 저하되고 피곤해지기 쉽다. 당질의 부족 상태가 계속되면 몸을 구성하는 단백질을 빼내 에너지원으로 채우기 때문에 뼈와 근육을 구성하는 단백질이 제 역할을 하지 못한다.

또한 간장에 축적되어 있던 글리코겐이 포도당으로 바뀌기 때문에 간장의 해독 작용이 약해져 피부가 거칠어지는 원인이 되고 의식 장애를 일으킬 위험성이 있다.

심한 다이어트로 당질을 줄이는 경우에도 하루에 최저 밥 한 그릇 분량의 당질은 섭취해야 한다.

당질을 과잉 섭취하면 에너지로 쓰고 남은 부분이 체지방으로 쌓이기 때문에 비만의 원인이 된다. 비만이 진행되면 성인병을 불러일으켜 고혈압·고지혈·당뇨병·지방간의 원인이 되기도 한다. 특히 설탕은 인슐린을 분비시켜 당뇨병의 원인이 되고 충치를 진행시킨다.

효과적인 섭취 방법

비타민B1을 충분히 보급해야 에너지의 효율을 높일 수 있다. 배아, 쌀겨, 돼지고기 등에 많이 들어 있는 비타민B1은 당질을 연소시키는 작용을 하기 때문이다. 섭취량의 기준은 총에너지의 약 60%. 설탕과 과당은 각각 하루에 50g 이내로 줄인다.

또한 당질을 주로 함유한 음식에는 당질 이외의 영양소를 풍부하게 포함하는 것도 있다. 흑설탕은 칼슘과 비타민B1을, 쌀은 단백질을, 과일이나 고구마류는 비타민류를 함유하고 있다. 곤약, 해조, 버섯에는 다당류의 하나로 이들 식품에 함유된 식물섬유가 에너지원은 되지 않지만 변통을 좋게 하고 혈당의 상승을 막고 콜레스테롤을 줄여 준다 하여 건강식품으로 환영받고 있다.

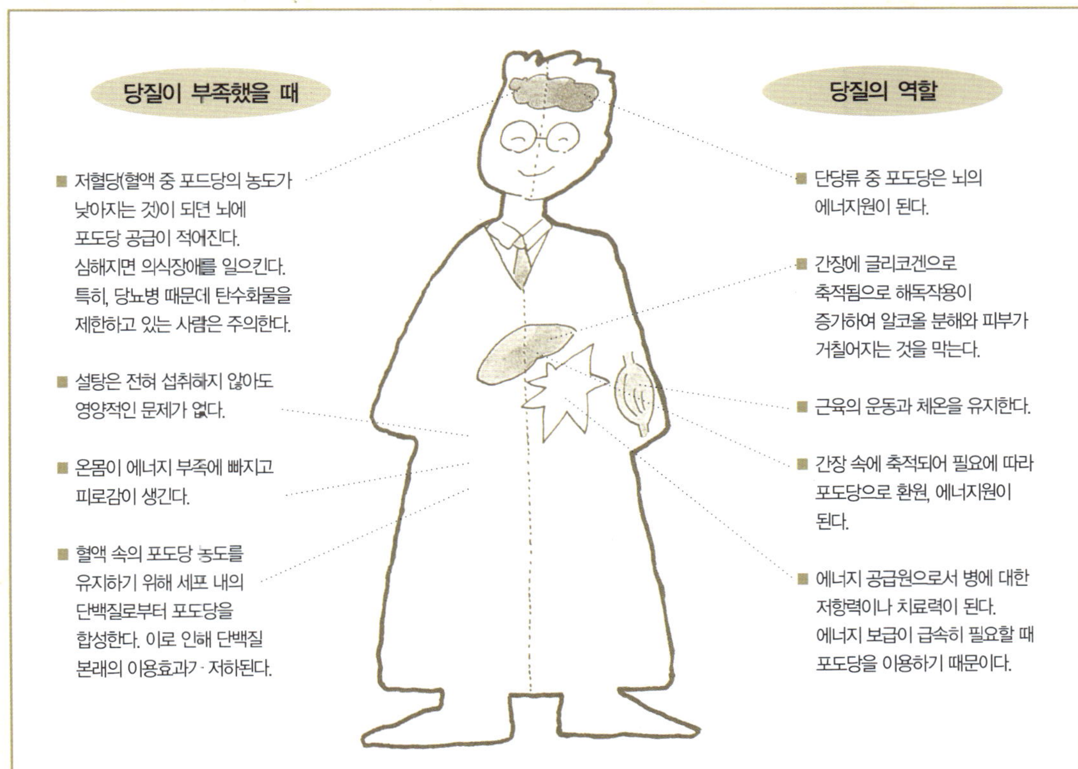

당질이 부족했을 때

- 저혈당(혈액 중 포도당의 농도가 낮아지는 것)이 되던 뇌에 포도당 공급이 적어진다. 심해지면 의식장애를 일으킨다. 특히, 당뇨병 때문에 탄수화물을 제한하고 있는 사람은 주의한다.

- 설탕은 전혀 섭취하지 않아도 영양적인 문제가 없다.

- 온몸이 에너지 부족에 빠지고 피로감이 생긴다.

- 혈액 속의 포도당 농도를 유지하기 위해 세포 내의 단백질로부터 포도당을 합성한다. 이로 인해 단백질 본래의 이용효과가 저하된다.

당질의 역할

- 단당류 중 포도당은 뇌의 에너지원이 된다.

- 간장에 글리코겐으로 축적됨으로 해독작용이 증가하여 알코올 분해와 피부가 거칠어지는 것을 막는다.

- 근육의 운동과 체온을 유지한다.

- 간장 속에 축적되어 필요에 따라 포도당으로 환원, 에너지원이 된다.

- 에너지 공급원으로서 병에 대한 저항력이나 치료력이 된다. 에너지 보급이 급속히 필요할 때 포도당을 이용하기 때문이다.

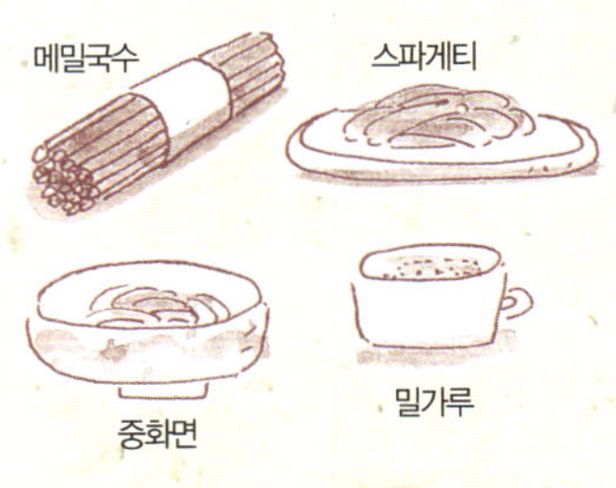

당질 함유량 베스트 4(1회 분량)	
우수식품	**함유량**
삶은 메밀국수(240g)	130.08g
삶은 스파게티(100g)	72g
삶은 중화면(80g)	68.93g
밀가루(4/5컵, 80g)	60.56g

식물섬유

가능한 여러 종류의 식품을 먹는다

성인병 예방에 효과가 있다

식물섬유에는 물에 녹는 것과 녹지 않는 것, 동물성인 것과 올리고당이 있다. 물에 녹는 것은 수분을 흡수하는 성질과 미끈미끈한 점성을 지니며 과일, 곤약, 해조류에 많이 함유되어 있다. 물에 녹지 않는 식물섬유는 몸에 해로운 물질을 빨아들이는 힘이 있으며 우엉, 셀러리 등의 채소류에 많이 함유되어 있다.

또한 동물성 식물섬유는 새우, 게 등의 갑각류와 상어지느러미 등에 많으며 올리고당은 양파, 우엉, 아스파라거스, 보리 등에 들어 있는데 소화가 잘 안 되는 특징이 있다.

콜레스테롤을 감소시키고 장내 유해물질을 배출한다

식물섬유는 변의 양을 늘리고 변통을 좋게 한다. 수분을 흡수하는 보수성 때문에 변이 배설되기 쉬워진다. 또한 변 속의 유해한 물질이 직장으로 흡수되는 것을 막아준다. 식물섬유가 충분하면 장내에 변이 머무는 시간이 짧아지기 때문이다.

물에 녹지 않는 셀룰로오스 등의 식물섬유는 장내의 발암성 물질과 같은 유해 물질을 흡수, 체외로 내보낸다. 또한 장내 세균의 독소 분해활동을 자극한다. 특히 주목되는 것은 대장암 예방 효과가 크다는 점이다. 식물섬유의 섭취량이 적은 구미인들에게는 대장암이 가장 많다. 최근 우리나라도 대장암이 늘고 있는 추세다.

또한 혈액 속의 콜레스테롤치를 낮추어 주고 동맥경화증이나 담석증 예방에도 효과가 있다. 이는 콜레스테롤을 원료로 하는 담즙산, 중성지방을 체외로 배출시키기 때문이다. 또한 장에서 콜레스테롤이 재흡수되는 것을 막아준다. 특히, 수용성인 펙틴, 글루코만난은 이 작용이 강하다.

당분이 단번에 흡수되는 것을 막아주기 때문에 당뇨병 예방과 치료에 효과가 있고, 위 속에서 부풀어 올라 만복감을 쉽게 느끼고 지방 흡수를 저지하는 작용이 있기 때문에 비만을 예방한다.

효과적인 섭취 방법

식물섬유는 채소의 줄기, 곡류의 껍질 부분에 풍부하다. 흰쌀보다는 현미, 사과의 껍질, 귤의 중간껍질에 많이 함유되어 있다. 가능한 한 많은 종류의 식물섬유를 섭취한다.

병에 걸려 영양 상태가 좋지 않은 사람, 설사가 잦은 사람은 식물섬유 섭취에 주의해야 한다. 비타민, 미네랄 등 이외의 영양소를 흡수·배출하기 때문이다.

반면 고혈압증, 고지혈증, 동맥경화증 등 혈관 계통의 질환이 있는 사람, 당뇨병인 사람, 담석증에 잘 걸리는 사람, 치질이 지병인 사람 등은 식물섬유를 반드시 섭취해야 한다. 콜레스테롤을 낮추고 싶은 사람은 펙틴이 함유된 호박, 사과, 양배추, 당근 등을 섭취하고 혈당치를 낮추려면 곤약, 참마, 콩류를 먹는다. 또한 변비가 되기 쉬운 사람은 매일 식이섬유를 섭취하도록 한다.

하루의 필요량은 남성, 여성 모두 20g이다.

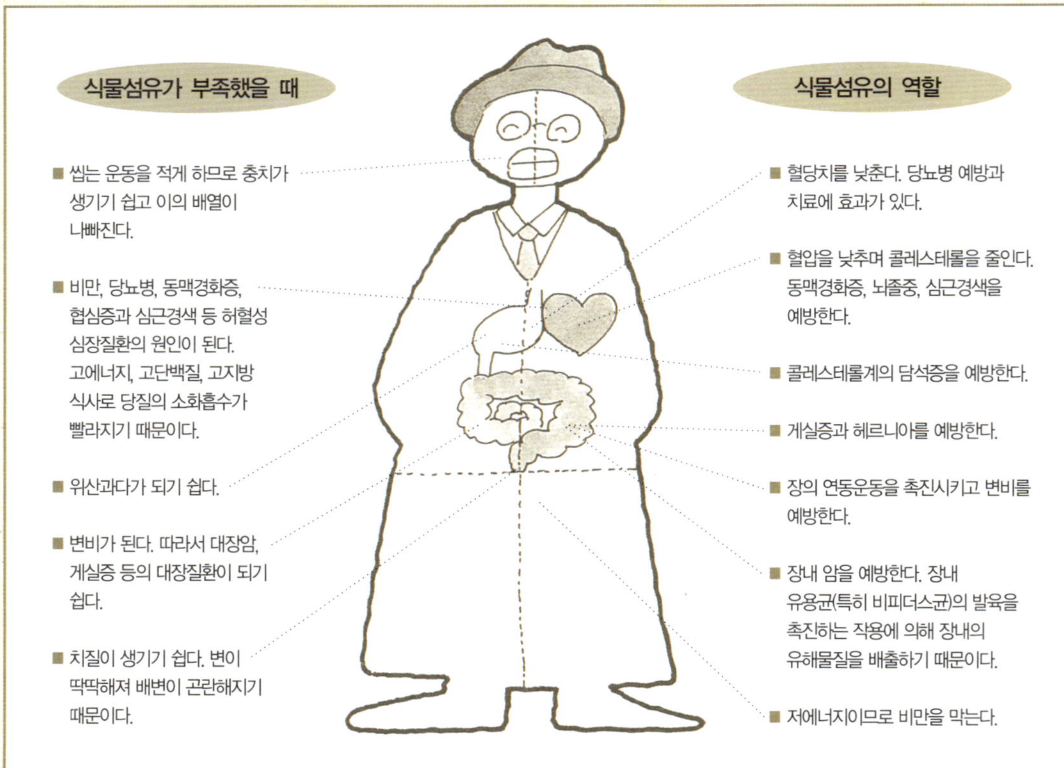

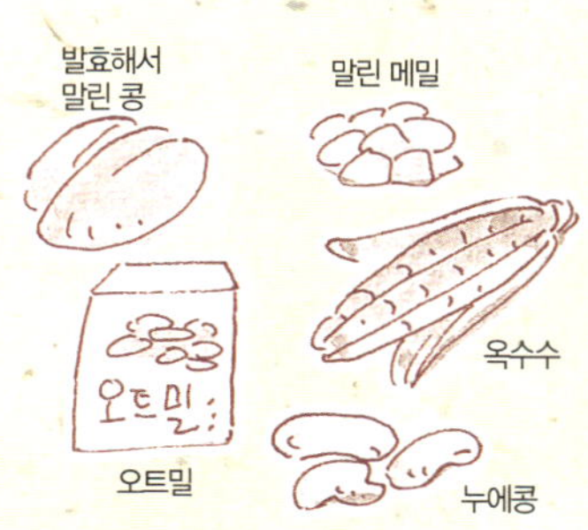

식물섬유 함유량 베스트 5 (1회 분량)

우수식품	함유량
발효한 콩에 간을 해서 말린 것(50g)	4.8g
말린 메밀(100g)	4.74g
오트밀(60g)	4.48g
누에콩(50g)	4.4g
옥수수(200g)	4.02g

호르몬과 신경을 구성한다

3대 영양소 중에서 가장 큰 에너지원이다. 동물이나 식물에 축적되어 있는 중성지방을 일반적으로 '지방'이라 부른다. 위 속에서 머무르는 시간이 길어 적은 양으로도 큰 에너지를 얻을 수 있다. 자칫 다이어트의 큰 적이란 이미지를 갖기 쉽지만, 인간의 몸에 없어서는 안 될 영양소이다.

또한 자용성 비타민(A,D,E,K)이 함께 함유되어 있어 지방이 흡수될 때 동시에 이들 비타민도 흡수되고 저장에도 관여한다. 그리고 호르몬이나 세포막의 재료가 되며 신경의 작용 등에 깊이 영향을 준다.

음식에 함유된 지방에는 동물성지방(고기, 생선에 함유), 식물성지방(깨, 옥수수, 땅콩 등에 함유)이 있다. 음식을 통해 얻을 지방은 에너지원으로 사용되고, 에너지로 사용되지 않은 분량은 체지방으로 축적된다. 체지방은 음식에서 얻은 에너지가 부족할 때 에너지를 공급하고 추울 때는 체내 열의 방출을 막는 역할도 담당한다.

지방질은 1g당 에너지가 9kcal로 많은 에너지를 얻을 수 있다.

포화지방산과 불포화지방산 모두 인체에 필요하다

지방은 수많은 지방산이란 물질로 이루어져 있지만 지방산에는 포화지방산과 불포화지방산이 있다. 포화지방산은 육류나 치즈, 초콜릿, 우유 등에 많고 불포화지방산은 식물성지방이나 생선의 지방에 많이 함유되어 있다.

포화지방산은 체내에서 콜레스테롤을 만드는 재료가 된다. 콜레스테롤은 세포막을 형성하거나 담즙산, 비타민D, 호르몬을 만드는 중요한 작용을 하고 있지만 과잉섭취하면 혈액 속의 콜레스테롤이 너무 많아져 동맥경화증을 진행시키거나 심근경색 등을 불러일으키는 요인이 된다.

한편 불포화지방산은 혈액 속의 콜레스테롤을 감소시킨다. 특히 등푸른 생선의 지방에는 혈전을 예방하는 다가(多價) 불포화지방산이 많이 함유되어 있다.

다가 불포화지방산의 일부는 인간의 체내에서 합성되지 않으므로 음식에서 섭취해 주어야 한다. 그 때문에 필수지방산이라 불리고 있다. 필수지방산은 리놀산, 리놀레산, 아라키돈산 등 3종류가 있는데 리놀산이 있으면 인간의 체내에서 다른 두 가지를 합성할 수 있다. 그러나 리놀산도 과잉섭취하면 반대로 혈전을 촉진하는 요인이 되며, 또한 식물성 기름이라 해도 코코넛유나 야자유는 콜레스테롤치를 높이는 작용을 한다.

또한 동물성지방에는 혈관을 강화하는 지방산도 있으므로 일률적으로 식물성 지방은 건강에 좋고 동물성 지방은 좋지 않다고 할 수 없다. 동물성과 식물성을 1:1 비율로 섭취하는 것이 이상적이다.

효과적인 섭취 방법

보편적인 식사를 하고 있다면 부족할 염려는 없다. 대신 지방을 과잉섭취하게 되면 비만을 진행시키고 고혈압증, 당뇨병, 고콜레스테롤혈증 등 여러 가지 성인병을 불러일으키는 요인이 된다. 또한 불포화지방산을 과잉섭취하여 유해물질인 과산화지질이 과잉 생성되면 암이나 노화를 일으키는 요인이 될 가능성이 있다고 알려져 있다.

지방이 부족했을 때

- 시력이 저하되고 야맹증이 될 수 있다. 또한 점막의 저항력이 약해지기 때문에 구내염도 생기기 쉽다.

- 상처의 치료가 늦어진다.

- 피부가 거칠어지고 건조해진다. 노인에게서는 피부소양증이 나타나기 쉽다.

- 에너지 부족으로 디로를 느낀다. 또한 지방조직이 감소함에 따라 각 조직도 감소한다.

- 비타민D의 흡수가 나빠지기 때문에 성장기에는 뼈의 발달에 이상이 생기며, 노인은 골다공증을 불러딜일킬 수 있다. 또한 출혈이 잦고 쉬 멎지 않는다.

지방의 역할

- 식물성 지방이나 생선기름에 함유되어 있는 불포화지방산은 혈관에 콜레스테롤이 축적되는 것을 막는다.

- 영양소 중 적은 양으로도 가장 큰 에너지원이 된다.

- 체내에 축적되어 열의 방출을 막고 체온을 평균적으로 유지한다. 또한 외부의 충격으로부터 내장을 지키는 쿠션 역할도 한다.

- 지방속의 콜레스테롤은 세포막의 원료나 지방의 소화에 필요한 담즙의 원료가 된다. 또한 부신피질호르몬, 성호르몬을 만드는 작용도 한다.

- 지용성비타민의 흡수를 돕는다.

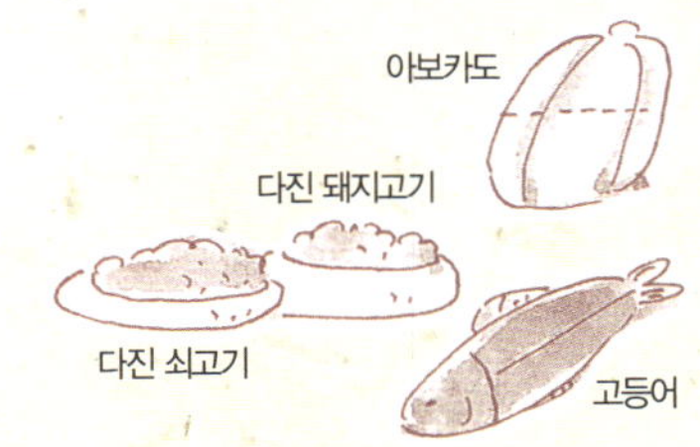

지방 함유량 베스트 4 (1회 분량)

우수식품	함유량
다진쇠고기(100g)	23.1g
다진돼지고기(100g)	19.9g
아보카도(1/2개, 90g)	16.8g
고등어(100g)	16.5g

비타민C 함유식품이
철분 흡수를 촉진한다

여성은 만성 철 결핍 상태에 빠지기 쉽다

혈액이 붉은빛을 띠는 것은 헤모글로빈이라는 적혈구의 색소 때문이다. 이 헤모글로빈의 합성에 필요한 미네랄이 철이다.

성인의 체내에 있는 철의 양은 약 3g. 그 중 반 이상은 헤모글로빈 속에 들어 있어서 산소를 운반한다. 그밖에 근육 속의 단백질에도 있다.

철은 많은 식품에 함유되어 있지만 장에서 쉽게 흡수되기 힘들기 때문에 부족되기 쉽다. 특히 여성은 월경 때문에 만성적인 철 결핍 상태에 빠지기 쉽다.

헤모글로빈은 체내에서 산소를 운반하는 작용을 하고 있으므로 철이 부족하여 헤모글로빈이 감소하면 몸의 산소부족으로 현기증, 체력저하와 함께 심장 고동이 빨라지고 숨이 차는 증세가 나타나기 쉽다.

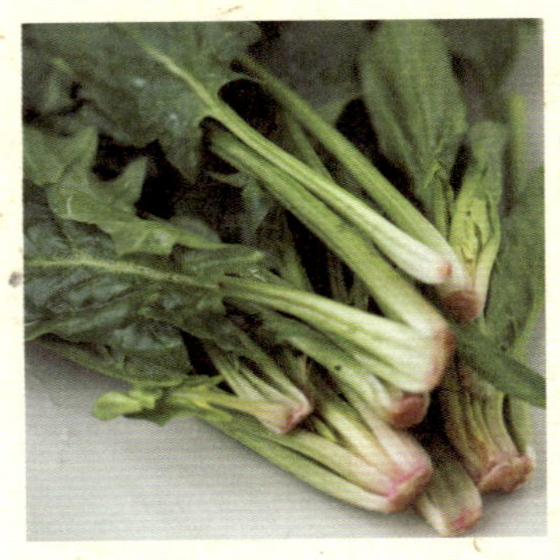

비타민C 함유식품과 함께 먹는다

비타민C에는 철의 흡수를 촉진하는 작용이 있으므로 비타민C를 함유한 식품과 함께 먹으면 흡수가 잘 된다. 반대로 식물섬유나 녹차, 커피 등에 함유된 타닌성분은 철의 흡수를 억제하므로 식사 직후에 차나 커피를 마시는 것은 피한다.

또 동물성 식품의 철은 흡수되기 쉽다. 특히 간은 권할만한 식품이다. 고기류에 함유된 철은 25~37%로 비교적 흡수가 좋지만 채소, 곡류, 해조류, 유제품, 달걀 등의 철은 5% 정도밖에 흡수되지 않는다.

효과적인 섭취 방법

월경 중이거나 임신 중인 여성은 남성 필요량의 2배 정도 더 필요하다. 임신기 및 수유기간 동안 식품을 통하여 철분섭취가 충족되기 어려운 경우 철분 영양제를 복용하는 것이 좋다. 빈혈이 있고 쉽게 피곤해하는 사람, 안색이 나쁜 사람, 남성이라도 위궤양이나 치질 등 출혈성 병이 있는 사람은 결핍되기 쉬우므로 신경써서 섭취하도록 한다.

하루 필요량은 성인 남자가 10mg, 성인 여자가 18mg이다. 여자의 경우, 폐경기 이후에는 성인 남자와 동일하게 10mg 정도씩을 섭취한다.

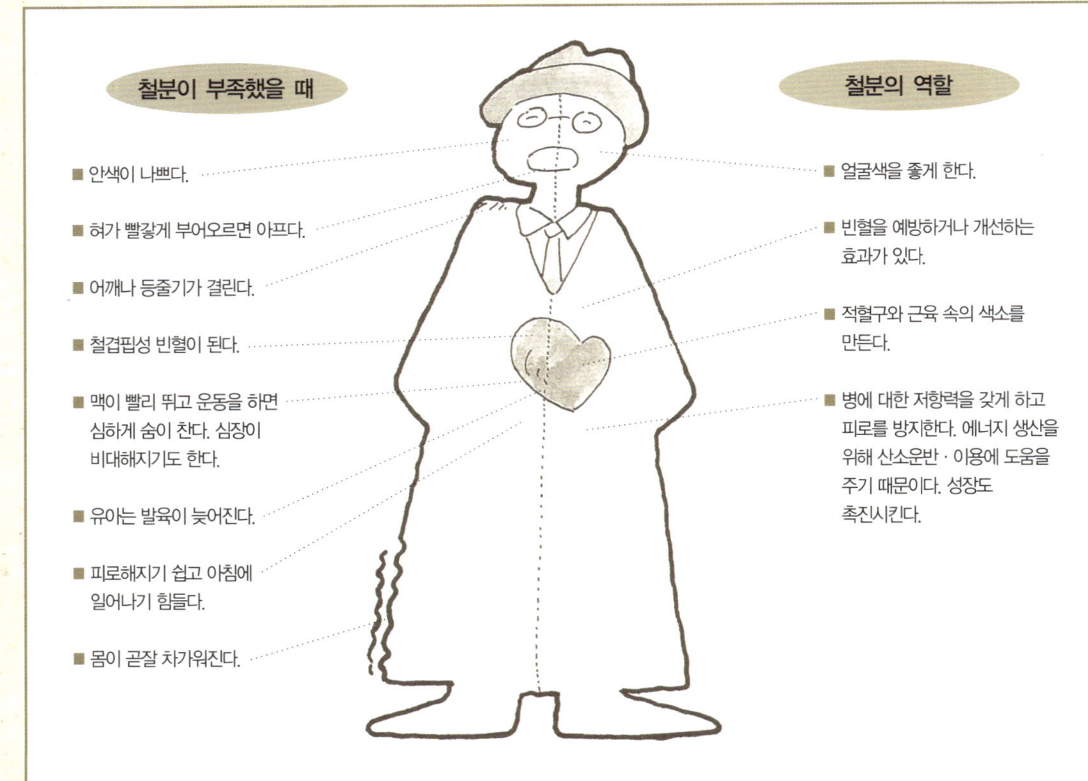

철분 함유량 베스트 5 (1회 분량)	
우수식품	함유량
돼지간(60g)	7.8mg
전복(50g)	6.5mg
은어(70g)	5.6mg
닭간(60g)	5.4mg
장어(50g)	4.5mg

칼슘

비타민D나 단백질 함유식품이 칼슘 흡수율을 높인다

뼈와 이를 구성한다

중요한 미네랄의 하나로 체내 칼슘의 99%는 뼈와 이에 있다. 식품을 통해 많은 양을 섭취하더라도 필요한 양만 흡수되고 나머지는 체외로 배출된다. 뼈와 이를 형성하며 몸을 지탱하는 칼슘은 주요 생리기능을 처리하기도 한다.

혈액 속이나 근육, 세포막 속에도 소량의 칼슘이 존재하며 단백질이나 글리코겐의 대사, 혈액의 응고, 호르몬의 분비, 세포분열, 면역기능 등에 관여한다. 신경과 근육의 흥분을 조정하고 심장의 고동을 일정하게 유지시키는 것도 칼슘의 역할이다.

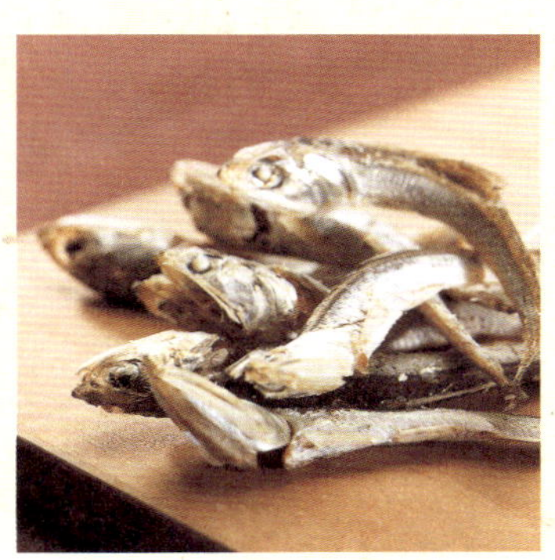

혈액 속의 칼슘이 소비되면 뼈와 이에 저장된 칼슘이 혈액 속으로 빠져나와 혈액의 칼슘 농도를 일정하게 유지한다.

우유를 마시는 것이 칼슘 보급에 가장 효과적이다

비타민D와 단백질은 칼슘의 흡수효율을 높여준다. 칼슘만이 아니라 비타민D나 단백질을 함유한 식품과 함께 먹도록 한다. 또한 칼슘과 인이 결합하여 뼈가 형성되므로 이 두 가지를 거의 동량으로 섭취하면 좋다. 인만을 너무 많이 섭취하면 칼슘의 흡수가 저해되기 때문이다.

작은생선, 우유, 치즈, 해조류, 굴 등은 칼슘과 인을 균형 있게 함유하고 있는 식품이다. 그 중에서도 우유를 마시는 것이 칼슘 보급에 가장 효과적이다. 우유에 함유된 카제인 단백질과 젖당의 칼슘의 흡수를 돕기 때문이다. 흡수율은 50~70%. 이에 비해 작은물고기는 30%, 채소는 20% 정도이다.

또한 우유에는 단백질을 비롯해 비타민A, 비타민B2 등 칼슘의 효과를 높이는 영양소가 함유되어 있다. 중장년층, 특히 여성은 하루에 400ml 정도 먹도록 하고 남성도 200ml 정도 섭취하는 것이 좋다.

효과적인 섭취 방법

성장기의 어린이는 물론 나이가 들어감에 따라 칼슘 섭취가 더욱 필요하다. 특히 갱년기 이후의 여성에게는 결핍증이 많으므로 주의해서 섭취하자.

예방을 위해서 젊을 때부터 충분하게 섭취하고 적당한 운동을 하여 체력을 다져두는 것이 좋다. 또한 임신 중인 여성, 격한 운동이나 육체노동을 하는 사람은 칼슘소비량이 많으므로 그만큼 많은 섭취가 필요하다. 다이어트 중인 사람, 음주·흡연 습관이 있는 사람도 부족되기 쉬우므로 신경 써서 섭취하도록 한다.

하루 필요량은 성인남자와 여자 모두 600mg이다.

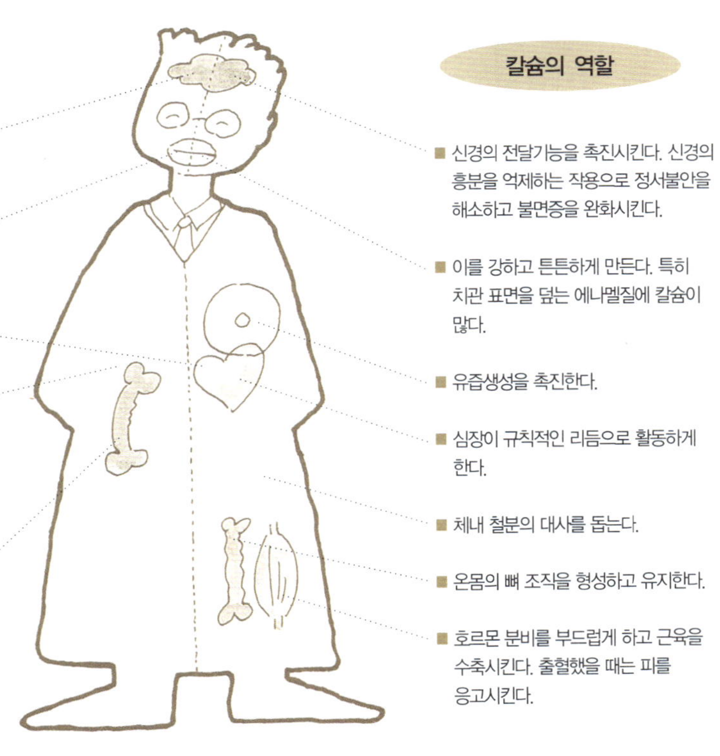

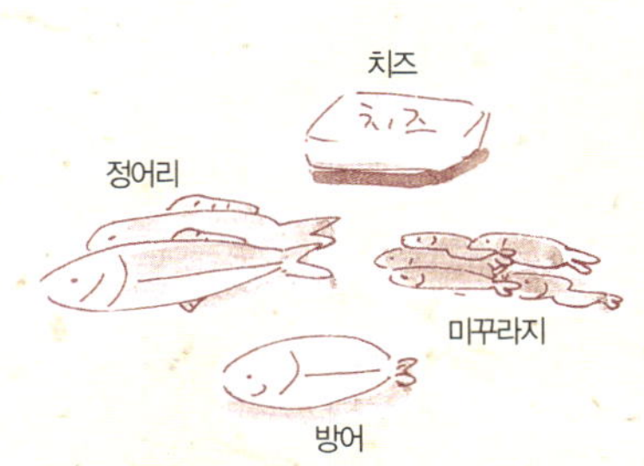

칼슘 함유량 베스트 4 (1회 분량)	
우수식품	함유량
정어리(통째로 말린 것 2마리)	420mg
방어(50g)	375mg
마꾸라지(5~6마리, 40g)	352mg
치즈(40g)	296mg

비타민

세끼 식사에서 얻는
것이 기본이다

비타민A

눈을 보호하고 암을 예방한다

비타민A는 시력을 보호하고 점막을 정상으로 유지하게 하며 병의 회복과 성장을 돕는다. 또한 피부나 머리카락, 뼈, 잇몸 등을 건강한 상태로 유지시키는데도 큰 역할을 담당한다.

동물의 간 등 동물성 식품에 함유된 비타민A는 레티놀이라 불리며 그대로 비타민A로서 흡수된다. 한편 시금치, 당근 등 주로 식물성 식품에 함유된 카로틴은 체내에서 비타민A로 바뀌어진다. 카로틴은 체내에서 필요로 하는 만큼만 비타민A로 바뀌므로 과잉 섭취에 의한 부작용은 염려할 필요가 없다.

비타민A는 또한 암의 예방과 치료에 도움이 된다. 비타민A가 부족하면 내장을 보호하고 있는 점막이 약해져 세포가 상처 입기 쉬워지는데 이 부분에 암이 발생하기 쉽다. 이 상처를 비타민A가 회복시킨다고 한다. 특히 폐, 식도, 피부암을 예방하고 점막암을 억제해주는 작용을 한다. 그리고 바이러스 등에 의한 감염증을 막고 호흡기계통의 병 감염에 대해 저항력을 길러준다.

부족하면 감염증, 과잉섭취하면 피로와 구토증이 나타난다

● 비타민A가 부족하면..

1 안구건조증이나 야맹증을 불러일으킨다.

2 미각과 후각의 기능이 저하된다.

3 피부가 거칠어지거나 입술이 갈라진다. 손톱도 약하게 물러진다.

4 점막이 약해져 감기에 걸리기 쉽고 감염증에 걸리기 쉽다.

5 성장기에 있을 때는 온몸의 발육이 늦어진다.

● 비타민A를 과잉섭취하면..

1 급성중독증이나 만성적인 과잉증을 일으키는 경우가 있다.

2 피로감, 구토증, 수면장애, 식욕부진, 피부가 거칠어지는 등의 증세가 나타난다.

효과적인 섭취 방법

비타민A는 지질에 녹기 쉬운 지용성비타민이므로 기름에 볶는 조리법이 적당하다. 또한 열에도 강하여 식물성 식품에 함유된 비타민A는 가열하는 편이 흡수율도 높아진다.

성장기의 어린이나 청소년, 쉽게 피로를 느끼는 사람, 코나 목의 점막이 약한 사람, 감기에 잘 걸리는 사람, 다래끼가 잘 나는 사람 등은 특히 많이 섭취하도록 신경을 쓴다.

하루 필요량은 성인남자와 여자 모두 700R.E.이다.

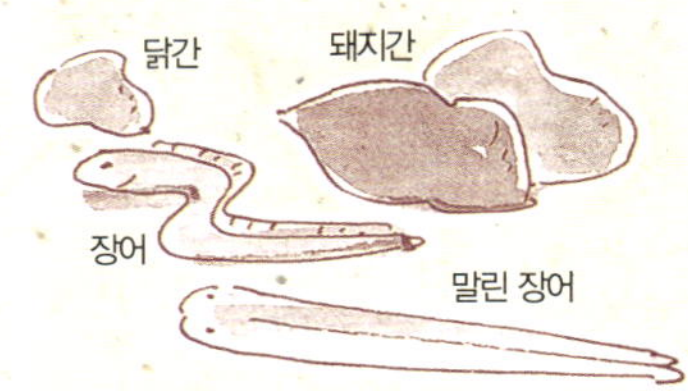

비타민A 함유량 베스트 5 (1회 분량)	
우수식품	함유량
말린장어(20g)	9009R.E.
닭간(60g)	8469R.E.
돼지간(60g)	7748R.E.
쇠간(60g)	7207R.E.
장어(50g)	3754R.E.

비타민B1

만성피로와 스트레스를 해소한다

'피로회복' 비타민이라 불리는 비타민B1은 수용성의 결정체로 독특한 냄새가 있다. 쌀이나 설탕 등의 당질이 분해되고, 에너지로 변할 때 없어서는 안 될 요소이다. 체내에서 당분을 분해하여 에너지로 바꾸어주는 효소가 비타민B1을 필요로 하기 때문이다.

비타민B1이 부족하면 '각기병'이 가장 문제가 되는데 인스턴트면, 청량음료수, 스낵과자 등의 과식으로 최근에 다시 증가되고 있다. 알코올도 에너지로 되는 과정에서 비타민B1을 빼앗는다는 것을 명심하자.

비타민B1이 우리 몸에서 작용하는 내용을 구체적으로 살펴보면 다음과 같다.

1 뇌와 신경에 필요한 에너지를 공급하는 작용을 돕는다. 정신상태를 향상시키고 뇌를 활성화시킨다.

2 소화를 돕는다. 특히 당질의 소화를 촉진한다.

3 온몸의 신경조직과 근육의 작용을 정상으로 유지시킨다. 멀미에도 효과가 있다.

4 성장을 촉진시킨다.

집중력과 기억력 저하를 막는다

● 비타민B1이 부족하면..

1 뇌나 신경으로 에너지가 충분히 공급되지 못하므로 정서불안과 스트레스의 원인이 된다. 집중력, 기억력도 저하된다.

2 식욕감퇴나 소화불량이 온다. 뇌의 유일한 에너지원인 당질의 에너지대사가 나빠지기 때문에 온몸에 피로감과 무력감이 나타난다.

3 심장이 심하게 고동치거나 숨이 차오르는 일도 있다.

4 손발이 저리거나 부어오른다. 각기병이 되는 일도 있다.

효과적인 섭취 방법

돼지고기, 메밀, 현미, 표고버섯, 명란젓 등에 풍부하게 함유되어 있고 닭, 돼지 등의 간도 빼놓을 수 없는 식품이므로 골고루 섭취한다.

한편 조개나 새우, 게, 잉어 등에는 비타민B1을 파괴하는 효소가 함유되어 있으므로 주의한다.

스포츠나 육체노동 등으로 에너지 소비가 많은 사람, 단것이나 스낵, 알코올을 좋아하는 사람, 외식을 많이 하는 사람은 비타민B1이 많은 식품을 충분히 섭취한다. 또한 야근이나 철야가 많은 직업을 가진 사람, 정신적인 스트레스가 많은 사람도 뇌나 신경에 부담이 크므로 비타민B1을 많이 섭취하는 것이 좋다.

하루 필요량은 성인남자 1.25mg, 성인여자 1.0mg이다.

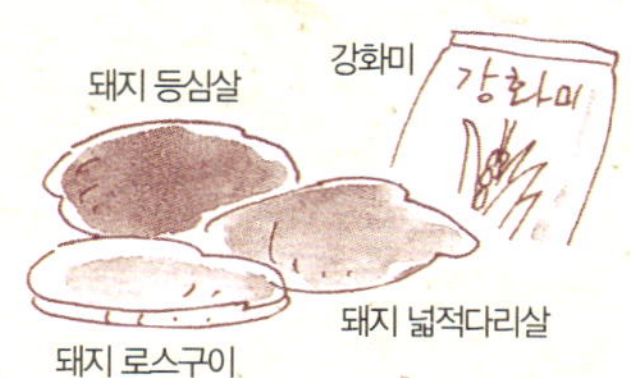

비타민B1 함유량 베스트 4 (1회 분량)

우수식품	함유량
돼지 등심살(100g)	1.3mg
강화미(1g)	1.25mg
돼지 넓적다리살(100g)	1.13mg
돼지 로스구이(100g)	0.86mg

비타민B2

세포의 재생과 성장을 촉진한다

세포의 재생을 돕는 중요한 작용을 한다. 또한 성장을 촉진하고 건강한 피부, 머리카락, 손톱을 만든다. 지질이나 단백질, 당질의 대사에도 관계한다.

그밖에 체내에서 과산화지질이 생성되는 것을 막아주기도 한다. 과산화지질은 동맥경화증이나 노화를 촉진시키고 발암성이 있는데 비타민B2가 성인병과 암을 예방해준다. 또한 당뇨병이 있으면 비타민B2의 흡수율이 나빠지는데 비타민B2의 보급은 당뇨병이나 당뇨병의 합병증을 가라앉히는데도 도움이 된다.

성장기 청소년에게 꼭 필요한 영양소이다

● 비타민B2가 부족하면..

1 눈이 충혈되거나 약한 빛에도 눈이 부시고 침침해지며 각막염을 일으킬 수도 있다.

2 구내염이나 구순염, 구강염 등 구강 내부와 입술, 혀 등에 염증이 생긴다.

3 피부병에 걸리기 쉬워진다. 콧등 주변에 기름이 배거나 모세혈관이 빨갛게 드러나 보인다.

4 항문이나 음부가 가려워지거나 짓무른다.

5 성장기엔 성장 장애가 발생한다.

효과적인 섭취 방법

비타민B1과 마찬가지로 체내에 축적되지 않으므로 매일 섭취해야 한다. 일반적인 식사만으로는 필요량을 충족시킬 수 없는 경우가 많다. 특히 외식을 많이 하는 사람은 비타민제 등으로 보충하는 것이 좋다. 많은 양을 섭취해도 과잉증이나 부작용을 염려할 필요는 없다.

비타민B2가 많이 함유된 고기, 생선, 달걀, 유제품을 별로 먹지 않는 사람은 비타민B2 부족이 되기 쉽다.

비타민B2는 비타민B1의 활동과 밀접한 관련이 있다. 비타민B1이 대량으로 소비될 때 비타민B2 부족 상태가 되는 일이 흔하다. 그러므로 스포츠나 일로 체력소모가 많은 사람, 단것을 자주 먹는 사람, 알코올 섭취가 많은 사람도 비타민B2 부족에 주의한다.

그밖에 궤양이 있는 사람이나 당뇨병 환자, 스트레스가 많은 사람도 충분히 섭취해야 한다. 하루 필요량은 성인남자 1.5mg, 성인여자 1.2mg이다.

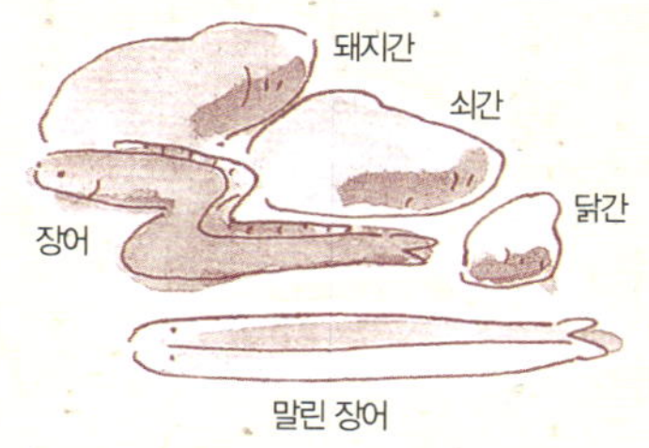

비타민B2 함유량 베스트 5 (1회 분량)

우수식품	함유량
장어(50g)	3mg
돼지간(60g)	2.16mg
쇠간(60g)	1.8mg
말린장어(20g)	1.2mg
닭간(60g)	1.08mg

비타민C

감기를 예방하고 콜라겐을 생성한다

비타민C의 중요한 작용 중 하나는 콜라겐의 생성이다. 콜라겐은 피부와 근육, 뼈, 혈관을 결합하고 있는 조직으로 비타민C가 결핍되면 콜라겐 생성량이 줄고 뼈가 약해져 출혈이 쉬워진다.

감기의 대부분은 바이러스가 원인인데 비타민C에는 감기 바이러스의 활동을 억누르고 감기를 예방하거나 회복을 빠르게 하는 효과가 있다. 비타민C에는 체내에 들어온 세균과 바이러스의 힘을 약하게 하거나 세포로의 침입을 막고 면역기능을 돕는 작용이 있다. 부족하면 감기 이외의 병에도 걸리기 쉬워지

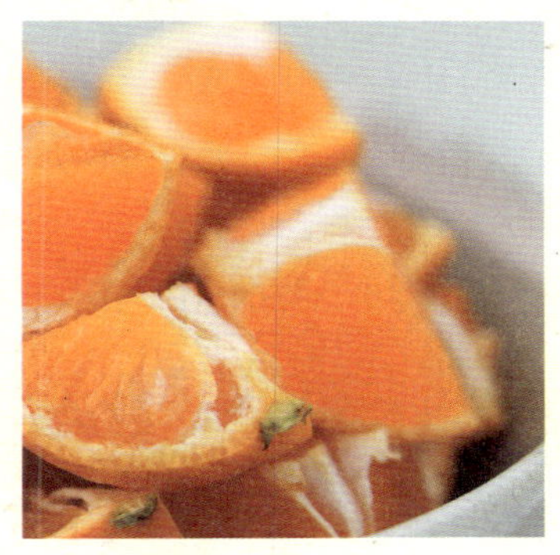

며 회복력도 저하된다.

또한 육체적·정신적 스트레스가 더해지면 비타민C가 대량으로 소비되므로 비타민C의 보급은 스트레스에 대한 저항력을 높이는 것과도 연결된다.

비타민C가 우리 몸에서 작용하는 내용을 살펴보면 다음과 같다.

1 스트레스를 풀어준다.

2 잇몸 출혈을 막는다.

3 혈액 속의 콜레스테롤치를 내려준다.

4 감기를 예방한다.

5 완하(하제) 작용을 한다.

6 괴혈병 예방과 치료, 발암 물질의 발생을 막아준다.

반면 비타민C가 부족하면 다음과 같은 증상이 나타난다.

1 피부나 점막, 관절 등에서 출혈이 되기 쉽다.

2 뼈가 약해져 골절되기 쉽다.

3 근육이 쇠약해지고 심장이 비대해진다.

4 피로감, 무력감, 신경실조를 일으킨다.

5 괴혈병에 걸린다. 그밖의 병에 걸리기 쉽고 베인 상처가 잘 낫지 않으며 성장이 지연되는 등의 장애를 일으킨다.

6 담배를 1개피 피울 때마다 25mg씩 손실된다. 흡연을 하는 사람은 하루 필요량보다 많이 섭취한다.

효과적인 섭취 방법

비타민C를 파괴하지 않는 요령은 생으로 먹거나 살짝 익혀 먹는 것이다. 채소는 데치고 삶는 것보다 기름에 볶는 것이 손실이 적다. 삶거나 데친 물, 볶은 국물 등에는 비타민C가 녹아 있으므로 버리지 말고 사용한다. 떫거나 쓴맛을 우려낼 때도 찬물에서 재빨리 한다.

비타민C는 감기에 잘 걸리는 사람, 쉽게 피로를 느끼는 사람, 운동량이 많은 사람들에게 특히 필요하다. 격한 운동을 하면 비타민C가 많이 소비된다.

정신적·육체적인 스트레스가 많은 사람도 충분한 섭취를 해야 한다. 스트레스가 쌓이면 부신피질 호르몬이 분비되는데, 이때 다량의 비타민C가 소비되기 때문이다. 담배도 체내의 비타민C를 파괴하므로 담배를 피우는 사람에게도 충분한 섭취가 요구된다.

또한 임신중인 사람, 수유기의 여성은 비타민C가 결핍되지 않도록 주의해야 한다.

하루 필요량은 성인남자와 여자 모두 55mg이다.

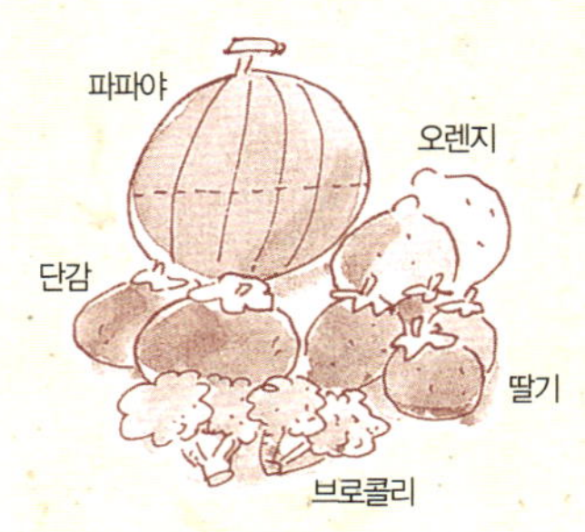

비타민C 함유량 베스트 5 (1회 분량)	
우수식품	함유량
파파야(1/2개, 200g)	130mg
오렌지(1개, 200g)	120mg
브로콜리(70g)	112mg
단감(150g)	105mg
딸기(8~10개, 120g)	96mg

비타민D

뼈를 튼튼하게 한다

비타민D는 카르시페롤이라 불리는 지용성 물질로 식품 속에도 함유되어 있지만 인간의 체내에서도 합성된다. 비타민D의 작용 중에서도 가장 중요한 것은 칼슘과 인의 흡수를 촉진시켜 뼈나 이에 침착시키는 일이다.

비타민D가 부족하면 마음을 안정시키지 못하고 안절부절 못한다. 그 다음 골연화증이나 골다공증 등의 결핍증이 나타나 골절되기 쉬워진다.

특히 유아들이나 한창 자라는 아이들은 뼈의 발육부진이나 구루병에 걸리기 쉬우므로 결핍되지 않도록 주의하자. 임신·수유기의 여성도 마찬가지로 어린이처럼 소요량은 보통의 4배이다. 또한 갱년기 여성이나 노인도 비타민D를 충분히 섭취해야 한다. 과잉섭취 시에는 식욕부진, 구토, 체중감소 등이 나타난다.

효과적인 섭취 방법

비타민D는 자외선을 쏘이면 활성화되므로 일조량이 적은 계절이나 스모그가 많은 도회지 사람들은 음식으로 보충하도록 한다.

생선이나 햇볕에 말린 표고버섯, 정어리, 꽁치 등의 등푸른생선에 풍부하게 함유되어 있다. 비타민A, 비타민C와 함께 섭취하면 감기 예방 효과를 높여준다. 또한 자외선이 닿지 않는 기계 건조로는 비타민D가 형성될 수 없다.

유아들이나 한창 자라는 아이들은 비타민D가 결핍되지 않도록 특히 신경을 쓴다. 발육에 영향을 주기 때문이다. 임신·수유기의 여성도 어린이처럼 비타민D 소요량이 보통의 4배이므로 결핍에 주의해야 한다. 갱년기의 여성이나 노인도 비타민D의 섭취에 신경을 써야 하며 야간노동자도 주의를 요한다.

하루 필요량은 성인남자와 여자 모두 10μg이다.

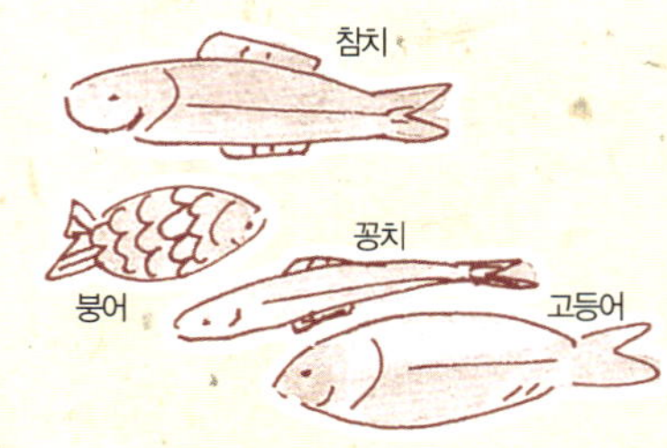

비타민D 함유량 베스트 4 (1회 분량)	
우수식품	함유량
참치(100g)	10.5㎍
붕어(1마리, 300g)	10.5㎍
꽁치(1마리, 100g)	8.5㎍
고등어(100g)	8.25㎍

비타민E

노화를 방지한다

노화방지 비타민으로서 각광을 받고 있는 것이 비타민E이다. 노화에 관해서는 아직 충분히 해명되고 있지 않지만 노화의 원인이라 여겨지고 있는 것 중 하나로 과산화지질이 있다. 비타민E는 체내에서 과산화지질이 만들어지는 것을 막는 작용을 하기 때문에 노화방지에 도움이 된다고 여겨지고 있다.

이밖에 비타민E는 좋은 콜레스테롤을 늘리거나 혈액 속의 중성지방을 줄이는 작용에 의해 동맥경화증을 예방하는 역할도 담당하고 있다.

비타민E는 식물성 비타민으로 인간의 체내에서는 합성되지 않는다. 식물성 기름에 풍부하게 함유되어 있지만 비타민E는 산화하기 쉽고 열에 약하므로 샐러드의 드레싱 등으로 만들어 날것으로 먹는 것이 가장 효과적으로 섭취하는 방법이다. 결핍되면 피부가 약해지는 등의 증세가 나타난다.

하루의 필요량은 성인남자와 여자 모두 10mg씩이다.

효과적인 섭취 방법

비타민E가 부족하면 기미가 끼거나 안면흑피증이 되기 쉬워진다. 또한 노화를 촉진하거나 피부의 저항력이 없어진다. 임신중인 사람은 유산하기 쉽다.

비타민E는 식물성 기름에 풍부하게 함유되어 있지만 샐러드의 드레싱으로 만들어 생으로 먹는 것이 가장 효과적인 섭취 방법이다. 비타민E는 산화하기 쉽고 열에 약하기 때문이다.

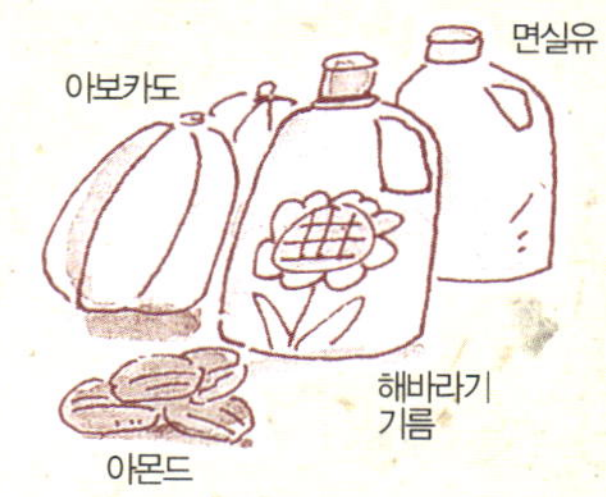

비타민E 함유량 베스트 4 (1회 분량)	
우수식품	함유량
아몬드(20g)	6.22mg
해바라기기름(10g)	3.9mg
면실유(10g)	2.98mg
아보카도(1/2개, 90g)	2.97mg

염분

과잉섭취에 주의한다

체액을 알칼리성으로 유지한다

조미료로서 매일의 식탁에 빼놓을 수 없는 것이 식염이다. 식염에 들어 있는 성분 중에 특히 나트륨은 위액의 분비를 촉진하고 소화를 돕거나 체액을 알칼리성으로 유지하게 하는 등 인간의 생리기능상 필요한 미네랄이다.

칼륨 식품과 함께 섭취하면 체내 수분이 일정하게 유지된다

혈압을 상승시켜 고혈압증이나 동맥경화증을 불러일으킨다. 나트륨 성분은 체내에서 수분을 빨아들이는데 수분을 흡수하는 분량만큼 심장의 박동 수가 상승한다. 나트륨의 이런 작용을 억제하는 것이 녹황색 채소, 과일, 콩, 우유, 치즈 등에 함유된 칼륨이라는 미네랄이다. 칼륨은 체외로 수분을 배출하는 작용을 하므로 칼륨이 많은 음식을 나트륨과 함께 섭취하면 상호작용으로 체내 수분을 일정하게 유지시킨다.

효과적인 섭취 방법

염분의 하루 섭취량은 평균 10g 정도이다. 그러나 특별히 양을 측정해서 섭취하지 않더라도 고기나 채소 등의 식품 자체에 함유된 염분을 섭취하는 것만으로도 충분하다. 단, 조리에 의한 과잉섭취에 주의하고 김치, 조림 등의 식염에 각별히 신경쓴다.

고혈압인 사람은 하루 6~8g 이하로 섭취량을 제한하는 것이 바람직하다. 그리고 발열이나 심한 설사 등으로 탈수상태를 일으킨 경우에는 적당량의 물과 식염의 보급이 필요하다.

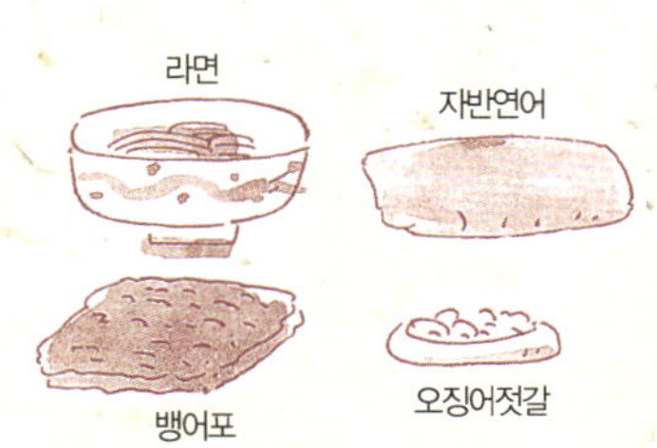

염분 함유량 베스트 4 (1회 분량)	
우수식품	함유량
라면(100g)	5.6g
자반연어(60g)	4.9g
뱅어포(30g)	3.6g
오징어젓갈(30g)	3.4g

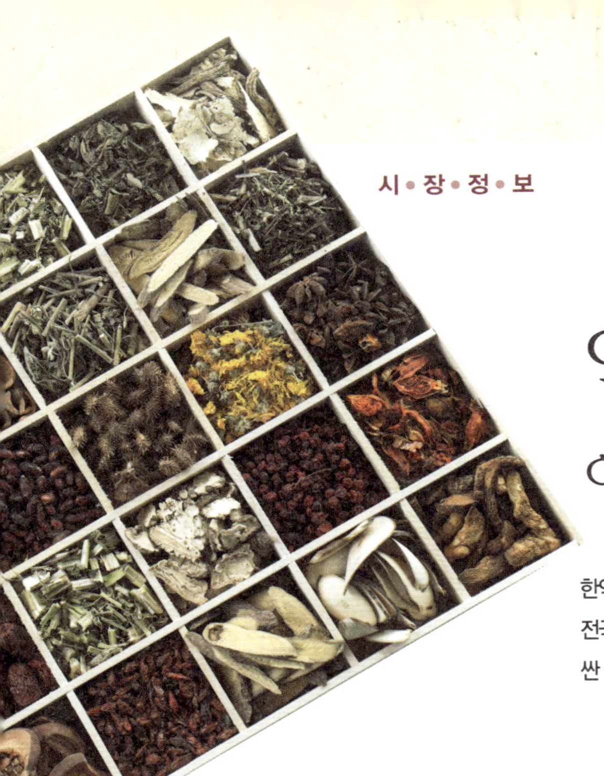

약이 되는 식품,
어디서 사는 것이 싸고 안전할까?

한약재 뿐 아니라 약효가 있는 건강식품들을 아주 싸게 구입할 수 있는 곳이 서울 약령시장이다.
전국 각 지방의 산지에서 중간 유통 과정 없이 이곳으로 직접 공급되기 때문에 가격이 시중에 비해 20~30% 정도
싼 편이다. 전국 각 지방의 산지에서 중간 유통 과정 없이 이곳으로 가격이 시중에 비해 20~30% 정도 싼 편이다.

서울 약령시장

가격이 싸다

수입산이 많다

도매상과 소매상이 공존해 있다

한약재 뿐 아니라 약효가 있는 건강식품들을 아주 싸게 구입할 수 있는 곳이 서울 약령시장이다. 전국 각 지방의 산지에서 중간 유통 과정 없이 이 곳으로 직접 공급되기 때문에 가격이 시중에 비해 20~30% 정도 싼 편이다.

우리 나라에서 생산되지 않는 것과 생산되더라도 가격이 비싼 것들은 수입산으로 대체되고 있는 실정이다. 수입산은 주로 중국, 홍콩, 인도네시아, 태국, 베트남 등의 약재들이다. 품목에 따라 수입산이 차지하는 비중이 달라지는데, 우리 나라에서 생산되지 않아 수입품에 의존하는 것으로는 공사인, 곽향, 백두구 등이고 우리 나라에서 생산되지만 생산가가 높아 수입산으로 대체하여 거래하고 있는 것은 살구씨, 감초, 계피 등이다. 순수한 토산품으로만 판매하는 것은 오미자, 구기자, 황기 등을 들 수 있다.

수입산보다는 토산품이 값은 비싸도 효능이 뛰어나고 감칠맛이 있다는 것을 명심하자. 토산품과 수입산을 구별하는 방법은 중국산의 경우 크고 색깔이 짙은 반면, 토산품은 작지만 실하고 색깔이 비교적 선명하다. 웬만해서는 가려내기가 어려우므로 단골가게를 정해놓고 사는 것이 좋다.

시장에 처음 들어서면 겉으로는 똑같은 약재상이지만 각기 다른 명칭을 하고 있다. 그 명칭에 따라 소매상과 도매상을 구별할 수 있다. 대개 '물산', '상회', '약업사'로 표시된 곳은 조제권이 없는 단순건재 도매상이고 '한약방', '한약국'이라는 명칭의 상점은 한약재 판매와 함께 소비자가 한의사의 처방을 받아오면 조제도 할 수 있는 곳으로, 대부분이 소매상이다.

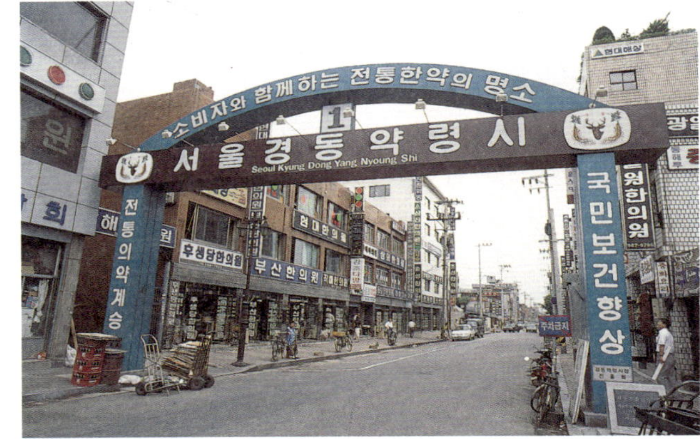

서울 약령시장은 2002년 5월부터 '경동약령시장'을 '서울 약령시장'으로 이름을 바꾸어 각종 한약을 도·소매 판매하는 명물시장으로 알려져 있다.

소매상은 주로 약전거리의 앞쪽에 몰려 있고, 도매상은 뒤쪽에 많다. 소매상에서는 반근(300g)부터, 도매상에서는 100근 정도부터 판매하고 있다. 소량을 구입할 때는 소매상 이용이 더 편리하다. 소매상과 도매상 약재의 질적 차이는 없으며, 가격 차이가 다소 있는데 소매상이 10~20%정도 더 비싸다.

포장하지 않고 말린 약재를 썰어 큰 통에 담아 놓고 판매하므로 소비자가 약재의 질을 직접 체크할 수 있어 마음에 드는 것을 골라 살 수 있다. 분말로 사용하고 싶을 때는 건조된 상태에서 질이 좋은 약재를 구입하여 제분소에서 갈아 사용하면 된다.

약재를 구입·사용할 때는 전문가의 조언을 받아 독성이 있는지 없는지, 체질에 맞는지 안 맞는지, 분량은 어느 정도를 사용해야 하는지 반드시 처방을 받도록 한다.

행정구역은 서울시 동대문구 제기2동. 동대문에서 청량리 방향 도로를 사이에 두고 경동시장의 과일, 채소상가와 한약상가가 마주보고 있다. 청량리역과 동마장 시외버스터미널이 가까워 각 지방에서 모일 수 있는 지리적 요충지이다. 모두 5개의 입구가 있는데, 입구에 '서울 약령시' 라고 쓴 대형 간판이 보이고 그 안에 수많은 한약 상점이 들어서 있다.

지하철 1호선 제기역에서 내려 2번 출입구(청량리방향)로 나오면 시장 입구가 보인다. 버스 노선도 많이 연결되어 있는데, 시청 앞에서 청량리 방향으로 가는 버스를 이용하면 된다. 지방에서 올라오는 소비자들은 서울역에서 지하철 1호선을 타고 제기역에서 내리면 된다. 자가운전자는 동대문에서 청량리 방향으로 직진하다보면 왼쪽에 서울 약령시를 알리는 큰 아치가 보인다. 주차할 경우 1번 아치 뒤로 길게 늘어선 유료주차장을 이용하면 된다.

제품에 문제가 있거나 교환을 원할 경우에는 서울 약령시협회(02-969-4793)로 문의하면 된다.

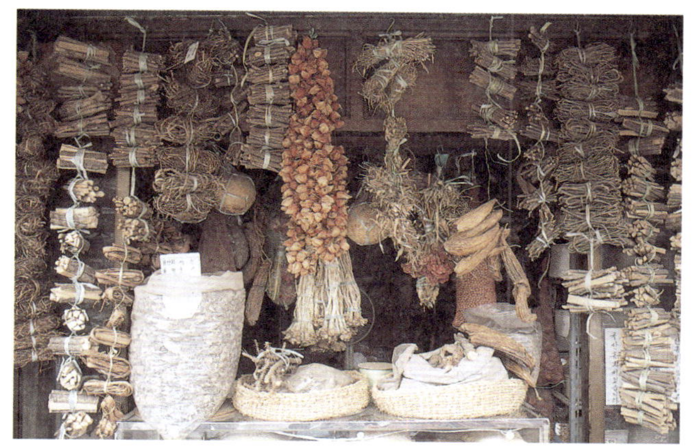

대구 약령시장

340년 전통의 대표 상설시장이다
국산품과 수입품이 공존한다
약재가 다양하고 가격이 저렴하다

340년이 넘는 전통을 갖고 있는 대구 약령시장. 1년에 2번씩 서던 약령시장이 상설시장으로 발전하여 지금은 180여 개의 한약상들이 밀집되어 성업 중이다. 약전 골목 곳곳에는 한약재의 독특한 냄새가 배어 있으며, 일반 고객들뿐만 아니라 경남·북 한약 상인들이 단골로 이용하는 곳이기도 하다.

도매상인 약업사, 소매상인 한약방, 그리고 한의원들이 공존해있는 이곳에서 거래되는 한약재는 감초, 칡, 당귀 등 주거래품만 300여 종이다. 우리나라에서 생산되는 약재들과 중국, 홍콩 등의 외국에서 수입한 감초, 계피 등 취급하는 약재들이 다양하고 가격이 저렴하다. 그리고 말린 약재를 썰어 큰 통 속에 넣고 판매하는 방법과 600g씩 포장해 판매하는 방식을 병행하고 있다.

'약령시 전시관' 1층에는 한약재 도매시장이 있는데 매달 1일, 6일, 11일, 16일 등 5일마다 장이 선다. 이 도매시장에서는 국내에서 생산된 약초만 취급하며 수입산은 취급하지 않는다.

대구시 중구 남성로 51-1번지

좋은 약재를 고르려면

일반 소비자가 약용식품을 구입할 때, 질이 좋은 것을 고르기 위해서는 색깔과 크기를 주의해서 골라야 한다. 우선 색깔은 선명해야 하는데, 색이 선명할수록 햇것이고, 잘 말려진 것, 둘레가 굵고 단단할수록 질이 좋은 것이다. 예를 들면 구기자의 경우 붉은색이 선명하고 알이 굵고 단단한 것이 좋은 것이다. 오래 묵은 것은 대개 색이 짙은데, 오미자의 경우 검붉은색을 띠고 있다.

일반적으로 햇것, 잘 말려진 것을 사는 것이 좋은데, 예외로 진피 같은 것은 오래 묵은 것이 좋다. 인삼의 경우도 뿌리가 굵고, 잘라보아 속이 깨끗하게 말라 있어야 잘 건조된 것이다. 만약 속이 검거나 깨끗하지 않으면 제대로 건조시키지 못했거나 전기 등을 이용해 건조시킨 것이다. 영지는 겉 표면에 포자(가루)가 많고 밑이 노란색인 것이 상품이다. 크기가 어른 손바닥 정도인 영지가 제때 재배된 것이다.

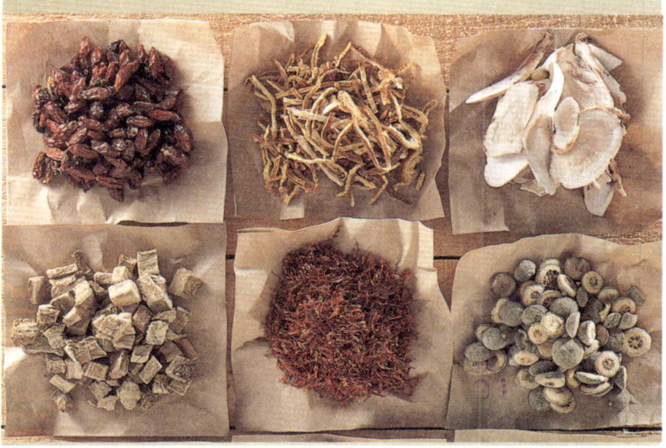

30년이 넘는 전통을 갖고 있는 강화 인삼센터. 약 80여 개의 인삼 전문 상점들이 질 좋은 제품을 구비하고 있으며, 포천이나 의정부, 파주, 김포, 화성 등지의 지역에서 인삼을 직접 재배하는 농부들이 모여 직판 형식의 도매가로 판매되고 있다.

강화 인삼센터에서는 수삼의 경우 주로 5~6년근을 취급하고 있으며 가게마다, 다루는 인삼의 질에 따라 가격 차이가 많이 나므로 충분히 비교한 후 구입한다. 또 시기에 따라서도 가격이 조금씩 달라지는데, 대개 인삼이 많이 출하되는 가을에 가격이 저렴해진다.

대전에서 40분 거리인 이곳은 현재 전국 최대 인삼 거래장이다. 매달 2, 7, 12, 22, 27일 등 2, 7일에 5일장이 서는 인삼장. 수삼시장, 인삼종합쇼핑센터, 약초시장 등이 모여 인삼타운을 형성하고 있다. 모두 도매가격으로 판매하므로 아주 저렴한 가격에 구입할 수 있다. 금산 인삼장에서는 수삼의 경우 4~5년근을 주로 다루며 6년근의 물량이 많지 않은 편이다.

● **위치 & 교통편**

인천광역시 강화군 강화읍 갑곶리 844-1 / 032-933-5001~3 (강화인삼 협동조합)

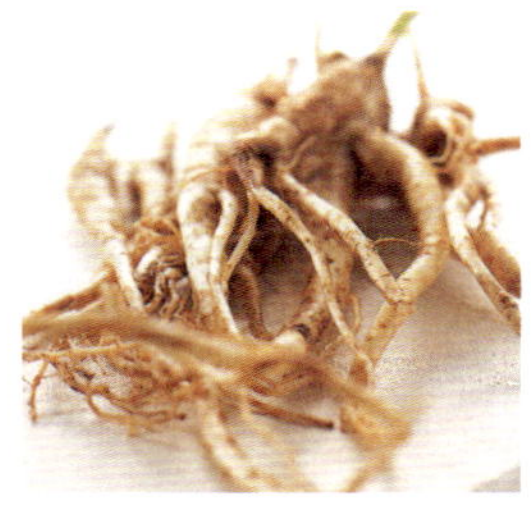

● **국산 인삼과 중국 삼 식별 방법**

	고려인삼	중국삼
건삼 (백삼)	• 검사품은 빨간색 포장에 담겨 300g 단위로 판매된다. (6년근은 깡통포장, 무검사품은 사제 비닐봉지에 담아 판매하고 있으나 불법임) • 직삼, 곡삼, 반곡삼, 태극삼, 피부삼, 생건삼 등으로 구분이 명확하다. • 인삼의 머리 부분인 뇌두가 중국 삼보다 짧고 질긴 편이다.	• 겉을 덜 벗겨서 조금 거칠고 담황색을 띤다. • 탈색제를 사용한 경우가 많은데 이런 인삼은 색깔이 하얗고 겉이 미끈하다. • 뇌두(머리)가 약하여 손으로 누르면 쉽게 부러지며 뇌두가 잘린 것이 많다. • 인삼 냄새가 거의 나지 않는다. • 사제 비닐봉지에 담아 판매한다.
수삼	• 인삼 공사에서 관리하지 않아 포장되지 않은 상태이다. • 건삼의 경우처럼 국산은 중국산보다 뇌두가 짧다.	• 일반인은 구분하기 힘들다. • 중국 삼의 유통은 거의 없다고 한다. • 약효가 국산보다 떨어진다.
홍삼	• 전 제품이 깡통으로 완전밀폐 포장되어 판매된다. (깡통 포장이 아닌 것은 전부 중국 삼이거나 위조품임)	• 완전 밀착시켜 납작하다.(일명 '떡심') • 정형 상태가 불량하고 다리가 거의 없다. • 인삼 냄새가 거의 나지 않는다. • 오동나무 상자나 비닐봉지에 담겨져 판매된다.

인삼구입, 이것만은 알아두자

❶ 검사를 맡은 것이냐 아니냐에 따라 가격이 차이가 난다
인삼공사에서 나온 것은 항상 빨간박스로 포장되어 검인 도장과 함께 봉인되어 있는 것인데 포장되지 않은 것은 인삼공사의 정품보다 싸게 판매된다. 포장되지 않은 것은 대개 중국산 인삼이거나 검사를 받지 않고 임의로 유통되는 것들이다. 중국산 인삼의 경우 국산보다 가격이 싸지만 약효가 국산보다 떨어지는 것으로 알려졌다.

❷ 인삼에는 수삼, 건삼(백삼), 홍삼이 있다
건삼의 경우 그 상태에 따라 직삼과 반곡삼, 곡삼, 생건삼(잡삼·부러지거나 상처난 것), 세미(잔뿌리)가 있는데 직삼일수록 가격을 높게 쳐준다. 약효는 별 차이가 없으나 휘어진 것이나 상처난 것은 상품성이 떨어지기 때문에 가격이 낮아진다. 또 비록 편수는 적다 할지라도 같은 무게에서는 굵은 뿌리가 값이 더 높다.

❸ 수삼과 건삼의 가격은 시기적으로 많은 차이가 난다
인삼이 많이 출하되는 가을철에 아무래도 가격이 떨어진다. 또 같은 인삼 전문 판매 지역이라 하더라도 집집마다 시세에 차이가 나므로 여러 군데 물어본 후 구입하도록 한다. 인삼은 그 굵기가 가격 형성에 큰 작용을 하는데 그 다음 순으로 몇 년 근인지, 직삼인지 상처가 없는 완전한 인삼인지에 따라 가격 차이가 난다. 건삼과 홍삼은 300g이 1채로, 수삼은 750g이 1채로 거래된다.

약초 음식 궁합

한약재로만 사용하던 약초를 음식 안에 넣어 건강음식으로 만들어 먹는 가정이 늘어났다.
하지만 아무리 좋은 약초라도 무분별하게 사용했을 때는 위험이 따른다. 그래서 우리에게 익숙한 약초들을 골라
어떻게 궁합을 맞추어 먹어야 우리 몸에 도움이 되는지 상세하게 알려준다.

잘 맞는 음식궁합

약초	궁합	효능
감초	감초와 작약	신경성 위장장애에 의한 복통에 효과적이다
	감초와 검은콩	해독작용을 하고 인후통 등에도 효과가 있다
	감초와 도라지	편도선염이나 인후염에 좋다
결명자	결명자와 지부자	눈의 충혈이나 피로를 풀어준다
	결명자와 구기자	눈의 피로를 풀어준다
	결명자와 다시마	고혈압에 효과가 있다
	결명자잎과 감잎	눈이 밝아진다
구기자	구기자와 숙지황	발육을 촉진하고, 신체의 활력을 증진시킨다
	구기자와 오미자	전신허약증에 좋다
	구기자와 결명자	눈이 보호되고 간 기능이 좋아진다
	구기자술과 과일주	마시기에 한결 좋다
	구기자와 흑임자	소화기가 약해서 오는 변비를 다스린다
	구기자와 생강·대추	맛, 향기, 빛깔이 좋아진다
	구기자와 국화	눈을 밝게 해 주고 눈병을 다스린다
구절초	구절초와 대추	생식기능이 떨어졌거나 불임증에 효력이 좋다
	구절초와 닭	월경통을 가라앉힌다
국화	국화와 산사자·백하수오	고혈압과 고지혈증을 치료하는 데 도움이 된다
	국화와 뽕잎	진득한 가래, 기침, 갈증과 두통 등에 좋다
	국화와 매실	간 기능을 호전시키고 피로를 푸는 데 효과가 있다
	국화와 생지황·지골피	몸이 가뿐해지고 오래 산다고 알려져 있다
	국화와 꿀풀(하고초)	혈압강하 작용이 비교적 빠르다
녹차	녹차와 국화	두통이나 눈이 침침한 데 좋다
	녹차와 식초	피로 해소에 좋고, 고질적인 변비에도 효과가 있다
	녹차와 결명자	눈이 밝아진다
	녹차와 연꽃씨	불안하고 초조, 우울하며, 짜증이 심할 때 효과가 있다

당귀

당귀와 감초·대추	자궁출혈, 자궁내막염, 질염, 불감증에 좋다
당귀와 녹용	조혈기능을 돕는다
당귀와 천마	빈혈과 두통을 가라앉힌다
당귀와 황기	혈액의 생성을 늘리고 빈혈을 개선한다
당귀와 숙지황·백작약·천궁	뇌의 피로와 전신성 피로 해소에 도움이 된다
당귀와 숙지황	어지럼증과 월경불순, 불임증에 효과가 있다
당귀와 천궁	어지럼증과 가슴 두근거림증에 좋다
당귀와 익모초	월경 중의 전신 동통에 효과적이다
당귀와 계피	월경 전의 복통에 좋다
당귀와 홍화	중풍 예방 및 그 후유증 치료에 효능이 있다

두충

두충과 모려	식은땀을 흘리는 경우에 효과적이다
두충과 속단	요통의 치료와 습관성 유산을 예방할 수 있다
두충과 파고지·호두	무릎에 힘이 없을 때에 효과적이다
두충과 대추	태아를 안정시키고, 산후 후유증을 치료해준다
두충잎과 오동잎	고혈압과 진정작용에 효과적이다
두충과 오미자	요통에 좋다
두충과 족발	다리에 힘이 없고, 아픈 데 효과가 있다

민들레

민들레와 인동꽃	젖몸살에 효과적이다
민들레와 토복령	여성의 외음염과 바르트린선 염증 치료에 좋다
민들레와 호장근	구역, 구토, 위통, 변비에 좋다
민들레와 창이초	손톱이 빠지는 증상 치료에 좋다

복령

복령과 쑥	숨이 차는 증상 등에 효과가 있다
복령과 백출	위장관 안에 고여 있는 잉여수분 제거에 효과가 있다
복령과 향부자	스트레스로 식욕이 없을 때 효과가 있다
복령과 황련	하체가 약하여 생기는 하허소갈에 좋다
복령과 저령	남성의 몽정이나 여성의 대하증에 좋다
복령과 쥐눈이콩	눈이 밝아지고 정신이 총명해진다
복령과 계지	면역기능이 강화되고, 항암 효과가 있다
복령과 국화	장수하고 노화에 효과가 있다
복령과 마	소변이 잦거나 소변실금 증상에 좋다
복령과 꿀	얼굴에 흑갈색 반점이 생기는 경우 효과가 있다

사상자

사상자와 우엉씨	발정기를 연장하는 효과가 있다
사상자와 파고지·육종용	발기가 잘 안 되거나 조루증이 심할 때 좋다
사상자와 오미자	발기불능에 효과적이다
사상자와 토사자	임포텐츠에 좋다

산수유	산수유와 인삼·당귀	기운이 없고 빈혈이 있을 때 효과가 좋다
	산수유와 두충	성교 과다로 허리가 아플 때 좋다
엄나무	엄나무와 오가피	근육통, 허리, 무릎의 통증을 완화해준다
	엄나무와 율무	관절 마디마디에 경련성 통증이 있을 때 좋다
	엄나무와 닭	오십견을 완화한다
	엄나무와 모과	슬관절의 통증이나 염증에도 좋다
	엄나무와 강황	어깨와 팔이 아픈 견비통에 효과가 있다
오가피	오가피와 우슬	근육과 뼈를 강화하는 작용이 더 활발해진다
	오가피와 모과	아기 걸음걸이가 늦어질 때 좋다
	오가피와 원지	관절이 붓고 아픈데 효과가 있다
	오가피와 두충	요통 치료에 효과가 있다
	오가피와 구기자	극도의 피로를 해소할 수 있다
	오가피와 당귀	풍기와 습기에 손상된 통증과 마비를 다스린다
오미자	오미자와 감초	기침을 완화하는 데 효능이 뛰어나다
	오미자와 맥문동·인삼	정신적으로 지쳤을 때 좋다
	오미자와 통밀	땀을 걷어들이는 작용을 한다
	오미자와 토사자	성기능을 높이며 정액을 보충한다
	오미자와 배	갈증을 해소하고 가슴속의 번열을 내릴 수 있다
익모초	익모초와 당귀	부인과 질환에 좋다
	익모초와 대추	생식기 기능이 떨어졌거나 불임증에 효과적이다
	익모초와 닭	월경통에 좋다
	익모초와 연뿌리	여름철 더위를 먹었을 때 효과적이다
인삼	인삼과 오미자	더위로 지치고 땀을 많이 흘릴 때 효과적이다
	인삼과 음양곽	성기능 쇠약 및 갱년기장애에 효과적이다
	인삼과 황기	나른하고 특히 땀이 많을 때 효과적이다
	인삼과 생강	소화기가 허약하여 입맛이 없을 때 좋다
	인삼과 당귀	빈혈이 심하거나 산후 회복에 좋다
	인삼과 마	술을 마시기만 하면 설사할 때 좋다
	인삼과 백출	소화기능을 강화하여, 얼굴에 생기가 넘친다
	인삼과 복령	스트레스를 이겨내는 힘이 강해진다
	인삼과 칡	숙취 해소에 좋다
	인삼과 돼지기름	놀란 가슴을 진정시키며 건망증을 없앤다
	인삼과 파극	성호르몬 결핍을 정상화하는 기능이 있다
	인삼과 해삼	음식 궁합이 잘 맞는다
	인삼과 뽈도마뱀	소변이 잦고, 잘 부을 때 효과가 있다

찾아보기

가

가래 … 24, 25, 42, 43, 44, 46, 47
가려움증 … 18, 19, 52, 74, 88, 89, 158, 159
가리비 … 318
가성근시 … 55
가슴앓이 … 20, 21
가슴의 통증 … 141, 153
가지가루 … 126, 130
가지꼭지가루 … 262
가지꼭지구이 … 227, 284
가지꼭지 달인 물 … 126
가지연고 … 36
각기병 … 22, 252
각화형무좀 … 74, 75
간 … 54
간경변 … 162, 27
간암 … 194
간염 … 27
간장병 … 18
간장에 삶은 머위 … 44
갈근 … 24
갈증 … 24, 25, 70, 71
감 … 308
감기 … 24, 25, 46, 47, 112, 140, 212, 224, 225, 270, 300
감귤술 … 343
감꼭지와 생강 달인 물 … 56
감씨가루 … 222
감염성 기침 … 45
감염성 피부병 … 226
감잎 달인 물 … 54
감잎차 … 202, 107
감자 … 134, 297
감자구이 … 196
감자·밀가루연고 … 287
감자생즙 … 21, 32, 80, 122, 156
감자·양파 삶은 물 … 158
감자·양파탕 … 95
감즙우유 … 164
감초 달인 물 … 139
감초술 … 344
감초팩 … 237
갑상선 기능 저하증 … 62
갑상선 이상 … 147
갑상선 장애 … 26
갑상선종 … 26
갑오징어뼈가루 … 120
강낭콩샐러드 … 268
강박신경증 … 134
강장·강정 … 341, 345
강직성 척추염 … 143
개다래나무 달인 즙 … 116
개다래나무 열매술 … 204
갱년기장애 … 104, 146, 182, 234, 235, 249

거담 … 312
거지 덩굴 달인 물 … 246
건강 … 78
건뇌식품 … 210
검게 태운 보리 … 98
검은깨꿀반죽 … 270
검은깨꿀절임 … 60
검은깨드레싱 … 104
검은깨드링크 … 240
검은깨즙 … 80
검은깨·호도·찹쌀·콩가루 … 62
검은콩가루 … 84, 242, 248
검은콩과 보릿겨 달인물 … 112
검은콩꿀조림 … 250
검은콩물 온찜질 … 142
검은콩 삶은물 … 44
검은콩을 넣은 양고기찜 … 40
게 … 318
게찜질 … 34
겨드랑이 냄새 … 28
결막염 … 32, 33
결명자 달인 물 … 54, 154
결명자즙 … 36
결명자차 … 234, 334
결석 … 147, 168
결핵균 … 210
경련 … 212, 224
경련 발작 … 151
경련성 변비 … 80, 81
경부강직 … 151
경산부 … 253
계두 … 256
고구마 … 297
고등어 … 319
고름 … 84, 246
고밀도 리포단백(HDL) … 179
고삼 … 96
고삼 달인 물 … 96
고열 … 225
고지혈증 … 153
고추나무 달인 물 … 287
고추술 … 64
고추연고 … 116
고춧잎 달인 물 … 68
고춧잎 약탕 … 146
고춧잎줄기 달인 물 … 282
고혈압 … 20, 41, 50, 90, 104, 150, 152, 160, 164, 234, 244, 252, 253, 297, 302, 318, 331, 337, 339, 341, 345
곤약 … 172, 327
곤약두부조림 … 244
곤약찜질 … 168
곤약찜질약 … 257
곤약호두무침 … 90
곤포환 … 20
골격형성 … 320
골다공증 … 143, 235, 268, 269

곶감식초절임 … 281
곶감즙 … 68
과당 … 102
과민성 대장 증후군 … 129
관장 … 196
관절염 … 34, 35
광나무잎 … 124
괴저성 구내염 … 36
구강염 … 284
구기자 달인 물 … 54
구기자죽 … 50
구기자차 … 335
구내염 … 20, 36, 37, 126
구연산 … 310, 311
구운 다시마 … 20
구운 도미뼈가루환 … 78
구운 매실 … 24
구운 밤송이가루 … 64
구운 비파잎 … 18
구운 치자열매 … 43
구충제 … 210
구토증 … 38, 47, 54, 56, 102, 110, 128, 159, 212, 254, 280
국화잎 샴푸 … 88
국화차 … 66, 337
굴 … 319
굴껍질즙 … 214
궤양 … 302
궤양성 구내염 … 36, 37
궤양성 위장병 … 156
궤양성 질환 … 37
귀울림 … 41
귀울림증 … 40, 151, 337
귤껍질 달인 물 … 110
귤 목욕 … 263
근시 … 55
근육통 … 212
글루타민산 … 301, 304
금귤꿀탕 … 138
금귤 달인 물 … 47
금귤술 … 340
금귤즙 … 224
급·만성 위장병 … 160
급성 간염 … 162
급성 결막염 … 32, 33
급성 기관지염 … 43
급성 두드러기 … 60
급성 비염 … 94
급성 수막염 … 66
급성 어깨결림증 … 115
급성 위염 … 122
급성 유선염 … 256, 261
급성 장염 … 128
급성 중이염 … 121
급성 화농성 유선염 … 256
급성 화농염 … 85
기관지염 … 42, 43

기관지 천식 … 44, 61
기관지 확장증 … 46
기능성 자궁 출혈 … 249
기름에 절인 은행 … 44
기미·주근깨 … 236, 237
기생충 … 210
기억력 감퇴 … 338
기억력 장애 … 151
기저귀 발진 … 216
기질성 변비 … 81
기침 … 24, 25, 42, 43, 44, 46, 47, 212, 270, 312, 336, 344
긴장 … 134
긴장성 요실금 … 155
길경 … 138, 298
김구이 … 236
꽁치 … 320
꿀 … 289, 291, 328
꿀 넣은 갈근탕 … 224
꿀 넣은 생강탕 … 216
꿀 넣은 참깨호도가루 … 50
꿀녹차 … 98
꿀두유 … 76
꿀매실탕 … 72
꿀물 … 273
꿀에 갠 코코아가루 … 37
꿀에 재운 검은깨 … 202
꿀에 잰 복숭아가루 … 130

나

나리뿌리즙 … 270
나태임신 … 251, 253
나트륨 … 297, 357
나팔꽃잎즙 … 281
난관 … 242
난관 X선 검사 … 243
난소낭종 … 155
난소 … 248
난소내시경 검사 … 243
난소암 … 155
난소 황체 기능 부전 … 249
남천열매가루 … 44
남천잎 달인 즙 … 125
내관 … 255
내분비질환 … 243
내열유리 … 206
내이염 … 41
내인형 기침 … 45
냉 … 238, 239
냉이가루·냉이즙 … 55
냉증 … 50, 51, 238
네프로시스 증후군 … 100
노이로제 … 87, 134, 160, 347
노인성 기관지염 … 42
노인성 변비 … 273

노인성 질염 … 239
노화 … 101
노화방지 … 150, 272, 341, 346
녹두와 대추 달인 물 … 162
녹두죽 … 58
녹말 … 304
녹즙 … 152
녹차 … 103, 128, 196, 328
녹차와 참기름 … 32
녹차 우린 물 … 226, 227
녹차잎 … 124
농가진 … 52, 53, 227
뇌경색 … 56, 151
뇌막하출혈 … 66
뇌색전증 … 151
뇌의 노화 방지 식품 … 275
뇌졸중 … 90, 150, 151, 160, 167
뇌좌상 … 68
뇌진탕 … 76
뇌출혈 … 56, 66, 151
뇌하수체 종양 … 243
뇌혈전 … 151
눈병 … 32, 33, 55
눈의 피로로 인한 염증 … 156
늑간신경통 … 184
늑막염 … 34
니코틴 … 263

다

다당류 … 301, 349
다래끼 … 32, 33
다시마 … 115, 320
다시마가루 … 126, 164, 204
다시마·결명자차 … 150
다시마구이 … 227
다시마 달인 물 … 147
다시마설탕절임 … 270
다시마탕 … 26
다이어트 … 244, 245, 248, 315, 318, 321
다이어트식 … 327
다혈질 … 160
단감 … 102
단당류 … 178, 349
단백뇨 … 252, 253
단백질 … 173, 214, 348
단순성 갑상선종 … 26
단순성 장염 … 148
단식 … 198
단호박꿀찜 … 140
달걀 … 329
달걀노른자기름 … 291
달걀술 … 25
달걀식초드링크 … 236
달걀식초볶음 … 276

달걀 알레르기 … 25
달걀흰자·연근즙의 양치약 … 24
달래생즙·나물 … 135
달래술 … 87
달팽이분말 … 136
달팽이조림 … 202
닭가슴살찜 … 153
닭고기 … 326
닭·반하뿌리 삶은 국물 … 38
닭의 장풀잎 달인 물 … 118
닭찜 … 144
담 … 116
담뱃재 … 97
담석증 … 168, 169
담즙질 … 160
당귀뿌리 달인 물 … 242
당근 … 299
당근간볶음 … 54
당근·사과즙 … 80
당근생즙 … 42
당근수프 … 228
당근·양고기찜 … 132
당근우유주스 … 164
당근즙 … 146, 288
당뇨 … 152, 244
당뇨병 … 27, 52, 62, 70, 90, 101, 137, 170, 171, 253
당질 … 178, 233, 294, 295, 296, 297, 304, 305, 301, 349
대나무기름 … 140
대머리 … 89
대왕가루연고 … 262
대장균 … 128
대장암 … 190, 192, 193, 194
대추 … 308
대추 달인 물 … 214
대추당근즙 … 212
대추드링크 … 216
대추밀가루죽 … 57
대추술 … 341
대추차 … 336
대하 … 238, 239
도라지 … 298
도라지 달인 둘 … 138
도미 … 321
도미셀러리구이 … 146
돌발성 난청 … 41
돌발성 발진 … 227
동맥경화증 … 40, 41, 51, 104, 151, 153, 308, 313, 317, 321, 323, 325, 330
동물성지방 … 351
동백기름 … 241
동상 … 288
동아수프 … 100
동아조림·찜 … 90
동아즙 … 130
돼지고기 … 326

돼지고기구기자볶음 … 32
돼지고기수육 … 22
돼지·닭간 말린 것 … 106
된장 … 329
두뇌발달 … 210
두드러기 … 18, 60, 61, 158, 160
두릅 … 298
두릅뿌리껍질 달인 물 … 170
두릅뿌리 달인 즙 … 66
두릅생즙 … 134
두부 … 329
두부스테이크 … 150
두부찜질 … 224
두유 … 151, 214
두통 … 24, 25, 50, 54, 58, 66, 107, 135, 144, 150, 234
둥글레 달인 물 … 236
들기름찜질 … 262
들깨인삼죽 … 200
디아스타제 … 20, 298
딸기 … 309
딸꾹질 … 56
땀 … 57
땀냄새 제거 … 76
땀띠 … 105, 108, 226
땀샘 … 28
땅콩 … 309
떫은 감즙 … 151, 166

라

라이신 … 294
레몬 … 310
레몬즙 … 198
레몬즙 린스 … 241
레시틴 … 102, 173
루틴 … 292, 302, 304
류머티즘 … 180, 181
리그닌 … 304
리놀레산 … 167, 169, 170, 172, 173, 292, 294, 296, 297
리놀산 … 54
리신 … 292, 293, 300, 302
리코린 … 114
리포단백 … 179

마

마늘 … 210, 284, 298
마늘 간 것 … 96
마늘구이 … 123, 158
마늘구이찜질 … 202
마늘꿀환 … 200
마늘된장장아찌 … 156

마늘드링크 … 226
마늘 삶은 물 … 98
마늘술 … 86, 341
마늘엑기스 … 132
마늘즙 … 74, 282
마늘찜질 … 286
마른오징어 … 280
마열매 달인 물 … 87
마자인 … 87
만성 간염 … 162
만성 간장병 … 62
만성 결막염 … 32
만성 기관지염 … 43, 107
만성 낭종성 유선염 … 261
만성 비염 … 94
만성 설사 … 62
만성 위염 … 62, 107, 122
만성 위장병 … 20
만성 편도선염 … 139
말린 개다래 달인 물 … 142
말린 밤 달인 물 … 40
말린 표고버섯 … 172
매실 … 310
매실술 … 340
매실엑기스 … 98
매실장아찌 … 78
매실장아찌 달인 물 … 38
매실장아찌밥 … 58
매실죽 … 218
매실찜질 … 66, 227
매실차 … 157, 168, 224, 254, 334
맨드라미 달인 즙 … 256
맹장염 … 129
머리카락 … 240
머위 … 298
머위잎 … 32
머위잎·줄기즙 … 281
머위줄기 … 136
먹도미 … 249
메밀가루 … 210
메밀가루·명반연고 … 283
메밀가루찜질 … 224
메밀국수 삶은 물·굴 … 153
메주콩조림 … 244
메티오닌 … 38
멘톨 … 24
멜라닌 색소 … 236, 309
멧돼지쓸개즙 … 33
면역 글로불린 E … 60, 159
멸치 … 320
명반찜질 … 28
명반탕 … 57
명아주잎 달인 물 … 244
명자나무 달인 물 … 22
명자나무열매 달인 즙 … 254
모공 … 246
모과 달인 즙 … 254
모과설탕조림 … 212

모과술 … 344
모과차 … 335
모낭염 … 84
모란뿌리껍질 달인 물 … 154
모려 … 105
모세혈관 … 172
모시조개수프 … 170
모유 영양아 … 259
모조 … 240
목감기 … 24
목구멍의 통증 … 43, 47
목마름 … 70, 71
목욕제 … 263
목의 통증 … 24
목이버섯가루 … 250
목이버섯 달인 물 … 256
목이버섯볶음 … 248
목통 … 252
목화꽃 … 96
무 … 298
무궁화 꽃봉오리 달인 물 … 238
무떡 … 20
무말랭이무침 … 268
무말랭이 삶은 물 … 166
무·생강즙 … 280
무·생강찜질 … 286
무엿 … 46
무월경 … 244
무잎 목욕제 … 238
무좀 … 18, 27, 74, 75
무즙 … 41, 66, 102, 122, 284, 289
무즙로션 … 246
무즙세척액 … 94
무탕 … 24
무틴 … 305
무화과 … 310
무화과가루 … 196
무화과꿀차 … 276
무화과설탕조림 … 216
무화과열매 달인 물 … 72
무화과즙 … 202
문어 … 321
물에 뜨는 밀(부소맥)가루 … 112
미꾸라지 … 321
미꾸라지탕 … 162
미꾸라지튀김·추어탕 … 58
미나리 … 299
미나리 달인 즙 … 257
미나리생즙 … 158
미나리수프 … 218
미네랄 … 71, 352, 353
미역 … 323
미역국 … 152, 268
민들레 달인 물 … 112
민들레뿌리 달인 즙 … 258
민들레술 … 343
밀가루팩 … 237

바

바나나 … 273
바세도우씨병 … 25, 27, 16, 147
바이러스 … 24, 25, 97, 107
바지락 … 322
바지락엑기스 … 162
박대하 … 239
박하탕 … 24, 66
반신불수 … 150
반하뿌리가루 … 64
발암 이니시에이터 … 195
발암 프로모터 … 195
발열 … 47
발열성 황달 … 162
발작 … 44, 45
발진 … 60
발한 … 24
밤나무잎 달인 즙 … 108
밤 달인 물 … 283
밤설탕조림 … 228
방광염 … 76, 77, 100, 160, 239
방광탈 … 155
방아풀 달인 즙 … 58
방어산초새순구이 … 200
배 … 146, 311
배꿀찜 … 212
배뇨 … 44, 57, 100
배뇨통 … 76
배란유무 … 248
배변 … 80, 81, 90, 304
배·사과주스 … 70
배시럽연근즙 … 44
배식초절임 … 162
배 우린 물 … 72
배즙 … 46, 139
배추 … 299
백복령 … 112
백선 … 18
백선균 … 74
백합 … 52
백합병 … 134
백합뿌리·난황수프 … 214
백합뿌리찜질 … 52
백화고약 … 85
버찌 … 312
버찌술 … 340
범의귀가루 … 126
범의귀잎즙 … 284
범의귀즙 … 120
벚꽃나무 달인 즙 … 43
벚꽃탕 … 102
베타인 … 50, 54
변비 … 20, 44, 80, 95, 107, 154, 157, 160, 234, 239, 244, 247, 256, 294, 295, 297, 299, 300, 304

변형성 고관절증 … 35
변형성 척추증 … 142, 143
별꽃가루 … 126
별꽃나물 … 258
보리죽 … 36
보리즙과 생강즙 … 76
보리탕 … 22
보행 장애 … 151
보호크림 … 241
복막염 … 34, 56
복부통증 … 38, 56, 78, 110, 159
복숭아 … 26, 163, 312
복숭아꽃팩 … 236
복숭아 끓인 물 … 158
복숭아씨 … 257
복숭아잎 달인 물 … 88
복숭아잎 약초목욕 … 283
볶은 굵은 소금 … 257
볶은 은행 … 223
볶은 콩 … 290
볶은 털머위잎찜질 … 68
볶은 현미가루 … 84
부기 … 20, 22, 34, 84, 90, 182,
    183, 186, 204, 252, 253
부비동염 … 136
부스럼 … 52, 84, 85
부신피질 호르몬 … 247
부인병 … 20, 101, 234
부정출혈 … 234, 256
부추 … 299
부추국 … 24
부추무침 … 112
부추술 … 142
부추씨가루 … 56
부추주스 … 257
부추즙·탕 … 107
부항 … 85
분비물 … 239
불감증 … 235
불면증 … 26, 86, 110, 134, 156,
    234, 300, 315, 340,
    342, 346
불안감 … 234
불안신경증 … 134
불임증 … 154, 160, 242, 243, 249
불포화지방산 … 150
붉은고추 … 288
붉은고추술 … 342
브로콜리 … 300
비뇨 … 256
비듬 … 88, 89
비만 … 51, 90, 244, 320, 323,
    327, 328, 332
비염 … 94, 95, 137, 206
비타민A … 193, 354
비타민B₁, B₂ … 354, 355
비타민C … 193, 294, 297, 355
비타민D … 268, 356

비타민E … 268, 356
비타민K … 302
비타민P … 166
비타민U … 302
비타민제 … 355
비파 … 312
비파잎 달인 물 … 60
비파잎물 온찜질 … 142
비피더스균 … 194
비후성 비염 … 94
빈뇨 … 130, 131
빈혈 … 62, 144, 153, 154, 200,
    240, 249, 299, 300, 301
뽕나무가지 구운 것 … 89
뽕나무뿌리껍질 샴푸 … 240
뽕잎 달인 물 … 200

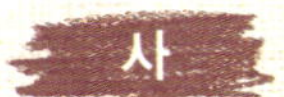

사과 … 244, 313
사과꿀즙 … 163
사과산 … 121, 310, 311, 312, 313
사과술 … 346
사과식초꿀차 … 220
사과식초와 양조식초 … 108
사과즙 … 218
사과·토마토주스 … 122
사마귀 … 96, 97
사철쑥 … 302
사철쑥 달인 물 … 162
사철쑥뜸 … 18, 60
사포닌 … 113, 150, 170
사프란차 … 144, 234
산매고 … 78
산사나무열매 달인 물 … 20, 128
산사자 … 20, 128
산수유 달인 물 … 120
산수유술 … 40
산초 … 126
산초밥 … 32
산초열매 달인 물 … 126
산후부기 … 250, 307
산후 자궁수축 … 323
살구술 … 345
삶은 고구마 … 168
삶은 완두콩즙 … 165
삶은콩 … 167
삼백초 달인 물 … 60, 126, 136,
    246
삼백초잎찜질 … 84
삽주뿌리 달인 물 … 101, 144
삽주뿌리와 탱자열매가루 … 38
상기증 … 298
상백피 … 240
상추 … 300
새박뿌리 … 240

새우 … 322
새치 … 65, 240
색소침착 … 300
생강 … 78, 300
생강구이 … 254
생강 달인 물 … 28, 248, 288
생강수프 … 67
생강엑기스 … 38
생강연고 … 114
생강즙세척액 … 94
생강찜질 … 138
생강차 … 337
생강찹쌀탕 … 78, 276
생강탕 … 25
생강헤어토닉 … 64
생리불순 … 234
생리통 … 78, 154, 234, 302, 343,
    344, 347
생선조림 … 150
생식기 발육 부진 … 243
석류주스 … 276
석연자 … 104
석조 … 120
선암 … 192
설사 … 38, 58, 78, 95, 107, 110,
    122, 128, 334, 340, 343
설탕을 섞은 우유 … 218
섬유선종 … 261
성선 자극 호르몬 … 243
성인병 … 90, 106, 113
세균 감염성 질환 … 85
세균성 장염 … 128
세라핀 … 297
세로토닌 … 86
세안법 … 263
셀러리 … 301
셀러리술 … 346
셀러리주스 … 274
셀룰로오스 … 297, 304
소귀나무 … 110
소금·식초찜질 … 286
소금을 넣은 우유 … 274
소비에너지 … 177
소수포형 무좀 … 74, 75
소양인 체질 … 160
소염 … 295, 296, 298, 301, 305
소염 냉각 효과 … 298
소음인 체질 … 160
소주 … 283
소화 … 20, 316
소화불량 … 37, 107, 160
소화불량성 위염·위하수 … 160
속쓰림 … 20
손발 떨림 … 150, 151
솔잎 달인 물 … 284
솔잎술 … 341
솔잎차 … 339
송이버섯 … 301

쇠고기 … 326
쇠비름 달인 물 … 252
수박 … 313
수산 … 301, 304
수신증 … 101
수양버들 달인 물 … 168
수정란 … 242
수채엽 … 87
숙변 … 80
숙취 … 20, 102, 103, 107, 339
순무 달인 물 … 162
순무즙 … 281
순무즙찜질 … 226
순환기질환 … 141
숨가쁨 … 104
숯가루 … 95
스케일링 … 126, 127
스태미너 … 106, 107, 301, 331
스트레스 … 37, 134, 135, 156
스트레스성 식욕부진 … 110
습관성 변비 … 80, 81
습관성 유산 … 154, 250
습기 방지 … 101
습진 … 18, 75, 108, 160,
    239, 262
시금치 … 202, 301
시금치수프 … 170
시력보호 … 55
시력저하 … 334
식도경련증 … 160
식도암 … 193
식도협착증 … 160
식물성 섬유 … 36, 80, 194, 244
식욕부진 … 71, 103, 110, 122, 234,
    254, 340, 346
식욕증진 … 25, 306
식은땀 … 26, 112, 234, 293, 305
식중독 … 20, 95, 113, 298, 306
식초 … 332
신경과민 … 153
신경불안 … 242
신경성 복통 … 78
신경성 설사 … 129
신경성 식욕부진증 … 662, 110, 111
신경성 질환 … 160
신경쇠약 … 335, 342, 347
신경안정 … 293, 301, 302, 346
신경안정제 … 57, 135
신경증 … 100, 110
신경통 … 34, 142, 184, 335, 336,
    338, 344, 346
신염 … 52
신우신염 … 143
신장 … 40
신장결석 … 143
신장병 … 90, 100, 110, 186, 253
신장염 … 160
신장 장애 … 240

신진대사 … 335, 341, 343, 344
신체마비 … 71
심근경색 … 90, 160
심부전증 … 104
심상성 사마귀 … 97
심신증 … 134
심인성 입냄새 … 125
심인성 질환 … 105
심인형 기침 … 45
심장마비 … 253
심장발작 … 189
심장병 … 90, 104, 152, 160, 188,
    252, 316, 319, 345
심장신경증 … 105
심장 장애 … 51
심장판막증 … 104
십이지장궤양 … 196
쌀겨탕 … 228
쌀뜸 … 255
쑥 … 302
쑥가루 … 202
쑥갓 … 302
쑥갓생즙 … 164
쑥 달인 물 … 166, 238, 285
쑥뜸 … 302
쑥 약초목욕 … 287
쑥즙 … 282

아몬드깨조림 … 146
아미노산 … 292, 294, 296, 301
아보카도 … 314
아세트 알데히드 … 102
아스파라거스 … 302
아스파라긴산 … 102, 293, 302
아토피성 피부염 … 109
아포크린샘 … 28, 29
아폴로눈병 … 32
아피올 … 306
안면신경통 … 184
안중오적탕 … 134
안태 … 250
알기닌 … 102
알레르기 … 60, 61, 158, 159, 160
알레르기성 비염 … 61, 94, 95, 158
알레르기성 피부 … 82
알레르기 체질 … 90, 91
알레르기형 기침 … 45
알로에 달인 물 … 80
알로에 생잎 … 74
알로에술 … 273, 342
알로에즙 … 88, 122
알리신 … 156
알릴 … 24
알코올 … 165, 179

암 … 18, 190, 191, 193, 195, 323
애프터성 구내염 … 36
액취증 … 28, 29
앵피 … 43
야뇨증 … 101
야맹증 … 55, 297, 302
약물중독 … 18
약초 목욕 … 18, 51
얇게 저민 생강 … 110
양고기 찹쌀죽 … 50
양매나무 껍질가루 … 110
양배추 … 302
양배추즙 … 156, 196
양상추생즙찜질 … 76
양성종양 … 261
양수과다증 … 251
양파 … 303
양파 달인 물 … 165
양파·생강찜질 … 114
양파채 … 274
어깨결림 … 50, 54, 114, 115, 117, 204, 234
어깨관절주위염 … 116, 117
어뇌석 … 130
어혈 … 155
언어 장애 … 150
엄나무껍질 달인 즙 … 116
에너지 … 245
에이코사펜타엔산(EPA) … 174, 320
에크린샘 … 28
여드름 … 246, 247, 335, 342, 347
연고중독증 … 247
연근 … 303
연근 달인 물 … 36, 46
연근생강즙 … 102
연근즙 … 42, 46, 118, 156, 234, 285
연꽃씨 달인 물 … 26
연꽃열매가루 … 256
연꽃열매 달인 물 … 106
연동 운동 … 80, 81
연밥 달인 물 … 104
연뿌리즙 … 134
연어 … 322
열항 … 202
염좌 … 35
염증성 질병 … 261
엽산 … 301
영실 … 34
영양결핍 … 243
영양 장애 … 249
오디술 … 346
오렌지푸딩 … 220
오매 … 78
오매 달인 물 … 128, 276
오미자술 … 344
오미자 우린 둘 … 88
오미자차 … 338

오수유열매 달인 즙 … 254
오십견 … 35, 116, 117
오이 … 303
오이꼭지 … 97
오이냉찜질 … 108
오이 달인 즙 … 58
오이즙 … 226, 281
오징어 … 323
옥수수껍질연고 … 96
옥수수염 달인 물 … 168
옥수수염·돼지췌장탕 … 170
온탕치료 … 243
옻 … 18, 108
완두콩수프 … 170
외용약 … 208
외이도 곰팡이증 … 121
외이염 … 120
요구르트 … 150, 236, 330
요도염 … 101, 160, 239
요독증 … 86
요로결석 … 100, 101, 143
요붕증 … 101
요산 … 205
요오드 … 26, 113, 115, 147, 204
요추암 … 143
요충 … 210
요통 … 50, 142, 143, 234, 256
용안·꿀절임 … 104
우슬초뿌리 달인 물 … 22
우엉 … 304
우엉 삶은 물 … 57
우엉술 … 242
우엉씨 달인 물 … 118
우엉잎즙 … 88
우엉죽 … 166
우엉즙찜질 … 52, 227
우울증 … 134, 135, 160
우울질 … 160
우유 … 157, 330
우유된장국 … 268
우유수프 … 86
월경 … 248
월경곤란증 … 249
월경과다 … 256
월경불순 … 68, 101, 107, 144, 154, 234, 239, 242, 248
월경 장애 … 243
월경 전 긴장 증세 … 249
월경통 … 154, 239, 249, 256, 257
위궤양 … 27, 36, 95, 157, 196
위산과다증 … 160
위·십이지장궤양 … 21, 157
위암 … 62, 190, 193
위염 … 110, 122
위장 … 21, 56, 247, 322
위장 기능의 저하 … 240
위장병 … 20, 110, 124, 156
위축성 비염 … 94

위하수 … 20, 21
유기산 … 157, 304
유두종 … 192
유문협착증 … 218
유방맛사지 … 259
유방암 … 191, 193, 260, 261
유방의 통증 … 261
유산 … 250, 251
유산균 … 299
유선염 … 258, 259, 261
유아 폐렴 … 165
유자 … 314
유자목욕 … 263
유자차 … 336
유종 … 261
유지방 … 175
유행성 감염증 … 218
유행성 결막염 … 32
유행성 이하선염 … 224
유화알릴 … 27, 114, 134
유황 … 280
육류 … 326
육종 … 192
율무 달인 즙 … 96
율무로션 … 246
율무목욕 … 263
율무·삼백초차 … 94
율무즙 … 242
율무차 … 335
율무팩 … 237
으름덩굴 달인 즙 … 252
은행 … 84, 314
은행가루 … 145
은행 넣은 참마젤리 … 222
은행달걀찜 … 218
은행술 … 101
은행잎연고 … 96
은행조림 … 235
은행찜 … 42
음부 가려움증 … 18, 238
의식 장애 … 151
이뇨 … 90, 100, 101
이뇨작용 … 20, 58, 100, 110, 130, 131, 165, 182, 204, 223, 311, 315, 324
이눌린 … 166
이당류 … 349
이석 … 130
이완성 변비 … 81
이완성 설사형 … 129
이유식 … 229
이질 … 157
이질풀 달인 물 … 128, 200
익모초 달인 물 … 155
인 … 353
인공 영양아 … 259
인공조산 … 251
인동덩굴·녹두가루고약 … 85

인동덩굴 달인 물 … 204
인동덩굴즙 … 224
인삼 달인 물 … 272
인삼대추죽 … 154
인삼술 … 342
인삼차 … 338
인삼탕 … 44
인진호 … 18, 60
일광 피부염 … 108
일사병 … 224
일시적인 변비 … 81
임신중독증 … 23, 250, 251, 253
임질 … 239
입냄새 … 125, 126
입덧 … 254, 255
잇꽃 … 249
잇꽃 달인 물 … 154
잇꽃술 … 343
잇몸질환 … 126, 127
잉어 … 324
잉어 달인 국물 … 102
잉어찜 … 252
잉어찜질 … 140

자

자가진단법 … 260
자간 … 253
자궁 … 248
자궁경관 … 242, 251
자궁경관무력증 … 251
자궁경관 봉합술 … 251
자궁경관염·자궁내막염 … 239
자궁경부 … 239
자궁경부암 … 155, 239
자궁구 … 251
자궁근종 … 43, 155, 249, 256
자궁내막의 유착 … 249
자궁내막증 … 155, 249
자궁발육부전 … 249
자궁암 … 191, 239
자궁육종 … 239
자궁융모상피종 … 239
자란 … 262
자몽 … 315
자양 … 324
자율신경실조증 … 57, 146, 234
작약뿌리 달인 물 … 101
잣 … 315
잣술 … 345
잣죽 … 272
장암 … 190
장어 … 324
장어구이 … 34, 157
장염 … 95, 128, 129
장중첩증 … 218

장질환 … 129
장티푸스 … 128, 157
재채기 … 24, 158, 159
저밀도 리포단백(LDL) … 179
저이탕 … 170
저혈압 … 144, 200, 201, 303
적대하 … 239
전갱이 … 325
전립선 비대증 … 100, 101, 130, 131
전립선 암 … 101, 190
전복 … 324
전분 분해 효소 … 292, 298
전신부기 … 154
전신질환 … 243
전염성 사마귀 … 97
전염성 연속종 … 97
전치태반 … 251
절종 … 84
점액 … 238
점액질 … 160
접촉성 피부염 … 18
정력 부족 … 160
정력식품 … 314
정서불안 … 57, 86, 234, 235
정신 장애 … 134, 135
정액검사 … 243
정어리 … 325
정어리완자국 … 172
정유성분 … 302
정자감소증 … 243
정장작용 … 202, 328, 330
정장효과 … 150
젖의 분비 … 258, 259
제비꽃즙찜질 … 34
조기 … 130, 325
조기구이 … 100
조기파수 … 251
조루증 … 160
조산 … 250, 251
조양약 … 134
조울증 … 134
졸도 … 153
종기 … 52, 84, 85, 160, 227, 246
종양 … 20
좌골신경통 … 143, 184
주부습진 … 109, 262
주석산 … 121
죽순 … 304
중국차 … 90
중성지방 … 172
중이염 … 40, 41, 120, 121, 224
중조탕 … 57
중풍 … 336, 339, 341
지골피 … 272
지골피 달인 물 … 272
지렁이 기름 … 136
지루성 피부염 … 88, 108
지방간 … 162

지방 괴사 … 261
지방종 … 261
지성 비듬 … 88
지용성 비타민 … 351
지혈 … 238
직장탈 … 155
진달래술 … 347
진통 … 34, 347
진통제 … 248
진피 … 25, 42
진피·미나리수프 … 42
진피차 … 336
진피탕즙 … 25
진해 … 312
질 결손증 … 249
질경이가루 … 32
질경이 달인 물 … 47, 130
질경이 달인 즙 … 136, 234
질경이차 … 106
질구 이완 … 155
질 칸디다증 … 239
질 트리코모나스 … 239
찔레나무열매 찜질 … 34

차전자 … 47, 130
차전초 … 47, 130
차조기·검정콩 달인 물 … 157
차조기·생강 달인 물 … 46
차조기 … 86
차조기씨 달인 즙 … 238
차조기잎가루 … 282
차조기잎 달인 물 … 113
차조기잎 수프 … 234
차조기잎즙 … 60
차조기차 … 128
참깨 … 18
참깨버터 … 268
참깨현미즙 … 258
참마 … 305
참마밥 … 101
참마즙 … 270
참마현미죽 … 62
참외 … 315
참치 … 325
찹쌀가루 … 26
처녀막 폐쇄증 … 249
척추분리증 … 143
천남성가루 갠 것 … 120
천남성연고 … 116
천명 … 159
천식 … 18, 44, 47, 158, 160
천식발작 … 212
천식성기침 … 270
철 결핍성 빈혈 … 154

철분 … 295, 296, 299, 301, 308,
315, 318, 320, 324, 352
청년성 편평 사마귀 … 97
체질개선 … 136, 243
초산부 … 253
초유 … 259
초조감 … 214, 234
총목 … 170
최유 호르몬 … 243
추간판 헤르니아 … 142, 143
축농증 … 136, 137
출혈성 뇌혈관 질환 … 151
충수염 … 129
충치 … 124
충치 발견법 … 284
췌장암 … 62
췌장염 … 110
치루 … 202
치매 … 275
치석 … 126, 127
치은염 … 283
치자나무연고 … 286
치자술 … 347
치자연고 … 68
치자열매 달인 물 … 104
치자팥죽 … 204
치조농루 … 124, 283
치즈 … 332
치질 … 80, 160, 202, 203, 310
치태 … 126, 127
치통 … 34, 283, 305
치핵 … 202
칡차 … 24, 339

카로틴 … 54, 298, 301, 307, 354
카우프 지수 … 221
카타르성 구내염 … 36
카테킨산 … 28
카페인 … 37, 103, 165
칼로리 … 245
칼륨 … 296, 299, 302, 304
칼슘 … 267, 268, 353
코막힘 … 25, 94
코피 … 284
콜라겐 … 355
콜레라 … 128
콜레스테롤 … 40, 179, 244
콧물 … 24, 94
콩 … 173
콩나물 … 204, 305
콩식초샴푸 … 241
콩식초절임 … 100
콩즙 … 150
키위 … 316

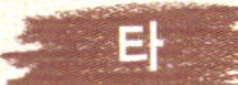

타닌 … 32, 36, 102, 103, 121, 124,
128, 151, 166, 226
타르 … 263
타박상 … 34, 68, 285
타우린 … 176
탄수화물 … 349
탈모 … 240
탈모증 … 64, 65
탈수증 … 128, 225
탈항 … 202, 203
태반 … 250
태반조기박리 … 251, 253
태양인 체질 … 160
태운 매실가루 … 28
태음인 체질 … 160
탱자 달인 물 … 18
탱자잎탕 … 22
털머위잎즙 … 144
털머위잎찜질 … 114
테오브로민 … 37
토란 … 305
토란연고 … 287
토란찜질 … 34, 84
토마토 … 172, 304
토마토·감자수프 … 152
토마토주스 … 36
토사자팩 … 237
토혈 … 122
톳나물 … 172
톳나물술 … 26
통증 … 34, 74, 117, 122
통풍 … 35, 204, 206
트림 … 56
티눈 … 96, 97
티푸스균 … 210

파 … 305
파래가루 … 196
파뿌리 달인 즙 … 250
파슬리술 … 347
파인애플 … 316
파파야 … 316
파황산마그네슘 … 19
팔꿈치 통증 … 286
팥가루팩 … 236
펙틴 … 80, 121, 218, 297, 304,
307
편도선 비대증 … 137, 139
편도선염 … 27, 34, 138, 139
편도염 … 72, 225
편두통 … 66

편식 … 212
편축 … 168
폐경기 … 234, 235
폐렴 … 140, 160, 271
폐병 … 153, 154
폐쇄성 뇌혈관 질환 … 151
폐수증 … 253
폐암 … 190, 191, 193
포도 … 317
포도당 … 303
포도상구균 … 84, 157, 226
포도요법 … 198, 199
포화지방산 … 174
표고버섯 … 306
표준체중 … 62, 244
풍 … 116
풍진 … 227
프라그 … 127
프로스테롤 … 152
피로 … 100
피로회복 … 54, 310, 312, 324,
328, 331
피망 … 306
피부 가려움증 … 18
피부병 … 18, 74, 287
피부염 … 61
피부의 건조 … 18
피부질환 … 52
피부 트러블 … 263
피지 … 246
피틴 성분 … 36
필수아미노산 … 292, 293, 300,
302, 307, 348

하루 섭취량 … 244
하복통 … 253
하수오 달인 물 … 240
하제 … 80, 81
하혈 … 78
항균 … 332
항불안제 … 134
항생제 … 29
항알레르기제 … 60
항암작용 … 306
항히스타민제 … 18, 60
해독 … 226
해바라기씨 … 172
해삼 … 75
해열 … 224, 347
햇볕에 탄 피부 손질요령 … 237
허리가 아플 때 … 142, 143
허리냉증 … 51
허리통증 … 142
허리·하복부의 냉증 … 154

허약체질 … 50, 62, 144, 228, 229,
320, 342
헤르니아 … 218
혀의 마비 … 151
현기증 … 50, 54, 58, 62, 135, 144,
150, 154, 234, 249, 337
현미밥 … 22
현미수프 … 128
현미식초 … 28
현미죽 … 118
혈관의 노화 … 156
혈뇨 … 76, 100
혈당 … 170
혈변 … 78, 122
혈소판 … 174
혈압 … 319
혈액순환 … 50, 68, 115, 154, 155,
172, 181, 238, 248
혈전 … 172, 188
협심증 … 153, 160, 168
호도 … 134, 317
호도 달인 물 … 40
호도술 … 272
호도연고 … 28
호도와 부추씨 달인 즙 … 132
호도죽 … 101
호도차 … 80
호도페이스트 … 87
호르몬 … 246, 248
호르몬·배란 장애 … 249
호르몬 분비의 이상 … 146, 242, 248
호박 … 210, 307
호박꽃즙 … 281
호박덩굴가루 … 250
호박씨가루 … 258
호박씨 달인 물 … 202
호박죽 … 196
호장뿌리 달인 물 … 100
호흡곤란 … 153, 253
호흡기 질환 … 104
혼합형 기침 … 45
홍역 … 223, 224, 227
홍차 … 196
홍차 헤어팩 … 89
화농 … 84, 85
화농균 … 120
화상 … 68, 289
황달 … 163
황대하 … 239
황벽 … 78, 108
황벽나무껍질 달인 물 … 78
황산마그네슘 … 18
황체기능 부전 … 249
회충 … 210
흑대하 … 239
흑태 … 84, 120, 180
흥분·불안 … 146, 147
히스테리 … 134, 214, 234, 242